**Grospietsch / Mörike**

# Erkrankungen in der Schwangerschaft

Grospietsch / Mörike

# Erkrankungen in der Schwangerschaft

## Ein Leitfaden mit Therapieempfehlungen für Klinik und Praxis

Gerhard Grospietsch, Braunschweig
Klaus Mörike, Tübingen

Unter Mitarbeit von
Christiane Weber, Reutlingen

5., völlig neu bearbeitete Auflage

Mit 24 Abbildungen und 47 Tabellen

WVG Wissenschaftliche Verlagsgesellschaft Stuttgart

Zuschriften an
lektorat@dav-medien.de

**Anschriften der Autoren**

Prof. Dr. med. Gerhard Grospietsch
Klinik am Zuckerberg
Zuckerbergweg 2
38124 Braunschweig

Prof. Dr. med. Klaus Mörike
Abteilung Klinische Pharmakologie
Department für Experimentelle und
Klinische Pharmakologie und Toxikologie
Universitätsklinikum Tübingen
Auf der Morgenstelle 8
72076 Tübingen



Bibliografische Information der Deutschen Nationalbibliothek
Die Deutsche Nationalbibliothek verzeichnet diese Publikation in der Deutschen Nationalbibliografie; detaillierte bibliografische Daten sind im Internet unter https://portal.dnb.de abrufbar.



5., völlig neu bearbeitete Auflage 2018
ISBN 978-3-8047-2569-0 (Print)
ISBN 978-3-8047-3767-9 (E-Book)


Birkenwaldstraße 44, 70191 Stuttgart
www.wissenschaftliche-verlagsgesellschaft.de
Printed in Germany

Satz: abavo GmbH, Buchloe
Indexer: Walter Greulich
Druck und Bindung: W. Kohlhammer Druckerei GmbH & Co. KG
Umschlagabbildung: Valentina / stock.adobe.com
Umschlaggestaltung: deblik, Berlin

## Vorwort

Schwangere, die eine gesundheitliche Frage haben, suchen häufig kompetenten und individuellen Rat. Dieses Buch möchte dafür eine schnelle Unterstützung anbieten und richtet sich an alle Berufs- und Fachgruppen, an die sich Schwangere mit ihren Fragen wenden, d. h. in erster Linie Frauenärzte/-innen und Hebammen, Hausärzte/-innen und Apotheker/-innen.

Bei der Auswahl der besprochenen Themen war für uns die Relevanz vorrangig, d. h. sowohl die Häufigkeit als auch die etwaigen Schwierigkeiten und Komplikationsmöglichkeiten.

Die gute Resonanz auf die 4. Auflage gab uns nun Gelegenheit zu umfangreichen Neubearbeitungen und Aktualisierungen. Außerordentlich dankbar sind wir Ihnen, den Nutzern, für die zahlreichen wertvollen Zuschriften. Auf Ihre künftigen Kommentare und Anregungen freuen wir uns.

Neu eingeführt sind Beiträge zur Selbstmedikation. Frau Apothekerin Christiane Weber, Reutlingen, hat sie verfasst. Dafür danken wir Frau Weber ganz besonders.

Unser weiterer Dank gebührt der Wissenschaftlichen Verlagsgesellschaft Stuttgart, namentlich Frau Dr. Jutta Zwicker und Herrn Dr. Tim Kersebohm, für die ausgezeichnete Zusammenarbeit und die Berücksichtigung unserer Wünsche sowie Frau Ines Reinhardt und Frau Kathrin Kisser für das sorgfältige Lektorat.

Braunschweig und Tübingen,
im Frühjahr 2018

Gerhard Grospietsch
Klaus Mörike

# Inhaltsverzeichnis

# Abkürzungsverzeichnis

**A**

AAS Antiphospholipid-Antikörper-Syndrom
ACA Anti-Cardiolipin-Antikörper
ACE angiotensin converting enzyme
ACTH adrenocorticotropes Hormon
AIDS acquired immune deficiency syndrome
AIT Autoimmun-Thyreoiditis
ALT Alanin-Aminotransferase
AP alkalische Phosphatase
APC aktiviertes Protein C
ASA Aminosalicylsäure
ASS Acetylsalicylsäure
AST Aspartat-Aminotransferase
AT Antithrombin
AZT Azidothymidin

**B**

BCG Bacille-Calmette-Guérin
BMI Body-Mass-Index

**C**

CA Cholsäure
CBS Cystathionin-Beta-Synthase
CC Chordozentese
CCD Center of Communicable Disease
CDCA Chenodesoxycholsäure
CHE Cholinesterase
CMV Zytomegalievirus
CTG Kardiotokogramm
CVS Chorionzottenbiopsie
CYP Cytochrome-P450

**D**

DES Diethylstilbestrol
DEET *N,N*-Diethyl-*m*-toluamid
DHE Dihydroergotamin
DM Dermatomyositis
DNA Desoxyribonucleinsäure
DNCG Dinatriumcromoglycat
DOAK siehe NOAK

**E**

EDRF endothelium derived relaxing factor
EDTA Ethylendiamintetraessigsäure
EGF epidermal growth factor
ELISA enzyme-linked immunosorbent assay
ENA extrahierbare nukleäre Antigene
ET Endothelin
EURAP European Registry of Antiepileptic Drugs and Pregnancy

**F**

FAE Fetaler Alkoholeffekt
FAS Fetales Alkoholsyndrom
FASD Fetale Alkoholspektrum-Störung
FEV forciertes exspiratorisches Lungenvolumen
FHF fetale Herzfrequenz
FSME Frühsommer-Meningoenzephalitis
FVS Fetales Varizellen-Syndrom

**G**

$\gamma$-GT $\gamma$-Glutamyltransferase
GBS Streptokokken der Gruppe B
GDM Gestationsdiabetes
GERD gastroesophageal reflux disease
GLDH Glutamatdehydrogenase
GnRH Gonadotropin-Releasing-Hormon
GOT Glutamat-Oxalacetat-Transaminase
GPT Glutamat-Pyruvat-Transaminase
GTT Glucosetoleranztest

**H**

HAH Hämagglutinationshemmung(stest)
HAV Hepatitis-A-Virus
Hb Hämoglobin
HBV Hepatitis-B-Virus
HCG human chorionic gonadotropin
HCMV humanes Zytomegalievirus
HCV Hepatitis-C-Virus
HDV Hepatitis-D-Virus
HELLP Haemolysis, elevated liver enzymes, low platelets
HEV Hepatitis-E-Virus
HGE humane granulozytäre Ehrlichiose
HGV Hepatitis-G-Virus
HIT Heparin-induzierte Thrombozytopenie
HK Hämatokrit
HME humane monozytäre Ehrlichiose
HPL human placental lactogen
HPV humanes Papillomavirus
HSV Herpes-simplex-Virus

HUS hämolytisch-urämisches Syndrom
HZV Herzzeitvolumen

**I**
Ig Immunglobulin

**L**
LA Lupus-Antikoagulans
LAP Leucinaminopeptidase
LCM lymphozytäre Choriomeningitis
LCR Ligase-Kettenreaktion
LDH Lactatdehydrogenase
LE Lupus erythematodes
LSD Lysergsäurediethylamid

**M**
MAD mittlerer arterieller Druck
MIDD maternally inherited diabetes and deafness
MODY maturity onset diabetes of the young
MRT Magnetresonanztomographie
MTHFR Methylentetrahydrofolat-Reduktase

**N**
NAS neonatal abstinence syndrome
NMH niedermolekulares Heparin
NNRTI nicht-nukleosidischer Reverse-Transkriptase-Inhibitor
NOAK nicht-Vitamin-K-abhängige orale Antikoagulanzien, direkte orale Anzikoagulanzien
NSAR nichtsteroidale Antirheumatika/Antiphlogistika
NVP Nevirapin
NYHA New York Heart Association

**O**
OAT Organic Anion Transporter
OCT Organic Cation Transporter
oGTT oraler Glucosetoleranztest

**P**
PAPP-A pregnancy-associated plasma protein A
PAI Plasminogen-Aktivator-Inhibitor
PCOS polyzystisches Ovarialsyndrom
PCR Polymerase-Kettenreaktion
PDA Periduralanästhesie
PEF peak expiratory flow
PEP polymorphic eruptions of pregnancy
PG Prostaglandin
$PGI_2$ Prostacyclin
P-gp P-Glycoprotein
PPI Protonenpumpeninhibitor
PPT Postpartum-Thyreoiditis
PUPP oder PUPPP pruritic urticarial papules and plaques of pregnancy
PUVA Psoralen plus UV-A

**S**
SGOT Serum-Glutamat-Oxalacetat-Transaminase
SGPT Serum-Glutamat-Pyruvat-Transaminase
SLE systemischer Lupus erythematodes
SSc systemische Sklerodermie
SSW Schwangerschaftswoche
STIKO Ständige Impfkommission

**T**
TB II TSH-bindende, hemmende Antikörper
TBG Thyroxin-bindendes Globulin
TG Thyreoglobulin
THHG transiente Hyperthyreose bei Hyperemesis gravidarum
t-PA tissue plasminogen activator
TPHA Treponema-pallidum-Hämagglutination
TPO Thyroxinperoxidase
TRAK TSH-Rezeptor-Antikörper
TRH Thyreotropin-Releasing-Hormon
TSAb schilddrüsenstimulierende Antikörper
TSH Thyreoidea-stimulierendes Hormon
TTP thrombotisch-thrombozytopenische Purpura
TVT tiefe Beinvenenthrombose
$TXA_2$ Thromboxan $A_2$

**U**
UDCA Ursodesoxycholsäure
UFH unfraktioniertes Heparin
UGT Uridindiphosphat-Glucuronosyltransferase

**V**
VZV Varicella-zoster-Virus

**W**
WSA wiederholte Spontanaborte

# 1 Vorsorgeuntersuchungen und Anamnese bei Schwangeren





## 1.1 Gesetzlicher Rahmen

### 1.1.1 Mutterschutzgesetz

Die gesetzliche Grundlage der Schwangerenvorsorge bildet das Mutterschutzgesetz (Gesetz zum Schutz der erwerbstätigen Mutter).

Es regelt die soziale Absicherung während der Schwangerschaft, der Geburt, im Wochenbett sowie in der Stillperiode und enthält klare Bestimmungen und Auflagen über Arbeitserleichterungen während dieser Zeit. Die Kernpunkte sind:

- Beschäftigungsverbote,
- Schutzfristen,
- Kündigungsschutz,
- Mutterschaftshilfe,
- Mutterschaftsurlaub.

Sowohl der Arzt bzw. die Hebamme, die die Schwangerschaft betreuen, als auch der Arbeitgeber beraten die Schwangere ggf. über die gesetzlich garantierten Ansprüche, ihre Rechte am Arbeitsplatz und die Möglichkeiten der ärztlichen Vorsorge und Versorgung.

### 1.1.2 Mutterschaftsrichtlinien und Mutterpass

Durch die Mutterschaftsrichtlinien (www.g-ba.de) wird die im Mutterschaftsgesetz garantierte ärztliche Betreuung während der Schwangerschaft und nach der Geburt im Zusammenwirken mit Hebammen und Krankenkassen näher definiert und festgelegt (Richtlinien des Bundesausschusses der Ärzte und Krankenkassen über die ärztliche Betreuung während und nach der Entbindung). Die Kernpunkte sind hier:

- Untersuchung zum Zwecke der Feststellung der Schwangerschaft,
- Untersuchung und Beratungen während der Schwangerschaft,
- frühzeitige Erkennung und besondere Überwachung von Risikoschwangerschaften und -geburten,
- Blut- und Urinuntersuchungen,
- Untersuchungen und Beratungen der Wöchnerinnen,
- medikamentöse Maßnahmen,
- Dokumentation im Mutterpass und in der Patientenkartei.

Sowohl die Richtlinien aus dem Jahre 1966 als auch der 1968 eingeführte Mutterpass wurden im Laufe der Zeit mehrmals der medizinischen Weiterentwicklung angeglichen.

## 1.2 Bedeutung der Vorsorge

Vorsorgemaßnahmen haben die Erkennung und Verminderung von Risiken für Mutter und Kind zum Ziel. Sie sollen nicht erst während der Schwangerschaft, sondern bereits lange vor einer geplanten Schwangerschaft beginnen. Sie sind ein Paradebeispiel für primäre, sekundäre und tertiäre Präventionsmaßnahmen, dienen aber auch der Prävention von chronischen Erkrankungen im Kindes- und Erwachsenenalter. Diese relativ neuen Erkenntnisse werden als fetale Programmierung bezeichnet.

**Primäre Prävention:** Sie betrifft im Wesentlichen die Aufklärung über Verhaltensweisen oder Risikofaktoren allgemein- und sozialmedizinischer Aspekte, die zu einer Beeinträchtigung der Gesundheit bzw. zu einer Erkrankung führen können. Hierzu gehören z. B. Suchtentwöhnung (Rauchen, Alkohol, Drogen), Verbesserung der Lebensbedingungen bzw. -weise (Gewicht- und Stoffwechseloptimierung durch gesunde Ernährung, ausreichende Bewegung, gesunde Lebensführung, Stressvermeidung) sowie die Supplementierung bzw. Nahrungsergänzung von Mikronährstoffen, die wir mit der Nahrung nicht mehr in ausreichendem Maße aufnehmen können (Iod, Folsäure, Vitamin D evtl. Eisen, Magnesium, Omega-3-Fettsäuren (langkettige n-3-Fettsäuren) wie DHA (Docosahexaensäure) und EPA (Eicosapentaensäure).

**Sekundäre Prävention:** Sie betrifft die frühzeitige Erfassung und die Früherkennung von Risiken bzw. Risikofaktoren wie z. B. der Chlamydieninfektion, des fehlenden Röteln- oder Toxoplasmoseschutzes oder des Gestationsdiabetes, um durch entsprechende präventive Maßnahmen Schwangerschafts- und Geburtsrisiken bzw. postpartalen Entwicklungsstörungen entgegenzuwirken.

**Tertiäre Prävention:** Sie betrifft die frühzeitige Behandlung bestehender Erkrankungen wie z. B. einer Hypertonie, eines manifesten Diabetes oder einer Schilddrüsenerkrankung, um ein Fortschreiten bzw. Komplikationen zu verhindern und die Risiken für Mutter und Kind zu minimieren.

**Fetale Programmierung:** Sie betrifft die dauerhafte Festlegung der Funktion von Organen bzw. Organsystemen durch die Einwirkung von Faktoren wie Ernährung, Stress, hormonelle Situation während der Schwangerschaft, Plazentafunktion und Einflüsse in der neonatalen Periode. Auch wenn keine genetische Veranlagung besteht kann es Ursache für Adipositas, Diabetes, Bluthochdruck und Folgekrankheiten wie Schlaganfall und Herzinfarkt sein.

Übergewicht, Adipositas, PCO-Syndrom, Hyperandrogenämie, ein nicht erkannter Gestationsdiabetes sowie ein schlecht eingestellter Diabetes mellitus beinhalten ein hohes Risiko im Leben des Kindes für Übergewicht und Diabetes, PCO-Syndrom, Hyperandrogenämie, Hypertonie und metabolisches Syndrom.

Eine intrauterine Wachstumsretardierung bei Plazentainsuffizienz geht mit einem Risiko für Diabetes, Hyperlipidämie, Atherosklerose, Hypertonie, chronisch glomeruläre Nierenerkrankungen, Verhaltensauffälligkeiten und Neigung zu Depressionen einher.

### 1.2.1 Prägravide Vorsorge

Durch eine gesunde Lebensführung ist eine Reduktion potenzieller Risikofaktoren und von Erkrankungen für Mutter und Kind bzw. von einer fetalen Fehlprogrammierung zu erreichen. Neben anderen sind hier in erster Linie die Fehlernährung, Rauchen, Alkoholkonsum, Drogenabusus und die Medikamenteneinnahme besonders bei chronischen Erkrankungen, z. B. Diabetes, Hypertonie, Asthma, Schilddrüsenerkrankungen, Herzerkrankungen, zu nennen.

#### Ernährung

Eine ausgewogene und gesunde Ernährung spielt eine große Rolle für das Wohlergehen von Mutter und Kind. Die Devise heißt sich verantwortungsvoll für zwei zu ernähren. Das Bewusstsein dazu und die notwendigen Umstellungen sollten unbedingt schon vor der Schwangerschaft initialisiert werden.

Der Energieverbrauch steigt während der Schwangerschaft nur gering. Zum Teil stark erhöht ist jedoch der Bedarf an Vitaminen, Mineralien und Spurenelementen. Deshalb muss vor allem darauf geachtet werden Lebensmittel mit hoher Nährstoffdichte und einem hohem Gehalt an essenziellen Nährstoffen zu verzehren. Zu achten ist besonders auf einen regelmäßigen

Verzehr von Gemüse, Obst, Vollkornprodukten, fettarmer Milch und Milchprodukten, magerem Fleisch und fettreichen Meeresfischen (▸ Kap. 3).

### Nahrungsergänzung, Supplementierung

Folsäure und Iod sollten grundsätzlich schon vor der Schwangerschaft am besten bei Kinderwunsch substituiert werden, da die Versorgung mit Lebensmitteln nicht ausreicht und eine Unterversorgung mit Komplikationen einhergeht.

**Folsäure:** Sie dient nicht nur der Prävention von Neuralrohrdefekten und Herzfehlern, sondern ist auch für einen komplikationslosen Verlauf der Schwangerschaft und die postpartale Entwicklung entscheidend. Die Substituierung mit mindestens 400 µg sollte spätestens 3–4 Monate vor Beginn einer Schwangerschaft, am besten ab bestehendem Kinderwunsch begonnen und bis in die Stillzeit fortgeführt werden. Der Mangel ist besonders ausgeprägt nach Einnahme von Ovulationshemmern, da sie die Resorption von Folsäure zum Teil antagonisieren (▸ Kap. 3.5.1).

**Iod:** Es muss substituiert werden, da nur etwa 70 % der Bevölkerung durch Nahrung und iodiertes Speisesalz ausreichend versorgt ist und der Bedarf in der Gravidität auf 230 µg ansteigt. Ein Iodmangel geht mit einer verminderten Fertilität, reduzierter Entwicklung des kindlichen Gehirns und einer postpartalen Hypothyreose einher. Eine tägliche Supplementierung mit 100–150 µg wird deshalb empfohlen (▸ Kap. 15).

### Körpergewicht

Eine Über- und Untergewicht gehen mit einer Erhöhung der perinatalen Mortalität und wie oben dargestellt einem erhöhten Risiko für spätere Krankheiten einher. Eine besondere Bedeutung hat das Übergewicht, da mehr als 50 % der Frauen in Deutschland übergewichtig sind und jede Fünfte adipös ist. Das Risiko für Schwangerschaftskomplikationen wie Hypertonie, Thromboembolie, Gestationsdiabetes, Frühgeburt, intrauteriner Fruchttod, Geburtskomplikationen und perinatale Mortalität ist deutlich erhöht.

### Drogen

Bei **Raucherinnen** ist in Abhängigkeit vom Zigarettenkonsum die Zahl der untergewichtigen Kinder etwa verdoppelt. Zudem besteht eine erhöhte Fehl- und Frühgeburtenrate. Auf die Gefahr der fetalen Fehlprogrammierung wurde oben bereits hingewiesen (▸ Kap. 6.2).

**Alkoholkonsum** kann zur Alkoholembryopathie mit Wachstumsstörungen, Schädel- und Gesichtsanomalien, geistiger Retardierung und Herzvitien führen. Das Fetale Alkoholsyndrom ist die häufigste Ursachen für geistige Behinderungen (▸ Kap. 6.1).

Bei **anderem Drogenkonsum** ist die Missbildungsrate deutlich erhöht. Die Neugeborenen leiden unter einem Entzugssyndrom (▸ Kap. 6.3).

Dies bedeutet, dass anamnestische und klinische Befunde wie sie im Mutterpass unter den Checklistennummern 1–26 zusammengefasst sind, im Idealfall bereits vor dem Eintritt einer Schwangerschaft Anlass zu einer ausgiebigen Beratung über zu erwartende Risiken Anlass geben sollten (○ Abb. 1.1). Beispielhaft ist hier der Diabetes mellitus zu nennen: Bei einer schlechten Einstellung des Blutzuckers vor bzw. zu Beginn der Schwangerschaft ist die Fehlbildungsrate und auch die Gefahr des Fruchttodes deutlich erhöht. Bei anderen Erkrankungen wie etwa bei einem Herzfehler muss darüber entschieden werden, ob evtl. von einer Schwangerschaft abzuraten ist oder zumindest eine kardiologische Behandlung vor der Schwangerschaft vorangestellt werden muss.

### Genetik

Zunehmende Bedeutung hat die genetische Beratung erlangt. Sie ist möglichst vor dem Eintritt einer Schwangerschaft bei einer anzunehmenden familiären genetischen Belastung, bei habitueller Abortneigung, bei einem mütterlichen Alter über 35 Jahren und bei vorausgegangenen Geburten fehlgebildeter Kinder angezeigt. Ein erhöhtes Risiko muss Anlass zu einer prägraviden, spätestens zu einer pränatalen Diagnostik geben.

### Impflücken, Infektionen

#### Impfstatus

Mit zu den wichtigsten prägraviden präventiven Maßnahmen gehört die Infektionsprophylaxe durch Abklärung des Impfstatus und die Vervollständigung eines fehlenden Impfschutzes. Der betreuende Gynäkologe ist verpflichtet sich anhand des Impfpasses über den Status zu informieren und ggf. spätestens bei bestehendem Kinderwunsch die Schließung der Impflücken zu veranlassen bzw. durchzuführen. Eine besondere Bedeutung hat neben dem Impfstatus von Windpocken und Röteln, der von Masern und Keuchhusten (▸Kap. 5).

#### Lebensmittelinfektionen

Große klinische Bedeutung haben Infektionen mit Toxoplasmose und Listeriose. Sie können mit zum Teil schweren körperlichen und geistigen Behinderungen sowie im Falle der Listeriose mit intrauterinem und postpartalem Tod des Kindes einhergehen, ohne dass der Schwangerschaftsverlauf beeinträchtigt ist.

Diese Gefahren und auch andere Infektionskrankheiten durch Ernährung und Lebensmittel können durch eine präventive Aufklärung über den Genuss von tierischen und pflanzlichen Lebensmitteln und deren Aufbereitung bzw. die Lagerung verhindert werden (▸Kap. 3.6.1).

### Vorbestehende Erkrankungen

Bei vorbestehenden Erkrankungen wie z. B. Diabetes, Asthma bronchiale oder Herzerkrankungen ist es sinnvoll eine Schwangerschaft zu planen, um eine optimale medikamentöse Einstellung zu gewährleisten. Häufig ist es auch notwendig eine Umstellung der medikamentösen Therapie durchzuführen, z. B. bei Epilepsie, um das arzneimittelbedingte Risiko für das Kind zu minimieren. Auch bei Erkrankungen wie beispielsweise HIV, schweren Herzfehlern oder Zustand nach Transplantation ist heute eine Schwangerschaft möglich, vorausgesetzt, dass die Planung der Schwangerschaft und die Überwachung von Spezialisten in interdisziplinärer Zusammenarbeit durchgeführt werden.

## 1.3 Schwangerenvorsorge

Die regelmäßige Überwachung von Mutter und Kind stellt die entscheidende Vorsorgemaßnahme zur Risikoverminderung für Mutter und Kind dar. Sie dient

- der Gesunderhaltung der Mutter,
- der Senkung der perinatalen Mortalität und Morbidität durch Prophylaxe der Hauptursachen: die Frühgeburtenrate und die Plazentainsuffizienz.

Durch die Mutterschaftsrichtlinien ist zu dieser Überwachung ein diagnostisches Minimalprogramm vorgeschrieben. In der täglichen Praxis der Schwangerenberatung wird es sich häufig als notwendig erweisen, dieses Minimalprogramm individuell durch entsprechende diagnostische und therapeutische Maßnahmen zu erweitern. Die Schwangere erhält nach Feststellung der Gravidität einen **Mutterpass** in den nach jeder Kontrolle, die Daten und Befunde eingetragen werden. Die Schwangere sollte den Mutterpass stets bei sich führen, um bei unvorhergesehenen Notsituationen, Wohnungswechsel usw. die wichtigsten bisher erhobenen Befunde zur Verfügung zu haben.

Ergeben sich pathologische Befunde, so ist die Schwangerschaft als Risikoschwangerschaft einzustufen. Eine intensivere Überwachung, evtl. in Verbindung mit für die entsprechende Situation speziell ausgebildeten Kollegen oder Institutionen, ist anzustreben. Die Geburt ist in einer Klinik durchzuführen, die sowohl die apparativen als auch personellen Voraussetzungen für die optimale Versorgung des entsprechenden Risikofalls garantiert. Die Schwangere muss darauf vorbereitet werden, dass in diesem Fall nicht der verständliche Wunsch möglichst nahe am Wohnort zu entbinden, entscheidend sein kann, sondern die Gesundheit von Mutter und Kind für die Auswahl der Entbindungsklinik vorrangig ist.

Die Befunderhebung wird entsprechend des Mutterpasses durchgeführt. Die Frequenz der Vorsorgeuntersuchungen wird nach den Mutterschaftsrichtlinien in vierwöchentlichen Abständen empfohlen. In den letzten zwei Schwangerschaftsmonaten sind im Allgemeinen je zwei Untersuchungen angezeigt. Diese Frequenz ist als Minimalprogramm zu verstehen und wird sehr häufig auch bei völlig normaler Schwangerschaft überschritten, und zwar aus der Erkenntnis heraus, dass eine engmaschige Kontrolle entstehende Risiken früher erkennen lässt und damit mit zur Senkung der perinatalen Mortalität und Morbidität beiträgt.

Von größerer Bedeutung als die Frequenz der Untersuchungen ist von mütterlicher Seite sicher die hohe Motivation des Verantwortungsbewusstseins gegenüber dem ungeboren Kind, das dem nach der Geburt üblichen vergleichbar sein sollte. Vonseiten des Arztes oder der Hebamme bestimmt eine hoch qualifizierte Beratung bzw. Überwachung die Prognose für Mutter und Kind oftmals entscheidend.

### 1.3.1 Erhebung der Vorgeschichte (Anamnese)

Soweit dies nicht schon bei der prägraviden Vorsorge erfolgt ist, muss bei der ersten Untersuchung der Schwangeren eingehend die Vorgeschichte erhoben werden, da mögliche Versäumnisse in der prägraviden Vorsorge evtl. noch ausgeglichen bzw. korrigiert werden können. Ein früher Zeitpunkt der Erstuntersuchung ist dazu allerdings die Voraussetzung.

Die Befragung richtet sich nach der Checkliste A des Mutterpasses: Anamnese und allgemeine Befunde/erste Vorsorgeuntersuchung (o Abb. 1.1).

Die **Familienanamnese** (Nr. 1) betrifft genetische Belastungen. Durch die Fortschritte in der pränatalen Diagnostik ist es heute möglich, in vielen Fällen das Risiko relativ exakt zu definieren.

Die **Eigenanamnese** berücksichtigt zunächst die allgemeine Vorgeschichte (Nr. 2–5, 8–12). Sie erfasst in erster Linie Herz-, Kreislauf-, Nieren- und Harnwegserkrankungen oder einen Diabetes mellitus. Diese Erkrankungen können je nach Ausprägung und/oder bestehenden Schäden die Schwangerschaft negativ beeinflussen bzw. umgekehrt, die Krankheit durch die Belastung der Schwangerschaft verschlechtern. Auch Allergien, vor allem gegen Medikamente und Narkotika, sind potenzielle Gefahren und deshalb anamnestisch zu erfragen und zu protokollieren.

Die **Arbeits- und Sozialanamnese** (Nr. 6–7) hat Bedeutung, da ungünstige soziale Bedingungen den Schwangerschaftsverlauf und deren Ausgang gefährden (das Risiko für Früh- und Mangelgeburten ist erhöht). Sie müssen deshalb in der Überwachung entsprechend berücksichtigt werden. Die perinatale Mortalität kann mit Abnahme des Sozialstatus bis zum Zweifachen erhöht sein. Wichtig sind u. a. falsche Ernährungsgewohnheiten, häufigere Infektionen und die seltenere Teilnahme an Schwangerschaftsvorsorgeuntersuchungen. Die Bedeutung der Mehrfachbelastung durch Beruf, Haushalt und Familie ist umstritten und offensichtlich individuell und von den Arbeitsbedingungen abhängig. Bei Selbstständigen und Angestellten unter guten Arbeitsbedingungen ist die perinatale Mortalität meist nicht erhöht. Im Gegensatz dazu ist sie besonders hoch bei Arbeiterinnen mit langdauernden Arbeiten im Stehen und wenn Doppel- und Mehrfachbelastungen bestehen, z. B. Beruf und Familie, die zu dauerhaften seelischen Anspannungen führen. Die Mutterschaftsrichtlinien tragen solchen möglichen Belastungen durch bestimmte Beschäftigungsverbote, Schutzfristen, Kündigungsschutz usw. Rechnung.

Der **geburtshilflichen Anamnese** (Nr. 13–26) kommt eine besondere Bedeutung zu. Das optimale Alter unter dem Gesichtspunkt mütterlicher und kindlicher Mortalität liegt zwischen 25 und 29 Jahren. Unterhalb des 20. Lebensjahres und oberhalb des 35. Lebensjahres nimmt die Gefährdung deutlich zu. Der günstigste Abstand zwischen zwei Geburten beträgt 2–3 Jahre. Bei kürzerer Geburtenfolge (kürzer als 2 Jahre) sowie bei sehr langen Intervallen (mehr als 7 Jahre) ist die perinatale Mortalität erhöht. Die geringste Gefährdung für Mutter und Kind besteht bei der zweiten Schwangerschaft. Die perinatale Mortalität ist bei der Erstgebärenden vor allem durch eine höhere Totge-

Alter ________ Jahre Größe ________ cm Gravida ________ Para ________

| | **A. Anamnese und allg. Befunde/Erste Vorsorge-Untersuchung** | **ja** | **nein** |
|---|---|---|---|
| 1. | Familiäre Belastung (Diabetes, Hypertonie, Missbildungen, genetische Krankheiten, psychische Krankheiten ________) | ☐ | 1. ☐ |
| 2. | Frühere eigene schwere Erkrankungen (z. B. Herz, Lunge, Leber, Nieren, ZNS, Psyche) ggf. welche ________ | ☐ | 2. ☐ |
| 3. | Blutungs-/Thromboseneigung | ☐ | 3. ☐ |
| 4. | Allergie gegen ________ | ☐ | 4. ☐ |
| 5. | Frühere Bluttransfusionen | ☐ | 5. ☐ |
| 6. | Besondere psychische Belastung (z. B. familiäre oder berufliche) | ☐ | 6. ☐ |
| 7. | Besondere soziale Belastung (Integrationsprobl., wirtsch. Probleme) | ☐ | 7. ☐ |
| 8. | Rhesus-Inkompatibilität (bei vorangegangenen Schwangerschaften) | ☐ | 8. ☐ |
| 9. | Diabetes mellitus | ☐ | 9. ☐ |
| 10. | Adipositas | ☐ | 10. ☐ |
| 11. | Kleinwuchs | ☐ | 11. ☐ |
| 12. | Skelettanomalien | ☐ | 12. ☐ |
| 13. | Schwangere unter 18 Jahren | ☐ | 13. ☐ |
| 14. | Schwangere über 35 Jahren | ☐ | 14. ☐ |
| 15. | Vielgebärende (mehr als 4 Kinder] | ☐ | 15. ☐ |
| 16. | Zustand nach Sterilitätsbehandlung | ☐ | 16. ☐ |
| 17. | Zustand nach Frühgeburt (vor Ende der 37. SSW) | ☐ | 17. ☐ |
| 18. | Zustand nach Mangelgeburt | ☐ | 18. ☐ |
| 19. | Zustand nach 2 oder mehr Aborten/Abbrüchen | ☐ | 19. ☐ |
| 20. | Totes/geschädigtes Kind in der Anamnese | ☐ | 20. ☐ |
| 21. | Komplikationen bei vorausgegangenen Entbindungen ggf. welche ________ | ☐ | 21. ☐ |
| 22. | Komplikationen post partum ggf. welche ________ | ☐ | 22. ☐ |
| 23. | Zustand nach Sectio | ☐ | 23. ☐ |
| 24. | Zustand nach anderen Uterusoperationen | ☐ | 24. ☐ |
| 25. | Rasche Schwangerschaftsfolge (weniger als 1 Jahr) | ☐ | 25. ☐ |
| 26. | Andere Besonderheiten ggf. welche ________ | ☐ | 26. ☐ |

**Nach ärzlicher Bewertung des Kataloges liegt bei der Erstuntersuchung ein Schwangerschaftsrisiko vor** ☐

**Abb. 1.1** Anamnese und Befunde

burtlichkeit leicht erhöht. Bei Vielgebärenden steigt sie dann aufgrund der Altersabhängigkeit, d. h. der Zunahme von mütterlichen Erkrankungen sowie der Häufung von Schwangerschafts- und Geburtsrisiken, an. Vorausgegangenen Schwangerschaften und Entbindungen ist besondere Aufmerksamkeit zu schenken. Die Möglichkeit bzw. Wahrscheinlichkeit der Wiederholung ist sorgfältig zu prüfen, um evtl. entsprechende prophylaktische Maßnahmen rechtzeitig einleiten zu können. Sind Operationen am Uterus vorausgegangen, so kann dies während der Schwangerschaft oder der Geburt zu Komplikationen führen. Nach einer Konisation ist die Gefährdung abhängig von der Größe des Konus. Bei einer Länge über 2 cm und einem Volumen über 4 ml sind die Abortrate im 2. Trimenon sowie die Häufigkeit der Frühgeburten auf das Dreifache erhöht. Bei Zustand nach der Entfernung von Myomen mit Eröffnung des Cavum uteri sowie nach Schnittentbindungen, kann es zur Uterusruptur auch vor Beginn regelmäßiger Wehen kommen. Die Schwangerschaftsüberwachung muss entsprechend individualisiert werden. Es ist sinnvoll, besonders nach Operationen, die am Uterus erfolgt sind, die entsprechenden Unterlagen einzuholen.

■ **MERKE** Angaben über den Verlauf früherer Geburten, Gewicht und Länge der Kinder sowie den Zustand (pH-, Apgar-Wert) sind wichtig, da sich aus diesen Kenntnissen wesentliche Konsequenzen für die bevorstehende Geburtsleitung ergeben können.

Gleiches gilt für Indikationen zur Vakuum-, Zangen- oder Schnittentbindung sowie für Komplikationen in der Nachgeburtsperiode wie z. B. Lösungsstörungen der Plazenta oder Atonien.

Im **Verlauf der Frühschwangerschaft** ist bei der Erhebung der Anamnese nach den für diese Zeit typischen Beschwerden und Auffälligkeiten zu fragen. Die typischen Schwangerschaftsbeschwerden wie Müdigkeit, morgendliche Übelkeit bzw. Erbrechen, Abnahme der Leistungsfähigkeit, eine psychische Labilität etc. beruhen auf den für die Anpassung an die Schwangerschaft notwendigen Umstellungen im mütterlichen Organismus. Sie erfordern ein aufklärendes Gespräch sowie eine Beratung über sinnvolle, hilfreiche Verhaltensweisen.

### 1.3.2 Bestimmung des Schwangerschaftsalters und des Entbindungstermins

Eine wichtige Aufgabe der Schwangerenvorsorge ist die möglichst frühzeitige Bestimmung des Schwangerschaftsalters und damit des zu erwartenden Entbindungstermins. Sie ist die Voraussetzung für die Bewältigung vieler Probleme der Spätschwangerschaft, wie das der fetalen Retardierungen aufgrund einer eingeschränkten Plazentafunktion, des Bestehens einer fetalen Makrosomie und auch der Wahrscheinlichkeit bzw. Sicherheit einer Terminüberschreitung (Übertragung). Eine ganze Reihe notwendiger therapeutischer Entscheidungen kann nur mit der erforderlichen Sicherheit getroffen werden, wenn rechtzeitig eine exakte Geburtsterminbestimmung erfolgt ist.

**Ermittlung des Entbindungstermins**

Zur Bestimmung des Schwangerschaftsalters bzw. des zu erwartenden Entbindungstermins stehen diagnostisch zur Verfügung:

- Zyklusanamnese,
- Basaltemperaturkurve,
- Ultraschallbefunde,
- Urin-β-hCG-Test (human chorionic gonadotropin).

Zur **Zyklusanalyse** sind folgende Fragen zu beantworten:

- Wann begann die letzte Regelblutung?
- War die letzte Regelblutung normal stark?
- Trat sie zum erwarteten Zeitpunkt auf?
- Waren die Periodenblutungen regelmäßig?
- In welchen Abständen traten die Periodenblutungen auf?
- Ist der Zeitpunkt des Geschlechtsverkehrs bekannt, der zur Schwangerschaft geführt hat?
- Wurde eine Basaltemperaturkurve geführt, sodass sich daraus das Konzeptionsdatum ableiten lässt?
- Wann war der Zeitpunkt der Insemination oder des Embryotransfers im Rahmen einer assistierten Reproduktion?

**Menstruationsähnliche Blutungen** können in den ersten Schwangerschaftsmonaten zum erwarteten Zeitpunkt der Periode auftreten. Die als letzte Menstruation angegebene Blutung kann eine sog. Implantationsblutung sein. Die

Häufigkeit von verkürzten und/oder abgeschwächten menstruationsähnlichen Blutungen um den Zeitpunkt der zu erwartenden Periode beträgt zwischen 2 und 4 %, die Frequenz von Blutungen gleicher Stärke und Dauer etwa 1 %. Treten Diskrepanzen zwischen dem errechneten Termin, der Uterusgröße und evtl. gemessenen Ultraschallparametern auf, so ist an die Möglichkeit von menstruationsähnlichen Blutungen zu denken.

Die Bestimmung des Entbindungstermins ergibt unterschiedliche Zeitwerte, je nachdem, ob man sie vom 1. Tag der letzten Regel oder vom Konzeptionstag aus berechnet. Auch die Zykluslänge geht in die Berechnung mit ein.

### Verschiedene Methoden zur Berechnung der Dauer der Schwangerschaft

#### Post menstruationem (p. m.)

Als Ausgangspunkt der Terminbestimmung wird der 1. Tag der letzten normalen Regel angegeben. Sie beträgt, regelmäßige, 28-tägige Zyklen vorausgesetzt: 280–282 Tage = 40 Wochen = 10 Lunarmonate.

Die Berechnung erfolgt nach der **Naegele-Regel**:

- Geburtstermin = 1. Tag der letzten Regel + 7 Tage – 3 Monate + 1 Jahr.

Ist der Menstruationszyklus kürzer oder länger als 28 Tage, so muss dies bei der Berechnung des Geburtstermins berücksichtigt werden. Es gilt die **erweiterte Naegele-Regel**:

- Geburtstermin = 1. Tag der letzten Regel + 7 Tage ± x Tage – 3 Monate + 1 Jahr

Hier bedeutet x die Anzahl der Tage, um die die Regel vom 28-tägigen Zyklus abweicht.

#### Tag der Konzeption

Die Schwangerschaftsdauer beträgt 267 Tage = 38 Wochen = 9,5 Mondmonate.

Die Berechnung des Entbindungstermins erfolgt nach der Regel:

- Geburtstermin = Konzeptionsdatum – 7 Tage – 3 Monate + 1 Jahr.

#### Messung der Basaltemperatur (BTK)

Sie gehört mit zu den zuverlässigsten Methoden der Terminbestimmung, da aus dem Temperaturanstieg der Tag der Konzeption erkannt werden kann. Die Schwangerschaftsdauer beträgt dann 267 Tage (38 Wochen). Wenn die durch den Eisprung (Ovulation) induzierte Temperaturerhöhung länger als 16 Tage besteht, liegt mit einer Zuverlässigkeit von 97 % eine Schwangerschaft vor.

Mit den **heute üblichen Gravidarien** ist die Berechnung des Geburtstermins wesentlich erleichtert. Sie können sich um 2 Tage in der Berechnung unterscheiden, je nachdem, ob eine 280- oder 282-tägige Schwangerschaftsdauer zugrunde gelegt ist. Bei verkürztem oder verlängertem Zyklus muss der errechnete Geburtstermin um die gleiche Anzahl von Tagen verschoben werden. Wird die Berechnung nach dem Konzeptionsdatum durchgeführt, stellt man den Tag 14 der Tragzeit auf das Konzeptionsdatum ein.

Da die Schwangerschaftsdauer physiologischen Schwankungen unterworfen ist, muss die Schwangere bei der Berechnung des Geburtstermins darauf hingewiesen werden, dass es sich nur um eine ungefähre Bestimmung handelt. Während zwei Drittel aller Kinder etwa 14 Tage vor oder nach dem Termin geboren werden, trifft dies nur für etwa 4 % zum Termin und etwa 25 % innerhalb einer Woche vor oder nach dem Termin zu.

#### Ultraschalluntersuchung

Von überragender Bedeutung für die Bestimmung von Schwangerschaftsalter und Geburtstermin ist heute die Ultraschalluntersuchung.

Bei frühzeitiger Untersuchung und mehreren Kontrollen in der Frühgravidität ist die Genauigkeit auch bei fehlenden Menstruationsangaben in der Frühgravidität sehr groß. Mittels der Vaginalsonografie, kann die Schwangerschaft schon in der 5. Woche post menstruationem nachgewiesen werden. Zu diesem frühen Zeitpunkt der Gravidität lässt sich der mittlere Fruchtsackdurchmesser zum Schwangerschaftsalter korrelieren. Diese Messung sollte später durch die Scheitel-Steiß-Länge (SSL) des Kindes kontrolliert und gesichert werden. Bis zur 12. Schwangerschaftswoche (SSW) lässt sich aus der SSL-Messung eine exakte Terminbestimmung durchführen. Danach wird die Aussagekraft zunehmend unsicher. Jenseits der 20. Schwangerschaftswoche lassen sich Terminbestimmungen durch Ultraschall nicht mehr durchführen, da anlagebedingt die Kinder auch bei normaler Entwicklung unterschiedlich groß sind.

■ MERKE Ist die Terminbestimmung anamnestisch nicht exakt zu ermitteln, sollte eine sonografische Korrektur möglichst bis zur 12. SSW vorgenommen werden.

Ergibt sich durch die Zyklusanalyse und den Ultraschall keine exakte Angabe über das Bestehen einer Frühschwangerschaft oder besteht z. B. der Verdacht auf eine Eileiterschwangerschaft oder eine gestörte Frühgravidität, so kann der **Serum-β-hCG-Test (hCG = human chorionic gonadotropin)** zusätzlich hilfreich sein. Bei einer gestörten Frühgravidität ist der Verlauf der hCG-Konzentration ein wichtiger Parameter, da er sich alle 2–3 Tage verdoppelt. Unterbleibt dieser Anstieg, so ist dies ein wichtiger Hinweis für eine gestörte Gravidität.

## 1.3.3 Untersuchungen in der Schwangerschaft

### Allgemeinuntersuchung

Eine Allgemeinuntersuchung mit Kontrolle der wichtigsten Organe und Organsysteme ist ein unerlässlicher Bestandteil der Schwangerenvorsorge, wird jedoch häufig sehr oberflächlich durchgeführt oder vergessen. Ziel dieser Untersuchungen ist die Aufdeckung evtl. unbekannter präexistenter Leiden oder Erkrankungen, die zu Komplikationen in der Schwangerschaft führen können. Mit Recht ist die Allgemeinuntersuchung deshalb ausdrücklich Bestandteil der Mutterschaftsrichtlinien.

Soweit nicht eine **regelmäßige Krebsvorsorge** durchgeführt wurde, sollte dies auch im Rahmen der Schwangerenvorsorge einmal erfolgen. Dazu gehört auch die palpatorische Untersuchung der Brust. Besteht Tumorverdacht, so sind auch in der Schwangerschaft die entsprechenden diagnostischen und evtl. therapeutischen Maßnahmen notwendig. Vom Gebärmutterhals wird ein zytologischer Vorsorgeabstrich entnommen. Bei suspektem oder Karzinombefund sind dem Schweregrad der Veränderung angemessene Kontrollen, diagnostische oder auch therapeutische Schritte notwendig.

### Vaginale Untersuchung

Die vaginale Untersuchung ist Bestandteil jeder Vorsorgeuntersuchung. Palpatorisch ist sie besonders wichtig zur Feststellung einer **Zervixinsuffizienz**. Die Untersuchung beginnt mit der Inspektion des äußeren Genitales, um infektiöse Veränderungen oder Krampfadern zu erkennen. Im Bereich der Schamlippen fällt häufig eine blauviolette Verfärbung (Lividität) auf. Sie und eine samtartige Oberfläche der Vagina sind Folge der verstärkten Durchblutung. Es folgt die Spekulumeinstellung und Palpation zur Beurteilung der Portio (Zervix und Muttermund). Befundet werden die Beschaffenheit, die Länge und Konsistenz der Zervix. Es wird geprüft, ob der äußere Muttermund verschlossen, der Zervikalkanal für einen Finger eingängig und gegebenenfalls, ob der innere Muttermund verschlossen ist. Die Diagnostik setzt viel Erfahrung voraus und ist großen subjektiven Schwankungen unterworfen. Eine Verkürzung der Zervix und Eröffnung des Zervikalkanals bzw. des inneren Muttermundes sprechen für einen beginnenden Abort oder später für eine drohende Frühgeburt und machen eine stationäre Aufnahme, evtl. eine Cerclage oder eine tokolytische Therapie, notwendig. Zur Objektivierung der Zervixlänge sowie der Weite des Zervixkanals und des inneren Muttermundes ist sehr gut die vaginale Sonografie geeignet. Diese Untersuchungsmethode wird deshalb immer bei dem Verdacht auf eine Zervixinsuffizienz notwendig.

Bei Blutungen in der Früh- oder Spätschwangerschaft muss differenzialdiagnostisch unterschieden werden zwischen

- einer harmlosen Blutung aus der Portiooberfläche, z. B. nach gynäkologischer Untersuchung oder Verkehr (die verstärkte Muttermunddurchblutung ist kombiniert mit einer hohen Verletzlichkeit bei Kontakt),
- einer Blutung durch die Eröffnung des Muttermundes bei Abortus imminens/incipiens bzw. beginnender Frühgeburt oder
- einer Blutung aus dem Bereich der Plazenta (tiefer Sitz, Placenta praevia, Plazentaablösung).

Auf die besondere Bedeutung des pH-Werts, des nativ- oder gefärbten Abstriches, evtl. des Amintests unter dem Gesichtspunkt der Prophylaxe von Infektionen und Frühgeburten wird unten hingewiesen.

Die **abdominovaginale (bimanuelle) Untersuchung** dient der Beurteilung der Gebärmutter in der Frühschwangerschaft. Eine Vergrößerung des Uterus ist kaum vor der 7.–8. Schwangerschaftswoche p. m. feststellbar. Erst im Laufe des 3. Schwangerschaftsmonats wird der Uterus faustgroß und erreicht mit dem Fundus den Beckeneingangsraum, sodass er am Oberrand der Symphyse tastbar wird. Die weitere Größenzunahme wird dann mit dem 1. Leopoldhandgriff anhand des Fundusstandes festgelegt. Eine Rückwärtsverlagerung des Uterus (Retroflexio uteri) hat auch in der Schwangerschaft, wenn sie mobil ist, keinen Krankheitswert, jedoch muss in der 13.–16. SSW wöchentlich kontrolliert werden, ob sich die Gebärmutter aufrichtet. Symptomlose Myomknoten werden beobachtet. Eine exakte Größenbestimmung ist mittels Ultraschall möglich.

Die Sonografie hat die früher zur Diagnostik der Gravidität sehr wichtigen Schwangerschaftszeichen, die durch den Konsistenzwechsel hervorgerufen wurden, wie Piskacek-Schwangerschaftszeichen, Hegar-Zeichen, Gauss-Wackel-Portio sowie die tastbaren Pulsationen der Aa. Uterinae mehr oder weniger bedeutungslos werden lassen.

**Der Höhenstand des Fundus**

Der Höhenstand des Fundus uteri:

- 16. SSW: 3 Querfinger über der Symphyse,
- 20. SSW: zwischen Nabel und Symphyse,
- 24. SSW: am Nabel,
- 28. SSW: 3 Querfinger über dem Nabel,
- 32. SSW: zwischen Nabel und Prozessus xiphoideus,
- 36. SSW: am Rippenbogen,
- 40. SSW: 1–2 Querfinger unter dem Rippenbogen.

Er war früher ein wichtiges Kriterium für den Verdacht einer Makrosomie, einer fetalen Retardierung oder eines Hydramnions. Durch die sonografische Untersuchung hat die Höhenstandsdiagnostik viel an Bedeutung verloren. Insbesondere ermöglichen Verlaufskontrollen zuverlässige Aussagen über die Entwicklung des Kindes.

### Kontrolle der kindlichen Herzaktionen

Der Beurteilung der Herzfrequenz des Kindes kommt eine zentrale Bedeutung in der Schwangerenvorsorge zu. Sie dient dem Nachweis kindlichen Lebens und der Beurteilung des Wohlbefindens. Sie kann akustisch, sonografisch oder elektrokardiografisch erfolgen. Die routinemäßige Kontrolle der kindlichen Herztöne wird heute im Verlauf der Schwangerschaft mit Ultraschall-Doppler-Geräten vorgenommen. Diese erlauben die Registrierung der kindlichen Herztöne bereits ab der 12.–14. SSW (der akustische Nachweis mit dem geburtshilflichen Stethoskop gelingt meist erst ab der 18.–20. SSW und ist aus der Diagnostik heute praktisch verschwunden). Die normale Herzfrequenz beträgt zwischen **120 und 160 Schlägen/min** (Spm) und ist damit etwa doppelt so schnell wie der mütterliche Puls. Um Verwechslungen zu vermeiden, sollte bei der kindlichen Herztonkontrolle immer auch der mütterliche Puls mitgetastet werden. Die Herztöne sind im Allgemeinen am besten an der Stelle zu hören, an der das kindliche Herz der Bauchwand der Mutter am nächsten liegt. Von der 20.–28. SSW hört man die Herztöne meist am lautesten in der Mittellinie oberhalb der Symphyse oder über der stärksten Vorwölbung der Bauchdecke. Ab der 28. SSW richtet sich dies nach der Lage des kindlichen Rückens. Auf dieser Seite sind die Herztöne am besten zu hören, vorausgesetzt es handelt sich um eine Beugehaltung. Liegt das Kind in Streckhaltung, so sind die Herztöne auf der gegenüberliegenden Seite am besten zu hören. Ergeben sich bei der Vorsorgeuntersuchung Schwierigkeiten beim Auffinden der kindlichen Herztöne, wird eine sonografische Untersuchung durchgeführt, um die Herzaktionen des Kindes sichtbar zu machen.

#### Indikationen zum Kardiotokogramm (CTG) während der Schwangerschaft

Sie sind in den Mutterschaftsrichtlinien in der Anlage 2 fixiert: Die Kardiotokografie ist im Rahmen der Schwangerenvorsorge nur angezeigt, wenn eine der nachfolgend aufgeführten Indikationen vorliegt:

**Indikationen zum erstmaligen CTG:**

- in der 26. und 27. SSW drohende Frühgeburt,
- ab der 28. SSW
  - auskultatorisch festgestellte Herztonalterationen,
  - Verdacht auf vorzeitige Wehentätigkeit.

**Indikationen zur CTG-Wiederholung:**

- CTG-Alterationen
  - anhaltende Tachykardie (> 160/Minute),
  - Bradykardie (< 100/Minute),
  - Dezeleration(en) (auch wiederholter Dip 0),
  - Hypooszillation, Anoszillation,
  - unklarer Kardiotokogramm-Befund bei Verdacht auf vorzeitige Wehentätigkeit,
  - Mehrlinge,
  - intrauteriner Fruchttod bei früherer Schwangerschaft,
  - Verdacht auf Plazentainsuffizienz nach klinischem oder biochemischem Befund,
  - Verdacht auf Übertragung,
  - uterine Blutung,
- medikamentöse Wehenhemmung.

In der täglichen Routine richtet man sich bei unauffälliger Schwangerschaft nicht streng nach diesen Indikationen, sondern macht ab der 28. SSW bei jeder gynäkologischen Kontrolle ein CTG.

#### Ultraschalluntersuchungen

Die Ultraschalluntersuchungen im Rahmen der Schwangerschaftsvorsorge haben eine ganz besonders große Bedeutung. Die sog. Screening- und ergänzenden Untersuchungen sind in der Anlage 1 (a–d) der Mutterschaftsrichtlinie festgelegt.

#### Screening

Die nachfolgend aufgeführten Befunde sind mittels B-Mode-Verfahren im jeweiligen Zeitraum zu erheben. Dabei ist die jeweilige Bilddokumentation durchzuführen (Anlage 1a).

##### 1. Untersuchung: 8+0 bis 11+6 SSW

Intrauteriner Sitz: ja/nein
Embryo darstellbar: ja/nein
Mehrlingsschwangerschaft: ja/nein
Wenn ja, monochorial? ja/nein
Herzaktion: ja/nein

**Biometrie I:**

Scheitel-Steiß-Länge (SSL) oder biparietaler Durchmesser (BPD)
Auffälligkeiten: ja/nein/kontrollbedürftig
Zeitgerechte Entwicklung: ja/nein/kontrollbedürftig
Weiterführende Untersuchung veranlasst: ja/nein

Bilddokumentation der Biometrie (ein Maß) und auffälliger oder kontrollbedürftiger Befunde.

##### 2. Untersuchung: 18+0 bis 21+6 SSW

a) Sonografie mit Biometrie ohne systematische Untersuchung der fetalen Morphologie
Einlingsschwangerschaft: ja/nein
Herzaktion: ja/nein

**Biometrie II:**

Biparietaler Durchmesser (BPD):

Fronto-okzipitaler Durchmesser (FOD) oder Kopfumfang (KU):
Abdomen/Thorax-quer-Durchmesser (ATD) und Abdomen/Thorax-a. p.-Durchmesser (APD) oder Abdomen/Thorax-Umfang (AU):
Messung einer Femurlänge (FL):
Zeitgerechte Entwicklung: ja/nein/kontrollbedürftig
Weiterführende Untersuchung veranlasst: ja/nein
**Hinweiszeichen für Entwicklungsstörungen hinsichtlich:**
Fruchtwassermenge: ja/nein/kontrollbedürftig
Körperliche Entwicklung: ja/nein/kontrollbedürftig
Plazentalokalisation und -struktur: normal/kontrollbedürftig
Weiterführende Untersuchung veranlasst: ja/nein
Bilddokumentation von insgesamt 4 der in Biometrie II genannten Maße sowie auffälliger und/oder kontrollbedürftiger Befunde

b) Sonografie mit Biometrie und systematischer Untersuchung der fetalen Morphologie durch einen besonders qualifizierten Untersucher. Zusätzlich zu den oben vorgegebenen Untersuchungsinhalten Beurteilung der folgenden fetalen Strukturen:
**Kopf:**
Ventrikelauffälligkeiten: ja/nein
Auffälligkeiten der Kopfform: ja/nein
Darstellbarkeit des Kleinhirns: ja/nein
**Hals und Rücken:**
Unregelmäßigkeit der dorsalen Hautkontur: ja/nein
**Thorax:**
Auffällige Herz/Thorax-Relation (Blickdiagnose): ja/nein
Linksseitige Herzposition: ja/nein
Persistierende Arrhythmie im Untersuchungszeitraum: ja/nein
Darstellbarkeit des Vier-Kammer-Blicks: ja/nein
**Rumpf:**
Konturunterbrechung an der vorderen Bauchwand: ja/nein
Darstellbarkeit des Magens im linken Oberbauch: ja/nein
Darstellbarkeit der Harnblase: ja/nein
Bilddokumentation der Auffälligkeiten

#### 3. Untersuchung: 28+0 bis 31+6 SSW

Einlingsschwangerschaft: ja/nein
Kindslage:
Herzaktion: ja/nein
**Biometrie III:**
Biparietaler Durchmesser (BPD):
Fronto-okzipitaler Durchmesser (FOD) oder Kopfumfang (KU):
Abdomen/Thorax-quer-Durchmesser (ATD) und Abdomen/Thorax-a. p.-Durchmesser (APD) oder: Abdomen/Thorax-Umfang (AU):
Messung einer Femurlänge (FL):
Zeitgerechte Entwicklung: ja/nein/kontrollbedürftig
Kontrolle der Hinweiszeichen für Entwicklungsstörungen gemäß dem 2. Screening (gemäß 2a)
Weiterführende Untersuchung veranlasst: ja/nein
Bilddokumentation von insgesamt 4 der in Biometrie III genannten Maße sowie auffälliger und/oder kontrollbedürftiger Befunde

#### Zusatzindikationen

Bei folgenden Befunden und Fragestellungen können weitere sonografische Untersuchungen durchgeführt werden.

**Im Rahmen des Ultraschallscreenings** (Anlage 1b der Mutterschafts-Richtlinien) mit Bilddokumentation je eines Kopf-, Rumpf- und Extremitätenmaßes sowie gegebenenfalls **kon-**

**trollbedürftiger Befunde**: Terminunklarheit, Verdacht auf Wachstumsstörungen, Mehrlingsschwangerschaft, Neu- oder Nachbeurteilung des Schwangerschaftsalters aufgrund serologischer Untersuchungsergebnisse, Verdacht auf Placenta praevia, erstmaliges Auftreten einer uterinen Blutung, Verdacht auf intrauterinen Fruchttod, Verdacht auf Lageanomalie ab Beginn der 36. SSW.

Bei **pathologischen Befunden oder speziellen Situationen** (Anlage 1c der Mutterschafts-Richtlinien): Rezidivierende oder persistierende Blutungen, gestörte intrauterine Frühschwangerschaft, Frühschwangerschaft bei liegendem IUP, Uterus myomatosus, Adnextumor, Nachkontrolle intrauteriner Eingriffe, Zervixmessung bei Verdacht auf Insuffizienz, vorzeitiger Blasensprung, vorzeitige Wehentätigkeit, Anomalien bzw. Erkrankungen des Kindes, Verdacht auf vorzeitige Plazentalösung, gestörter Geburtsverlauf, Kontrolle nach äußerer Wendung, im Rahmen intrauteriner Eingriffe z. B. Amniozentese, Chorionzottenbiopsie, Fetalblutgewinnung, erhöhtes Risiko für Fehlbildungen (Laborbefund, genetisch, teratogen) oder als Alternative zur invasiven pränatalen Diagnostik.

**Dopplersonografische Untersuchungen** (Anlage 1d der Mutterschafts-Richtlinien): Die Anwendung der Dopplersonografie als Maßnahme der Mutterschaftsvorsorge ist nur bei einer oder mehreren der nachfolgend aufgeführten Indikationen und mit Ausnahme der Fehlbildungsdiagnostik nur in der zweiten Schwangerschaftshälfte zulässig.

- Verdacht auf intrauterine Wachstumsretardierung,
- Schwangerschaftsinduzierte Hypertonie/Präeklampsie/Eklampsie,
- Zustand nach Mangelgeburt/intrauterinem Fruchttod,
- Zustand nach Präeklampsie/Eklampsie,
- Auffälligkeiten der fetalen Herzfrequenzregistrierung,
- begründeter Verdacht auf Fehlbildung/fetale Erkrankung,
- Mehrlingsschwangerschaft bei diskordantem Wachstum,
- Abklärung bei Verdacht auf Herzfehler/Herzerkrankungen.

## 1.4 Pränatale Diagnostik

Die pränatale Diagnostik (Pränataldiagnostik) dient der vorgeburtlichen Abklärung des Gesundheitszustands des Kindes. Man unterscheidet die nichtinvasiven Techniken von den invasiven. Die nichtinvasiven Methoden sind sog. Suchteste, bei denen mit einem unterschiedlichen falsch positivem oder falsch negativem Ergebnis gerechnet werden muss. Nach einem auffälligen Befund sollte in jedem Fall danach die invasive Diagnostik zur Absicherung erfolgen. Bevor man sich gedanklich mit diesen Methoden beschäftigt, sollte man sich darüber im Klaren sein, ob im ungünstigen Fall des Ergebnisses, d. h. einer mehr oder weniger schweren Behinderung des Kindes, ein Schwangerschaftsabbruch in Frage kommt oder nicht.

Im Wesentlichen geht es um die Abklärung von Chromosomenaberrationen, insbesondere **Trisomie 21** (Down-Syndrom, Mongolismus) und der seltenen Trisomie 18 und 13. Bei der Ultraschallfeindiagnostik wird nach Organschäden wie z. B. Herzfehlern gesucht. Von allen fetalen Störungen sind etwa 2 % körperliche Fehlbildungen, 0,14 % betreffen Mongolismus, 0,1 % andere strukturelle Chromosomenanomalien. Die Beratung über die Durchführung einer pränatalen Diagnostik und die Auswahl, welche Methode für die spezielle Fragestellung gewählt werden soll, gehört in die Hände einer genetischen Beratung und die Durchführung, je nach Methode evtl. in spezielle Zentren für pränatale Diagnostik. Da das Risiko für das Auftreten einer Trisomie 21 und auch anderer Chromosomenstörungen (z. B. Trisomie 13 oder 18) altersabhängig und ab dem 35. Lebensjahr besonders ansteigt, übernehmen die Krankenkassen die Kosten für Amniozentese und Chromosomenanalyse ab diesem Alter (sog. Altersindikation). Darüber hinaus werden die Kosten auch bei erhöhtem Risiko aus anderen Gründen, z. B. Auffälligkeit im Ultraschall oder im Ersttrimesterscreening, getragen.

## 1.4.1 Nichtinvasive Methoden

### Allgemeines

Die Möglichkeiten der nichtinvasiven pränatalen Diagnostik (NIPD bzw. NIPT, non invasive prenatal testing) haben in den letzten Jahren große Fortschritte gemacht. Die immer differenzierter mögliche Ultraschalldiagnostik in Kombination mit Hormon- und anderen Laborparametern sog. Biomarkern ermöglichen schon im 1. Trimenon neben dem Screening auf numerische Chromosomenaberrationen eine Fülle von Differenzierungen. Bis vor kurzem waren diese zum Teil erst im 3. Trimenon diagnostisch möglich.

Insbesondere die Möglichkeit **zellfreie fetale DNA** (cffDNA, cell-free DNA), die nichtmütterlichen Ursprungs ist, in der mütterlichen Zirkulation nachzuweisen, hat die Optionen der pränatalen Diagnostik völlig verändert. Insbesondere kann die cffDNA-Diagnostik schon ab der 10. Schwangerschaftswoche durchgeführt werden und liegt innerhalb 4–6 Tagen vor.

Dieses risikofreie Verfahren mit einer hohen Treffsicherheit und die zu erwartende Ausweitung des Untersuchungsspektrums hat die ethische Problematik um die Pränataldiagnostik und deren potenziellen Folgen erneut zum Teil heftig über Vor- und Nachteile entfacht, u. a. über

- die Abnahme iatrogener Fehlgeburten,
- den gefürchteten Automatismus nach der Diagnose einer Behinderung und Abtreibung,
- das gefürchtete automatische Absprechen des Lebensrechtes eines Kindes, weil es behindert ist,
- den Erwartungsdruck auf die werdenden Eltern und Diskriminierung unter dem Motto: „War das nötig? Das hätten sie doch vorher wissen können.“,
- die Selektion und Verschlechterung des gesellschaftlichen Klimas gegen Menschen mit Behinderung,
- die Selbstbestimmungsmöglichkeiten der Frau,
- den Trend zur Machbarkeit des makellosen Kindes,
- den Trend zur Verpflichtung.

Natürlich wird jetzt schon darüber diskutiert ob NIPD, weil es einfach, ungefährlich und sicher ist, nicht als Routinediagnostik im Sinne eines Screenings für das Ungeborene eingeführt werden soll. Je nach Standpunkt oder persönlichem Wunsch der Schwangeren einer möglichst frühen Diagnostik auf Chromosomenaberration wird für den Einzelfall zu entscheiden sein ob NIPT vor ETS oder ETS vor NIPT durchgeführt wird. Unumgänglich ist das Ersttrimesterscreening an eine spezielle genetische Beratung geknüpft.

### Testverfahren

#### Zellfreie fetale DNA (cffDNA, cell-free DNA, DNA-Test)

Hierbei handelt es sich um einen Bluttest auf Trisomie 21, 18, 13 und gonosomale Aneuploidien (Turner-, Tripel-X-, Klinefelter-, XYY-Syndrom). Bei diesem Test wird aus dem Blut der Mutter eine Chromosomenanalyse des Kindes durchgeführt. Die Detektionsrate der häufigsten Aneuploidie, der Trisomie 21, liegt bei 99,3 %, bei einer falsch positiven Rate von 0,16 %. Bei den anderen Chromosomenaberrationen sind die Aussagen derzeit schon sehr hoch, können aber das Niveau der Trisomie 21 noch nicht erreichen. Die Unsicherheiten rühren daher, dass die DNA nicht direkt vom Kind, sondern aus der Plazenta stammt und sog. Mosaike keine hundertprozentige Aussage erlauben.

Da es sich lediglich um einen Suchtest handelt und nicht um eine Diagnose, ist im Zweifelsfall eine invasive Diagnostik sinnvoll.

#### Ersttrimesterscreening (ETS)

Die Hauptsäule des Ersttrimesterscreenings ist der Ultraschall. Er beinhaltet durch die immer differenzierter werdenden möglichen Darstellungen von Organstrukturen und Funktionsparametern schon im 1. Trimester eine große Palette von diagnostischen Möglichkeiten.

Die Ultraschalluntersuchungen im 1. Trimester werden sich neben den in den Mutterschaftsrichtlinien festgelegten und zu dokumentierenden Befunde zunehmend auf die Integrität der kindlichen Organe fokussieren. Neben der Darstellung der Gliedmaßen, der Schädelkalotte, der Bauchwand, der drei Nabelschnurgefäße, des Zwerchfelles, der Harn- und Magenblase lassen sich bereits im 1. Schwangerschaftsdrittel ein An-/Exencephalus, eine Teilungsstörung des Prosencephalons, eine Omphalocele und schwere Skelettdysplasien erkennen.

Für die Darstellung des Herzens und der Ausflussbahnen sowie für die Diagnostik einer Spina bifida nach Darstellung und Biometrie der intrakraniellen Transluzenz und der Strukturen der hinteren Schädelgrube sind derzeit Hinweise, aber keine absolut sicheren Diagnosen möglich. Sichere Aussagen sind jedoch im 2. Trimenon möglich.

#### Screening auf Down-Syndrom und andere Chromosomenaberrationen

Die Altersindikation für eine invasive Diagnostik einer numerischen Chromosomenaberration wurde in den letzten 10–20 Jahren Schritt für Schritt durch eine individualisierte Risikoanalyse ersetzt. Dabei spielen die Kombination von Ultraschall insbesondere der Nackentransparenz (NT) und biochemischen Parametern als sog. „**ETS combined test**" eine zentrale Rolle.

#### Nackentransparenzmessung (NT-Messung)

Die sonografische Untersuchung der Nackentransparenz im Zeitraum 11+0–13+6 ist ein wichtiger diagnostischer Parameter im Rahmen des Ersttrimesterscreenings.

Eine pathologische Nackentransparenz, ein sog. dorsonuchales Ödem ergibt Hinweise auf

- chromosomale Aberrationen: Trisomie 21, 13, 18,
- nichtchromosomale Erkrankungen wie kardiale Dysfunktion (z. B. Herzvitien), venöser Rückstau (z. B. Thoraxkompression bei Zwerchfellhernie), gestörte Lymphdrainage (z. B. Noonan-Syndrom), fetale Anämie (z. B. Pavovirus-B19-Infektion), Hypoproteinämie (z. B. kongenitales nephrotisches Syndrom) u. a.

Zur weiteren Risikoeinschätzung eignen sich folgende sonografische Parameter insbesondere: die Untersuchung des fetalen Nasenbeins, des Ductus venosus und der Trikuspidalklappe. Sie lässt mit diesen Parametern nicht nur Hinweise chromosomaler Aberrationen wahrscheinlicher machen, sondern es lassen sich auch in einem so frühen Stadium der Schwangerschaft andere Fehlbildungen wie z. B. Herzvitien, Omphalocele diagnostizieren. Allerdings sind diese Untersuchungen an hochauflösende Ultraschallgeräte in Verbindung mit einer entsprechenden Ausbildung des Untersuchers gekoppelt.

#### Serumbiochemie

Freies β-hCG (human chorionic gonadotropin) und PAPP-A (pregnancy-associated plasma protein A) sind mütterliche Serummarker, die es erlauben mittels eines speziellen Computerprogramms die Sensitivität von ETS deutlich zu steigern. In der Regel sind niedrige PAPP-A Werte Hinweise für Trisomien, insbesondere für die Trisomie 21. Das freie β-hCG ist bei einer Trisomie 21 erhöht bei einer Trisomie 18 meist extrem niedrig.

Unter Berücksichtigung des Alters (> 35 Jahre) + Nackentransparenz + Serumbiochemie lässt sich eine Sensitivität von 90 % und einer falsch Positivrate von 5 % erzielen. Ergänzt man die Diagnostik um sonografische morphologische Marker (Nasenbein (NB), Ductus venosus (DV), Trikuspidalklappe (TK)), so lässt sich die Sensitivität auf 93–96 % steigern bei einer falsch Positivrate von 2,5 %.

#### Screening auf Schwangerschaftskomplikationen

##### Frühe Präeklampsie, frühe Wachstumsretardierung

Durch dopplersonografische Messung des Gefäßwiderstandes in der Arteria uterina in Kombination mit den Serumparametern PAPP-A und PIGF (placental growth factor) kann mit einer etwa 90 %igen Wahrscheinlichkeit das Auftreten einer frühen Präeklampsie (early-onset), vor der 34. SSW oder Wachstumsretardierung vorausgesagt werden, bei einer falsch Positivrate von etwa 5 %. Die Detektionsrate einer späten Präeklampsie (late-onset) beträgt etwa 60 %.

In einer physiologischen Schwangerschaft finden während des 1. Trimenons Veränderungen in den arteriellen Gefäßen des Uterus statt, die für die spätere Versorgung des Kindes wichtig sind. Bleiben diese aus, zeigen sich im Ultraschall dopplersonografisch messbare abnorme uteroplazentare Zirkulationsstörungen: hohe Persistenz der postsystolischen Inzisur (Notch) sowie hohe Widerstandsindizes (Resistance-Index (RI), Pulsatilitätsindex (PI), A/B-Ratio = Verhältnis von systolischen zu enddiastolischen Maximum der Blutströmung).

Sind die dopplersonografischen Parameter und die beiden Serumparameter in der Frühschwangerschaft erniedrigt, so lässt sich daraus das Risiko einer frühen Präeklampsie oder einer frühen Wachstumsretardierung mittels eines speziellen Algorithmus errechnen (▸ Kap. 10.3.3 Präeklampsie-Prädiktion).

Bei einem auffälligen Befund sollte unmittelbar eine medikamentöse Prophylaxe mit niedrig dosiertem Aspirin (100 mg/Tag) begonnen werden. Damit lässt sich das Risiko des Auftretens einer Präeklampsie oder einer Wachstumsretardierung um mehr als 50 % verringern bzw. das Auftreten der Erkrankung in ein höheres Schwangerschaftsalter verschieben.

#### Zukunftsaspekte

**1. Trimenon:** An den folgenden Screeninguntersuchungen im Rahmen des erweiterten Ultraschalls in der 11.–13. SSW wird derzeit gearbeitet:

- Screening auf
  - Fehlgeburtlichkeit (insbesondere Anamnese, erhöhte Nackentransparenz, auffälliger Fluss im Ductus venosus, erniedrigtes PAPP-A),
  - Frühgeburtlichkeit (insbesondere Anamnese, Zervixlängenmessung, Alpha-Fetoprotein),
  - Gestationsdiabetes (insbesondere Serum Adiponectin, das in der 11.–13. SSW um ca. 30 % reduziert ist),
- Vorverlegung der Erkennung von
  - Herzfehlern (steigendes Risiko mit auffälliger Nackentransparenz oberhalb der 99. Perzentile (insbesondere auffällige Doppleruntersuchungen von Ductus venosus und Trikuspidalklappe),
  - Neuralrohrdefekten.

**2./3. Trimenon:** Evaluierung und Erstellung von Cutoff-Werten des Quotienten von sFlt-1/PIGF (sFlt-1 = soluble FMS-like tyrosine kinase 1, PIGF = placental growth factor) um Handlungsalgorithmen für das Risiko der Entwicklung einer Präeklampsie zu erstellen bei

- Frauen mit Anzeichen oder Symptomen einer Präeklampsie,
- asymptomatischen Frauen mit hohem Risiko für die Entwicklung einer Präeklampsie,
- dem Zweittrimesterscreening,
- der Problematik eines evtl. Neuralrohrdefektes ist noch die Alpha-Fetoproteinbestimmung zu nennen.

**Alpha-Fetoproteinbestimmung**

Sie erfolgt im Zeitraum 14+0–16+0 und ist ein Neuralrohrdefektscreening. Bei anamnestischer Belastung oder dem sonografischen Verdacht eines offenen Rückens kann nichtinvasiv das Alpha-Fetoprotein bestimmt werden. Wegen der Unsicherheit der Aussage wird heute im Allgemeinen primär die Amniozentese durchgeführt und der AFP-Wert des Fruchtwasser gemessen. Außerdem steht zur Diagnostik zusätzlich noch die sonografische Untersuchung während der Amniozentese und später bzw. alternativ zur Amniozentese die Ultraschallfeindiagnostik in der 19.–22. SSW zur Verfügung. Diese Untersuchung hat heute nur noch untergeordneten Wert.

Neben der Routinediagnostik im Rahmen der zweiten US-Untersuchung in der 19.–22. SSW (also 18+0–21+6) wurde auch die sog. **Ultraschallfeindiagnostik** in die Mutterschaftsrichtlinien aufgenommen. Es wird ein systematisches Organscreening (Gehirn, Herz, Magen, Nieren, Harnblase, Wirbelsäule, Bauchwand, Gesicht, Extremitäten) durchgeführt. Dadurch lassen sich Erkrankungen und Funktionsstörungen, z. B. der Nieren oder des Herzens, frühzeitig erkennen, sodass entweder noch während der Gravidität oder postpartum vorsorgende Behandlungsstrategien geplant werden können. Auf die „Frühe Fehlbildungsdiagnostik“ ab der 12. SSW (genau im Zeitraum 11+0–13+6) und deren Bedeutung für die Pränataldiagnostik wurde oben bereits hingewiesen.

Der Tripeltest und der Quadruple Test, die bei Unsicherheiten im Ersttrimesterscreening ergänzend im 2. Trimester durchgeführt wurden, gehören heute der Vergangenheit an.

### 1.4.2 Invasive Methoden

**Amniozentese (AC):** Ab der 14. SSW. ist sie der Goldstandard der invasiven pränatalen Diagnostik. Sie ist immer dann sinnvoll, wenn nichtinvasive Methoden pathologisch sind. Sie kann in der ersten und zweiten Schwangerschaftshälfte durchgeführt werden. Bei der Punktion von Fruchtwasser werden fetale Zellen gewonnen, aus denen eine Chromosomenanalyse erstellt wird. Gleichzeitig kann die Konzentration einzelner Stoffe wie z. B. Alpha-Fetoprotein, Bilirubin u. a. bestimmt werden, die Rückschlüsse auf Stoffwechselstörungen oder einen offenen Rücken (hohes AFP) ergeben. In der zweiten Hälfte der Schwangerschaft dient die Gewinnung von Fruchtwasser meist der Überwachung einer Rhesusinkompatibilität. Auf die sog. Altersindikation wurde oben bereits hingewiesen.

**Chorionzottenbiopsie (CVS):** Sie ist im Zeitraum von der 10.–12. SSW indiziert und dient in erster Linie der Chromosomenanalyse. Die Gewebeentnahme erfolgt durch Punktion der Plazenta selten transvaginal, meist transabdominal (heute selten).

**Chordozentese (CZT):** Ab der 18. SSW. ist die Gewinnung von Nabelschnurblut angezeigt. Sie dient der Abklärung von Infektionen des Kindes, Bestimmung des HB-Gehalts bei Anämie (z. B. Ringelrötelinfektion) oder Rhesusinkompatibilität, der Gerinnungsdiagnostik sowie der Chromosomenanalyse.

## 1.5 Untersuchungen

Im Verlauf der Überwachung einer jeden Schwangerschaft ist es erforderlich entsprechend den Mutterschaftsrichtlinien die folgenden Untersuchungen vorzunehmen (manche auch fakultativ) und in den Mutterpass einzutragen (◘ Tab. 1.1).

- Allgemeine Untersuchungen:
  - Feststellung des Körpergewichts,
  - Messung des Blutdrucks,
  - Urinuntersuchung: Untersuchung des Mittelstrahlurins auf Eiweiß, Zucker, Nitrit, Blut, ggf. bakteriologische Untersuchung,
  - *Chlamydia trachomatis:* DNA-Nachweis aus einer Urinprobe,
  - Beurteilung von Ödemen, Varikosis,
  - vaginale Untersuchung (pH-Wert, Nativ- und Methylenblaupräparat, Zervixbeurteilung, am Ende der Schwangerschaft: Beurteilung des vorangehenden Teiles und die Beziehung zum Becken),
  - abdominale Untersuchung: Fundusstand, Lage des Kindes, Beziehung zum Becken,
- Serum-/Blutuntersuchung:
  - Hämoglobinbestimmung (evtl. Hämatokrit, Ferritin),
  - Blutgruppe, Rhesusfaktor, Antikörper-Suchtest,
  - Lues-Suchreaktion (LSR), fakultativ: HIV-, Toxoplasmosetest,
  - Röteln-Antikörpertest (bei Fehlen bzw. Unsicherheit über 2 erfolgte Impfungen),

**Tab. 1.1 Zeitplan für die Untersuchungen in der Schwangerschaft**

| Untersuchungen | 1. Kontrolle | 12. SSW | 16. SSW | 20. SSW | 24. SSW | 28. SSW | 32. SSW | 34. SSW | 36. SSW | 38. SSW |
|---|---|---|---|---|---|---|---|---|---|---|
| **Vaginale Untersuchung/Palpation** | | | | | | | | | | |
| Uterusgröße | + | + | + | + | | | | | | |
| Zervixbeurteilung | + | + | + | + | + | + | + | + | + | + |
| pH-Wert | + | + | + | + | + | + | + | + | + | + |
| Nativpräparat | + | + | + | + | + | + | + | + | + | + |
| Methylenpräparat (empfohlen) | + | + | + | + | + | + | + | + | + | + |
| Evtl. ArilinTest | + | + | + | + | + | + | + | + | + | + |
| **Abdominale Untersuchungen** | | | | | | | | | | |
| Fundusstand, Leopoldhandgriffe | | | | + | + | + | + | + | + | + |
| **Weitere Untersuchungen** | | | | | | | | | | |
| Körpergewicht | + | + | + | + | + | + | + | + | + | + |
| Blutdruck | + | + | + | + | + | + | + | + | + | + |
| Ödeme, Varikose | + | + | + | + | + | + | + | + | + | + |
| Ggf. Zytologie | + | | | | | | | | | |
| Blutgruppe, Rhesusfaktor | + | | | | | | | | | |
| Antikörper-Suchtest | + | | | | 23+0–26+6 | | | | | |
| Hb (Erythrozyten) | + | | | | + | + | + | + | + | + |
| Urinstreifentest (Eiweiß, Zucker, Sediment, evtl. Kultur) | + | + | + | + | + | + | + | + | + | + |
| Chlamydien, Lues, (HIV) | + | | | | | | | | | |
| Röteln | + | | | | | | | | | |
| Herzaktionen | Sofern schon vorhanden | + | + | + | + | + | + | + | + | + |

**Tab. 1.1 Zeitplan für die Untersuchungen in der Schwangerschaft (Fortsetzung)**

| Untersuchungen | 1. Kontrolle | 12. SSW | 16. SSW | 20. SSW | 24. SSW | 28. SSW | 32. SSW | 34. SSW | 36. SSW | 38. SSW |
|---|---|---|---|---|---|---|---|---|---|---|
| Ggf. Toxoplasmose | 1. Trimenon | | 2. Trimenon | | | 3. Trimenon | | | | |
| Ggf. Impfung | Gripppe (bei Risikokonstellation) | | Grippe (keine Risikokonstellation) | | | Keuchhusten (als Tdap oder TdaptPV) | | | | |
| Diabetesscreening | | | | | 24+0–27+6 | | | | | |
| Hepatitis B (HBs-Antigen) | | | | | | | Nach der 32. SSW, möglichst nahe am Geburtstermin | | | |
| Streptokokken Gruppe B (GBS) | | | | | | | | 35+0–37+0 | | |
| Pilzkultur | Fakultativ im Schwangerschaftsverlauf, möglichst nahe am Geburtstermin | | | | | | | | | |
| Vorstellung Klinik | Jederzeit bei Risiken | | | | | | | | | |
| Vorstellung Entbindungsklinik | Meist ab der 36. SSW | | | | | | | | | |
| **Ultraschall (US), CTG, Präeklampsie** | | | | | | | | | | |
| Basis-US | 8+0–11+6 | | 18+0–21+6 | | | 28+0–31+6 | | | | |
| US-Feindiagnostik | | | | 19+0–21+6 | | | | | | |
| US-Doppler | Bei Risikokonstellationen ETS, bei fetalen Befundrisiken | | | | | | | | | |
| Kardiotokografie (CTG) | Verdacht auf vorzeitige Wehen ab 25+0, Herztonalterationen ab 27+0, fetale Risiken, Mehrlinge | | | | | | | | | |
| Präeklampsiescreening | Im Rahmen ETS 11+0–13+6, ab 20. SSW + sFlt-1/PlGF-Quotient | | | | | | | | | |
| Präeklampsiescreening bei Risikokonstellation | Im Rahmen des ETS 11+0–13+6 + Doppler + PAPP-A + PlGF | | | Ab 20. SSW Quotient: sFlt-1/PlGF + evtl. Doppler | | | | | | |
| **Pränatale Diagnostik** | | | | | | | | | | |
| Nichtinvasiv | DNA Bluttest ab 9+0<br>ETS 11+0–13+6 | | | | | | | | | |
| Invasiv | CVS 10–12. SSW<br>AC ab (13) 14. SSW<br>CZT ab 18. SSW | | | | | | | | | |

**AC**: Amniozentese, **CVS**: Chorionzottenbiopsie, **CZT**: Chordozentese, **ETS**: Ersttrimesterscreening, **PAPP-A**: Pregnancy-associated plasmaprotein A, **PlGF**: Placental Growth Factor, **SFlT**: solubile FMS-like tyrosine kinase 1

1

  - Glucose als Suchtest oder im Rahmen des Glucosebelastungstests in der 24+0–28+0 SSW,
  - Antikörper-Suchtestkontrolle 24.–27. SSW,
  - HBsAg-Nachweis (Hepatitis B surface Antigen) aus dem Serum nach der 32. SSW, möglichst nah am Geburtstermin,
  - Streptokokken B (GBS)-Abstrich 35+0–37+0 SSW (fakultativ),
  - Pilzkultur möglichst nah am Entbindungstermin (fakultativ),
- fetale Überwachung:
  - Ultraschalluntersuchung,
  - Kardiotokografie.

## 1.5.1 Allgemeine Untersuchung

### Körpergewicht

Die Bestimmung des Körpergewichts ist eine wichtige Maßnahme. Sowohl das Ausgangsgewicht vor der Schwangerschaft als auch der Gewichtszuwachs sind mit der Kindsgröße bzw. dem -gewicht korreliert. Das bedeutet ein hohes Ausgangsgewicht ist unabhängig vom weiteren Gewichtsverlauf mit einem höheren Geburtsgewicht der Kinder verbunden und umgekehrt. Bei ausgeprägter Adipositas (20 % über dem Sollgewicht), treten folgende Komplikationen gehäuft auf:

- Aborte (etwa doppelt so häufig wie normal),
- Totgeburten,
- vorzeitiger Blasensprung,
- Lageanomalien,
- Hypertonie (13 % gegenüber 1,6 % bei Normalgewichtigen),
- perinatale Mortalität (bis etwa 3-fach erhöht),
- Sectiorate etwa 10 % erhöht.

Stark übergewichtige Schwangere neigen zur Hypertonie, zum Diabetes mellitus und haben häufig geburtshilfliche Komplikationen. Die meisten sind nach dem 2. Trimenon zu erwarten. Es tritt dann meist auch eine extreme Gewichtszunahme auf. Auf das Problem der fetalen Programmierung bzw. Fehlprogrammierung im späteren Leben (Diabetes, kardiovaskuläre Erkrankungen, metabolisches Syndrom) wurde oben bereits hingewiesen.

Eine Untergewichtigkeit der Mutter gleich welcher Ursache ist bei stärkerer Ausprägung mit einer erhöhten Rate an Früh- und Mangelgeburten belastet. Der primär nachteilige Einfluss des geringen Ausgangsgewichts auf die Kindsmaße und die perinatale Mortalität kann durch eine entsprechende Gewichtszunahme während der Schwangerschaft vollständig ausgeglichen werden.

In der Frühschwangerschaft kommt es infolge von Appetitstörungen, Übelkeit und morgendlichem Erbrechen gelegentlich zu einem Gewichtsverlust. Bei stärkerer Ausprägung muss evtl. eine stationäre Aufnahme erwogen werden (▶ Kap. 8.2.3 Emesis, Hyperemesis gravidarum). Spätestens ab der 20. SSW muss ein stetiger Gewichtsanstieg verzeichnet werden. Das Ausmaß der Gewichtsveränderung der Mutter kann individuell ausgesprochen unterschiedlich sein. Es ist deshalb schwer allgemein verbindliche Richtlinien anzugeben. Als Faustregel kann gelten: Die Gewichtszunahme soll bis zum 3. Trimenon etwa 250–300 g pro Woche, ab dem 3. Trimenon etwa 400–500 g pro Woche betragen. Der Gewichtsanstieg ist nicht ganz linear, sodass Zeiten verstärkter Gewichtszunahme abwechseln. Im Einzelnen sind an einer mittleren Gewichtszunahme von etwa 12,5 kg beteiligt:

| | |
|---|---|
| Kind | 3,5 kg |
| Fruchtwasser | 1,0 kg |
| Myometrium | 1,5 kg |
| Nachgeburt | 0,5 kg |
| **= gesamt Uterus mit Inhalt** | **= 6,5 kg** |
| + physiologische Ödematisierung | + 6,0 kg |
| **= physiologische Gewichtszunahme** | **12,5 kg** |

Eine Gewichtszunahme von 12–15 kg kann als normal gelten. Wie oben schon erwähnt, kommt die größere Gewichtszunahme der Mutter auch dem Neugeborenen zugute, das ebenfalls ein höheres Geburtsgewicht aufweist. Erst bei Extremwerten, d. h. einem Anstieg des Körpergewichts von mehr als 700 g/Woche, ist mit einer Zunahme von Komplikationen vornehmlich der

Hypertonie und damit mit einem Anstieg der perinatalen Mortalität zu rechnen.

CAVE Besonders zu beachten, weil besonders gefährlich, ist ein in wenigen Tagen nachweisbarer starker Gewichtsanstieg gewöhnlich auftretend mit einer allgemeinen Ödemneigung. Dies ist als Warnhinweis für eine hypertone Komplikation mit ungünstiger Prognose für Mutter und Kind zu verstehen, auch wenn bis zu diesem Zeitpunkt andere Zeichen dieser Schwangerschaftskomplikation wie Blutdruckerhöhung und/oder Eiweißausscheidung, fehlen und der Ödembildung normalerweise keine pathologische Bedeutung zukommt.

Für die tägliche Routine der Feststellung des Körpergewichts ist es wichtig, dass bei jeder Kontrolle dieselbe Waage benutzt wird und auch die Kleidung in etwa gleich schwer ist, um vergleichbare Werte erhalten zu können.

### Blutdruckkontrolle

Die Kontrolle des Blutdrucks sollte unter standardisierten Bedingungen durchgeführt werden. Abgesehen davon, dass Alter, Körpergewicht und der Umfang des Oberarms sowie die Messung am linken oder rechten Arm zu verschiedenen Werten führen können, haben unterschiedliche Positionen wie Liegen, Stehen oder Sitzen, Stress oder evtl. Angst vor der Untersuchung gelegentlich einen erheblichen Einfluss auf die Blutdruckwerte. Man sollte versuchen bei allen Schwangeren unter möglichst gleichen Bedingungen die Blutdruckmessung durchzuführen, z. B. Sitzen, rechter Arm, nach einem einführenden Gespräch und vor der geburtshilflichen Untersuchung,. Bei grenzwertigen oder pathologischen Befunden sollten diese mehrmals im Abstand von 10–15 Minuten unter gleichen Bedingungen kontrolliert werden. Bei Adipositas muss entsprechend des Umfangs des Oberarms evtl. eine breitere Manschette genommen werden, da sonst die Blutdruckwerte verfälscht (zu hoch) sind. Der diastolische Blutdruck wird bei Leiserwerden und nicht beim Verschwinden des Korotkow-Tons gemessen.

### Urinuntersuchung

#### Eiweiß, Zucker, Erythrozyten, Sediment, bakteriologische Untersuchung

Die Untersuchungen auf Eiweiß, Zucker, ein Sediment und ggf. die bakteriologische Untersuchung gehören zu den routinemäßigen Vorsorgemaßnahmen. Sie dient dem Früh- bzw. rechtzeitigen Erkennen von Hypertonie (Eiweißausscheidung), latentem oder manifestem Diabetes (Zuckerausscheidung) sowie der Cystitis und Pyelonephritis (Erythrozyten und besonders Leukozytenausscheidung). Bisher konnte für die genannten Parameter nicht exakt festgelegt werden, was noch im physiologischen oder bereits pathologischen Bereich ist. Die Ausscheidung von Eiweiß und Zucker und auch von Erythrozyten und Leukozyten ist bei gesunden Schwangeren im Vergleich zur gesunden Nichtschwangeren physiologisch erhöht. Dies bedeutet einerseits, dass nicht jeder Urinbefund zwangsläufig mit einer Erkrankung der Niere oder harnableitenden Wege gleichzusetzen ist. Anderseits gehen z. B. Hypertonie oder Diabetes mellitus jedoch mit einem hohen mütterlichen und kindlichen Risiko einher, sodass zumindest eine engmaschige Kontrolle und Suche nach anderen krankheitsspezifischen Befunden indiziert ist. Bei wiederholter Glucosurie muss eine Blutzuckeruntersuchung, bei Leukozyturie bzw. Leukozytenzylindern im Sediment eine bakterielle Untersuchung im Harn erfolgen. Das routinemäßige Screening wird heute mittels kombinierter Teststreifen durchgeführt.

Da in der Schwangerschaft **asymptomatische Bakteriurien** häufig sind und diese häufiger als außerhalb der Schwangerschaft zur Pyelonephritis, zu anderen Schwangerschaftskomplikationen sowie zu Gefahren für das Kind führen, soll vorzugsweise am Ende des 1. Trimenons eine Screeninguntersuchung des Urins einschließlich Kultur erfolgen. Deshalb muss eine asymptomatische Bakteriurie in der Schwangerschaft auch antibiotisch behandelt werden.

1

Obwohl eine **Glucosurie** ein wichtiger Hinweis für eine Glucosestoffwechselstörung ist, ist sie als Screeningmethode für einen Gestationsdiabetes (GDM) ungeeignet, da bei Frauen mit einem GDM in der Gravidität in bis zu 70 % keine Glucose im Urin nachweisbar ist.

### Chlamydien

Chlamydien stellen einen großen Risikofaktor für die Schwangere und das Kind dar. Die Gravidität ist gefährdet durch ein Amnioninfektionssyndrom, vorzeitige Wehen, vorzeitigen Blasensprung und eine daraus resultierende Frühgeburt. Während der Geburt kann es zur Übertragung auf das Kind kommen. Folgen sind Augeninfektionen und sog. atypische Pneumonien. Eine suffiziente Behandlung ist in der Gravidität möglich. Nach den Mutterschaftsrichtlinien ist deshalb in der Frühschwangerschaft aus einer Urinprobe auf DNA von *Chlamydia trachomatis* zu untersuchen.

### Ödeme

Hat man den Ödemen noch vor 5–10 Jahren einen wichtigen Stellenwert als Symptom einer hypertensiven Schwangerschaftskomplikation zugestanden, so muss man dies heute relativieren. Ödeme allein, auch wenn sie generalisiert auftreten, sind als physiologisch anzusehen und beeinflussen den Schwangerschaftsverlauf nicht nachteilig. Etwa 15 % aller Graviden weisen generalisierte Ödeme auf. Sie sind bedingt durch Veränderungen des hydrostatischen, venösen oder onkotischen Drucks sowie der Kapillarpermeabilität. Es handelt sich vornehmlich um eine Wasser- und Natriumretention im extrazellulären Raum, besonders im Interstitium.

Vorsicht ist geboten, wenn die Ödementwicklung besonders schnell über Tage oder auch über Stunden auftritt, kontrollierbar an einem raschen oder exzessiven Gewichtsanstieg (> 1 kg/Woche) oder wenn sich ein ausgeprägtes Gesichtsödem entwickelt. Auch wenn bis zu diesem Zeitpunkt noch keine anderen Symptome einer Hypertonie (erhöhte Blutdruckwerte, Proteinurie, Hämokonzentration) vorhanden sind, ist dies als frühzeitiges Warnsignal einer sich entwickelnden, schweren hypertonen Verlaufsform zu interpretieren. Die Patientin muss deshalb besonders kurzfristig und gründlich überwacht werden.

### Varizen

▸ Kap. 10.7

## Vaginale Untersuchung

Auf die Bedeutung der palpatorischen Untersuchung zur Beurteilung der Zervix, der optischen bzw. der differenztialdiagnostischen Beurteilung einer Blutung aus dem Zervikalbereich und der Beurteilung des vorangehenden Teils (Schädellage, Beckenendlage) in Beziehung zum kleinen Becken wurde oben schon eingegangen.

■ **MERKE** Von besonderer Bedeutung unter dem Gesichtspunkt von Infektionen und Frühgeburtlichkeit ist die routinemäßige Bestimmung des pH-Werts und die Beurteilung des Vaginalsekretes durch Betrachtung eines Nativpräparats oder eines Präparats nach Methylenblaufärbung und ggf. die Durchführung eines Amintests bzw. die kulturelle Untersuchung auf Bakterien.

Eine Verschiebung des pH-Werts aus dem physiologischen Bereich (3,8–4,4), ein Bakteriennachweis im Nativ- oder gefärbten Präparat insbesondere der Nachweis von Clue Cells, ein positiver Amintest oder ein fischartiger Geruch sind immer Hinweise auf eine Gefährdung der Schwangerschaft durch eine aufsteigende Infektion, die über ein Amnioninfektionssyndrom zur vorzeitigen Wehentätigkeit und zur Frühgeburt führen kann. Die routinemäßige Bestimmung insbesondere des pH-Werts – auch durch die Schwangere selbst mit einem speziellen Handschuh und die präventive vaginale Behandlung hat zu einer deutlichen Senkung des Amnioninfektionssyndroms und der Frühgeburtlichkeit geführt.

### Abdominale Untersuchung

Auf die abdominale Untersuchung zur Lage und Stellungsdiagnostik des Kindes bzw. Abklärung des Fundusstandes mithilfe der Leopoldhandgriffe ab der 20. Schwangerschaftswoche wurde im Rahmen der äußeren Untersuchung schon eingegangen.

### Serum-, Blutuntersuchungen

#### Hämoglobin (Hämatokrit, Ferritin)

Die Hämoglobinbestimmung gehört zu den routinemäßigen Untersuchungen der Schwangerenvorsorge. Bei der Beurteilung müssen die schwangerschaftsphysiologischen Veränderungen berücksichtigt werden. Obwohl die Erythrozyten und damit auch der Hämoglobingehalt während der Gravidität absolut gesehen ansteigen, kommt es zu einem relativen Absinken, weil die Blutvolumenzunahme prozentual größer als die Zunahme der Erythrozytenzahlen ist. Das Absinken des Hämoglobins, der Erythrozytenzahlen sowie des Hämatokrits wird deshalb als sog. physiologische Schwangerschaftsanämie bezeichnet.

■ **MERKE** Laut Mutterschaftsrichtlinien ist ein Hb-Gehalt von 11,2 g/dl und weniger, entsprechend 4 Millionen Erythrozyten/µl, entsprechend einem Hämatokrit von 34 % (0,34) als pathologisch anzusehen.

Wenn bei der Erstbestimmung der Wert normal war, wird laut Mutterschaftsrichtlinien die nächste Bestimmung ab dem 6. Monat und danach regelmäßig empfohlen. Dies ist sicher als Minimalprogramm anzusehen. Es ist besser, wie dies auch von den meisten Untersuchern routinemäßig durchgeführt wird, den Hämoglobingehalt alle 4 Wochen zu bestimmen. Zum einen wegen der größeren Sicherheit in der Anämiediagnostik, zum anderen gibt der Verlauf von Hb, HK und Erythrozyten einen guten Anhaltspunkt über die physiologischen Veränderungen unter dem Aspekt einer Hypovolämie bzw. Hämokonzentration. Daraus ergeben sich Gesichtspunkte für die Frühdiagnostik der Hypertonie.

Etwa 78 % der Frauen in Deutschland sind mit Eisen unterversorgt. Der Bedarf steigt in der Schwangerschaft um 100 % auf 30 mg/Tag, weil die Mutter mehr Eisen für die Zunahme des Blutvolumens, das Wachstum der Plazenta und die Sauerstoffversorgung des Kindes benötigt. Meist kann der Bedarf durch Fleisch, Wurst, Fisch oder durch pflanzliche Lebensmittel nicht gedeckt werden, sodass ggf. substituiert werden muss. Bei einem niedrigen Hb-Wert ist deshalb die Bestimmung von Ferritin angezeigt.

#### Blutgruppe

Die Bestimmung der Blutgruppen (A, B, O und Rh-Faktor D) einschließlich des Antikörper-Suchtests und der Kontrolle auf Hämolysine dient zum einen der Erkennung der Blutgruppenunverträglichkeiten, die zu einer intrauterinen Schädigung des Kindes führen können. Sie ist aber auch wichtig um gegebenenfalls bei lebensbedrohlichen Blutungen der Frau sofort gruppengleiches Blut transfundieren zu können. Sämtliche serologische Untersuchungsbefunde sind im Mutterpass einzutragen. Die Wiederholung des Antikörper-Suchtests sollte nach den Mutterschaftsrichtlinien in der 24.–27. SSW erfolgen und vermerkt werden (s. a. ▸Kap. 12.2.4., Blutgruppeninkompatibilitäten).

#### Lues-Suchreaktion

Der TPHA (*Treponema-pallidum*-Hämagglutinationstest) oder ELISA (enzyme-linked immunosorbent assay) oder TPPA (*Treponema-pallidum*-Partikelagglutinationstest) finden als Lues-Suchreaktion (LSR) Anwendung. Ein negativer Test in der Frühschwangerschaft kann jedoch eine frische Luesinfektion nicht ausschließen, ganz abgesehen davon, dass auch nach der ersten Schwangerenuntersuchung eine Infektion stattfinden kann, sodass im weiteren Verlauf auf klinische Zeichen einer Infektion zu achten ist (s. a. ▸Kap. 7.2.12).

### HIV-Test

Nach den Mutterschaftsrichtlinien ist möglichst früh in der Schwangerschaft ein HIV-Test durchzuführen und die Beratung zum Test im Mutterpass einzutragen. HIV kann während der Schwangerschaft, bei der Geburt und durch die Muttermilch auf das Kind übertragen werden. Mit den heute zur Verfügung stehenden therapeutischen Möglichkeiten kann dies jedoch fast immer verhindert werden (s. a. ▸Kap. 7.2.11).

### Toxoplasmose

Toxoplasmose ist für das Kind nur bei Erstinfektion der Schwangeren problematisch. Die Diagnostik ist in Deutschland nicht Bestandteil der Mutterschaftsrichtlinien. Dennoch ist die Abklärung sinnvoll, da eine Therapie bei Erstinfektion in jedem Stadium der Schwangerschaft möglich ist. Ein Screening sollte deshalb alle 8–(12) Wochen durchgeführt werden, wenn die Schwangere noch keine Toxoplasmoseerkrankung durchgemacht hat (▸Kap. 7.5.2).

### Röteln-Antikörpertest

Laut den Mutterschaftsrichtlinien ist ein Antikörpertest nur dann erforderlich, wenn Rötelnimmunität nicht angenommen werden kann. Liegt der Nachweis über zwei erfolgte Rötelnimpfungen vor oder sind vor Eintritt der Schwangerschaft Röteln-Antikörper nachgewiesen worden, so kann auf die serologische Kontrolle des Immunstatus verzichtet werden. Ein HAH-Test (= Hämagglutinationhemmung) entspricht heute nicht mehr den diagnostischen Erfordernissen. Der betreuende Gynäkologe muss sich vom Vorliegen solcher Befunde anhand des Impfpasses oder der serologischen Untersuchungen überzeugen und in den Mutterpass wörtlich eintragen, ob Immunität angenommen werden kann oder nicht.

Werden Röteln-Antikörper während der laufenden Schwangerschaft erstmals festgestellt, so kann ein Schutz vor Rötelnembryopathie nur dann angenommen werden, wenn sich anamnestisch keine für die Schwangerschaft relevanten Anhaltspunkte für einen Rötelnkontakt oder für eine Rötelninfektion ergeben. Dies muss dokumentiert werden. Bei einem möglichen Verdacht sind weitere serologische Untersuchungen im Sinne des Nachweises rötelnspezifischer IgM-Antikörper und/oder einer Kontrolle des Titerverlaufs notwendig.

Schwangere, bei denen ein Befund vorliegt, der nicht auf Immunität schließen lässt, sollen aufgefordert werden, sich unverzüglich zur ärztlichen Beratung zu begeben, falls sie innerhalb der ersten 4 Schwangerschaftsmonate Rötelnkontakt haben oder an rötelnverdächtigen Symptomen erkranken. Auch ohne derartige Verdachtsmomente soll bei diesen Schwangeren in der 16.–17. SSW eine erneute Antikörperuntersuchung durchgeführt werden. Bei einer nachgewiesenen Infektion der Mutter kann zur Abschätzung der Gefährdung des Kindes der Virusnachweis aus dem Fruchtwasser oder dem Fetalblut sinnvoll sein, um die Gefährdung des Kindes zu eruieren (s. a. ▸Kap. 7.2.1).

### Glucose-Suchtest, -belastungstest

Die Inzidenz in Deutschland für Typ-1-Diabetes ist 0,5–1 %. Im reproduktionsfähigen Alter wird die Häufigkeit des Typ-2-Diabetes auf 10–20 %, die des Gestationsdiabetes (GDM) auf 3–4 % geschätzt. Ein Teil des GDM blieb bisher unerkannt, da erst im Jahre 2012 das Screening eingeführt wurde. Folgen eines nicht gut eingestellten Diabetes bzw. eines unerkannten GDM sind nicht nur erhöhte Risiken für Mutter und Kind bei der Geburt und post partum, sondern auch Langzeitrisiken im Sinne einer fetalen Programmierung mit den Folgen Übergewicht, Diabetes mellitus und Herz-Kreislauf-Erkrankungen. Besteht ein Diabetesrisiko, so lässt sich dies durch eine Serumblutzuckerbestimmung bereits im 1. Trimenon abklären. Nach den Mutterschaftsrichtlinien soll bei jeder Schwangeren ein Screening auf Gestationsdiabetes in der 24.–28. SSW (also 24+0–27+6) durchgeführt werden. Ergibt der Such- bzw. Vortest mit 50 g Traubenzucker, der zu jeder Tageszeit, ohne nüchtern zu sein, durchgeführt werden kann, einen Glucoseserumwert von 135 mg/dl (7,5 mmol/l) oder höher, ist der Suchtest pathologisch. Es muss ein Diagnose- bzw. Belastungstest nüchtern unter standardisierten Bedingungen mit 75 g Traubenzucker durchgeführt werden (s. a. ▸Kap. 16.2).

#### Antikörper-Suchtest

Nach den Mutterschaftsrichtlinien ist in der 24.–27. SSW unabhängig vom Rhesusfaktor (positiv oder negativ) ein Antikörper-Suchtest durchzuführen. Sind bei Rh-negativen Schwangeren keine Anti-D-Antikörper nachweisbar, so soll in der 28.–30. SSW eine Standarddosis (um 300 µg) Anti-D-Immunglobulin injiziert werden, um möglichst bis zur Geburt eine Sensibilisierung der Schwangeren zu verhindern. Das Datum der präpartalen Anti-D-Prophylaxe ist im Mutterpass zu vermerken (s. a. ▸Kap. 12.2.4., Blutgruppeninkompatibilitäten).

#### HBs-Antigen

Aus dem Serum soll HBs-Antigen nach der 32. SSW möglichst nahe am Geburtstermin bestimmt werden. HBs-Antigen-positive Mütter können das Virus auf das Kind übertragen. Die Häufigkeit der vertikalen Transmission steigt im Verlauf der Gravidität stark an. Sie beträgt im 1. und 2. Trimenon etwa 10 %, im 3. Trimenon etwa 90 %. Auch postpartal wird das Virus durch Stillen und fäkal-oral übertragen. Die Kinder können zu chronischen Hepatitis-B-Trägern werden und eine fulminante Hepatitis oder eine Leberzirrhose mit nachfolgendem Leberzellkarzinom entwickeln. Die perinatale Infektion oder zumindest ihre Komplikationen können durch eine passiv-aktive Immunisierung in einem sehr hohen Prozentsatz verhindert werden. Ist das Ergebnis der Hepatitis-Serologie positiv, so soll das Neugeborene unmittelbar post partum gegen Hepatitis B aktiv-passiv immunisiert werden (s. a. ▸Kap. 14.3.2, Hepatitis B).

### Weitere Untersuchungen

#### Streptokokken B (GBS)

Die vaginale Besiedlung der Mutter beträgt 10–30 % und ist meist symptomlos. Eine Übertragung auf das Kind, meist unter der Geburt, findet in 50–60 % statt und ist durch Sepsis und Meningitis mit einer hohen kindlichen Mortalität belastet. Es wird ein Screening im Zeitraum 35+0–37+0 in den Leitlinien empfohlen. Beim Nachweis der Besiedlung soll mit Beginn der Wehen oder nach einem Blasensprung eine Antibiotikaprophylaxe durchgeführt werden (s. a. ▸Kap. 7.2.20).

#### Pilze

Hormonell bedingt sind Pilzinfektionen, oft asymptomatisch, in der Gravidität häufig. In 80–90 % werden sie dann während der Geburt auf das Kind übertragen und besiedeln die Haut, die Mundhöhle und den Intestinaltrakt. Es wird deshalb empfohlen ab der 34. SSW eine Pilzkultur unabhängig von einer Symptomatik anzulegen und ggf. eine Therapie durchzuführen. Auf diese Weise lassen sich die neonatalen Infektionen signifikant reduzieren (s. a. ▸Kap. 7.3).



## 1.6 Risikogravidität

### 1.6.1 Risikoschwangerschaften und -geburten

Schwangerschaft und Geburt sind keine Erkrankungen, aber es handelt sich um einen besonderen Zustand im Leben einer Frau, der auch mit gesundheitlichen Gefährdungen für Mutter und Kind verbunden ist. Dies nennt man das sog. Basisrisiko von Schwangerschaft und Geburt. Darüber hinaus können zusätzliche Gefährdungsmomente dieses Basisrisiko eindeutig erhöhen (Zusatzrisiko). Ziel der Schwangerenvorsorge ist es, besonders gefährdete Schwangere rechtzeitig zu erkennen (Selektion), den Schweregrad der Gefährdung abzuschätzen (Gewichtung) und eine entsprechende Überwachung einzuleiten (Intensivbetreuung). Damit soll die Morbidität und Mortalität von Mutter und Kind so niedrig wie möglich gehalten werden. Die Überwachung von Risikoschwangerschaften bedarf außer der entsprechend apparativen und organisatorischen Voraussetzungen einer speziellen Erfahrung. Aus diesem Grunde sollten besonders gefährdete Schwangere gemeinsam mit eigens geschulten Spezialisten und in entsprechenden Kliniken untersucht werden.

**B. Besondere Befunde im Schwangerschaftsverlauf**

27. Behandlungsbedürftige Allgemeinerkrankungen, ggf. welche ____________________

____________________________________________________________

| | |
|---|---|
| 28. Dauermedikation | 42. Anämie |
| 29. Abusus | 43. Harnwegsinfektion |
| 30. Besondere psychische Belastung | 44. Indirekter Coombstest positiv |
| 31. Besondere soziale Betastung | 45. Risiko aus anderen serologischen Befunden |
| 32. Blutungen vor der 28. SSW | 46. Hypertonie (Blutdruck über 140/90) |
| 33. Blutungen nach der 28. SSW | 47. Eiweißausscheidung 1 % (1000 mg/l) oder mehr |
| 34. Placenta praevia | 48. Mittelgradige bis schwere Ödeme |
| 35. Mehrlingsschwangerschaft | 49. Hypotonie |
| 36. Hydramnion | 50. Gestationsdiabetes |
| 37. Oligohydramnie | 51. Einstellungsanomalie |
| 38. Terminunklarheit | 52. Andere Besonderheiten |
| 39. Plazenta-Insuffizienz | ggf. welche ____________________ |
| 40. Isthmozervikale Insuffizienz | ____________________ |
| 41. Vorzeitige Wehentätigkeit | |

**Abb. 1.2** Befundrisiken im Mutterpass

In der Praxis der Schwangerenvorsorge und den Mutterschaftsrichtlinien hat sich die Unterscheidung in anamnestische (Checkliste A, Abb. 1.1) und in befundete Risiken (Checkliste B, Abb. 1.2) im Mutterpass bewährt. Als dritter Komplex kommen schließlich noch die Geburtsrisiken hinzu.

**Anamnestische Risiken:** Sie werden aus der Vorgeschichte quasi als Hypothek mit in die Schwangerschaft genommen. Sie bestehen von Anfang an und sind auch während des gesamten Schwangerschaftsverlaufs und während der Geburt noch nachweisbar. Es besteht eine Häufigkeit von 15–20 %.

Entsprechend der Mutterschaftsrichtlinien sind anamnestische Risiken:

- Schwere Allgemeinerkrankungen der Mutter (z. B. an Niere und Leber oder erhebliche Adipositas),
- Zustand nach Sterilitätsbehandlung, wiederholten Aborten oder Frühgeburten,
- totgeborenes oder geschädigtes Kind,
- vorausgegangene Entbindungen von Kindern über 4000 g Gewicht, hypotrophen Kindern (small for date babies), Mehrlingen,
- Zustand nach Uterusoperationen (z. B. Sectio, Myom, Fehlbildung),
- Komplikationen bei vorangegangenen Entbindungen (z. B. Placenta praevia, vorzeitige Lösung der Plazenta, Rissverletzungen, Atonie oder sonstige Nachgeburtsblutungen, Gerinnungsstörungen, Krämpfe, Thromboembolie),
- Erstgebärende unter 18 oder über 35 Jahre,
- Mehrgebärende über 40 Jahre, Vielgebärende mit mehr als vier Kindern (Gefahren: genetische Defekte, Plazentainsuffizienz, geburtsmechanische Komplikationen).

**Befundete Risiken:** Sie werden bei etwa 45 % aller Schwangerschaften beobachtet. Sie können früh oder spät in der Gravidität auftreten genauso wie sie unterschiedlich lang bestehen können. Zum Beispiel sind Blutungen in der Frühschwangerschaft von einer kurzen Symptomdauer, während eine hypertone Komplikation meist im 2. Trimenon auftritt und für den Rest der Schwangerschaft bestehen bleibt.

Entsprechend der Mutterschaftsrichtlinien sind Befundrisiken (jetzige Schwangerschaft):

- EPH-Gestose (d. h. Blutdruck ≥ 140/90, Eiweißausscheidung ≥ 1 ‰ bzw. 1 g/24 h, Ödeme oder Gewichtszunahme von mehr als 500 g/Woche im letzten Trimenon); Pyelonephritis (Keimzahlen über 100 000 im Mittelstrahlurin),
- Anämie: Hämoglobin < 10 g/dl,
- Diabetes mellitus,
- uterine Blutung,
- Blutgruppeninkompatibilität (Früherkennung und Prophylaxe des Morbus haemolyticus fetalis bzw. neonatorum),
- Diskrepanz zwischen Uterus- bzw. Kindsgröße und Schwangerschaftsdauer (z. B. fraglicher Geburtstermin, retardiertes Wachstum, Riesenkind, Gemini, Molenbildung, Hydramnion, Myom),
- drohende Frühgeburt (vorzeitige Wehen, Zervixinsuffizienz),
- Mehrlinge; pathologische Kindslagen,
- Überschreitung des Geburtstermins bzw. Unklarheit über den Termin.

**MERKE** Aus Risikoschwangerschaften können sich Risikogeburten entwickeln.

Bei folgenden Befunden ist mit einem erhöhten Risiko unter der Geburt zu rechnen:

- Frühgeburt,
- Placenta praevia, vorzeitige Plazentalösung,
- jede Art von Missverhältnis Kind/Geburtswege.

### 1.6.2 Geburtsrisiko

Neben den anamnestischen und befundeten Risiken kommt als dritte Stufe noch das Geburtsrisiko hinzu. Das reine Geburtsrisiko ist mit 15 % anzusetzen, d. h. es treten während der Geburt für Mutter oder Kind unvorhergesehene Risiken auf. Dies sollte immer bedacht werden bei der Diskussion um Haus-, Entbindungsheim-, Praxis- bzw. Klinikgeburt. Besonders wichtig ist folgende Erkenntnis: Geht eine Frau schon mit einem anamnestischen Risiko in die Schwangerschaft, und das sind 15–20 % aller Schwangeren, so entwickelt sich etwa in der Hälfte von ihnen (10 %) während des Schwangerschaftsverlaufs mindestens ein Befundrisiko. Aus dieser Gruppe erwirbt dann etwa jede zweite Frau (5 %) zusätzlich ein Geburtsrisiko. Waren dagegen keine anamnestischen Risiken vorhanden, so ist in etwa einem Drittel der Fälle (25 %) mit Befundrisiken zu rechnen. Bei bestehendem Risiko ist auf jeder nachfolgenden Risikostufe (Schwangerschaftsverlauf, Geburtsverlauf) bei jeder zweiten Schwangeren ein weiteres Risiko zu erwarten. Mit anderen Worten: Ein vorhandenes Risiko prädestiniert auf der nächsten Stufe zu einem weiteren Risiko.

## 1.7 Beratung der Schwangeren

Die Beratung der Schwangeren verfolgt das Ziel, Fehler im Verhalten während der Gravidität, die zu einer Gefährdung der Mutter oder des Kindes führen können, zu vermeiden. Der Schwangeren steht heute eine Reihe von Informationsmöglichkeiten zur Verfügung, z. B. Elternzeitschriften, Elternschulen, Selbsthilfegruppen, Radio- und Fernsehsendungen, Internet. Die wichtigsten Informanten und Berater für die Schwangere sind jedoch Hebammen und Ärzte. Im Folgenden werden deshalb kurz die wichtigsten und häufigsten Beratungspunkte dargestellt:

- Körperpflege,
- typische Schwangerschaftsbeschwerden,
- Haus- und Berufsarbeit,
- Sauna,
- Wannenbad,
- Sport,
- Reisen,
- Geschlechtsverkehr,
- Vermeidung von Infektionen,
- Impfungen,
- Medikamente,
- Ernährung,
- Genussmittel.

### 1.7.1 Körperpflege

Bei der Beratung über die Körperpflege ist es sinnvoll, neben der Beantwortung individueller Fragen allgemeingültige Empfehlungen zu geben. Dies sind wie folgt:

- Die **Brustwarzen** sollten durch tägliches Waschen mit nachträglichen Abfrottieren der Warze evtl. mit leichten Bürstenmassagen abgehärtet und so auf das Stillen vorbereitet werden (bei vorzeitiger Wehentätigkeit muss unbedingt auf diese Maßnahmen verzichtet werden, da durch diese Manipulation die Wehentätigkeit verstärkt werden kann!). Das Abhärten der Brustwarze wird heute nicht mehr grundsätzlich von Hebammen und Gynäkologen empfohlen.
- Obwohl die alte Volksweisheit, dass jedes Kind die Mutter einen Zahn kostet, nicht richtig ist, muss besonderer Wert auf regelmäßiges, mehrmalig am Tag durchgeführtes Zähneputzen gelegt werden. Denn die Schwangerschaft begünstigt, u. a. durch eine veränderte Zusammensetzung des Speichels, die Entwicklung von **Karies, Zahnfleischbluten und/oder Entzündungen des Zahnhalteapparates**. Diskutiert wird, ob Zahnfleischerkrankungen Endotoxine bilden, deren Folgen 1–7-fach erhöhtes Risiko für untergewichtige Kinder sind. Eine zahnärztliche Kontrolle während der Schwangerschaft ist empfehlenswert.

### 1.7.2 Typische Schwangerschaftsbeschwerden

Die wichtigsten typischen Schwangerschaftsbeschwerden sind morgendliche Übelkeit, Erbrechen, Sodbrennen, Verstopfung, Krampfadern, Hämorrhoiden, Hautveränderungen und Haarausfall.

- **Morgendliches Unwohlsein und Erbrechen (Emesis)** sind in der Frühschwangerschaft besonders häufig (50–90 %) und als günstige Zeichen anzusehen, da bei Fehlen gehäuft Aborte beobachtet werden. Die Ursache besteht vordergründig in der für die Frühgravidität typischen Parasympathikotonie. Leichte Formen dieser Störungen bedürfen keiner besonderen Therapie. Zu empfehlen sind kleine Mahlzeiten in kurzen Abständen. Die Morgenmahlzeit sollte im Bett liegend eingenommen werden. Bei stärkerer Ausprägung sind evtl. auch Medikamente indiziert. Der Übergang zur Hyperemesis gravidarum ist fließend (s. a. ▸ Kap. 8.2.3 Emesis, Hyperemesis gravidarum)
- **Sodbrennen und Oberbauchbeschwerden** wie Aufstoßen von Luft, Schluckauf, Aufsteigen von Mageninhalt gelegentlich gepaart mit Übelkeit und Erbrechen, treten in mehr als 50 % aller Schwangerschaften auf. Diese Symptome können im Verlauf der Schwangerschaft zunehmen und bessern sich meist sofort nach der Geburt wieder. Gefördert werden diese Symptome durch Nahrungsaufnahme, Bücken, Pressen und im Liegen. Eine Besserung tritt häufig in aufrechter Körperhaltung auf. Bei starker Ausprägung ist eine medikamentöse Therapie nicht zu umgehen (s. a. ▸ Kap. 8.2.2)
- Die **Verstopfung (Obstipation)** gehört zu den typischen und häufigsten Schwangerschaftsbeschwerden, die schon bald nach Ausbleiben der Regel bedingt durch die hohen Progesteronwerte in der Schwangerschaft auftreten. Die beste Vorbeugung und auch Behandlung ist eine schlackenreiche Kost. Häufig müssen jedoch Abführmittel genommen werden. Bewährt hat sich darüber hinaus Magnesium, das bei regelmäßiger Einnahme von 20–30 mmol/Tag den Stuhlgang weicher macht und leicht abführend wirkt (s. a. ▸ Kap. 8.3.4).
- **Krampfadern (Varizen)** entstehen bei etwa 30 % aller Erstgebärenden und 50 % aller Mehrgebärenden in der Schwangerschaft. Über 80 % davon bilden sich innerhalb von 4–6 Wochen nach der Geburt zurück. Fast immer sind die Schwangerschaftsvarizen von Beinödemen begleitet. Neben Veranlagung sind auch Abflussbehinderungen durch den vergrößerten Uterus und die progesteronbedingte Weitstellung der Gefäße als Kausalfaktoren zu nennen. Unbedingt ist darauf zu achten, dass längeres Stehen oder Sitzen (z. B.

Autofahren), Tragen von schnürenden Strumpfbändern unterbleiben, da sie die Entstehung von Thrombosen begünstigen. Vorbeugend und therapeutisch haben sich bewährt: Tragen von flachen Schuhen, möglichst viel Bewegungen der Beine (Gehen, Gymnastik, Wippen mit den Zehen), Hochlagerung der Beine, Wechselbäder, Schwimmen und frühzeitiges Anlegen von Stützstrümpfen im Sinne einer Kompressionsbehandlung (s. a. ▸Kap. 10.7).

- An **Hämorrhoiden** leiden etwa 50 % aller Schwangeren. Ursache ist die vermehrte Blutfüllung im Bereich des kleinen Beckens und die Abflussbehinderung des venösen Blutes. Die Beschwerden sind besonders häufig im 2. Trimenon und nach der Geburt (Pressen). Sitzbäder, Salben und Zäpfchen sowie weicher Stuhlgang sind zur Therapie in den allermeisten Fällen ausreichend (s. a. ▸Kap. 8.3.6).
- **Striae** bilden sich bei vielen Schwangeren im Verlauf der Gravidität an Bauch, Hüften, Brüsten und am Gesäß aus. Sie sind während der Gravidität blaurot bis purpurrot, bilden sich nach der Geburt etwas zurück, bleiben jedoch als grauweiß-silberglänzende narbenähnliche Strukturen bestehen (sog. alte Striae). Haut- und Unterhautmassagen sowie Bürstenbehandlung und Salbentherapien sind von fraglichem Wert (s. a. ▸Kap. 19).
- Auch **Pigmentierungen der Haut** sind häufig, besonders im Bereich der Warzenhöfe, des Dammes, in der Mittellinie des Unterbauches (Linea fusca) sowie als schmetterlingsförmige Pigmentierung um die Nase herum, das sog. Chloasma uterinum. Gerade letzteres ist für die Schwangeren oft sehr störend und kann durch Vermeidung von intensiver Sonnenbestrahlung bzw. durch Anwendung von Lichtschutzsalben weitgehend vermieden werden. Nach der Schwangerschaft gehen alle diese Veränderungen wieder zurück (s. a. ▸Kap. 19).
- **Haarausfall**, der während der Gravidität häufig auftritt, wird als sehr störend empfunden. Meist tritt er am Ende der Schwangerschaft auf und ist 12 Monate nach der Geburt besonders ausgeprägt. Die Ursache ist unklar, eine Behandlung ist nicht möglich. Normalerweise wachsen die Haare nach Monaten wieder in normaler Fülle (s. a. ▸Kap. 19).

### 1.7.3 Hausarbeit, Berufstätigkeit

**Hausarbeit**, die gewohnt und nicht zu schwer ist, darf in einer normalverlaufenden Schwangerschaft fortgesetzt werden. Lediglich schweres Heben und Tragen sowie langes Stehen sind zu vermeiden.

**Berufstätigkeit** wird in ihrer Auswirkung auf den Schwangerschaftsverlauf unterschiedlich, jedoch überwiegend positiv beurteilt. Allerdings besteht eine Häufung der Schwangerschaftskomplikationen mit Abnahme des sozialen Status. Es sei an dieser Stelle noch einmal auf die Bestimmungen des Mutterschutzgesetzes hingewiesen.

### Zusammenfassung

- Die Vorsorgemaßnahmen zur Schwangerschaft dienen der Erkennung und Verminderung von Risiken für Mutter und Kind.
- Gesetzliche Grundlagen sind das Mutterschutzgesetz und die Mutterschaftsrichtlinien.
- **Prägravide Vorsorge:** Potenzielle Risikofaktoren für die Schwangerschaft sollen reduziert bzw. ausgeschaltet werden u. a. durch gesunde Lebensführung, genetische Beratung bei speziellen Fragestellungen, Abklärung und Ergänzung des Impfstatus, Planung bzw. optimale medikamentöse Einstellung bei vorbestehenden Erkrankungen.
- **Schwangerenvorsorge:** Sie stellt die entscheidende Vorsorgemaßnahme zu Risikoverminderung für Mutter und Kind dar. Im Mutterpass werden anamnestische und Befundrisiken aufgezeichnet und gewertet mit dem Resultat einer an das Risiko angepassten Überwachung von Mutter und Kind.
- Im Mutterpass festgelegte Untersuchungen
  - **der Mutter** z. B. Körpergewicht, Blutdruck, Urinuntersuchung, Serum-, Blutuntersuchungen (u. a. Hb, Chlamydien-DNA-Nachweis, Blutgruppe, Rhesusfaktor, Antikörper-Suchtest, HIV-Test, Röteln-Antikörpertest, HBs-Antigen, GBS-Abstrich),
  - **des Kindes:** pränatale Diagnostik, Ultraschalluntersuchung, Kardiotokografie.
- Die ausführliche Beratung der Schwangeren ist wichtig. Dazu gehören folgende Themen: Körperpflege, typischen Schwangerschaftsbeschwerden (wie z. B Übelkeit, Emesis, Obstipation, Varizen), Berufstätigkeit, Sauna, Sport, Reisen, Geschlechtsverkehr, Infektionen, Impfungen, Arzneimittel, Ernährung u. a.

## Literatur


Feldmann R. Das Fetale Alkoholsyndrom. Frauenarzt, 53: 366–374, 2012

Eckmann-Scholz C, Strauss A. Präkonzeptionelle Beratung bei Risikoschwangerschaften-Teil 1. Gyn, 15: 209–213, 2010

Eckmann-Scholz C, Uebing A, Strauss A. Präkonzeptionelle Beratung bei Risikoschwangerschaften-Teil 2. Gyn, 15: 264–270, 2010

Eiben B, Thode C, Merz E. Serumtestsysteme zur Erfassung von Chromosomenanomalien. Z Geburtshilfe Gynakol, 18: 33–36, 2013

Gil MM, Quezada MS, Bregant B, Ferraro M, Nicolaides KH. Implementation of maternal blood cell-free DNA testing in early screening for aneuploidies. Ultrasound Obstet Gynecol, 42(1): 34–40, 2013 Jul. doi: 10.1002/uog.12504 [Epub 2013]

# 2 Medikamentöse Therapie in der Schwangerschaft



Der Zeitraum einer Schwangerschaft ist mit 9 Monaten relativ lang. Es ist deshalb nicht unwahrscheinlich, dass in dieser Zeitspanne eine Erkrankung akquiriert wird. Somatische Beschwerden treten in bis zu 50 % der Fälle auf. Unter ihnen nehmen die Erkältungskrankheiten durch virale Infekte den ersten Platz ein (bis zu 40 %), gefolgt von Kopf- und Gliederschmerzen (etwa 20 %). Andere sehr häufige Beschwerden sind Übelkeit und Erbrechen (bis zu 50 %) sowie Schlafstörungen (etwa 30 %). Dagegen sind präexistente Erkrankungen relativ selten (0,5–1,5 %). Nur etwa 10–20 % aller Schwangeren fühlen sich während der Gravidität krankheits- und beschwerdefrei.

So ist es verständlich, dass im Rahmen der Schwangerenversorgung Ärzte, aber auch Apotheker und Hebammen mit der Frage konfrontiert werden, ob und wenn ja, welche Arzneimittel zur Linderung der Beschwerden eingenommen werden dürfen. Die Beantwortung dieser Frage stellt sehr oft ein großes Problem dar, da meist spezielle Hinweise der pharmazeutischen Industrie zu Arzneimitteln in der Schwangerschaft fehlen oder äußerst spärlich sind. Die Hersteller beschränken sich häufig auf die Empfehlung, das betreffende Arzneimittel in der Schwangerschaft, besonders im 1. Trimenon, nicht oder nur unter strengster Indikationsstellung zu verwenden. Genauso schwierig ist die manchmal verwendete Angabe zu interpretieren, „der therapeutische Nutzen des Präparats ist gegenüber einer möglichen Schädigung des Fetus besonders sorgfältig abzuwägen". Dies sind juristische Erwägung und Formulierungen, die den Hersteller vor möglichen gerichtlichen Konsequenzen schützen, jedoch den die Schwangere Beratenden nicht weiterhelfen. Ein therapeutischer Nihilismus darf allerdings nicht der Ausweg aus diesem Dilemma sein, denn die Unterlassung der Behandlung einer mütterlichen Erkrankung kann zu gesundheitlichen Schäden führen und sich dadurch auch nachteilig auf den Fetus auswirken.

Die Beurteilung des fetalen Risikos bei einer bestimmten Arzneimitteltherapie ist sehr schwierig, da kontrollierte prospektive klinische Untersuchungen aus ethischen Gründen nicht durchführbar sind. Resultate aus Tierversuchen können nur mit äußerster Zurückhaltung auf die Humanmedizin übertragen werden. Die Aussagen über das Risiko einer Exposition des menschlichen Fetus gegenüber einer bestimmten Substanz basieren deshalb sehr häufig auf Einzelbeobachtungen. Diese jedoch können über einen Kausalzusammenhang nichts aussagen. Dasselbe gilt für epidemiologische Studien, die bestenfalls eine statistische Koinzidenz, niemals aber eine kausale Beziehung zwischen Applikation einer bestimmten Substanz und fetaler Schädigung beweisen.

Tierexperimentelle Untersuchungen und klinische Beobachtungen in der Schwangerschaft haben gezeigt, dass Arzneimittel unterschiedliche Auswirkungen auf den Fetus haben können. Diese hängen einerseits von dem betroffenen Zeitabschnitt der intrauterinen Entwicklung, andererseits von der Dosierung des Arzneimittels ab. Folgen können sein:

- fetaler Tod,
- Störungen der Organdifferenzierung, d. h. angeborene Missbildungen und andere bleibende Organschäden,
- Hemmung des fetalen Wachstums sowie Adaptionsstörungen in der Neonatalperiode.

## 2.1 Embryonale Entwicklung

Die Art der möglichen Schädigung hängt von der Entwicklungsphase des Fetus ab. Man unterscheidet:

- **Präimplantations-Implantationsphase** (1.–17. Tag post conceptionem, Blastenzeit): Es gilt das „Alles-oder-Nichts-Gesetz". Wirkt eine Noxe während dieser Zeit auf den Embryoblasten ein, geht dieser entweder zugrunde oder überlebt, ohne eine Schädigung davonzutragen.
- **Embryonalphase** (18.–55. Tag post conceptionem): In diesem Abschnitt findet die Organogenese statt, die in der Regel erst nach 6 Wochen abgeschlossen ist. Dies ist die Zeit der größten Anfälligkeit des embryonalen Gewebes. Es entstehen die kongenitalen Missbildungen. Die dafür verantwortlichen Arzneimittel werden als **Teratogene** bezeichnet.

Da üblicherweise die Berechnung des Schwangerschaftsalters auf den ersten Tag der letzten Periode bezogen wird, ist die größte teratogene Gefährdung (bei 28-tägigem Zyklus und Konzeption am 14. Tag) die Zeit zwischen der 4. und 10. Schwangerschaftswoche ○ Abb. 2.1.

- **Fetalphase** (56. Tag post conceptionem bis zur Geburt): Dieser Zeitraum ist gekennzeichnet durch das Wachstum der Gewebe und die funktionelle Ausreifung. Eine Beeinträchtigung des Fetus ist möglich, ohne dass morphologisch fassbare Fehlbildungen auftreten. Es können jedoch funktionelle Schäden entstehen, die auch postpartal noch Auswirkungen zeigen können. Inwieweit nach der Geburt auftretende, vor allem das Gehirn betreffende Entwicklungsstörungen Ausdruck einer Schädigung in der Fetalphase sind, ist, besonders was die Medikamenteneinnahme betrifft, weitgehend ungeklärt. Für den Fetus entscheidend ist, inwieweit das verwendete Arzneimittel plazentagängig ist. Normalerweise kommt es zu einem Konzentrationsausgleich zwischen mütterlichem und fetalem Kompartiment. Es gibt Substanzen, die sich beim Fetus in niedriger Konzentration finden, weil sie schlecht plazentagängig sind, aber auch andere, die vom Fetus retiniert bzw. zu aktiven Metaboliten umgebaut werden und zelltoxisch wirken können. Gehen solche Arzneimittel in stärkerem Umfang auf den Fetus über, so können sie seinen Stoffwechsel beeinflussen und zu funktionellen Organstörungen, vor allem in stark beanspruchten Organen, wie z. B. Gehirn, Immunsystem, Blutbildungssystem, Leber und Niere, führen.

Im letzten Schwangerschaftsdrittel, vor allem im letzten Monat der Gravidität, verhält sich der Fetus schon ähnlich wie ein Neugeborenes: Organe mit hoher Durchblutungs-, Stoffwechsel- und Proliferationsrate sind dem Einfluss von Arzneimitteln besonders stark ausgesetzt. Nach der Geburt müssen Leber, Nieren und Darm die Funktion der Plazenta übernehmen, funktionieren aber teilweise noch unvollkommen.

Arzneimittel, die von Neugeborenen wegen der Unfähigkeit, Glucuronsäure zu konjugieren, schwer ausgeschieden werden können, sollten in den letzten Wochen der Schwangerschaft nicht gegeben werden (Sedativa, Tranquillanzien, Sulfonamide, manche Antibiotika). Sie werden in Konkurrenz zur Ausscheidung des Bilirubins eliminiert, sodass die Bilirubinspiegel ansteigen und dadurch die Gefahr einer zentralen Schädigung durch einen Kernikterus hervorgerufen werden kann. In den letzten Stunden vor sowie unter der Geburt sind sedativ-analgetische

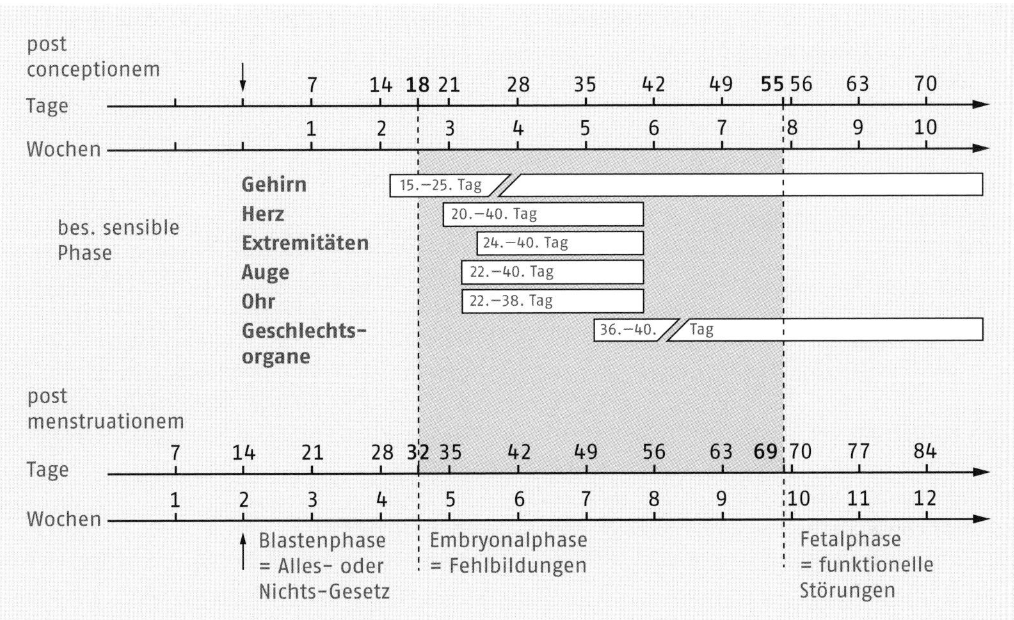


**Abb. 2.1** Mögliche Arzneimitteleinwirkungen auf Embryo und Fetus post conceptionem bzw. post menstruationem. Nach Lauritzen 1986

Arzneimittel zu vermeiden, da sie das Atemzentrum des Kindes negativ beeinflussen können.

## 2.2 Teratogenität (Embryo-, Fetotoxizität)

**Teratogenität.** Ist der Oberbegriff aller von außen kommenden Noxen (z. B. Alkohol, Chemikalien, Drogen, Infektionen, ionisierende Strahlen, Medikamente, Nikotin, Schadstoffe (Arbeitsplatz/Umwelt), Stoffwechselerkrankungen der Mutter), die die intrauterine Entwicklung des Kindes während der Schwangerschaft und post partum beeinträchtigen. Wie oben schon dargestellt, hängt die Art der Schädigung des Kindes weitgehend von der Entwicklungsphase ab.

J. Wilson hat auf der Grundlage tierexperimenteller Untersuchungen im Jahr 1977 folgende Grundregeln der Teratologie (Friedman 2010; Paulus 2011), die auch heute noch uneingeschränkt Gültigkeit haben, aufgestellt:

1. Die Empfindlichkeit gegenüber teratogenen Einflüssen hängt vom Genotyp der Frucht und von der Art seiner Wechselwirkung mit Umweltfaktoren ab.
2. Die Empfindlichkeit gegenüber teratogenen Einflüssen ist je nach Entwicklungsstadium zur Expositionszeit unterschiedlich.
3. Teratogene Agenzien wirken in spezifischer Weise (Mechanismen) auf in Entwicklung befindliche Zellen und Gewebe, indem sie eine abnormale Embryogenese initiieren (Pathogenese).
4. Die Manifestationen einer abnormalen Entwicklung sind Tod, Fehlbildung, Wachstumsretardierung und Funktionsstörung.
5. Der Zugang ungünstiger Umwelteinflüsse auf sich entwickelnde Gewebe hängt von der Art der Einflüsse ab (Agens).
6. Manifestationen abweichender Entwicklung nehmen in Abhängigkeit von der Dosis zu und können im Extremfall zum letalen Verlauf führen.

**Embryotoxizität.** Beinhaltet die Schädigungen während der Organogenese, die häufig zu einem charakteristischen Fehlbildungsmuster führen.

**Fetotoxizität.** Beinhaltet Entwicklungsstörungen des Kindes ab der 8. Schwangerschaftswoche, die im Extremfall zum Abort oder intrauterinen Fruchttod führen können.

## 2.3 Teratogene Wirkung von Arzneimitteln

In ◻ Tab. 2.1 sind die wichtigsten teratogen wirkenden bzw. kontraindizierten Arzneimittel zusammengefasst. Die Auswahl richtet sich nach den Arzneimitteln, die entsprechend der Roten Liste, in Deutschland auf dem Markt verfügbar sind.

Nicht aufgeführt sind Zytostatika, da

- sie alle potentiell teratogen sind,
- die meisten in Abhängigkeit vom jeweiligen Tumor und dem Tumorstadium meist in unterschiedlichen Kombinationsschemata appliziert werden,
- die Therapie auch vom Schwangerschaftsalter abhängig sein kann,
- es wenig Erfahrungen gibt,
- die Applikation und Durchführung der Therapie in spezielle onkologische Zentren gehört.

### 2.3.1 Antidepressiva

Bei allen Antidepressiva kann es nach langandauernder Exposition des Kindes während der Schwangerschaft post partum zu Entzugssyndrome, wie z. B. Lethargie, Trinkschwäche, Übererregbarkeit und Zittrigkeit, kommen. Bei Applikation von Lithium muss postpartal eine Hypothyreose des Kindes ausgeschlossen werden.

### 2.3.2 Antikoagulanzien

Mittel der Wahl sind niedermolekulare oder unfraktionierte Heparine. Direkte („neue") orale Antikoagulanzien (NOAK) sind kontraindiziert, da es bisher für die Schwangerschaft keine Erfahrungen gibt.

NOAK:

- Faktor-Xa-Hemmer: Apixaban, Edoxaban, Rivaroxaban,
- Thrombin-Hemmer: Dabigatran.

### 2.3.3 Chloramphenicol

Chloramphenicol ist ein Breitbandantibiotikum mit einem hohen teratogenen Potenzial (Grey-Syndrom, Glucuronidierungsstörung). Es ist in Deutschland wegen potentiell lebensbedrohlicher Nebenwirkungen (aplastische Anämie), auch als Reserveantibiotikum, nicht mehr im Handel.

### 2.3.4 Danazol

Danazol ist ein modifiziertes synthetisches Androgen und seit vielen Jahren wegen virilisierender Eigenschaften bei weiblichen Feten bei versehentliche Einnahme im 1. Trimenon nicht mehr in Handel. Es war ein bewährtes Medikament zur Therapie der Endometriose.

### 2.3.5 Immunsuppressiva

Abgesehen von **Mycophenolat** (◻ Tab. 2.1) scheinen die anderen häufig angewandten Immunsuppressiva **Azathioprin**, **Cyclosporin** und **Tacrolimus** auch in Kombination mit Corticosteroiden unter Berücksichtigung des Risikos der Grunderkrankung keine teratogenen Effekte zu haben.

#### Mycophenolat

**Indikation.** Prophylaxe von akuten Transplantation-Abstoßungsreaktionen bei Patienten mit allogener Nieren-Herz-Lebertransplantation in Kombination mit Cyclosporin und Corticosteroiden.

**Bedingungen.** Aufgrund der hohen Fehlbildungs- und Abortrate gelten folgende Bedingungen für die Therapie: Frauen im gebärfähigen Alter müssen vor Beginn der Behandlung, während der Therapie sowie noch 6 Wochen danach gleichzeitig zwei zuverlässige Formen der Kontrazeption anwenden. Vor Beginn der

**Tab. 2.1** Arzneimittel mit teratogener (embryo-, fetotoxischer) Wirkung (Auswahl)

| **Antibiotika** | **Teratogene Wirkung** |
|---|---|
| **Aminoglykoside** | |
| Gentamicin, Tobramycin | Potentielle Gefahr einer Innenohr- und Nierenschädigung des Kindes. |
| **Fluorchinolone („Gyrasehemmer")** | |
| ■ **Gruppe 1**: Norfloxacin<br>■ **Gruppe 2**: Ciprofloxacin, Enoxacin<br>■ **Gruppe 3**: Levofloxacin<br>■ **Gruppe 4**: Moxifloxacin | Alle vier Gruppen sind kontraindiziert in der Schwangerschaft, da ausreichende Erfahrungen fehlen und im Tierversuch Knorpel- und Knochenschäden nachgewiesen wurden. |
| **Tetracykline und Glycylcycline** | |
| Doxycyclin, Minocyclin, Tetracyclin, Tigecyclin | Gelbverfärbung der Zähne bei Einnahme nach der 16. Schwangerschaftswoche. |
| **Antiepileptika** | **Teratogene Wirkung** |
| **Barbiturate** | |
| Phenobarbital, Primidon | ■ Neugeborenes: Atemdepression bei Verabreichung kurz vor oder während der Geburt, Gerinnungsstörungen.<br>■ Verstärkung der Teratogenität bei Kombination mit anderen Antiepileptika. |
| **Carboxamide** | |
| Carbamazepin | Spina bifida, kraniofaziale Dysmorphien, Fingernagelhypoplasien, Entwicklungsverzögerungen. |
| Eslicarbazepin, Oxcarbazepin, Rufinamid | Es gibt keine ausreichenden Daten für die Schwangerschaft. |
| **Fettsäure-Derivat** | |
| Valproinsäure | ■ Hohe Fehlbildungsrate, insbesondere der Extremitäten, Spina bifida.<br>■ Störungen der kognitiven Entwicklung. |
| Vigabatrin | Es gibt keine ausreichenden Daten für die Schwangerschaft. |
| **Hydantoine** | |
| Phenytoin | Unterschiedliche Fehlbildungen abhängig von der Dosierung, z. B. Lippen-Kiefer-Gaumenspalten, Herzmissbildungen, ZNS-Missbildungen, dysmorphe Fazies: Ptosis der Augenlider, breite und eingesunkene Nasenwurzel, typisch: Hypoplasie der Nägel bzw. der ganzen Nagelphalanx, dysmorphe Fazies: Ptosis der Augenlider, breite und eingesunkene Nasenwurzel, Lippen-Kiefer-Gaumenspalte. |

2

**Tab. 2.1** Arzneimittel mit teratogener (embryo-, fetotoxischer) Wirkung (Auswahl, Fortsetzung)

| Einzelstoffe | |
|---|---|
| Topiramat (Epilepsie: strengste Indikationsstellung, Migräneprophylaxe: kontraindiziert) | Erhöhte Fehlbildungsrate: Lippen-Kiefer-Gaumenspalten, Hypospadien u. a. Fehlbildungen, Retardierungen. |
| **Antihypertensiva** | **Teratogene Wirkung** |
| **ACE-Hemmer plus Kombinationen z. B. mit Diuretika** | |
| Benazepril, Captopril, Cilazapril, Enalapril, Fosinopril, Lisinopril, Moexipril, Perindopril, Quinapril, Ramipril | Multiple Fehlbildungen, intrauterine Retardierung, Oligohydramnion, Nierenfunktionsstörungen beim Neugeborenen. |
| **Antikoagulanzien** | **Teratogene Wirkung** |
| Cumarinderivate | |
| Phenprocoumon, Warfarin | ■ Warfarin-Syndrom: Augendefekte, hypoplastische Nase, Knochenanomalien: bes. Chondrodysplasia punctata, breite, kurze Hände, kurze distale Phalangen.<br>■ Mikrozephalie, geistige Entwicklungsstörungen, Taubheit, Herzanomalien, fetale Hämorrhagien (Aborte, Totgeburten). |
| **Antidepressiva** | **Teratogene Wirkung** |
| Lithium | |
| Lithiumsalze: Lithiumcarbonat, Lithiumhydrogen-DL-aspartat, Lithiumsulfat | Herzfehlbildungen, Neuralrohrdefekte |
| **Immunsuppressiva** | **Teratogene Wirkung** |
| Mycophenolat | Hohe Fehlbildungsrate (23–27 %): Augen, Finger, Gesicht (Lippen-Gaumenspalten, Mikrognathie), Nervensystem (z. B. Spina bifida), Niere, tracheoösophageale Atresie. |
| **Retinoide** | **Teratogene Wirkung** |
| ■ **1. Generation**<br>■ Alitretinoin, Isotretinoin, Tretinoin<br>■ **2. Generation**<br>■ Acitretin<br>■ **3. Generation**<br>■ Adapalen, Tazaroten (z. Z. nicht im Handel) | ■ **Systemisch:** hohe Fehlbildungsrate: Auge, Gefäße, Herz (Fallot-Tetralogie, Transposition der großen Gefäße, Septumdefekte), Ohr, Skelett, ZNS (Hydrozephalus, Fehlbildung des Kleinhirns, Mikrozephalus). Intelligenzstörungen, erhöhte Abortrate.<br>■ **Lokal:** kontraindiziert, da potenziell teratogen und da keine Erfahrungen vorliegen (▶Kap. 2.3.9). |

**Tab. 2.1** Arzneimittel mit teratogener (embryo-, fetotoxischer) Wirkung (Auswahl, Fortsetzung)

| Schilddrüsentherapeutika | Teratogene Wirkung |
|---|---|
| Thyreostatika | |
| Carbimazol, Thiamazol (Methimazol) | Aplasia cutis, Choanalatresie, ösophageale Atresie, tracheoösophageale Fisteln, mentale/motorische Entwicklungsstörungen. |
| **Sexualhormone** | **Teratogene Wirkung** |
| Androgene | |
| Testosteron | Virilisierung weiblicher Feten dosisabhängig (ab 6 mg). (Keine Gefahr bei versehentlicher Einnahme von Kontrazeptiva). |
| Antiandrogene | |
| Cyproteron | Feminisierung männlicher Feten dosisabhängig (ab 100 mg). (Keine Gefahr bei niedriger Dosierung von Monosubstanzen und Kombinationen). |
| Progesteron Rezeptorantagonist | |
| Mifepriston | Potenziell teratogen (bei Versagen eines medikamentösen Abbruchs einer frühen intrauterinen Schwangerschaft bis zum 63. Tag der Amenorrhoe in Kombination mit einem Prostaglandinanalogon). |
| Ulipristal | Kontraindiziert, da keine ausreichenden Erfahrungen vorliegen bei Versagen der Notfallkontrazeption oder versehentliche Einnahme bei Myomtherapie. |

Therapie müssen im Abstand von 8–10 Tagen zwei negative Schwangerschaftstests vorliegen. Mycophenolat darf nur angewendet werden, wenn keine geeignete alternative Behandlung zur Verhinderung einer Transplantatabstoßung gegeben ist.

### 2.3.6 Sexualhormone

Mit Ausnahme von Testosteron hat die versehentliche Einnahme von im Handel befindlichen Präparaten in normaler Dosierung keine bisher bekannten negativen Einwirkungen auf das Kind.

- **Antiandrogen:**
  - Cyproteron auch in Kombination mit Östrogenen.
- **Gestagene**, als
  - Monosubstanz (Chlormadinon, Dienogest, Progesteron),
  - Kombination bei Kontrazeptiva (Chlormadinon, Desogestrel, Dienogest, Drospirenon, Etonogestrel, Gestoden, Levonorgestrel, Nomegestrol, Norelgestromin, Norethisteron).
- **Östrogene**, als
  - Monosubstanz (Estradiol, Estriol, Tibolon),
  - Kombinationen bei Kontrazeptiva s. o.: Gestagene.

### 2.3.7 Thalidomid, Lenalidomid, Pomalidomid

Thalidomid ist ein Hypnotikum/Sedativum, das Ende der fünfziger und Anfang der sechziger Jahre von vielen Schwangeren eingenommen wurde und zu massiven Missbildungen, der Thalidomid-Embryopathie führte, die besonders die Extremitäten (Phokomelie) betraf. Es ist seit vielen Jahren als Schlaf- bzw. Beruhigungsmittel nicht mehr im Handel.

Allerdings ist es seit einigen Jahren in Kombination mit Melphalan und Prednison für die Erstlinienbehandlung von Patienten mit unbehandeltem multiplen Myelom ab 65 Jahren bzw. für Patienten, bei denen eine hochdosierte Chemotherapie nicht infrage kommt, als Immunmodulator wieder zugelassen.

Lenalidomid und Pomalidomid sind als Strukturverwandte von Thalidomid verfügbar.

### 2.3.8 Diethylstilbestrol

Diethylstilbestrol ist ein synthetisches artifizielles Östrogen und seit vielen Jahren nicht mehr im Handel. Es führte zu multiplen Fehlbildungen, bei in utero exponierten Mädchen nach 15–20 Jahren zu vaginalen Adenosen und in seltenen Fällen zum Klarzellkarzinom. Beim männlichen Nachkommen wurden Hodenzysten, vereinzelt Tumoren, Penishypoplasien und Fertilitätsstörungen beobachtet.

### 2.3.9 Retinoide

Auf die Problematik der Retinoidtherapie soll detailliert eingegangen werden, da Retinoide derzeit als Teratogene mit den ausgeprägtesten Fehlbildungen gelten. Die detaillierten Angaben sind deshalb notwendig, weil die verschiedenen Präparate sehr unterschiedliche Indikationen haben können und ein großer Unterschied zwischen der systemischen und der topischen Anwendung bestehen kann.

**Systemische Applikation.** Für alle gilt, dass die Applikation nur nach Ausschluss einer Schwangerschaft erfolgen darf. In Abhängigkeit von der Substanz gelten auch unterschiedliche Zeiten nach Absetzen, in denen eine Schwangerschaft nicht eintreten darf. Ein Verbot gilt auch für die Blutspende, da das ungeborene Kind einer Empfängerin durch das Blut gefährdet werden könnte.

**Topische Applikation.** Obwohl es bisher keine nachgewiesenen teratogenen Effekte nach lokaler Applikation gibt, gilt aus theoretischen Überlegungen eine generelle Kontraindikation für eine Schwangerschaft, weil die Dosis einer potenziellen Resorption von vielen Faktoren abhängt und nicht eingeschätzt werden kann. Wenn während der Therapie versehentlich eine Schwangerschaft eintritt, müssen die Substanzen sofort abgesetzt werden.

#### Retinoide der 1. Generation (nicht-aromatische Retinoide)

**Alitretinoin (9-cis-Retinsäure)**

Indikation

- **Oral:** Erwachsene mit schwerem chronischen Handekzem, das auf Behandlung mit potenten topischen Corticosteroiden nicht anspricht.
  Bedingungen: Alitretinoin darf nur frühestens 4 Wochen nach Ausschluss einer Schwangerschaft angewendet werden. Es muss eine zuverlässige Antikonzeption mit zwei sich ergänzenden Maßnahmen, meist Ovulationshemmer + Präservativ, bis 4 Wochen nach Beendigung der Therapie durchgeführt werden. Es muss monatlich ein erneuter Schwangerschaftstest durchgeführt werden und dem Arzt bis 5 Wochen nach Beendigung der Therapie vorgelegt werden. Die Daten und Resultate der Schwangerschaftests müssen dokumentiert werden. Kontrolluntersuchungen müssen im Intervall von 28 Tagen festgesetzt werden.
  Während der Therapie und bis 4 Wochen nach Beendigung der Behandlung darf kein Blut gespendet werden, um das ungeborene Kind einer Empfängerin nicht zu gefährden.
- **Topisch:** Hautläsionen bei Patienten mit AIDS-bedingtem Kaposi-Sarkom, wenn:
  - die Läsionen nicht ulzeriert bzw. antiödematös sind,
  - eine Behandlung viszeraler Kaposi-Sarkom-Läsionen nicht erforderlich ist,
  - Läsionen nicht auf eine systemische antiretrovirale Therapie ansprechen,
  - eine Radio- oder Chemotherapie nicht adäquat ist.

■ MERKE Frauen im gebärfähigen Alter müssen während der Behandlung sowie einen Monat nach Abbruch der Behandlung eine wirksame Methode zur Empfängnisverhütung anwenden. Während der Schwangerschaft ist Alitretinoin auch topisch kontraindiziert, da bei systemischer Anwendung teratogene Effekte möglich und im Tierversuch nachgewiesen sind.

**Isotretinoin (13-cis-Retinsäure)**

Indikation

- **Oral:** Schwere Formen der Akne, die gegen systemische Therapie mit Antibiotika und topischen Arzneimitteln resistent sind.
  Bedingungen: Isotretinoin darf nur frühestens 4 Wochen nach Ausschluss einer Schwangerschaft angewendet werden. Es muss eine zuverlässige Antikonzeption mit zwei sich ergänzenden Maßnahmen, meist Ovulationshemmer + Präservativ, bis 4 Wochen nach Beendigung der Therapie durchgeführt werden. Es muss monatlich ein erneuter Schwangerschaftstest durchgeführt und dem Arzt bis 5 Wochen nach Beendigung der Therapie vorgelegt werden. Die Daten und Resultate der Schwangerschaftests müssen dokumentiert werden. Kontrolluntersuchungen müssen im Intervall von 28 Tagen festgesetzt werden.
  Während der Therapie und bis 4 Wochen nach Beendigung der Behandlung darf kein Blut gespendet werden, um das ungeborene Kind einer Empfängerin nicht zu gefährden.
- **Topisch:** Leichte bis mittelschwere Komedonenakne.

■ MERKE Bei Frauen im gebärfähigen Alter, die keine zuverlässige Empfängnisverhütung durchführen, ist die Anwendung kontraindiziert. Die Behandlung sollte einen Monatszyklus vor einer beabsichtigten Empfängnis beendet werden. Sofortiges Absetzen bei Eintritt einer Schwangerschaft.

**Tretinoin (Vitamin-A-Säure, all-trans-Retinsäure)**

Indikation

- **Oral:** Induktion der Remission bei akuter Promyelozytenleukämie.
  Bedingungen: Die Therapie muss unter Abwägung des Schweregrades der Erkrankung und der Dringlichkeit der Behandlung erfolgen. Wegen des hohen Risikos von Missbildungen ist die Therapie bei schwangeren Frauen und bei Frauen, die unter der Behandlung mit Tretinoin stehen oder einen Monat nach Ende einer solchen Behandlung schwanger werden, kontraindiziert, es sei denn, dass der Nutzen der Tretinoinbehandlung das Risiko für fetale Missbildungen überwiegt.
- **Topisch:** Leichte bis mittelschwere Komedonenakne.

■ MERKE Bei Frauen, die eine Schwangerschaft planen sowie während einer Schwangerschaft ist Tretinoin kontraindiziert, auch wenn bisher beim Menschen kein teratogenes Potenzial nachgewiesen wurde. Die Erfahrungen sind jedoch limitiert.

### Retinoide der 2. Generation (monoaromatische Retinoide)

**Acitretin: Tretinoin-Derivat, Antipsoriatikum**

Indikation

- **Oral:**
  - Großflächige und schwere refraktäre Formen der Psoriasis,
  - *Psoriasis pustulosa* an Händen und Füßen,
  - schwere *Ichthyosis congenita* und ichthyosiforme Dermatitis,
  - *Lichen ruber planus* der Haut und der Schleimhäute,
  - andere schwere und refraktäre Formen von Dermatitis, gekennzeichnet durch Dyskeratose und/oder Hyperkeratose.

  Bedingungen: Acitretin darf nur frühestens 4 Wochen nach Ausschluss einer Schwangerschaft angewendet werden. Es muss eine zu-

2

verlässige Antikonzeption mit zwei sich ergänzenden Maßnahmen, meist Ovulationshemmer + Präservativ, bis 3 Jahre nach Beendigung der Therapie durchgeführt werden. Es muss während der Therapie monatlich ein erneuter Schwangerschaftstest durchgeführt werden sowie nach der Therapie im Abstand von 1–3 Monaten ein weiterer Test durchgeführt und dem Arzt vorgelegt werden. Die Daten und Resultate der Schwangerschaftstests müssen dokumentiert werden. Kontrolluntersuchungen müssen im Intervall von 28 Tagen festgesetzt werden.

Die gleichzeitige Einnahme von Acitretin und Alkohol ist untersagt, da in erhöhten Mengen Etretinat gebildet wird, das in hohem Maße teratogen ist und eine längere Halbwertszeit (etwa 120 Tage) als Acitretin hat. Die Abstinenz ist bis 2 Monate nach Beendigung der Therapie durchzuführen.

Während der Therapie bis 3 Jahre danach darf kein Blut gespendet werden, um das ungeborene Kind einer Empfängerin nicht zu gefährden.

- **Topisch:** keine Präparate auf dem Markt.

#### Retinoide der 3. Generation (polyaromatische Retinoide)

##### Adapalen: Aknemittel

Indikation

- **Oral:** Keine Präparate auf dem Markt.
- **Topisch:** Akne vulgaris bei Vorliegen von Komedonen, Papeln und Pusteln.

Adapalen ist in der Schwangerschaft wegen ungenügender Erfahrungen kontraindiziert. Bei unerwarteter Schwangerschaft muss die Behandlung sofort beendet werden. Eine Schädigung ist allerdings unwahrscheinlich, da es kaum resorbiert wird. Im Tierversuch wurden bei systemischer Anwendung embryotoxische und teratogene Wirkungen nachgewiesen.

##### Tazaroten

Zurzeit nicht im Handel.

### 2.3.10 Schilddrüsentherapeutika: Thyreostatika

Carbimazol oder Thiamazol (Methimazol, wirksamer Metabolit von Carbimazol), wenn indiziert, dürfen nur in möglichst niedriger Dosierung gegeben werden. Therapie der Wahl ist Propylthiouracil.

## 2.4 Pharmakokinetische Aspekte

Physiologische Veränderungen während der Schwangerschaft (Costantine 2014) wirken sich auch auf den Umgang des Organismus mit Fremdstoffen aus (Feghali et al. 2015). Diese schwangerschaftsassoziierten Veränderungen der pharmakokinetischen Eigenschaften von Arzneistoffen bilden sich nach dem Ende der Schwangerschaft wieder zurück.

Die meisten bislang vorliegenden Untersuchungen haben sich auf die Cytochrom-P450-Enzyme (CYP-Enzyme) wie CYP3A, CYP2E1, CYP2D6, CYP2C9, CYP2C19 und CYP1A2 konzentriert. Darüber hinaus existieren auch Daten zu Uridindiphosphat-Glucuronosyltransferase 1A4 (UGT1A4) und in begrenztem Umfang zu Carbonylreductase 1 (CBR1). Hinzu kommen Transportproteine wie Organic Anion Transporter 1 (OAT1), Organic Cation Transporter 2 (OCT2) und P-Glycoprotein (P-gp) (Übersicht bei Tasnif et al. 2016). Ein bestimmter Arzneistoff kann in unterschiedlichem Maß Substrat dieser Enzyme bzw. Transportproteine sein.

Schwangerschaft ist mit Induktion vieler Enzyme (inkl. CYP3A, CYP2D6, CYP2C9, CYP2E1 und UGT1A4) assoziiert. Die Aktivitäten von CYP1A2 und CBR1 scheinen während der Schwangerschaft reduziert zu sein. Auch die renale Clearance von Arzneistoffen ist von Änderungen betroffen. Die renale Filtration nimmt ab dem 1. Trimenon zu, hat in der Mitte des 2. Trimenon einen Gipfel und fällt in den letzten Wochen der Schwangerschaft bei einigen Personen ab. Der aktive renale Transport via OCT2, P-gp und OAT1 ist anscheinend ebenfalls gesteigert. Außerdem überschreiten die meisten Arzneistoffe die Plazenta über passive Diffusion bis zu einem gewissen Grad. Der aktive Transport von Arzneistoffen kann die fetale Arzneistoff-Exposition steigern (OCT3) oder senken (P-gp oder BCRP). Der hepatische Metabolismus des Feten trägt nicht signifikant zur gesamten mütterlichen Clearance bei, ist aber an der Biotransformation, die potenziell toxische Metabolite produzieren kann, beteiligt (Tasnif et al. 2016).

Die Bedeutung dieser Veränderungen, wenn sie ein relevantes Ausmaß erreichen, liegt darin, dass sich dadurch die Dosis-Konzentrationsbeziehung des Arzneimittels ändert. Denn die Konzentration eines Arzneistoffs ist entscheidend für Ausmaß und Art seiner Wirkungen. Dazu gehören sowohl die therapeutisch erwünschten wie auch die meisten unerwünschten Wirkungen. Dosisanpassungen im Verlauf der Schwangerschaft können daher sinnvoll werden und sind auch durchführbar.

■ MERKE Die pharmakokinetischen Änderungen sind für den Einzelfall schwer vorhersehbar. Denn sie sind individuell unterschiedlich stark ausgeprägt und zeitlich variabel. Zudem können sie sogar bei aufeinander folgenden Schwangerschaften derselben Frau verschieden sein (Reisinger et al. 2013).

Für die Frage, ob und in welcher Weise Dosierungen während der Schwangerschaft geändert werden sollen, können Plasmakonzentrationsbestimmungen helfen. Voraussetzung ist, dass die Konzentrations-Wirkungsbeziehung eng und gut bekannt ist und demzufolge ein aussagefähiger Referenzbereich für die Plasmakonzentrationen vorliegt. Für Arzneimitteltherapien, für die das Plasmakonzentrationsmonitoring zum üblichen Management gehört, sollte es in der Schwangerschaft noch intensiver als außerhalb der Schwangerschaft erfolgen. Die überragende Bedeutung der klinischen Beobachtung der Patientin auf erwünschte und unerwünschte Wirkungen wird dadurch nicht tangiert.

Zu den Fragen, welche Arzneimittel von Veränderungen ihrer Pharmakokinetik während der Schwangerschaft betroffen sind, inwieweit das Ausmaß dieser Veränderungen jeweils therapeutisch relevant ist und welche Konsequenzen sich daraus ergeben können, besteht dringender Informationsbedarf (McCormack, Best 2014). In der Erforschung dieser Veränderungen stehen wir noch weitgehend am Anfang. Für einige Arzneistoffe sind Veränderungen beschrieben, und für wenige Arzneistoffe ist das Fehlen relevanter Änderungen gezeigt worden. Sehr viele Arzneistoffe sind aber auf etwaige Veränderungen ihrer Pharmakokinetik in der Schwangerschaft bislang nicht untersucht worden. Eine entscheidende Hürde für die Initiierung solcher Untersuchungen ergibt sich vielfach aus dem Fehlen ausreichender Belege für die Sicherheit der Arzneistoffe für die Schwangerschaft und der folgerichtig daraus abzuleitenden Kontraindikation.

In den nachfolgenden Kapiteln werden pharmakokinetische Änderungen, soweit sie bekannt bzw. relevant sind, beschrieben. Beispiele sind antiretrovirale Mittel (Colbers et al. 2013), Ciclosporin und Tacrolimus (Kim et al. 2015), Antikonvulsiva (Patel, Pennell 2016), Antidepressiva und Stimmungsstabilisierer (Deligiannidis et al. 2014), Ondansetron (Lemon et al. 2016 Pillai et al. 2015) usw.

## 2.5 Risikobewertung und Risikoklassifizierung von Arzneimitteln

### 2.5.1 Arzneimittelkonsum

Über das Ausmaß des Arzneimittelverbrauchs durch Schwangere sind genaue Zahlen nur sehr schwer zu erhalten. Vergleicht man die verschiedenen Studien unterschiedlicher Länder, so können trotzdem folgende Aussagen gemacht werden:

- Nur 10–20 % aller Schwangeren nehmen keine Arzneimittel, d. h. 80–90 % aller Graviden

nehmen ein oder mehrere Medikamente über einen unterschiedlich langen Zeitraum ein.
- Die meisten Arzneimittel werden im 1. Trimenon eingenommen (40–65 %).
- Die Einnahme von Arzneimitteln wegen präexistenter Erkrankungen macht nur einen geringen Prozentsatz aus.
- Nur etwa 30 % der von Schwangeren eingenommenen Arzneimittel werden ärztlich verordnet.
- Die Häufigkeit der Arzneimitteleinnahme steigt mit dem Alter der Patientinnen und der Parität.
- Am häufigsten werden eingenommen (Eisen, Vitamine, Antazida ausgenommen): Antiemetika, Analgetika, Antipyretika, Antihistaminika, Psychopharmaka, Hypnotika, antiinfektiöse Chemotherapeutika.

Obwohl die Angst und die Unsicherheit vor einer intrauterinen Schädigung durch Arzneimittel in der Bevölkerung groß ist, ist der Medikamentenverbrauch auch nach der Contergan-Katastrophe in den frühen 1960er-Jahren nicht zurückgegangen. Dies, obwohl etwa zwei Drittel aller Arzneimittel nicht ärztlich verordnet sind und sicherlich die große Mehrzahl ohne zwingende Notwendigkeit eingenommen wird.

Eine der wichtigsten Aufgaben aller, die Schwangere beraten, ist es, durch eine sachgerechte Aufklärung über die Risiken den Verbrauch von Arzneimitteln in der Schwangerschaft zu reduzieren und auf notwendige, unvermeidliche Indikationen zu beschränken.

Sicher ist die Einnahme der meisten Schlafmittel, Beruhigungsmittel, Analgetika und Antipyretika unnötig.

Wenn auch die Gefahr einer schweren Schädigung des Embryo oder Fetus bei der allergrößten Mehrzahl der Arzneimittel klein ist, sollte sie dennoch – soweit möglich – ausgeschaltet werden.

Dem Verhalten vieler Schwangeren, großzügig Arzneimittel einzunehmen, und auch der relativ sorglosen Einstellung vieler Ärzte, Schwangeren Medikamente zu verschreiben, steht die Angst vor Schädigungen durch die eingenommenen Arzneimittel entgegen. Allzu oft wird dann ein Schwangerschaftsabbruch gefordert. In der Mehrzahl der Fälle ist eine Abruptio jedoch nicht gerechtfertigt und könnte durch sachgemäße Beratung, eventuell unter Hinzuziehung entsprechender Experten, vermieden werden.

### 2.5.2 Informationsmöglichkeiten zur Bewertung von Arzneimittelrisiken

So schwierig es ist, genaue Zahlen über die Medikamenteneinnahme von Schwangeren zu erreichen, so schwierig ist es auch, das Risiko einzelner Arzneimittel bzw. von Kombinationen anhand vorhandener Informationsquellen zu bekommen. Das gilt sowohl für die Beurteilung des Risikos oft versehentlich oder in Unkenntnis der Schwangerschaft eingenommener Arzneimittel, als auch für die notwendige Einnahme bei chronischen Erkrankungen. Bei Letzteren kann gerade das Absetzen der Medikation aus Angst vor Schäden für das Kind zu einer Aggravation der Erkrankung mit potentiellen Gefahren für die intrauterine Entwicklung des Kindes führen.

Folgende Möglichkeiten stehen für die Risikobeurteilung zur Verfügung:
- Rote Liste (Standardinformationsmöglichkeit für Arzt, Apotheker, Hebammen etc.),
- Gelbe Liste (sie enthält keine anderen Informationen, als die in der Roten Listen aufgeführten),
- FDA-Risikobeurteilung,
- Beipackzettel des Herstellers,
- Beratungsstellen (▸ Kap. 2.7),
- Literaturzusammenstellungen/Primärliteratur.

Wenn auch alle Informationsmöglichkeiten das Risiko und der Beurteilung von Arzneimitteln und die Gewichtung des Risikos tendenziell unterschiedlich erfassen und deshalb zum Teil differierende Aussagen machen, ist es wohl in den meisten Situationen möglich, eine Risikoeinschätzung für die jeweilige Schwangerschaftssituation durchführen zu können.

Eine differenziertere Darstellung, insbesondere die Auflistung der 10 Gruppen der Roten Liste oder die der Einteilung der FDA (A, B, C, D, X) soll in diesem Rahmen nicht erfolgen.

Adressen der Beratungsstellen ▸ Kap. 2.7

## 2.6 Off-Label-Use von Arzneimitteln

■ **DEFINITION** Unter Off-label-Use versteht man den Einsatz eines Medikaments außerhalb der von der europäischen Arzneimittelagentur EMA (European Medicines Agency) oder der deutschen Arzneimittelbehörde BfArM (Bundesinstitut für Arzneimittel und Medizinprodukte) zugelassenen Indikation. Die Abweichung von der zugelassenen Indikation kann eine Verschreibung für eine andere Indikation, ein Einsatz in einer anderen Patientengruppe, eine andere Kombination oder auch eine andere Dosierung sein (Brucklacher et al. 2013).

Fragen der Haftung und Erstattungsfähigkeit sind mit Off-Label-Verschreibung verbunden. Gleichwohl besteht Therapiefreiheit. Eine Off-Label-Verschreibung kann, wenn gut begründet, sinnvoll und sogar unumgänglich sein. Das ist z. B. der Fall, wenn eine Nichtbehandlung nach Nutzen-Risiko-Abwägung riskanter ist und andere wirksame Alternativen nicht zur Verfügung stehen (Schaefer et al. 2012).

Vor diesem Hintergrund ist die Forschung bestrebt, auch für bislang kontraindizierte Anwendungsbereiche wirksame und sichere Therapien zu finden. Das trifft auch für Indikationen in der Schwangerschaft zu. Ein aktuelles Beispiel ist die Untersuchung von Pravastatin, einem nach aktueller Fachinformation (Stand Januar 2016) für Schwangere kontraindizierten Mittel, für die Indikation Präeklampsie-Prävention (Cleary et al. 2014). Erste vorläufige Daten zur Sicherheit sind positiv (Costantine et al. 2016), erlauben aber vorerst keine Änderung des Status Kontraindikation für den Einsatz.

## 2.7 Planung einer Arzneimitteltherapie

Für die meisten Indikationen sind Arzneimittel mit hinreichender Erfahrung zu ihrer Sicherheit in der Schwangerschaft verfügbar (Schaefer 2005). Schwierig kann die Entscheidungsfindung werden, wenn eine Indikation vorliegt, die einer Therapie mit für die Schwangerschaft problematischen Arzneimitteln bedarf. Patientinnen mit künstlichen Herzklappen und oraler Antikoagulation (▸ Kap. 11.3.8 Medikamentöse Therapie) sind dafür eine beispielhafte Konstellation.

Wichtig ist, vor Eintritt der Schwangerschaft das künftige therapeutische Vorgehen zwischen Patientin und Arzt zu besprechen und gemeinsam zu planen. Dabei können geeignete Quellenwerke (Schaefer et al. 2012, Friese et al. 2016, Briggs et al. 2011) bzw. Beratungsstellen wie Embryotox (www.embryotox.de, Schaefer 2013) und Reprotox (www.st-elisabeth-stiftung.de/kinder-jugend-familie/reprotox.html), Hilfestellung bieten.

## 2.8 Risikoabschätzung nach zurückliegender Arzneimitteltherapie

Es gibt kaum ein Arzneimittel, bei dessen Anwendung in therapeutischen Dosen das ermittelte embryotoxische Risiko den Abbruch einer gewünschten und intakten Schwangerschaft erfordert (Schaefer et al. 2012). Das schließt oft auch Mittel mit Kontraindikation für Schwangerschaft ein.

Wichtig ist hier wiederum die qualifizierte Beratung (▸ Kap. 2.7). Diese Beratung erstreckt sich neben der Erläuterung der (in der Regel geringen oder fehlenden) Risikoerhöhung auch auf das weitere Vorgehen zu

- der weiteren bestmöglichen Arzneimitteltherapie, wenn eine entsprechende Indikation besteht bzw. das Meiden der Exposition für den restlichen Schwangerschaftsverlauf,

2

- das im Einzelfall ggf. sinnvolle Angebot einer weiterführenden Ultraschallfeindiagnostik.

## 2.9 Aspekte der Selbstmedikation

Nichtsteroidale Antiphlogistika (NSAR) sind teilweise rezeptfrei erhältlich. Ihre Anwendung im 3. Trimenon ist nicht risikofrei (▸Kap. 20). Dieses Beispiel zeigt, dass aus Rezeptfreiheit nicht allgemein auf Unbedenklichkeit in der Schwangerschaft geschlossen werden kann. Bei der Beratung Schwangerer insgesamt sowie bei der Beratung zu Selbstmedikation in der Apotheke sollte darauf hingewiesen werden. Ärztlicher Rat ist dazu einzuholen.

Aspekte zur Selbstmedikation in der Schwangerschaft sind in den einzelnen Kapiteln enthalten.

**Selbstmedikation in der Schwangerschaft – Möglichkeiten und Grenzen**

Die Wahrscheinlichkeit, als Apotheker mit dem Selbstmedikationswunsch einer Schwangeren konfrontiert zu werden, ist recht groß: Schließlich benötigen die meisten Frauen während der neun Schwangerschaftsmonate Arzneimittel. 70 % davon werden ohne ärztliche Verordnung eingenommen. Doch wer sich in der Apotheke bei der Beratung von Schwangeren und Stillenden allein auf die Angaben in Fach- bzw. Gebrauchsinformation oder Roter Liste stützt, muss bald feststellen, dass diese in den meisten Fällen keine praxistaugliche Informationsgrundlage darstellen, denn: Die Angaben dort sind meist sehr knapp gehalten, oft nicht kongruent, zu unpräzise und außerdem häufig sehr restriktiv. Das tatsächliche Sicherheitsprofil eines Medikaments wird von Fach-, Gebrauchsinformation und Roter Liste oft nicht differenziert genug und nicht dem aktuellen Kenntnisstand entsprechend dargestellt.

Der Grund dafür ist, dass es zu den meisten Präparaten aus ethischen Gründen keine systematischen Studienergebnisse an Schwangeren gibt bzw. Schwangere nicht an entsprechenden Studien teilnehmen dürfen. Eine ausdrückliche Zulassung für die Anwendung eines Präparats in der Schwangerschaft wird jedoch ohne entsprechende Daten in der Regel nicht erteilt. Um haftungsrechtliche Konsequenzen von vornherein auszuschließen, verzichten viele pharmazeutische Unternehmen lieber auf die schwangere Klientel und sichern sich mit formaljuristischen, restriktiven Formulierungen ab, indem vor einer Anwendung des Präparats in Schwangerschaft und Stillzeit generell gewarnt wird: „... nur nach sorgfältiger Nutzen-Risiko-Abwägung durch den Arzt.", „... sollte wegen nicht ausreichender Untersuchungen in Schwangerschaft und Stillzeit nicht angewendet werden.", „... aufgrund fehlender Erfahrung wird die Einnahme in Schwangerschaft und Stillzeit nicht empfohlen." etc.

Ergebnisse aus Tierversuchen über mögliche teratogene Effekte eines Wirkstoffs erlauben nur eine grobe Einschätzung des tatsächlichen Risikopotenzials eines Wirkstoffs für den menschlichen Organismus. Daher sind Ergebnisse aus Tieruntersuchungen, die in Literatur und Datenbanken aufgelistet werden, für die Arzneimittelauswahl im Apothekenalltag wenig hilfreich.

Doch wer als Apotheker angesichts dieser Datenmangelsituation die Konsequenz zieht, Schwangeren und Stillenden jegliche medikamentöse Eigenbehandlung kategorisch vorzuenthalten, handelt nicht angemessen und nicht im Sinn der Kundin. Denn oft können die Beschwerden selbst für den Organismus belastender sein, als die Einnahme eines mit Bedacht ausgewählten Wirkstoffs. Zum anderen besteht die Gefahr, dass die Schwangere ohne einen pharmazeutischen Rat selbst ein Arzneimittel aus ihrer Hausapotheke auswählt, was für sie weniger geeignet bzw. risikoreicher ist, als es die Präparateempfehlung aus der Apotheke gewesen wäre.

**Datensammlung zur Wirkstoffbewertung**

Die gute Nachricht: Wer sich als Apotheker etwas detaillierter mit der Fragestellung „Möglichkeiten der Selbstmedikation in der Schwangerschaft?" beschäftigt, stellt bald fest, dass wesentlich mehr möglich ist, als gemeinhin angenommen. Für praktisch alle Indikationsgebiete der Selbstmedikation gibt es inzwischen Arzneistoffe mit ausreichend hohem Erfahrungsumfang zur Anwendung in Schwangerschaft und Stillzeit. Eine hierzu sehr zuverlässige, wissenschaftlich fundierte, aktuelle und für die Apothekenberatung praxistaugliche Informationsquelle stellt die Website www.embryotox.de des Pharmakovigilanz- und Beratungszentrums für Embryonaltoxikologie in Berlin dar. Es sammelt und bewertet seit rund 30 Jahren unabhängige Informationen zu Einsetzbarkeit, Risikoprofil und Empfehlungsgrad wichtiger Arzneistoffe während Schwangerschaft und Stillzeit. Als Grundlage für die ständig aktualisierte Wirkstoffbewertung greifen die Mitarbeiter des Instituts auf Beobachtungsstudien sowie auf die über Jahre hinweg systematisch gesammelten Erkenntnisse zurück. Neben den barrierefrei zugänglichen Online-Informationen beantwortet das am Beratungszentrum ansässige Expertenteam auch gezielte Fragen zu Einzelfällen.

**Aufklärung und Kommunikation**

Das potenzielle Risiko von Arzneistoffen in der Schwangerschaft wird von Laien in der Regel überschätzt. Schließlich sind nur etwa 3 % der Entwicklungsstörungen von Ungeborenen arzneistoffbedingt (das mit Abstand häufigste Teratogen, der Alkohol, wird dagegen von vielen Verbrauchern verharmlost). Trotz des an sich recht geringen Risikos, das in Schwangerschaft und Stillzeit von OTC-Arzneimitteln ausgeht, wird eine Kundin jedoch durch die im Beipackzettel zu findenden Warnhinweise verunsichert oder gar verängstigt sein. Daher ist die verständliche Kommunikation und überzeugende Erklärung des Apothekers, weshalb das von ihm ausgewählte Präparat in einer konkret zu nennenden Dosierung über einen festgelegten Zeitraum auch in der Schwangerschaft bzw. Stillzeit angewendet werden darf und was es mit den Warnhinweisen in der Gebrauchsinformation dazu auf sich hat, das zentrale Element der Beratung! Eine Schwangere, die mit einem Präparat ohne fachmännische Erklärung die Apotheke verlässt und so mit den Angaben im Beipackzettel allein gelassen wird, wird im Zweifel den darin zu findenden Warnhinweisen mehr glauben und auf die Anwendung des Präparats verzichten. Die Diskrepanz zwischen dem, was medizinisch-pharmazeutisch nach aktuellem Kenntnisstand möglich ist und dem, was formaljuristisch formuliert ist, gilt es laiengerecht, nachvollziehbar und vertrauenswürdig zu kommunizieren. Der Anspruch an die pharmazeutische Beratung ist bei der Abgabe von Arzneimitteln an Schwangere bzw. Stillende also besonders hoch!

Darüber hinaus sollten im Beratungsgespräch auch die zahlreichen nichtmedikamentösen Hinweise sowie Ernährungs- und Verhaltenstipps, die bei fast allen Beratungsfeldern der Selbstmedikation bei Schwangeren und Stillenden möglich sind, nicht vergessen werden.

**Grundsätze für die Arzneimittelauswahl in der Selbstmedikation**

Bei der Arzneimittelberatung von Schwangeren sollten folgende Aspekte berücksichtigt werden: Sind die Beschwerden so gravierend, dass eine medikamentöse Behandlung notwendig ist, oder können auch nichtmedikamentöse Maßnahmen, Verhaltens- sowie gegebenenfalls Ernährungstipps ausreichen? Sind die Grenzen der Selbstmedikation besonders eng gezogen und eingehalten?

Bei der Wirkstoffauswahl für Schwangere und Stillende gelten folgende Grundsätze:
- Monopräparate bevorzugen. Je mehr Wirkstoffe ein Präparat enthält, umso schwieriger und unübersichtlicher wird die Risikobeurteilung.
- Es empfiehlt sich auf ältere, schon lange im Markt befindliche und damit gut erprobte Wirkstoffe mit einem hohen Erfahrungsschatz zurückzugreifen.
- Phytopharmaka sind aufgrund ihrer komplexen Zusammensetzung meist schwierig zu beurteilen und sollten daher in Schwangerschaft und Stillzeit eher zurückhaltend eingesetzt werden.
- Im 1. Trimenon muss bei der Arzneimittelauswahl ein besonders hoher Sicherheitsmaßstab an die Nutzen-Risiko-Relation gelegt werden.
- Die lokale Anwendung (dermal, nasal, ophthal, inhalativ, rektal etc.) ist der systemischen vorzuziehen.
- Die Dosierung sollte so hoch wie nötig, aber so gering wie therapeutisch möglich gewählt werden.
- Die Anwendungsdauer so kurz wie möglich halten.

## Literatur

Briggs GG, Freeman RK, Yaffe SJ. Drugs in Pregnancy and Lactation. 9th edition, Wolters Kluwer, Lippincott Williams & Wilkins, Philadelphia 2011

Brucklacher U, Brockmeyer NH, Riedel C. Off-label-Use und G-BA. Rechtliche Rahmenbedingungen für Off-label-Use. Hautarzt, 64: 736–742, 2013

Cleary KL, Roney K, Costantine M. Challenges of studying drugs in pregnancy for off-label indications: pravastatin for preeclampsia prevention. Semin Perinatol, 38(8): 523–7, 2014

Colbers A, Greupink R, Burger D. Pharmacological considerations on the use of antiretrovirals in pregnancy. Curr Opin Infect Dis, 26(6): 575–88, 2013

Costantine MM. Physiologic and pharmacokinetic changes in pregnancy. Front Pharmacol, 5: 65, 2014

Costantine MM, Cleary K, Hebert MF, Ahmed MS, Brown LM, Ren Z, Easterling TR, Haas DM, Haneline LS, Caritis SN, Venkataramanan R, West H, D'Alton M, Hankins G. Eunice Kennedy Shriver National Institute of Child Health and Human Development Obstetric-Fetal Pharmacology Research Units Network: Safety and pharmacokinetics of pravastatin used for the prevention of preeclampsia in high-risk pregnant women: a pilot randomized controlled trial. Am J Obstet Gynecol, 214(6): 720.e1–720.e17, 2016

Deligiannidis KM, Byatt N, Freeman MP. Pharmacotherapy for mood disorders in pregnancy: a review of pharmacokinetic changes and clinical recommendations for therapeutic drug monitoring. J Clin Psychopharmacol, 34(2): 244–55, 2014

Feghali M, Venkataramanan R, Caritis S. Pharmacokinetics of drugs in pregnancy. Semin Perinatol, 39(7): 512–9, 2015

Foth H, Stahlmann R. Arzneitherapie in der Schwangerschaft und während der Stillperiode. In: Lemmer B, Brune K (Hrsg). Pharmakotherapie. Klinische Pharmakologie. 14. Aufl., Springer Verlag, Heidelberg 2010

Friedman JM. The principles of teratology: are they still true? Birth Defects Res A Clin Mol Teratol, 88(10): 766–8, 2010

Friese K, Mörike K, Neumann G, Windorfer A. Arzneimittel in der Schwangerschaft und Stillzeit. Ein Leitfaden für Ärzte und Apotheker. 8. Aufl., Wissenschaftliche Verlagsgesellschaft Stuttgart, 2016

Kim H, Jeong JC, Yang J, Yang WS, Ahn C, Han DJ, Park JS, Park SK. The optimal therapy of calcineurin inhibitors for pregnancy in kidney transplantation. Clin Transplant, 29(2): 142–8, 2015

Lauritzen C. Arzneimittel während Schwangerschaft und Laktation. Zentbl Gynakol. 108, 137–154, 1986

Legro RS. Introduction: on-label and off-label drug use in reproductive medicine. Fertil Steril, 103(3): 581–2, 2015

Lemon LS, Zhang H, Hebert MF, Hankins GD, Haas DM, Caritis SN, Venkataramanan R. Ondansetron exposure changes in a pregnant woman during pregnancy. Pharmacotherapy 2016 Jul 4. doi: 10.1002/phar.1796 [Epub ahead of print]

McCormack SA, Best BM. Obstetric pharmacokinetic dosing studies are urgently needed. Front Pediatr, 2: 9, 2014

Patel SI, Pennell PB. Management of epilepsy during pregnancy: an update. Ther Adv Neurol Disord, 9(2): 118–29, 2016

Paulus WE. Pharmakotherapie in der Schwangerschaft. In: Wehling M (Hrsg). Klinische Pharmakologie. 2. Aufl., Thieme, Stuttgart 2011

Pillai VC, Han K, Beigi RH, Hankins GD, Clark S, Hebert MF, Easterling TR, Zajicek A, Ren Z, Caritis SN, Venkataramanan R. Population pharmacokinetics of oseltamivir in non-pregnant and pregnant women. Br J Clin Pharmacol, 80(5): 1042–50, 2015

Reisinger TL, Newman M, Loring DW, Pennell PB, Meador KJ. Antiepileptic drug clearance and seizure frequency during pregnancy in women with epilepsy. Epilepsy Behav, 29(1): 13–8, 2013

Schaefer C. Störungen der Organogenese durch Arzneimittel mit teratogenem Potenzial. Gynakologe, 38: 16–24, 2005

Schaefer C. Arzneimittelprojekt Embryotox. Sicherheit für Mutter und Kind. Dtsch Arztebl, 110 (21): A1048, 2013

Schaefer C, Spielmann H, Vetter K, Weber-Schöndorfer C. Arzneimittel in Schwangerschaft und Stillzeit. 8. Aufl., Urban & Fischer, München 2012

Tasnif Y, Morado J, Hebert MF. Pregnancy-related pharmacokinetic changes. Clin Pharmacol Ther, 100(1): 53–62, 2016

Zomerdijk IM, Ruiter R, Houweling LM, Herings RM, Straus SM, Stricker BH: Dispensing of potentially teratogenic drugs before conception and during pregnancy: a population-based study. BJOG. 122(8): 1119–29, 2015. doi: 10.1111/1471-0528.13128, Epub 2014

# 3 Ernährung in der Schwangerschaft und Stillzeit



Die Ernährung spielt seit jeher eine große Rolle für das Wohlergehen von Mutter und Kind. Jedoch haben sich die Einstellungen und Empfehlungen zum Teil erheblich gegenüber früher geändert. Die Devise für zwei zu essen gilt heute nicht mehr, vielmehr heißt sie sich verantwortungsvoll für zwei zu ernähren. Im Netzwerk „Junge Familie: Gesund ins Leben" haben sich unter der Leitung der Deutschen Gesellschaft für Kinder und Jugendmedizin im Auftrag des Bundesministeriums für Ernährung, Landwirtschaft und Verbraucherschutz alle Gremien, die die Thematik Ernährung und Schwangerschaft bearbeiten, zusammengetan und entsprechende Empfehlungen zur Ernährung in der Gravidität erarbeitet. Sie sind Grundlage dieser Ausführungen.

## 3.1 Physiologische Veränderungen während der Schwangerschaft

Die Stoffwechselveränderungen dienen in erster Linie der Entwicklung des Kindes. Ihm werden zum Wachstum große Mengen an Glucose und Eiweiß zugeführt. Die Mutter deckt ihren Bedarf zum großen Teil über einen veränderten Fettstoffwechsel.

### 3.1.1 Kohlenhydratstoffwechsel

Der Anstieg von hCG (human chorionic gonadotropin) führt aufgrund der insulinantagonistischen Wirkung und der damit erhöhten Insulinempfindlichkeit zu einem Abfall des Blutzuckers insbesondere des Nüchternblutzuckers. Der Insulinbedarf nimmt deshalb im 1. Trimenon ab. Wegen einer erhöhten Glucoseclearance über die Plazenta resultiert eine gesteigerte Gluconeogenese.

Im 2. und 3. Trimenon steigt die Insulinresistenz durch den Anstieg des kontrainsulinären Hormons HPL (human placental lactogen) und des Cortisols. Der Blutzucker steigt an und dient der Versorgung des Kindes. Die kindlichen Blutzuckerwerte sind unmittelbar abhängig von den mütterlichen Glucosewerten. Der Insulinbedarf ist erhöht und kann bei einer diabetischen Stoffwechsellage zum Gestationsdiabetes führen.

### 3.1.2 Fettstoffwechsel

In der ersten Hälfte der Schwangerschaft nimmt das mütterliche Fettgewebe um 2–3 kg zu. Die Fettsäuresynthese ist gesteigert, die Lipolyse gehemmt. Gegen Ende der Schwangerschaft entsteht eine gesteigerte Lipolyse. Insgesamt kommt es zu einem Anstieg der freien Fettsäuren. Triglyceride und Cholesterin steigen um etwa 50 % des Normwerts an. Diese Veränderungen sind Energiereserven und dienen anstelle von Glucose als Grundlage für den mütterlichen Energiestoffwechsel. Auf diese Weise kommt der Blutzucker dem Kinde zugute.

### 3.1.3 Proteinstoffwechsel

Die Änderungen im Proteinmetabolismus sind bis heute unzureichend bekannt und geklärt. Trotz der Zunahme der Proteine entsteht durch die Hypervolämie eine relative Konzentrationsabnahme. Die Aminosäurespiegel sind wie die Glucosespiegel schon sehr früh in der Schwangerschaft erniedrigt. Der plazentare Transfer hat einen hohen Stellenwert für das Wachstum und die Entwicklung des Kindes.

## 3.2 Nährstoff- und Energiebedarf

### 3.2.1 Einführung

Übergewicht und Adipositas nehmen kontinuierlich dramatisch zu und gehen im späteren Leben mit einer hohen Inzidenz von Herz-Kreislauf-Erkrankungen und Diabetes einher. Seitdem man weiß, dass das Körpergewicht der Mutter vor der Gravidität, die Gewichtszunahme während der Schwangerschaft und die Gewichtsentwicklung des Säuglings in der frühen Kindheit für die spätere Entwicklung eine entscheidende Weichenstellung darstellen, bekommt die Ernährung während dieser Zeitspanne eine ganz besondere Bedeutung. Diese relativ junge Forschungsrichtung, die **perinatale Programmierung**, beschäftigt sich mit Gesundheit und Krankheit im späteren Leben, ausgelöst durch Hormone oder hormonähnliche Substanzen, die zu einer dauerhaften Fehlprogrammierung von Organfunktionen führen, deren Folge chronische Erkrankungen meist im Erwachsenenalter sind.

Deshalb sollte großer Wert auf ein Normgewicht vor Eintritt der Schwangerschaft, eine moderate Gewichtszunahme während der Gravidität und in der frühen Kindheit gelegt werden.

Der Energieverbrauch ist in der Schwangerschaft nur gering erhöht. Im 1. und 2. Trimenon entspricht er in etwa den Werten der Nichtschwangeren, im 3. Trimenon nimmt er um nur etwa 10 % zu, wobei große individuelle Unterschiede in Abhängigkeit von der körperlichen Aktivität bestehen.

Demgegenüber steigt der Bedarf an Vitaminen, Mineralien und Spurenelementen zum Teil sehr stark an. Das bedeutet, dass die Schwangere bei der Ernährung vor allem darauf achten sollte, Lebensmittel mit hoher Nährstoffdichte, d. h. einem hohem Gehalt an essenziellen Nährstoffen im Verhältnis zum Energiegehalt zu verzehren. Schwangere sollten weder hungern, noch dursten.

### 3.2.2 Gewicht, Gewichtszunahme

#### Gewicht

Etwa 20 % der Frauen zwischen 20 und 39 Jahren sind in Deutschland übergewichtig, etwa 10–14 % adipös. Neben der Problematik der oben genannten perinatalen Fehlprogrammierung sowie einer eingeschränkten Fertilität, haben diese Frauen auch ein erhöhtes Risiko für Schwangerschaftskomplikationen (z. B. Gestationsdiabetes, Hypertonie, Frühgeburtlichkeit, Komplikationen während der Geburt, multiple Fehlbildungen wie Spina bifida, Herzfehler u. a.). Frauen mit Untergewicht bringen vermehrt untergewichtige Kinder zur Welt.

Aus diesen Gründen sollte vor einer Schwangerschaft ein normales Gewicht (BMI 18,5–24,9) angestrebt werden.

#### Gewichtszunahme

Die Gewichtszunahme sollte bei einer normalgewichtigen Schwangeren zwischen 10–14 (max. 16) kg betragen (Uterus: 900 g, Plazenta: 600 g, Mammae: 400 g, Blutvolumen: 1 200 g, interstitielle Flüssigkeit: 2 600 g, Fettreserven: 2 500 g). Ab dem 2. Trimenon wird die Gewichtszunahme relevant.

Zunehmend wird unter dem Gesichtspunkt der perinatalen Fehlprogrammierung empfohlen, sich bei der Gewichtszunahme nach den BMI abhängigen Empfehlungen des Amerikanischen Institut of Medicine (IOM) zu richten, das bei Unter- und Normalgewichtigen eine höhere Gewichtszunahme als bei Übergewichtigen und adipösen Frauen empfiehlt. Die dazu vorliegenden Studien sind aber noch nicht genügend abgesichert, sodass sich derzeit in Deutschland die Beratung auf eine ausgewogene Ernährung und eine ausreichende körperliche Bewegung fokussiert.

### 3.2.3 Kohlenhydratbedarf

Der Kohlenhydratanteil der Nahrung sollte wie auch bei Nichtschwangeren etwa 50–60 % betragen und vorwiegend aus komplexen Kohlenhydraten (Vollkornprodukte, Kartoffeln, Hülsenfrüchte) bestehen. Der Verzehr von einfachen, leicht resorbierbaren Kohlenhydraten wie Zucker, Süßigkeiten, Weißbrot, Toast u. a. sollte stark eingeschränkt werden. Schwangere neigen zu Hypoglykämien. Komplexe Kohlenhydrate wirken präventiv, da es zu geringeren Schwankungen des Glucosespiegels kommt.

### 3.2.4 Fettbedarf

Der Fettanteil der Nahrung sollte in der Schwangerschaft etwa 30 %, nach den DGE-Empfehlungen (Deutsche Gesellschaft für Ernährung) ab dem 4. Monat 30–35 % betragen.

Bevorzugt sollten ungesättigte Fettsäuren in Form von pflanzlichen Ölen, z. B. Sanddornöl, Olivenöl, Rapsöl, Palmöl, Erdnussöl, Sonnenblumenöl, Sojaöl sowie fettreichen Meeresfischen (hoher DHA-Gehalt), z. B. Makrele, Hering, Sardine, Lachs verzehrt werden.

- **Gesättigte Fettsäuren:** Sie kommen überwiegend in tierischen Nahrungsmitteln wie Fleisch, Wurst, Schmalz, Butter und Käse, aber auch in pflanzlichen Nahrungsmitteln wie Kakaobutter und Palmfett vor.
- **Einfach ungesättigte Fettsäuren** (z. B. Ölsäure): Sie haben einen niedrigeren Schmelzpunkt und sind deshalb bei Zimmertemperatur flüssig. Der Körper kann sie selbst herstellen, daher sind sie nicht essenziell. Sie kommen vor in Olivenöl (77 %), Raps- (55 %), Erdnuss- (60 %), Distel-, Sonnenblumen-, Soja-, Palm- sowie in Avocadoöl.
- **Mehrfach ungesättigte Fettsäuren:** Einige ungesättigte Fettsäuren (Omega-3-Fettsäuren, Omega-6-Fettsäuren) sind für den Menschen essenziell, da sie vom menschlichen Körper nicht synthetisiert werden können. EPA (Eicosapentaensäure) und DHA (Docosahexaensäure) sind beides Omega-3-Fettsäuren (langkettige n-3-Fettsäuren) und besonders wichtig für die Gravidität insbesondere das DHA.
  - Die Omega-3-Fettsäure α-Linolensäure (auch Linolensäure genannt) kommt in grünem Blattgemüse in den Chloroplasten vor, z. B. im Spinat sowie auch in Linsen und Walnüssen. Die Omega-3-Fettsäuren EPA und DHA kommen in Kaltwassermeeresfischen wie Hering, Lachs und Makrele vor.
  - Die Omega-6-Fettsäure Linolsäure findet sich besonders in Getreidekeimölen, Distel-, Raps- und Sojabohnenöl.
  - Die Omega-6-Fettsäure γ-Linolensäure kommt in Granatapfelsamen-, Borretsch-, Nachtkerzen- und Hanföl vor.

### 3.2.5 Eiweißbedarf

Die Proteine liefern für das Wachstum des Kindes die essenziellen Aminosäuren. Der empfohlene Referenzwert beträgt nach DGE-Empfehlung:

- außerhalb der Gravidität 52 g/Tag,
- im 1. Trimenon + 1 g/Tag,
- im 2. Trimenon + 9 g/Tag,
- im 3. Trimenon + 28 g/Tag und
- bei Stillenden + 19 g/Tag in den ersten 6 Monaten.

### 3.2.6 Flüssigkeitsbedarf

Er ist in der Schwangerschaft leicht erhöht, in den letzten Monaten der Gravidität etwa um 300 ml/Tag. 1 500 ml sollten während der gesamten Schwangerschaft nicht unterschritten werden. Besonders zu berücksichtigen sind hohe Temperaturen und ausgeprägte körperliche oder sportliche Betätigungen.

### 3.2.7 Supplementbedarf (Vitamine, Mineralien, Spurenelemente)

Die ◻ Tab. 3.1 zeigt die den Supplementbedarf in der Schwangerschaft und Stillzeit.

**Tab. 3.1** Referenzwerte für die Nährstoffzufuhr während Schwangerschaft und Stillzeit der Deutschen Gesellschaft für Ernährung (DGE) bei denen in Schwangerschaft bzw. Stillzeit ein erhöhter Bedarf besteht. Nach Nowitzki-Grimm, Grimm 2010

| Nährstoff | Frauen im gebärfähigen Alter | Schwangere | Stillende |
|---|---|---|---|
| Vitamin A | 0,8 mg | 1,1 mg | 1,5 mg |
| Vitamin E | 12 mg | 13 mg | 17 mg |
| Vitamin $B_1$ | 1,0 mg | 1,2 mg | 1,4 mg |
| Vitamin $B_2$ | 1,2 mg | 1,5 mg | 1,6 mg |
| Vitamin $B_3$ (Niacin) | 13 mg | 15 mg | 17 mg |
| Vitamin $B_6$ | 1,2 mg | 1,9 mg | 1,9 mg |
| Vitamin $B_{12}$ | 3,0 µg | 3,5 µg | 4,0 µg |
| Vitamin C | 100 mg | 110 mg | 150 mg |
| Folsäure | 400 µg | 600 µg | 600 µg |
| Magnesium | 300 mg | 310 mg | 390 mg |
| Eisen | 15 mg | 30 mg | 20 mg |
| Iod | 200 µg | 230 µg | 260 µg |
| Zink | 7 mg | 10 mg | 11 mg |

## 3.3 Ernährungssituation

Eine wichtige Voraussetzung für die Ernährung in der Schwangerschaft sind Informationen über die Ernährungssituation. Dazu liegen repräsentative deutsche Daten von etwa 20 000 Personen zwischen 4 und 80 Jahren vor. Diese Nationale Verzehrstudie II (NVS 2008) wurde im Auftrag des Bundesministeriums für Ernährung, Landwirtschaft und Verbraucherschutz durchgeführt. Die wichtigsten Ergebnisse sind:

- 51 % der Frauen und 66 % der Männer sind übergewichtig, jeder fünfte ist adipös.
- Etwa 54 % der Frauen essen zu wenig Obst, d. h. sie erreichen nicht die von der DGE empfohlene Menge von 250 g/Tag.
- Es wird sehr wenig Fisch gegessen. Frauen verzehren weniger als Männer.
- Von den nichtschwangeren Frauen wird die von der DGE empfohlene Menge von Folsäure in 86 %, von Vitamin D in 100 %, von Vitamin C in 30 %, Vitamin E in 50 %, von Iod in 70 % und von Eisen in 78 % nicht erreicht.
- In der Schwangerschaft und Stillzeit werden mit geringen Variationen ähnliche Ergebnisse eruiert.

Dies sind sicherlich Hinweise darauf sein, dass in der Vergangenheit zu wenig Wert auf eine gesunde und ausgewogene Ernährung gelegt worden ist. Für die Schwangerschaft kann ein solches Defizit jedoch problematisch sein und zu Komplikationen führen.

In den letzten Jahren kann man allerdings einen langsam zunehmenden gesellschaftlichen Einstellungswechsel zu gesünderen Lebensformen und einer gesünderen Ernährung beobachten. Dies beinhaltet u. a. landwirtschaftliche Aspekte, Umweltgesichtspunkte, Anbau, Tierzucht, Tierhaltung etc. wie sie z. B. im Rahmen einer ökologischen Landwirtschaft oder der Slow Food-Bewegung propagiert und durchgeführt werden.

Trotz dieser Veränderungen muss man wohl derzeit leider davon ausgehen, dass die folgenden Ernährungsempfehlungen für die Schwangerschaft wohl häufig nicht erfüllt werden oder erfüllt werden können. Eine Supplementierung mit Vitalstoffen im Sinne einer Nahrungsergänzung ist deshalb für viele Schwangere zu erwägen.

## 3.4 Ernährungsempfehlungen

Die folgenden Empfehlungen sind dem vom Bundesministerium herausgegebenen Konsensuspapier: „Ernährung in der Schwangerschaft-Handlungsempfehlungen KOMPAKT" (Handlungsempfehlungen des Netzwerks „Gesund ins Leben-Netzwerk Junge Familie") zum Teil wörtlich entnommen.

### 3.4.1 Mischkost

- Eine ausgewogene und abwechslungsreiche Ernährung mit regelmäßigen Mahlzeiten sind für die Gesundheit der Schwangeren und die Entwicklung des Kindes von großer Bedeutung.
- Auf einen regelmäßigen Verzehr von Gemüse, Obst, Vollkornprodukten, fettarmen Milch- und Milchprodukten, fettarmem Fleisch und fettreichem Meeresfisch ist besonders zu achten.
- Die Lebensmittelgruppen sind unterschiedlich zu gewichten.
  - **Reichliche Einnahme von:** pflanzlichen Lebensmitteln und kalorienfreien/kalorienarmen Getränken,
  - **mäßige Einnahme von:** tierischen Lebensmitteln (bevorzugt sollten fettarme Milchprodukte, fettarmes Fleisch, fettarme Fleischwaren, fettreiche Meeresfische werden),
  - **sparsame Einnahme von:** Fetten mit einem hohem Anteil an gesättigten Fettsäuren (überwiegend in tierischen Nahrungsmitteln wie Fleisch, Wurst, Schmalz, Butter und Käse, aber auch in Nahrungsmitteln wie Kakaobutter und Palmfett) sowie von Süßigkeiten und Snackprodukten.

**Folsäure** und **Iod** sollten grundsätzlich ergänzt werden. Die einzige Kontraindikation für die Iodsupplementierung in Tablettenform stellt die relativ seltene stark ausgeprägte Überfunktion der Schilddrüse dar. Diese sollte durch entsprechende Diagnostik ausgeschlossen und ggf. behandelt werden (vgl. ▸Kap. 15). Vitamin D und Omega-3-Fettsäuren sollten ebenfalls großzügig supplementiert werden.

Wie in der ◘Tab. 3.1 dargestellt, besteht in der Gravidität zum Teil ein hoher zusätzlicher Bedarf an Vitaminen und Mineralstoffen.

Mit sog. nährstoffdichten Lebensmitteln wie z. B. Gemüse und Obst (5 x/Tag), Vollkornprodukten, fettarmer Milch- und Milchprodukten sollte dies gedeckt werden. Einen hohen Anteil an Vitaminen, Vitalstoffen und Ballaststoffen enthalten Getreideprodukte, besonders aus Vollkorngetreide und Kartoffeln.

Fettarme Milch und Milchprodukte sind reich an Eiweiß, Iod, Calcium und anderen Nährstoffen. Fettarme Fleisch- und Wurstarten sind wichtige Eisenlieferanten. Pflanzliche Öle enthalten einen hohen Anteil an einfach ungesättigten und essenziellen mehrfach ungesättigten Fettsäuren, die regelmäßig verzehrt werden sollten. Wegen des hohen Bedarfs an Omega-3-Fettsäuren sollten zweimal pro Woche fettreiche Meeresfische wie z. B. Makrele, Hering, Sardine oder Lachs gegessen werden. Sie enthalten auch Vitamin D, dessen Bedarf in der Schwangerschaft kaum gedeckt werden kann. Wegen möglicher hoher Schadstoffbelastung sollte möglichst auf den Verzehr von Raubfischarten wie Thun- oder Schwertfisch verzichtet werden.

### 3.4.2 Vegetarische Kost (ovo-lakto-vegetarische Kost)

- Bei guter, gezielter Lebensmittelauswahl kann eine vegetarische Ernährung mit Verzehr von Milch und Milchprodukten sowie von Eiern den Bedarf an den meisten Nährstoffen decken.
- Um eine ausreichende Eisenversorgung sicherzustellen, sollte je nach Ergebnis der entsprechenden Laboruntersuchung ggf. Eisen substituiert werden.
- Wenn kein fettreicher Meeresfisch gegessen wird, sollten Omega-3-Fettsäuren supplementiert werden.

Milch, Milchprodukte, Eier sowie Hülsenfrüchte und Getreideprodukte sind im Allgemeinen ausreichend für die Eiweißzufuhr. Der Eisenbedarf kann zumindest teilweise über Eier, Hülsenfrüchte, Getreideprodukte und einige Gemüsearten gedeckt werden. Häufig besteht neben dem allgemeinen Mangel an Folsäure, Iod und Vitamin D auch ein erhöhtes Risiko für einen Mangel an Vitamin $B_{12}$. Deshalb sollte eine Supplementierung mit Mikronährstoffen großzügig erfolgen.

### 3.4.3 Vegane Kost

- Mit einer rein pflanzlichen (veganen) Ernährung ist eine ausreichende Nährstoffversorgung in der Schwangerschaft auch bei sorgfältiger Lebensmittelauswahl zum Teil nur schwer möglich. Es besteht die Gefahr ernsthafter gesundheitlicher Risiken für das Kind, insbesondere für die Entwicklung des Gehirns und des gesamten Nervensystems.
- Weltweit gibt es derzeit keine gesicherten Studien zur veganen Ernährung in der Schwangerschaft.
- Veganerinnen sind sich dessen bewusst und achten schon natürlicherweise, aber in der Schwangerschaft besonders, darauf potenzielle Gefahren auszuschalten.
- Besonders berücksichtigt werden sollte die Ernährung mit Calcium, essenziellen Fettsäuren (z. B. α-Linolensäure, aus der die für die Entwicklung des kindlichen Gehirns wichtigen Omega-3-Fettsäuren (langkettige n-3 Fettsäuren) Eicosapentaeinsäure (EPA) und Docosahexaensäure (DHA) gebildet werden), Folsäure, Eisen, Proteine, Vitamin $B_{12}$, Vitamin D und Zink.
- Die Deutsche Gesellschaft für Ernährung (DGE) hat im Mai 2016 zu dieser Problematik und den evtl. möglichen Problemen bzw. deren Antagonisierung umfangreich Stellung genommen. (DGE: Ausgewählte Fragen und Antworten zu veganer Ernährung).
- Während die Problematik genügend Calcium, Eiweiß bzw. essenzielle Aminosäuren durch eine geschickte Kombination unterschiedlicher Produkte wohl ausgeglichen werden kann, sollten Folsäure, Vitamin $B_{12}$, Vitamin D und Zink supplementiert werden.
- Schwierig ist die Versorgung mit den Omega-3-Fettsäuren: EPA und DHA, die für die Gehirn- und Augenentwicklung des Kindes in der Schwangerschaft und post partum wichtig sind und mit denen Schwangere bei veganer Ernährung nur sehr unzureichend versorgt werden. Handelsübliche Präparate bestehen aus Fischölen, die für Veganer nicht in Frage kommen. Eine Alternative stellen Mikroalgenöle bzw. damit angereicherte Lebensmittel dar. Die Mikroalgenöle aus den Mikroalgen Ulkenia und Schizochytrium sind als Novel Food in der Europäischen Union zugelassen.
- Um die Supplementierung zu erleichtern, sind eine Reihe von veganen Nahrungsergänzungsmitteln auf dem Markt, die auch EPA und DHA enthalten.

## 3.5 Supplemente

Im Folgenden wird die Supplementierung von Folsäure, Iod, Eisen, Vitamin D und DHA näher erläutert.

### 3.5.1 Folsäure

Folsäure ist eine wichtige Voraussetzung für die optimale Zellteilung, Blutbildung und das ungestörte Wachstum des Kindes. Es spielt eine wichtige Rolle im Protein- und Lipidstoffwechsel sowie in der DNA-Synthese.

Folatreiche Lebensmittel sind grünes Gemüse, Kohlsorten, Hülsenfrüchte, Vollkornprodukte, Tomaten und Orangen. In Deutschland erreichen nur etwa 86 % die von der DGE empfohlene Mindestmenge. In der Schwangerschaft steigt der Bedarf um etwa 50 % und beträgt 600 µg. Eine tägliche Supplementierung von mindestens 400 µg wird deshalb empfohlen. Sie sollte spätestens 3–4 Monate vor Beginn einer Schwangerschaft, am besten ab Kinderwunsch, begonnen werden um präventiv wirksam (insbesondere gegen Neurahlrohrdefekte) zu sein. Die Dauer der Supplementierung sollte mindestens bis zum Ende des 1. Trimenons, am besten während der gesamten Schwangerschaft und Stillzeit durchgeführt werden. Nachgewiesen sind die Verhinderung von Neuralrohrdefekten, Herzfehlern, Lippen-Kiefer-Gaumenspalten. Die Inzidenz an Aborten, Frühgeburten, niedrigem Geburtsgewicht und vorzeitigen Plazentalösungen ist vermindert. Auf die Laktation wirkt sich die Versorgung mit Folsäure positiv aus. Seltener sind Störungen der Sprachentwicklung, allgemeine Entwicklungsverzögerungen und Autismus.

Folsäure muss im Körper in die eigentlich wirksamen Folatverbindungen überführt werden, 5-MTHF (5-Methyltetrahydrofolat) ist mit 98 % die quantitativ wichtigste Folatform. Aufgrund eines Polymorphismus der MTHF-Reduktase kann etwa nur jede zweite Frau die Folsäure optimal umwandeln (10 % der Bevölkerung in Deutschland ist homozygot mit 70 % verminderter Enzymaktivität, 45 % ist heterozygot mit 30 % verminderter Enzymaktivität). Folge ist ein reduzierter Folatspiegel mit möglichen negativen Auswirkungen auf die Entwicklung des Kindes. Deshalb wird zunehmend empfohlen die Supplementierung mit einer Folsäure/Metafolin-Kombination durchzuführen (Metafolin ist die bioaktive Folatform 5-MTHF).

### 3.5.2 Iod

Deutschland ist nach wie vor ein Iodmangelgebiet. Nur etwa 70 % der Bevölkerung ist ausreichend versorgt. Durchschnittlich werden am Tag 120 µg Iod mit der Nahrung und mit iodiertem Speisesalz aufgenommen. Der Sollwert laut DGE ist 200 µg. In der Schwangerschaft erhöht sich der Bedarf auf 230 µg. Eine schlechte Versorgung mit Iod geht einher mit einer verminderten Fertilität, reduzierter Entwicklung des Gehirns und einer postpartalen Hypothyreose (Einzelheiten ▸ Kap. 15). Aus diesen Gründen wird in der Schwangerschaft und Stillzeit eine Supplementierung mit Iod von 100–150 µg/Tag empfohlen.

### 3.5.3 Vitamin D

Vitamin D dient der allgemeinen kindlichen Entwicklung, der des Gehirns und der Knochenmineralisation. Die Zufuhr mit der Nahrung ist gering. Außerdem braucht man eine regelmäßige Sonnenexposition, die in der Schwangerschaft nur sehr zurückhaltend zu empfehlen ist, um das im Körper aktive Vitamin D zu bilden. Über die Nahrung werden lediglich 2–4 µg aufgenommen, sodass die von der DGE empfohlene Menge in der Schwangerschaft von 20 µg praktisch nie erreicht wird. Nach den Recherchen der Nationalen Verzehrstudie besteht eine hundertprozentige Unterversorgung. Aus diesem Grunde sollte sich eine Supplementierung – bisher allerdings noch nicht allgemein empfohlen – allmählich durchsetzen wie bei Iod und Folsäure.

### 3.5.4 Eisen

Etwa 78 % der Frauen sind unterversorgt. Der Bedarf steigt in der Schwangerschaft um 100 % auf 30 mg/Tag, weil die Mutter vermehrt Eisen für die Zunahme des Blutvolumens, der Plazenta und der Sauerstoffversorgung des Kindes benötigt. Meist kann der Bedarf durch Fleisch, Wurst, Fisch oder durch pflanzliche Lebensmittel nicht gedeckt werden. Eine generelle Supplementierung wird allerdings wegen möglicher Nebenwirkungen (insbesondere epigastrische Beschwerden, Übelkeit, Obstipation, Durchfall) nicht empfohlen. Eine Substitution sollte nur nach einer entsprechenden Laboruntersuchung (Ferritinbestimmung) durchgeführt werden.

### 3.5.5 DHA

DHA (Docosahexaensäure) wird mit einer Reduktion von Frühgeburten, einer Wachstumsförderung, einer positiven Entwicklung des Gehirn des Kindes sowie visueller Fähigkeiten durch DHA Einbau in die Netzhaut und die Strukturen des Gehirns ab der zweiten Schwangerschaftshälfte und während der Stillzeit korreliert. Die Einlagerung ist abhängig vom Blutspiegel der Mutter. Besonders betrifft dies die Koordination von Augen und Händen, die Feinmotorik und die Konzentrationsfähigkeit im späteren Leben. Auch das kindliche Immunsystem und das Risiko für Asthma werden positiv beeinflusst.

Ab der 22. SSW besteht beim Kind durch das starke Wachstum des Gehirns ein erhöhter Bedarf. Es wird deshalb empfohlen, dass Schwangere und Stillende durchschnittlich mindestens 0,2 g DHA konsumieren sollten. Die Zufuhr kann mit zwei Mahlzeiten fetter Seefische wie Hering, Makrele, Sardine oder Lachs erreicht werden. Alternativ wird eine Supplementation mit 200 mg/Tag DHA ab der 12.–13. SSW (Auffüllen der DHA-Speicher) empfohlen.

## 3.6 Varia

### 3.6.1 Schutz vor Infektionen durch Ernährung bzw. Lebensmittel

Am bedeutendsten für Infektionen durch Ernährung oder Lebensmittel sind Hygienemängel bzw. Fehler im Temperaturmanagement im Kühlschrank bzw. der Speisenzubereitung. Die meisten Infektionen werden durch Salmonellen, Norovirus und Campylobacter ausgelöst. Seltener sind Listerien, Shigellen, Staphylokokken bzw. Toxine Ursache von Erkrankungen. Während die meisten Infektionen nur für die Mutter im Sinne einer akuten Gastroenteritis problematisch sind, bedeuten Infektionen mit Toxoplasmen (▸Kap. 7.5.2) und Listerien (▸Kap. 7.3) auch eine Gefährdung für das Kind.

Als wichtige Prophylaxemaßnahmen gelten für:

- **Tierische Lebensmittel:** Meiden von rohen oder nicht durchgebratenen bzw. genügend gegarten, erhitzten tierischen Lebensmitteln wie Fleisch, Rohwurst (z. B. Salami, Teewurst), Rohschinken, Rohmilch, rohe Eier und daraus hergestellte Lebensmittel, roher Fisch, rohe Meerestiere.
- **Obst, Gemüse, Blattsalate:** Sie sollen vor dem Verzehr gründlich gewaschen, frisch zubereitet und bald gegessen werden. Abgepackte Salate sollen von Schwangeren nicht verzehrt werden. Lebensmittel, die mit Erde behaftet sind wie z. B. Kartoffeln oder Karotten sind getrennt von anderen Lebensmitteln aufzubewahren.

Weitere und sehr eingehende Details sind im Internet veröffentlicht z. B. unter

- www.bfr.bund.de/cm/350/verbrauchertipps_schutz_vor_lebensmittelinfektionen_im_privathaushalt.pdf (Bundesinstitut für Risikobewertung),
- www.richtigessenvonanfangan.at,
- www.duisburg.de/micro2/ernaehrungsbildung/medien/bindata/lebensmittelempfehlung_schwangere.pdf (Lebensmitteltabelle für Schwangere-Duisburg).

**Toxoplasmose, Listeriose und Salmonellen** sollen wegen der großen klinischen Bedeutung kurz dargestellt werden.

#### Toxoplasmose

Toxoplasmose-Erreger werden über den Darm von Katzen ausgeschieden und über Nahrungsmittel aus dem Garten wie Salat oder Gemüse auf den Menschen übertragen. Auch über kontaminierte Lebensmittel und Wasser kann eine Infektion erfolgen. Eine weitere wichtige Infektionsquelle stellt der Genuss von rohem oder ungenügend gekochtem Fleisch, besonders vom Schwein (auch Mett und Hackepeter), Schaf, Lamm, Ziege und Wild dar. Nur Rinder scheinen keine Infektionsquelle zu sein, da die Toxoplasmen in diesen Tieren wahrscheinlich nicht persistieren können.

Die Erreger sind sehr widerstandsfähig. Bis zu drei Wochen bleiben sie im Kühlschrank infektiös. Temperaturen von etwa 50 °C überleben sie etwa 20 Minuten. Abgetötet werden sie bei Temperaturen < 20 °C oder > 70 °C.

Während die Infektion bei der Mutter meist asymptomatisch oder nur mit leichten grippeähnlichen Beschwerden verläuft, kommt es beim Kind sehr häufig zu hochgradigen visuellen sowie geistigen und körperlichen Störungen und Krampfleiden. Nach einer gesicherten, durchgemachten Infektion besteht für das Kind keine Gefahr (▸ Kap. 7.5.2).

### Listeriose

Listerien gelten als Schmutzkeime. Für die Verbreitung spielen vor allem verdorbene und verschmutzte Lebensmittel eine Rolle. Die Erkrankung kann fäkal-oral oder durch den Verzehr von kontaminierten Lebensmitteln übertragen werden, z. B. Salat, Milch, Käse, Wurst, roher Fisch (Sushi, Sashimi).

Insbesondere Rohmilchkäse stellt ein Risiko dar, weil es ein Produkt aus unbehandelter Milch, also Rohmilch, von Kühen, Schafen und Ziegen ist. Folgende Käsesorten werden oft aus Rohmilch hergestellt: Emmentaler, Gouda, Camenbert, Brie, Schafskäse, Vacherin, Romadur, Sauermilchkäse (Quargel, Korbkäse, Handkäse), Ziegenweichkäse, Feta (Schafskäse), Blauschimmelkäse wie Roquefort. Ein hohes Risiko geht auch von Wurstaufschnitt speziell Salami, Wurst- und Fleischpasteten, kurzgereiften Rohwürsten (Teewurst, Mettwurst) und rohem Fleisch (Tartar) aus. Insbesondere Lachs, speziell Vakuum verpackter Räucherlachs, kann stark mit Listerien kontaminiert sein, aber auch Geflügelfleisch, Muscheln und andere Meeresfrüchte, grüner Salat, angebrochene Mayonaise und Salatdressing.

Kochen und Braten beseitigt Listerien zuverlässig.

Während die Infektion der Mutter das Wohlbefinden meist nur gering (Fieber, Gastroenteritis, Zystitis) beeinträchtigt, ist das Kind in jeder Phase der Schwangerschaft und auch post partum schwer gefährdet. Während der Gravidität kommt es häufig zum Abort, intrauterinen Fruchttod, Totgeburt, peripartal zu septischen Krankheitsbildern oder Meningoenzephalitiden mit hoher Mortalität (early-onset, late-onset Erkrankung) (▸ Kap. 7.3.1).

### Salmonellen

Mit Ausnahme von *S. typhi* und *S. paratyphi* ist das Hauptreservoir von Salmonellen der Darm von Tieren, aber auch von Menschen, in denen die Vermehrung stattfindet. Sie sind oft Dauerausscheider ohne krank zu sein. Tiere, mit denen der Mensch häufig in Kontakt ist wie z. B. Rinder, Schweine und Geflügel und die daraus erzeugten Lebensmittel sind wichtige Infektionsquellen. Die Salmonellen werden oral aufgenommen, meist über Lebensmittel, seltener über kontaminierte Oberflächen (z. B. verunreinigtes oder abgestandenes Dusch- oder Trinkwasser), direkten Kontakt mit Tieren, die Salmonellen ausscheiden oder von Mensch zu Mensch. In bis zu 60 % sind als gefährlichste Infektionsquellen ungenügend erhitzte Eier bzw. eihaltige Speisen anzusehen.

Für *S. typhi* und *S. paratyphi* ist der Mensch das Reservoir. Wie bei den anderen Salmonellen erfolgt die Infektion durch Aufnahme von Wasser und Lebensmitteln, die durch Ausscheidung von Stuhl oder Urin kontaminiert wurden.

Präventiv stehen im Vordergrund allgemeine Hygienemaßnahmen bei der Zubereitung von Lebensmitteln und Speisen. Insbesondere beim Auftauen von Geflügel (Salmonellen befinden sich im Tauwasser) ist Vorsicht geboten. Die Lagerung von rohem Fleisch und Wurstwaren und allen Speisen, die mit Eiern verarbeitet werden, sollte im Kühlschrank erfolgen. Ausreichendes Erhitzen von Speisen bei Temperaturen > 70 °C für mindestens 10 Minuten tötet Salmonellen sicher ab.

Bei Typhus und Paratyphus ist Trinkwasser der wichtigste Infektionsweg. Deshalb gilt zur Prävention die alte Regel: Peel it, cook it or forget it.

Bei einer schweren Infektion kann nicht nur die Mutter, vor allem durch den Flüssigkeitsverlust, bedroht sein, sondern auch das Kind ist durch Abort, Frühgeburt und Totgeburt gefährdet. Eine Übertragung auf das Kind während der Geburt ist möglich. (s. a. ▶ Kap. 7.3.8).

### 3.6.2 Koffein und koffeinhaltige Getränke

Koffein kommt besonders in Kaffee- und Kakaobohnen sowie Teeblättern vor. Je nach Art der Zubereitung enthält Kaffee zwar den höchsten, aber auch unterschiedlichsten Gehalt an Koffein. Auch Tee, Colagetränke und vor allem Energydrinks können höhere, Schokolade dagegen geringere, Konzentrationen enthalten.

Die Datenlage zu Koffeinmengen in der Schwangerschaft ist nicht endgültig zu beurteilen. Koffein passiert die Plazenta und ist im kindlichen Blut in gleicher Konzentration wie bei der Mutter nachweisbar. Allerdings wird es verzögert abgebaut. Hohe Belastungen des Kindes werden mit Abort, Frühgeburt und reduziertem Geburtsgewicht in Verbindung gebracht. Laut den Empfehlungen der Deutschen Gesellschaft für Ernährung sind bei einem moderaten Konsum von unter 5–6 mg/Koffein/kg/KG (entsprechend bis zu 300 mg Koffein/Tag) wahrscheinlich keine negativen Auswirkungen für das Kind zu befürchten. Da Energydrinks hohe Koffeinmengen enthalten, sollte auf sie verzichtet werden. Ausgiebige Informationen finden sich in: Kaffee bzw. Koffein und Schwangerschaftsrisiken unter www.dge.de.

#### Empfehlungen

- Schwangere sollten koffeinhaltige Getränke nur in moderaten Mengen trinken. Bis zu drei Tassen Kaffee pro Tag werden als unbedenklich angesehen.
- Vom Konsum koffeinhaltiger Energydrinks wird in der Schwangerschaft abgeraten.

### 3.6.3 Ernährung und Allergieprävention beim Kind

Entsprechend der Leitlinien zur Allergieprävention gibt es bisher keine gesicherten Hinweise dafür, dass eine allergenarme Ernährung in der Schwangerschaft das Risiko von Allergien beim Kind verhindern bzw. reduzieren kann. Aus eigenem Interesse sollten Lebensmittel, auf die die Schwangere allergisch reagiert, gemieden werden. Zur Vorbeugung gegen Allergien beim Kind sollten Schwangere nicht rauchen oder sich in Räumen aufhalten, in denen geraucht wird oder wurde. Allergiebelastete Familien sollten Katzen meiden bzw. in der Schwangerschaft nicht neu in die Familie aufnehmen. Dies trifft nicht für Hunde zu, da sie wahrscheinlich nicht mit einem Allergierisiko belastet sind (Details s. S3-Leitlinie Allergieprävention).

#### Empfehlungen

- Eine allergenarme Kost der Mutter in der Schwangerschaft ist nicht geeignet für eine Allergieprävention beim Kind.
- Die Einnahme von Prä- und Probiotika zur Allergieprävention beim Kind wird derzeit nicht empfohlen.
- Der Genuss von fettreichen Meeresfischen wird auch unter dem Gesichtspunkt der möglichen Allergieprävention in der Schwangerschaft und Stillzeit empfohlen.
- Die beste Allergieprävention ist die Empfehlung zum ausschließlichen Stillen über vier Monate.
- Eine partiell oder extensiv hydrolysierte Säuglingsnahrung wird empfohlen, wenn Stillen nicht oder nicht ausreichend möglich ist. Soja basierte Säuglingsnahrungen sind zur Allergieprävention nicht zu empfehlen.

## Zusammenfassung

- Der Energiebedarf in der Schwangerschaft ist nur gering erhöht. Er entspricht im 1. und 2. Trimenon den Werten der Nichtschwangeren, im 3. Trimenon nimmt er um etwa 10 % zu.
- Der Bedarf an Vitaminen, Mineralien und Spurenelementen nimmt zum Teil sehr stark zu.
- Der Kohlenhydratbedarf beträgt 50–60 %. Er sollte bevorzugt aus komplexen Kohlenhydraten bestehen (Vollkornprodukte, Kartoffeln, Hülsenfrüchte).
- Der Fettanteil der Nahrung sollte 30 % bis zum 3. Monat, danach 30–35 % betragen. Zu bevorzugen sind ungesättigte Fettsäuren von Pflanzen (z. B. Olivenöl, Rapsöl, Sojaöl) bzw. fettreiche Meeresfische (z. B. Makrele, Hering, Sardine, Lachs), da sie reich an DHA sind.
- Der Eiweißbedarf steigt vom Referenzwert außerhalb der Gravidität (52 g/Tag) an: 1. Trimenon + 1 g/Tag, 2. Trimenon + 9 g/Tag, 3. Trimenon + 28 g/Tag, in der Stillzeit + 19 g/Tag.
- Ernährungsempfehlungen:
  - **Mischkost:** Reichliche Einnahme von pflanzlichen Lebensmitteln und kalorienarmen Getränken, mäßige Einnahme von tierischen Lebensmitteln (bevorzugt sollten werden: Milchprodukte, fettarmes Fleisch, fettreiche Meeresfische), sparsame Einnahme von Fetten mit hohem Anteil gesättigter Fettsäuren, die sich hauptsächlich in tierischen Nahrungsmitteln wie Fleisch, Wurst, Butter und Käse befinden.
  - **Vegetarische Kost:** Bei guter, gezielter Auswahl der Lebensmitteln z. B. von Milch und Milchprodukten sowie von Eiern kann der Nährstoffbedarf gedeckt werden. Evtl. muss Eisen substituiert werden.
  - **Vegane Kost:** Die Nährstoffversorgung kann meist nicht ausreichend gedeckt werden. Eine spezielle Beratung ist dringend zu empfehlen. Eine Supplementierung mit Vit. $B_{12}$ und Vit. D ist notwendig. Schwierig ist die Versorgung mit Eicosapentaensäure (EPA) und Docosahexaensäure (DAA), die für die Gehirnentwicklung des Kindes wichtig sind und die bei veganer Ernährung nur sehr unzureichend möglich ist. Handelsübliche Präparate bestehen aus Fischölen, die für Veganer nicht in Frage kommen. Eine Alternative stellen Mikroalgenöle bzw. damit angereicherte Lebensmittel dar.
  - **Supplemente:** Folsäure und Iod sind generell zu supplementieren, Eisen nach Bedarf. Die Gabe von Vitamin D und DHA wird empfohlen.
- **Schutz vor Infektionen durch Lebensmittel:** Als wichtigste präventive Maßnahme gilt das Meiden von rohen Produkten tierischer Herkunft sowie gründliches Waschen von Obst, Gemüse und Salat.
- **Koffein:** Koffein und koffeinhaltige Getränke sind in Maßen unproblematisch. Drei Tassen Kaffee/Tag gelten als ungefährlich, Energydrinks sollten gemieden werden.
- **Allergieprävention:** Allergieprävention für das Kind durch Ernährung während der Schwangerschaft ist nach derzeitigem Kenntnisstand nicht möglich. Stillen für 4 Monate ist die beste Allergieprävention für das Kind.

## Literatur

Deutsche Gesellschaft für Allergologie und klinische Immunologie (DGAKI), Deutsche Gesellschaft für Kinder- und Jugendmedizin (DGKJ). S3-Leitlinie Allergieprävention. AWMF-Register Nr. 061/016 (Stand: 7/2014). www.awmf.org/uploads/tx_szleitlinien/061-016l_S3_Allergiepr%C3%A4vention_2014-07.pdf (Zugriff: 23.08.2014)

Jahanfar S, Sharifah H. Effect of restricted caffeine intake by mother on fetal, neonatal and pregnancy outcome. Cochrane Database Syst Rev, (2): CD006965, 2009

Nowitzki-Grimm S, Grimm P. Ernährung in Schwangerschaft und Stillzeit. In: Biesalski HK, Bischoff SC, Puchstein C (Hrsg). Ernährungsmedizin: Nach dem Curriculum Ernährungsmedizin der Bundesärztekammer. 4. Aufl., Thieme, Stuttgart 2010

www.bfr.bund.de: Problematik der Lebensmittelinfektion

www.bfr.bund.de: Schutz vor Lebensmittelinfektionen im Privathaushalt

www.dge.de: Kaffee bzw. Koffein und Schwangerschaftsrisiken

www.dge.de: Ausgewählte Fragen und Antworten zu veganer Ernährung (Stand: Mai 2016)

www.dge.de: Referenzwerte für die Nährstoffzufuhr D-A-CH Referenzwerte der DGE

www.docmedicus.de: Nationale Verzehrstudie II (2008)

www.gesund-ins-leben.de: Ernährung in der Schwangerschaft: Handlungsempfehlungen des Netzwerks „Gesund ins Leben-Netzwerk junge Familie". Stand 2012 (PDF)

www.richtigessenvonanfangan.at: Richtig essen von Anfang an! Empfehlungen zur Vermeidung von Lebensmittelinfektionen in der Schwangerschaft. Stand: 10/2012 (PDF)

www.rki.de: Lebensmittelbedingte Erkrankungen

www.was-wir-essen.de

# 4 Aktivitäten in der Schwangerschaft



Die beruflichen Anforderungen an die Mutter während der Schwangerschaft, aber auch die heute normalen, zum Teil intensiv genutzten außerberuflichen Aktivitäten z. B. im Sport, bei Reisen u. a. Freizeitbeschäftigungen können im Rahmen einer Schwangerschaft für den Verlauf der Gravidität und die Entwicklung des Kindes wichtig sein. In der Schwangerenberatung haben sie deshalb einen besonderen Wert und sind zum Teil auch noch immer mit großen Unsicherheiten in der Aussage belastet.

## 4.1 Physiologische Veränderungen während der Schwangerschaft

Auf die physiologischen Veränderungen des Herz-Kreislauf-Systems, der Nieren- und Lungenfunktion sowie des Stoffwechsels während der Schwangerschaft wird in den einzelnen Kapiteln eingegangen.

Unter dem Aspekt der körperlich-anatomischen Adaptationen bei den unterschiedlichen Aktivitäten sind zu erwähnen: Durch den wachsenden Uterus verschiebt sich im Laufe der Schwangerschaft der Schwerpunkt des Körpers nach vorne. Daraus resultiert eine Kippung des Beckens nach ventral. Ausgleichend entsteht eine ausgeprägte lumbale Lordose kombiniert mit einer Kyphose der Halswirbelsäule. Aus dieser Schwerpunktverlagerung resultiert eine erhöhte Sturzanfälligkeit der Schwangeren. Hormonbedingt entwickelt sich eine Aufweichung und Elastizitätssteigerung der Bänder, eine Zunahme der Wassereinlagerung in den Knorpel der Bandscheiben und eine Vermehrung der Gelenkflüssigkeit. Dadurch weitet sich die Beckenkapazität und die Beweglichkeit der Beckenknochen. Dies dient der Geburtserleichterung. Andererseits resultiert daraus eine vergrößerte Beweglichkeit der Wirbelsäule sowie aller Gelenke, gekoppelt mit einer erhöhten Gefahr für Zerrungen und Verletzungen der Bänder aller belasteter Gelenke und der Wirbelsäule.

## 4.2 Beruf

Früher war die berufliche Tätigkeit in der Schwangerschaft häufig gekoppelt mit einem niedrigen sozialen Status, seltener oder unregelmäßiger Überwachung der Schwangerschaft durch Hebamme oder Arzt. Darüber hinaus war sie oft verbunden mit großer körperlicher und psychischer Belastung für die Schwangere und einer erhöhten perinatalen Morbidität und Mortalität.

Durch die Einführung des Mutterpasses wurde eine kontinuierliche Überwachung der Gravidität gesichert. Eine evtl. berufsbedingte Problematik lässt sich somit frühzeitig erkennen. Mit Hilfe des Mutterschutzgesetzes sind Schwangere heute so gut überwacht und geschützt, dass sich weder für die Mutter noch für das Kind im Vergleich zu nicht Berufstätigen negative Effekte nachweisen lassen.

### 4.2.1 Allgemeines

Der Mutterschutz wird erst dann wirksam, wenn die Schwangere den Arbeitgeber über die Gravidität informiert hat. Es ist dann seine Aufgabe den Arbeitsplatz auf die individuelle Gefährdung zu untersuchen, die aufsichtsführende Behörde zu informieren und entweder Risiken des Arbeitsplatzes durch Umgestaltung zu beseitigen, einen Arbeitsplatzwechsel durchzuführen oder ggf. sogar eine Freistellung zu initiieren. Organisatorisch empfiehlt es sich dies in Zusammenarbeit von Arbeitgeber, Sicherheitsfachkraft und Betriebsarzt durchzuführen. Vom Arbeitgeber kann eine Gefährdungsbeurteilung des Arbeitsplatzes angefordert werden. Da dies vielleicht psychologisch schwierig ist, bietet sich alternativ die Beurteilung durch den Betriebsarzt an, der den Arbeitsplatz kennt und der Schweigepflicht unterliegt.

Eine Beratung führen auch Gesundheitsämter, Gewerbeaufsichtsämter und arbeitsmedizinische Institute durch.

Für Selbstständige ist das Mutterschutzgesetz nicht bindend. Sie haben selbst für die Sicherheit des ungeborenen Kindes zu sorgen.

Für Gefahrstoffe unterschiedlichster Art gibt es Sicherheitsdatenblätter in den jeweiligen Betrieben.

### 4.2.2 Mutterschutzgesetz

Die wichtigsten Bestimmungen des Mutterschutzgesetzes sollen verkürzt dargestellt werden. Da es sich um Länderrecht handelt, können einzelne Bereiche oder Gefährdungen evtl. geringgradig unterschiedlich bewertet werden.

#### Generelles Beschäftigungsverbot laut Mutterschutzgesetz

- Akkord- und Fließbandarbeit sowie Arbeiten bei denen mit gesteigertem Arbeitstempo die Entlohnung höher wird.
- Nachtarbeit zwischen 20 und 6 Uhr, Mehrarbeit/Überstunden und Arbeit an Sonn- und Feiertagen (Ausnahmen gibt es z. B. im Gaststätten- und Hotelgewerbe, im Gesundheitsdienst, im Verkehrswesen und in der Landwirtschaft).
- Berufe mit hoher Unfallgefahr (Ausgleiten, Fallen, Abstürzen).
- Berufe mit einem erhöhten Erkrankungs- oder Infektionsrisiko für die Mutter oder das Kind durch Gefahrstoffe, Infektionserreger oder Umgang mit Tieren (z. B. Arbeiten mit Anästhetika, infektiösem Material, Chemotherapeutika, Chemikalien, ionisierenden Strahlen, Gasen, Dämpfen, in großer Hitze, Kälte, Nässe, bei Lärm (> 80 dB), Erschütterungen, Staub, mit Insektiziden, Pflanzenschutz-, Desinfektions-, Düngemitteln, bei Personen mit Infektionskrankheiten).
- Nach Ablauf des dritten Monats auf Beförderungsmitteln (z. B. Bus, Bahn, Straßenbahn, Lastkraftwagen, Flugzeug).
- Ab dem fünften Monat mehr als 4 Stunden tägliches Arbeiten im Stehen (langes Stehen führt zur verminderten uteroplazentaren Durchblutung und zu Kontraktionen, deren Folge eine fetale Retardierung ist).
- Arbeiten, bei denen sich Schwangere oft strecken, beugen oder dauernd hocken oder sich gebückt halten müssen.
- Bedienen von Maschinen, die mit einer hohen Fußbeanspruchung oder mit Fußantrieb einhergehen (z. B. Nähmaschinen mit Fußantrieb).
- Schwangere dürfen ohne mechanische Hilfsmittel nicht regelmäßig > 5 kg (d. h. mehr als 2–3-mal/Stunde) oder gelegentlich > 10 kg (d. h. < 2-mal/Stunde) heben.
- Arbeiten, die mit dem Schälen von Holz zusammenhängen.

### 4.2.3 Schutzmaßnahmen am Arbeitsplatz

- Schwangere müssen am Arbeitsplatz Ruhe-, Liege- bzw. Rückzugsmöglichkeiten haben (gilt auch für Stillende).
- Schwangere dürfen am Arbeitsplatz nicht zu lange in einer bestimmten Haltung verharren (z. B. im Sitzen oder am Bildschirm).

### 4.2.4 Schutzfristen

Absolutes Beschäftigungsverbot gilt 6 Wochen vor bis 8 Wochen nach dem Entbindungstermin. Bei Früh- oder Mehrlingsgeburten gilt das Verbot bis 12 Wochen nach der Geburt.

Soll die Schutzfrist verlängert werden, muss spätestens 6 Wochen vor Ende des Mutterschutzes eine Elternzeit oder Elternteilzeit beantragt und die Dauer festgelegt werden.

■ MERKE Bestehen Zweifel an der Risikolosigkeit des Arbeitsplatzes, kann das Gesundheitsamt oder das Gewerbeaufsichtsamt eingeschalteten werden.

## 4.3 Sport

### 4.3.1 Einführung

Sportliche Betätigung zur Erhaltung der körperlichen Fitness und der Gesundheit sollte heute ein integraler Bestandteil der Lebensführung sein. In der Schwangerschaft stellt sich deshalb immer wieder die Frage, welche Belastungen darf sich eine Schwangere zumuten, welche Sportarten sind erlaubt, welche kontraindiziert und wie ist es mit Leistungssport?

#### Physiologie, Pathophysiologie

Wie oben und in verschiedenen Kapiteln dargestellt bedeuten die physiologischen Veränderungen der Herz-Kreislauf-, Lungen- und Nierenfunktionsparameter sowie des Stoffwechsels eine erhöhte Dauerbelastung für den Körper der Schwangeren. Die Auflockerung des Bindegewebes und der Bänder sowie die Vorverlagerung des Körperschwerpunktes erhöhen die Verletzungsmöglichkeit der Schwangeren.

#### Allgemeines

Die Fragestellung inwieweit Sport in der Schwangerschaft sinnvoll oder sogar vorteilhaft für Mutter und Kind ist, ist komplex, da es sich um ein System mit vielen Variablen handelt. Es spielen nicht nur die sportliche Aktivität, der Trainingszustand, die Sportart, sondern auch das Schwangerschaftsalter, die Ernährung, die berufliche, familiäre, psychische Ausgewogenheit oder Belastung der Schwangeren, der Genussmittelkonsum u. a. eine Rolle.

War man früher eher zurückhaltend in der Empfehlung sportlicher Betätigung während der Schwangerschaft, so zeigen die Berichte und Untersuchungen der letzten 20 Jahre eindeutig positive Effekte des Sportes mit zunehmender Tendenz. Es besteht deshalb heute überhaupt kein Grund mehr in einer normalen Schwangerschaft, bei moderatem Training im aeroben Bereich sportliche Aktivitäten einzuschränken. Andererseits ist eine Schwangerschaft nicht der richtige Zeitpunkt, um eine Leistungssteigerung im sportlichen Bereich erzielen zu wollen.

**Untrainierte Frauen,** die in der Schwangerschaft aus Verantwortungsgefühl für das Kind ihre Lebensweise, die Ernährung und das Verhalten umstellen, wollen häufig auch sportlich aktiv werden. Sie sollten unter fachlicher Anleitung ein leichtes Trainingsprogramm starten, das langsam an Intensität und Dauer gesteigert wird.

**Trainierte Frauen** sollen und können ihre sportliche Aktivität zur Erhaltung der Fitness weiterführen unter Berücksichtigung des Schwangerschaftsalters.

**Leistungssportlerinnen** wollen und brauchen im Allgemeinen nicht auf eine intensivere sportliche Betätigung in einer normalen Schwangerschaft zu verzichten. Die bisher vorliegenden Untersuchungen konnten keinen negativen Effekt für die Entwicklung des Kindes nachweisen. Meist reduzieren sie die Intensität und Dauer der sportlichen Betätigungen mit dem Fortschreiten der Gravidität automatisch oder wechseln auf eine für die Schwangerschaft geeignete Sportart.

**Adipöse Schwangere**, deren Zahl immer mehr zunimmt, bringen übergewichtige Kinder zur Welt. Diese epigenetische intrauterine Fehlprogrammierung führt dazu, dass diese Kinder im späteren Leben an Adipositas, Hypertonie, Diabetes und einem metabolischen Syndrom leiden. Sport in der Schwangerschaft ist ein gutes Gegenregulativ wie erste Untersuchungen zeigen.

## 4.3.2 Schwangerschaft

### Vorteile

Die vorliegenden Untersuchungen ergeben folgende Vorteile des Sportes in der Schwangerschaft.

- Reduktion von Rückenschmerzen,
- Reduktion von Thrombosen, Gestationsdiabetes, Hypertonie, Präeklampsie,
- Reduktion des Insulinbedarfs bei Gestationsdiabetes,
- Reduktion starker Gewichtszunahme,
- Verbesserung des subjektiven Wohlbefindens, der Haltung, der Leistungsfähigkeit,
- Reduktion von Komplikationen und Schmerzempfindungen während der Geburt,
- Reduktion von operativen Entbindungen.

### Risiken

Die Fragestellungen unter physiologischen und pathophysiologischen Gesichtspunkten lauten, inwieweit bedeutet Sport

- eine erhöhte Verletzungsgefahr für die Schwangere,
- ein Ansteigen der Körpertemperatur bei Mutter und Kind unter extremen Belastungen,
- eine Induktion vorzeitiger Kontraktionen oder Wehen,
- eine kurzfristige oder chronische Reduktion der uteroplazentaren Durchblutung,
- eine teratogene Wirkung bei Hochleistungssport in der Frühgravidität?

Mit Ausnahme der sicher erhöhten Verletzungsgefahr für die Schwangere sind alle anderen Fragestellungen derzeit nicht endgültig zu beantworten. Allerdings gelten sie als extrem unwahrscheinlich, da die bisher vorliegenden Untersuchungen diese Befürchtungen nicht bestätigen konnten.

### Beratung

#### Allgemeines

Generell wird eine moderate sportliche Tätigkeit empfohlen, mit rhythmischer Bewegung großer Muskelgruppen. Natürlich sind entscheidende Faktoren die Sportart, der Trainingszustand, die Intensität, die Dauer und der Umfang der Belastung. Voraussetzung ist eine risikofreie Gravidität.

Bis auf Extremsportarten (z. B. Alpinklettern, technisches Klettern, Freeclimbing, Fallschirmspringen, Bungee-Jumping) können fast alle anderen im 1. Trimenon fortgeführt werden. Im 2. und 3. Trimenon sollte die Aktivität je nach Sportart und Belastungsintensität reduziert werden.

Besonders zu beachten ist das Verletzungsrisiko, das mit fortschreitender Gravidität zunimmt und natürlich auch von der Sportart abhängt. Das Kind kann direkt traumatisiert werden. Zu bedenken ist auch, dass bei einer Verletzung der Schwangeren die Diagnostik und Therapie problematisch sein können, sodass evtl. besser auf eine verletzungsträchtige Sportart verzichtet werden sollte.

■ **MERKE** Ob, inwieweit und ab wann Leistungssportler ihr Training reduzieren wollen oder sollen, ist individuell völlig unterschiedlich. Anaerobe Trainingsphasen sind absolut zu vermeiden, da sie zur Hypoxie des Kindes führen können.

Meist schränken Leistungssportler ihre Aktivitäten selbstständig ab dem 2. Trimenon zunehmend ein. Oft weichen sie auch auf alternative, schonende z. B. Wassersportarten aus. Bei Leistungssportlern ist ein Basistraining unproblematisch und sinnvoll, da sie postpartal schneller wieder zur alten Leistung zurückfinden.

#### Goldstandard

- Die mütterliche Herzfrequenz sollte 140 Schläge/Minute nicht dauerhaft (20 Minuten) überschreiten.
- Sprechen während der sportlichen Betätigung sollte immer problemlos möglich sein.

#### Empfehlungen für ein moderates Training

**Ausdauertraining:** 2–3 × 30 Minuten/Woche im aeroben Bereich (am besten mit Messung der Herzfrequenz).

4

**Kräftigungsübungen:** 2–3 × 30 Minuten/Woche, alle großen Muskelgruppen, 6–8 Übungen, bei geringeren Widerständen und erhöhter Wiederholungszahl an Geräten. Freie Gewichte sollten möglichst nicht benützt werden. Besonders die Rückenmuskulatur sollte trainiert werden. Die gerade Bauchmuskulatur sollte ab der 20. SSW nicht mehr dynamisch, sondern nur noch statisch trainiert werden, um eine Rektusdiastase zu vermeiden. Es bieten sich Übungen für die schräge Bauchmuskulatur sowohl statisch als auch dynamisch an. Auf die richtige Atemtechnik ist zu achten, um eine abdominale Druckerhöhung im Sinne eines Vasalva-Tests zu vermeiden.

### Verbote während des Trainings

- Übungen mit einer starken Erhöhung des intraabdominalen Drucks und starken Erschütterungen.
- Forcierter Sport nach der 28. SSW geht mit einem verringerten Geburtsgewicht, gehäufter Geburtseinleitung und verlängerter Geburtsdauer einher und sollte deshalb vermieden werden.
- Ab der 28. SSW Vermeidung von Übungen in Rückenlage wegen eines möglichen Vena-cava-Kompressionssyndroms.
- Vermeiden von extremer Beschleunigung und extremen Abbremsens, ganz besonders von Rotationsbewegungen um die Längsachse. Das Kind macht im Fruchtwasser die schnellen Bewegungen der Mutter verzögert mit. Besonders bei Rotationsbewegungen kann es zu Nabelschnurumschlingungen kommen.

### Ideale Sportarten

- Schwimmen,
- Aquajogging,
- Radfahren.

Ihnen gemeinsam ist, dass das mit zunehmendem Schwangerschaftsalter steigende Gewicht der Mutter nicht problematisch wird und dass sie gelenkschonend sind. Die intensive Bewegung der Beine ist eine wirksame Thromboseprophylaxe.

Das Tragen eines Helms gehört beim Fahrradfahren zur Selbstverständlichkeit. Auch das Fahren in dichtem Verkehr sollte wegen der erhöhten Unfallgefahr vermieden werden. Am Ende der Schwangerschaft nimmt die Sturzgefahr zu. Das Ausweichen auf einen Heimtrainer bietet sich an.

Beim Schwimmen, besonders beim Aquajogging, mobilisiert der erhöhte hydrostatische Druck Gewebewasser und fördert die Durchblutung. Die oft gefürchtete Infektionsgefahr im Scheidenbereich ist zu vernachlässigen, da normalerweise beim Schwimmen das Wasser nicht in die Scheide gelangt.

### Geeignete Sportarten

- Wandern,
- Nordic Walking, Joggen,
- gemäßigter Skilanglauf,
- moderate Bergtouren < 2 500 m,
- Freizeittennis.

### Ungeeignete Sportarten

- Mannschafts-, Kontakt-, Abenteuer-, Kampfsportarten, z. B. Handball, Fußball, Basketball, Faustball, Eishockey, Hockey, Karate, Judo, Fechten, Boxen,
- Marathonlauf,
- Wettkampf-, Hochleistungssport,
- forciertes Krafttraining,
- Tauchen (außer Schnorcheln),
- Sportarten mit hohem Sturz- und Verletzungsrisiko z. B. Reiten, Alpinski, Eislaufen, Wasserski, Hochsprung, Weitsprung, Kugelstoßen, Diskus-, Hammerwerfen,
- Sport > 2 500 m,
- anaerobe Sportarten z. B. Sprints, 200-, 400-, 800-m-Lauf, wettkampfmäßiges 100-m-Schwimmen, Radrennen, Skilanglauf.

Die meisten dieser Sportarten gehen mit einer zum Teil sehr hohen Sturz- und einem hohen Verletzungsrisiko für Mutter und Kind oder mit einer hohen Belastungsintensität einher. Darüber hinaus bergen sie die Gefahr einer fetalen Sauerstoffmangelversorgung und von Nabelschnurkomplikationen (Umschlingung).

**Kontraindikationen (nach individueller Abwägung)**

**Akut auftretende Kontraindikationen:** Dies sind Probleme während des Sportes, die zum sofortigen Abbrechen der sportlichen Tätigkeiten veranlassen, z. B. Schmerzen, Kontraktionen, Blutungen, Schwindel, Ohnmacht, Atemnot, Symphysenschmerz.

**Absolute bzw. relative Kontraindikationen:** Dies sind anamnestische Risiken z. B. Zustand nach Abort, Frühgeburt, Retardierung, Totgeburt sowie Erkrankungen in der aktuellen Gravidität. Dazu zählen Erkrankungen von z. B. Herz (Herzfehler und Arrhythmien, wenn sie hämodynamisch wirksam sind), Lunge (Asthma, chronische Bronchitis) und Niere (Glomerulonephritis, Pyelonephritis) sowie Hypertonie, Hyperthyreose, ausgeprägte Anämie, schlecht eingestellter Diabetes, Thromboembolie, Krampfneigung, Kontraktionen, Blutungen, Zervixinsuffizienz, Mehrlingsschwangerschaft, vorzeitige Wehentätigkeit, vorzeitiger Blasensprung, tief sitzende Plazenta oder Placenta praevia.

### 4.3.3 Geburt

Die frühere Meinung, die Geburt sei bei Leistungssportlern komplizierter und die Geburtsdauer verlängert, hat sich nicht bestätigt. Die Eröffnungsphase kann zwar gelegentlich länger, dafür aber die Austreibungsphase deutlich kürzer sein. Vor allem scheint sich der bessere Umgang mit Schmerzempfindungen auf die Geburtsdauer positiv auszuwirken.

### 4.3.4 Wochenbett

Bei Sportlern ist der Wochenbettverlauf aufgrund der körperlichen Fitness meist unkompliziert. Regelmäßiger Sport in der Schwangerschaft reduziert die Rate an postpartalen Depressionen.

Wenn ein Basistraining während der Gravidität durchgeführt wurde, erreichen die Sportlerinnen sehr viel schneller wieder die alte Leistungsfähigkeit. Ein systematischer Trainingsaufbau kann im Allgemeinen etwa 4 Wochen nach der Entbindung wieder begonnen werden. Besonderes Augenmerk sollte auf die Wiederherstellung der Beckenboden- und der geraden Bauchmuskulatur sowie auf eine Stabilisierung der Sehnen und Bänder und des Aufbaus der kardio-pulmonalen Leistungsfähigkeit gelegt werden. Solange die Mutter stillt, muss bei intensivem Training auf die entsprechende Flüssigkeitszufuhr geachtet werden, da ansonsten Stillprobleme auftreten können. Eine anaerobe Belastung sollte vermieden werden, da das entstehende Laktat die Muttermilch geschmacklich, säuerlich verändert.

## 4.4 Reisen

### 4.4.1 Einführung

Reisen im Beruf oder im Urlaub, besonders in ferne, auch exotische Länder mit niedrigem hygienischen Standard gehört heute zu den normalen und häufigen Lebensaktivitäten. In der Schwangerschaft sind unter mütterlichen und kindlichen Gesichtspunkten eine Reihe von wichtigen Überlegungen notwendig. Sie betreffen Grundsätzliches, das Reiseziel, das Verkehrsmittel und die Aktivität vor Ort.

### 4.4.2 Grundsätzliches

Reisen, unabhängig davon wie weit sie sind, dürfen mit wenigen Ausnahmen, die mit dem behandelnden Arzt abgestimmt werden müssen, grundsätzlich nur bei risikofreien Schwangerschaften durchgeführt werden. Bei Auslandsreisen spielen bei der Auswahl des Zielortes im Falle einer eintretenden Komplikation der Standard der ärztlichen Versorgung sowie der Hygienestandard eine übergeordnete Rolle.

### 4.4.3 Überlegungen zum Reiseziel

Auf folgende Dinge ist besonderer Wert in der Vorbereitung zu legen.

**Hygienestandard:** Länder mit schlechten hygienischen Bedingungen und für Europäer „exotischer“ Ernährung stellen für die Schwangere ein hohes gesundheitliches Risiko dar. Reisediarrhöen, die in diesen Ländern besonders häufig sind, können zu erheblichen Kreislaufbelastungen bis zur Dekompensation oder Schocksituation durch den ausgeprägten Flüssigkeitsverlust führen. Therapeutische Maßnahmen im Sinne einer oralen Rehydratation oder eine Infusionstherapie sind möglicherweise schwierig zu organisieren. Der medizinische Standard des Landes spielt bei der Auswahl des Reiseziels deshalb eine große Rolle.

**Klima:** Trockene (z. B. Wüstenregion) oder feuchte (z. B. Tropen) Hitze kann unter kreislaufphysiologischen Aspekten eine große Belastung für die Schwangere sein.

**Sonne:** Schwangere sind besonders empfindlich gegenüber den UV-Strahlen der Sonne. Sie reagieren mit einer extremen Pigmentierung und neigen zu Chloasmen.

**Infektionen:** Einen besonders wichtigen Stellenwert hat das Infektionsrisiko. Wenn möglich sollte man Reisen in Gebiete mit einer solchen Problematik vermeiden. Bei unbedingt notwendigen beruflichen Reisen sind ggf. entsprechende **Impfungen** (▸ Kap. 5) oder eine **Malariaprophylaxe** durchzuführen.

Wegen der hohen Relevanz soll auf die Malariaprophylaxe detailliert eingegangen werden.

### 4.4.4 Malariaprophylaxe

#### Allgemeines

Eine Malariainfektion ist grundsätzlich eine potenziell lebensbedrohende Erkrankung. Dies trifft insbesondere für Schwangere zu, da die verminderte Immunität eine Infektion leichter entstehen lässt und das Krankheitsbild sehr viel schwerer als außerhalb der Gravidität verläuft. Das Kind ist gefährdet durch Abort, Frühgeburt, intrauterinen Fruchttod, Totgeburt, intrauterine Wachstumshemmung und ein niedriges Geburtsgewicht. Die perinatale Mortalität ist stark erhöht. Dies sind Folgen einer Plazentainfektion mit entsprechenden sekundären Veränderungen. Selten ist dagegen eine kongenitale Malaria durch diaplazentare oder perinatale Übertragung der Erreger auf das Kind (wahrscheinlich < 20 %).

In jedem Einzelfall ist eine strenge Risiko-Nutzen-Abwägung (z. B. lokale Resistenzsituation, Länge des Aufenthaltes, Tätigkeit, Jahreszeit) durch einen erfahrenen Arzt erforderlich.

#### Richtlinien für eine Malariaprophylaxe in der Schwangerschaft

Auf Urlaubs- und Abordnungsreisen in ein Malariagebiet sollten Schwangere immer verzichten.

Bei Eintritt einer Gravidität in einem Malariagebiet sollte unbedingt sofort eine entsprechende Beratung durch einen Tropenmediziner erfolgen. Wenn möglich sollte der Aufenthalt in dem Malariagebiet abgebrochen werden. Ist dies nicht möglich sollte umgehend eine Chemoprophylaxe begonnen werden.

**Expositionsprophylaxe:** Sie muss konsequent durchgeführt werden, um das Infektionsrisiko zu minimieren. Dazu gehören:

- die Anwendung von imprägnierten Moskitonetzen zum Schlafen (das Bett muss vollständig umhüllt sein),
- das Einreiben unbedeckter Hautstellen mit Repellents, die DEET (z. B. Nobite Haut) oder Icaridin, z. B. Autan oder Nobite Haut Sensitive, enthalten (Obwohl die Datenlage gering ist, gelten Repellents heute als weitgehend sicher – auch im 1. Trimenon – und werden u. a. vom Auswärtigen Amt empfohlen. Dies gilt insbesondere unter dem Gesichtspunkt der Nutzen-Risiko-Abwägung einer evtl. für die Mutter lebensbedrohlichen Infektion gegenüber einem eher theoretischen Risiko für das Kind),
- das Tragen von heller, hautbedeckender Kleidung (lange Ärmel und lange Hosen) insbesondere bei Aufenthalt im Freien nach Sonnenuntergang,
- der Aufenthalt, besonders nachts, nur in moskitosicheren Räumen (Klimaanlage, Fliegengitter),
- die Verwendung von Insektiziden in Aerosolen, Verdampfern, Räucherspiralen.

**Chemoprophylaxe:** Die Angaben zur Chemoprophylaxe in der Schwangerschaft entstammen vorwiegend den Empfehlungen der Deutschen Gesellschaft für Tropenmedizin und internationale Gesundheit (DTG) und des „Auswärtiges Amt/Gesundheitsdienst“: Merkblatt für Beschäftigte und Reisende. Malariaverhütung durch Schutz vor Mückenstichen (Expositionsprophylaxe).

Die WHO empfiehlt eine der Resistenzsituation angepasste Prophylaxe, die im besten Fall in einer Standby-Therapie, ansonsten in einer angemessenen Chemoprophylaxe besteht. Es gibt drei Resistenzzonen:

- A = geringes Risiko (chloroquinempfindliche Region),
- B = mittleres Risiko (Region mit teilweiser Resistenz gegen Chloroquin),
- C = hohes Risiko (Region mit vollkommener Chloroquinresistenz).

In Hochrisikogebieten ist der Einsatz einer Chemopropylaxe dringend notwendig. Die Einnahme soll bis 4 Wochen nach Verlassen des Malariagebietes fortgesetzt werden. Es besteht keine Kontraindikation gegen das Stillen. Die in der Milch nachweisbaren Substanzen verhindern nicht eine potenzielle Infektion des Kindes, sodass das Kind eine eigene Chemoprophylaxe erhalten sollte. Die versehentliche Einnahme von zur Chemoprophylaxe zugelassener Medikationen ist kein Grund für eine Abruptio. Sollte es die Resistenzlage notwendig machen weniger gut untersuchte Medikamente einzusetzen, so ist eine effektive Prophylaxe für die Mutter höher einzuschätzen als ein potenzielles Risiko für das Kind.

#### Zur Chemoprophylaxe geeignete Mittel

**Chloroquin/Proguanil:** Chloroquin und Proguanil (Resochin® und Proguanil®) können zu jedem Zeitpunkt in der Schwangerschaft und Stillzeit prophylaktisch eingesetzt werden, allerdings sind sie deutlich geringer effektiv als Mefloquin. Chloroquin in Kombination mit Proguanil ist Mittel der Wahl in Regionen mittleren Risikos (B).

**Mefloquin:** Mefloquin (Lariam®) wird in Hochrisikogebieten, in denen eine Resistenz gegen Chloroquin und Proguanil besteht, eingesetzt. Es wird bei entsprechender Indikation ab dem 1. Trimenon der Schwangerschaft für die Prophylaxe oder eine Notfallselbsttherapie empfohlen (z. B. in der Schweiz). In Deutschland gilt der Einsatz im 1. Trimenon als ein Off-Label-Use, sodass eine entsprechende Aufklärung notwendig ist.

#### Kontraindizierte bzw. relativ kontraindizierte Mittel zur Chemoprophylaxe

Zu **Atovaquon/Proguanil (Malarone®)** gibt es bisher nur wenige Daten. Die Anwendung während Schwangerschaft und Stillzeit darf deshalb nur in speziellen Situationen unter strengster Risikoabwägung erfolgen. Dies gilt auch für die Indikation von **Artemether/Lumefantrin (Riamet®)** und **Dihydroartemisinin/Piperaquin (Eurartesim®)**. Frauen, die letzteres Medikament einnehmen, sollten während ihrer Behandlung nicht stillen.

**Doxycyclin** ist in der Schwangerschaft sowie in der Stillzeit kontraindiziert.

### 4.4.5 Höhenaufenthalt

Zunehmende Höhe ist mit einem Absinken des Luftdrucks und damit des Sauerstoffpartialdrucks und der Sauerstoffsättigung kombiniert. Als Gegenregulation entstehen eine Hyperventilation und eine Steigerung der Herzfrequenz. In einer Höhe von 2 500 m beträgt der dadurch induzierte Leistungsverlust bei Nichtschwangeren etwa 10 %, in 4 000 m 25 % und in 8 000 m 65 %. Für Schwangere gibt es zu dieser Fragestellung keine systematischen Untersuchungen.

Höhenaufenthalte bis zu 2 500 m, z. B. mittels Seilbahn und Bergwanderungen, führen nicht zu einer kindlichen Mangelversorgung mit Sauerstoff. Ausnahmen sind Schwangere mit eingeschränkter uteroplazentarer Perfusion (Hypertonie, intrauterine Mangelentwicklung, Nikotinabusus).

4

■ **MERKE** Aus Sicherheitsgründen sollten Schwangere Höhen > 3 000 m meiden.

Denn abgesehen von der verminderten Leistungsfähigkeit besteht ab einer Höhe von über 2 500 m die Gefahr einer Höhenkrankheit. **Leitsymptome** der akuten Bergkrankheit sind: Kopfschmerz, Inappetenz, Übelkeit, Schwindel, Schlafstörungen, „Kater"-Gefühl. Sie manifestiert sich nach 4–6 Stunden. Die Häufigkeit ist abhängig von der absoluten Höhe, der Aufstiegsgeschwindigkeit (Seilbahn), der individuellen Veranlagung und der gewöhnlich fehlenden Akklimatisation. Sie ist meist nach der ersten Nacht am stärksten ausgeprägt, besonders nach körperlicher Anstrengung. Berücksichtigt man die Problematik so verschwinden die Symptome meist nach 1–2 Tagen.

Die Gefahr eines Lungen- bzw. eines Hirnödems tritt nur bei weiterer Höhenzunahme auf, sodass es für eine Schwangere nicht relevant sein dürfte. Diese Problematik gilt natürlich nur für nichthöhenadaptierte Gravide (Flachlandbewohner). Die Höhenadaptation wird in den ersten 2 Wochen durch die Persistenz der Hyperventilation und Herzfrequenzzunahme sowie durch eine Abnahme des Plasmavolumens gewährleistet. Erst danach setzt eine gesteigerte Erythropoese ein, die zu einem Anstieg des Hämoglobins führt.

## 4.4.6 Verkehrsmittel

### Zug- und Schiffsreisen

Sie sind ideal, da mit diesen Verkehrsmitteln natürliche Bewegungsmöglichkeiten gegeben sind und keine Gefahr für die Entwicklung einer Thrombose besteht.

### Auto

Durch das „fixierte" Sitzen über eine längere Zeit besteht eine erhöhte Thrombosegefahr. Aus diesem Grunde sollten Autofahrten nach etwa 1–2 Stunden unterbrochen werden von ungefähr 5 Minuten dauernden Bewegungen. Beim Anlegen des Gurtes ist darauf zu achten, dass der Quergurt unter dem Bauch der Schwangeren über den beiden Beckenknochen liegt. Außerdem muss die Rückenlehne des Sitzes, möglichst gerade gestellt werden, damit bei einem Unfall das „Hindurchtauchen" der Schwangeren unter den Gurt verhindert wird.

### Flugzeug

Es gibt wenige systematische Untersuchungen zum Einfluss des Fliegens unter mütterlichen aber auch fetalen Gesichtspunkten. Insgesamt ist das Fliegen wohl für die Mutter als auch für das Kind unproblematisch.

**Flughöhe/Kabinendruck:** Verkehrsflugzeuge bewegen sich in einer Höhe von etwa 10 000–14 000 m (32 000–45 000 Fuß). Der Kabinendruck entspricht etwa einem Luftdruck von 2 400 m (8 000 Fuß). Im Gegensatz zum Aufenthalt in der Höhe bleibt der Sauerstoffgehalt gleich. Trotzdem sinkt der Sauerstoffpartialdruck um etwa 20–30 %. Er wird physiologischerweise gegenreguliert durch eine Hyperventilation und Herzfrequenzsteigerung.

**Hydrostatische Ödeme:** Sie entstehen häufig durch das längere Sitzen und durch den geringen Luftdruck.

**Dehydratationsgefahr:** Sie kann durch die niedrige Luftfeuchtigkeit in Verbindung mit der Hyperventilation bei unzureichender Flüssigkeitszufuhr entstehen und zur Hämokonzentration führen.

**Thrombosegefahr:** Besonders während Langstreckenflügen ist die Thrombosegefahr erhöht. Neben regelmäßiger Bewegung im Flugzeug bevorzugen viele Schwangere Kompressionsstrümpfe. Gelegentlich wird eine Prophylaxe mit einem subkutan applizierten niedermolekularen Heparin (NMH) durchgeführt. Die Einnahme von Acetylsalicylsäure ist unter diesem Aspekt wirkungslos.

**Strahlenexposition:** Nach wie vor werden Flugreisen in der Schwangerschaft unter dem Aspekt der Strahlenbelastung kontrovers, häufig emotional bzw. irrational diskutiert. Zweifelsfrei besteht eine erhöhte Strahlenexposition in Abhängigkeit von der Flughöhe, der Flugroute (in der Nähe der Pole wesentlich stärker als am Äquator) sowie der Flugdauer. Bisher gibt es jedoch keine Hinweise für ein fetales Risiko, das wohl eher als theoretisch anzunehmen ist. Jedenfalls liegt die effektive Dosis der Höhenstrahlung bei weiten Langstreckenflügen maximal bei 100 Mikrosievert (Grenzwert für die Schwangerschaft ist 1 000 Mikrosievert).

Für beruflich exponierte Schwangere (Stewardessen, Pilotinnen) gelten Vorschriften, die abhängig von der Fluggesellschaft sind. Einige erlauben, andere verbieten eine berufliche Exposition. In Deutschland ist dies irrelevant, da fliegendes Personal mit Bekanntgabe der Schwangerschaft sofort von der Arbeit in der Luft freigestellt wird.

Im Übrigen kann man – und das wird von den Fluggesellschaften regelmäßig für ihr Personal durchgeführt- die Strahlenexposition für den jeweiligen Flug mit dem sog. EPCARD (European Program Package for the Calculation of Aviation Route Dose) berechnen lassen oder auch selbst berechnen (Internetmöglichkeit), wenn genaue Flugdaten zur Verfügung stehen.

**Mitnahmevoraussetzungen:** Leider gibt es bei den verschiedenen Fluggesellschaften keine einheitlichen Bestimmungen, sodass man sich bei der Planung eines Fluges am besten bei der jeweiligen Gesellschaft über die Bedingungen informieren sollte. Manche verlangen grundsätzlich ein Attest des Arztes über die Unbedenklichkeit, andere verzichten darauf. Generell muss der Mutterpass vorgelegt werden. Bei den meisten Fluggesellschaften wird heute keine Unterscheidung mehr getroffen zwischen Einlings- und Mehrlingsschwangerschaft bzw. Kurzstrecken- (= 1 Stunde Flugzeit) und Langstreckenflügen.

Bei unkomplizierter Schwangerschaft gibt es im Allgemeinen keine Probleme bei den unterschiedlichen Fluggesellschaften. Bis zur 36. SSW bzw. bis 4 Wochen vor dem voraussichtlichen Geburtstermin kann im Allgemeinen ohne ein Attest geflogen werden. Es wird jedoch empfohlen ab der 28. SSW eine Bescheinigung mit folgendem Inhalt bei sich zu führen: erwarteter Geburtstermin, Bestätigung einer unkomplizierten Schwangerschaft, Bestätigung der Flugtauglichkeit.

Nach der 36. SSW ist in der Regel eine Ausnahmegenehmigung bei der Fluggesellschaft zu beantragen. Dazu muss ein Attest vorliegen, das nicht älter als 72 Stunden sein darf und folgenden Inhalt aufweist: Tag der Untersuchung, erwarteter Geburtstermin, Bestätigung der Flugtauglichkeit. Es liegt dann im Ermessen eines der Fluggesellschaft angehörenden Luftfahrtmediziners die Flugtauglichkeit zu bescheinigen. Ab der 28. SSW ist bei einer komplizierten Schwangerschaft eine Ausnahmegenehmigung bei der jeweiligen Fluggesellschaft zu beantragen.

## 4.5 Hitzebelastung

Bei längerer Hitzebelastung (Sauna, heiße Bäder, Sonne) des Körpers kann es zu einem Anstieg der Körperkerntemperatur kommen. Um dies möglichst zu verhindern, reagiert der Körper mit einer Steigerung des Herzzeitvolumens und einer Erhöhung der Hautdurchblutung mit dem Ziel die Wärme abzugeben. Theoretisch kann diese Umverteilung der Durchblutung zu Lasten der uteroplazentaren Einheit gehen, gekoppelt mit einer fetalen Minderversorgung. Andererseits wird bei einer Erhöhung der Körperkerntemperatur bis 40 °C ein teratogener Effekt befürchtet wie er tierexperimentell nachweisbar ist.

Alle dazu vorliegenden Untersuchungen mit einer moderaten Hitzebelastung widersprechen diesen Befürchtungen. Umfangreiche Untersuchungen gibt es vor allem aus skandinavischen Ländern zum Saunieren. Wie bei Nichtschwangeren steigt die Körperkerntemperatur bei rektaler Messung nicht über 38 °C. Mütterliche und kindliche Herzfrequenzanstiege blieben im oberen Normbereich, dopplersonografische Untersuchungen ergaben keine Einschränkung der fetalen Durchblutung.

Bei einer risikofreien Schwangerschaft gibt es deshalb keine Kontraindikationen zum moderaten Saunieren, Sonnenbaden und heißen Bädern. Für Saunabesuche wird z. B. eine Dauer von maximal 10–15 Minuten bei einer Temperatur von 90–100 °C empfohlen. Eine analoge Zeitdauer ist für heiße Bäder bei 34–38 °C oder den Aufenthalt im Whirlpool zu empfehlen.

Ein hochgradiger UV-Schutz und das Tragen einer Kopfbedeckung sind beim Sonnenbaden selbstverständlich. Schwangere reagieren auf UV-Strahlung zum Teil mit einer überstarken Pigmentierung und Chloasmabildung. Das Kind ist durch die UV-Strahlen nicht gefährdet, da das mütterliche Gewebe die Strahlung vollständig absorbiert.

Ganz abgesehen davon, dass die Benutzung von Sonnenbänken kontrovers diskutiert wird, ist zu langes Liegen in Rückenlage wegen der Gefahr eines Vena-cava-Kompressionssyndroms zu vermeiden.

Risikoschwangerschaften gelten als relative Kontraindikationen für Besuche der Sauna, heißer Bäder oder Sonnenbaden. Mögliche Aktivitäten sollten mit dem behandelnden Gynäkologen besprochen werden.

## 4.6 Sexualität

Im Gegensatz zu früher gibt es heute keinerlei Einschränkungen für sexuelle Aktivitäten, vorausgesetzt es handelt sich um eine normale, risikofreie Gravidität. Die Angst vor Verletzungen des Kindes ist unbegründet, da das Kind durch die Gebärmutter und das Fruchtwasser gut geschützt ist.

Häufig ist das Bedürfnis der Graviden nach Sexualität im 1. Trimenon und am Ende der Schwangerschaft reduziert. Im 2. Trimenon berichten viele Schwangere von einer deutlich gesteigerten Libido. Am Ende der Gravidität stört häufig der größer werdende Bauch und die Rückenlage kann unangenehm sein (Vena-cava-Kompressionssyndrom). Entsprechend sollten alternative Stellungen gewählt werden.

Dass nach dem Orgasmus der Bauch kurzfristig hart werden kann, die Mutter vermehrt Kindsbewegungen verspürt und eine fetale Tachykardie eintritt ist unproblematisch und ungefährlich. Der Prostaglandingehalt des Ejakulates führt bei einer gesunden Gravidität nicht zu vorzeitigen Wehen. Auch die Angst vor einer Zunahme vaginaler Infektionen durch Koitus in der Gravidität hat sich nicht bestätigt.

Kontraindikationen bzw. relative Kontraindikation sind: Blutungen, Vulvitis, Kolpitis, Abortbestrebungen, Zervixinsuffizienz, vorzeitige Wehentätigkeit, vorzeitiger Blasensprung, Amnioninfektionssyndrom, tief sitzende Plazenta, Plazenta marginalis und Plazenta praevia.

### Zusammenfassung

- **Beruf:** Im Mutterschutzgesetz sind die Aktivitäten, die eine Schwangere am Arbeitsplatz durchführen darf exakt geregelt, länderweise mit geringen Unterschieden. Der Arbeitgeber hat den Arbeitsplatz auf die individuelle Gefährdung zu untersuchen, Risiken durch Umgestaltung zu beseitigen, evtl. einen Arbeitsplatzwechsel durchzuführen oder sogar eine Freistellung einzuleiten. Beratend stehen der behandelnde Arzt, der Betriebsarzt, das Gesundheitsamt, das Gewerbeaufsichtsamt und arbeitsmedizinische Institute zur Verfügung.

- **Sport:** War man früher mit der Empfehlung zum Sport zurückhaltend, wird heute eine moderate sportliche Tätigkeit bei einer risikofreien Schwangerschaft als erwünscht angesehen.
  - Erwiesene Vorteile: Reduktion von Rückenschmerzen, GDM, Insulinbedarf bei GDM, Hypertonie, Präeklampsie, starker Gewichtszunahme, Leistungseinschränkungen, Schmerzempfinden während der Geburt, operativen Entbindungen,
  - Risiken: bis auf die erhöhte Verletzungs- und Sturzgefahr haben sich befürchtete Risiken (z. B. teratogene Wirkung, Körpertemperaturanstieg, Induktion vorzeitiger Wehen, Reduktion der uteroplazentaren Durchblutung), abgesehen von einzelnen Ausnahmen, nicht bestätigt,
  - Goldstandard: Herzfrequenz von 140/min nicht dauerhaft (20 min) überschreiten, sprechen sollte während des Sportes problemlos möglich sein,
  - ideale Sportarten: Schwimmen, Aquajogging, Radfahren,
  - geeignete Sportarten: Wandern, Nordic Walking, Joggen,
  - ungeeignete Sportarten: Mannschafts-, Wettkampf-, Kampfsportarten, Hochleistungssport, Sportarten mit hohem Sturz- und Verletzungsrisiko,
  - Kontraindikationen: akut auftretende Probleme während des Sports, anamnestische sowie Befundrisiken.

- **Reisen** im Beruf und im Urlaub gehört heute zur Normalität. Zu beachten sind der Hygiene- sowie der medizinische Standard im Ausland, die klimatischen Bedingungen, die Infektionsgefährdung und eventuell notwendige Impfungen.
  - Höhenaufenthalt > 3 000 m ist problematisch.
  - Ideal sind Zug- und Schiffsreisen. Im Auto besteht bei langen Fahrten erhöhte Thrombosegefahr. Auf das exakte Anbringen des Gurts ist zu achten. Obwohl viel diskutiert sind Flugreisen aus heutiger Sicht für Mutter und Kind unproblematisch. Vielflieger können die Strahlenbelastung für die jeweiligen Flüge errechnen oder berechnen lassen. Die Mitnahmevoraussetzungen können bei den verschiedenen Fluggesellschaften differieren, sodass sich die Schwangere über die Bedingungen informieren sollte. Im Allgemeinen sind Flüge bis zur 36. SSW unproblematisch, danach muss ein Attest vorliegen.

- Eine moderate **Hitzebelastung** (Sauna, heiße Bäder, Sonne) führt bei einer risikolosen Gravidität nicht zu Beeinträchtigungen der Mutter oder des Kindes. Für Saunabesuche wird eine Dauer von maximal 10–15 Minuten bei einer Temperatur von 90–100 °C empfohlen. Eine analoge Zeitdauer ist für heiße Bäder oder den Aufenthalt im Whirlpool zu empfehlen. Schwangere reagieren auf UV-Strahlung evtl. mit starker Pigmentierung und einer Chloasmabildung. Ein hochgradiger UV-Schutz und das Tragen einer Kopfbedeckung sind wichtig. Für Risikoschwangerschaften sind diese Aktivitäten relativ kontraindiziert.

- **Sexualität:** In einer risikofreien Gravidität bestehen keinerlei Einschränkungen für sexuelle Aktivitäten. Die Angst vor Verletzungen des Kindes ist unbegründet. Kurzfristige Kontraktionen nach dem Orgasmus sind unproblematisch und führen nicht zur vorzeitigen Wehentätigkeit. Das trifft auch für den Prostaglandingehalt des Ejakulates zu.

## Literatur


American College of Obstetritians and Gynecologists. Exercise during pregnancy and the postpartum period. ACOG Technical Bulletin, 189: 1–5, 1994b

American College of Obstetritians and Gynecologists: COG Committee Opinion. Exercise during pregnancy and the postpartum period. Int J Gynecol Obstet, 79–81, 2002

Auswärtiges Amt/Gesundheitsdienst. Merkblatt für Beschäftigte und Reisende. Malaria – Empfehlungen zur Vorbeugung und Notfallselbstbehandlung. http://www.auswaertiges-amt.de/cae/servlet/contentblob/333342/publicationFile/195787/Malaria-Merkblatt.pdf
(Stand: 05/15, Zugriff: 23.08.2016)

Bundesamt für Strahlenschutz. Höhenstrahlung beim Fliegen. http://www.bfs.de/DE/themen/ion/umwelt/luft-boden/flug/flug.html (Zugriff: 23.08.2016)

Bung P. Lifestyle in der Schwangerschaft. Der Gynäkologe, 1, 71–78, 2012

Deutsche Botschaft Nairobi, Regionalarztstelle. Merkblatt Malaria. www.nairobi.diplo.de/contentblob/4483204/Daten/3653610/d_RegArzt_Info_Nr_14_Merkblatt_Malaria.pdf (Stand 08.2013)

Deutsche Gesellschaft für Tropenmedizin und internationale Gesundheit (DTG). Empfehlungen zur Malariavorbeugung. www.dtg.org/uploads/media/DTG_Malaria_2016.pdf (Stand: Mai 2016)

Erhard L. Sport und Schwangerschaft. Dissertation, LMU München: Medizinische Fakultät, 2007 edoc.ub.uni-muenchen.de/8091/1/Erhard_Lena.pdf

Helmholtz Zentrum München, Deutsches Forschungszentrum für Gesundheit und Umwelt. EPCARD-Portal. EPCARD Home. www.helmholtz-muenchen.de/epcard-portal (Zugriff:23.08.2016)

Huch R. Fliegen während der Schwangerschaft. Gynakologe, 34: 401–407, 2001

Huch R. Verhalten in der Schwangerschaft. In: Schneider H, Husslein P, Schneider KTM (Hrsg). Geburtshilfe. Springer, 2000

Koren G, Matsui D, Bailey B. DEET-based insect repellents: safety implications for children and pregnant and lactating women. CMAJ, 169(3): 209–12, 2003

Korsten-Reck U, Wurster MK. Schwangerschaft und Sport. Dtsch Z Sportmed, 60: 117–121, 2009

Korsten-Reck U. Schwangerschaft und Sport. Teil 1: Folgen für Mutter und Kind. Gynakologe, 10: 847–853, 2011

Ochmann U, Nowak D. Schwanger am Arbeitsplatz. Frauenarzt, 52, Nr. 11, 1060–68, 2011

v. Schwerin A, Kniza R. Flugreisen in der Schwangerschaft. Beförderungsbestimmungen in Deutschland. Frauenarzt, 48, Nr. 2, 128–29, 2007

Schommer K, Bärtsch P. Basiswissen für die höhenmedizinische Beratung. Dtsch Arztebl Int, 108 (49): 839–48, 2011. doi: 10.3238/arztebl. 2011.0839

Szymanski LM, Satin AJ. Exercise during pregnancy: fetal responses to current public health guidelines. Obstet Gynecol, 119(3): 603–10, 2012 Mar. doi: 10.1097/AOG.0b013e31824760b5

# 5 Impfung



Durch den Rückgang schwerer Infektionskrankheiten seit der Einführung von Schutzimpfungen scheint das Bewusstsein um diese Gefahr und um den Nutzen der Impfungen in der Bevölkerung mehr und mehr nachzulassen. Während Kinder heute dank der Impfprogramme relativ gut gegen Infektionskrankheiten geschützt sind, zeigen sich bei Jugendlichen und Erwachsenen – insbesondere bei Frauen – zum Teil gravierende Impflücken im Schutz gegen Tetanus, Diphtherie, Masern, Mumps, Röteln, Poliomyelitis, Keuchhusten oder Hepatitis B. Aus diesen Gründen ist mit einer Rückkehr verschiedener Krankheiten zu rechnen.

Die Impfmüdigkeit ist in den allermeisten Fällen auf Unwissenheit und Nachlässigkeit zurückzuführen. Durch Erhebungen wissen wir, dass etwa 80–90 % der Bevölkerung Impfungen gegenüber positiv eingestellt sind und eine entsprechende Aufforderung zur Überprüfung und Ergänzung des Impfschutzes begrüßen würden.

Besonders für jüngere Frauen mit Kinderwunsch ist eine rechtzeitige Schließung der Impflücken vor Beginn der Schwangerschaft von Bedeutung.

Weil in keiner anderen Praxis junge Frauen so regelmäßig zur Untersuchung kommen wie beim Gynäkologen, sind sie für diese Aufgabe besonders prädestiniert.

## 5.1 Einführung

Eine Impfung schützt nicht nur die Mutter, sondern bei einer Schwangerschaft auch das Kind vor Erkrankungen. Das Immunsystem der komplexen Mutter-Kind-Einheit spielt eine große Rolle. Antikörper der Mutter, die durch zurückliegende Infektionen oder aber durch Impfungen gebildet wurden, gehen durch den diaplazentaren Immunglobulintransfer auf das Kind über und schützen es 4 bis etwa 6 Monate nach der Geburt vor Infektionen. Dieser Nestschutz, d. h. die von der Mutter gewährleistete Leihimmunität, schützt das Kind bis zur Heranreifung seines eigenen Immunsystems, das etwa zwischen dem 4. und 6. Lebensmonat mit der Produktion von IgM- und IgG-Antikörpern beginnt. Bei gestillten Säuglingen wird der Nestschutz durch die in der Muttermilch in großer Menge enthaltenen IgG-Moleküle noch verbessert.

Der kindliche Nestschutz ist demnach direkt und ausschließlich von der Immunität und damit vom Impfstatus der Mutter abhängig. Dies gilt insbesondere für Röteln, Tetanus, Masern, Mumps, Varizellen, Diphtherie, Keuchhusten und Hepatitis B.

### 5.1.1 Grundimmunisierung und Auffrischimpfungen

#### Impfempfehlungen für das erste Lebensjahr

In Deutschland werden alle Kinder entsprechend der Empfehlungen der STIKO (◘ Tab. 5.1) anhand des Impfkalenders im ersten Lebensjahr ab der vollendeten 8. Lebenswoche dreimal in einem Abstand von jeweils 4 Wochen gegen folgende impfpräventable Krankheiten geimpft:

- Diphtherie (D),
- Tetanus (T),
- Pertussis (aP),
- *Haemophilus influenzae* Typ b (Hib),
- Poliomyelitis (IPV),
- Hepatitis B (HB),
- Pneumokokken (Pnk, 10–13-valenter Konjugatimpfstoff).

Obwohl die konsequent durchgeführte Impfstrategie zu einer erheblichen Reduktion der entsprechenden Erkrankungen geführt hat, konnten sie bisher jedoch nicht ausgerottet werden. Diphtherie, Keuchhusten und Tetanus treten immer wieder, meist bei älteren Menschen mit Impflücken, auf. In Ländern mit einem ungenügenden Hygienestandard versterben in jedem Jahr noch immer viele Säuglinge an einem neonatalen Tetanus.

#### Impfempfehlungen für das zweite Lebensjahr

Eine Übersicht der Impfempfehlungen in diesem Alter findet sich in ◘ Tab. 5.1.

##### Masern, Mumps, Röteln, Varizellen

Ab dem elften Lebensmonat soll die zweimalige Impfung mit dem Lebendimpfstoff gegen Masern, Mumps, Röteln (MMR) als Kombinationsimpfstoff sowie die Varizellenimpfung (VZV) entweder als Einzelimpfstoff oder als MMR-VZV-Kombinationsimpfstoff durchgeführt werden. Die zweite Impfung soll nicht vor dem 15. Lebensmonat gegeben werden. Zwischen beiden soll ein Mindestabstand von vier Wochen bestehen (▸ Kap. 5.3.1 vorgezogene MMR-Impfung).

##### Meningokokken

Ab dem zwölften Lebensmonat soll eine einmalige Impfung gegen Meningokokken der Gruppe C (Men C) als Konjugatimpfstoff erfolgen (bei speziellen Indikation ab einem Alter von 2 Monaten). Für Kinder ab 1 bzw. 2 Jahren (abhängig vom Impfstoff), Jugendliche und Erwachsene, besonders für Personen mit erhöhtem Risiko für Meningokokkenerkrankungen und für Reisende in Länder mit erhöhtem Infektionsrisiko stehen seit 2012 anstelle des bisherigen Polysaccharidimpfstoffes auch tetravalente Konjugatimpfstoffe gegen Meningokokken der Gruppe A, C, W-135 und Y zur Verfügung. Inzwischen gibt es auch einen Impfstoff gegen Meningokokken der Gruppe B, die für ⅔ der Meningokokkeninfektionen verantwortlich sind. Eine offizielle STIKO Empfehlung zu Impfmodalitäten gibt es zurzeit noch nicht.

##### Auffrischimpfungen/HPV-Impfung

Nach dem vollendeten 11. Lebensmonat werden folgende Auffrischimpfungen empfohlen:

T, D, aP, Hib, IVP, HB, Pnk.

#### Impfempfehlungen für Kinder und Jugendliche

Eine Übersicht der Impfempfehlungen in diesem Alter findet sich in ◘ Tab. 5.2.

- Im Alter von 5–6 Jahren Auffrischimpfungen für T, D, aP,
- Im Alter von 9–17 Jahren Auffrischimpfungen für T, D, aP, IVP (eine besondere Bedeutung hat die Pertussis-Auffrischimpfung, da der Immunschutz sowohl nach Impfung als auch nach einer Infektion nur 4–7 Jahre anhält. Die Polioimpfung wird danach nicht mehr wiederholt).

(Da die lokalen Impfreaktionen für Tetanus, Diphtherie, Pertussis und Poliomyelitis im Alter von 5–6 Jahren zunehmen wird ab diesem Alter mit einem verminderten Antigengehalt geimpft (T, d, ap, IPV)(in Deutschland wird der Antigengehalt bei Tetanus unabhängig von der Menge mit „T“ bezeichnet)

**Tab. 5.1** Impfkalender (Standardimpfungen) für Säuglinge und Kleinkinder bis 2 Jahre. Nach Robert Koch-Institut 2016

| Impfung | Alter in Wochen | Alter in Monaten | | | | |
|---|---|---|---|---|---|---|
| | 6 | 2 | 3 | 4 | 11–14 | 15–23 |
| Tetanus | | G1 | G2 | G3 | G4 | N |
| Diphtherie | | G1 | G2 | G3 | G4 | N |
| Pertussis | | G1 | G2 | G3 | G4 | N |
| Hib (*H. influenzae* Typ b) | | G1 | G2 | G3 | G4 | N |
| Poliomyelitis | | G1 | G2[c] | G3 | G4 | N |
| Hepatitis B | | G1 | G2[c] | G3 | G4 | N |
| Pneumokokken [a] | | G1 | | G2 | G3 | N |
| Rotaviren | G1[b] | G2 | (G3) | | | |
| Meningokokken | | | | | G1 (ab 12 Monaten) | |
| Masern | | | | | G1 | G2 |
| Mumps, Röteln | | | | | G1 | G2 |
| Varizellen | | | | | G1 | G2 |
| Influenza | | | | | | |
| HPV (Humane Papillomaviren) | | | | | | |

G: Grundimmunisierung (in bis zu 4 Teilimpfungen, G1–G4)
A: Auffrischimpfungen
S: Standardimpfung
N: Nachholimpfung (Grundimmunisierung aller noch nicht Geimpften bzw. Komplettierung einer unvollständigen Impfserie).
[a] Bei Anwendung eines monovalenten Impfstoffes kann diese Dosis entfallen.
[b] Die 1. Impfung sollte bereits ab dem Alter von 6 Wochen erfolgen, je nach verwendetem Impfstoff sind 2 bzw. 3 Dosen im Abstand von mindestens 4 Wochen erforderlich.
[c] Bei Anwendung eines monovalenten Impfstoffes kann diese Dosis entfallen.

- Mädchen sollen im Alter von 12–17 Jahren gegen HPV (humanpathogene Papillomaviren) 3 × (je nach Impfstoff 0, 2, 6 oder 0, 1, 6 Monate) geimpft werden.

### Impfempfehlungen für Erwachsene ab dem 18. Lebensjahr

Eine Übersicht der Impfempfehlungen für Erwachsene findet sich in Tab. 5.2.

Zur Erhaltung der Immunität werden für Tetanus und Diphtherie alle 10 Jahre Td-Auffrischimpfungen empfohlen. Im Rahmen einer fälligen Td-Impfung sollte auch daran gedacht werden, ob ebenfalls die Keuchhustenimpfung wegen der nachlassenden Immunität aufgefrischt werden sollte. Bei entsprechender Indikation wäre ggf. auch eine Tdap-IPV Kombinationsimpfung sinnvoll.

**Tab. 5.2** Impfkalender (Standardimpfungen) für Kinder ab 2 Jahren, Jugendliche und Erwachsene. Nach Robert Koch-Institut 2016

| Impfung | Alter in Jahren | | | | | |
|---|---|---|---|---|---|---|
| | 2–4 | 5–6 | 9–14 | 15–17 | Ab 18 | Ab 60 |
| Tetanus | N | A1 | A2 | | A (ggf. N)[b] | |
| Diphtherie | N | A1 | A2 | | A (ggf. N)[b] | |
| Pertussis | N | A1 | A2 | | A (ggf. N)[b] | |
| Hib (*H. influenzae* Typ b) | N | | | | | |
| Poliomyelitis | N | | A1 | | Ggf. N | |
| Hepatitis B | N | | | | | |
| Pneumokokken [a] | | | | | | S[d] |
| Rotaviren | | | | | | |
| Meningokokken | N | | | | | |
| Masern | N | | | | S[c] | |
| Mumps, Röteln | N | | | | | |
| Varizellen | N | | | | | |
| Influenza | | | | | | S (jährlich) |
| HPV (Humane Papillomaviren) | | | G1[a] | G2[a] | N[a] | |

G: Grundimmunisierung (in bis zu 4 Teilimpfungen, G1–G4)

A: Auffrischimpfung

S: Standardimpfung

N: Nachholimpfung (Grundimmunisierung aller noch nicht Geimpften bzw. Komplettierung einer unvollständigen Impfserie).

[a] Standardimpfung für Mädchen im Alter von 9–13 bzw. 9–14 Jahren (je nach verwendetem Impfstoff) mit 2 Dosen im Abstand von 6 Monaten, bei Nachholimpfung im Alter > 13 bzw. > 14 Jahren oder bei einem Impfabstand von < 6 Monaten zwischen der 1. und 2. Dosis ist eine 3. Dosis erforderlich (Fachinformation beachten). Td-Auffrischimpfung alle 10 Jahre. Die nächste fällige Td-Impfung einmalig als Tdap- bzw. bei entsprechender Indikation als Tdap-IPV-Kombinationsimpfung. Bei Anwendung eines monovalenten Impfstoffes kann diese Dosis entfallen.

[b] Td-Auffrischimpfung alle 10 Jahre; die nächste fällige Td-Impfung einmalig als Tdap- bzw. bei entsprechender Indikation als Tdap-IPV-Kombinationsimpfung.

[c] Einmalige Impfung für alle nach 1970 geborenen Personen ≥ 18 Jahre mit unklarem Impfstatus, ohne Impfung oder mit nur einer Impfung in der Kindheit, mit einem MMR-Impfstoff.

[d] Einmalige Impfung mit Polysaccharid-Impfstoff

## 5.2 Impfanamnese und Titerkontrolle

### 5.2.1 Wirksamkeit der Impfung/Auffrischimpfung

Die Angaben gelten für eine vollständige Grundimmunisierung.

**Masern/Mumps/Röteln:** Die Wirksamkeit nach einer vollständigen Grundimmunisierung wird auf über 30 Jahre bzw. lebenslang geschätzt. Diese These kann zumindest für Mumpserkrankungen nicht mehr aufrechterhalten werden, da im Rahmen von kleineren Epidemien auch vollständig geimpfte Personen im Kindes- und/oder Erwachsenenalter neu erkrankten. Die STIKO hat deshalb ihre Empfehlungen 2012 dahingehend geändert, dass Erwachsene bei beruflicher Indikation, d.h. in Gesundheitsberufen oder in Gemeinschafts- und Ausbildungseinrichtungen, eine Auffrischungsimpfung erhalten sollten. Da es in Deutschland keine monovalenten Impfstoffe gegen Masern, Mumps, oder Röteln mehr gibt, empfiehlt die STIKO unabhängig von bereits erfolgten Impfungen eine erneute Gabe von einem MMR-Impfstoff, der von der Verträglichkeit her unproblematisch ist und auch nach durchstandener Erkrankung von Masern, Mumps oder Röteln appliziert werden kann.

**Diphtherie:** Die Schutzrate beträgt über 90 %, der Impfschutz hält weniger als 10 Jahre an, deshalb wird eine Auffrischimpfung alle 10 Jahre empfohlen, für Personen mit engem Kontakt zur Erkrankten nach 5 Jahren.

**Tetanus:** Die Schutzrate liegt bei 100 %, die Schutzdauer beträgt mehr als 10 Jahre. Auffrischimpfungen sollten alle 10 Jahre durchgeführt werden.

**Keuchhusten:** Die Schutzrate beträgt 90 %, der Impfschutz hält 4–7 Jahre an. Auffrischimpfungen werden deshalb im Erwachsenenalter wegen der möglichen lebensbedrohlichen Gefährdung ungeimpfter Säuglinge (▸ Kap. 5.3.1) empfohlen. Da keine monovalenten Pertussisimpfstoffe verfügbar sind, ist die Pertussisimpfung als Kombinationsimpfstoff Tdap oder Tdap-IPV zu verabreichen. In Ländern wie z.B. Österreich oder den USA wird eine Auffrischimpfung alle 10 Jahre zusammen mit Tetanus, Diphtherie und Polio empfohlen.

**Windpocken:** Die Schutzrate beträgt über 90 %. Der Impfschutz soll mindestens 7 Jahre anhalten. In jüngerer Zeit wird dies kontrovers diskutiert, da wiederholt über Ausbrüche von Windpocken bei geimpftem Kindern berichtet wurde. Die STIKO empfiehlt eine Antikörperkontrolle vor einer Schwangerschaft sowie bei gefährdeten Personen. Bei ungenügendem Immunschutz diesen durch die fehlenden Impfungen möglichst früh spätestens bis zum 18. Lebensjahr nachzuholen.

**Hepatitis B:** Die Schutzrate beträgt bei Gesunden 90–99 %; bei Dialysepatienten und Immunsupprimierten ist sie deutlich niedriger. Die Schutzdauer beträgt mindestens 15 Jahre. Die STIKO empfiehlt Auffrischimpfungen alle 10 Jahre bei Personen mit einem hohen Infektionsrisiko, z. B. Kontakt mit HBs-Antigenträgern in Kindergärten, Pflegeheimen, Krankenhäusern, Familien, Wohngemeinschaften, bei Sexualkontakt zu HBs-Antigenträgern, Drogenabhängigen.

Der Wert der Höhe des Antikörpertiters, der nach erfolgter Impfung sehr schnell abnimmt, und sogar in 20–50 % auch bei immunologisch gesunden Geimpften nach 4–10 Jahren nicht mehr nachweisbar sein kann, ist umstritten und nicht endgültig beurteilbar.

Trotzdem sind diese Personen durch ein immunologisches Gedächtnis und eine schnelle Immunreaktion nach Kontakt mit dem Erreger vor einer Erkrankung geschützt.

### 5.2.2 Impflücken

Um die Bevölkerung vor impfpräventablen Infektionskrankheiten zu schützen, ist eine sehr hohe Durchimpfungsrate von ca. 90 % erforderlich. Auch wenn die Durchimpfungsraten in den letzten Jahren kontinuierlich gestiegen sind, bestehen in Deutschland doch weiterhin aus vielen unterschiedlichen Gründen beträchtliche

Impflücken in den einzelnen Altersgruppen und Bevölkerungskreisen. Der mangelnde Durchimpfungsgrad ist bei Frauen größer als bei Männern. Der Frauenarzt hat hier – wie oben schon erwähnt – eine große Verantwortung und die Möglichkeit noch vor einem bestehenden Kinderwunsch diese Impflücken zu schließen. Außerdem ist es erforderlich, dass sich der Gynäkologe bei eingetretener Gravidität noch einmal den Impfpass vorlegen lässt, um die Impfsituation zu überprüfen.

#### Fehlende Impfdokumentation

Das RKI empfiehlt im Falle einer verloren gegangenen oder fehlenden Impfdokumentation Informationen zu früher durchgeführten Impfungen aus ärztlichen Unterlagen zu ermitteln und daraus ggf. einen neuen Ausweis auszustellen. Dem Problem der fehlenden Impfdokumentation begegnet man besonders häufig bei Immigranten. Ungeimpfte Personen und Personen mit unklarem Impfstatus gelten als ungeimpft, sodass eine dem Alter entsprechende vollständige Impfung durchgeführt werden muss. Unvollständige Impfungen sollten ergänzt werden, eine erneute vollständige Impfung ist nicht notwendig.

## 5.3 STIKO-Empfehlungen

In jedem Jahr werden vom Robert-Koch-Institut die neuen Empfehlungen der ständigen Impfkommission für Schutzimpfungen in Deutschland veröffentlicht (immer im Heft 30 des Epidemiologischen Bulletins (Epid. Bull.), im Heft 31 werden die Neuerungen erläutert und begründet). Es ist deshalb notwendig, dass sich der Frauenarzt in jedem Jahr wieder mit den Neuerungen vertraut macht.

Die von der STIKO vorgesehenen Impfungen bis zum 18. Lebensjahr sind oben bereits aufgeführt. Besonders zu beachten sind unter Schwangerschaftsgesichtspunkten auch diejenigen nach dem 18. Lebensjahr:

### 5.3.1 Vor der Schwangerschaft

**Masernimpfung:** Eine Masernimpfung in Form einer Masern-Mumps-Röteln-Impfung ist indiziert, für alle Erwachsenen, die nach 1970 geboren wurden, wenn sie nicht oder nur einmal geimpft sind oder der Impfstatus unklar ist. Denn mehr als 50 % aller Masernerkrankungen in Deutschland betreffen heute Jugendliche über 10 Jahre und junge Erwachsene.

**CAVE** Der Nestschutz von Masern besteht nur 6–8 Monate. Die erste Impfung erfolgt mit 11 Monaten. In der Zwischenzeit ist der Säugling ungeschützt und kann durch maserninfizierte Kontaktpersonen angesteckt werden.

Damit besteht die Gefahr an einer schweren Komplikation im Säuglingsalter (z. B. Mittelohrentzündung, Lungenentzündung, Enzephalitis) oder an einer sich nach Jahren entwickelnden subakuten sklerosierenden Panenzephalitis zu erkranken. Sie kann mit bleibenden schweren Folgeschäden wie geistige Behinderungen und Lähmungen verlaufen und selten zum Tode führen.

Im Falle eines Masernausbruches sollten in Ermangelung von Daten zur Wirksamkeit einer MMR-Impfung bei Säuglingen unter 9 Monaten diese Kinder in erster Linie durch eine Impfung von Kontaktpersonen geschützt werden. Nach individueller Risiko-Nutzen-Abwägung kann eine Impfung schon mit 6–8 Monaten in Ausnahmefällen indiziert sein. Ansonsten empfiehlt die STIKO eine vorzeitige Impfung ab einem Alter von 9 Monaten in folgenden Fällen:

- bevorstehende Aufnahme in eine Gemeinschaftseinrichtung,
- nach einem möglichen Kontakt zu Masernkranken.

Nach erfolgter vorzeitiger Impfung sollten diese Säuglinge zum Aufbau einer langfristigen Immunität zwei weitere MMR-Impfungen im zweiten Lebensjahr erhalten.

Alternativ können so gefährdete Kinder auch Immunglobuline bekommen. Zu berücksichtigen ist dabei, dass dann eine MMR-Impfung für 5–6 Monate nicht sicher wirksam ist.

**Pertussisimpfung:** Keuchhusten ist seit Jahren keine reine Kinderkrankheit mehr, denn sie verlagert sich mehr und mehr in das Jugend- und Erwachsenenalter. Deshalb ist eine Pertussisimpfung im Rahmen einer Tetanus-Diphtherie-Auffrischimpfung ab dem 18. Lebensjahr (bzw. für Frauen im gebärfähigen Alter) indiziert. **Alle 10 Jahre sollten Personen gegen Pertussis geimpft werden**, insbesondere wenn sie zu Neugeborenen und Säuglingen engen Kontakt haben (sog. Kokonstrategie).

An erster Stelle als Infektionsquelle stehen die Eltern. Denn die meisten Kinder werden durch sie in Unkenntnis angesteckt, dass der seit längerer Zeit bestehende hartnäckige Husten ursächlich Keuchhusten ist (im Erwachsenenalter verläuft eine Keuchhusteninfektion praktisch immer atypisch als hartnäckiger Husten und wird häufig nicht als Pertussis erkannt). Wichtige Gefahrenquellen sind auch Geschwister, Großeltern, die Tagesmutter oder andere Betreuer sowie medizinisches Personal in der Kinderheilkunde und Gynäkologie und Mitarbeiter von Gemeinschaftseinrichtungen für Kinder im Vorschulalter. Sie können wegen der nachlassenden Immunität eine Keuchhusteninfektion akquirieren und als gefährliche Infektionsquelle für Neugeborene und Säuglinge gelten. Die Impfung sollte für die besonders engen Kontakte wie z. B. Vater, Geschwister, Großeltern spätestens 4 Wochen vor der Geburt des Kindes erfolgen.

**CAVE** Eine Infektion des Neugeborenen kann lebensbedrohlich sein. Denn gegen Keuchhusten werden keine dauerhaften Antikörper gebildet. Deshalb besteht bei länger zurückliegenden Impfungen kein Nestschutz mehr.

Keuchhusten ist für Kinder in den ersten Lebenswochen besonders gefährlich, da sie keine Hustenattacken, sondern Apnoeanfälle bekommen, die oft nicht bemerkt werden. Daran können die Kinder versterben oder schwere Gehirnschäden erleiden. Um dieser Gefahr vorzubeugen wird ein Tdap ggf. eine Tdap-IPV Impfung vor der Schwangerschaft empfohlen.

**Rötelnimpfung:** Eine Rötelnimpfung in Form einer Masern-Mumps-Röteln-Impfung ist im gebärfähigen Alter indiziert, bei ungeimpften Frauen, bei unklarem Impfstatus oder wenn nur einmal gegen Röteln geimpft wurde. Das ist deshalb wichtig, weil seit 2006/2007 die Seronegativrate im Alter von 15–25 Jahren, wahrscheinlich wegen suboptimaler Durchimpfung, angestiegen ist. Damit besteht die Gefahr einer Rötelninfektion für Schwangere durch Einschleppung von akuten Röteln aus asiatischen und afrikanischen sowie aus europäischen Ostländern, in denen Röteln noch häufig sein können.

**Varizellenstatus:** Bei Jugendlichen < 18 Jahre soll bei Fehlen der 2. Impfung die Impfung so früh wie möglich spätestens bis zum 18. Geburtstag nachgeholt und danach eine Laborkontrolle auf Varizellen-Antikörper durchgeführt werden. Bei Frauen ab 18 Jahren muss auch bei Vorliegen von zwei Impfungen grundsätzlich eine Varizellen-IgG-Bestimmung veranlasst werden. Das zu Röteln andersartige und inplausible Vorgehen wird mit der kürzeren Erfahrung mit der zweimaligen Varizellenimpfung erklärt. Bei negativem Antikörperstatus soll eine zweimalige Varizellenimpfung im Abstand von 6–8 Wochen durchgeführt werden. Anschließend ist der Antikörperstatus zu überprüfen.

### 5.3.2 In der Schwangerschaft

**Rötelnimmunität:** Anhand des Impfpasses muss die Rötelnimmunität überprüft werden. Sind zwei Impfungen eingetragen, bedeutet dies Immunität. Der bisher übliche Test entfällt. Der Gynäkologe muss den Nachweis der Immunität durch einen Eintrag in den Mutterpass bestätigen.

Ist die zweite Rötelnimpfung nicht durchgeführt oder dokumentiert worden oder die Dokumen-

5

tation unklar, so muss ein Röteln-Elisa-Test veranlasst werden. Der Röteln-HAH-Test entspricht nicht mehr den heutigen Erfordernissen, da er bei Geimpften trotz bestehender Immunität niedrig (< 1:16) sein kann.

**Influenzaimpfung:** Da Schwangere bei einer Grippeinfektion ein erhöhtes Risiko für schwere Krankheitsverläufe besonders im 2. und 3. Trimenon gekoppelt mit einer hohen Komplikationsrate haben (Pneumonie, Myokarditis, Enzephalitis, bakterielle Superinfektionen mit Pneumokokken, *Haemophilus influenzae*, Staphylokokken), empfiehlt das RKI seit dem Jahre 2010 für alle gesunden Schwangeren grundsätzlich eine Grippeimpfung im zweiten Drittel der Schwangerschaft. Wenn chronische Grunderkrankungen vorliegen, soll sogar schon im 1. Trimenon geimpft werden (z. B. Leber-Nieren-Lungen-Leiden, Neurodermitis, Diabetes, Adipositas u. a.). Voraussetzung ist, dass es sich um einen Totimpfstoff handelt, bei dem eine Impfung grundsätzlich in jedem Stadium der Schwangerschaft unbedenklich ist. Im 1. Trimenon soll bei gesunden Schwangeren aus psychischen Gründen nicht geimpft werden, da Spontanaborte fälschlicherweise mit der Impfung in Zusammenhang gebracht werden könnten.

Neuerdings gibt es auch einen in Deutschland zugelassenen Lebendimpfstoff in Form eines Nasensprays, der für Kinder im Alter von 2–17 Jahren zugelassen ist. Er ist in jedem Trimenon der Schwangerschaft kontraindiziert.

Auch unter dem Gesichtspunkt des Neugeborenen ist die Grippeimpfung wichtig. Denn infolge der Leihimmunität ist der Säugling in hohem Maße vor einer Grippeinfektion, die bei Säuglingen in der Regel auch sehr schwer verläuft, und fieberhaften Atemwegserkrankungen in den ersten Monaten geschützt. Allerdings sinkt der Antikörpertiter relativ schnell ab. Umso wichtiger ist die Impfung von engen Kontaktpersonen besonders im Haushalt im Sinne einer Kokonstrategie. Grippeimpfungen sind für Säuglinge erst ab dem 6. Lebensmonat zugelassen.

**Keuchhustenimpfung:** Im Dezember 2016 hat das Paul-Ehrlich-Institut europaweit die Zulassung der Impfstoffe Boostrix® (Tdap) und Boostrix Polio® (Tdap-IPV) auch für die Schwangerschaft ab dem 3. Trimenon zugelassen und empfohlen (DAZ online 14.12.2016). Dies deckt sich mit den Empfehlungen der WHO aus dem Jahre 2015 (Weekly Epidemiological Record. 90: 433–460, 2015).

Durch die Impfung wird nicht nur die Mutter sondern auch das Neugeborene in den ersten 2 Monaten post partum vor der potentiell tödlichen Keuchhusteninfektion geschützt. Dieser Immunschutz kann damit den Zeitraum bis zur ersten Tdap Impfung ab der vollendeten 8. Lebenswoche abdecken.

Die Sicherheit dieser Impfung beruht auf einer großen Datenmenge von insgesamt mehr als 20 000 Schwangerschaften aus England (Donegan et al. 2014) und Neuseeland (Petousis-Harris et al. 2016). In den USA besteht seit dem Jahr 2012 die Empfehlung zur Impfung in der Schwangerschaft (CDC: MMWR Morb Mortal Wkly Rep. 2013).

Eine offizielle Empfehlung der STIKO gibt es derzeit noch nicht, sie ist jedoch geplant. Die bisherigen Empfehlungen der STIKO lauten: Für Totimpfstoffe, wie z.B. gegen Influenza, Tetanus, Diphtherie, Pertussis, Hepatitis A und B, stellt eine Schwangerschaft keine Kontraindikation dar. Im ersten Drittel der Schwangerschaft sollten nur dringend indizierte Impfungen durchgeführt werden. Eine Impfung gegen Influenza ist Schwangeren sogar ausdrücklich angeraten.

### 5.3.3 Nach der Schwangerschaft

Nach der Schwangerschaft sollen möglichst umgehend bestehende Impflücken geschlossen werden. Das kann schon während der Stillzeit geschehen. Sowohl eine Impfung mit Lebend- (Masern, Mumps, Röteln, Varizellen) als auch mit Totimpfstoffen ist in der Stillzeit möglich. Einzige Ausnahme ist die Gelbfieberimpfung (► Kap. 5.5).

**Tab. 5.3** Welche Impfung, wann, für wen? Nach Wojcinski 2012

| Maßnahme | Impfbuchkontrolle | | | |
|---|---|---|---|---|
| | **Vor der Schwangerschaft** | **In der Schwangerschaft** | **Nach der Schwangerschaft** | **Alle Kontaktpersonen** |
| MMR-Impfung | Immunschutz durch zweimalige Impfung sichern | Röteln-ELISA-Test nur bei fehlender Immunität (= keine 2 MMR-Impfungen dokumentiert) | Fehlende MMR-Impfung nachholen | Masernschutz überprüfen. Alle nicht oder nur einmal Geimpften erhalten eine einmalige MMR-Impfung. |
| Varizellen-IgG-Test | Bei allen gebärfähigen Frauen, falls negativ: 2 × impfen und AK-Kontrolle | Falls nicht vor der Schwangerschaft erfolgt | Falls in der Schwangerschaft negativ: 2 × impfen und AK-Kontrolle | Bei allen gebärfähigen Frauen, falls negativ: 2 × impfen und AK-Kontrolle |
| Impfung gegen Tetanus, Diphtherie, Pertussis (Tdap, ggf. mit IPV) | Auffrischimpfung | Impfung bei fehlendem Pertussisschutz | Impfung bei fehlendem Pertussisschutz | Auffrischimpfung |
| Influenza-Impfung | Durchführen | Jede Schwangere muss geimpft werden. | – | Jährliche Impfung |
| Hepatitis-B-Impfung | Grundimmunisierung empfehlen | Grundimmunisierung fortsetzen | – | – |

Besonders wichtig sind die Nachholimpfungen gegen Masern und Pertussis, da kein (Keuchhusten) oder ein ungenügender (Masern ab 6. Lebensmonat) Nestschutz besteht.

Im Epidemiologischen Bulletin 30, aus dem Jahr 2012 sind erstmals tabellarisch aufgeführte Empfehlungen zu Nachholimpfungen bei Kindern, Jugendlichen und Erwachsenen mit unvollständigem oder unbekanntem Immunstatus angegeben.

Die Tab. 5.3 gibt einen Überblick über die Impfempfehlungen vor, während und nach der Schwangerschaft und für Kontaktpersonen.

## 5.4 Impfen während der Schwangerschaft

Bis auf die Grippeimpfung und seit Ende 2016 auch die Pertussisimpfung (Tdap ggf. Tdap-IPV) sollten Impfungen immer vor der Schwangerschaft durchgeführt werden, damit bereits zu Beginn der Gravidität ein Schutz vorhanden ist. Bei der zunehmenden Reisefrequenz, vor allem in Länder der dritten Welt, ist jedoch zum Schutz der Mutter und/oder des Fetus gelegentlich eine Schutzimpfung in der Gravidität erforderlich. Hin und wieder wird auch in Unkenntnis einer frühen Schwangerschaft oder kurz vor ihrem Eintreten geimpft und es tritt die Frage nach möglichen teratogenen Schäden auf. Grundsätzlich gilt:

**Tab. 5.4** Schutzimpfungen in der Schwangerschaft

| Impfung | Schwangerschaftsmonat | | |
|---|---|---|---|
| | I–III | IV–VI | VII–IX |
| **Lebendimpfstoffe** | | | |
| Masern | – | – | – |
| Mumps | – | – | – |
| Röteln | – | – | – |
| Varizellen | – | – | – |
| Gelbfieber | (+) | (+) | (+) |
| **Tot-Subunit-Impfstoffe oder Toxoide** | | | |
| Diphtherie | + | + | + |
| Tetanus | + | + | + |
| Poliomyelitis | + | + | + |
| Pertussis | + | + | + |
| Influenza | +* | + | + |
| Hepatitis B | (+) | + | + |
| Hepatitis A | (+) | + | + |
| Pneumokokken | (+) | (+) | (+) |
| Meningokokken | (+) | (+) | (+) |
| Japanische Enzephalitis | (+) | (+) | (+) |
| Tollwut | (+) | (+) | (+) |
| Typhus (oral) | (+) | (+) | (+) |
| Cholera | (+) | (+) | (+) |
| Zeckenenzephalitis (FSME) | (+) | (+) | (+) |
| HPV-Impfung | (+) | (+) | (+) |

– keine Impfung bei Graviden
+ unbedenklich
(+) Impfung ist bei Graviden relativ kontraindiziert, da ausreichende Daten fehlen. Bei Reisen in Endemiegebiete bzw. evtl. Kontakt strenge Indikationsstellung unter Risikoabwägung.
*▶Kap. 5.3.2

**Totimpfstoffe:** Prinzipiell gibt es gegen keinen der Totimpfstoffe Kontraindikationen. Grundlegend gilt aber auch, dass alle Impfungen – wenn möglich – außerhalb der Gravidität erfolgen sollten. Wenn notwendig, sollten im 1. Trimenon nur dringend indizierte Impfungen durchgeführt werden, da unter dem psychischen Aspekt in der Frühschwangerschaft auftretende Aborte mit der Impfung in Zusammenhang gebracht werden könnten.

Eine **Tetanus**impfung in der Schwangerschaft wird empfohlen, wenn kein ausreichender Schutz gegeben ist, weil für das Neugeborene durch den diaplazentaren Transfer von Antikörpern ein Nestschutz aufgebaut wird. Das ist zwar für Deutschland nur ausnahmsweise wichtig, ist jedoch in Entwicklungsländern bedeutend, da dort heute noch sehr viele Säuglinge an einer Tetanusinfektion versterben.

Eine **Tollwut**impfung in der Schwangerschaft wird empfohlen, wenn die Gefahr besteht sich anzustecken und ist dringend indiziert nach einem Kontakt mit einem möglicherweise tollwütigen Tier, da eine Infektion immer tödlich endet. Tollwutimpfstoffe sind heute gut verträglich.

**Lebendimpfstoffe:** Gegen Röteln, Masern, Mumps, Varizellen und Gelbfieber sind Impfungen in der Schwangerschaft grundsätzlich kontraindiziert. Nach einer Impfung sollte eine Schwangerschaft für mindestens drei Monate vermieden werden. Diese bisher noch geforderte Zeitspanne von drei Monaten entspricht einer sehr weit gefassten Vorsichtsmaßnahme, denn das Impfvirus ist nach etwa vier Wochen eliminiert und auch eine Immunantwort ist dann bereits vorhanden.

Eine versehentliche Impfung drei Monate vor bzw. in der Frühschwangerschaft ist kein Grund für einen Schwangerschaftsabbruch, da es bisher nie Hinweise für ein erhöhtes Risiko für Fehlbildungen gegeben hat.

Muss eine ungeimpfte Schwangere zwingend in ein Gelbfieberhochrisikogebiet, so gilt es das Risiko einer potenziell akut lebensbedrohenden

Infektionskrankheit für die Mutter gegen ein eher theoretisches Risiko für das Kind abzuwägen.

Passive Immunisierung mit Immunglobulinen: Sie können nach einem Erregerkontakt bei Masern, Hepatitis A und B, FSME, Windpocken, Tollwut und Tetanus durchgeführt werden. Für Mumps und Röteln ist derzeit in Deutschland kein Immunglobulin verfügbar.

Die ◻ Tab. 5.4 gibt eine Übersicht über die Schutzimpfungen während der Schwangerschaft.

## 5.5 Impfen während der Stillzeit

In der Stillperiode sind alle Impfungen möglich. Ausnahme ist die Gelbfieberimpfung, da eine Übertragung des Gelbfieber-Impfvirus auf das Kind möglich ist. Deshalb sollten entsprechende Reisen vermieden werden. Falls das nicht möglich ist, sollte sicherheitshalber abgestillt werden.

### Zusammenfassung

- Impfungen sind wirksame Maßnahmen zum Schutz vor Infektionserkrankungen.
- Die ständige Impfkommission (STIKO) gibt für Deutschland entsprechende Empfehlungen.
- Nach wie vor gibt es gravierende Impflücken vor allem im Schutz gegen Tetanus, Diphtherie, Masern, Mumps, Röteln, Poliomyelitis, Keuchhusten, Hepatitis A und B.
- Der Gynäkologe ist besonders dazu geeignet bestehende Impflücken vor einer Schwangerschaft zu schließen, da keine andere Praxis so häufig und regelmäßig zu Untersuchungen aufgesucht wird.
- Bis auf die Grippe- und jüngst auf die Pertussisimpfung (Tdap ggf. Tdap-IPV) sollten Impfungen in der Schwangerschaft heute zu den Ausnahmen zählen.
- Theoretisch unbedenklich sind Totimpfstoffe, z. B. gegen: Diphtherie, Tetanus, Pertussis, Hepatitis A und B, Influenza, HPV. Allerdings sind sie in der Schwangerschaft relativ kontraindiziert, da es keine ausreichenden Erfahrungen gibt.
- Kontraindiziert sind Lebendimpfstoffe gegen: Röteln, Masern, Mumps, Varizellen, Gelbfieber.
- Eine versehentliche Impfung mit Lebendimpfstoffen ist kein Grund für eine Abruptio, da bisher keine teratogenen Schäden nachweisbar waren.
- Seit 2010 wird von der STIKO generell eine Grippeimpfung in der Schwangerschaft empfohlen.
- In der Stillzeit gibt es bis auf Gelbfieber keine Kontraindikation gegen eine Impfung.



## Literatur

Bödeker B, Betsch C, Wichmann O. Skewed risk perceptions in pregnant women: the case of influenza vaccination. BMC Public Health, 16(1): 1308, 2015

Deutsche Gesellschaft für Tropenmedizin und internationale Gesundheit (DTG). Hinweise und Empfehlungen zu Reiseimpfungen. http://www.dtg.org/uploads/media/DTG-Impfen_2015_01.pdf (Stand: Mai 2015)

CDC (Centers for Disease Control and Prevention): Updated recommendations for use of tetanus toxoid, reduced diphtheria toxoid, and acellular pertussis vaccine (Tdap) in pregnant women – Advisory Committee on Immunization Practices (ACIP), 2012. MMWR Morb Mortal Wkly Rep; 62 (7): 131–5, 2013

Cornberg M, Protzer U et al. Aktualisierung der S3-Leitlinie zur Prophylaxe, Diagnostik und Therapie der Hepatitis-B-Virusinfektion AWMF-Register-Nr. 021/011 (Stand: 07/2011). http://www.dgvs.de/fileadmin/user_upload/Leitlinien/Hepatitis_B/Leitlinie_Hepatitis_B.pdf (Zugriff: 23.08.2016)

DAZ.online: Boostrix ab sofort für Schwangere. 14.12.2016

DAZ.online: Pertussis-Impfung während der Schwangerschaft schützt Säugling besser. 06.04.2017

Donegan K, King B, Bryan P. Safety of pertussis vaccination in pregnant women in the UK: observational study. BMJ. 349: g4219, 2014. doi: 10.1136/bmj.g4219.

Enders G. Röteln. Neue Impfempfehlungen (August 2010) und geänderte Mutterschaftsrichtlinie (August 2011) – Problem gelöst? Frauenarzt, 53, 534–545, 2012

Håberg SE, Trogstad L, Gunnes N et al. Risk of fetal death after pandemic influenza virus infection or vaccination. N Engl J Med, 368(4): 333–40, 2013 Jan 24. doi: 10.1056/NEJMoa1207210. [Epub 2013 Jan 16]

Heath K, Watson B. Chickenpox outbreak in a highly vaccinated school population. Pediatrics, 114: 1130–1131, 2004

Kling C,Carstensen A. Impfungen bei Frauen mit Kinderwunsch. Frauenarzt, 53: 940–950, 2012

Modrow S, Gärtner B, Huzly D, Pustowoit B, Mankertz A. Rötelnimpfung. Erfolgreiche Impfstrategie ermöglicht Änderung der Mutterschaftsrichtlinie. Frauenarzt, 52: 1068–1077, 2011

Petousis-Harris H et al. Safety of Tdap vaccine in pregnant women: an observational study. BMJ Open. 6(4): e010911, 2016. doi: 10.1136/bmjopen-2015-010911.

Robert Koch-Institut (RKI). Empfehlungen der ständigen Impfkommission (STIKO), Impfkalender (Standardimpfungen), Indikations- und Auffrischimpfungen, Empfehlungen zu Nachholimpfungen, Allgemeine Hinweise zur Durchführung von Schutzimpfungen, Spezielle Hinweise zur Durchführung von Schutzimpfungen. Epidemiologisches Bulletin, Nr. 34, 24. August 2015

Robert Koch-Institut (RKI). Begründungen zu den aktualisierten Empfehlungen vom Juli 2010 Impfung gegen Influenza, Impfung gegen Cholera, Impfung gegen Tollwut. Epidemiologisches Bulletin, Nr. 31, 9. August 2010

Robert Koch-Institut. Empfehlungen der STIKO, Impfthemen A-Z, Schwangerschaft und Impfen

Tugwell BD, Lee LE, Gillette H, Lorber EM, Hedberg K, Cieslak PR. Chickenpox outbreak in a highly vaccinated school population. Pediatrics, 113: 455–459, 2004

WHO. Weekly Epidemiological Record. 90: 433–460, 2015

Wiese-Posselt M, Tertilt C, Zepp F. Impfempfehlungen für Deutschland, Vaccination recommendation for Germany. Dtsch Arztebl Int, 108(45): 771–80, 2011. doi: 10.3238/arztebl.2011.0771

Wojcinski M. Die AG Impfen berichtet. Impfschutz für Schwangere und Neugeborene. Frauenarzt, 53: 51–53, 2012

Wojcinski M. Die AG Impfen berichtet. Die neuen STIKO-Empfehlungen 2012. Frauarzt, 53: 850–851, 2012

# 6 Drogen und Genussmittel



Von nahezu allen Drogen ist bekannt, dass sie die Plazenta überqueren und eine Wirkung auf den Fetus haben (Behnke et al. 2013). Die Identifizierung einer Exposition ist oft schwierig.

## 6.1 Alkohol

Alkohol wirkt teratogen und wachstumshemmend. Rund 4000 Neugeborene kommen in Deutschland jährlich mit Fetalem Alkoholsyndrom (FAS) und etwa 10000 Neugeborene mit Fetalen Alkoholeffekten (FAE) zur Welt (Bühring 2008). Diese Daten verdeutlichen die Brisanz des Problems und unterstreichen die Bedeutung von Präventionsmaßnahmen.

Zu den Merkmalen des FAS gehören kraniofaziale Veränderungen, Mikrozephalie und Minderwuchs. Die körperlichen Merkmale können teilweise oder gänzlich fehlen, dennoch haben die betroffenen Kinder hirnorganische Schäden und zeigen teilweise erhebliche kognitive Defizite (Feldmann et al. 2007). Neben dem Begriff des FAS existiert der weiter gefasste der Fetalen Alkoholspektrum-Störungen (**Fetal Alcohol Spectrum Disorder**, FASD). So werden neuerdings zu den FASD nicht nur das klinische Vollbild des FAS und die FAE, sondern auch die Sonderformen der **Alcohol Related Neurodevelopmental Disorders** (ARND) gezählt (Spohr, Steinhausen 2008). Zur Diagnostik des FAS liegt eine Leitlinie deutscher Fachgesellschaften vor (Landgraf et al. 2013). Eine kausale Therapie der FASD gibt es nicht (Spohr, Steinhausen 2008; Thäle, Schlitt 2011).

Die wichtige Frage, ob es eine in der Schwangerschaft noch sichere Alkoholschwellendosis gibt, wird kontrovers diskutiert und kann derzeit nicht beantwortet werden. Falls eine solche Schwellendosis existiert, ist sie bislang unbekannt (Chan, Koren 2013, Feldman et al. 2012). Daraus folgt die Empfehlung zu völliger Alkoholabstinenz während der gesamten Schwangerschaft.

## 6.2 Tabakrauch

Man muss heute davon ausgehen, dass Rauchen in der Schwangerschaft einen starken und konsistenten negativen Einfluss auf das Geburtsgewicht, Plazenta assoziierte Erkrankungen, Tot- und Frühgeburten, fetales Wachstum, plötzlichen Kindstod (SIDS), Übergewicht im späteren Kindesalter, Spaltbildungen, Lungenfunktion, Asthma bronchiale, kardiovaskuläre Erkrankungen sowie mentale Entwicklungsverzögerung und Verhaltensauffälligkeiten hat. Diese Faktoren sind aus heutiger Sicht unter dem Begriff „Fetales Tabaksyndrom" zu subsummieren (Horak et al. 2012, Lackmann et al. 1999, Spohr 2005). Vor diesem Hintergrund ist es wichtig,

Raucherinnen bereits dann zur Beendigung des Tabakrauchens zu raten, wenn sie beabsichtigen, schwanger zu werden.

Ob medikamentöse Hilfsmittel (wie Nikotinpflaster, Bupropion oder Vareniclin), die bei Nichtschwangeren zur Raucherentwöhnung zusätzlich zu nichtmedikamentösen Maßnahmen verwendet werden, in der Schwangerschaft wirksam und sicher sind, ist bislang nicht hinreichend bekannt. In einer randomisierten Placebo kontrollierten Studie konnte mit Nikotinpflaster (15 mg pro 16 Stunden) keine signifikante Verbesserung der Abstinenzraten bei rauchenden Schwangeren erreicht werden. Ungünstige Schwangerschaftsergebnisse waren zwar nicht häufiger als unter Placebo, jedoch ließ die in dieser Studie niedrige Compliancerate keinen validen Schluss auf die Sicherheit zu (Coleman et al. 2012).

## 6.3 Rauschmittel (Drogen)

Zu den Rauschmitteln zählen Kokain, Marihuana, Amphetamine u. a. Auf die Verwendung aller Rauschmittel soll in der gesamten Schwangerschaft verzichtet werden.

Auch Cannabis zu medizinischen Zwecken soll von Schwangeren nicht verwendet werden, bevor nicht mehr Daten zur Sicherheit in der Schwangerschaft vorliegen (Metz, Stickrath 2015; Leemaqz et al. 2016).

### 6.3.1 Substitutionstherapie bei Schwangeren

Für die Substitutionsbehandlung bei Opiatabhängigkeit kommt Methadon oder Buprenorphin in Betracht. Zu Buprenorphin ist die Erfahrung insgesamt geringer als für Methadon und zur Anwendung bei Schwangeren liegen nur wenige Daten vor. In Bezug auf das Abstinenzsyndrom beim Neugeborenen ist Buprenorphin bei dieser Indikation möglicherweise günstiger als Methadon.

## 6.4 Beratung der Schwangeren bei Abhängigkeit

**Rauschmittel und Partydrogen:** Etwaige Schäden für das Kind sind zu 100 % vermeidbar. Die Nutzen-Risiko-Relation ist für alle Mittel schon deswegen a priori ungünstig, weil es einen Nutzen nicht gibt.

In diesem Zusammenhang bedürfen Schwangere auch der Aufklärung darüber, dass auch eine natürliche Herkunft eines Mittels (z. B. Cannabis) – wie auch bei Arzneimitteln – keineswegs eine Unbedenklichkeit impliziert.

**Alkohol:** Über die schädigende Wirkung auf das Kind sollte eindringlich und empathisch aufgeklärt werden. Ob für Alkohol eine sichere Schwellendosis für Schwangere existiert, ist bislang unklar. Der einzige folgerichtige Rat ist daher, Alkohol während der Schwangerschaft vollkommen zu meiden.

Entwöhnungsprogramme, auch während der Schwangerschaft, bieten eine große Chance. Der Zugang dazu sollte ermöglicht und wahrgenommen werden.

**Zusammenfassung**

- Von der Zufuhr unnötiger Fremdstoffe in geeigneter Weise abzuraten ist für Schwangere noch wichtiger als für die Allgemeinbevölkerung. Alkohol gehört zu den wichtigsten Teratogenen überhaupt.

## Literatur

Behnke M, Smith VC. Committee on Substance Abuse; Committee on Fetus and Newborn: Prenatal substance abuse: short- and long-term effects on the exposed fetus. Pediatrics, 131(3): e1009–24, 2013

Bühring P. Fetales Alkoholsyndrom. Zu hundert Prozent vermeidbar. Dtsch Arztebl; 105(43): A-2257, 2008

Bundeszentrale für gesundheitliche Aufklärung (BZgA): Alkoholfrei durch die Schwangerschaft. Ein Beratungsleitsfaden für die Schwangerenvorsorg (Stand: 2015). www.bzga.de/infomaterialien/alkoholpraevention/alkohol-kenn-dein-limit-erwachsene/alkoholfrei-durch-die-schwangerschaft/ (Zugriff 23.08.2016)

Chan J, Koren G. Is mild-moderate drinking in pregnancy harmless? New experimental evidence to the opposite. J Popul Ther Clin Pharmacol, 20(2): e107–9, 2013

Coleman T, Cooper S, Thornton JG, Grainge MJ, Watts K, Britton J, Lewis S. Smoking, Nicotine, and Pregnancy (SNAP) Trial Team: A randomized trial of nicotine-replacement therapy patches in pregnancy. N Engl J Med, 366(9): 808–18, 2012

Feldman HS, Jones KL, Lindsay S, Slymen D, Klonoff-Cohen H, Kao K, Rao S, Chambers C. Prenatal alcohol exposure patterns and alcohol-related birth defects and growth deficiencies: a prospective study. Alcohol Clin Exp Res, 36(4): 670–6, 2012

Feldmann R, Löser H, Weglage J. Fetales Alkoholsyndrom (FAS). Monatsschr Kinderheilkd, 155: 853–865, 2007

Guerrini I, Jackson S, Keaney F. Pregnancy and alcohol misuse. BMJ, 338: b845, 2009

Horak F Jr, Fazekas T, Zacharasiewicz A, Eber E, Kiss H, Lichtenschopf A, Neuberger M, Schmitzberger R, Simma B, Wilhelm-Mitteräcker A, Riedler J. Das Fetale Tabaksyndrom – Ein Statement der Österreichischen Gesellschaften für Allgemein- und Familienmedizin (ÖGAM), Gynäkologie und Geburtshilfe (ÖGGG), Hygiene, Mikrobiologie und Präventivmedizin (ÖGHMP), Kinder- und Jugendheilkunde (ÖGKJ) sowie Pneumologie (ÖGP). Wien Klin Wochenschr, 124(5–6): 129–45, 2012

Kluka S, Senikas V, Cox LV, Croteau P, Graves L, Martel MJ, Poole N, Wood R, Carson G, Crane J, Koren G, Midmer D, Nulman I. Alcohol Use and Pregnancy Consensus Clinical Guidelines. The Society of Obstetricians and Gynaecologists of Canada (SOGC). 245 – Published August 2010. http://sogc.org/guidelines/alcohol-use-and-pregnancy-consensus-clinical-guidelines/ (Zugriff 23.08.2016)

Landgraf MN, Nothacker M, Heinen F. Diagnosis of fetal alcohol syndrome (FAS): German guideline version 2013. Eur J Paediatr Neurol, pii: S1090-3798(13)00051–2, 2013. [Epub ahead of print]

Lackmann GM, Salzberger U, Hecht SS, Töllner U. Rauchen während der Schwangerschaft: Neue Erkenntnisse zum Einfluss auf den Fetus und das neugeborene Kind. Dtsch Arztebl, 96(33): A-2080–3, 1999

Laufer BI, Mantha K, Kleiber ML, Diehl EJ, Addison SM, Singh SM. Long-lasting alterations to DNA methylation and ncRNAs could underlie the effects of fetal alcohol exposure in mice. Dis Model Mech, 2013 May 20. [Epub ahead of print]

Leemaqz SY, Dekker GA, McCowan LM, Kenny LC, Myers JE, Simpson NA, Poston L, Roberts CT. SCOPE Consortium: Maternal marijuana use has independent effects on risk for spontaneous preterm birth but not other common late pregnancy complications. Reprod Toxicol, 62: 77–86, 2016

Metz TD, Stickrath EH. Marijuana use in pregnancy and lactation: a review of the evidence. Am J Obstet Gynecol, 213(6): 761–78, 2015

Spohr HL. Teratogene Effekte von Nikotin, Drogen und Alkohol. Gynakologe, 38: 25–32, 2005

Spohr HL, Steinhausen HC. Fetale Alkohol-Spektrum-Störungen. Persistierende Folgen im Erwachsenenalter. Dtsch Arztebl, 105(41): 693–8, 2008

Thäle V, Schlitt A. Folgen von Alkohol und Rauchen in der Schwangerschaft. Internist, 52: 1185–1190, 2011

# 7 Infektionen und Infektionskrankheiten



Zu den besonders häufigen Infektionen in der Schwangerschaft gehören diejenigen der Atemwege insbesondere grippale Infekte und Erkältungen, ferner Harnwegsinfekte, Infekte des Magen-Darm-Trakts sowie Pilzinfektionen. Soweit sie für die Schwangerschaft relevant sind, werden sie in den einzelnen Kapiteln behandelt.

Der Fokus des Kapitels bezieht sich nur auf diejenigen Infektionen, die im Rahmen der Schwangerschaft die Mutter und das Kind bzw. das Kind allein gefährden können oder die therapeutische Probleme bereiten.

## 7.1 Einführung

Ungefähr 10 % aller angeborenen Schäden oder Erkrankungen des Neugeborenen sind intrauterin oder während der Geburt durch eine Infektion der Mutter entstanden. Die Infektionen können viraler oder bakterieller Genese sein, aber auch durch Pilze und Protozoen induziert werden. Sie werden entweder hämatogen, diaplazentar, vaginal aszendierend oder während der Geburt übertragen.

Für die embryofetale Gefährdung ist außer dem speziellen Erregertyp und seiner Virulenz vor allem der Zeitpunkt der mütterlichen Infektion maßgebend. Während der Zeit der Organogenese (2.–8. Schwangerschaftswoche post conceptionem) sind vor allem Organmissbildungen zu erwarten. Infektionen zu einem späteren Zeitpunkt führen vorwiegend zu entzündlichen Reaktionen, deren Folgen Wachstumsverzögerungen und Defektheilungen verschiedener Organe unterschiedlichen Ausmaßes sein können. Infektionen in der Schwangerschaft durch Viren können in fetalen Geweben persistieren und auch nach der Geburt nach unterschiedlichen Latenzzeiten reaktiviert werden.

Perinatal erworbene Infektionen können asymptomatisch verlaufen (z. B. Zytomegalie oder Hepatitis-B-Infektion), eine disseminierte sepsisähnliche Erkrankung verursachen (z. B. Herpes simplex) oder der Erwachsenenerkrankung ähneln. Im Einzelfall ist es meist schwierig, den Einfluss einer Infektion auf die Frucht verlässlich zu beurteilen und vorauszusagen.

Als Übertragungsweg der mütterlichen Infektion auf das Kind unterscheidet man die **intrauterine Infektion,** die transplazentar oder aszendierend aus dem Genitalbereich erfolgen kann, von der **perinatalen Infektion.** Dabei wird die Erkrankung während der Passage durch den Geburtskanal oder nach der Entbindung durch mütterlichen oder Umweltkontakt erworben. Nach Durchtrennung der Nabelschnur erworbene Infektionen werden als **horizontale Infektionen**, intrauterin oder während der Geburt akquirierte als **vertikale Infektionen** bezeichnet.

### 7.1.1 Physiologische Veränderungen während der Schwangerschaft

Es ist ein bekanntes Phänomen, dass Schwangere zu Infektionen neigen und dass z. B. banale Erkältungen länger als außerhalb der Schwangerschaft dauern. Dies hängt mit Veränderungen im Immunsystem zusammen, die notwendig sind, damit das Kind, das mit väterlichem Erbmaterial ausgestattet ist, nicht abgestoßen wird. Gleichzeitig aber müssen Mutter und Kind vor drohenden Infektionen geschützt werden. Um dies zu bewerkstelligen werden in den Trophoblastzellen der Plazenta, also dort, wo mütterliches und kindliches Blut aufeinander treffen eine Reihe von Substanzen gebildet, die diesen Kompromiss des Immunsystems bewirken und zum großen Teil bisher noch nicht bekannt sind.

## 7.2 Virusinfektionen

### 7.2.1 Röteln

#### Einführung

Diese weltweit verbreitete Kinderkrankheit wird auch German Measles genannt, da deutsche Ärzte das Krankheitsbild erstmalig beschrieben haben. Röteln haben in der Schwangerschaft eine besondere Bedeutung, weil es im Falle einer Infektion zu massiven Fehlbildungen kommen kann.

#### Klassifizierung/Definition

Röteln (Rubella) ist eine hochinfektiöse Erkrankung mit dem Rubellavirus. Es tritt zu 80–90 % in der Kindheit auf, wenn nicht dagegen geimpft wurde und hinterlässt eine lebenslange Immunität.

#### Ätiologie, Pathogenese und Pathophysiologie

Die Viren werden durch Tröpfcheninfektion übertragen. Sie befallen die oberen Atemwege, vermehren sich dort, bevor sie sich über den Blutweg im ganzen Körper ausbreiten. Besonders stark ist das Lymphsystem betroffen.

#### Klinisches Bild und Symptomatik

**Inkubationszeit:** Sie beträgt 14–21 Tage.

**Symptomatik:** Es treten uncharakteristische Symptome auf, wie leichte Temperaturerhöhung, Lymphknotenschwellungen, vor allem im Halsbereich und Arthralgien. Das für eine akute Infektion typische Exanthem beginnt hinter den Ohren und breitet sich als kleinfleckiger, juckender Hautausschlag schnell über Gesicht und Hals auf dem ganzen Körper aus. Die Infektionen können so mild und uncharakteristisch verlaufen, dass sie nicht erkannt oder missdeutet werden.

**Virämie (Ansteckungsgefahr):** Sie beginnt am 8. Tag nach der Exposition und erreicht ihren Höhepunkt 10–12 Tage nach der Ansteckung und dauert insgesamt 5–7 Tage. Die Patienten sind etwa 7 Tage vor bis ca. 15 Tage nach Exanthembeginn ansteckend.

Während der virämischen Phase können die Viren das Kind transplazentar infizieren.

#### Reinfektion

Reinfektionen kommen trotz erfolgreicher Impfung vor. Sie sind jedoch selten und verlaufen meist asymptomatisch. Die symptomatischen Reinfektionen können für das Kind gefährlich sein. Extrem selten sind Reinfektionen nach früher erworbener natürlicher Immunität.

#### Untersuchungen, Diagnostik und Differenzialdiagnostik

Die Diagnosestellung anhand klinischer Erscheinungen ist unsicher, da ähnliche Symptome und das Exanthem auch bei anderen Erkrankungen vorkommen. Differenzialdiagnostisch muss z. B. eine Abgrenzung gegen Masern, Ringelröteln, Scharlach, Drei-Tage-Fieber, Entero- und Adenovirusinfektionen erfolgen.

Generell wird die Diagnose einer akuten Infektion durch den Nachweis von virusspezifischen Antikörpern (z. B. mittels ELISA oder RIA) gestellt. Eine Diagnosestellung ist auch mit dem Nachweis von Antikörpern gegen das Rötelnvirus, dem HAH-Test (Hämagglutinationshemmtest) möglich. Die Isolation des Virus aus Rachensekret, Blut, Urin oder Liquor ist nur ausnahmsweise sinnvoll.

Eine Sondersituation ist die Infektion in der Schwangerschaft. Hier ist der Virusnachweis aus dem Fruchtwasser oder dem Fetalblut zur Abschätzung einer Gefährdung des Kindes im Rahmen der pränatalen Diagnostik sinnvoll und notwendig.

### Immunstatus in der Schwangerschaft

Als Folge der veränderten epidemiologischen Situation und in Anpassung an internationales diagnostisches Vorgehen gelten folgende serologische Untersuchungen und Maßnahmen während der Schwangerschaft, die in den Mutterschaftsrichtlinien (Stand 04/2016) fixiert sind:

*„Ein Test auf Röteln-Antikörper ist bei Schwangeren ohne Rötelnimmunität erforderlich. Immunität, und damit Schutz vor Rötelnembryopathie für die bestehende Schwangerschaft ist anzunehmen, wenn der Nachweis über 2 erfolgte Rötelnimpfungen vorliegt oder wenn spezifische Antikörper rechtzeitig vor Eintritt dieser Schwangerschaft nachgewiesen worden sind und dieser Befund ordnungsgemäß dokumentiert worden ist. Der Arzt soll sich solche Befunde vorlegen lassen und sie in den Mutterpass übertragen. Liegen Befunde aus der Vorschwangerschaftszeit vor, die auf Immunität schließen lassen, so kann von einem Schutz vor einer Rötelnembryopathie ausgegangen werden.*

*Liegen entsprechende Befunde nicht vor, so ist der Immunstatus der Schwangeren zu bestimmen. Im serologischen Befund ist wörtlich auszudrücken, ob Immunität angenommen werden kann oder nicht.*

*Wird Immunität erstmals während der laufenden Schwangerschaft serologisch festgestellt, kann Schutz vor Rötelnembryopathie nur dann angenommen werden, wenn sich aus der gezielt erhobenen Anamnese keine für die Schwangerschaft relevanten Anhaltspunkte für Rötelnkontakt oder eine frische Rötelninfektion ergeben. Der Arzt, der die Schwangere betreut, ist deshalb gehalten, die Anamnese sorgfältig zu erheben und zu dokumentieren. Bei auffälliger Anamnese sind weitere serologische Untersuchungen, ggf. in Absprache mit dem Labor erforderlich (Nachweis rötelnspezifischer IgM-Antikörper und/oder Kontrolle des Titerverlaufs).*

*Schwangere, bei denen ein Befund vorliegt, der nicht auf Immunität schließen lässt, sollen aufgefordert werden, sich unverzüglich zur ärztlichen Beratung zu begeben, falls sie innerhalb der ersten 4 Schwangerschaftsmonate Rötelnkontakt haben oder an rötelnverdächtigen Symptomen erkranken. Auch ohne derartige Verdachtsmomente soll bei diesen Schwangeren in der 16.–17. Schwangerschaftswoche eine erneute Antikörper Untersuchung durchgeführt werden.*

*Eine aktive Rötelnschutzimpfung soll in der Schwangerschaft nicht vorgenommen werden.“* (Nach Gemeinsamer Bundesausschuss (gba) 2016)

### Diagnostik unter fetalen Gesichtspunkten

Nach Diagnose einer mütterlichen Infektion muss der Status des Kindes durch invasive pränatale Diagnostik erhoben werden, um die werdenden Eltern auf einer möglichst sicheren Grundlage beraten zu können (○ Abb. 7.1). Ein **Virusnachweis durch PCR** ist gegen Ende des 1. Trimenons an Chorionzotten (10.–13. Schwangerschaftswoche) und im 2. Trimenon im Plazentagewebe (14.–19. Schwangerschaftswoche) bzw. im Fruchtwasser (15.–19. Schwangerschaftswoche) möglich. Ist eine spezifische Virus-RNA nachweisbar, kann eine Abruptio bereits zu diesem Zeitpunkt erwogen werden. Da auch über falsch positive PCR-Resultate berichtet wurde, sollten diese bei starkem Kinderwunsch noch durch eine Fetalblutentnahme nach der 21./22. Schwangerschaftswoche abgesichert werden. Das kindliche Blut wird auf spezifische IgM-Antikörper und Virus-RNA untersucht. Falsch negative Befunde sind zwar nicht völlig auszuschließen, sind aber mit deutlich weniger als 5 % selten. Bei positiven Testergebnissen, d. h. einer gesicherten Infektion des Kindes, wird man wohl in erster Linie zur Abruptio raten, bei negativer PCR und negativem IgM-Nachweis kann die Schwangerschaft ausgetragen werden.

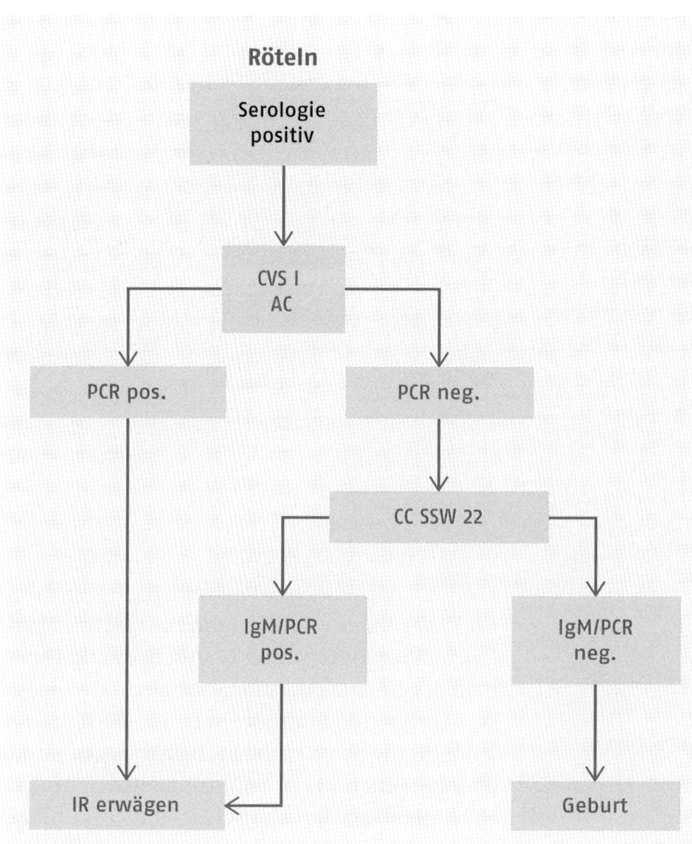


**Abb. 7.1** Vorgehen bei Rötelninfektion in der Schwangerschaft (**AC** – Amniozentese, **CC** – Chordozentese, **CVSI** – Chorionzotten-Sampling I. Trimenon, **IR** – Interruptio, **PCR** – Polymerasekettenreaktion, **SSW** – Schwangerschaftswoche). Nach Weigel 1998

Allerdings bedeutet der Nachweis von IgM oder viraler DNA keinen hundertprozentig sicheren Aufschluss darüber, ob eine Rötelnembryopathie vorliegt.

Die Sonografie ist hilfreich, den Schweregrad einer fetalen Schädigung abzuschätzen. Im 2. Trimenon ist eine Organbeteiligung wie Herzfehler, Mikrozephalie, intrauterine Mangelentwicklung, generalisierter Hydrops, sogar ein Katarakt in etwa der Hälfte der Fälle nachweisbar. Natürlich kann eine Embryopathie bei unauffälligem Ultraschallbefund nicht ausgeschlossen werden.

#### Reinfektion in der Schwangerschaft

Reinfektionen induzieren eine IgG-Titersteigerung. Auch dic IgM-Antikörperbildung kann erhöht sein.

#### Auswirkungen auf die Schwangerschaft und mütterliche Prognose

Der Verlauf einer Rötelninfektion in der Schwangerschaft unterscheidet sich nicht von demjenigen einer Nichtgraviden. Die Infektion verläuft häufig asymptomatisch. Zu den seltenen, jedoch mit zunehmendem Lebensalter der erkrankten Person häufigeren, Komplikationen gehören zum Beispiel Arthralgien und Arthritiden.

#### Prognose für das Kind

Die Übertragung der mütterlichen Infektion auf das Kind erfolgt transplazentar im Verlauf der mütterlichen Virämie. Das Virus kann das Chorionepithel sowie das Kapillarendothel der plazentaren Blutgefäße und danach das fetale Endokard infizieren. Es folgt die Virusausbreitung über den fetalen Kreislauf zu vielen Organen, wo sich das Virus oft nur in wenigen Zellen vermehrt. In solchen Zellklonen kann das Virus unterschiedlich lange nach der Geburt persistieren. Dagegen ist im Plazentagewebe die Persistenz des Virus bis zur Geburt selten. Obwohl die IgM-Antikörperbildung ab der 10.–13. Schwangerschaftswoche beginnt, lassen sich die Antikörper meist erst in der 22./23. Gestationswoche nachweisen (ungefähr 94 %). Bei der Geburt sind bei 38 % aller Fälle mit Rötelnembryopathie selbst gebildete IgM-Antikörper und überwiegend von der Mutter stammende IgG-Antikörper vorhanden. Die IgM-Antikörperproduktion hält nach der Geburt für 6–8 Monate, gelegentlich auch länger, an. Sie geht in etwa parallel zur Dauer der Virusausscheidung im Rachensekret und im Urin. Die IgG-Antikörper persistieren dann in abfallenden Titern langfristig bis lebenslang.

■ **MERKE** In ca. 5–10 % der Fälle können IgG-Antikörper jedoch nach dem 4.–5. Lebensjahr nicht mehr nachgewiesen werden.

### Häufigkeit fetaler Infektionen und Rötelnembryopathien – diagnostisches Vorgehen

Die Gefahren für Embryopathien sind abhängig vom Schwangerschaftsalter. Je früher die Infektion der Mutter in der Schwangerschaft stattfindet, desto höher ist die kindliche Erkrankungsrate, bei der Toxoplasmoseinfektion ist es genau umgekehrt (◻ Tab. 7.1).

Bei primärer mütterlicher Rötelninfektion **bis zur 11. SSW** besteht ein hohes Risiko für organische **Fehlbildungen** und für Symptome des erweiterten Rubella-Syndroms, d. h. es tritt die klassische Trias von Fehlbildungen im Herzen (52–80 %), am Auge (50–55 %) und am Ohr (ungefähr 60 %) auf. Häufig treten Aborte auf. Fetale Entwicklungsstörungen im Sinne einer Dystrophie, Mikrozephalie, statomotorischer und geistiger Retardierung sind in etwa 40 % nachweisbar sowie viszerale Symptome wie geringes Geburtsgewicht, Hepatosplenomegalie mit Ikterusexanthem, Thrombozytopenie, Anämie (Hämolyse), Myokarditis, Pneumonie, Enzephalitis und Osteopathie. Die Letalität beträgt ca. 30 %. Bei Überleben tritt eine Normalisierung innerhalb des 1.–4. Lebensmonats auf.

◻ **Tab. 7.1** Fetale Infektions- und Embryopathieraten bei primären symptomatischen Röteln in der Schwangerschaft. Nach Enders 1998

| Zeitpunkt der mütterlichen Röteln | Infektionsrate [%] | Embryopathierate [%] |
|---|---|---|
| Vor bis 11 Tage nach der letzten Regel | 0 | ± 3,5 (NR)** |
| 1.–11. SSW* | 70–90 | 25–60 |
| 12.–17. SSW | ± 54 | 20–80 |
| > 18.–38. SSW | ± 20–35 | ± 3,5 |

*Schwangerschaftswoche
**Normalrisiko

Bei Infektion **ab der 12.–17. SSW** treten Fehlbildungen nicht mehr auf. Es ist in einem abnehmenden Maße mit ZNS-Schäden und einer Innenohrschwerhörigkeit, uni- und bilateral, zu rechnen. Bei Infektion **nach der 18. SSW** wurden selten Auffälligkeiten bei Neugeborenen oder Säuglingen beobachtet. Bei Infektion **kurz vor der Entbindung** kann eine neonatale oder frühpostnatale Rötelnerkrankung entstehen.

Eine **Abruptio** ist bei gesicherter mütterlicher Infektion und exaktem Schwangerschaftsalter nur innerhalb der ersten 11 Schwangerschaftswochen indiziert.

### Reinfektion in der Schwangerschaft

Reinfektionen haben bis auf Ausnahmefälle keine Konsequenzen für das Kind. Das Risiko für eine fetale Infektion in den ersten 16 Schwangerschaftswochen wird mit etwa 8 % kalkuliert, wobei das Risiko für eine Rötelnembryopathie nicht kalkulierbar ist, da es sich hier nur um Ausnahmefälle handelt. Besteht eine Reinfektion nach Impfung mit klinischen Symptomen und entsprechenden Rötelntitern (besonders

IgM-Anstieg) in den ersten 12 Schwangerschaftswochen, so kann das Kind hoch gefährdet sein. Eine entsprechend intensive pränatale Diagnostik ist in diesen Fällen indiziert (▸Kap. 7.2.1, Diagnostik unter fetalen Gesichtspunkten).

Eine Reinfektion nach natürlich erworbener Immunität ist extrem selten und hat bis auf Ausnahmefälle keine Konsequenzen für das Kind.

#### Impfung vor und in der Schwangerschaft

Für die Rötelnschutzimpfung verwendet man abgeschwächte Lebendvakzine. Wird versehentlich eine Rötelnschutzimpfung präkonzeptionell oder in der Frühschwangerschaft durchgeführt, so gibt es nach derzeitigem Kenntnisstand **keinen** Hinweis für eine Schädigung der Frucht. Man kann also davon ausgehen, dass das Impfvirus weder teratogen wirkt, noch sonst die Frucht in der Entwicklung beeinträchtigt.

### Prävention

#### Impfung

Die beste und sicherste Prävention ist die Impfung. Die STIKO empfiehlt eine zweimalige Impfung in Kombination mit Masern, Mumps und Varizellen bei Kleinkindern durchzuführen. Alle Frauen im gebärfähigen Alter sollten im Abstand von mindestens vier Wochen zwei Impfungen erhalten, wenn sie nicht geimpft sind, oder es sollte eine fehlende Impfung nachgeholt werden.

#### Expositionsprophylaxe

Erkrankte sollten sich für mindestens 7 Tage nach Ausbruch des Exanthems von Gemeinschaftsveranstaltungen bzw. -einrichtungen, z. B. Krankenhäuser, Schule, Arbeitsplatz, fernhalten, um andere insbesondere Schwangere nicht anzustecken.

#### Postexpositionsprophylaxe

Die früher empfohlene Postexpositionsprophylaxe für Schwangere nach Rötelnkontakt mit Rötelimmunglobulin ist nicht mehr möglich, da es in Deutschland nicht mehr zur Verfügung steht.

### Betreuung der Schwangeren

Da Rötelnimmunglobulin zur Postexpositionsprophylaxe nicht mehr zur Verfügung steht, richtet sich der Fokus seronegativer Schwangerer nach Rötelnkontakt auf den Nachweis von rötelnspezifischen IgM-Antikörpern und ggf. auf die Kontrolle des Titerverlaufs sowie die Diagnostik beim Kind.

Entsprechend der Mutterschaftsrichtlinien soll bei seronegativen Schwangeren auch dann ein Antikörpertest in der 16.–17. Schwangerschaftswoche wiederholt werden, wenn kein Verdacht auf Rötelnkontakt besteht.

Da die Durchimpfungsrate bei Kindern in Deutschland hoch ist, ist das Risiko einer rötelnseronegativen Schwangeren sich bei permanentem Kontakt mit Kindern an Röteln zu infizieren äußerst gering. Es wird deshalb nicht grundsätzlich zu einem Beschäftigungsverbot geraten. Vielmehr wird empfohlen individuell, der Situation und dem Risiko entsprechend vorzugehen. Nach der 18. Schwangerschaftswoche besteht keine Veranlassung mehr zum Beschäftigungsverbot. Auch andere spezielle Maßnahmen zur Schwangerschaftsberatung sind nicht indiziert.

### Therapie

Therapeutische Maßnahmen stehen nicht zur Verfügung.

7

### Zusammenfassung

- Inkubationszeit: 14–21 Tage, oft uncharakteristische Symptome mit einem kleinfleckigen, juckenden Hautausschlag am ganzen Körper.
- Infektiosität besteht etwa 7 Tage vor bis ca. 14 Tage nach dem Exanthembeginn.

- Differenzialdiagnose: Masern, Ringelröteln, Scharlach, Dreitagefieber, Entero-, Adenovireninfektionen
- Labordiagnostik: Nachweis von Antikörpern gegen das Rötelnvirus mittels ELISA oder RIA
- Ein Antikörpertest ist in der Schwangerschaft nur indiziert, wenn keine 2 dokumentierten Impfungen nachgewiesen werden können. Diese müssen vom Arzt im Mutterpass eingetragen werden. Der Laborarzt muss in seinem Befund bestätigen, ob Immunität vorliegt oder nicht.
- Pränatale Diagnostik mittels Virusnachweises durch PCR aus dem Fruchtwasser oder aus Nabelschnurblut ist indiziert bei mütterlicher Infektion in der Frühschwangerschaft.
- Die Mutter ist durch die Infektion nicht gefährdet.
- Beim Kind entstehen multiple Missbildungen, das sog. Gregg-Syndrom. Je früher die Infektion in der Schwangerschaft ist, desto stärker ist die Ausprägung. Nach der 18. SSW werden kaum mehr Erkrankungen des Kindes beobachtet.
- Reinfektionen in der Schwangerschaft meist nach nur einmaliger Impfung haben bis auf Ausnahmen keine Konsequenzen für das Kind.
- Eine Impfung in der Schwangerschaft ist kontraindiziert, hat jedoch nach bisherigem Kenntnisstand keine negativen Auswirkungen auf das Kind.
- Prävention: Zweimalige Impfung, Expositionsprophylaxe
- Therapie: Therapeutische Maßnahmen stehen nicht zur Verfügung, da es in Deutschland keine Rötelnimmunglobuline mehr gibt. Konnatale Infektionen sind nichtnamentlich an das Robert-Koch Institut zu melden.

### 7.2.2 Zytomegalievirus-Infektion (CMV-Infektion)

#### Einführung

Auf 1 000 Geburten ist mit einem durch Zytomegalievirus geschädigten Kind zu rechnen. Damit ist die mütterliche Zytomegalievirus-Infektion die häufigste Ursache einer prä- und perinatalen Erkrankung der Frucht.

#### Klassifizierung/Definition

Zytomegalie ist eine Erkrankung durch das Humane Zytomegalievirus = Humane Cytomegalievirus (HZMV = HCMV). Da es zur Familie der Herpesviren gehört, wird es auch als Herpesvirus 5 (HHV 5) bezeichnet. Die Replikation erfolgt langsam in 48–72 Stunden. Nach einer Infektion persistiert das Virus in den Zellen lebenslang. Bei Immunitätsschwäche kann es zur Reaktivierung kommen. Es gibt verschiedene Stämme mit unterschiedlichen biologischen Aktivitäten. Daher ist auch eine Zweitinfektion mit einem anderen Stamm möglich. Die Durchseuchung beträgt bei Erwachsenen etwa 50–70 %.

#### Ätiologie, Pathogenese und Pathophysiologie

Die Infektion entsteht durch Übertragung von virushaltigen Körperflüssigkeiten auf die Schleimhäute, z. B. durch

- engen körperlichen Kontakt (Sputum, Sperma, Vaginal- und Zervikalsekret, Muttermilch),
- Leben in Gemeinschaftseinrichtungen oder unter schlechten Hygienebedingungen (z. B. über den Urin),
- Blut und Blutbestandteile (Bluttransfusionen, Organtransplantationen).

Da die CMV-Infektion in den allermeisten Fällen (etwa 99 %) asymptomatisch verläuft ist die Inkubationszeit nicht bekannt. Sie wird mit 2–6 Wochen angegeben.

Infektionen werden hauptsächlich im frühen Kindesalter (besonders Kinder < 3 Jahren) und mit Aufnahme sexueller Aktivitäten beobachtet.

#### Klinisches Bild und Symptomatik

Wenn überhaupt klinische Zeichen auftreten, sind dies in erster Linie Schwellung der Lymphknoten, Fieber, Kopf und Gliederschmerzen, allgemeines Krankheitsgefühl.

Allerdings kann es bei immungeschwächten Patienten (z. B. Aids, Zustand nach Organtransplantation) zu schweren Krankheitserscheinungen kommen wie Pneumonie, Hepatitis, Gerinnungsstörungen und Chorioretinitis.

#### Untersuchungen, Diagnostik und Differenzialdiagnostik

Die Diagnose erfolgt beim Primärinfekt am einfachsten durch den Nachweis der Virusausscheidung im Urin oder in der Rachenspülflüssigkeit.

##### Schwangerschaft

Die **Primärinfektion** in der Schwangerschaft beinhaltet die Bestimmung der CMV-IgM- und IgG-Antikörper. Da die virusspezifischen IgG-Antikörper innerhalb weniger Tage den IgM-Antikörpern folgen, gelingt deren primärer Nachweis nur selten.

Bei einer **alten, Re- oder Superinfektion** sind ebenfalls IgM- und IgG-Antikörper nachweisbar. Mit einem Zusatztest z. B. IgG-Aviditätstest, Immunoblot oder Neutralisationstest muss eine Differenzierung durchgeführt werden. Zusatzteste können auch einen möglichen Infektionszeitpunkt näher definieren. Ist beispielsweise der IgG-Aviditätsindex < 0,8 spricht dies für eine Primärinfektion (hohes Risiko für ein konnatales CMV-Syndrom), ist er dagegen > 0,8 spricht dies für eine länger zurückliegende, bzw. Re- oder Superinfektion (geringes Risiko für einen konnatales CMV-Syndrom).

Der Nachweis einer intrauterinen Infektion nach einer Serokonversion der Schwangeren ist am effektivsten durch eine Fruchtwasserpunktion und nachfolgender PCR-Untersuchung in Kombination mit einer Zellkultur. Der Abstand der Untersuchungen zur Serokonversion sollte nicht weniger als 8–13 Wochen wegen sonst evtl. falsch negativer Befunde betragen. Eine Untersuchung des Fruchtwassers scheint aussagekräftiger, als die Blutuntersuchungen des Feten zu sein.

##### Ultraschalluntersuchung

Ultraschallauffälligkeiten bei Feten serokonvertierter Schwangerer mit einer symptomatischen CMV-Infektion sind vielfältig (z. B. Retardierung, erweiterte Liquorräume, Aszites, intrakranielle Verkalkungen, Oligohydramnion, Mikrozephalie, Hepatosplenomegalie, Kardiomegalie) und nur bei 20–30 % der später symptomatisch infizierten Kinder nachweisbar.

#### Auswirkungen auf die Schwangerschaft und mütterliche Prognose

Der Schwangerschaftsverlauf wird durch eine CMV-Primär-, CMV-Zweit- oder -Reinfektion nicht negativ beeinflusst.

Da die Durchseuchung der Erwachsenenbevölkerung etwa 50–70 % beträgt, kann jede zweite schwangere Patientin durch eine erste Infektion gefährdet sein. In den Industrieländern tritt die Primärinfektion allerdings nur bei 1–2 % der Schwangerschaften auf. Hat die Schwangere bereits eine Primärinfektion durchlebt, so kann es durch die schwangerschaftsbedingte Resistenzminderung zu einer Reaktivierung der Infektion kommen. Die reaktivierte Infektion in der Schwangerschaft, die hauptsächlich im 2. und 3. Trimenon auftritt, verläuft praktisch immer symptomlos, während bei der Erstinfektion unklare Fieberschübe und Lymphknotenschwellungen auftreten können. Auch eine Infektion mit einem anderen CMV-Stamm ist möglich.

7

### Prognose für das Kind

Unter dem Gesichtspunkt der kindlichen Prognose müssen unterschiedliche Zeitpunkte der Infektion und der Inzidenz betrachtet werden.

- Die **intrauterine Übertragung** bzw. Infektion des Kindes ist wegen der Schwangerschaftskomplikationen (intrauteriner Fruchttod, Retardierung, Frühgeburt), der symptomatischen Erkrankung (kongenitales Zytomegalie-Syndrom) und der Spätkomplikationen die relevanteste Gruppe. Eine Primärinfektion tritt in 1–2 % bei seronegativen Schwangeren auf. Die Inzidenz konnataler CMV-Infektionen beträgt etwa 0,2–1 % aller Neugeborenen. Ca. 90 % zeigen zum Zeitpunkt der Geburt keine klinischen Auffälligkeiten, 5–15 % entwickeln jedoch Spätkomplikationen, z. B. Hörschädigungen. Die Häufigkeit kindlicher Infektionen steigt kontinuierlich von der prä- über die perikonzeptionelle Periode, das 1., 2. und 3. Trimenon an. Sonografisch sichtbare Abnormitäten beim Kind treten am häufigsten nach Infektion während der prä- und perikonzeptionellen Zeit auf.
- Die **intrapartale Infektion** durch das virushaltige zervikale und vaginale Sekret spielt angesichts der Übertragung mit der Muttermilch und des bereits ausgereiften Immunsystems keine prognostisch negative Rolle.
- Die **postnatale Infektion** des Kindes durch die Muttermilch bei einer seropositiven Mutter, ist die häufigste Infektion (bis zu 97 % wird das Virus in der Brustdrüse reaktiviert). Sie ist bei einem gesunden termingeborenen Kind in der Regel asymptomatisch und ohne Spätschäden, da das Immunsystem des Kindes die Infektion kontrollieren kann. Bei Frühgeborenen kann es allerdings wegen der Unreife des Immunsystems in seltenen Fällen zu schweren Infektionen kommen.

Die Inkubationszeit nach intrapartaler bzw. postnataler durch Stillen aquirierter Infektion beträgt bis zum Nachweis einer Virusausscheidung im Rachen oder Urin des Neugeborenen etwa 4–12 Wochen.

**MERKE** Nach der Primärinfektion der Mutter kommt es in 40–50 % zur intrauterinen Infektion des Kindes, nach einer sekundären Infektion mit einem anderen Stamm oder einer Reaktivierung lediglich in 1 % der Fälle.

Bei einer CMV-Erstinfektion nimmt die Übertragungswahrscheinlichkeit des Virus auf das Kind mit dem Schwangerschaftsalter zu. Infektionen während der Geburt und des Stillens sind meist unproblematisch. Man nimmt heute an, dass etwa 15 % aller intrauterinen Todesfälle nach der 20. Schwangerschaftswoche auf eine CMV-Infektion zurückzuführen sind. Ursache könnte u. a. eine thrombotische Vaskulopathie sein.

Insgesamt haben etwa nur 10 % der infizierten Kinder bei der Geburt mehr oder weniger schwerwiegende Symptome einer kongenitalen Zytomegalie (◻ Tab. 7.2). 20–30 % von ihnen versterben. 5–15 % asymptomatisch geborener, infizierter Kinder entwickeln jedoch später Folgekrankheiten und Spätkomplikationen bis zum 7. Lebensjahr.

#### Spätschäden nach Zytomegalieinfektion

- Geistige und körperliche Entwicklungsstörungen,
- Intelligenzdefekte, Lernschwierigkeiten,
- Schwerhörigkeit, Taubheit,
- Sehschäden,
- Sprachstörungen,
- Zahndefekte.

Bei der Reaktivierung eines endogenen Virus oder einer Reinfektion mit einem anderen Stamm ist die fetale Infektionsrate mit etwa 1,2 % sehr gering.

### Prävention

Eine **Expositionsprophylaxe** ist aufgrund der unterschiedlichen Übertragungswege und der nur geringen Symptomatik kaum erfolgreich. Seronegative Frauen (IgG-negativ, IgA-negativ), die für eine primäre Infektion in Frage kommen, sollten über die Hauptinfektionsquellen wie Se-

**Tab. 7.2** Folgen der kongenitalen Zytomegalieinfektion. Nach Neumann 2005

| Art | Folgen |
|---|---|
| Zerebral | Mikrozephalie, Hydrozephalus, lymphozytäre Menigitis, Enzephalitis mit oder ohne Verkalkung, periventrikuläre Verkalkungen, Neugeborenenkrämpfe, Chorioretinitis |
| Viszeral | Hepatosplenomegalie, Aszites, Leberenzymwerterhöhung, Ikterus, Thrombozytopenie, petechiale Blutungen, Purpura, Petechien, Anämie |
| Weitere | Frühgeburtlichkeit, intrauterine Wachstumsretardierung, intrauteriner Fruchttod, postpartaler Tod, Neugeborenensepsis, CMV-Ausscheidung im Urin |

xualverkehr, Schmierkontakt durch Kinder (Urin, Speichel) in Tagesheimbetreuung bzw. Berufskontakt (z. B. Kinderkrankenschwestern) mit Virus ausscheidenden Kindern, über Ansteckungsrisiko und mögliche Verhaltensweisen informiert werden. Dazu gehört zum Beispiel Feststellung des CMV-Immunstatus des Sexualpartners.

Sinnvoll und angesichts der riesigen Problematik für das Kind häufig empfohlen, nicht aber in den Mutterschaftsrichtlinien verankert, ist das CMV-Screening bei bestehendem Kinderwunsch oder zu Beginn der Schwangerschaft. Bei negativem Immunstatus sind wiederholte Untersuchungen auf CMV-Antikörper in Abständen von etwa 8 Wochen sinnvoll. Frauen bei denen eine Infektion nachgewiesen ist, haben nur ein geringes Risiko, sodass weitere Untersuchungen nicht notwendig sind.

Bei Seronegativität ist auf umfassende Hygienemaßnahmen zu achten. Ganz besonders gefährdet sind Frauen bei beruflicher Exposition in Betreuungseinrichtungen für kleine Kinder und in Kinderkliniken. Es ist bekannt, dass bis zu 20 % der Kinder unter 3 Jahren z. B. in Kindertagesstätten asymptomatisch mit CMV infiziert sind und dort andere Kinder anstecken.

Aus diesem Grunde gibt es viele Institutionen, die ihren Angestellten im Falle einer Schwangerschaft eine immunologische Abklärung anbieten und sie bei Seronegativität aus dem gefährdeten Arbeitsbereich entfernen oder ein Tätigkeitsverbot aussprechen. Das gilt häufig auch für Ringelröteln.

**Hygiene**

Unter Hygienegesichtspunkten sollte man besonders darauf achten Gegenstände und Spielsachen, die mit Urin oder Speichel von Kleinkindern in Berührung kommen regelmäßig zu reinigen. Das Virus bleibt etwa eine Stunde auf den kontaminierten Oberflächen aktiv. Wichtig ist das Händewaschen nach Windelwechsel, Baden, Waschen, Füttern, Tränen trocknen etc. sowie das Vermeiden gemeinsamen Benutzens von Handtüchern, Tellern, Tassen, darüber hinaus das Ablecken von Schnullern und das Küssen auf den Mund.

Für die **passive Prophylaxe** bei seronegativen Schwangeren insbesondere nach beruflichem CMV-Kontakt wird die Gabe von Hyperimmunglobulinpräparaten mit hohem Gehalt an neutralisierenden Antikörpern (z. B. Cytotect CP) off Label zunehmend empfohlen. Eine Metaanalyse von zwei klinischen Studien ergab eine Effektivität von 50 %, wenn CMV-spezifisches Hyperimmunglobulin Schwangeren verabreicht wurde, die eine primäre CMV-Infektion während der Schwangerschaft erworben hatten [Adler und Nigro 2013]. Eine neuere randomisierte, Placebo kontrollierte Studie ergab keine signifikante Beeinflussung des Verlaufs einer primären CMV-Infektion bei 123 Schwangeren durch eine Behandlung mit CMV-spezifischem Hyperimmunglobulin (Revello et al. 2014). Die Ergebnisse und Schlussfolgerungen aus dieser Studie werden derzeit diskutiert.

Während des **Stillens** ist die CMV-Infektionsrate am höchsten, da über 90 % der infizierten Mütter das Virus reaktivieren und das Kind über die Muttermilch infizieren. Bei einem gesunden, reifen Neugeborenen verläuft die Infektion asymptomatisch und ohne Spätschäden. Bei sehr kleinen Frühgeborenen gibt es unter dem Gesichtspunkt des Stillens oder der Muttermilchernährung zum Teil präventive Gesichtspunkte.

Eine **Impfung** ist in Erprobung. Aussagen über eine eventuelle Prophylaxe sind derzeit noch nicht möglich.

### Betreuung der Schwangeren

Bei akuter Zytomegalieinfektion mit Symptomen (rezidivierendes Fieber, Lymphknotenschwellung) oder was häufiger ist, bei einer durch Antikörperbestimmung zufällig entdeckten Zytomegalie in der Frühschwangerschaft oder bei sonografisch festgestellten kindlichen Auffälligkeiten sollte eine pränatale Diagnostik empfohlen werden (▸Kap. 7.2.2 Untersuchungen, Diagnostik und Differenzialdiagnostik).

Beim Nachweis der kindlichen Infektion hängt die Beratung der werdenden Eltern ganz wesentlich von der Sonografie ab. Während ein regelgerechter Befund auf eine eher subklinische Infektion mit milder Symptomatik hinweist, ist bei fetalem Hydrops, Hydro- oder Mikrozephalus oder einer Wachstumsretardierung mit einer schweren Schädigung des Kindes zu rechnen. Eine Abruptio ist in diesem Fall zu diskutieren. Sie sollte auch dann erwogen werden, wenn die Schwangere das Risiko von Spätschäden auch bei unauffälligem Ultraschallbefund nicht tragen kann.

Da auch bei negativer PCR weder eine Infektion des Kindes zu einem späteren Zeitpunkt noch ein falsch negatives Ergebnis grundsätzlich ausgeschlossen werden kann, sollten weitere serologische und sonografische Kontrolluntersuchungen erfolgen.

Auch bei Verdacht oder bei nachgewiesener reaktivierter Infektion bzw. bei einer Zweitinfektion mit einem anderen Stamm sollte eine pränatale Diagnostik diskutiert werden. Das fetale Infektionsrisiko ist zwar mit etwa 1 % sehr gering und Schäden bei der Geburt treten bei Kindern nur unter 1 % und Spätschäden nur bei 5–8 % auf, dennoch haben die symptomatisch geborenen Kinder eine gleich schwere Erkrankung wie bei einer Primärinfektion.

Seitdem die Studie von Nigro im September 2005 (Nigro et al. 2005) veröffentlicht wurde, in der über eine erfolgreiche Prävention und Therapie der konnatalen CMV-Infektion mit einem CMV-Hyperimmunglobulin berichtet wurde, gibt es erstmals Überlegungen zu einem CMV-Screening (○ Abb. 7.2). Bislang wird ein CMV-Antikörperscreening jedoch noch nicht routinemäßig durchgeführt. Derzeit läuft eine multizentrische Studie mit dem Ziel der Bestätigung der von Nigro veröffentlichten Ergebnisse sowie eine Kosten-Nutzen-Analyse eines generellen Screenings.

### Stillen

Es ist bekannt, dass bei der überwiegenden Mehrzahl von zytomegalieinfizierten Müttern das Virus während der Stillperiode lokal in der Brustdrüse reaktiviert und mit der Muttermilch auf das Kind übertragen wird. Für ein gesundes, reifes Kind ist diese Infektion in der Regel ungefährlich und verläuft asymptomatisch, da es durch die Antikörper der Mutter und durch die eigene Immunkompetenz geschützt ist. Spätschäden treten nicht auf.

Ein Frühgeborenes allerdings kann selten schwer erkranken an einem Sepsis ähnlichen Krankheitsbild mit Hepatopathie, Thrombozytopenie, Neutropenie und Pneumonie, da das Immunsystem noch nicht ausreichend entwickelt ist um eine Infektion zu verhindern und evtl. sogar versterben. Betroffen sind davon insbesondere Kinder unter 1 000 g und unter 30 Schwangerschaftswochen. Meist jedoch verläuft eine Infektion asymptomatisch oder zeigt einen milden Verlauf mit transitorischen Symptomen. In der Regel treten auch keine Spätschäden auf. Die deutsche Stillkommission empfiehlt deshalb die CMV-seropositiven Mütter über die poten-

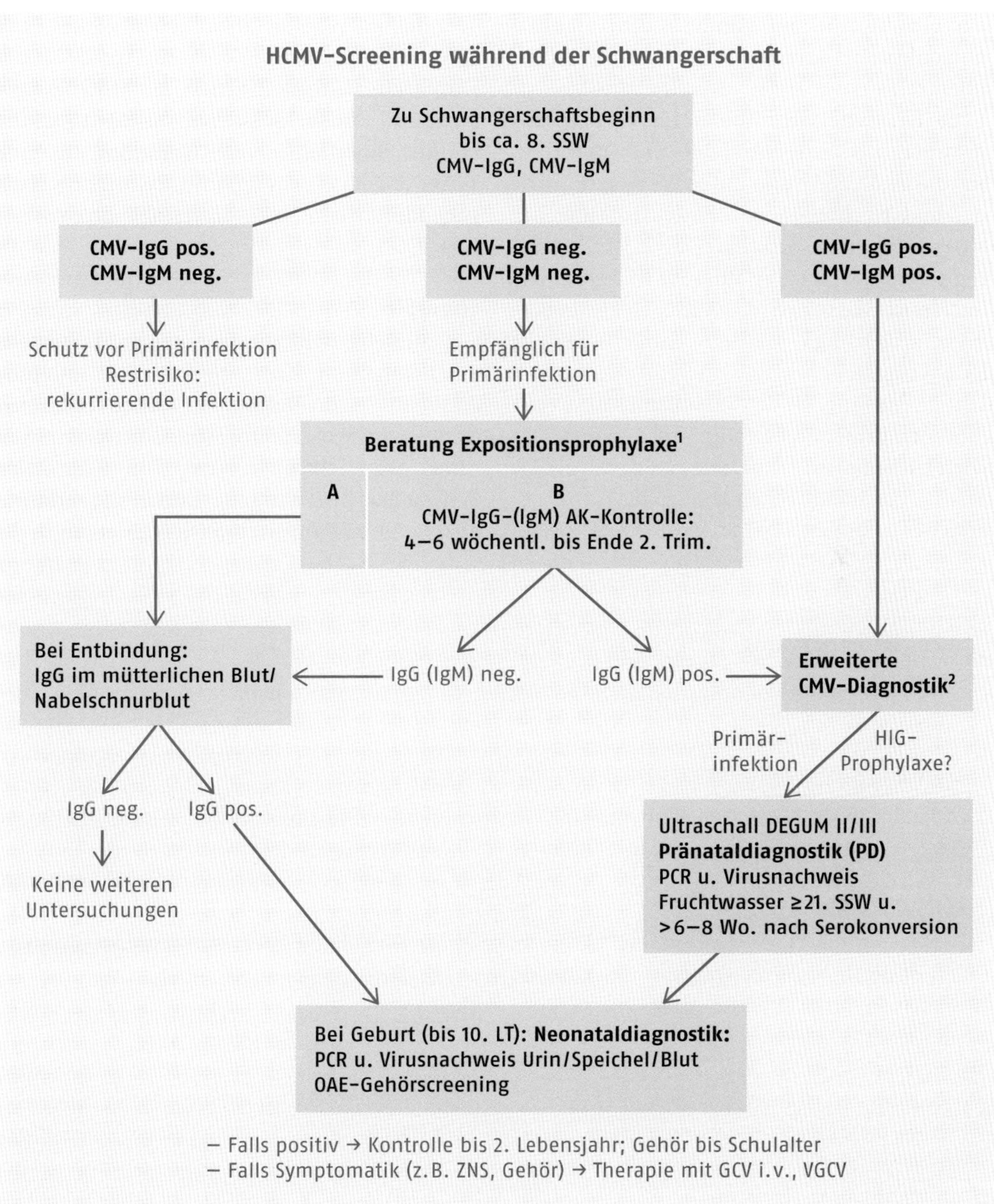


**Abb. 7.2** HCMV-Screening während der Schwangerschaft. Nach Enders, Jahn, Hamprecht 2006

[1] Expositionsprophylaxe: Aufklärung über Ansteckungsrisiko inkl. Sexualkontakt und Maßnahmen beim Umgang mit Kindern (v. a. < 3 Jahren), z. B. häufiges Händewaschen nach Windelwechsel, Hygiene und Hantieren mit bespeichelten Spielsachen, keine Mundküsse, keine gemeinsame Benutzung von Essgeschirr

[2] erweiterte CMV-Diagnostik (Speziallabor): CMV-IgG-Avidität, CMV-Immunoblot, PCR aus maternalem EDTA-Blut

zielle Gefahr einer Infektion bei sehr unreifen Frühgeborenen aufzuklären, wenn sie stillen wollen.

Die Deutsche Gesellschaft für Pädiatrische Infektiologie (DGPI) empfiehlt bei Frühgeborenen vor der 32. SSW und unter 1 500 Gramm die Vor- und Nachteile einer Pasteurisierung der Muttermilch zu besprechen. Durch Pasteurisierung (Langzeiterhitzung über 30 Minuten) der Muttermilch lässt sich das Virus sicher inaktivieren. Allerdings werden dabei wertvolle Milchbestandteile wie Enzyme und viele andere wichtige Proteine, die der Organismus des Frühgeborenen dringend benötigt, mit zerstört. Das in den USA häufig praktizierte Einfrieren als Alternative ist nicht sicher genug, da die Viren überleben können. Mittels einer speziellen Technologie (Firma Virex GmbH) ist das Problem möglicherweise weitestgehend gelöst. Durch kurzzeitiges Erhitzen der Milch auf 60–62 °C und sofortiges, rasches Abkühlen auf 30 °C können innerhalb von 90 Sekunden die Viren sicher abgetötet werden und das unter weitestgehender Erhaltung der wertvollen Enzyme und Eiweiße.

### Therapie

Gegenwärtig steht zur Therapie der konnatalen CMV-Infektion kein zugelassenes antivirales Arzneimittel zur Verfügung. Wenige Fallberichte über die Anwendung von Ganciclovir während der Schwangerschaft mit normalem Schwangerschaftsausgang liegen vor, erlauben aber keine differenzierte Risikobewertung.

### Zusammenfassung

- Die Zytomegalievirus-Infektion ist die häufigste Ursache einer prä- und perinatalen Infektion des Kindes.
- Die Durchseuchung im Erwachsenenalter beträgt etwa 50–70 %.
- Die Infektion entsteht durch Übertragung virushaltiger Körperflüssigkeiten z. B. Sputum, Sperma, Vaginal- und Zervikalsekret, Muttermilch, Urin, Blut und Blutbestandteile.
- Schwangere, die Kinder betreuen, sind besonders exponiert.
- Die meisten Infektionen verlaufen für die Schwangere symptomlos. Symptome sind Lymphknotenschwellungen, Fieber, Kopf- und Gliederschmerzen und allgemeines Krankheitsgefühl.
- Die Labordiagnose der Mutter erfolgt über den Nachweis von Antikörpern oder PCR im Blut, die des Kindes durch PCR und Zellkultur meist aus dem Fruchtwasser.
- Bei einer Primärinfektion der Mutter kann das Kind multipel geschädigt sein. Je früher die Infektion in der Schwangerschaft ist, desto stärker ist die Schädigung.
- Reinfektionen und Zweitinfektionen mit einem anderen Stamm sind für das Kind meist unproblematisch.
- Bei seronegativen Schwangeren ist die Prävention schwierig und besteht in einer Expositionsprophylaxe (z. B. beim Sexualverkehr, Vermeidung von Urin- und Speichelkontakt bei Kinderbetreuung).
- Bei meist zufällig nachgewiesener Primärinfektion ist eine pränatale Diagnostik indiziert.

- Stillen ist bei gesunden, reifen Neugeborenen trotz der überwiegenden Reaktivierung des Virus in der Muttermilch und der Übertragung auf das Neugeborene unproblematisch, da das Kind durch das ausgereifte Immunsystem und die Antikörper der Mutter geschützt ist.
- Bei Frühgeborenen kann es sehr selten zu Sepsis ähnlichen, schweren Erkrankungen, kommen. Die Mutter sollte deshalb über das geringe, potenzielle Risiko aufgeklärt werden.
- Ob die modifizierte Pasteurisierung der Muttermilch, die zu einer sicheren Inaktivierung des Virus führt, eine Alternative ist, kann derzeit wegen fehlender Daten noch nicht beurteilt werden.
- Gegenwärtig steht zur Therapie einer konnatalen CMV-Infektion kein zugelassenes Medikament zur Verfügung. Wissenschaftlich anerkannte Therapieempfehlungen gibt es bislang nicht. Zur Therapie der CMV-Infektion können ggf. Virustatika (z. B. Ganciclovir) eingesetzt werden. Der Einsatz in der Schwangerschaft gilt jedoch als kontraindiziert. Vor Beginn der Behandlung mit Ganciclovir sind die Patienten hinsichtlich des Risikos für den Fetus aufzuklären.
- Der Stellenwert der Hyperimmunglobulinprophylaxe und -therapie wird diskutiert. Dadurch induziert gibt es erste Überlegungen zu einem generellen Zytomegaliescreening.

### 7.2.3 Herpes-simplex-Infektionen (HSV-Infektionen)

#### Einführung

Herpesviren sind ubiquitär verbreitet. Durch sie ausgelöste Infektionen zählen weltweit zu den häufigsten.

#### Klassifizierung/Definition

Derzeit sind etwa 170 unterschiedliche Viren aus der Familie Herpesviridae bekannt. Sie alle sind streng wirtsspezifisch und bei Mensch und Tier für unterschiedliche Erkrankungen verantwortlich. Allen gemeinsam ist, dass sie im Wirt meist lebenslang persistieren und zu rezidivierenden Erkrankungen führen. Von unterschiedlichen Herpes simplex Typen sind zwei für den Menschen pathogen:

- **Typ 1 (HSV-1):** meist aus Haut oder Schleimhäuten isolierbar (z. B. Herpes labialis),
- **Typ 2 (HSV-2):** meist aus dem Bereich des Genitale isolierbar (Herpes genitalis).

Bei orogenitalen sexuellen Praktiken kann das HS-1-Virus auf das Genitale übertragen werden wie umgekehrt das HS-2-Virus auch im Mundbereich und in anderen Körperregionen nachweisbar sein kann.

Bis zum gebärfähigen Alter haben in Abhängigkeit vom sozialen Milieu etwa 80–90 % der Frauen eine Erstinfektion mit Typ 1 und etwa 20–40 % mit Typ 2 durchgemacht. Mit Beginn der Pubertät und der Aufnahme des Geschlechtsverkehrs steigt die HSV-2-Infektionsrate an.

Je nach Lokalisation und Ausbreitung der Infektionen unterscheidet man verschiedene Formen:

- Herpes labialis,
- Herpes genitalis,
- Herpes mit unterschiedlichen Lokalisationen, z. B. Mundhöhle, Pharynx, Ösophagus, Nase, Wange, Auge, Retina,
- Spezielle Formen wie
  - Herpes gladiatorum (Hautinfektionen an verschiedenen Körperteilen bei engem Kontakt z. B. bei Ringern oder Rugbyspielern),
  - Nervus-Facialis-Lähmung sog. Bell-Lähmung,
  - Ekzema herpeticatum mit der Gefahr einer generalisierten septischen Ausbreitung (besonders bei immundefizienten Patienten),

- generalisierter Herpes durch hämatogene Ausbreitung mit der Gefahr einer Enzephalitis,
- Herpesinfektion in der Schwangerschaft, speziell Herpes neonatorum.

Die Inkubationszeit von HSV-1 beträgt 2–12 Tage, die von HSV-2 dagegen 3–7 Tage, evtl. länger.

Man unterscheidet 3 Formen der Infektion
- Primärinfektion,
- Reinfektion,
- Initial- oder Primärinfektion mit dem anderen HSV-Typ.

### Ätiologie, Pathogenese und Pathophysiologie

Die Herpesviren werden durch engen Körperkontakt übertragen. Die Infektion mit HSV-1 erfolgt durch Speichel und Schmierinfektion meist schon im frühen Kindesalter durch eine Übertragung von der Mutter auf das Kind. Die Infektion mit HSV-2 erfolgt durch engen Schleimhautkontakt, primär meist durch Geschlechtsverkehr und gilt als Geschlechtskrankheit.

Die Viren befallen Epithelzellen, vermehren sich dort und bilden Läsionen (Ulzera, Bläschen). Sie dringen in die Nervenzellfortsätze ein und gelangen von dort aus in die Nervenganglien. Dort sind sie für das Immunsystem unangreifbar und werden durch unterschiedliche Reize (z. B. Stress, Immunschwäche, Schwangerschaft, hormonelle Veränderungen, Infekte, Verletzungen, UV-Einstrahlung) reaktiviert.

Selten, meist bei immundefizienten Patienten oder bei einem Ekzema herpeticatum, ist die Ausbreitung der Erkrankung über die Blutbahn sepsisähnlich und kann lebensbedrohlich sein.

### Klinisches Bild und Symptomatik

**HSV-1 (typische Lokalisation):** Eine Infektion mit dem Herpesvirus-1 führt zu kleinen Wundstellen in Form von zum Teil multiplen gruppierten Bläschen und Ulzera im Bereich der Lippen, des Mundes (Gingivostomatitis, Pharyngitis) und des Gesichts. Auch die Augen können befallen sein.

**HSV-2 (typische Lokalisation):** Eine Infektion mit dem Herpesvirus-2 führt zu Wundstellen (Bläschen, Ulzera) an Penis, Skrotum, Labien, Vagina, Zervix (Befall 70–90 %), Oberschenkel, Gesäß und um den Anus herum. Sie sind häufig begleitet von Pruritus, Spannungsgefühl, brennenden Schmerzen und Lymphknotenschwellungen.

Die Symptome können unabhängig von der Lokalisation sehr milde sein, sodass manche Personen die Infektion gar nicht bemerken. Sie können aber auch mit einem schweren Krankheitsgefühl mit Fieber, Kopfschmerzen sowie Lymphknotenschwellungen assoziiert sein. Die schweren, zum Teil lebensbedrohlichen Formen mit Enzephalitis oder Sepsis sind selten und betreffen meist Patienten mit Immundefizienz.

Auf die generalisierte HSV-Infektion des Neugeborenen, den Herpes neonatorum wird unten gesondert eingegangen.

Eine weitere sehr schwere Erkrankung ist das **Ekzema herpeticatum**. Der Herpes befällt die ekzematösen Hautgebiete besonders stark, tritt aber auch auf der gesunden Haut auf. Dies kann zu einer lebensbedrohlichen Erkrankung mit starkem Flüssigkeitsverlust und mit hohen Risiko zu einer Sekundärinfektion führen.

Die HSV-1-Infektion ist bei Kindern hauptsächlich durch eine Gingivostomatitis, Keratokonjunktivitis oder durch mukokutane Läsionen oberhalb der Gürtellinie charakterisiert. Bei Erwachsenen manifestiert sich die Erstinfektion häufig nur als akute Pharyngitis.

Infektionen mit Herpes genitalis, meist Typ 2, haben in den letzten Jahren weltweit zugenommen. Jedoch auch genitale Infektionen mit Herpes Typ 1 sind vermehrt nachzuweisen, möglicherweise als Folge von oral-genitalen Sexualpraktiken. Damit sind beide Herpes-Typen neben *Chlamydia-trachomatis*-Infektionen und der Infektion mit Humanen Papillomaviren (HPV) eine der häufigsten Ursachen für sexuell übertragbare Krankheiten.

Beim Rezidiv handelt es sich meist um eine relativ begrenzte Lokalreaktionen. Die Symptomatik und die Virusausscheidung sind geringer bzw. verkürzt. Die Heilung erfolgt schneller als bei der Erstinfektion.

### Untersuchungen, Diagnostik und Differenzialdiagnostik

Die mikrobiologische Diagnosestellung erfolgt mittels Virusnachweis aus Bläscheninhalt durch Zellkultur, Nachweis der viralen DNA mittels PCR, seltener durch virusspezifischen Antigennachweis in Objektträgerausstrichen mithilfe der indirekten Immunfluoreszenz und typspezifischer monoklonaler Antikörper. Der Antikörpernachweis (IgM, IgG) aus dem Serum ist zweitrangig und in der Interpretation oft unsicher.

Die Interpretation der Laborergebnisse bezüglich einer Primär-, Re- oder Initialinfektion mit dem anderen HSV-Typ kann schwierig sein, gelegentlich auch die Typdifferenzierung. Bei Schwangeren mit Läsionen, einem stark positiven Virusbefund und fehlenden Antikörpern besteht der Verdacht auf eine Primärinfektion. Ein schwach positiver Virusbefund, vor allem bei fehlenden Läsionen und einem positiven Antikörperbefund, deutet auf eine Reinfektion hin.

### Auswirkungen auf die Schwangerschaft und mütterliche Prognose

Mit Ausnahme der in der Schwangerschaft extrem selten generalisierten Herpes-simplex-Infektionen, die eine schwere Erkrankung darstellen, ist die Schwangerschaft bis auf meist lokale Symptome nicht wesentlich beeinträchtigt. Dies gilt sowohl für die Erst- als auch für die Rezidiverkrankung.

Etwa 5 % der Frauen im gebärfähigen Alter haben anamnestisch Hinweise auf einen Genitalherpes. 80–90 % haben Antikörper gegen HSV Typ 1, 30–40 % gegen HSV Typ 2. Etwa 2 % der Frauen erleiden eine genitale Primärinfektion während der Schwangerschaft. Unglücklicherweise verlaufen mehr als 75 % der Primärinfektionen asymptomatisch und sind für die meisten der neonatalen Herpes-simplex-Infektionen des Kindes verantwortlich.

### Prognose für das Kind

Trotz einer erhöhten Inzidenz von Erst- und symptomatischen bzw. asymptomatischen Reinfektionen mit HSV infolge einer verminderten Resistenz in der Schwangerschaft kommt es nur relativ selten (im Gegensatz zur Zytomegalie) zu einer kindlichen Infektion. Kommt es jedoch zu einer Infektion, so ist diese immer lebensbedrohlich. Man spricht vom Neugeborenen-Herpes. Etwa ¾ aller pränatalen HSV-Erkrankungen des Kindes werden durch den Typ 2, etwa ¼ durch den Typ 1 verursacht.

Vieles über die Infektionsgefährdung des Kindes während der Schwangerschaft und der Geburt sowohl bei der Primärinfektion, der Initialinfektion mit dem anderen HSV-Typ als auch bei einer symptomatischen oder asymptomatischen Reinfektion ist noch völlig unklar.

Risiken für das Neugeborene betreffen in erster Linie den Herpes genitalis (unabhängig vom Typ 1 oder Typ 2). Abgesehen davon, dass viele Infektionen asymptomatisch verlaufen ist es klinisch nicht möglich eine Differenzierung zwischen Primärinfektion, Initialinfektion mit einem anderen HSV-Typ und einer Reaktivierung zu erreichen. Dies gelingt häufig auch nicht rechtzeitig mittels der Labordiagnostik. Diese Kenntnis könnte wichtig und hilfreich sein, da das perinatale Übertragungsrisiko abhängig von der Art der HSV-Infektion ist.



#### Frühschwangerschaft

In der Frühschwangerschaft ist das Kind wahrscheinlich nur durch eine primäre Erkrankung der Mutter gefährdet, soweit diese mit einer Virämie und damit einer transplazentaren Übertragung des Virus auf die Frucht einhergeht, was allerdings extrem selten ist. Das Auftreten von Missbildungen und Entwicklungsstörungen scheint deshalb die absolute Ausnahme zu sein. In der Regel kommt es wohl in diesen Fällen zum Abort, zu Früh- oder Totgeburt, zur Mikrozephalie, Enzephalitis und Hydrozephalus.

Die Gefahr einer pränatalen Infektion ist am größten in den ersten 20 Schwangerschaftswochen. Die Häufigkeit einer neonatalen

Herpeserkrankung durch eine transplazentare oder aszendierende Infektion beträgt etwa 5 %.

#### Spätschwangerschaft

Die **genitale Infektion** in der Spätschwangerschaft ist das Hauptproblem der Herpes-simplex-Infektionen. Die Übertragung auf das Kind findet überwiegend bei der Passage des Kindes durch den infizierten Geburtsweg und auch infolge einer Aszension nach Blasensprung statt.

Bei einer **aktiven Primärinfektion** der Mutter kurz vor der Entbindung beträgt das Risiko einer kindlichen Erkrankung 40–50 %. Diese Infektionen sind gewöhnlich sehr schwerwiegend und mit einer etwa 50-prozentigen Letalität verbunden (im Gegensatz zur Zytomegalie), weil mütterliche Antikörper zum Schutze des Kindes noch fehlen. Überlebende Kinder haben oft schwere Defekte.

Bei der häufigeren, **aktiven rekurrierenden Herpesinfektion** des Genitales zum Zeitpunkt der Geburt, die bei ¾ der Gebärenden asymptomatisch verläuft, kommt es lediglich in 1–5 % zu einer neonatalen Infektion. Gründe hierfür sind zum einen der Schutz durch mütterliche IgG-Antikörper sowie die geringe Virusmenge und die verkürzte Virusausscheidung im Verhältnis zur Primärinfektion. Diese Kinder haben im Gegensatz zu Neugeborenen mit einer Primärinfektion Antikörper gegen HSV bei der Geburt. Da nur 1–2 % der Neugeborenen schwer erkranken, könnte der Höhe des Antikörpertiters eine entscheidende Rolle zukommen. Möglicherweise ist das Neugeborene nur dann gefährdet, wenn Viren aus frischen Bläschen direkt übertragen werden und das Kind nicht über mütterliche Antikörper verfügt. Die kritische Titerhöhe scheint zwischen 1:32 und 1:64 zu liegen.

Bei einer **intrapartalen Infektion** treten Symptome innerhalb der ersten 11 Lebenstage auf. Nach einer **intrauterinen Infektion** in der Spätschwangerschaft können schon bei der Geburt mehr oder weniger ausgebreitet Bläschen nachweisbar sein. Sie sind Hinweiszeichen auf einen meist letal endenden septischen Krankheitsprozess mit Befall multipler Organe einschließlich des Gehirns.

#### Entbindung

Wegen der vielen Unsicherheiten in der Diagnostik, der Unterscheidung zwischen primärer Infektion, Initialinfektion mit einem anderen HSV-Typ oder der Reaktivierung gibt es kein allgemeingültiges Therapieregimes für die Entbindung.

In der ○ Abb. 7.3 ist das mögliche Prozedere der Entbindung bei Primärinfektion bzw. einem Rezidiv in Abhängigkeit vom Schwangerschaftsalter dargestellt. Dieser Algorithmus deckt sich weitgehend mit den Empfehlungen anderer Autoren und mit der Leitlinie: Labordiagnostik schwangerschaftsrelevanter Virusinfektionen. Jedoch wird die Wahl des Entbindungsmodus auch zukünftig in erster Linie eine persönliche Entscheidung der betreuenden Ärzte und der Patientin bleiben, bis allgemeingültige Empfehlungen vorliegen.

##### Intrapartal

Bei einer asymptomatischem Virusausscheidung ist die Gefahr einer Transmission bei Mikroblutuntersuchungen oder dem Gebrauch einer Skalp-Elektrode zur Überwachung der kindlichen Herztöne erhöht.

### Prävention

Die Prävention dient:

- der Aufklärung der Schwangeren insbesondere über das potenzielle Risiko einer Infektion des Kindes im Schwangerschaftsverlauf durch Reinfektion oder eine asymptomatische Virusausscheidung bei Zustand nach Primärinfektion,
- der Information über die möglichen diagnostischen sowie medikamentösen Therapieoptionen in der Schwangerschaft und peripartal sowie die evtl. Sectioindikationen,
- der Information des Sexualpartners über die Gefährdung durch Verkehr, orogenitale Sexualpraktiken und Petting sowie die Prävention durch Kondome.

### Betreuung der Schwangeren

Als Folge der verminderten Resistenz kommt es im Verlauf der Schwangerschaft (ähnlich wie bei

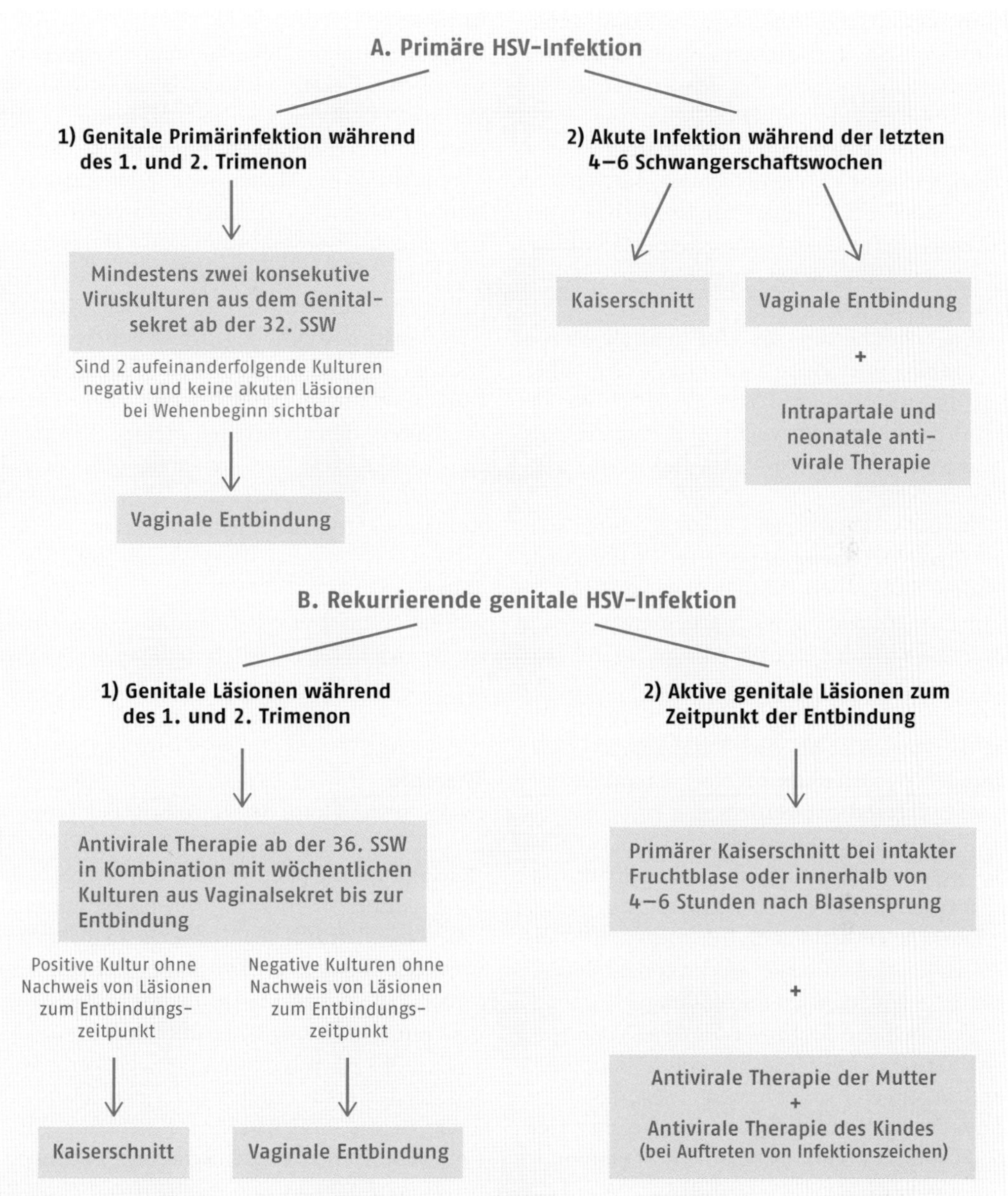


**Abb. 7.3** Algorithmus der Entbindung bei primärer HSV-Infektion (A) und bei einem rezidivierenden genitalen Herpes (B). Nach Anzivino, Fioriti, Mischitelli et al. 2009

der Zytomegalieinfektion) zu einer steigenden Inzidenz von Erst- und symptomatischen bzw. asymptomatischen Reinfektionen mit HSV.

Vor allem der Herpes genitalis ist für die Schwangerschaft von besonderer Bedeutung, da er für das Neugeborene fatal sein kann. Deshalb sollte in der Schwangerschaft gezielt nach dieser Erkrankung gefahndet werden. Obwohl eine primäre Herpes-genitalis-Infektion in der Schwangerschaft wegen der Beschwerden erkannt und diagnostiziert werden kann, verlaufen etwa ¾ aller Infektionen sowohl bei der Erstinfektion als auch bei der rekurrierenden Erkrankung und der Initialinfektion mit einem anderen Virustyp asymptomatisch oder so untypisch, dass eine richtige Diagnose nicht gestellt wird. Fast 90 % der Mütter von Kindern mit neonatalem Herpes sind zum Geburtszeitpunkt symptomlos und deren Infektion wird deshalb nicht entdeckt.

Bei Schwangeren, die eine **genitale Herpesanamnese** oder einen Partner mit Genitalherpes haben, werden Zervixabstriche ab der 36. Schwangerschaftswoche und eine Antikörperbestimmung auf HSV Typ 1 und Typ 2 empfohlen.

Bei Schwangeren mit Läsionen, einem stark **positiven Virusbefund**, positiver PCR und fehlenden Antikörpern besteht der Verdacht auf eine Primärinfektion. Nach allgemeiner Ansicht ist in diesen Fällen eine primäre Sectio indiziert, um das Kind vor Kontakt durch den infizierten Geburtsweg zu bewahren. Nach Blasensprung ist die Latenzzeit bis zum Kaiserschnitt etwa 4 Stunden, danach muss mit einer aszendierenden Infektion gerechnet werden.

Ein schwach positiver Virusbefund, vor allem bei fehlenden Läsionen, und ein positiver Antikörperbefund für Typ 2 deuten auf die weniger gefährliche rekurrierende Infektion hin. In diesen Fällen besteht heute wieder zunehmend die Tendenz zur vaginalen Entbindung.

Zum Schutze des Kindes wird meist eine **prophylaktische antivirale Therapie** empfohlen und durchgeführt auch wenn eine Cochrane-Auswertung der Daten den Wert bisher noch nicht sichern konnte (▸Kap. 7.2.3 Therapie).

### Postpartal

#### Erstinfektion

Bei einer Erstinfektion am Ende der Schwangerschaft bzw. peripartal unabhängig davon, ob es sich um einen Lippen- oder Genitalherpes handelt, sollten Mutter und Kind bis zum Abheilen der Bläschen isoliert werden.

#### Reinfektion

Ein extragenitaler rekurrierender Herpes, gewöhnlich ein Herpes labialis, bedeutet, wenn er bis zur Entbindung abgeheilt ist, keine Gefährdung für das Kind. Allerdings kann das Neugeborene durch die Mutter oder andere infektiöse Kontaktpersonen, z. B. Kinderschwestern, Ärzte u. a. infiziert werden, wenn diese Herpesläsionen haben. Hat die Mutter z. B. einen Herpes labialis, so kann der Kontakt mit dem Kind bei zuverlässiger Abdeckung der Bläschen und effektiven Hygiene- und Vorsichtsmaßnahmen (z. B. sorgfältiger Händehygiene, kein Küssen des Babys) aufrechterhalten bleiben. Pflegepersonal und andere Personen sollten für die Zeit der Effloreszenz möglichst keinen direkten Kontakt zu Neugeborenen haben.

### Stillen

Die Patientin kann stillen, wenn sie keine Läsion im Bereich der Brust hat. Ein Lippenherpes sollte gut abgedeckt sein und während des Stillens ein Mundschutz getragen werden.

### Therapie

In der Behandlung des Herpes in der Schwangerschaft werden entweder Valaciclovir oder Aciclovir für die primäre oder erste Episode der Infektion (für 7–10 Tage), für das symptomatische Rezidiv (für 5 Tage) bzw. die tägliche Suppression (von der 36. SSW bis zur Geburt) empfohlen. Nur Aciclovir wird für die schwere oder disseminierte Erkrankung empfohlen.

Es gibt keinen Nachweis eines größeren Risikos für den Fetus durch Valaciclovir oder Aciclovir (Briggs et al. 2011; Straface et al. 2012). Eine Kohortenstudie bei Schwangeren mit Exposition im 1. Trimenon ergab kein erhöhtes Risiko größerer Missbildungen (Pasternak, Hviid 2010). Eine Therapie, wenn klinisch indiziert, kann damit durchgeführt werden.

**Zusammenfassung**

- Die Übertragung der Herpesviren Typ 1 und 2 geschieht durch engen Körperkontakt
- Die Inkubationszeit von HSV-1 beträgt 2–12, die von HSV-2 3–7 Tage.
- Bei orogenitalen sexuellen Praktiken kann HSV-1 auf das Genitale übertragen werden wie umgekehrt auch HSV-2 im Mundbereich und anderen Körperregionen nachweisbar sein kann.
- Die typischen Symptome Bläschen, Ulzera, Schmerzen, Lymphknotenschwellungen fehlen oft, sodass die Diagnose häufig nicht gestellt wird.
- Man unterscheidet die Primär- von der Re- und der Initialinfektion mit einem anderen Virustyp.
- Diagnostik: Virenanzucht in Zellkultur, PCR, virusspezifischer Antigennachweis, Antikörper. Die Diagnostik kann schwierig sein in der Unterscheidung von Primär-, Re- oder Initialinfektion mit dem anderen HSV-Typ, gelegentlich auch die Typdifferenzierung.
- Etwa 2 % der Schwangeren erleiden eine genitale Primärinfektion. Die Schwangerschaft ist meist gar nicht oder nur gering belastet. 75 % der Primärinfektionen verlaufen bei der Schwangeren asymptomatisch. Sie können jedoch zu einem Herpes neonatorum führen.
- ¾ aller pränatalen Herpeserkrankungen des Kindes werden durch den Typ 2, etwa ¼ durch den Typ 1 verursacht. Die Infektionen sind selten, jedoch immer für das Kind lebensgefährlich.
- Infektionen in der Frühschwangerschaft sind meist gekoppelt mit einer Virämie der Mutter. Es kommt zum Abort, zur Früh- oder Totgeburt, Mikrozephalie, Enzephalitis oder Hydrozephalus. Genitale Infektionen in der Spätschwangerschaft sind das Hauptproblem. Bei aktiven Primärinfektionen erkranken 40–50 % der Kinder, bei Reinfektionen bis zu 5 %.
- Die Art der Entbindung (vaginal, Sectio) hängt ab von den Beschwerden, Laborbefunden und der Einstellung der Ärzte und der Patientin. Eine generelle Empfehlung existiert zurzeit nicht.
- Bei einer genitalen Herpesanamnese sind ab der 36. SSW Zervixabstriche und Titerkontrollen zu empfehlen.
- Eine antivirale Therapie mit Aciclovir oder Valaciclovir wird empfohlen. Da es eine Off-Label-Therapie ist, muss die Patientin darüber aufgeklärt werden




## 7.2.4 Herpes-zoster-Infektionen

### Einführung

Das Auftreten eines Herpes zoster ist in der Schwangerschaft extrem selten, für das Kind ungefährlich und hat deswegen keine klinische Relevanz.

### Klassifizierung/Definition

Beim Herpes zoster handelt es sich um eine Reaktivierung einer latenten Infektion mit dem Varizella-zoster-Virus.

### Ätiologie, Pathogenese und Pathophysiologie

Nach einer Windpockeninfektionen überlebt das VZV in den Spinal- und/oder Hirnnervenganglien. Zu einer Reaktivierung kommt es meist bei Immungeschwächten oder im Alter. In Deutschland erkranken pro Jahr etwa 400 000 Personen. ⅔ von ihnen sind älter als 50 Jahre. Bisher ist nicht eindeutig geklärt wie es zur Reaktivierung kommt.

### Klinisches Bild und Symptomatik

Die Reaktivierung des VZV führt zu einer Neuritis. Alle Areale, die der Nerv versorgt, werden von dieser Entzündung betroffen. Es entstehen starke Schmerzen, Brennen, Rötung mit Bildung von Bläschen im betroffenen Dermatom. Die Schmerzen treten meist 2–3 Tage vor den darauf folgenden Hautveränderungen auf. Die Bläschen enthalten Viren und sind infektiös. Nach 2–3 Tagen brechen sie auf, trocknen aus, es bildet sich Schorf. Nach 2–3 Wochen heilen die betroffenen Hautbezirke ab. Meistens sind Brust und Bauchhaut betroffen. Der Hautausschlag beginnt gewöhnlich am Rücken und zieht sich gürtelförmig nach vorne.

Besondere Formen sind zum Teil mit schweren Komplikationen vergesellschaftet z. B. Zoster ophthalmicus eventuell mit Erblindung, Zoster oticus mit Schwerhörigkeit oder Gleichgewichtsstörungen, Zoster facialis mit Parese. Zoster-Meningitis, -Enzephalitis bzw. -Myelitis sind gefürchtete Komplikationen. Ein generalisierter Herpes betrifft das gesamte Nervensystem, ist lebensgefährlich und tritt nur bei extrem immungeschwächten Personen auf, z. B. bei Aids, Krebserkrankungen oder Leukämie.

Gefürchtet ist auch die evtl. lebenslang anhaltende Post-Zoster-Neuralgie, die mit brennenden, zum Teil unerträglichen Schmerzen einhergeht.

### Untersuchungen, Diagnostik und Differenzialdiagnostik

Die Diagnose wird gestellt anhand der Anamnese, der Symptome und der typischen Hautveränderungen. Nur selten ist der Nachweis von VZV notwendig, z. B. bei Meningitis oder Enzephalitis.

### Auswirkungen auf die Schwangerschaft und mütterliche Prognose

Das Auftreten einer Gürtelrose in der Schwangerschaft gehört zu den sehr seltenen Erkrankungen. Der Verlauf ist meist unproblematisch.

### Prognose für das Kind

Ein Herpes zoster in der Gravidität bedeutet kein Risiko für das Kind, da es sich um einen lokalen Krankheitsprozess handelt und keine Virämie auftritt. Besteht ein Herpes zoster bei der Entbindung oder im Wochenbett, so bedeutet dies eine Infektionsgefahr für das Kind im Sinne einer Windpockeninfektion. Bei sorgfältiger Abdeckung des infizierten Bereichs und zuverlässigen hygienischen Maßnahmen kann der Mutter-Kind-Kontakt aufrecht erhalten und das Kind auch gestillt werden.

### Prävention

Eine Prävention gegen die Reaktivierung des Varizella-zoster-Virus ist nicht bekannt. Eine Impfung mit einem hoch konzentrierten Windpockenimpfstoff steht zur Verfügung. Das Erkrankungsrisiko soll sich um etwa 50 % senken lassen. Eine Impfung in der Schwangerschaft ist kontraindiziert.

Eine Schwangere, die keine Varizellenerkrankung hatte oder nicht geimpft ist, sollte Kontakt zu anderen Patienten, die an einem Herpes zoster erkrankt sind, meiden, da die Gefahr einer Varizelleninfektion besteht, wenn sie mit den Bläschen in Berührung kommt.

### Betreuung der Schwangeren

Die Betreuung der Schwangeren erfolgt symptomatisch.

### Therapie

Eine systemische Behandlung mit Aciclovir während der Schwangerschaft kann, wenn klinisch indiziert, durchgeführt werden (▸ Kap. 7.2.3 Therapie).

#### Zusammenfassung

- Eine Herpes-zoster-Erkrankung in der Schwangerschaft ist ein seltenes Ereignis.
- Der Verlauf ist im Allgemeinen unproblematisch

- Das Kind ist nicht gefährdet, da die Erkrankung ohne Virämie einhergeht.
- Die Therapie ist symptomatisch mit Abdecken der Bläschen, lokaler Applikation von Virustatika, Analgetika. Die orale Gabe von Virustatika gehört zu den Ausnahmen.

### 7.2.5 Varizella-zoster-Infektionen

#### Einführung

Windpockeninfektionen verlaufen bei immunkompetenten Kindern meist komplikationslos. Wenn sie im Erwachsenenalter akquiriert werden, kann die Erkrankung mit erheblichen Komplikationen verlaufen. In der Schwangerschaft können Mutter und Kind schwer erkranken.

#### Klassifizierung/Definition

Die Erkrankung wird durch das Varizella-zoster-Virus (VZV) ausgelöst, das auch als humanes Herpesvirus 3 (HHV-3) bezeichnet wird. Es gehört in die Familie der Herpesviridae.

#### Ätiologie, Pathogenese und Pathophysiologie

Das Varizella-zoster-Virus ist weltweit verbreitet und hoch ansteckend. Es wird durch Tröpfcheninfektion von erkrankten Personen durch die Ausatmung und durch direkten Kontakt mit erregerhaltigen Bläschen und Krusten übertragen (Schmierinfektion). Es kann einige Zeit in der Luft überleben, daher die Bezeichnung Windpocken und auch durch Einatmung ohne Kontakt mit einer infizierten Person akquiriert werden. Außerhalb des Körpers kann es in Abhängigkeit von den Umgebungsbedingungen mindestens einige Tage seine Infektiosität bewahren.

Die Inkubationszeit beträgt 10–28 Tage, meistens aber 14–16. Die Ansteckungsgefahr besteht 2 Tage vor dem Auftreten des Exanthems bis etwa eine Woche nach dem Auftreten der letzten Effloreszenzen. Es besteht eine lebenslange Immunität. Die Viren verbleiben in den Spinal- und Hirnnervenganglien und können bei Immunschwäche im Erwachsenenalter eine Gürtelrose auslösen.

Nach Befall der Schleimhäute gelangen die Viren in die Lymphknoten, von dort aus werden vor allem Leber und Milz befallen. Nach einer erneuten Replikation breiten sie sich über den ganzen Körper aus und befallen die Haut und das Nervengewebe.

Weil in erster Linie Kleinkinder betroffen sind, gilt es als typische Kinderkrankheit. Bis zum 15. Lebensjahr sind mehr als 90 % aller Kinder infiziert.

#### Klinisches Bild und Symptomatik

Typisch ist das juckende Exanthem mit Papeln, Bläschen und Krusten in unterschiedlichen Stadien. Meist tritt es zuerst im Gesicht und am Körperstamm auf, später breitet es sich über den ganzen Körper aus. Normalerweise heilen die Krusten ohne Narbenbildung ab. Häufig ist es von Fieber begleitet. Komplikationen sind bakterielle Superinfektionen der Haut mit Staphylokokken und Streptokokken. Schwere Verläufe mit Meningoenzephalitis, Hepatitis, Pneumonie treten vor allem bei Erwachsenen und bei Schwangeren auf.

#### Untersuchungen, Diagnostik und Differenzialdiagnostik

Neben der klinischen Diagnose werden folgende Laborparameter zur Beurteilung einer frischen oder einer bereits durchlebten Infektion bzw. einem Zustand nach Impfung angewendet: Antigenteste, Virus-DNA mittels PCR u. a. aus Abstrichen, Bläscheninhalt, Liquor, Fruchtwasser, fetalem Blut, Zellkultur und Antikörpernachweis (IgG, IgM, IgA). Die Interpretation kann schwierig sein und sollte von einem Spezialisten durchgeführt werden.

#### Vorgehen bei Varizellenexposition in der Gravidität

Falls nicht sicher bekannt ist, ob die Mutter eine Windpockenerkrankung durchlebt hat, so ist bei Exposition sofort mithilfe von Antikörperbestimmungen (IgM, IgG) die Immunitätslage zu klären. Eine möglichst zeitnahe Diagnostik ist zu empfehlen, da in Abhängigkeit vom Schwangerschaftsalter die prophylaktischen Interventionen z. B. mit Immunglobulinen auf ein Zeitintervall von 72 h beschränkt sind. Nicht selten werden bei primären Infektionen beim Erwachsenen zuerst die IgG-Titer und danach die IgM-Titer nachweisbar.

#### Pränatale Diagnostik

Bei akuten Varizellen in der Frühschwangerschaft wird eine Ultraschalldiagnostik der Stufe II–III in der 22./23. Schwangerschaftswoche empfohlen. Bei Auffälligkeiten sollte der DNA-Nachweis mittels PCR im Fetalblut und Fruchtwasser durchgeführt werden. Vorher kann zur Abklärung eventuell bereits in der 16.–20. Schwangerschaftswoche das Fruchtwasser untersucht werden.

### Auswirkungen auf die Schwangerschaft und mütterliche Prognose

Die Durchseuchung in unseren Breiten ist groß. Nur etwa 3–4 % aller Frauen im gebärfähigen Alter besitzen keinen Schutz gegen das Varizella-zoster-Virus. Dies bedeutet, dass jährlich 20 000–30 000 Frauen ohne ausreichenden Schutz vor einer Varizelleninfektion schwanger werden und ein erhöhtes Komplikationsrisiko in sich tragen. Während der Gravidität muss deshalb mit einer Windpockeninzidenz von 0,7–3 Fällen pro 1 000 Schwangerschaften gerechnet werden.

Bei Schwangeren verläuft die Krankheit weitaus schwerer und die Wahrscheinlichkeit von ernsten oder sogar lebensbedrohlichen Komplikationen steigt. Während einer Infektion im 2. und 3. Trimenon hat die Schwangere ein erhöhtes Risiko an einer Varizellenpneumonie zu erkranken. Es besteht die Gefahr einer respiratorischen Insuffizienz.

### Prognose für das Kind

Die Gefährdung des Fetus ist abhängig vom Zeitpunkt der Infektion und am ausgeprägtesten bei einer Windpockenerkrankung der Mutter kurz vor der Geburt.

#### Infektionen im 1. und 2. Trimenon: Fetales Varizellen-Syndrom (FVS)

Das **Fetale Varizellen-Syndrom** ist in seiner ausgeprägten Form u. a. gekennzeichnet durch segmental angeordnete Hautveränderungen (Skarifikationen, Ulzera, Narben), neurologische Erkrankungen und Fehlbildungen (Hirn-, Rückenmarksatrophie, Extremitätenparesen, Krampfleiden, Mikrozephalie, Enzephalitis), Augenschäden (Mikrophthalmie, Chorioretinitis, Katarakt, Optikusatrophie) und Skelettanomalien (hypoplastische Extremitäten).

Die diaplazentare Übertragung ist jedoch selten, nur in 1–2 % aller erkrankten Schwangeren ist mit einer Embryo- oder Fetopathie zu rechnen. In Deutschland sind es im Jahr etwa 10 Fälle. Vor der 5. und nach der 24. SSW ist ein FVS extrem selten. Eine frühe Infektion kann zum Abort führen. Post partum versterben 25–30 % der Kinder. Da die Läsionen, insbesondere die der Haut, häufig segmental auftreten, geht man davon aus, dass es sich um zosterähnliche Reaktionen nach einer Primärinfektion handelt. Etwa 20 % der intrauterin infizierten Kinder erkranken bereits im frühen Kindesalter an einem harmlos verlaufenden Herpes zoster.

#### Infektionen im späten 2. Trimenon bis 4 Wochen vor der Entbindung

Diese Infektionen sind für das Kind gewöhnlich unproblematisch, da die mütterlichen Antikörper schützend wirken. **Neonatale (konnatale) Varizellen** treten auf, wenn die Mutter in den letzten 3 Wochen vor bis 2 Tage nach der Entbindung erkrankt. Nur Kinder, die in den ersten 12 Lebenstagen erkranken, sind intrauterin infiziert. Danach handelt es sich um nach der Geburt akquirierte Infektionen.

Es besteht

- eine enge Korrelation zum Erkrankungszeitpunkt der Mutter (evtl. Schutz durch diaplazentare übertragene Antikörper):
  - bei Erkrankung der Mutter 20–6 Tage vor der Geburt können neonatale Varizellen auftreten, die jedoch wegen der schützenden Antikörper blande verlaufen,

- mit einem generalisierten Ausbruch muss bei einer Infektion der Mutter 4–5 Tage vor bis 2 Tage nach der Entbindung gerechnet werden. 20 % dieser Kinder versterben,
- eine enge Korrelation zum Beginn der Erkrankung beim Neugeborenen. Bis zu 3 % der Kinder sterben, wenn sie in den ersten 4 Lebenstagen, bis zu 25 %, wenn sie zwischen dem 5. bis 12. Lebenstag erkranken.

## Prävention

### Vor der Schwangerschaft

Zur Verfügung steht sowohl ein Einzelimpfstoff (VZV-Impfstoff) sowie ein Kombinationsimpfstoff (MMR-VZV). Die Grundimmunisierung sowie die Auffrischimpfung findet üblicherweise im 2. Lebensjahr statt (▸ Kap. 5).

Für den Fall, dass weder eine Impfung noch eine Varizelleninfektion stattgefunden hat, gelten seronegative Frauen mit Kinderwunsch als Risikopatientinnen. Deshalb empfiehlt die ständige Impfkommission die prophylaktische Varizellen-Lebendimpfung. Während einer Schwangerschaft ist diese Impfung kontraindiziert. Zwischen Impfung und Konzeption wird ein Zeitraum von mindestens drei Monaten empfohlen. Falls eine Impfung mit dem abgeschwächten Lebendimpfstoff versehentlich kurz vor oder während der Schwangerschaft durchgeführt wurde, ist dies trotzdem keine Indikation zum Schwangerschaftsabbruch, da eine Schädigung des Neugeborenen nicht zu erwarten ist. Um eine ausreichende Serokonversion zu erreichen, sind bei Jugendlichen und Erwachsenen (ab 13 Jahre) zwei Impfungen im Mindestabstand von sechs Wochen erforderlich.

### In der Schwangerschaft

Es stehen als Postexpositionsprophylaxe Immunglobulin und Virostatika zur Verfügung (▸ Kap. 7.2.5 Therapie).

## Betreuung der Schwangeren

Für den Fall einer Infektion gilt die Schwangere unabhängig von Schwangerschaftszeitpunkt als Hochrisikopatientin, da wie oben erwähnt die Infektion sehr schwer verlaufen kann. Eine frühzeitige Aufnahme in eine Infektionsabteilung sollte erwogen werden. Die diagnostischen und therapeutischen Maßnahmen für das Kind richten sich nach dem Zeitpunkt der Infektion.

## Therapie

Es sind keine unerwünschten Wirkungen, die der Verwendung von Aciclovir während der Schwangerschaft zugeschrieben werden können, beim Fetus oder Neugeborenen berichtet worden (Briggs et al. 2011). Wenn die Schwangere bis zu 5 Tage vor dem Entbindungstermin erkrankt, sollte innerhalb von 24 Stunden nach Exanthembeginn eine Therapie mit Aciclovir oral maximal 5-mal 800 mg/d oder mit Aciclovir intravenös 3-mal täglich 10–15 mg/kg/d (maximal 2,5 g/d) über 7 Tage erfolgen (Wutzler, Sauerbrei 2007).

### Zusammenfassung

- In der Schwangerschaft ist nur eine Primärinfektion problematisch.
- Die Mutter kann schwer erkranken. Problematisch sind besonders Pneumonie und Enzephalitis.
- Eine Infektion im 1. und 2. Trimenon kann zum Fetalen Varizellen-Syndrom mit schweren Erkrankungen und Fehlbildungen führen.
- Eine Infektion im späten 2. Trimenon bis 4 Wochen vor der Entbindung verläuft durch mütterliche schützende Antikörper in der Regel unproblematisch.
- Eine Infektion 3 Wochen vor bis 2 Tage nach der Entbindung führt zu neonatalen Varizellen.

- Bei Erkrankungen der Mutter 20–6 Tage vor der Geburt verlaufen neonatale Varizellen wegen schützender Antikörper blande.
- Bei Erkrankung der Mutter 4–5 Tage vor bis 2 Tagen nach der Entbindung ist das Kind wegen fehlender Antikörper der Mutter hoch gefährdet. 20 % der Kinder versterben.
- Präventiv steht vor der Schwangerschaft die Impfung zur Verfügung.
- In der Schwangerschaft werden je nach Schwangerschaftsalter präventiv Immunglobulin oder Virostatika gegeben.
- Zur Therapie stehen Virostatika, besonders Aciclovir, off Label zur Verfügung.

### 7.2.6 Epstein-Barr-Virusinfektion (Mononukleose)

#### Einführung

Die Mononukleose ist eine weltweit verbreitete Erkrankung. Synonyme sind Epstein-Barr-Virusinfektion, Pfeiffersches Drüsenfieber, Studentenkrankheit, kissing disease.

#### Klassifizierung/Definition

Der Internist und Kinderarzt Emil Pfeiffer (1826–1921) war der Erstbeschreiber. Es handelt sich um eine Erkrankung, die mit Lymphknotenschwellungen und Fieber einhergeht und das gesamte lymphatische Gewebe betrifft.

#### Ätiologie, Pathogenese und Pathophysiologie

Der Erreger der infektiösen Mononukleose ist das Epstein-Barr-Virus, das zur Familie der Herpesviren gehört. Es persistiert im Körper lebenslang in B-Lymphozyten in einer vom Immunsystem nicht erkennbaren Ruheform. Es wird in erster Linie oral übertragen, daher die Bezeichnung kissing disease. Nach Infektion der Schleimhäute des Mund-Nasen-Rachenraums werden die B-Lymphozyten befallen. Von dort verteilen sich die Viren auf dem Blut- und Lymphweg über den ganzen Körper. Die Inkubationszeit beträgt bei Kindern 1–3 Wochen und bei Erwachsenen 4–8 Wochen. Auch durch Tröpfchen, Schmierinfektion, Geschlechtsverkehr oder orogenitale Praktiken ist das Virus übertragbar.

Eine Reaktivierung z. B. in der Schwangerschaft oder bei verminderter Abwehrlage ist möglich. Sie verläuft unbemerkt und ist nur laborchemisch nachweisbar.

#### Klinisches Bild und Symptomatik

Die Infektionen können besonders bei Kleinkindern blande oder mit wenig Symptomen verlaufen. Je älter die Erkrankten sind desto stärker ist die Symptomatik, am ausgeprägtesten bei Erwachsenen. Die Anfangssymptome sind uncharakteristisch (Müdigkeit, Appetitlosigkeit, Kopf-Hals-Gliederschmerzen, Fieber). Nach einer Woche kommt es häufig zu den typischen Lymphknotenschwellungen besonders am Hals und Nacken sowie zur Angina tonsillaris, mit Belägen und einem fauligen Mundgeruch. Milz und Leber können geschwollen sein. Nach einigen Wochen bilden sich die Symptome zurück. Müdigkeit und Abgeschlagenheit können längerfristig anhalten.

#### Untersuchungen, Diagnostik und Differenzialdiagnostik

Die Diagnose ist wegen der uncharakteristischen Symptomatik schwierig und wird häufig nicht gestellt. Richtungsweisend kann die ausgeprägte Müdigkeit und Abgeschlagenheit sein. Differenzialdiagnostisch müssen vor allem Infektionserkrankungen anderer Genese wie z. B. Zytomegalie, Toxoplasmose, Röteln sowie Erkrankungen, die mit einer Lymphozytose einhergehen, ausgeschlossen werden.

Der Nachweis von Epstein-Barr-Virus-Antikörpern sichert die Diagnose z. B. Paul-Bunnell-

Reaktion, IgM-Antikörper gegen early antigen (EA) oder gegen viral capsid antigen (VCA), Epstein-Barr-nuclear-antigen-1-IgG-Test (EBNA-1-IgG-Test).

### Auswirkungen auf die Schwangerschaft und mütterliche Prognose

Es gibt sehr wenig Berichte über Mononukleose in der Schwangerschaft.

**Primärinfektion:** Eine Primärinfektion ist sehr selten, da > 95 % der Schwangeren eine Infektion durchlebt haben. Symptomatische Verläufe scheinen etwas häufiger und etwas ausgeprägter als im Altersvergleich zu sein (geschwollene Lymphknoten, Fieber, Halsschmerzen, Müdigkeit). Valide Daten gibt es jedoch nicht.

**Reaktivierung:** Bei einer gezielten Suche nach einer Reaktivierung trifft dies für etwa 35 % der Schwangeren zu. Klinische Symptome sind nicht nachweisbar.

### Prognose für das Kind

**Primärinfektion:** Den wenigen Berichten zufolge ist eine transplazentare Infektion des Kindes möglich. Betroffen sind hauptsächlich die Leber das Herz und die Augen. Außerdem soll die Rate an Aborten und Frühgeburten erhöht sein.

**Reaktivierung:** Sie scheint nur in Ausnahmefällen negative Auswirkungen auf die kindliche Entwicklung zu haben.

### Prävention

Präventive Maßnahmen gibt es nicht.

### Betreuung der Schwangeren und Therapie

Die Betreuung der Schwangeren ist symptomatisch. Bei hohem Fieber muss vor allem der Wasser und Elektrolythaushalt überwacht werden. Die Gabe von Virostatika ist normalerweise nicht indiziert.

### Zusammenfassung

- Der Erreger der infektiösen Mononukleose ist das Epstein-Barr-Virus aus der Familie der Herpesviren.
- Die Übertragung erfolgt in erster Linie oral. Eine Schmier-, Tröpfchen- und genitale Infektion ist möglich.
- Die Durchseuchung im Erwachsenenalter beträgt etwa 97 %.
- Das Virus persistiert im Körper und kann z. B. in der Schwangerschaft reaktiviert werden.
- Der Verlauf ist meist blande. Müdigkeit, Abgeschlagenheit Lymphknotenschwellungen sind typische Symptome. Häufig ist die Erkrankung asymptomatisch.
- Eine Primärinfektion ist in der Schwangerschaft selten. Wenn Symptome auftreten, können sie etwas häufiger und ausgeprägter sein als im Altersvergleich.
- Eine Reaktivierung findet in der Schwangerschaft in etwa 35 % statt und verläuft asymptomatisch.
- Das Kind kann bei einer Primärinfektion in seltenen Fällen geschädigt werden. Auch die Abort- und die Rate an Frühgeburten soll erhöht sein.
- Man geht davon aus, dass bei einer Reaktivierung das Kind nur in Ausnahmefällen geschädigt wird.
- Die Therapie ist symptomatisch.

### 7.2.7 Masern

#### Einführung

Etwa 98 % der Bevölkerung sind nach Infektion oder Impfung Masern-Antikörper positiv sind und damit besteht Immunität, deshalb ist eine Masernerkrankung in der Schwangerschaft eine Seltenheit. Dennoch ist es infolge von Impflücken in verschiedenen Ländern zu Epidemien gekommen. Auch Schwangere waren davon betroffen. Die Krankheitsverläufe können bei Graviden schwerer, als bei einer Erkrankung im entsprechenden Alter oder bei Kindern sein.

#### Klassifizierung/Definition

Das Masern- oder Morbillivirus ist ein humanpathogenes, einzelsträngiges RNA-Virus und gehört zur Familie der Paramyxoviren. 23 Genotypen sind bekannt. Nach der Infektion besteht eine lebenslange Immunität.

#### Ätiologie, Pathogenese und Pathophysiologie

Die Übertragung des hochkontagiösen Masernvirus erfolgt durch Tröpfcheninfektion (Husten, Niesen, Sprechen) oder durch direkten Kontakt. Das Virus ist in der Luft bis zu 2 Stunden infektiös. Über die Schleimhäute der Atemwege, seltener über die Bindehaut der Augen, gelangen die Viren in den Körper, vermehren sich in den regionären Lymphknoten, um sich dann nach etwa 48 Stunden hämatogen im Körper auszubreiten. Befallen wird besonders das retikuloendotheliale System (Leber, Milz, Thymus, Lymphknoten). Nach etwa 5–7 Tagen kommt es zu einer zweiten Virämie mit Befall der Haut und des Atemtrakts. Die **Inkubationszeit** beträgt 8–14 Tage. Die **Infektionsdauer** besteht 5 Tage vor bis 4 Tage nach Auftreten des Exanthems. Die Erkrankung ist meldepflichtig.

#### Klinisches Bild und Symptomatik

Die Infektion verläuft in 2 Phasen.

**Phase 1 (Prodromalstadium):** Sie besteht aus grippeähnlichen Symptomen, z. B. Bronchitis, Rhinitis, Konjunktivitis, trockener, bellender Husten, Schnupfen, Kopf- und Halsschmerzen, Fieber bis 41 °C.

**Phase 2 (Exanthemstadium):** 3–7 Tage nach Auftreten der initialen Symptome entwickelt sich ein makulopapulöses Exanthem, hinter den Ohren beginnend, welches sich innerhalb von 24 Stunden über den ganzen Körper ausbreitet. Häufig ist es begleitet von Lymphknotenschwellungen. Nach 4–5 Tagen bilden sich die Symptome zurück. Der Verlauf ist bei Kindern geringer als bei Erwachsenen, bei Schwangeren kann er besonders schwer sein. Typisch ist auch ein zweiphasischer Verlauf hohen Fiebers im Prodromal- und im späten Exanthemstadium.

**Komplikationen:** In 20–30 % treten Komplikationen auf (Mittelohrentzündungen, Pneumonie, Meningoenzephalitis) besonders bei Kindern unter 5 Jahren und Erwachsenen über 20 Jahren, entweder durch das Virus selbst oder durch eine bakterielle Superinfektion. Gefürchtet ist die Masernenzephalitis. In 20–30 % der Betroffenen bleiben Hirnschäden oder Lähmungen zurück. Auch Todesfälle können auftreten.

#### Untersuchungen, Diagnostik und Differenzialdiagnostik

Da die Masern ein klinisches Bild aufweisen, das mit anderen Erkrankungen verwechselt werden kann, soll eine Labordiagnostik zum sicheren Nachweis der Masernerkrankung durchgeführt werden. Im Labor wird die Diagnose durch den Nachweis von Antikörpern (IgM, IgG), seltener durch die Virus-RNA mittels PCR gestellt. Differenzialdiagnostisch muss man Masern von Scharlach und Röteln abgrenzen.

#### Auswirkungen auf die Schwangerschaft und mütterliche Prognose

Der Verlauf der Erkrankung kann bei einer Schwangeren schwerer sein als im Altersvergleich. Gefürchtet sind die primäre (virale) oder die sekundäre (bakterielle) Pneumonie, die gelegentlich eine intensivmedizinische Betreuung und Beatmung erforderlich machen. Das hohe Fieber bis 41 °C kann zur vorzeitigen Wehentätigkeit führen.

### Prognose für das Kind

Im Gegensatz zur früheren Meinung gibt es keinerlei Hinweise auf Fehlbildungen. Deshalb gibt es keine Indikation für eine pränatale Diagnostik. Es besteht, wahrscheinlich durch das hohe Fieber bedingt, eine geringe Neigung zu Aborten und zum intrauterinen Fruchttod. Die Rate an Frühgeburten ist erhöht (bis zu 25 %).

Akute Masern der Mutter kurz vor und nach der Entbindung können beim Kind eine schwere Erkrankung (Pneumonie) hervorrufen. Im Falle einer mütterlichen Infektion sollte das Neugeborene Immunglobulin erhalten und von der Mutter isoliert werden. Kinder von Müttern, die immun sind, sind etwa ein halbes Jahr durch die mütterlichen Antikörper vor einer Maserninfektion geschützt.

### Prävention

Die beste Prävention ist die Impfung. Während der Schwangerschaft ist die aktive Immunisierung mit der Lebendvakzine jedoch kontraindiziert. Durch Gabe von Immunglobulin innerhalb der ersten 2–3 (max. 4) Tage nach Exposition kann eine Infektion verhindert bei späterer Gabe (5–6 Tage) der Verlauf abgeschwächt werden. Erkrankte Personen dürfen keine Gemeinschaftseinrichtungen wie Kindergärten, Schulen etc. besuchen. Die Erkrankung ist meldepflichtig.

### Betreuung der Schwangeren und Therapie

Da es keine spezifische Therapie gibt, muss symptomatisch, antipyretisch und bei Verdacht auf Superinfektion antibiotisch behandelt werden. Wegen des hohen Fiebers und der respiratorischen Problematik (Husten, Atembeschwerden) ist eine frühzeitige Klinikeinweisung indiziert. Bei rechtzeitiger Gabe von Immunglobulinen kann der Ausbruch der Infektion im günstigsten Fall verhindert oder zumindest der Verlauf gemildert werden.

Besonders wichtig ist die frühzeitige Diagnosestellung, da gelegentlich infektiöse Patientinnen im Kreißsaal zur Überwachung aufgenommen wurden.

### Zusammenfassung

- Impflücken haben in den letzten Jahren erneut zu Masernepidemien geführt.
- Insgesamt ist jedoch die Erkrankung von Schwangeren eine Seltenheit.
- Die Übertragung erfolgt durch Tröpfcheninfektion oder direkten Kontakt.
- Die Erkrankung verläuft in 2 Phasen. Das Prodromalstadium besteht aus unspezifischen fieberhaften grippeähnlichen Symptomen, das 2. Stadium ist durch das typische Exanthem charakterisiert. Die Inkubationszeit beträgt 10–14 Tage. Infektionsgefahr besteht 5 Tage vor bis 4 Tage nach dem Auftreten des Exanthems.
- Die Diagnostik wird anhand virusspezifischer Antikörper geführt, seltener durch die Virus-DNA.
- In der Schwangerschaft können schwere Verläufe auftreten. Gefürchtet sind Pneumonien, die gelegentlich tödlich verlaufen können.
- Das hohe Fieber bis 41 °C kann zu vorzeitiger Wehentätigkeit führen.
- Seltene Komplikationen für das Kind können Aborte und Totgeburten sein. Häufig sind Frühgeburten. Fehlbildungen treten nicht auf.
- Masern der Mutter kurz vor oder nach der Entbindung können beim Kind eine schwere Erkrankung, besonders eine Pneumonie, hervorrufen.

- Die beste Prävention ist die Impfung. Kurz nach der Exposition kann die Erkrankung durch die Gabe von Immunglobulinen verhindert oder abgeschwächt werden.
- Erkrankte Personen dürfen keinen Gemeinschaftseinrichtungen wie Kindergärten, Schulen etc. besuchen.
- Die Betreuung ist symptomatisch, da es keine spezielle Therapie gibt. Wegen der häufigen Gefahr einer Pneumonie und wegen des hohen Fiebers sowie der Neigung zu vorzeitiger Wehentätigkeit ist eine frühzeitige stationäre Aufnahme zu empfehlen.

## 7.2.8 Mumps

### Einführung

Das Zusammentreffen von Mumps und Schwangerschaft ist ein äußerst seltenes Ereignis, da es sich bei dieser Erkrankung um eine typische Kinderkrankheit handelt und deshalb die Durchseuchung groß ist. Außerdem sind heute die meisten Kinder geimpft. Impflücken haben jedoch in den vergangenen Jahren wie bei den Masern zunehmend zum Auftreten bei Erwachsenen und damit auch bei Schwangeren geführt.

### Klassifizierung/Definition

Mumps, Parotitis epidemica, im Volksmund auch Ziegenpeter genannt, ist eine Viruserkrankung, die besonders in der kalten Jahreszeit endemisch auftritt. Das Virus gehört zur Familie der Paramoxyviren. Es ist streng humanpathogen. Es existiert nur ein Serotyp.

### Ätiologie, Pathogenese und Pathophysiologie

**Übertragung:** Das Virus wird durch Tröpfchen, also Husten und Niesen und durch direkten Kontakt (Küssen, gemeinsames Verwenden von Besteck oder Geschirr) übertragen. Es vermehrt sich in den Zellen der infizierten Atemwege und in deren Lymphknoten und verteilt sich auf dem Blutweg im Körper.

**Inkubationszeit:** Sie beträgt 12–25 Tage. In Deutschland wird seit vielen Jahren eine Impfung im Kleinkindesalter empfohlen (MMR-Impfung). Davor wurden die meisten Kinder zwischen dem 2. und 15. Lebensjahr infiziert. Mädchen sind seltener als Jungen betroffen. Die Erkrankung verläuft im Erwachsenenalter meist milder als im Kindesalter, im Gegensatz zu Masern.

**Ansteckungsgefahr:** Sie besteht 5–7 Tage vor bis etwa 7–9 Tage nach dem Ausbruch der Erkrankung.

**Immunität:** In der Regel besteht eine lebenslange Immunität. Jedoch sind Zweiterkrankungen beschrieben. Das gilt besonders für eine insuffiziente, d. h. nur einmalige, Impfung.

### Klinisches Bild und Symptomatik

Mumps ist in seinem Auftreten sehr variabel. Etwa 30–40 % der Infektionen verlaufen besonders bei Erwachsenen symptomlos. Bei einem typischen Verlauf zeigt die Erkrankung in seinem Anfangsstadium ein allgemeines Krankheitsgefühl mit Kopf- und Gliederschmerzen sowie Schüttelfrost und Fieber bis 40 °C. Nach etwa 2 Tagen entwickelt sich die ein- oder beidseitige Schwellung der Ohrspeicheldrüse („Hamsterbacken“). Nach etwa 3–8 Tagen klingen die Symptome langsam wieder ab.

**Komplikationen:** Otitis mit folgender Schwerhörigkeit oder Taubheit, Enzephalitis, Meningitis, Pankreatitis und bei Jungen und Männern Orchitis mit sekundärer Infertilität.

### Untersuchungen, Diagnostik und Differenzialdiagnostik

Die Diagnose kann bei typischen Symptomen klinisch gestellt werden.

**Labordiagnostik:** Antikörper gegen Mumps-Virus (IgG, IgM) im Blut ggf. im Liquor oder seltener RNA-Bestimmmung mittels PCR aus Rachenabstrich, Speichel, Liquor, Urin oder Gewebeproben.

### Auswirkungen auf die Schwangerschaft und mütterliche Prognose

Wegen der Seltenheit bei Schwangeren und dem häufig asymptomatischen Verlauf bei Erwachsenen gibt es keine systematischen Untersuchungen. Es scheinen alle klinischen Varianten wie außerhalb der Gravidität möglich.

### Prognose für das Kind

Die Rate an Aborten und intrauterinen Fruchttoden ist erhöht. Fehlbildungen sind nicht beschrieben. Bei einer Erkrankung der Mutter am Ende des 3. Trimenons bzw. peripartal kann das Kind erkranken. Meist handelt es sich um eine unkomplizierte Parotitis.

Das Virus wird mit der Muttermilch ausgeschieden. Empfehlungen zum Stillen gibt es nicht.

### Prävention

Die beste Prävention ist die zweimalige Impfung wie sie von der STIKO im frühen Kindesalter empfohlen wird. Eine versehentliche Impfung mit dem abgeschwächten Lebendimpfstoff in der Frühschwangerschaft ist kein Grund zur Abruptio, da keine Schäden nachgewiesen werden konnten.

Frühestens 9 Tage nach Ausbruch dürfen Erkrankte Gemeinschaftseinrichtungen wieder besuchen.

### Betreuung der Schwangeren und Therapie

Da es keine spezifische Therapie gibt, richtet sich die Behandlung nach den Symptomen, z. B. Antiphlogistika, Antipyretika, Kälteanwendung der geschwollenen Parotis, flüssige Speisen bei Kau- und Schluckbeschwerden.

### Zusammenfassung

- Das Zusammentreffen von Mumps und Schwangerschaft ist ein sehr seltenes Ereignis.
- Es handelt sich um eine Viruserkrankung, die als Tröpfcheninfektion übertragen wird.
- Die Inkubationszeit beträgt 12–25 Tage.
- Die Ansteckungsgefahr besteht 5–7 Tage vor bis 7–9 Tage nach Ausbruch der Erkrankung
- Typischer Verlauf: Allgemeines Krankheitsgefühl mit Kopf-und Gliederschmerzen, Schüttelfrost und Fieber bis 40 °C. Nach 2 Tagen entsteht die ein- oder beidseitige Parotitis. Nach 3–8 Tagen klingen die Symptome ab. Bis zu 40 % der Infektionen sind symptomlos.
- Die Erkrankung verläuft in der Schwangerschaft entsprechend dem Verlauf außerhalb der Gravidität.
- Die Betreuung der Schwangeren ist symptomatisch, da es keine spezielle Therapie gibt.
- Bei Infektionen der Mutter in der Frühschwangerschaft ist die Abortrate erhöht. Fehlbildungen treten nicht auf.
- Eine peripartale Infektion der Mutter führt meist zu einer unkomplizierten Parotitis des Kindes.
- Die beste Prävention ist die zweimalige Impfung im 2. Lebensjahr.
- Eine versehentliche Impfung in der Frühschwangerschaft mit dem abgeschwächten Lebendimpfstoff ist kein Grund zur Abruptio, da es keine Schäden für das Kind gibt.

### 7.2.9 Ringelröteln

#### Einführung

Ringelröteln (Erythema infectiosum, Fünfte Krankheit, fifth disease, Parvovirus-B19-Infektion) sind normalerweise eine harmlose Erkrankung. In der Schwangerschaft können sie allerdings zu erheblichen Problemen für das Kind führen.

#### Klassifizierung/Definition

Der Erreger ist das Parvovirus B19, ein weltweit verbreitetes humanpathogenes Virus aus der Familie der Parvovirinae.

#### Ätiologie, Pathogenese und Pathophysiologie

**Übertragung:** Das Virus wird durch Tröpfchen, also Husten und Niesen oder Kontakt mit Speichel, Urin und Blut, auch durch Bluttransfusionen bzw. Blutprodukte (z. B. Gerinnungsfaktoren, Immunglobuline und kontaminierte Gegenstände) übertragen. Es vermehrt sich im Knochenmark in den Vorläuferzellen der Erythrozyten und kann zu einer Anämie führen. Die Infektion betrifft meist Kinder und Jugendliche (von ihnen haben 40–50 % Antikörper). Etwa 60–70 % der 20–30-jährigen und 80 % der 60–70 jährigen Erwachsenen haben Antikörper.

**Inkubationszeit:** Sie beträgt etwa 4–14 Tage.

**Ansteckungsgefahr (Virämie):** Sie besteht bereits 4–5 Tage nach der Infektion, d. h. die Übertragung beginnt vor dem Auftreten klinischer Krankheitszeichen und kann meist bei Erwachsenen Jahre anhalten, während die Viren bei Kindern häufig nach 3–4 Wochen eliminiert sind. Das Virus kann latent in Körperzellen (z. B. Leber, Myokard, Knochenmark, Haut) verbleiben.

**Immunität:** Nach der Infektion besteht eine lebenslange Immunität.

#### Klinisches Bild und Symptomatik

**Während der Inkubationszeit:** Hier können in seltenen Fällen leichte Allgemeinsymptome wie Kopf- oder Gliederschmerzen sowie leichtes Fieber auftreten. Meist verläuft diese Phase aber symptomlos. Danach entwickelt sich in nur 10–15 % der Fälle das typische Exanthemstadium mit einem leichten Krankheitsgefühl und leichtem Fieber. Im Bereich der Wangen tritt das Schmetterlingserythem (Ohrfeigenkrankheit) auf. Schon einen Tag später breitet sich der Ausschlag in girlandenförmigen Figuren (Ringelröteln) über den Körper besonders im Bereich der Arme und Beine aus. Nach 10–12 Tagen, gelegentlich erst auch nach 6–7 Wochen, klingt der Ausschlag wieder ab.

> ■ **MERKE** Mehr als ⅓ der Infektionen verlaufen völlig asymptomatisch. Bei Erwachsenen verläuft die Infektion schwerer als bei Kindern.

**Komplikationen:** Anämie und Arthralgien. Bei Patienten mit einer Sichelzellanämie, deren Erythrozyten lediglich eine Lebensdauer von 10–15 (statt 120) Tagen haben oder einer chronisch hämolytischen Anämie kann es zu einer aplastischen Krise kommen. Die Gelenkbeschwerden treten besonders bei jungen Mädchen und Frauen auf. Betroffen sind meist die kleinen Gelenke. Nach Wochen bis Monaten sistieren die Beschwerden. Andere Komplikationen wie Myokarditis, Glomerulonephritis, Meningitis oder Enzephalitis und andere sind extrem selten.

Bei einer intrauterinen Infektion kann die Hämolyse das Kind bedrohen.

#### Untersuchungen, Diagnostik und Differenzialdiagnostik

Differenzialdiagnostisch muss die Infektion gegen Scharlach, Windpocken, Röteln, Masern, Drei-Tage-Fieber abgegrenzt werden. Bei einem typischen Hautausschlag kann die Diagnose klinisch gestellt werden. Im Labor werden virusspezifische Antikörper im Serum bestimmt oder die Virus-DNA im Blut mittels PCR.

#### Diagnostik in der Schwangerschaft

Wegen der großen Bedeutung einer Schädigung des Kindes muss immer zusätzlich zum Antikörperstatus auch eine PCR durchgeführt wer-

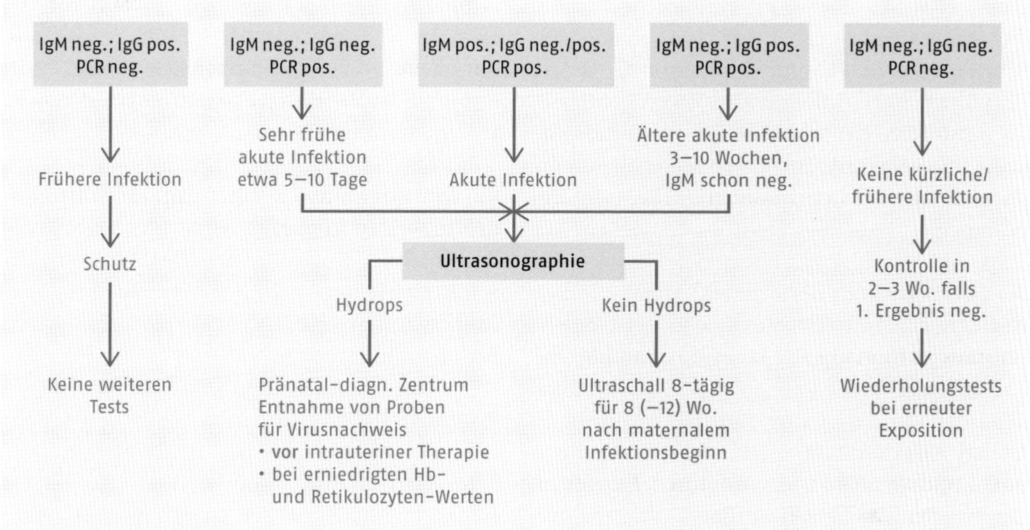


**Abb. 7.4** Das Vorgehen bei Parvovirus-B19-Exposition oder verdächtiger Symptomatik in der Schwangerschaft. Nach Weigel 1998

den, weil die IgM-Konzentration sehr schnell abfallen kann und trotz IgG-Bildung die Virämie über die gesamte Schwangerschaft und auch post partum bestehen bleiben kann. Nur wenn IgM und DNA negativ und IgG positiv sind, ist das Virus eliminiert. Die Vorgehensweise bei Parvovirus-B19-Kontakt bzw. verdächtigen Krankheitszeichen zeigt Abb. 7.4.

### Diagnostisches Vorgehen bei einem Hydrops fetalis

Üblicherweise werden bei einem Hydrops fetalis unbekannter Ursache die Chromosomenanalyse aus Fruchtwasserzellkulturen, die TORCH-Serologie (*Toxoplasma gondii*, *Chlamydia trachomatis*, Epstein-Barr-Virus, Hepatitis-B-Virus, *Treponema pallidum*, Rubella-Virus, Zytomegalie-Virus, Herpes-simplex-Virus), die Ringelröteldiagnostik sowie der Antikörper-Suchtest aus dem mütterlichen Blut durchgeführt. Es ist bekannt, dass ca. ¼ bis ⅓ aller nichtimmunologischen Hydropsfälle durch eine Infektion mit dem Parvovirus B19 verursacht werden. Meistens wird die Infektion von der Schwangeren nicht bemerkt, da die Symptome unspezifisch sind und das Exanthem selten ist. Ein serologischer Befund mit positiven IgG- und negativen IgM-Antikörpern signalisiert prima vista, eine abgelaufene Infektion mit lebenslanger Immunität. Dass dieser Befund täuschen kann und trotzdem eine akute Infektion vorliegt, zeigen zahlreiche Untersuchungen. Dies liegt daran, dass die IgM-Antikörper bereits nach drei Wochen abfallen können und im Mittel nur etwa 6–8 (gelegentlich auch bis 10) Wochen nachweisbar sind. Es sollte deshalb bei einem Hydrops fetalis immer auch ein DNA-Test mittels PCR auf Parvovirus B19 durchgeführt werden. Je nach Sensibilität ist die DNA 8–10, in Einzelfällen auch über 15 Wochen im mütterlichen Serum nachweisbar. Zusätzlich sollte der Nachweisversuch im kindlichen Blut, dem Aszites und dem Fruchtwasser erfolgen, wobei der DNA-Nachweis nicht in allen drei Kompartimenten möglich sein muss.

### Pränatale Diagnostik

Da fast 90 % aller Schwangerschaften nach Ringelröteln ungestört verlaufen, ist eine invasive pränatale Diagnostik nicht routinemäßig indiziert. Besteht der klinische Verdacht oder führen sonografische Auffälligkeiten zur Verdachtsdiagnose, so wird zunächst im mütterlichen Serum die Diagnostik durchgeführt. In Abhängigkeit vom vorliegenden Befund wird dann die weitere Entscheidung getroffen (○ Abb. 7.5). Wichtigstes diagnostisches Kriterium ist die Sonografie. Sie sollte in wöchentlichen Abständen erfolgen. Ergänzt durch die Dopplersonografie lässt sich ein eventuell entstehender Hydrops beurteilen. Mit der Doppler-Sonografie lassen sich Hinweise auf die parvovirusinduzierte fetale Anämie, deren Ausmaß eng mit der maximalen systolischen Blutflussgeschwindigkeit korreliert, abschätzen.

Bleibt der Befund bis etwa 10 Wochen nach der Infektion der Mutter normal, ist mit einer fetalen Komplikation nicht mehr zu rechnen und die Schwangere kann aus der engmaschigen Überwachung entlassen werden.

Zeigen sich jedoch auch nur geringe Hydropszeichen wie eine schmale Aszitessichel, diskrete Pleura- bzw. Perikardergüsse, oder weist die Entwicklung eines Polyhydramnions oder ein abnormer Anstieg der maximalen Strömungsgeschwindigkeit des fetalen Blutes auf die Entwicklung einer kritischen Anämie hin, ist nach der 18. Schwangerschaftswoche eine Chordozentese indiziert. Mittels PCR kann dann eine intrauterine Infektion bestätigt oder ausgeschlossen werden.

### Auswirkungen auf die Schwangerschaft und mütterliche Prognose

Der Infektionsverlauf unterscheidet sich in der Schwangerschaft nicht von den altersentsprechenden unterschiedlichen Varianten außerhalb der Gravidität.

### Prognose für das Kind

Bei der Parvovirus-B19-Infektion in der Schwangerschaft besteht das Risiko der fetalen Infektion mit der Folge eines Hydrops fetalis bzw. des Verlusts des Kindes durch Spontanabort oder intrauterinen Fruchttod. Nur in 10–12 % kommt es zu fetalen Komplikationen, d. h. etwa 90 % der mütterlichen Infektionen bleiben für das Kind unproblematisch. Bei einer Infektion bis zur 20. SSW. treten in etwa 5 % Aborte auf.

#### Hydrops fetalis

Ein **Hydrops fetalis** entwickelt sich in etwa 4 % der Fälle nach Infektion der Mutter. Er tritt überwiegend in der 14.–28. SSW. und zwar in 80 % innerhalb von 2–6 Wochen nach Beginn der mütterlichen Infektion auf. Das Intervall kann jedoch in Einzelfällen bis zu 18 Wochen betragen. Das kann zu diagnostischen Problemen beim Kind führen, z. B. bei einem Hydrops fetalis unbekannter Ursache, weil die IgM-Konzentrationen meist bereits nach drei Wochen nicht mehr nachweisbar sind. Die relativ kurz zurückliegende frische Infektion kann in diesen Fällen nur durch einen PCR-Test geklärt werden. Die Pathogenese des Hydrops fetalis beruht im Wesentlichen auf der Hemmung der Erythropoese. Diese wird ausgelöst durch die lytische Vermehrung des B19-Virus in den Erythrozytenvorläuferzellen im Knochenmark, der Milz und der Leber des Fetus im Zusammenwirken mit der verkürzten Lebensphase der Erythroblasten von 45–70 Tagen. Der drastische Abfall der Retikulozyten und der Hämoglobinwerte kann dann sehr rasch eine schwere Anämie bewirken, die als Ursache des generalisierten Hydrops, der kardiovaskulären Dekompensation und des intrauterinen Fruchttods angesehen wird. Die Transversionsrate wird mit ca. 33 % angegeben. Das Risiko des Fetus, eine Anämie und daraus resultierend einen Hydrops zu entwickeln, liegt jedoch nur bei etwa 10–12 %, das Risiko des Fruchtverlustes lediglich bei 9 %. Offensichtlich gibt es auch besonders im 3. Trimenon intrauterine Fruchttode, die nicht mit einem Hydrops fetalis einhergehen. Die Inzidenz beträgt etwa 15 %. Fehlbildungen wurden bisher nicht nachgewiesen. Angesichts der Tatsache, dass in Deutschland durchschnittlich die Hälfte der Frauen im gebärfähigen Alter keinen Immunschutz aufweist, stellt die Parvovirus-B19-Infektion heute wohl neben den Zytomegalievirus-Infektionen die häufigste viruskorrelierte Komplikation während der Schwangerschaft dar.

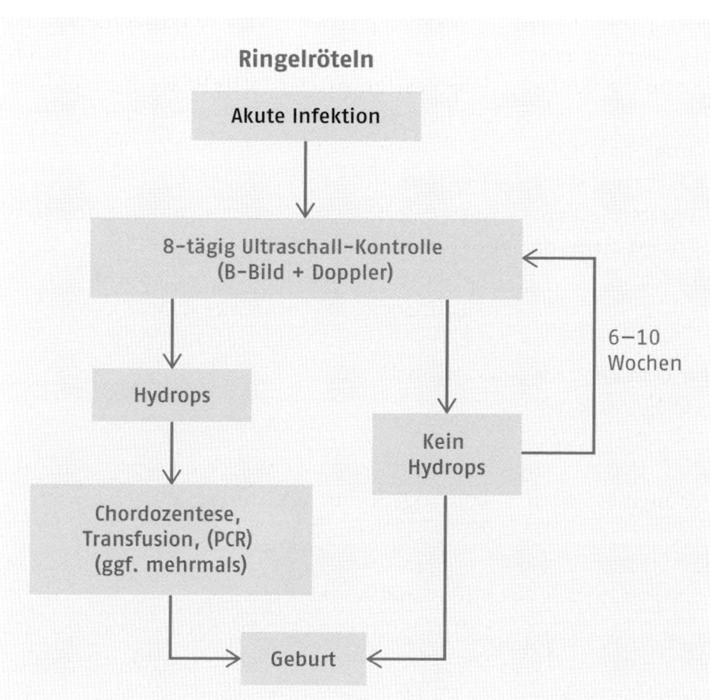


**Abb. 7.5** Pränatale Diagnostik bei Infektion mit dem Parvovirus B19. Nach Weigel 1998

Es gibt aber auch Verlaufsformen fetaler Infektionen ohne Komplikationen mit oder ohne Hydrops, die sich spontan zurückbilden. Dies sind allerdings seltene Ereignisse. Die Faktoren, die den jeweiligen Ausgang der fetalen Infektion beeinflussen, sind bisher nicht bekannt. Auch sind die Hintergründe der Spontanaborte in der Frühschwangerschaft kurz nach dem mütterlichen Infektionsbeginn ohne auffälligen Ultraschallbefund sowie die in der Spätschwangerschaft auftretenden intrauterinen Fruchttode ohne Hydrops fetalis bisher nicht erklärbar.

Die **intrauterine Therapie** wird bei Hb-Werten < 8 g/dl bzw. Retikulozyten-Werten < 50 000/ml durchgeführt. Ein geringgradiger Hydrops ist im Allgemeinen nicht mit einer signifikanten Anämie assoziiert (Hb-Werte 7,2–11,5 g/dl) und der Hydrops bildet sich nicht selten spontan zurück. Bei mäßigem Hydrops liegen die Hb-Werte zwischen 7,2 und 5,7 g/dl und bei massivem Hydrops < 5,5 g/dl. Bei ausgeprägter Anämie ist mit einer erhöhten Mortalität des Kindes zu rechnen. Durch wiederholte Transfusionen in ein- bis zweiwöchigen Abständen kann versucht werden, die Mortalität der Kinder zu reduzieren. Diese Transfusionen werden so lange durchgeführt, bis die fetale Erythropoese wiederhergestellt ist.

### Prävention

Die Prävention ist schwierig, da die Übertragung des Virus vor den klinischen Symptomen (Erythem) beginnt und die Infektion häufig völlig asymptomatisch verläuft.

Bei Schwangeren, besonders wenn sie mit Kindern unter 6 Jahren Kontakt haben (meist im familiären Umfeld, aber auch bei beruflicher Exposition) ist die Infektionsgefahr am höchsten. Grundsätzlich ist deshalb die Kenntnis des eigenen Antikörperstatus sinnvoll. Die berufliche Exposition scheint schon per se eine gewisse Prävention zu beinhalten, da mit der Dauer der Nachweis von Antikörpern ansteigt. Wegen der potenziellen Gefährdung gibt es viele Institutionen, die ihren Angestellten im Falle einer Schwangerschaft eine immunologische Abklärung anbieten und sie bei Seronegativität aus dem gefährdeten Arbeitsbereich entfernen oder ein Tätigkeitsverbot aussprechen (das gilt häufig auch für Zytomegalie).

Eine prophylaktische Immunglobulingabe wie sie bei immungeschwächten Personen sinnvoll ist, wird wegen der zeitverzögerten Infektionsgefahr (2–6 Wochen, selten 18 Wochen) in der Schwangerschaft nicht empfohlen.

### Betreuung der Schwangeren

Die Betreuung der Schwangeren beinhaltet im Wesentlichen die serologische Diagnostik wie sie oben angegeben ist, die pränatale, sonografische und evtl. invasive Abklärung einer potenziellen Infektion des Kindes sowie die intrauterine Therapie.

### Therapie

Antivirale Therapie, Immunglobuline und Impfung sind noch nicht verfügbar. Intrauterine Transfusion kann in ausgewählten Fällen lebensrettend sein (Lamont et al. 2011).

### Zusammenfassung

- Ringelröteln sind sowohl für Kinder als auch für Erwachsene eine harmlose Infektion.
- Nur in der Schwangerschaft kann es zur Schädigung des Kindes kommen.
- Der Erreger ist das humanpathogene Parvovirus B19, das weltweit verbreitet ist.
- Die Übertragung geschieht durch Tröpfchen, selten durch Bluttransfusionen.
- Die Inkubationszeit beträgt 4–14 Tage, die Ansteckungsgefahr besteht vor dem Auftreten klinischer Krankheitszeichen. Es entwickelt sich eine lebenslange Immunität.
- Mehr als ⅓ der Infektionen verlaufen völlig asymptomatisch. Das typische Exanthem beginnt im Gesicht (Schmetterlingserythem) und breitet sich girlandenförmig (Ringelröteln) über den Körper aus.
- Komplikationen: Arthralgien meist der kleinen Gelenke besonders bei jungen Mädchen und Frauen sowie vorübergehende leichte Anämien. Bei Patienten mit Sichelzellanämie oder chronisch hämolytischen Anämien können aplastische Krisen auftreten.
- Die Diagnostik erfolgt durch virusspezifische Antikörper und durch die Virus-DNA.
- Unter fetalen Gesichtspunkten ist primär die sonografische Kontrolle in wöchentlichen Abständen durchzuführen. Bei Zeichen eines Hydrops oder dem dopplersonografischen Hinweis einer Anämie ist die invasive Diagnostik indiziert.
- Nach mütterlicher Exposition kommt es nur in 10–12 % zu fetalen Komplikationen. Sie bestehen in: Abort, intrauterinem Fruchttod, Hydrops, Anämie.
- Intrauterine Austauschtransfusionen werden bei Hb-Werten < 8 g/dl bzw. Retikulozytenwerten < 50 000/ml durchgeführt.

## 7.2.10 Enterovirusinfektionen

### Einführung

Enteroviren sind eine sehr heterogene Gruppe, die klinisch zu ähnlichen Krankheitsbildern führt. Meist handelt es sich um grippeähnliche Erkrankungen oder Gastroenteritiden.

#### Klassifizierung/Definition

Enteroviren sind 20–30 nm kleine RNA-Viren, die zur Familie der Picornaviren gehören. Zu den humanpathogenen Gruppen gehören:

- Coxsackieviren A und B,
- Echoviren,
- humane Enteroviren: Subtyp 70, 71,
- Polioviren Typ 1, 2, 3.

#### Ätiologie, Pathogenese und Pathophysiologie

**Übertragung:** Die Viren werden vorzugsweise fäkal-oral durch Schmierinfektion (Stuhl, Speichel), aber auch durch Tröpfcheninfektion übertragen. Als Infektionsquelle kommen in erster Linie kontaminierte Hände, aber auch kontaminierte Speisen, Trinkwasser, Badewasser in Frage. Die Viren überleben lange Zeit, z. B. auf Gegenständen. Eine intrauterine und peripartale Infektion ist möglich, jedoch selten, sodass Enteroviren in der Gravidität keine besondere Rolle spielen.

**Vermehrung:** Die Viren vermehren sich zu Beginn der Infektion in den Epithelien und Lymphknoten des Rachens und des Darms. Bei einer entstehenden Virämie können sie jedes Organ des menschlichen Körpers infizieren. Obwohl alle Viren das ZNS und die Nerven befallen können, ist dies am ausgeprägtesten bei den Polioviren (etwa 2 % aller Infektionen erreichen das ZNS. Etwa 0,1–1 % verursachen bleibende neuronale Erkrankungen). Jedoch gibt es keine klare Assoziation der Enteroviren zu bestimmten Krankheitsbildern.

**Inkubationszeit:** Sie beträgt 2–35 Tage.

**Ansteckungsgefahr:** Sie beginnt bereits 2–3 Tage vor Ausbruch der Erkrankung und hält während der klinischen Symptomatik an. Infizierte Personen scheiden jedoch die Viren häufig über längere Zeit mit dem Stuhl aus. Die größte Ansteckungsgefahr geht von klinisch gesunden, jedoch infizierten Personen aus.

**Immunität:** Es besteht eine lebenslange serotypenspezifische Immunität. Die Durchseuchung ist hoch und beginnt bereits kurz nach der Geburt.

### Klinisches Bild und Symptomatik

Weit über 90 % der Infektionen bleiben symptomfrei. Die Erkrankungen verlaufen bei Erwachsenen häufig schwerer als bei Kindern.

Alle Viren verursachen grippale Infekte besonders in den Sommer- und Herbstmonaten (Juni bis Oktober sog. Sommergrippe) mit Angina und Schnupfen. Bei Echoviren treten zusätzlich Durchfälle auf.

Seltenere klinische Symptome sind:

- ZNS: aseptische Meningitis, Enzephalitis,
- Herz: Myokarditis, Perikarditis,
- Haut/Schleimhaut: Herpangina, Hand-Fuß-Mund-Krankheit, makulopapulöses Exanthem,
- andere: Hepatitis, Myalgie, Pleurodynie, hämorrhagische Konjunktivitis, Pneumonie,
- bei Polio: Lähmungen.

Beim Neugeborenen ist die nosokomiale Infektion mit Echo- oder Coxsackieviren wegen einer generalisierten schweren Erkrankung, die mit Sepsis, Myokarditis, Perikarditis, Hepatitis oder Enzephalitis einhergehen kann, besonders gefürchtet.

### Untersuchungen, Diagnostik und Differenzialdiagnostik

Da das klinische Erscheinungsbild sehr vielfältig und variabel ist, ist eine Diagnosestellung anhand der Symptome nicht zielführend, da es auch von vielen anderen Erregern induziert sein kann. Die Diagnostik beruht deshalb in erster Linie auf dem Virusnachweis mittels Zellkulturen und Typisierung oder durch PCR. Zunehmend gewinnt die RT-PCR (real-time reverse transcription) an Bedeutung. Die Untersuchungen werden insbesondere aus dem Stuhl, dem

Rachenabstrich (bei Beginn der Erkrankung) oder evtl. dem Liquor durchgeführt. Die Antikörperbestimmung hat keine große klinische Bedeutung.

Differenzialdiagnostisch ist neben der Differenzierung des Virus bei einer Meningitis wegen möglicher therapeutischer Konsequenzen die Abgrenzung von anderen neurotropen Viren wichtig, z. B. Mumps, Herpes, FSME.

### Auswirkungen auf die Schwangerschaft und mütterliche Prognose

Der Schwangerschaftsverlauf und die Prognose der Mutter hängen von der Symptomatik und der Schwere der Erkrankung ab. Naturgemäß ist sie bei einer „Sommergrippe" unproblematisch, bei einer Meningitis oder Myokarditis dagegen evtl. sogar lebensbedrohend. Bei Polio ist die Anfälligkeit während der Schwangerschaft deutlich gesteigert. Die Verläufe sind oft schwer. Die Inzidenz von Präeklampsie, Harnwegsinfekten, Geburtskomplikationen und die Sectiorate sind erhöht.

### Prognose für das Kind

Da die meisten Infektionen entweder klinisch inapparent oder uncharakteristisch wie Erkältungskrankheiten verlaufen, fehlen prospektive Studien in der Schwangerschaft. Die wenigen Mitteilungen sind kontrovers. Während ein diaplazentarer Transfer bei Virämie der Mutter als relativ gesichert gilt, scheinen Fehlbildungen nicht aufzutreten. Coxsackieviren sind für Aborte und intrauterine Fruchttode, selten für eine fetale Myokarditis oder Meningoenzephalitis verantwortlich. Für Echoviren wird dies in Frage gestellt. Bei schweren Verläufen einer Polioinfektion der Mutter ist die Abort-, Früh- und Totgeburtenrate erhöht.

Peripartale Infektionen sind verantwortlich für lebensbedrohliche Erkrankungen des Neugeborenen wie Enzephalitis, Meningitis, Myokarditis und Pneumonie. Bei Polioinfektionen treten sehr selten auch Lähmungen auf.

Auf die Problematik nosokomialer Infektionen auf Neugeborenen und Frühgeborenen Stationen mit Sepsis, Myokarditis, Enzephalitis infolge von Echo- oder Coxsackievirusinfektionen wurde oben bereits hingewiesen.

### Prävention

Die wichtigste Prävention ist eine Reduktion von Risikofaktoren, z. B. Händewaschen bzw. Händedesinfektion bei Kontakt mit Infizierten. Darüber hinaus sollten die Hygienemaßnahmen bei der Zubereitung und dem Verzehr von Speisen, besonders Obst, Salate, Trinkwasser eingehalten werden.

Mit Ausnahme von Polio, das bei uns inzwischen als ausgerottet gilt, gibt es für alle anderen Virusarten keine Schutzimpfung.

### Betreuung der Schwangeren

Die Schwangerenbetreuung hängt von der Symptomatik und der Schwere der Erkrankung ab.

### Therapie

Es steht keine spezifische Therapie zur Verfügung.

### Zusammenfassung

- Enteroviren sind eine heterogene Gruppe, die klinisch zu diversen Krankheitsbildern führen.
- Virustypen: Coxsackieviren, Echoviren, humane Enteroviren, Polioviren.
- Die Übertragung ist fäkal-oral oder durch Tröpfcheninfektion.
- Die Virusvermehrung geschieht im Rachenraum und im Darm. Während der Virämie können alle Organe befallen werden. Nur bei Polio kommt es zu Lähmungen. Ein transplazentarer Transfer kann stattfinden.

- Die Inkubationszeit beträgt 2–35 Tage.
- Nach einer Infektion besteht eine serotypenspezifische Immunität.
- Mehr als 90 % der Infektionen bleiben symptomfrei. Häufigste klinische Zeichen sind grippeähnliche und gastrointestinale Symptome. Selten sind: Meningitis, Enzephalitis, Myokarditis, Pneumonie, hämorrhagische Konjunktivitis.
- Die Diagnose wird anhand des Virusnachweises mit Zellkultur oder PCR gestellt.
- Der Schwangerschaftsverlauf und die mütterliche Prognose sind abhängig vom Schweregrad der Erkrankung.
- Die Literaturangaben zur Prognose des Kindes während der Schwangerschaft sind sehr uneinheitlich, da es keine kontrollierten Untersuchungen gibt.
- Peripartale Infektionen können für das Kind durch Enzephalitis, Meningitis, Myokarditis und Pneumonie lebensgefährlich sein. Bei Polioinfektionen treten auch Lähmungen auf.
- Die Prävention besteht in der strengen Einhaltung von Hygienemaßnahmen, besonders bei Kontakt mit infizierten Personen und bei der Zubereitung von Speisen. Bei Polio ist die Impfung eine sichere Prävention.
- Die Therapie besteht in symptomatischen Maßnahmen, da es keine antiviralen Therapeutika gibt.

### 7.2.11 Aids/HIV-Infektion

#### Einführung

Von den etwa 14 000 Frauen, die in Deutschland mit HIV infiziert sind, werden pro Jahr etwa 250–300 schwanger. Die Betreuung der Schwangerschaft und Entbindung stellt eine besondere Herausforderung an eine multidisziplinäre Zusammenarbeit von HIV-Spezialisten, von den die Schwangerenvorsorge durchführenden Gynäkologen, den die Schwangere Entbindenden und den Kinderärzten dar.

Obwohl es heute praktisch vermeidbar ist, werden jährlich etwa 10–20 Neugeborene mit HIV geboren. Meistens liegt es daran, dass die in der Frühschwangerschaft in den Mutterschaftsrichtlinien festgelegte Diagnostik nicht durchgeführt oder die notwendige Therapie nicht eingeleitet wurde.

#### Klassifizierung/Definition

Das HIV-Virus (immun deficiency virus) gehört zur Familie der Retroviren und zur Gattung der Lentiviren.

Bekannt sind 2 Arten: **HIV 1** mit weltweiter Verbreitung und **HIV 2**, das hauptsächlich in Afrika vorkommt. Von beiden sind eine Reihe von Subtypen bekannt.

#### Ätiologie, Pathogenese und Pathophysiologie

**Übertragung:** Das Virus wird durch Kontakt mit Körperflüssigkeiten (Sperma, Vaginalsekret, Blut, Muttermilch, Liquor) übertragen. Bevorzugt (> 90 %) findet die Infektion über Schleimhäute (Vagina, Anus, Mund) durch Vaginal-, Anal-, Oralverkehr statt. Möglich ist die Aufnahme des Virus auch über frische Wunden oder als Folge von Verletzungen des Epithels, z. B. im Eichel-, Vorhaut-, Analbereich. Infizierte Spritzen (etwa bei Drogenabhängigen) und kontaminiertes Blut, beispielsweise aus Blutkonserven oder Nadelstichverletzungen von Beschäftigten im Gesundheitswesen sind weitere Übertragungswege. Die Übertragungsgefahr ist unterschiedlich und abhängig von der Viruslast.

7

**Intrauterine und peripartale Infektion:** Sie findet bei HIV positiven Müttern ohne Behandlung in etwa 15–20 %, unter Therapie in etwa 1–2 % statt. Durch Stillen kann das Kind ebenfalls infiziert werden.

**Vermehrung des Virus:** Sie ist ein sehr komplexer und vielschichtiger Vorgang. Es bindet insbesondere an die CD4-Rezeptoren von T-Helfer-Zellen und anderen, dringt in die Zellen ein, vermehrt sich und verändert deren DNA. Daraus resultiert eine Immunschwäche, die die Vernichtung des Virus unmöglich macht, zur Aidserkrankung und letztendlich durch Folgeerkrankungen zum Tode führt.

**Inkubationszeit:** Sie ist mit 1–6 Wochen bei der HIV-Infektion sehr unterschiedlich lang. Bis zum Ausbruch von Aids können viele Jahre vergehen.

**Immunität:** Sie tritt nach heutigem Wissensstand nicht ein. Es besteht eine lebenslange Infektiosität.

### Klinisches Bild und Symptomatik

Die Erkrankung verläuft in mehreren Phasen.

- **Primärinfektion:** Sie ist unspezifisch mit grippe- bzw. mononukleoseähnlichen Symptomen mit Lymphknotenschwellungen, Fieber, Kopfschmerzen, Angina, Arthralgien, Hautausschlägen, oralen Ulzerationen vergesellschaftet. Die Symptome verschwinden spontan nach 3–4 Wochen. Symptomlose Verläufe treten in etwa 50 % auf.
- **Klinische Latenzphase:** Sie kann Monate bis viele Jahre (im Mittel etwa 10 Jahre) dauern. In diesem symptomfreien Stadium sind HIV-Antikörper und HIV-RNA im Blut nachweisbar.
- **Symptomatisches Stadium:** Dem Ausbruch von Aids ist häufig eine generalisierte Lymphadenopathie mit ähnlichen Beschwerden wie in der Akutphase vorgeschaltet.

Für die Aidserkrankungen typisch sind:

- opportunistische Infektionen mit unterschiedlichen Erregern, die wegen des Immundefizits zu schweren, auch lebensbedrohlichen Erkrankungen führen,
- unterschiedliche bösartige Erkrankungen, z. B. Lymphome, Kaposi-Sarkom, Gebärmutterhalskrebs,
- Gewichtsverlust, andauernde ausgeprägte Durchfälle, Funktionsstörungen des Gehirns bis hin zur Demenz.

### Untersuchungen, Diagnostik und Differenzialdiagnostik

Anamnese und klinischen Erscheinungsbilder sind wichtige Hinweise.

Labor:

- HIV-Suchtest (ELISA): Antikörper-Suchtest gegen HIV Typ 1 und 2 (positiv etwa 5 Wochen nach der Infektion). Wenn positiv, wird der Western Blot angeschlossen.
- Western Blot mit hoher Spezifität wird als Bestätigungstest verwendet. Er ist positiv etwa 3–4 Wochen nach der Infektion.
- Die RNA-Bestimmung mittels Polymerase Kettenreaktion dient der Messung der Viruslast und ist ein Parameter zur Auswahl der antiretroviralen Therapie.
- CD4-Helferzellen werden regelmäßig während des Verlaufs der Erkrankung gemessen, um die Entwicklung zu verfolgen.
- Auf die spezielle Diagnostik und Überwachung verschiedener Parameter in der Schwangerschaft wird unter Schwangerschaftsüberwachung eingegangen.

### Auswirkungen auf die Schwangerschaft und mütterliche Prognose

Der HIV-Krankheitsverlauf einer infizierten Schwangeren wird nicht negativ beeinflusst. Allerdings treten häufiger Begleiterkrankungen insbesondere Infektionen mit Chlamydien, Trichomonaden, Candida, Herpes, Papillomaviren, Pruritus und Hautaffektionen, zervikale Dysplasie bzw. Neoplasie, Chorioamnionitis, vorzeitige Wehentätigkeit, Anämie, Gestationsdiabetes auf.

### Prognose für das Kind

Das Kind ist je nach Viruslast der Mutter mehr oder weniger infektionsgefährdet. Es gibt kein HIV spezifisches Syndrom. Auch Fehlbildungen treten nicht auf. Die Inzidenz von Aborten, intrauterinen Fruchttoden, retardierten Kindern sowie die perinatale Mortalität sind in den industrialisierten Ländern nicht erhöht, wenn keine gravierenden anderen Probleme wie z. B. Drogenabhängigkeit, aktive Hepatitis oder Infektionen Probleme bereiten. Wie oben schon erwähnt, ist die Gefahr einer intrauterinen oder peripartalen Infektion bei unbehandelten Müttern bei etwa 15–20 %. Dabei finden etwa 75 % der vertikalen Virustransmissionen unter der Geburt und etwa 25 % durch das Stillen statt.

Durch eine antiretrovirale Therapie während der Schwangerschaft, ggf. auch durch eine primäre Sectio am wehenlosen Uterus und den Verzicht auf das Stillen kann die Infektion des Kindes auf < 1–2 % gesenkt werden. Peripartal infizierte Kinder haben eine große Viruslast und entwickeln schon im frühen Säuglingsalter schwere Verlaufsformen der HIV-Infektion. Mit einer Aidserkrankung muss schon innerhalb des 1.–2. Lebensjahres gerechnet werden.

Grundsätzlich wird eine postpartale Postexpositionsprophylaxe zum Schutz des Neugeborenen über mehrere Wochen meist mit Zidovudin nach Resistenzbestimmung durchgeführt, ggf. kommen andere antiretrovirale Substanzen als Transmissionsprophylaxe in Frage.

### Prävention

- Sex: Safer Sex mit Kondomen ist die beste Prävention. Allgemein ist darauf zu achten, dass Sperma, Vaginalsekret und Blut nicht auf Schleimhäute, offene oder verletzte Hautstellen des Partners gelangen. Das gilt sowohl für den Vaginal- als auch den Anal- und Oralverkehr.
- Zusammenleben: Gemeinsames Benutzen von Rasierapparaten und Zahnbürsten ist zu vermeiden.
- Unbedenklich im Zusammenleben sind Küssen, Umarmen, gemeinsames Benutzen von Geschirr, Besteck, Gläsern, Handtüchern, Toiletten usw.
- Sonstiges: Einmalspritzen bei Drogenabhängigkeit verwenden, gemeinsames Benutzen von Nadeln und anderem Injektionsbesteck (needle sharing) vermeiden, Tragen von Handschuhen bei medizinischem Personal, das mit Sekreten oder Blut in Berührung kommen kann.
- Postexpositionsprophylaxe (PEP):
  - Allgemein: Nach einer möglichen Infektion, z. B. durch ungeschützten Geschlechtsverkehr oder einer Nadelstichverletzung, wird innerhalb von 24 Stunden die prophylaktische Gabe von 3 verschiedenen antiviralen Medikamenten für etwa 4 Wochen empfohlen. Voraussetzung ist eine sachkundige Information und Beratung, da die Medikamente zum Teil erhebliche Nebenwirkungen haben können.
  - Neugeborenes: Routinemäßig erhält jedes Neugeborene eine PEP für mehrere Wochen.
- Intrauterin und peripartal: Antivirale Therapie, evtl. Kaiserschnitt am wehenlosen Uterus, Verzicht auf Stillen.

### Betreuung der Schwangeren

#### Allgemeines

Unabhängig davon, ob die Frau, der Mann oder beide HIV positiv sind besteht für das Paar im Allgemeinen ein großer medizinischer und psychosozialer Informationsbedarf, der wegen der vielschichtigen Problematik nur von sach- und fachkompetenten Beratungsstellen geleistet werden kann. Wichtige Fragen sind u. a. wie die eigene Lebensprognose vor allem bei Komorbidität, wie die Infektionsgefahr für das Kind ist und ob das Kind bei der notwendigen Therapie mit verschiedenen antiretroviralen Medikamenten zu Schaden kommen kann und welche Möglichkeiten es gibt, für das Kind zu sorgen, wenn man aus psychischen oder gesundheitlichen Gründen nicht oder nicht mehr in der Lage ist, es weiter optimal zu betreuen. Bei einer nicht geplanten Schwangerschaft muss eventuell auch ein Abbruch diskutiert werden.

**Für eine Schwangerschaft gibt es folgende potenzielle Situationen**

**Es besteht Kinderwunsch:** Im Gegensatz zu früher wird heute bei einer HIV-Infektion nicht mehr von einer Schwangerschaft abgeraten, da durch die modernen Therapiemöglichkeiten meist eine normale Lebenserwartung besteht und viele der Betroffenen Kinderwunsch haben. HIV-Infizierte sind häufig eingeschränkt fertil. Sie haben Anspruch auf eine künstliche Befruchtung.

Es gibt 3 unterschiedliche Konstellationen.

- **Der Mann ist infiziert:** Um die Mutter vor einer Infektion zu schützen kommen folgende Möglichkeiten der Befruchtung in Frage: Selbstinsemination oder künstliche Befruchtung mit gewaschenen und mit auf evtl. Viruslast getesteten Spermien. Auch ungeschützter Geschlechtsverkehr zum Ovulationszeitpunkt mit oder ohne Präexpositionsprophylaxe der Frau wird durchgeführt. Voraussetzung ist, dass beim Partner in den letzten 6 Monaten unter der antiretroviralen Therapie keine Viruslast nachweisbar gewesen ist (Nachweisgrenze derzeit bei 20 Viruskopien/ml) und dass keine anderen sexuell übertragbaren Erkrankungen bestehen. Nach der derzeitigen Datenlage und den klinischen Erfahrungen enthält das Sperma unter diesen Bedingungen keine Viren, sodass die Wahrscheinlichkeit einer HIV-Übertragung auf die HIV negative Partnerin als sehr gering bis unwahrscheinlich angesehen wird. Eine Präexpositionsprophylaxe wird nur noch selten, wenn ein sehr hohes Sicherheitsbedürfnis des Paares besteht, durchgeführt.
- **Die Frau ist infiziert:** Um das Kind zu schützen kommen folgende Möglichkeiten der Befruchtung in Frage: Selbstinsemination (Entleerung des Kondoms in die Scheide oder Applikation des Spermas mit Portiokappe oder Spritze), intrauterine Insemination oder IVF mit Single-Embryo-Transfer.
- **Beide Partner sind infiziert:** Entsprechend der Leitlinien der Deutsch-Österreichischen AIDS-Gesellschaft gibt es keinerlei Einschränkungen gegen Geschlechtsverkehr ohne Kondom, da die Möglichkeit einer Superinfektion mit Übertragung von medikamentenresistenten Viren unter einer erfolgreichen antiretroviralen Therapie als extrem unwahrscheinlich eingeschätzt wird.

Allerdings wird bei eingeschränkter Fertilität eines oder beider Partner zur Zeit von einem reproduktionsmedizinischen Prozedere aus ethischen und juristischen Gründen (noch?) abgeraten, da es durch den Tod beider Partner theoretisch möglich wäre, dass das Kind Vollwaise würde.

**MERKE** Jeder Schwangeren sollte ein HIV-Test und eine Beratung angeboten werden.

**Frühschwangerschaft:** Feststellung einer HIV-Infektion nach dem Ergebnis des in den Mutterschaftsrichtlinien festgelegten HIV-Suchtests. Leider gibt es bis heute noch Situationen, in denen der HIV-Test nicht durchgeführt wurde oder bei einem positiven Befund nicht die entsprechende Therapie eingeleitet wurde. Es ist bekannt, dass bis zu 30 % der infizierten Frauen die HIV Diagnose erst durch den Suchtest in der Frühschwangerschaft erfahren. Bei etwa 50 % der Mütter in Deutschland, deren Kinder mit einer HIV-Infektion geboren wurden, war in der Schwangerschaft kein HIV-Test durchgeführt worden. Allerdings reicht dieser Zeitraum aus um das Kind vor einer vertikalen Infektion zu schützen, da mit Ausnahme von Infektionen, vorzeitiger Wehentätigkeit und Geminigravidität die Transmission praktisch immer erst im 3. Trimenon, während der Geburt und post partum während des Stillens stattfindet.

Um die Infektionsgefahr für das Kind möglichst zu minimieren sollte sofort nach Bekanntwerden des positiven Tests eine interdisziplinäre Kommunikation mit einem Zentrum durch den Gynäkologen induziert werden, um eine psychosoziale Beratung, weitere Diagnostik und eine adäquate Therapie der Schwangeren zu gewährleisten. Aus heutiger Sicht besteht keine medizinische Notwendigkeit für einen Schwangerschaftsabbruch.

**Eintritt der Schwangerschaft bei bekannter Infektion:** Optimale Voraussetzung bei einer HIV-Infektion ist es, die Schwangerschaft in einer viruslastfreien Zeit zu planen, weil dann auf eine antiretrovirale Therapie in der Frühschwangerschaft evtl. verzichtet werden kann. Die Behandlungsindikation ist für HIV positive Schwangere gleich wie für nichtschwangere Patientinnen. Die Indikation zur Behandlung besteht auch bei asymptomatischen Verläufen spätestens ab einer CD4-Zahl unter 350/µl. Ist die medikamentöse Prophylaxe weiterhin notwendig, muss nach Resistenztestung unter dem Gesichtspunkt der Schwangerschaft das möglichst optimale Regime zusammengestellt werden.

Das derzeitige Vorgehen zur Therapie, Prophylaxe und Entbindung wird im Folgenden entsprechend der Empfehlungen der Leitlinien der deutsch-österreichischen Gesellschaft in den ○ Abb. 7.6 und ○ Abb. 7.7 dargestellt.

## Überwachung

### Allgemeines

Die Versorgung der Schwangeren, das Prozedere bei der Geburt und der postpartalen Phase sowie die Betreuung des Kindes richten sich nach den deutsch-österreichischen Leitlinien, was die Überwachung, die Therapie und die Prophylaxe betrifft. Die Betreuung sollte in Kooperation mit einem HIV-Zentrum durchgeführt werden.

### Schwangerschaftsüberwachung

Die Gravidität einer HIV-Infizierten ist eine Risikoschwangerschaft, die aus gynäkologischer Sicht entsprechend der aktuell gültigen Mutterschaftsrichtlinien und den aktuellen Risiken durch häufigere Untersuchungen begleitet wird.

### HIV-Überwachung

Die Überwachung beinhaltet die CD4-Zahl, die Viruslast und einen HIV-Resistenztest.

Besonderheiten unter dem Aspekt der antiretroviralen Therapie und der möglichen Transmission sind:

- **Planung der Schwangerschaft**, wenn möglich in einer viruslastfreien Zeit. Ansonsten frühzeitige Kontaktaufnahme zu einem interdisziplinären Zentrum, um eine umfassende Aufklärung über Risiken der Prophylaxe bzw. der Therapie für Mutter und Kind durchzuführen.
- **Laboruntersuchungen:**
  - monatlich: Blutbild, Thrombozyten (Anämie-, Thrombozytopenieproblematik unter Zidovudin),
  - Leberwerte (einschließlich γ-GT, LDH), Laktatspiegel, Amylase, Lipase zu Beginn der Schwangerschaft, nach Beginn von Therapie oder Prophylaxe, bei Klinik und monatlich im 3. Trimenon,
  - mindestens 2 monatlich: immunologische und serologische Parameter (Lymphozytensubpopulation, HIV-Viruslast).
- **Ultraschall:** Messung der Nackentransparenz (11.–14. SSW), ggf. Ersttrimesterscreening, Fehlbildungsuntersuchung (20.–23. SSW).
- **Amniozentese:** Sie sollte wegen der Transmissionsgefahr möglichst vermieden werden. Wenn sie nicht zu umgehen ist, muss sie unter Berücksichtigung der Viruslast und unter einer antiretroviralen Therapie bzw. Prophylaxe durchgeführt werden.
- **Genitale Infektionen:** Ein besonderes Risiko stellt die hohe Inzidenz, z. B. mit Chlamydien, Trichomonaden, bakterieller Vaginose u. a. Keimen, dar. Da sich daraus eine vorzeitige Wehentätigkeit, ein vorzeitiger Blasensprung und ein Amnioninfektionssyndrom entwickeln kann, mit entsprechender Gefährdung des Kindes und erhöhter Transmissionsgefahr sollte bei jeder Vorsorgeuntersuchung speziell darauf geachtet werden. Auf das häufigere Auftreten von Syphilis und Gonorrhö ist ebenfalls zu achten.
- **Toxoplasmoseuntersuchung:** Sie ist in jedem Trimester indiziert.
- **HPV:** Bis zu 30 % aller HIV-infizierten Frauen haben durch die HIV-induzierte Immun-

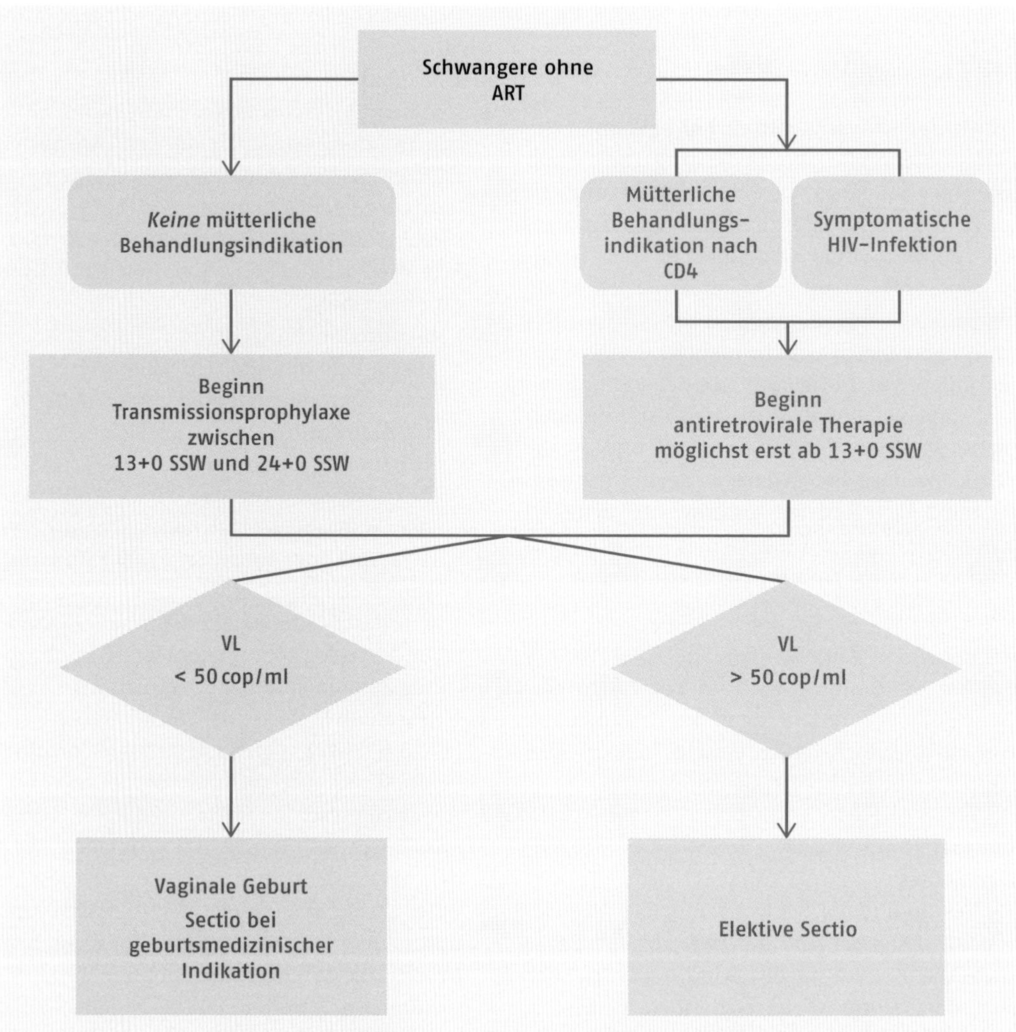


**Abb. 7.6** Diagramm Szenario 1: Standardtransmissionsrisiko – Schwangerschaft **ohne** antiretrovirale Therapie (ART). Nach deutsch-österreichischer Leitlinie (AWMF-Register Nr. 055/002)

suppression vulväre, vaginale, zervikale oder perianale Dysplasien. Aus diesem Grund sollte zu Beginn der Gravidität neben der routinemäßigen Vorsorgeuntersuchung ein HPV-Test durchgeführt werden.

### Entbindung

Meist wird eine primäre Sectio am wehenlosen Uterus in der 38. SSW empfohlen, weil alle möglichen Maßnahmen für das Kind gut geplant werden können.

Bei einer Viruslast < 50 Kopien/ml unter antiretroviraler Kombinationstherapie und Geburt in einem HIV-Zentrum wird zunehmend auch eine vaginale Entbindung durchgeführt. Wichtig ist die Fruchtblase möglichst lange zu erhalten, keine Kopfschwartenelektrode anzusetzen und keine Mikroblutuntersuchungen durchzuführen (Abb. 7.6 und Abb. 7.7). Bei vorzeitigem Blasensprung, nicht beherrschbarer vorzeitiger Wehentätigkeit oder einem Amnioninfektionssyndrom ist die sofortige Sectio

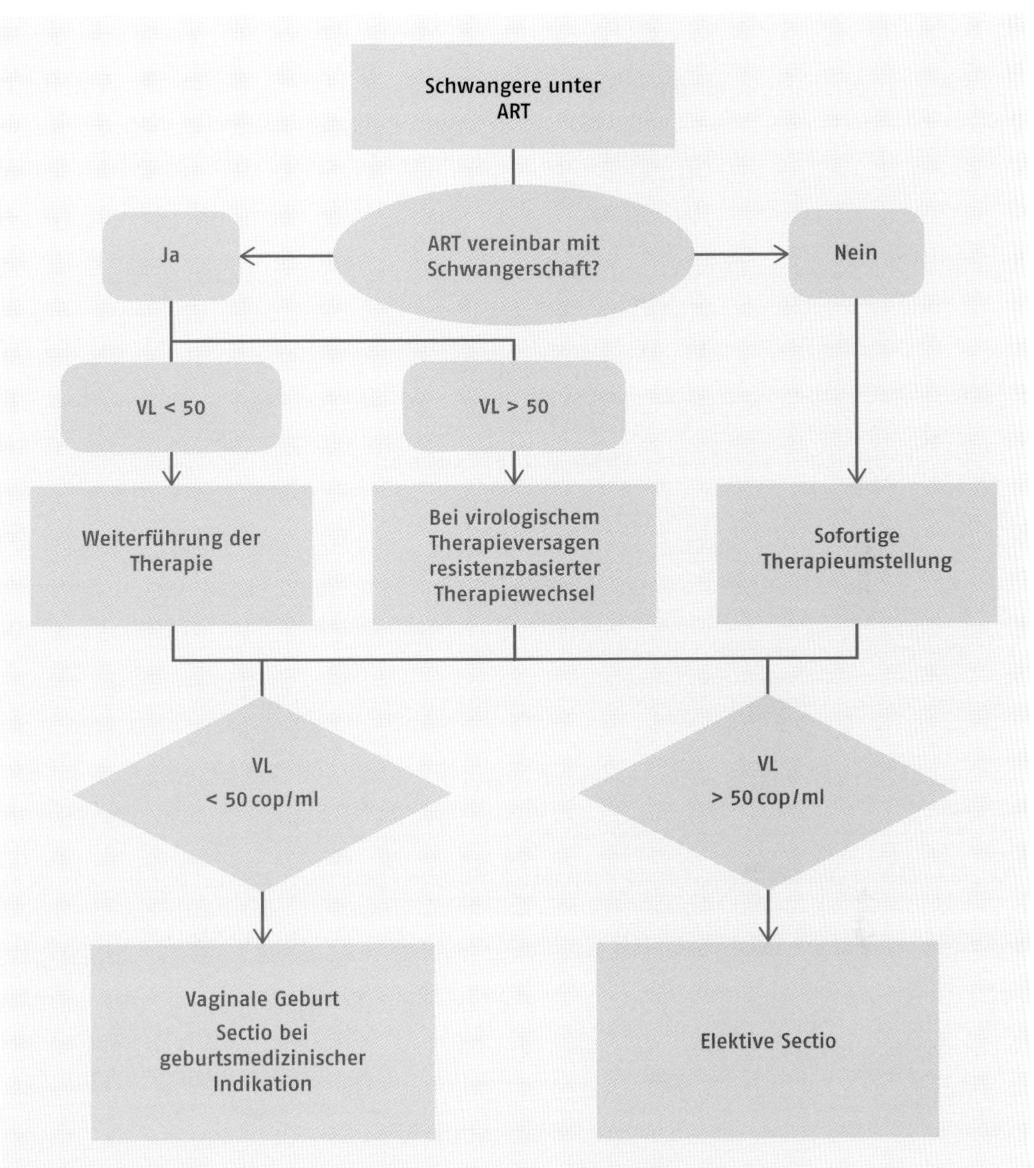


**Abb. 7.7** Diagramm Szenario 2: Standardtransmissionsrisiko – Schwangerschaft unter antiretroviraler Therapie (ART). Nach deutsch-österreichischer Leitlinie (AWMF-Register Nr. 055/002)

wegen der hohen Transmissionsgefahr durchzuführen.

### Stillen

Wegen der hohen Transmissionsgefahr ist Stillen kontraindiziert.

### Therapie und Prophylaxe

Die Deutsch-österreichische Leitlinie zur HIV-Therapie in der Schwangerschaft und bei HIV-exponierten Neugeborenen spiegelt den derzeitigen Wissensstand und die Erfahrungen in den deutschen Zentren für die Betreuung von Schwangeren, die mit HIV 1 infiziert sind und deren Neugeborenen wider (Deutsche AIDS-Gesellschaft 2014). Dort finden sich detaillierte Angaben u. a. zu Therapieindikation und -regime in der Schwangerschaft, zu empfohlenen antiretroviralen Substanzen in der Schwangerschaft, zum Management HIV positiver Schwangerer mit Hepatitis-B- bzw. Hepatitis-C-Koinfektion, zum Beginn der antiretroviralen Therapie bzw. der Transmissionsprophylaxe, zur intrapartalen Medikation sowie zur Risiko adaptierten HIV-Transmissionsprophylaxe.

### Zusammenfassung

- HIV 1 und 2 sind weltweit verbreitet. Sie gehören zur Familie der Retroviren.
- Die Übertragung erfolgt durch Körperflüssigkeiten (Sperma, Vaginalsekret, Blut, Muttermilch, Liquor) meist durch Vaginal-Anal-Oralverkehr oder kontaminiertes Blut (infizierte Spritzen bei Drogenabhängigen, Blutkonserven, Nadelstichverletzungen).
- Die Übertragungsgefahr ist abhängig von der Viruslast.
- 3–4 Wochen nach der Infektion können Lymphknotenschwellungen, Fieber, Kopfschmerzen, Arthralgien etc. auftreten. 50 % verlaufen symptomlos. Nach einer Latenz von im Mittel 10 Jahren, in denen das Immunsystem schrittweise reduziert wird, kommt es zu dem symptomatischen Stadium, dessen volle Ausprägung die Aidserkrankung ist.
- Diagnostik: HIV-Suchtest, der-wenn positiv-durch den spezifischen Westernblot Test bestätigt werden muss.
- Verlaufsüberwachung: CD4-Helferzellen und RNA-Bestimmung.
- Der HIV-Verlauf wird durch eine Schwangerschaft nicht negativ beeinflusst.
- Die Inzidenz jedoch von vaginalen Infektionen (Chlamydien, Trichomonaden, Pilzen, bakterieller Vaginose usw..), Dysplasien der Genitalregion, Anämie, Thrombozytopenie (meist Zidovudin bedingt), vorzeitiger Wehentätigkeit, Amnioninfektionssyndrom und Gestationsdiabetes sind erhöht.
- Kind: Es gibt kein HIV-spezifisches Syndrom und keine Fehlbildungen. Die Inzidenz von Aborten, Frühgeburten, intrauterinen Fruchttoden, retardierten Kindern und die perinatale Mortalität sind erhöht.
- Die Infektionsgefahr bei unbehandelten Müttern ist 15–20 %, unter Therapie < 1–2 %.
- Im Gegensatz zu früher wird bei guter Lebensprognose nicht mehr von einer Schwangerschaft abgeraten.
- Wichtig ist eine genaue Aufklärung über die Problematik, die Lebensprognose, das Transmissionsrisiko, die Gefahren der antiretroviralen Therapie und eine intensive psychosoziale Beratung in entsprechenden Zentren.
- Je nach infiziertem Partner sind die Wege zur Konzeption unterschiedlich.
- Das Vorgehen vor und während der Schwangerschaft bei HIV-Infektion ist in den Deutsch-österreichischen Leitlinien festgelegt.

- Die Schwangerschaftsüberwachung wird von dem behandelnden Gynäkologen in enger Zusammenarbeit mit einem HIV-Zentrum als Risikogravidität mit entsprechend risikogewichteten Untersuchungen durchgeführt.
- Die Entbindung findet in einen HIV-Zentrum meist als Sectio am wehenlosen Uterus in der 38. SSW statt. Zunehmend wird bei einer Viruslast < 50 Kopien/ml auch die vaginale Entbindung empfohlen.
- Stillen ist wegen der hohen Transmissionsgefahr kontraindiziert.
- Das Kind erhält eine postpartale Postexpositionsprophylaxe für mehrere Wochen.
- Die medikamentöse Prophylaxe und Therapie der Mutter wird je nach Viruslast und Resistenzsituation mit unterschiedlichen antiretroviralen Schemata meist als Mehrfachkombinationstherapie durchgeführt.

### 7.2.12 Papillomaviren-Infektion (HPV-Infektion)

#### Einführung

Trotz der großen Zahl unterschiedlicher HPV-Viren und obwohl die Immunsuppression in der Schwangerschaft die klinische Manifestation der Infektionen erleichtert, treten in der Gravidität nur relativ selten Probleme auf. Sie können aber eine große psychische Belastung für die Schwangere bedeuten.

#### Klassifizierung/Definition

Bei den humanen Papillomaviren handelt es sich um eine große Gruppe von DNA-Viren, die zur Familie der Papillomaviridae gehören. Es sind weit über 100 verschiedene Typen bekannt. Sie infizieren Epithelzellen der Haut und der Schleimhäute und können dort zu gutartigen und bösartigen Veränderungen führen. Eine Virämie tritt nicht auf. Es gibt Hinweise darauf, dass eine genitale HPV-Infektion lebenslang persistieren kann und bei immungeschwächten Personen z. B. Aids-Kranken reaktiviert werden kann.

##### Einteilung

Es wird unterschieden in Hautbereich (Hautwarzen) und Genitalbereich (Kondylome, intraepitheliale Neoplasien), die wie folgt weiter unterteilt werden:

- Kondylome
  - Condylomata acuminata,
  - Condylomata gigantea,
  - keratotische Genitalwarzen,
  - papulöse, warzenähnliche Effloreszenzen,
  - Condylomata plana,
- intraepitheliale Neoplasien
  - vulväre interepitheliale Neoplasie (VIN),
  - vaginale intraepitheliale Neoplasie (VAIN),
  - zervikale intraepitheliale Neoplasie (CIN),
  - perianale intraepitheliale Neoplasie (PAIN),
  - anale intraepitheliale Neoplasie (AIN),
  - penile intraepitheliale Neoplasie (PIN).
- Hautwarzen
  - Stachelwarzen (Verrucae vulgares),
  - Fußsohlenwarzen (Verrucae plantares),
  - Dellwarzen (Molluscum contagiosum),
  - Flachwarzen (Verrucae planae),
  - Pinselwarzen (Verrucae filiformes),
  - Alterswarzen (Verrucae seborrhoicae).

#### Ätiologie, Pathogenese und Pathophysiologie

**Übertragung:** Die Infektion mit den Viren geschieht vornehmlich über Hautkontakt. Ein großer Teil (> 50) wird durch Genital-, Oral- und Analverkehr übertragen. Diese Infektionen zählen neben Chlamydien, Herpes-simplex-Viren und Trichomonaden zu den häufigsten Geschlechtskrankheiten. Auch die Übertragung durch Schmierinfektion, durch Kontakt beim

7

gemeinsamen Baden und durch kontaminierte Gegenstände ist möglich.

**Genitalbereich:** Etwa 50 Viren führen zu Infektionen der Haut und der Schleimhäute des Genital-und Analbereichs. Bis zu 90 % aller Menschen infizieren sich im Laufe des Lebens mit einem genitalen HPV. Die Infektionsgefahr steigt mit der Anzahl der Geschlechtspartner. Der Häufigkeitsgipfel liegt etwa bei 20–25 Jahren.

Man unterscheidet:

- Niedrigrisiko-Typen (low-risk): Die wichtigsten sind HPV 6 und 11. Sie sind verantwortlich für die Entstehung von gutartigen Warzen im Genitalbereich, den Condylomata acuminata (Feigwarzen). Daneben sind noch etwa zehn andere low-risk-Typen bekannt. Die Inzidenz beträgt etwa 1–2 %.
- Hochrisiko-Typen (high-risk): Die wichtigsten sind HPV 16 und 18. Sie sind für die Entstehung von Zervix-, Vaginal-, Vulva-, Anal-, Penis-und Mundschleimhautkarzinomen (wenn sie im Mund durch Oralverkehr entstanden sind) verantwortlich. Daneben gehören noch mehr als zehn weitere Typen zur high-risk-Gruppe. Die Inzidenz beträgt etwa 2–5 %. Während die Zervixkarzinome wohl fast ausschließlich HPV induziert sind, trifft dies für die meisten Karzinome im Genital-, Anal- und Oralbereich nicht zu.
- Unklare Risikozuordnung: Bei vielen anderen Virusarten ist bisher noch keine eindeutige Zuordnung möglich gewesen.

**Haut:** Die Infektionen der übrigen Körperhaut sind gekennzeichnet durch Warzenbildung (Hand-, Fuß- und vor allem bei Kindern).

### Klinisches Bild und Symptomatik

HPV-Infektionen verlaufen meist ohne klinische Symptome und heilen in etwa 85 % spontan innerhalb eines Jahres ab.

#### Genitale Läsionen

Nur sehr selten machen genitale Läsionen Symptome wie Brennen, Juckreiz, Wundsein, Fluor oder Blutungen. Diese haben meist andere, sehr häufig, infektiöse Ursachen. Das typische Symptom einer Präkanzerose oder eines sich entwickelnden Karzinoms sind persistierende Haut- oder Schleimhautveränderungen. Beim Karzinom des Gebärmutterhalses sind es Veränderungen des Vorsorgeabstriches und Kontaktblutungen.

#### Low-risk-Genitalwarzen (Condylomata acuminata)

Es sind blumenkohlartige, papilläre Warzen. Sie können stecknadelkopfgroß, aber auch mehrere Zentimeter groß sein. Sie treten multipel gelegentlich beetartig auf. Nach Kontakt entwickeln sie sich meist innerhalb von 4–8 Wochen. Sie können aber auch über lange Zeit (Jahre) latent vorliegen, bevor sie Symptome entwickeln. Es ist deshalb häufig nicht zu klären, woher die Infektion stammt. 10–20 % aller genitalen HPV-Warzen sind Harnröhrenkondylome. Sehr selten ist das Auftreten im Bereich der Mamille, der Mundschleimhaut und des Larynx.

#### High-risk-Typen

**Zervix:** Sie verursachen nach der Infektion intraepitheliale Zellveränderungen, die meist innerhalb eines Jahres durch das Immunsystem geheilt werden. 10–40 % der Infektionen persistieren. Von ihnen kann sich in bis zu 50 %, nach einer Latenz von 10 oder mehr Jahren, über Vorstufen ein Zervixkarzinom entwickeln.

**Andere Lokalisationen:** Für die Entwicklung anderer HPV induzierter genitaler Karzinome gibt es noch keine verlässlichen Zahlen.

#### Hautwarzen

Sie können in jedem Alter, jedoch meist in der Kindheit, einzeln oder in Gruppen an unterschiedlichen Hautregionen auftreten.

### Untersuchungen, Diagnostik und Differenzialdiagnostik

Die Diagnostik von HPV erfolgt durch:

- Inspektion (z. B. bei Condylomata acuminata und anderen Hautwarzen),

- Essigsäuretest,
- optische Vergrößerungstechniken, z. B. Kolposkopie, Urethroskopie, Proktoskopie,
- Zytologie,
- Histologie,
- Polymerase-Kettenreaktion (PCR),
- Hybrid Capture 2 Test (HC-2, ein Hybridisierungstest).

Differenzialdiagnostisch sollten im Genitalbereich andere Infektionen z. B. Syphilis, Gonorrhö, Chlamydien, Trichomonaden, Herpes simplex sowie benigne Veränderungen wie Fibrome, Nävi, seborrhoische Warzen u. a. abgeklärt werden.

### Auswirkungen auf die Schwangerschaft und mütterliche Prognose

**Condylomata acuminata:** Sie können während der Schwangerschaft erheblich zunehmen und bei extremen Wachstum (Condylomata gigantea) sogar eine Spontangeburt behindern, sodass dann ein Kaiserschnitt notwendig wird (▸ Kap. 7.2.12 Betreuung der Schwangeren).

**Intraepitheliale Veränderungen, Präkanzerosen, invasive Karzinome:** Bis auf zervikale Veränderungen, die im Vorsorgeabstrich oder durch Kontakt- bzw. spontane Blutungen aus dem Muttermund auffallen, spielen andere intraepitheliale Veränderungen in der Schwangerschaft praktisch keine Rolle. Die Schwangerschaft hat auf die Entwicklung der HPV-Infektion keinen Einfluss. Andererseits wird sie durch die Erkrankung nicht negativ beeinflusst.

**Hautwarzen:** Sie bleiben durch die Schwangerschaft unbeeinflusst wie auch umgekehrt die Schwangerschaft durch sie nicht beeinflusst wird.

### Prognose für das Kind

**Condylomata acuminata:** Eine Übertragung auf das Kind ist möglich. 1 von 50 Neugeborenen von Müttern mit Kondylomen ist betroffen. Das Larynxpapillom ist die häufigste Manifestation. Auch außerhalb des Larynx, z. B. im Nasennebenhöhlensystem, im Mund oder im Ösophagus sowie im Anogenitalbereich können Kondylome auftreten. Eine Infektion des Neugeborenen kann sowohl von sichtbaren als auch subklinischen Infektionen der Mutter ausgehen.

**Intraepitheliale Veränderungen, Präkanzerose, Karzinome:** Da keine Virämie stattfindet, ist das Kind auf diesem Wege nicht gefährdet. Allerdings können diagnostische und evtl. therapeutisch notwendige Interventionen in Abhängigkeit vom Schwangerschaftsalter für das Kind, z. B. durch Blutungen der Mutter, Infektionen, vorzeitige Wehentätigkeit problematisch sein.

**Hautwarzen:** Sie sind für das Kind unproblematisch.

### Prävention

#### Genitale

Die einzige sichere Prävention einer genitalen HPV-Infektion ist der Verzicht auf Geschlechtsverkehr. Kondome mindern zwar die Infektionshäufigkeit, sie können aber die Kontamination nicht ganz vermeiden.

Ein Schutz ist die HPV-Impfung. Derzeit gibt es drei HPV-Impfstoffe: einen 2-fach-Impfstoff gegen die HPV-Typen 16 und 18, einen 4-fach-Impfstoff gegen die HPV-Typen 6, 11, 16 und 18 sowie einen 9-fach-Impfstoff gegen die HPV-Typen 6, 11, 16, 18, 31, 33, 45, 52 und 58. Die Impfstoffe besitzen keinerlei infektiöse oder onkogene Eigenschaften, da sie aus virusähnlichen Partikeln bestehen. Als Sekundärprävention dient die regelmäßige Vorsorgeuntersuchung der Frau.

#### Haut

Eine sichere Prävention gegen die Hautwarzen im übrigen Bereich des Körpers ist nicht möglich, da die Erreger ubiquitär vorkommen. Einen gewissen Schutz bieten Vorsichtsmaßnahmen z. B. Meiden direkten Kontakts zu erkrankter Haut, barfuß laufen in Schwimmbädern, Sporthallen, Saunen, Hotelzimmern, abtrocknen der Haut nach Schwimmen oder Baden u. a. Hygienemaßnahmen.

### Betreuung der Schwangeren

**Condylomata acuminata:** Kondylome wachsen bzw. nehmen bei Schwangeren meist zwischen der 12. und 24. SSW an Größe zu. Ab der 25. SSW, ausgeprägt ab der 30. SSW, setzt gewöhnlich eine Regression ein. Deshalb kann bei geringen Beschwerden eine chirurgische Therapie auf die Spätschwangerschaft verschoben werden. Wegen der geringen Infektionsgefahr des Kindes ist eine Sectio nur bei Verlegung der Geburtswege (Condyloma gigantea) indiziert. Untersuchungen zeigen, dass eine primäre Sectio die Infektion des Kindes möglicherweise vermindern, aber nicht verhindern kann. Ziel in der Spätschwangerschaft ist es die Kondylome möglichst auf chirurgischem Wege zu eliminieren, um die Viruslast möglichst gering zu halten.

**Intraepitheliale Veränderungen, speziell pathologischer Zervix Abstrich, Präkanzerose, Kollumkarzinom:** Bei 1–7 % aller Schwangeren treten höhergradige Dysplasien (CIN 2/3) auf. Das Vorgehen richtet sich nach dem individuellen Befund und den Wünschen der Schwangeren. Bei Dysplasie und einer Präkanzerose ist es unter engmaschiger Kontrolle im Allgemeinen möglich abzuwarten und invasive Eingriffe auf einen Zeitpunkt nach der Schwangerschaft zu verschieben. Bei einem invasiven Karzinom kann häufig bis zur Lebensfähigkeit des Kindes abgewartet werden. Welche diagnostischen Maßnahmen in der Schwangerschaft möglich und sinnvoll sind, muss individuell entschieden werden. Die Beurteilung des auffälligen zytologischen Befundes ist in der Gravidität grundsätzlich wegen physiologischer schwangerschaftsinduzierter Veränderungen des Platten- und Drüsenepithels der Zervix schwierig. Nicht selten normalisiert sich ein auffälliger Befund post partum. Ein HPV-Test kann für die Entscheidungsfindung hilfreich sein.

**Hautwarzen:** Sie bedürfen keiner besonderen Betreuung.

### Therapie

Wenige Daten zur HPV-Impfstoff-Anwendung in der Schwangerschaft liegen vor. Jedoch sind die vorliegenden Sicherheitsdaten, was die versehentliche Impfstoff-Anwendung während der Schwangerschaft betrifft, beruhigend. Der Anteil der Schwangerschaften mit ungünstigem Ausgang war in klinischen Studien zwischen den Frauen, die den HPV-Impfstoff bzw. ein Placebo erhielten, vergleichbar. Jedoch sollten die Patientinnen an Kontrazeption erinnert werden, wenn sie die Impfserie erhalten. Die Vervollständigung der Impfserie sollte bis nach dem Ende der Schwangerschaft aufgeschoben werden (Committee on Adolescent Health Care of the American College of Obstetricians and Gynecologists 2014).

### Zusammenfassung

- HPV-Infektionen in der Schwangerschaft sind insgesamt selten und betreffen die Haut und den Genitalbereich.
- Es gibt weit über 100 verschiedene HPV-Viren, die zu Infektionen der Epithelzellen der Haut und Schleimhaut führen. Etwa 50 Viren können zu Infektionen im Genital-und Analbereich führen und nur diese sind für die Schwangerschaft relevant.
- Die Übertragung geschieht durch Hautkontakt bzw. Geschlechtsverkehr.
- Die HPV-Impfung bietet einen sicheren Schutz. Derzeit gibt es drei HPV-Impfstoffe: einen 2-fach-Impfstoff gegen die HPV-Typen 16 und 18, einen 4-fach-Impfstoff gegen die HPV-Typen 6, 11, 16 und 18 sowie einen 9-fach-Impfstoff gegen die HPV-Typen 6, 11, 16, 18, 31, 33, 45, 52 und 58. Zur HPV Impfung gibt es in der Schwangerschaft wenige Daten. Sie geben jedoch bisher keine

Anhaltspunkte für Schädigungen des Kindes. Trotzdem sollte nach derzeitigem Kenntnisstand eine begonnene Impfserie während der Schwangerschaft unterbrochen werden.

- Die einzige sichere Prävention der genitalen HPV-Infektion ist der Verzicht auf Geschlechtsverkehr. Kondome können die Kontamination nicht ganz vermeiden.
- Man unterscheidet **low-risk**-(v. a. HPV 6 und 11) und **high-risk**-Typen (v. a. 16 und 18). Letztere können sich zu genitalen Karzinomen entwickeln. In der Gravidität können die Zervixveränderungen problematisch sein.
- **Kondylomata accuminata (low-risk)** entstehen vornehmlich durch eine HPV-6- oder 11-Infektion.
  - Sie wachsen in der Frühschwangerschaft oder können, wenn vorhanden, stark an Größe zunehmen. Ab der 25. SSW zeigen sie eine gewisse Regression, deshalb kann eine chirurgische Therapie auf die Spätschwangerschaft verschoben werden.
  - Eine Übertragung auf das Kind ist bei der Geburt möglich. Die Gefahr ist allerdings gering. Ein Kaiserschnitt ist nicht indiziert, insbesondere da eine primäre Sectio die Infektion des Kindes nicht sicher verhindern kann. Das Larynxpapillom ist die häufigste Manifestation. Auch bei einer subklinischen Infektion kann das Kind infiziert werden.
  - Die Therapie besteht vornehmlich in der chirurgischen Intervention im 3. Trimenon (z. B. Kryo-, Laser-, Elektro-, Messertherapie). Von den lokalen Therapeutika ist nur die Trichloressigsäure in der Schwangerschaft erlaubt. Podophyllotoxin, Imiquimod, Sinecatechin und β-Interferon sind in der Schwangerschaft kontraindiziert.
- **High-risk:** Die wichtigsten sind HPV 16 und 18. Sie sind verantwortlich für Zervix-, Vaginal-, Vulva-, Anal-, Penis-Karzinome und gelegentlich für Mundschleimhautkarzinome.
  - Dysplasien der Zervix höheren Grades (CIN 2/3) treten nur bei 1–7 % aller Schwangerschaften auf.
  - Invasive Karzinome sind extrem selten und beeinflussen den Schwangerschaftsverlauf nicht. Der Krankheitsverlauf wird durch die Schwangerschaft nicht negativ beeinflusst.
  - Das therapeutische Vorgehen richtet sich nach dem individuellen Befund und dem Wunsch der Schwangeren.
  - Meist ist eine abwartende Haltung unter engmaschiger Kontrolle der Zytologie möglich.
  - Invasive Eingriffe lassen sich in den allermeisten Fällen auf den postpartalen Zeitpunkt verschieben.
  - Meistens kann die Lebensfähigkeit des Kindes abgewartet werden.
  - Die Beurteilung des zytologischen Befundes in der Gravidität ist wegen schwangerschaftsspezifischer Veränderungen des Platten- und Drüsenepithels der Zervix schwierig. Häufig normalisiert sich der Befund post partum.



### 7.2.13 Zikavirus-Infektion

#### Einführung

Das Zikavirus kommt natürlicherweise im tropischen Afrika vor. Es wird durch Stechmücken übertragen. In den letzten Jahren hat es sich in Süd- und Mittelamerika rasant ausgebreitet. Seit 2015 tritt es auch in Brasilien auf, wahrscheinlich wurde es durch die Fußballweltmeisterschaft 2014 eingeführt. Inzwischen ist die Ausbreitung auch im Süden Floridas, in Asien und auf den Inseln des pazifischen Ozeans nachgewiesen. Aktuelle Karten, in welchen Ländern sich das Zikavirus ausgebreitet hat, gibt es im Internet bei der WHO (WHO/Zika virus: Zika situation report) und bei dem Europäischen Zentrum für Prävention und Kontrolle für Krankheiten (ECDC)(ecdc zika: epidemiological situation). Auch in Europa wurden Einzelfälle von Infektionen registriert, die nach Fernreisen aufgetreten sind.

Die Erkrankung verläuft milde und ist selbstlimitierend. Problematisch ist jedoch der Zusammenhang mit massiven Fehlbildungen des Gehirns (Mikrozephalie und andere) in der Schwangerschaft. Deshalb und wegen der massiven Ausbreitung hat die WHO im Februar 2016 eine gesundheitliche Notlage von internationaler Tragweite ausgerufen.

### Klassifizierung/Definition

Die Erkrankung wird durch das Zikavirus ausgelöst. Es wurde 1947 aus einem gefangen gehaltenen Rhesusaffen in einer Forschungsstation im Zika-Forest in Entebbe (Uganda) isoliert, daher der Name.

### Ätiologie, Pathogenese und Pathophysiologie

Das Zikavirus zählt zu den Flaviviren. Es wird durch die in den Tropen und Subtropen weit verbreiteten Aedes-Stechmücken-Art, Aedes aegypti (Gelbfiebermücke) und möglicherweise auch über Aedes albopticus (Asiatische Tigermücke) übertragen. Evtl. können auch andere Stechmückenarten das Zikavirus übertragen. In Deutschland ist nach Meinung der Experten mit keiner relevanten Ausbreitung zu rechnen, da die Gelbfiebermücke in unseren Breiten nicht vorkommt und die Asiatische Tigermücke äußerst selten ist.

Eine Übertragung durch Geschlechtsverkehr ist möglich, meist von einem Mann auf eine Frau, seltener umgekehrt, aber auch im Rahmen homosexueller Praktiken. Bei infizierten Männern überlebt das Virus im Hoden über einen bisher unbekannten, längeren Zeitraum, sicher aber über Monate, sodass es mit dem Sperma übertragen werden kann.

Genetisches Material von Zikaviren wurden im Speichel und Urin von symptomatischen Patienten nachgewiesen. Ob eine Übertragung auf diesem Weg auch möglich ist und welche Bedeutung dies hat ist derzeit nicht geprüft (RKI 9/2016). Auch verunreinigte Bluttransfusionen kommen als Überträger in Betracht.

Die **Inkubationszeit** beträgt 3–7 Tage. Die Erkrankung hinterlässt eine lebenslange Immunität.

### Klinisches Bild und Symptomatik

Da die Erkrankung meist milde verläuft, bemerken viele Betroffene die Infektion nicht. Häufig sind Fieber (etwa 30 %), Kopf-Gelenk-Muskelschmerzen (etwa ⅔ der Patienten), Hautausschlag (makulopapulöses Exanthem), Lichtempfindlichkeit, Konjunktivitis, Kopfschmerzen. Die Krankheitsdauer beträgt etwa 2 Wochen. Die Symptome treten meist 3–12 Tage nach dem infektiösen Mückenstich auf und halten bis zu einer Woche an.

### Untersuchungen, Diagnostik und Differenzialdiagnostik (allgemein, Schwangerschaft)

#### Serum/Plasma

- IgM- und IgG-Serumantikörper gegen das Zikavirus (Blutentnahme vom 8.–28. Tag nach Symptombeginn, ab der 4. Krankheitswoche ist nur noch ein Antikörpernachweis möglich),
- PCR (bis zum 7. Tag nach Symptombeginn).

#### Urin

- PCR (bis zum 7. Tag nach Symptombeginn).

Fehlt jede Symptomatik ist eine Diagnostik für Rückkehrer bzw. Rückkehrerinnen aus Epidemiegebieten nicht sinnvoll, da im Falle einer Ansteckung die Erkrankung selbstlimitierend ist und keine Folgewirkungen hat. Ausnahme: Schwangere und deren Sexualpartner.

Ärzte in Deutschland können Probematerial direkt an das Bernhard-Nocht-Tropeninstitut in Hamburg schicken. Seit Mai 2016 besteht in Deutschland eine Meldepflicht für eine Zikavirus-Infektion

### Auswirkungen auf die Schwangerschaft und mütterliche Prognose

Auswirkungen auf die Schwangerschaft und die mütterliche Prognose sind bisher nicht bekannt.

### Prognose für das Kind

Eine Infektion im 1. und 2. Trimenon kann mit schweren Fehlbildungen im Gehirn insbesondere mit Mikrozephalie einhergehen. Nach derzeitigem Kenntnisstand bedeutet eine überstandene Zikavirus-Infektion kein Risiko für eine spätere Schwangerschaft.

### Prävention

- Ausführliche ärztliche Beratung vor Reiseantritt in tropische Länder und in Länder mit bekannten Zikavirus-Infektionen.
- Aktuelle Warnungen und Informationen des auswärtigen Amtes und der Deutschen Gesellschaft für Tropenmedizin (DTG) sollten beachtet werden und sind über die ständig aktualisierte Webseite: www.paho.org./zikavirus abzurufen.
- Expositionsprophylaxe
  - Tragen langer Kleidung,
  - Verwendung von Repellents,
  - Moskitonetze (Fenster- und Bettnetze) zur Nacht.
- Schwangere, die in Gebieten unterwegs waren, in denen das Zikavirus übertragen wird, sollten unbedingt ihren Gynäkologen darauf hinweisen, damit der Verlauf der Gravidität entsprechend überwacht wird.
- Nach Exposition sollten nach derzeitigem Kenntnisstand Frauen die schwanger sind oder schwanger werden könnten, Geschlechtsverkehr nur mit Kondomen haben, Schwangere bis zum Ende der Gravidität.

### Betreuung der Schwangeren

Es gibt bisher keine Richtlinien, wie Schwangere aus Epidemiegebieten betreut werden sollten. Es ist sicher sinnvoll Reiserückkehrerinen eine Diagnostik anzubieten. Bei nachgewiesener Infektion, besonders im 1. und 2. Trimenon sollte in einem entsprechenden Zentrum eine Feindiagnostik des Kindes insbesondere des Gehirns diskutiert werden.

### Therapie

Bisher gibt es keine Therapie, auch keine Impfung.


### Zusammenfassung

- Das Zikavirus breitet sich in den letzten Jahren besonders in Süd- und Mittelamerika rasant aus. Einzelfälle sind auch in Europa nach Fernreisen in Epidemiegebiete aufgetreten.
- Das Zikavirus zählt zu den Flaviviren. Es wird durch die Gelbfiebermücke, möglicherweise auch durch die Asiatische Tigermücke übertragen.
- Die Inkubationszeit beträgt 3–7 Tage. Die Erkrankung hinterlässt eine lebenslange Immunität.
- Die Erkrankung verläuft meist mild, oft bemerken die Betroffenen die Infektion nicht. Häufig sind Fieber, Kopf-Gelenk-Muskelschmerzen, Hautausschlag und Kopfschmerzen. Die Krankheitsdauer beträgt etwa 2 Wochen. Die Symptome treten meist 3–12 Tage nach dem infektiösen Mückenstich auf und halten bis zu einer Woche an.
- Diagnostik: IgM-, IgG-Serumantikörper vom 8.–27. Tag nach Symptombeginn, PCR bis zum 7. Tag nach Symptombeginn. Urin: PCR, bis zum 7. Tag nach Symptombeginn
- Eine Diagnostik ist bei Schwangeren und deren Sexualpartner, die aus Epidemiegebieten zurückkehren sinnvoll.


7

- Die Auswirkungen auf die Schwangerschaft und die mütterliche Prognose sind bisher unbekannt.
- Beim Kind sind mikrozephale und andere Gehirnfehlbildungen nach Infektion der Mutter nachgewiesen.
- Prävention: Von Reisen in Epidemiegebiete wird abgeraten. Sollte dies nicht möglich sein, gelten die üblichen Präventivmaßnahmen zur Vermeidung von Mückenstichen (Repellents, Tragen von langen Kleidern, Moskitonetze zur Nacht). Nach Exposition des Partners sollten Schwangere bzw. Frauen die schwanger werden könnten, Geschlechtsverkehr nur mit Kondomen haben.
- Eine Therapie ist nicht bekannt. Es gibt keine Impfung.
- Seit Mai 2016 besteht in Deutschland eine Meldepflicht für eine Zikavirus-Infektion

### 7.2.14 Weitere Virusinfektionen

Weitere Virusinfektionen werden in anderen Kapiteln abgehandelt, z. B. Grippe, Influenza ▸Kap. 9.5 und Hepatitis-Virusinfektion ▸Kap. 14.

## 7.3 Bakterielle Infektionen

Im Gegensatz zu den Virusinfektionen treten Stigmata im Sinne von Missbildungen bei mikrobiellen Infektionen nicht auf. Eine Beeinträchtigung des Schwangerschaftsverlaufs ist möglich, vor allem können folgenschwere neonatale Erkrankungen auftreten.

Bei rechtzeitiger Diagnostik, die in jedem Falle möglich ist bzw. möglich sein könnte, steht im Gegensatz zu den Virusinfektionen bei allen Erkrankungen eine Therapiemöglichkeit zur Verfügung, die schwere Schädigungen des Kindes in utero oder perinatal verhindern kann.

### 7.3.1 Listeriose

#### Einführung

Die Listeriose ist eine meldepflichtige Erkrankung, die Mensch und Tier betrifft und durch verdorbene, verschmutzte Lebensmittel bzw. Futtermittel entsteht.

#### Klassifizierung/Definition

Von den Krankheitserregern aus der Gruppe der Listerien ist nur *Listeria monocytogenes*, ein grampositives Stäbchen, humanpathogen. Es bildet bei Temperaturen über 25 °C Geißeln aus und ist dann beweglich. Es wächst auch unter Sauerstoffabschluss, d. h. es ist fakultativ anaerob. Zwischen −0,4 bis 45 °C vermehrt es sich. Es ist also kälteresistent und vermehrt sich auch bei Kühlschranktemperatur. Bis zu einem pH-Wert von 4,5 ist es säureresistent und widersteht auch hohen Salzkonzentrationen. Nur starkes Erhitzen tötet es ab.

#### Ätiologie, Pathogenese und Pathophysiologie

**Vorkommen (Verbreitung)**

Da Listerien Schmutzkeime sind, kommen sie weltweit ubiquitär in der Umwelt vor, vor allem in der Erde, damit auch in Pflanzen, in Abwässern und im Landwirtschaftsbereich. Deshalb sind sie vor allem bei Nutztieren, Haustieren, Nagetieren und Vögeln weit verbreitet. Die Übertragung auf den Menschen erfolgt durch Schmutz und Schmierinfektion oder durch infizierte Nahrungsmittel z. B. Salat, Milch, Käse, Wurst. Auch roher Fisch (Sushi, Sashimi) sowie kalt geräucherte Produkte wie Forellen oder Räucherlachs, in Salzlake bzw. in Soße eingelegte Heringe und Graved Lachs können mit Listerien befallen sein. Weil Listerien auf der Käserinde sitzen, sollte man diese grundsätzlich entfernen.

■ **MERKE** Kochen und Braten beseitigt Listerien zuverlässig.

Karotten, Äpfel und Tomaten sind frei von Listerien, da sie Stoffe enthalten, der die Bakterien vernichtet. Ob dafür evtl. der hohe Gehalt an Polyphenolen, die antioxidativ und antimikrobiell wirken, verantwortlich ist oder es sich um andere Mechanismen handelt, ist bisher unbekannt.

Insbesondere Rohmilchkäse stellt ein Risiko dar, weil es ein Produkt aus unbehandelter Milch (also Rohmilch) von Kühen, Schafen und Ziegen ist. Diese werden heute wieder zunehmend hergestellt. Während durch die starke Erhitzung (Pasteurisierung) der Milch etwa 99 % der natürlichen Bakterien abgetötet werden, bleiben in der Rohmilch die Keime erhalten, da sie nur auf maximal 40 °C erwärmt wird.

Ein hohes Risiko geht auch von Wurstaufschnitt, speziell Salami, Wurst-und Fleischpasteten, kurzgereiften Rohwürsten (Teewurst, Mettwurst) und rohem Fleisch (Tartar) aus. Insbesondere Lachs, auch geräucherter (speziell Vakuum verpackter Räucherlachs), kann stark mit Listerien kontaminiert sein, aber auch Hühner- bzw. Geflügelfleisch, Muscheln und andere Meeresfrüchte, grüner Salat, angebrochene Mayonnaise und Salatdressing.

#### Übertragung/Vermehrung

Die Ansteckung oder Besiedlung erfolgt oral oder durch Schmierinfektion. Im Gegensatz zur weiten Verbreitung und der Häufigkeit der Besiedlung (man schätzt, dass etwa 5–9 Expositionen pro Jahr stattfinden) kommt es nur sehr selten zur Ausbreitung, d. h. zur Infektion. Obwohl der Mechanismus, wann und warum es zur Erkrankung kommt, nicht im Einzelnen verstanden wird, sind meist immungeschwächte, alte Menschen, Schwangere und Neugeborene betroffen. Auch die Menge der aufgenommenen Bakterien spielt eine Rolle.

#### Intrauterine und peripartale Infektion

Während der Bakteriämie der Mutter kommt es zur Infektion der Plazenta (Plazentitis) und anschließend zur Infektion des Kindes. Peripartal kann sich das Kind über eine kontaminierte Vagina infizieren, postpartal auch durch Kontakt.

**Inkubationszeit:** Sie beträgt in der Regel etwa 3 Wochen (3–70 Tage). Wegen dieser langen Inkubationszeit ist es meist schwierig bei sporadisch auftretenden Listerienausbrüchen die Ursprungsquelle zu identifizieren.

**Antikörpernachweis:** Mehr als 90 % der Erwachsenen besitzen Antikörper gegen Listerien aus früheren Kontakten. Dies kann jedoch nicht als Hinweis eines Schutzes vor einer Infektion interpretiert werden, da Träger der schützenden Immunität nicht die Antikörper, sondern zellvermittelte Immunreaktionen sind.

### Klinisches Bild und Symptomatik

Bei immunkompetenten, gesunden Personen treten meistens keine Beschwerden auf, sodass die Kontamination unentdeckt bleibt. Bei Abwehrgeschwächten können Fieber, grippeähnliche Symptome, Erbrechen, Durchfall auftreten. Schreitet die Infektion fort, kommt es zur Sepsis, Enzephalitis, Meningitis. Bis zu 30 % dieser Betroffenen versterben. Besiedelte und Infizierte scheiden den Erreger über den Kot aus. Auch die Vagina kann von Listerien besiedelt sein.

### Untersuchungen, Diagnostik und Differenzialdiagnostik

Die Diagnose erfolgt durch kulturellen Erregernachweis im Blut, Eiter, Liquor, Stuhl, Urin, in Rachen- und Vaginalabstrichen, Plazenta sowie auch aus dem Mekonium.



### Auswirkungen auf die Schwangerschaft und mütterliche Prognose

Im Vergleich zur Normalbevölkerung sind Schwangere etwa 12–17-mal anfälliger für eine Infektion mit Listerien. Schwere Verläufe wie bei stark Immungeschwächten gehören jedoch zu den Ausnahmen. Offensichtlich verläuft die Erkrankung in der Schwangerschaft häufig zweiphasig. Nach einer relativ unspezifischen Symptomatik, ähnlich einer Gastroenteritis, Cystitis oder einem grippalen Infekt, kommt es nach einer 10–14-tägigen Latenzzeit erneut zu Fieber, gekoppelt mit vorzeitigen Wehen und einem Amnioninfektionssyndrom als Zeichen einer intrauterinen Infektion. Gegen Ende der Schwangerschaft ist die Gefahr der Übertragung auf das Kind besonders hoch. Im Wochenbett können Listerien über die Lochien und natürlich über den Urin und Darm ausgeschieden werden.

Eine Wiederholung einer Listeriose bei einer nachfolgenden Schwangerschaft ist möglich. Erkennung eines Trägertums durch kulturellen Nachweis von Listerien im Stuhl bzw. Vagina und nachfolgende Sanierung durch Antibiotika kann versucht werden. Eine Garantie einer Verhinderung ist damit jedoch nicht gegeben, da jederzeit von außen meistens durch Lebensmittel eine erneute Einschleppung möglich ist.

### Prognose für das Kind

Die Infektion des Kindes kann transplazentar hämatogen, aszendierend vaginal oder postpartal entstehen. In der frühen Schwangerschaft kommt es häufig zu Aborten, später zur Frühgeburt, zum intrauterinen Fruchttod und zur Totgeburt, da das infizierte Kind über keinerlei Abwehrmechanismen verfügt. Bei Infektionen im letzten Trimenon kommt es neben der Frühgeburt besonders häufig zu schweren Erkrankungen des Neugeborenen (70–80 %).

Beim Neugeborenen unterscheidet man zwei Formen der Infektion:

1. Die sofort und bis zu 2 Tage nach der Geburt auftretende Frühform (**early-onset**). Sie ist gekennzeichnet durch ein schweres septisches Krankheitsbild mit Atemnot-Syndrom, Pneumonie, Meningitis und Exanthem (Granulomatosis infantiseptica). Auch wenn die Erkrankung sehr früh erkannt und die Therapie eingeleitet wird, besteht eine 50–60%ige Mortalität. Ohne Therapie liegt sie bei fast 100 %.
2. Die Spätform (**late-onset**) entwickelt sich am Ende der ersten Lebenswoche oder innerhalb der zweiten Lebenswoche. Es steht eine Meningoenzephalitis im Vordergrund. Es handelt sich wahrscheinlich um eine peripartal entweder durch die Geburtswege, die Muttermilch oder nosokomial entstandene Infektion. Die Prognose ist wesentlich besser als bei der Früherkrankung, sofern das Kind wegen einer Frühgeburt nicht besonders anfällig ist. Jedoch ist mit Dauerschäden zu rechnen (s. a. ▸Kap. 7.3.5 B-Streptokokken-Infektion).

### Prävention

Zur Prävention der Listeriose muss insbesondere auf eine Reduktion der Risikofaktoren im Bereich der Ernährung und von Kontaminiertem geachtet werden. Schwangere sollten insbesondere rohes Fleisch, Rohmilch sowie daraus hergestellte Käsesorten, rohen Fisch, ungekochte Eier sowie daraus hergestellte Lebensmittel und pflanzliche Lebensmittel (Rohgemüse), die kontaminiert sein könnten, meiden. Milch sollte pasteurisiert oder gekocht sein. Pflanzliche oder tierische Lebensmittel sollten gegart oder gekocht sein. Schon nach wenigen Minuten bei Temperaturen > 60 °C werden Listerien abgetötet. Vom Käse sollte man die Rinde vor dem Verzehr entfernen. Bei Gartenarbeit sollten besonders Schwangere möglichst Handschuhe tragen. Der Kühlschrank sollte regelmäßig gereinigt werden und immer kälter als 4 °C sein.

### Betreuung der Schwangeren

Die Betreuung der Schwangeren richtet sich nach der klinischen Symptomatik. Wichtig ist, dass man bei einer vorzeitigen Wehentätigkeit und einem Amnioninfektionssyndrom auch an eine Listeriose denkt und sie in den Abklärungsmodus miteinbezieht.

### Therapie

Ampicillin ist das Antibiotikum der Wahl für Patientinnen ohne entsprechende Allergie. Es wird eine hohe intravenöse Dosierung (mindestens 6 g/d) für mindestens 14 Tage empfohlen. Bei Allergie gegen Penicillin und/oder Ampicillin wird Trimethoprim/Sulfamethoxazol als Alternative empfohlen (Committee on Obstetric Practice, American College of Obstetricians and Gynecologists 2014).

**Zusammenfassung**

- Aus der Gruppe der Listerien ist nur *Listeria monocytogenes*, ein grampositives Stäbchen, humanpathogen.
- Listerien sind Schmutzkeime und kommen ubiquitär vor. Sie werden hauptsächlich über verunreinigte Lebensmittel übertragen, insbesondere Rohmilchprodukte, Käse, Wurst, rohes Fleisch und rohen Fisch.
- Sie sind fakultativ anaerob und vermehren sich zwischen −0,4 bis +45 °C, sind säureresistent und widerstehen auch hohen Salzkonzentrationen. Nur starkes Erhitzen tötet sie ab.
- Obwohl die Besiedlung des Menschen hoch ist, ist die Erkrankung selten. Es betrifft besonders Immungeschwächte, alte Menschen, Schwangere und Neugeborene.
- Eine intrauterine und peripartale Infektion des Kindes ist möglich.
- Bei Immunkompetenten, gesunden Personen treten meist keine Beschwerden auf, sodass die Kontamination unentdeckt bleibt. Bei Abwehrgeschwächten können Fieber, grippeähnliche Symptome, Erbrechen und Durchfall auftreten. Septische Verläufe, Enzephalitis und Meningitis sind selten. Bis zu 30 % dieser Betroffenen versterben.
- Die Diagnose wird gestellt durch Kulturnachweis der Erreger im Blut, Eiter, Liquor, Rachen und Vaginalabstrichen.
- Schwangere sind etwa 12–17-mal anfälliger als die Normalbevölkerung. Die Infektion verläuft häufig zweiphasig ab.
  - Phase 1: Unspezifische Symptome wie Cystitis, Gastroenteritis, grippaler Infekt.
  - Phase 2: Nach 10–14-tägiger Latenz kommt es erneut zu Fieber, gekoppelt mit vorzeitiger Wehentätigkeit und einem Amnioninfektionssyndrom als Zeichen einer intrauterinen Infektion.
- Die Infektion des Kindes kann transplazentar hämatogen oder aszendierend vaginal oder durch Kontakt während und nach der Geburt entstehen. Je nach dem Zeitpunkt der Infektion kann es zum Abort, zur Frühgeburt, intrauterinem Fruchttod oder zur Totgeburt kommen.
- Beim Neugeborenen unterscheidet man zwei Formen der Infektion:
  - Die Frühform: Septisches Krankheitsbild bereits 2 Tage nach der Geburt mit 50–60 % Mortalität.
  - Die Spätform: Nach 7–14 Tagen entwickelt sich eine Meningoenzephalitis, häufig mit Folgeschäden.
- Prävention: Verzicht auf rohes Fleisch, rohen Fisch, Rohmilch sowie daraus hergestellte Käseprodukte. Pflanzliche oder tierische Lebensmittel sollten gegart oder gekocht sein.
- Therapie: Mittel der Wahl sind Ampicillin oder Amoxicillin.



## 7.3.2 Lues (Syphilis)

### Einführung

Die Syphilis hat in Deutschland lange Jahre keine besondere Bedeutung gehabt, anders als in Afrika, Südostasien und in den Nachfolgestaaten der Sowjetunion. Durch Zuwanderung vor allem aus dem osteuropäischen und asiatischen Raum nimmt die Lues-Häufigkeit besonders bei unverheirateten Erstgebärenden mit niedrigem Sozialstatus und bei den Neugeborenen (konnatale Syphilis) zu. Neu aufgetretene Erkrankungsfälle müssen dem Robert-Koch-Institut gemeldet werden.

### Klassifizierung/Definition

Die Lues ist eine sexuell übertragbare Krankheit. Erreger ist *Treponema pallidum*, ein schraubenförmig bewegliches, gramnegatives Bakterium aus der Gruppe der Spirochaeten.

Neben den Stadien I–III und dem Latenz Stadium gibt es noch folgende Definitionen:

- **Frühsyphilis:** Die primäre und sekundäre Syphilis bis ein Jahr nach der Infektion wird aus therapeutischen Gründen als Frühsyphilis definiert.
- **Spätsyphilis:** Alle Krankheitsphasen danach und die latente Syphilis werden als Spätsyphilis definiert.
- **Neurosyphilis:** Sie beinhaltet die zentralen Symptome der Erkrankung, die einer besonderen Therapie bedürfen.
- **Syphilis connata:** Es ist die Syphilis des Neugeborenen, die wie die Neurosyphilis einer besonderen Therapie bedarf.

### Ätiologie, Pathogenese und Pathophysiologie

#### Übertragung

*Treponema pallidum* wird vorwiegend durch direkte sexuelle Kontakte genitovaginal, -anal oder oral übertragen. Dabei dringen die Erreger über mikroskopisch kleine Hautläsionen, vor allem im Bereich der Genital- und Analschleimhaut in den Körper ein. Kurz darauf kommt es durch Befall der Blut- und Lymphgefäße zu einer systemischen Infektion. Bei Frauen sind die Prädilektionsstellen die Labien und die Cervix uteri. Bei heterosexuellen Männern ist der Primäraffekt meist am Penis, bei homosexuellen auch im Rektum oder im Mund lokalisiert.

#### Lues (Syphilis) connata

Die Neugeborenenlues ist eine Sonderform der Lues. Sie entsteht durch diaplazentare, intrauterine Transmission. Auch eine vaginale Infektion während der Geburt ist möglich.

**Inkubationszeit** Sie dauert im Mittel 3 Wochen und variiert von 3 Tagen bis zu 3 Monaten. Sie ist abhängig von der Zahl der übertragenen Erreger, dem Immunstatus und von Begleiterkrankungen.

### Klinisches Bild und Symptomatik

Die Erkrankung verläuft in 3 Stadien:

- **Primärstadium (Lues I):** Ca. 3 Wochen nach der Infektion entsteht das Ulkus durum (harter Schanker), eine schmerzlose Verhärtung, die geschwürig zerfällt und hochinfektiös ist (sog. Primäraffekt). Die lokalen Lymphknoten schwellen ebenfalls schmerzlos an (sog. Primärkomplex). Diese Symptome bilden sich nach wenigen Wochen auch ohne Therapie zurück. Bei 60–70 % der Infizierten sind dies die einzigen Symptome der Lues.
- **Sekundärstadium (Lues II):** Wurde das Primärstadium nicht behandelt, so kommt es zu einer Bakteriämie und Generalisation der Erkrankung mit allgemeinen Krankheitserscheinungen wie Fieber, diffusem Haarausfall und einem nicht juckenden, meist fleckförmigen Ausschlag mit linsengroßen Effloreszenzen. Dieses Stadium klingt nach 2–3 Wochen ab und es beginnt eine 1–5-jährige Latenzperiode. Halten die Symptome und Beschwerden länger als ein Jahr an, spricht man von Spätsyphilis.
- **Latentes Stadium:** Es ist gekennzeichnet durch Symptomlosigkeit. Nur mit entsprechenden Bluttests kann man die Infektion nachweisen. Nur in ⅓ der Fälle geht die Erkrankung in das Tertiärstadium über.
- **Tertiärstadium (Lues III):** Das Organmanifestationsstadium der unbehandelten Lues III beginnt etwa 4–10 Jahre nach der Infektion und ist durch typische Symptome charakterisiert: Schmerzlose Syphilome, girlandenförmige Granulome, die ulzerieren und vernarben oder Gummen, oft von erheblicher Größe, die erweichen, massenhaft Eiter entleeren und ebenfalls wieder vernarben.

Problematisch ist die Beteiligung des zentralen Nervensystems (**Neurosyphilis**). Als **Tabes** dorsalis oder Rückenmarkschwindsucht bezeichnet man Symptome wie allgemeine Ataxie, schlaffe Lähmungen der Muskulatur, Blasen- und Darmentleerungsstörungen, lanzenstichartige Schmerzattacken und Analgesie. Als progressive Paralyse fasst man den hirnorganischen und geistigen Abbau der Persönlichkeit zusammen, der von Lähmungen der Seh- und Hörnerven begleitet wird und sich unter anderem auch als Sprachstörungen wie Silbenstottern äußert.

### Untersuchungen, Diagnostik und Differenzialdiagnostik

Die Diagnose erfolgt durch Anamnese und anhand der klinischen Symptome sowie dem Nachweis des Erregers, mittels Antikörpernachweis oder durch Histopathologie. Sie gehört in Speziallaboratorien. Man unterscheidet die Grund- und die Verlaufsdiagnostik sowie spezielle Situationen, z. B. Schwangerschaft, konnatale Lues, Neurosyphilis. Wegen der Komplexität der Diagnostik sind nur Beispiele dargestellt.

#### Direkter Erregernachweis

- Mikroskopische Untersuchung von Sekretproben (Dunkelfeldmikroskopie) bzw. von Abstrichpräparaten für die direkte Immunfluoreszenz,
- Nachweis von Treponema pallidum spezifischen Nukleinsäuren mittels PCR aus Abstrichen, z. B. von Gewebeproben, Blut, Liquor, Fruchtwasser.

#### Antikörpernachweis/serologische Untersuchungen

- **Nicht treponemenspezifische Antikörperteste,** z. B. VDRL-Mikroflockungsreaktion (Antikörper-Suchtest/Verlaufskontrolle nach Behandlung), Cardiolipin-Test (KBR),
- **Treponema pallidum spezifische Antikörperteste:** z. B. TPHA-Test (*Treponema-pallidum*-Hämagglutinationstest, Antikörper-Suchtest), FTA-Abs-Test (Fluoreszenz-Treponema-Antikörper-Absorbenstest, Antikörper-Suchtest/Bestätigungstest), IgG-und IgM-Westernblot u. a.,
- **Histopathologie** aus Gewebeproben.

### Auswirkungen auf die Schwangerschaft und mütterliche Prognose

Der klinische Verlauf einer Syphilis unterscheidet sich in der Schwangerschaft nicht von dem Verlauf außerhalb der Gravidität. Im Sekundärstadium kann die Abgrenzung des syphilitischen Exanthems von Schwangerschaftsdermatosen schwierig sein.

### Prognose für das Kind

Das Transmissionsrisiko ist abhängig von der Treponemenkonzentration im mütterlichen Blut, d. h. im ersten Jahr der Primärinfektion beträgt sie nahe 100 % und sinkt nach vier Jahren auf unter 5 %. Sie ist in jedem Stadium der nicht oder ungenügend behandelten Mutter möglich.

Die Erkrankung des Fetus resultiert wahrscheinlich nicht direkt aus dem Befall mit *Treponema pallidum*, sondern ist Folge von Entzündungsreaktionen. Daraus wird erklärbar, dass erst nach Ausreifung des Immunsystems, also ab dem 4.–5. Schwangerschaftsmonat, eine Gefährdung des Fetus auftritt. Unbehandelt kommt es bei etwa 50 % aller infizierten Kinder nach der 20. SSW zum Spätabort, zum intrauterinen Fruchttod, zur Frühgeburt oder zum Exitus kurz nach der Geburt.

50–70 % der infizierten Kinder sind bei der Geburt unauffällig. Symptome wie z. B. Atemstörungen, Ödeme, Hepatosplenomegalie, Hydrops, Hauteffloreszenzen, Anämie, treten meist bei Frühgeborenen auf. Symptome, die nach 4–5 Monaten auftreten, können sein: Fieber, makulopapulöse oder vesikuläre Effloreszenzen, meist an den Handinnenflächen oder Fußsohlen, Petechien, Fissuren, Ödeme, Schleimhautulzera, Lymphknotenschwellungen, Condylomata lata u. a. Zentrale Symptome wie Meningitis, Hydrozephalus und Krampfanfälle treten meist erst zwischen dem 3. und 6. Lebensmonat auf. Ausnahmsweise treten klinische Symptome auch erst im Kleinkindalter auf.

Eine Luestherapie in den letzten Schwangerschaftswochen kann eine Infektion des Kindes nicht sicher verhüten. Auch während der Geburt ist eine Infektion des Kindes durch Kontamination mit *Treponema pallidum* möglich.

Während des Stillens ist das Kind nur dann gefährdet, wenn sich an der Brust eine syphilitische Läsion befindet.

### Prävention

Da in den Mutterschaftsrichtlinien ein Lues-Screening obligat ist, werden in Deutschland alle Schwangeren, die manifest oder latent an einer Syphilis erkrankt sind, in der Frühschwangerschaft identifiziert und therapiert, sodass in der Regel eine vertikale Transmission nicht stattfindet. Nicht erfasst werden allerdings Schwangere, die sich im Verlauf der Gravidität infiziert haben. Aus diesem Grunde ist bei Verdacht auf eine Erkrankung eine entsprechende Diagnostik zu jedem Zeitpunkt der Gravidität, spätestens aber zur Entbindung, indiziert. Die beste Prävention einer Lues connata ist die rechtzeitige Erkennung und die konsequente Therapie.

### Betreuung der Schwangeren

Die Betreuung der Schwangeren findet in enger interdisziplinärer Zusammenarbeit mit in der Luesdiagnostik und Luestherapie versierten Kollegen statt.

### Therapie

Penicillin hat den höchsten Stellenwert unter den Arzneimitteln für die Syphilis-Behandlung und wird auch für die kommenden Jahre sehr wahrscheinlich den Eckpfeiler bilden. Schwangere sollten mit dem Penicillinregime, das für ihr Stadium der Infektion angemessen ist, behandelt werden (Clement et 2014; Janier et al. 2014).

Erwiesene Alternativen für Penicillin in der Behandlung der Syphilis bei Schwangeren existieren derzeit nicht. Daher sollte bei einer Penicillinallergie in der Vorgeschichte eine Desensibilisierung durchgeführt und anschließend eine Penicillinbehandlung durchgeführt werden. Tetracyclin und Doxycyclin werden normalerweise während der Schwangerschaft nicht verwendet. Erythromycin und Azithromycin sollten nicht verwendet werden, weil sie weder zuverlässig die mütterliche Infektion heilen, noch den infizierten Feten behandeln (Workowski et al. 2010). Begrenzte Evidenz spricht dafür, dass Ceftriaxon parenteral wirksam ist, aber es wurden keine kontrollierten Studien durchgeführt (Clement et al. 2014).

Bei jeglicher Therapie der Syphilis kann eine Jarisch-Herxheimer-Reaktion auftreten. Die mit einer Jarisch-Herxheimer-Reaktion assoziierten Risiken bei Schwangeren können signifikant sein und Auslösung von Wehen sowie Beeinträchtigung des Feten einschließen. Die Behandlung sollte jedoch nicht aufgeschoben oder vorenthalten werden (Clement et al. 2014).

### Zusammenfassung

- Der Erreger der Syphilis ist *Treponema pallidum*, ein gramnegatives Bakterium aus der Gruppe der Spirochaeten.
- *Treponema pallidum* wird vorwiegend durch direkten sexuellen Kontakt, genitovaginal, -anal oder -oral übertragen
- Die Inkubationszeit beträgt 3 Wochen bis zu 3 Monaten
- Die Erkrankung verläuft in drei Stadien:
  - Primärstadium: schmerzloses Ulkus, das geschwürig zerfällt,
  - Sekundärstadium: Bakteriämie und Generalisation der Erkrankung, Abklingen nach etwa drei Wochen,
  - gefolgt vom symptomlosen, latenten Stadium (1–5 Jahre),

  - Tertiärstadium, das nur ⅓ der primär Erkrankten betrifft, häufig mit neurologischen Erkrankungen (Neurosyphilis).
- Diagnostik: Erregernachweis oder serologischer Antikörpernachweis in Speziallaboratorien.
- Der klinische Verlauf unterscheidet sich in der Schwangerschaft nicht von dem Verlauf außerhalb der Gravidität.
- Das Transmissionsrisiko für das Kind ist abhängig von der Treponemenkonzentration im mütterlichen Blut und bei einer Primärinfektion nahe 100 %.
- Bei etwa 50 % aller Infizierten Kinder kommt es zum Spätabort, intrauterinen Fruchttod, zur Frühgeburt oder zum Exitus kurz nach der Geburt. 50–70 % der infizierten Kinder sind bei der Geburt unauffällig. Die anderen Kinder können entweder sofort nach der Geburt unterschiedliche Allgemeinbeschwerden aufweisen, manche mit einer Zeitverzögerung von 4–6 Monaten.
- Die Betreuung der Schwangeren findet in enger interdisziplinärer Zusammenarbeit mit in der Luesdiagnostik und -therapie versierten Kollegen statt.
- Therapie: Mittel der Wahl sind Penicilline.

### 7.3.3 Gonorrhö (Tripper)

#### Einführung

Die Gonorrhö, auch Tripper genannt, ist eine der häufigsten Geschlechtskrankheiten. Durch zunehmende Resistenzen gegen verschiedene Antibiotika gewinnt dieses Krankheitsbild wieder zunehmend an Bedeutung.

#### Klassifizierung/Definition

Erreger ist *Neisseria gonorrhoeae* (Entdecker: Albert Neisser). Es handelt sich um gramnegative, paarweise auftretende, unbewegliche Bakterien, die Diplokokken, von denen es verschiedene serologische Typen mit unterschiedlicher Pathogenität gibt.

#### Ätiologie, Pathogenese und Pathophysiologie

##### Übertragung

Die Übertragung geschieht durch Geschlechtsverkehr genitovaginal, -anal oder -oral (Zervix, Urethra, Rektum, Rachen). Befallen werden in erster Linie Zylinderepithelien. Das Plattenepithel, z. B. der Vagina wird kaum infiziert. Durch Schmierinfektion können auch die Konjunktiven infiziert werden. Eine Übertragung über Gegenstände findet nicht statt. Nach einem einmaligen sexuellen Kontakt mit einem infizierten Partner erkranken Frauen mit einer Häufigkeit zwischen 60–90 %. Der Mensch ist der einzige Wirt.

**Inkubationszeit:** Sie beträgt 3–10 Tage. Sie ist bei Männern meist kürzer als bei Frauen.

##### Vertikale Infektion

Eine intrauterine Infektion durch Aszension oder Bakteriämie sowie eine Infektion während der Geburt ist möglich.

#### Klinisches Bild und Symptomatik

Ein Großteil der infizierten Frauen ist symptomlos (bis 50 %), während von den Männern nur etwa ¹/₁₀ beschwerdefrei sind (◘ Tab. 7.3).

Eine pharyngeale Gonorrhö ist bei Männern und Frauen meist symptomlos. Eine Gonorrhö tritt oft im Zusammenhang mit einer Chlamydien- (besonders häufig), Mykoplasma-, Ureoplasma- oder Trichomonadeninfektion auf. Auch an eine Koinfektion mit Lues oder HIV muss gedacht werden.

7

**Tab. 7.3** Symptomatik bei Gonorrhö

| Art | Symptome |
|---|---|
| **Männer** | |
| Akute Symptome | Urethritis (Dysurie, Algurie), schleimig-eitriger, gelb-grünlicher urethraler Ausfluss oft morgens (sog. Bonjour-Tröpfchen), Urethralöffnung meist gerötet. Die rektale Infektion ist oft begleitet von Proktitis, mit Schmerzen und Tenesmen, gelegentlich auch mit Fluor |
| Spätsymptome | Durch Aszension kommt es zur Epididymitis und Prostatitis mit möglicher Infertilität. |
| **Frauen** | |
| Akute Symptome | Urethritis (Dysurie), Zervizitis mit eitrigem Fluor. Bei etwa der Hälfte der Frauen kommt es durch abfließendes Sekret zur rektalen Infektion, die meist symptomlos ist. |
| Spätsymptome | Durch Aszension entstehen Endometritis, Salpingitis, die zum Tubenverschluss führen kann, evtl. sogar zu einer Peritonitis. |
| Evtl. Spätfolgen | Extrauteringravidität, sekundäre Sterilität, Adhäsionen |
| Seltene Komplikationen | Bakteriämie mit Arthralgien, Infektionen der Haut (hämorrhagisch, eitrige Pusteln). Extrem selten ist eine Sepsis mit Meningitis und Endokarditis. |

### Untersuchungen, Diagnostik und Differenzialdiagnostik

Die Diagnose wird gestellt durch:

- lichtmikroskopischen Nachweis der Diplokokken mittels Gramfärbung aus Sekret, z. B. aus der Urethra. Sie ist nur bei symptomatischen Männern mit urethralem Fluor genügend sensitiv (> 95 %).
- Kultur: Sie stellt den Goldstandard dar und ist für alle infizierten Regionen hochsensitiv. Gleichzeitig wird eine Resistenzbestimmung durchgeführt.
- Nukleinsäure-Amplifikationstests (NAATs): Sie zeigen eine hohe Sensitivität und Spezifität und erfassen gleichzeitig Chlamydien. Nachteil ist die fehlende Resistenzbestimmung.

### Auswirkungen auf die Schwangerschaft und mütterliche Prognose

Die Gravidität kann die klinische Symptomatik verstärken. Offensichtlich findet eine schnellere Vermehrung der Gonokokken statt. Es besteht erhöhte Gefahr einer aufsteigenden Infektion sowie die einer Bakteriämie. Beide können zum Amnioninfektionssyndrom gekoppelt mit vorzeitiger Wehentätigkeit führen.

### Prognose für das Kind

Eine Infektion während der Schwangerschaft kann durch Aszension oder über eine Bakteriämie zur intrauterinen Infektion des Kindes mit vorzeitigem Blasensprung und Frühgeburt führen. Es besteht dann die Gefahr einer lebensbedrohlichen Sepsis.

Während der Geburt kann es zu einer Infektion der Augen des Kindes kommen, die sog. Gonoblennorrhö. Unbehandelt führt sie zur Erblindung. Selten und meist asymptomatisch sind Entzündungen der Schleimhäute der Nase, der Vagina, des Afters.

### Prävention

**Mutter:** Safer Sex und Verwendung von Kondomen dienen der Prävention.

**Kind:** Die sogenannte Credé-Prophylaxe mit 1 % Silbernitratlösung dient der Verhinderung der Genoblenorrhö. Da in 10 % eine Konjunktivitis induziert werden kann, wird bei Einverständnis der Eltern und einem negativen kulturellen Gonokokkennachweis zunehmend auf diese Prophylaxe verzichtet. Alternativ kann die Prophylaxe mit lokaler Antibiotikagabe (tetracyclin- oder erythromycinhaltiger Augentropfen oder Salben) erfolgen.

### Betreuung der Schwangeren

Entscheidend ist der Nachweis der Gonokokkeninfektion, die Resistenztestung sowie die konsequente Therapie.

### Therapie

Für die Behandlung der Gonorrhö bei der Schwangeren wird empfohlen: Ceftriaxon 250 mg intramuskulär in einer Einzeldosis. Bei Allergie wird stattdessen eine Einzeldosis von Azithromycin 2 g oral empfohlen (Mayor et al. 2012). Eine andere Empfehlung sieht Ceftriaxon 500 mg intramuskulär als Einzeldosis mit Azithromycin 1 g oral als Einzeldosis vor; alternativ Spectinomycin 2 g intramuskulär als Einzeldosis mit Azithromycin 1 g oral als Einzeldosis (Sherrard 2014).

Fluorchinolone oder Tetracycline sollten in der Schwangerschaft nicht verwendet werden (Sherrard 2014). Wichtig ist die Mitbehandlung des Sexualpartners.

### Zusammenfassung

- Erreger ist *Neisseria gonorrhoeae*. Es handelt sich um gramnegative Diplokokken.
- Die Übertragung geschieht durch Geschlechtsverkehr genitovaginal, -anal oder -oral (Zervix, Urethra, Rektum, Rachen).
- **Symptome:** Urethritis, schleimig-eitriger, gelb-grünlicher Ausfluss. Eine Bakteriämie mit Arthralgien, Infektionen der Haut und Sepsis sind selten. Ein Großteil der infizierten Frauen ist symptomlos (bis 50 %), während von den Männern nur etwa 1/10 beschwerdefrei sind.
- **Diagnose:** Lichtmikroskopischer Nachweis der Diplokokken aus Sekret (nur bei symptomatischen Männern aus der Urethra sinnvoll). Goldstandard: Kultur mit Resistenzbestimmung, Nukleinsäure-Amplifikationstests.
- Die Gravidität kann die klinische Symptomatik verstärken. Es besteht eine erhöhte Gefahr der aszendierenden Infektion und die der Bakteriämie mit der Gefahr des Amnioninfektionssyndroms und vorzeitiger Wehentätigkeit.
- **Kind:**
  - Gravidität: Amnioninfektionssyndrom und vorzeitige Wehentätigkeit führen zur Frühgeburt mit der Gefahr einer lebensbedrohlichen Sepsis.
  - Geburt: Wichtig ist die Infektion der Augen, die sog. Genoblenorrhö, die unbehandelt zur Blindheit führt.
- Die sog. Credé-Prophylaxe kann mit 1%iger Silbernitratlösung, alternativ (heute üblich) mit tetracyclin- oder erythromycinhaltigen Augentropfen oder Salben durchgeführt werden.
- **Therapie:** Wegen der zunehmenden Resistenz gegen Penicillin kommen meist Cephalosporine der 3. Generation in der Gravidität zur Anwendung.

### 7.3.4 Chlamydien

#### Einführung

Chlamydien sind weltweit verbreitet und eine der häufigsten Geschlechtskrankheiten. In Deutschland rechnet man mit jährlich etwa 300 000 Infektionen, von denen besonders junge Mädchen betroffen sind. Gefürchtete Infektionsfolgen sind die sekundäre Sterilität.

#### Klassifizierung/Definition

Chlamydien sind gramnegative, obligat intrazelluläre Bakterien. Es gibt zwei Formen. Die extrazellulären sog. Elementarkörperchen sind infektiös, die intrazellulären sog. Retikularkörperchen sind nichtinfektiös.

Humanpathogen sind:

- *Chlamydia trachomatis:* 15 Serotypen sind Auslöser folgender Infektionserkrankungen:
  - Urogenitalinfektionen: Zervizitis, Endometritis, Salpingitis, Urethritis (Serotypen D-K),
  - Augeninfektionen: Trachom: Augenentzündung, die vorwiegend in tropischen und subtropischen Regionen vorkommt, unbehandelt führt sie zur Erblindung (Serotypen A-C),
  - neonatale Infektionen: Konjunktivitis, Otitis media, Pharyngitis, Pneumonie und Gastroenteritiden (Serotypen D-K),
  - Lymphogranuloma venereum: sexuell übertragbare Infektionserkrankung, die überwiegend in den Tropen vorkommt und vor allem die Lymphknoten betrifft (Serotypen L 1, L 2, L 3),
- *Chlamydia psittaci:* Der Erreger der Ornithose (Papageienkrankheit), die auch auf den Menschen übertragbar ist und mit schweren Pneumonien einhergeht.
- *Chlamydophila pneumoniae:* Der Erreger wird aerogen übertragen und löst vor allem bei abwehrgeschwächte Personen Lungenentzündungen aus. 4–6 Wochen nach der Primärinfektion kommt es zu Arthritiden und Sehnenscheidenentzündungen.

Im folgenden soll lediglich auf die *Chlamydia-trachomatis*-Infektion eingegangen werden, da sie durch die weite Verbreitung, mit meist asymptomatischem Verlauf, ein schwerwiegendes Gesundheitsproblem darstellt, zu Komplikationen während der Gravidität und zu Neugeboreneninfektionen führt.

#### Ätiologie, Pathogenese und Pathophysiologie

**Übertragung:** Sie entsteht vorwiegend durch ungeschützten Geschlechtsverkehr (vaginal, anal, oral), durch Schmierinfektion von Vaginalsekret oder Samenflüssigkeit über die Hand in die Augen sowie während der Geburt.

**Vermehrung:** Die sog. Elementarkörperchen heften sich mit speziellen Molekülen an die Epithelzellen des Urogenital- oder des Respirationstrakts an und werden in die Zellen eingeschleust. Dort wandeln sie sich in stoffwechselaktive Retikularkörperchen um, die sich durch Teilung vermehren. Dabei entstehen Einschlusskörperchen, die viele Bakterien enthalten und einen großen Teil der befallenen Zellen einnehmen, sich zurückverwandeln in Elementarkörperchen, durch Ruptur die Zellen verlassen und benachbarte Zellen oder andere Individuen infizieren.

**Inkubationszeit:** Sie beträgt meistens 1–3 Wochen. Die Dauer der Ansteckungsfähigkeit ist aufgrund asymptomatischer Verläufe unbekannt.

Da die Infektionen mit Chlamydien in Deutschland nicht meldepflichtig sind, gibt es keine exakten Zahlen über Neuinfektionen. Die Prävalenz wird bei 17-jährigen Mädchen auf etwa 10 %, bei 20–24-Jährigen auf etwa 20 % geschätzt. Die Infektionsrate ist regional sehr unterschiedlich und sinkt mit steigendem Alter und stabiler Partnerschaft. Koinfektionen mit Gonokokken sind häufig.

#### Klinisches Bild und Symptomatik

Die Mehrzahl der infizierten Frauen (bis zu 80 %) und Männer (bis zu 50 %) hat keine oder nur sehr geringfügige Beschwerden. In der ◻ Tab. 7.4 sind die möglichen Symptome dargestellt.

### Untersuchungen, Diagnostik und Differenzialdiagnostik

Sie wird bevorzugt mittels PCR aus dem Urin, Zervix- bzw. Harnröhrenabstrich durchgeführt. Andere Methoden sind Enzymimmunoassay (EIA), Immunfluoreszenztest (IFT), Gewebekultur.

### Auswirkungen auf die Schwangerschaft und mütterliche Prognose

Die Auswirkungen auf die Schwangerschaft sind derzeit nicht endgültig geklärt. Es ist unklar, ob die Schwangerschaft zu einer vermehrten Ausscheidung von Chlamydien aus der Zervix führt. Gesichert ist, dass eine aszendierende Infektion ein Amnioninfektionssyndrom, vorzeitige Wehen und einen Blasensprung induzieren kann mit evtl. Frühgeburt.

Nach einem Abort oder im Wochenbett kommt es bei einer mit Chlamydien infizierten Zervix besonders häufig zur Endometritis und Adnexitis mit der Gefahr einer tubaren Sterilität bzw. einer Extrauteringravidität.

### Prognose für das Kind

Folgen für das Kind sind:

- Erhöhte perinatale Mortalität und Morbidität als Folge der Frühgeburt, des Amnioninfektionssyndroms sowie des niedrigen Geburtsgewichts. Unklar ist bisher, ob Chlamydien auch für Aborte verantwortlich sind.
- Übertragung auf das Kind während der Geburt bei einer Infektion der Zervix. Eine Infektion der Augen tritt in 18–50 %, eine atypische Pneumonie in 11–18 % der exponierten Kinder auf. Selten werden Infektionen des Mittelohrs und im Bereich des Nasopharynx beobachtet.

### Prävention

Als präventive Maßnahmen gelten das Vermeiden von Promiskuität und Kondombenutzung. Bei nachgewiesener Infektion muss der Partner mitbehandelt werden, da ansonsten die Gefahr einer erneuten Infektion besteht.

Seit 1995 ist in den Mutterschaftsrichtlinien als Präventionsmaßnahme ein generelles Screening festgelegt. Seit 2007 wird als Untersuchungsmethode eine PCR aus dem Urin möglichst früh in der Schwangerschaft empfohlen.

**Tab. 7.4** Symptomatik bei Chlamydieninfektionen

| | Symptome |
|---|---|
| **Männer** | |
| Akute Symptome | Urethritis mit Dysurie, starker Harndrang, Brennen, Juckreiz beim Wasserlassen |
| Spätfolgen | Aufsteigende Infektion: Prostatitis, Epididymitis |
| **Frauen** | |
| Akute Symptome | Vermehrter, gelegentlich eitriger Ausfluss, Pruritus, Urethritis mit Dysurie, Zervizitis, Bartholinitis |
| Spätfolgen | Aufsteigende Infektion: Endometritis, Adnexitis (evtl. Folgen sind tubare Sterilität, Extrauteringravidität), selten Peritonitis |

### Betreuung der Schwangeren

Routinemäßig wird möglichst bei der ersten Schwangerschaftvorsorgeuntersuchung ein Screening durchgeführt. Besteht während der Schwangerschaft der Verdacht auf eine Infektion oder nach Antibiotikatherapie wegen einer Chlamydieninfektion, so soll zwischen der 30.–34. SSW erneut gescreent werden. Bei Komplikationen wie z. B. vorzeitiger Wehentätigkeit oder einem Amnioninfektionssyndrom wird situativ vorgegangen.

### Therapie

Für die Behandlung der unkomplizierten urogenitalen C. trachomatis-Infektion während der Schwangerschaft wird in einer europäischen Leitlinie als Erstlinientherapie Azithromycin 1 g oral bzw. als Zweitlinientherapie Amoxicillin 3 × 500 mg/d oral für 7 Tage oder Erythromycin 4 × 500 mg oral für 7 Tage empfohlen (Lanjouw et al. 2015).

7

**Zusammenfassung**

- Chlamydien sind gramnegative, obligat intrazelluläre Bakterien.
- *Chlamydia trachomatis* ist verantwortlich für Geschlechtskrankheiten, Entzündungen am Auge, neonatale Infektionen und Schwangerschaftskomplikationen.
- Übertragung: Sie entsteht vorwiegend durch ungeschützten Geschlechtsverkehr (vaginal, anal, oral), durch Schmierinfektion von Vaginalsekret oder Samenflüssigkeit über die Hand in die Augen sowie während der Geburt.
- Die Mehrzahl der infizierten Frauen und Männer haben keine oder nur sehr geringfügige Beschwerden. Akut treten bei der Frau: Fluor, Pruritus, Urethritis, Zervizitis und beim Mann: Urethritis mit Harndrang, Brennen und Juckreiz beim Wasserlassen auf.
- Spätfolgen sind durch aufsteigende Infektionen bei der Frau Endometritis, Adnexitis, Peritonitis (Gefahr der tubaren Sterilität und der Extrauteringravidität), beim Mann Epididymitis, Prostatitis.
- Die bevorzugte Diagnostik ist die PCR aus dem Urin-, Zervix- bzw. Harnröhrenabstrich.
- Die Schwangerschaft kann durch eine aszendierende Infektion mit Amnioninfektionssyndrom, vorzeitigem Blasensprung und vorzeitiger Wehentätigkeit kompliziert werden.
- Für das Kind bedeutet dies eine erhöhte perinatale Morbidität und Mortalität.
- Als Folge einer Infektion während der Geburt kommt es beim Kind zu Infektionen der Augen, atypischen Pneumonien und selten zu Infektionen des Mittelohrs oder des Nasopharynx.
- Prävention: safer Sex, Kondombenutzung. Für die Schwangerschaft besteht obligat ein Screening möglichst bei der ersten Vorsorgeuntersuchung mittels PCR aus dem Urin.
- Therapie der Wahl sind Azithromycin, Erythromycin und Amoxicillin


## 7.3.5 Streptokokken

Es wird wie folgt unterschieden:

- β-hämolysierende Streptokokken der Gruppe A (*Streptococcus pyogenes*),
- β-hämolysierende Streptokokken der Gruppe B (GBS, *Streptococcus agalactiae*),
- β-hämolysierende Streptokokken der Gruppe D (Enterokokken).

### Einführung

Streptokokken sind eine große Gruppe von Bakterien, die sich auf der Haut und auf Schleimhäuten als normale Bewohner befinden. Je nach der speziellen Art können sie aber bei Mensch oder Tier auch schwere Erkrankungen auslösen.

### Klassifizierung/Definition

Streptokokken sind grampositive Bakterien aus der Familie der Kokken. Sie sind kugel- bis eiförmig, unbeweglich und legen sich in der Kultur zu Ketten zusammen. Deshalb werden sie umgangssprachlich auch als Kettenkokken bezeichnet.

Nach ihrer Fähigkeit in Blutagar Hämolysehöfe zu bilden werden sie eingeteilt in:

- α-Hämolyse: vergrünende Streptokokken, *Streptococcus viridans*. Die Kolonien werden von einer grünen Zone umgeben, als Zeichen einer unvollständigen Hämolyse.
- β-Hämolyse: Die Kolonien werden von einer klaren bis gelblichen Zone umgeben, als Zeichen einer vollständigen Hämolyse.
- γ-Hämolyse: Es besteht keine Hämolyse.

Die weitere Einteilung geschieht nach der Struktur des C-Antigens in der Bakterienwand, gegen das sich Antikörper bilden können, die sog. Lancefield-Gruppen (Lancefield-Einteilung, Klassifikation), A–T.

Medizinisch bedeutsam sind vor allem

- Gruppe A: *Streptococcus pyogenes* = pyogene Streptokokken,
- aus der Gruppe B: *Streptococcus agalactiae* = β-hämolysierende Streptokokken der Gruppe B = GBS,
- Pneumokokken (keine Gruppe),
- aus der Gruppe D: Enterokokken, sie können α-, β- oder γ-Hämolyse auslösen.

**Ätiologie, Pathogenese und Pathophysiologie**

**Übertragung:** Sie geschieht meist durch Tröpfchen- oder Schmierinfektion.

**Peripartale Infektion:** Gruppe-B-Streptokokken (GBS) können beim Neugeborenen zu schweren Infektionen führen. A-, B- und D-Streptokokken sind neben Staphylokokken, *Escherichia coli* und Gonokokken Ursachen des Kindbettfiebers.

#### α-hämolysierende Streptokokken

- *S. mutans*, *S. salivarius*, *S. sanguinis* gehören zur Normalflora des Mund- und Rachenraums und lösen normalerweise keine Infektionen aus. *Streptococcus mutans* und *salivarius* sind für Karies verantwortlich. *Streptococcus sanguinis* wird in Zahnplaques gefunden und unterstützt die Kariesbildung. Durch eine Verletzung der Mundschleimhaut können die dort lebenden Streptokokken ins Blut gelangen und bei einer vorgeschädigten Herzklappe eine Endokarditis induzieren.
- Andere (Enterokokken) leben im Darm und in der Vagina und sind häufige Erreger der Appendizitis und des Kindbettfiebers. Pneumokokken (*Streptococcus pneumoniae,* >80 Serovare) besiedeln den Nasenrachenraum und führen nach Virusinfektionen oder allgemein bei Immunschwäche zu unterschiedlichen Erkrankungen (Mittelohr-, Nasennebenhöhlen-, Lungen-, Hirnhautentzündung, Sepsis). Nur selten werden sie durch Tröpfcheninfektion übertragen.

Eine Einteilung nach der C-Substanz gibt es in dieser Gruppe nicht generell, da sie nicht regelmäßig diese Antigenstruktur besitzen.

#### β-hämolysierende Streptokokken

- β-hämolysierende Streptokokken der Gruppe A (*Streptococcus pyogenes* >80 Serovare): Sie besiedeln den Nasenrachenraum, sind aber auch im Darmtrakt und im Genitalbereich nachweisbar. Die verschiedenen Serotypen rufen folgende Erkrankungen hervor entweder als Tröpfchen (Schleimhäute)- oder Schmierinfektion (Haut):
  - Tonsillitis, Pharyngitis, Otitis media, Sinusitis,
  - Scharlach (Es wird von Stämmen hervorgerufen, die mit einem Bakteriophagen infiziert sind, der das Scharlachtoxin produziert. Dieses Toxin agiert als Superantigen und ist auch für das Toxikschocksyndrom verantwortlich, sollte es in die Blutbahn gelangen),
  - Streptokokken-Toxikschocksyndrom,
  - Erysipel,
  - Phlegmone,
  - Impetigo contagiosa,
  - Fasziitis,
  - Kindbettfieber (heute sehr selten, aber mit einer Letalität von 20–30 % behaftet),
  - Sepsis,
  - Spätfolgen, bedingt durch die Immunreaktion des Körpers, können sein: rheumatisches Fieber, Glomerulonephritis Enzephalitis.
- β-hämolysierende Streptokokken der Gruppe B (GBS, *Streptococcus agalactiae*): Sie sind primär tierpathogen. Beim Menschen kommen sie asymptomatisch im Darm und in der Vagina vor. Sie führen zu Wundinfektionen, Cystitis, Pyelonephritis, Pneumonie und Meningitis.
- Während der Geburt können sie auf das Kind übertragen werden und sind verantwortlich für die Neugeborenensepsis (siehe early-on-

set-Infektion). Eine Schmierinfektion post partum führt meist zu einer fulminanten Meningitis (siehe late-onset-Infektion). Selten sind sie heute Ursache für eine Puerperalsepsis.
- β-hämolysierende Streptokokken der Gruppe D (Enterokokken).

Sie sind zum großen Teil physiologische Bewohner des Darms, kommen in der Scheide vor und sind einer der häufigsten Ursachen von Harnwegsinfektionen. Häufig werden postoperative Wund- und intraabdominelle Infektionen beobachtet. Heute selten tritt eine Puerperalsepsis auf.

#### γ-hämolysierende Streptokokken

Unter klinischen Gesichtspunkten sind hier die Enterokokken der Gruppe D zu nennen, die auch α- und β-hämolytisch sein können und den Magen-Darm-Trakt und die Scheide besiedeln.

### Klinisches Bild und Symptomatik

Auf das klinische Bild und die Symptomatik soll wegen der Vielzahl der unterschiedlichen Erkrankungsarten, die von der Harnwegsinfektion über Pneumonie, Scharlach, Entzündungen der Haut bis zu den Folgeerkrankungen Meningitis, Endokarditis, Glomerulonephritis reichen, nicht eingegangen werden. Auf die B-Streptokokkenproblematik während der Schwangerschaft wird unten eingehend eingegangen.

### Untersuchungen, Diagnostik und Differenzialdiagnostik

Die Diagnostik wird gestellt anhand der Anamnese und der klinischen Symptomatik in Verbindung mit dem Hämolyseverhalten der Kulturen und der Differenzierung in die einzelnen Lancefield-Gruppen.

### Auswirkungen auf die Schwangerschaft und mütterliche Prognose

Die Auswirkungen auf die Schwangerschaft und die mütterliche Prognose werden bestimmt durch das zugrunde liegende Krankheitsbild. Details sollen hier nicht näher beleuchtet werden. Einzig auf die β-hämolysierenden Streptokokken der Gruppe B (GBS) wird im Detail eingegangen, da die klinische Relevanz unter Gesichtspunkten der Entbindung und der Gefährdung des Kindes groß ist.

Die β-hämolysierenden Streptokokken der serologischen Gruppe B finden sich bei 10–30 % der Schwangeren im Urogenitaltrakt – meist symptomlos. Die Gravidität und das Schwangerschaftsalter haben keinen Einfluss auf die Besiedlungsrate. Eine sexuelle Übertragung ist möglich. Während der Gravidität kommt es bei ein und derselben Patientin zu wechselnden Besiedlungsformen. Nur bei etwa 30 % der betroffenen Schwangeren findet man eine dauerhafte, bei etwa 15 % eine periodische, in 20 % eine vorübergehende Besiedlung und in den restlichen Fällen ist die Besiedlungsform unbekannt. Das Ergebnis einer einmaligen GBS-Kultur während der Schwangerschaft hat deshalb keine Aussagekraft bezüglich der Besiedlung zum Zeitpunkt der Geburt.

GBS führt in der Schwangerschaft zu Harnwegsinfektionen. Das Risiko von Fieber der Mutter während und nach der Geburt ist erhöht. Bei Bakteriämien und Endometritiden im Wochenbett gehören die Streptokokken der Gruppe B zu den am häufigsten isolierten Keimen. Der Zusammenhang zwischen dem Nachweis von GBS und einem septischen Abort, einem Amnioninfektionssyndrom, vorzeitiger Wehentätigkeit, vorzeitigem Blasensprung sowie dem Auftreten einer Frühgeburt wird unterschiedlich diskutiert.

Die **Übertragung auf das Kind** – prä- oder subpartal – beträgt etwa 50–60 %. Reifgeborene erkranken in rund 0,5–1 % an einer manifesten Infektion. Bei extremer Unreife (< 28. SSW) kann die Infektionsrate bis zu 100 % ansteigen.

Zu den wichtigsten Risikofaktoren für die frühe Form der Neugeborenensepsis durch GBS zählen
- die ano-genitale GBS-Besiedlung der Mutter zum Zeitpunkt der Entbindung,
- ein Abstand zwischen Blasensprung und Entbindung von ≥ 18 Stunden,
- Fieber unter der Geburt von > 38 °C,

- eine Frühgeburt bzw. drohende Frühgeburt vor der 37+0 SSW,
- eine GBS-bedingte Bakteriurie während der Schwangerschaft,
- der Zustand nach Geburt eines an GBS erkrankten Kindes.

Es ist bisher unbekannt, welche Schutz- bzw. Risikofaktoren dafür verantwortlich sind, dass nur ein Teil der Neugeborenen schwer erkrankt, während die anderen Kinder asymptomatisch bleiben. Es gibt Hinweise dafür, dass bei erkrankten Neugeborenen und deren Müttern die Antikörper gegen den Erreger fehlen. Bei den asymptomatischen Neugeborenen können solche Antikörper nachgewiesen werden und werden von der Mutter diaplazentar auf das Kind übertragen.

### Prognose für das Kind

Die meisten Infektionen des Kindes erfolgen bereits intrauterin über kolonisiertes Fruchtwasser, gefolgt von Infektionen während der Geburt. Sie gehen in der Regel mit fulminanten Verläufen einher und sind ähnlich wie die Herpes-simplex-Infektion mit einer hohen Sterblichkeit infolge einer Sepsis belastet. Seltener sind postpartale Infektionen durch die Hände des pflegenden Personals oder auch durch die Muttermilch.

Etwa 50 % der septischen Erkrankungen des Neugeborenen und etwa 40 % der Meningitiden bei Neugeborenen und jungen Säuglingen werden durch B-Streptokokken verursacht; diese haben damit *Escherichia coli* als Erreger dieser Erkrankungen auf den zweiten Platz verdrängt.

Die **Frühform (early-onset-Infektion)** tritt überwiegend in den ersten 48 h post partum, oft bereits in den ersten Lebensstunden, aber im Mittel innerhalb von 20 Stunden, auf. Die Sterblichkeit beträgt 20–60 %. Leitsymptom sind Atemstörungen mit exspiratorischem Stöhnen und inspiratorischen, thorakalen Einziehungen und einem diskreten „schlechten Aussehen". Viele Kinder kommen innerhalb von kürzester Zeit in einen schweren Kreislaufschock, der in vielen Fällen nicht mehr behoben werden kann. Aus diesem Grunde sollten Atemstörungen bei Neugeborenen bis zum Beweis des Gegenteils immer auf eine Sepsis zurückgeführt werden. Entsprechende diagnostische und therapeutische Maßnahmen sind sofort einzuleiten. Auch bei Frühgeburten ist jede Atemstörung, die nicht unmittelbar nach der Geburt einsetzt, bis zum Beweis des Gegenteils nicht als hyalines Membransyndrom zu interpretieren, sondern als septische Infektion, vorzugsweise durch B-Streptokokken.

Die **Spätform (late-onset-Infektion)** tritt meist am Ende der ersten oder zu Beginn der 2. Lebenswoche, evtl. auch später bis zu 6 Wochen post partum, auf und geht oft mit einer Meningitis einher. Die Sterblichkeit ist mit 10–20 % geringer als die der Frühform, jedoch zeigt ein Teil der überlebenden Patienten eine bleibende Schädigung. Leitsymptome sind Fütterungsschwierigkeiten, Fieber, Apathie oder Krämpfe. Der Verlauf ist rasch progredient.

### Prävention

Präventionsmaßnahmen gegen eine Streptokokkeninfektion der Gruppe B (GBS) sind nicht bekannt.

### Betreuung der Schwangeren

Keine Antibiotikaprophylaxe in folgendem Fall:

- Die prophylaktische Gabe von Antibiotika bei Nachweis einer GBS-Besiedlung während der Schwangerschaft vor Beginn der Wehen oder vor einem Blasensprung ist nicht sinnvoll und ineffektiv, da bis zu 70 % der behandelten Frauen zum Zeitpunkt der Geburt erneut eine GBS-Kolonisation aufweisen.

Generelle Antibiotikaprophylaxe in folgenden Fällen:

- Schwangere mit einer symptomatischen oder mit einer asymptomatischen GBS-Bakteriurie müssen therapiert werden und sollen unabhängig davon zur Geburt Antibiotika erhalten, da bei ihnen mit einer hohen Keimdichte zu rechnen ist. Auf ein GBS-Screening kann verzichtet werden.

- Schwangere, die bereits ein Kind mit einer GBS-Infektion geboren haben, sollen generell eine Antibiotikaprophylaxe erhalten. Auf ein GBS-Screening kann verzichtet werden.

Entsprechend der Leitlinien der Deutschen Gesellschaft für Gynäkologie und Geburtshilfe werden folgende Empfehlungen gegeben mit denen bis zu 90 % der Neugeborenensepsis durch GBS verhindert werden können. Allerdings ist dieses Prozedere nicht in dem Mutterschaftsrichtlinien verankert und damit nicht im Leistungskatalog der gesetzlichen Krankenkassen.

- Alle Schwangeren sollen zwischen den SSW 35+0 und 37+0 mikrobiologisch auf GBS durch Abstriche vom Introitus vaginae und Anorektum untersucht werden. Um die Nachweisrate möglichst zu optimieren sind selektive Nährböden notwendig. Deshalb wird empfohlen die Anforderungen an das Labor mit den Begriffen „GBS-Screening“ und „Selektivmedium“ zu versehen.
- Beim Nachweis einer GBS-Besiedlung zwischen der 35+0 und 37+0 SSW soll eine Antibiotikaprophylaxe während der Entbindung mit Wehenbeginn bzw. nach Blasensprung erfolgen.
- Bei primärer Schnittentbindung (ohne Blasensprung und ohne Wehentätigkeit) kann auf die Antibiotikagabe verzichtet werden, da das Risiko für eine GBS-Infektion des Kindes sehr gering ist.
- Liegt bei Beginn der Entbindung das Ergebnis der GBS-Kultur nicht vor, soll eine Antibiotikaprophylaxe durchgeführt werden, wenn mindestens einer der folgenden Risikofaktoren nachweisbar ist:
  - drohende Frühgeburt vor 37+0 SSW,
  - Blasensprung > 18 Stunden,
  - Fieber der Mutter > 38,0 °C.
- Liegt ein negatives GBS-Kulturergebnis innerhalb der letzten 5 Wochen vor, kann auch bei den eben genannten Risikofaktoren auf eine Antibiotikaprophylaxe verzichtet werden.
- Bei drohender Frühgeburt vor 37+0 SSW soll eine Antibiotikaprophylaxe durchgeführt werden, wenn das Ergebnis der GBS-Untersuchung noch nicht vorliegt.

### Therapie

Die intrapartale Antibiotikaprophylaxe zur Prävention der perinatalen GBS-Erkrankung sollte nach den 2010 Leitlinien der Centers of Disease Control and Prevention (CDC) entsprechend den dortigen Empfehlungen durchgeführt werden (Verani et al. 2010). Die wichtigsten Komponenten dieser Empfehlungen beinhalten unter anderem: (1) Penicillin bleibt das Mittel der Wahl für die intrapartale Antibiotikaprophylaxe. Ampicillin ist eine akzeptale Alternative. (2) Frauen mit Penicillinallergie, die keine Vorgeschichte von Anaphylaxie, Angioödem, Respiratory Distress oder Urtikaria nach Erhalt eine Penicillins oder Cephalosporins haben, sollten Cefazolin erhalten. Clindamycin kommt bei Penicillin-Allergie ebenfalls in Betracht (Brodt 2013).

### Zusammenfassung

- Streptokokken sind eine große Gruppe von grampositiven Bakterien aus der Familie der Kokken.
- Die Klassifizierung geschieht nach dem Hämolyseverhalten (α-, β-, γ-Hämolyse und nach der Struktur der Antigene (Lancefield Klassifikation) A–T.
- Streptokokken besiedeln je nach Typ meist symptomlos Haut und Schleimhäute. Sie sind aber auch für viele entzündliche, pyogene, septische Erkrankungen verantwortlich.
- Folgeerkrankungen: Meningitis, Endokarditis, Glomerulonephritis.

Unter Schwangerschaftsgesichtspunkten sind wichtig:

- Streptokokken A (B, E) sind als Ursache der Puerperalsepsis heute selten, neben Staphylokokken, *Escherichia coli*, Gonokokken.
- Streptokokken B (GBS):
  - Mutter: Die vaginale Besiedlung ist 10–30 %, inkonstant im Verlauf der Gravidität und meist symptomlos. Komplikationen: Zystitis, vorzeitige Wehen, Amnioninfektionssyndrom, vorzeitiger Blasensprung, Endometritis post partum.
  - Kind: Die Übertragung auf das Kind prä- und subpartal beträgt 50–60 %. Reifgeborene erkranken in 0,5–1 %, extrem unreife Kinder (< 28. SSW) bis zu 100 % an der **early-onset**-Infektion meist innerhalb der ersten 48 h post partum. Es ist eine septische Infektion mit hoher Letalität (20–60 %). Die **late-onset**-Infektion entsteht durch die Hände des pflegenden Personals oder durch die Muttermilch, meist eine Woche post partum, evtl. auch später bis zu 6 Wochen. Die Letalität beträgt 10–20 %. Meist handelt es sich um eine Meningitis mit evtl. Spätschäden.
- In den Leitlinien wird ein Screening zwischen den SSW 35+0 und 37+0 auf GBS empfohlen. Beim Nachweis der Besiedlung soll eine Antibiotikaprophylaxe mit Beginn der Wehen oder nach Blasensprung durchgeführt werden.
- Eine generelle Antibiotikaprophylaxe soll durchgeführt werden bei einer symptomatischen oder asymptomatische Bakteriurie und nach Geburt eines Kindes mit einer GBS-Infektion.
- Mittel der Wahl ist Penicillin G, alternativ Ampicillin, bei Penicillinallergie Cefazolin oder Clindamycin.

## 7.3.6 Borreliose

### Einführung

Die Borreliose ist in der nördlichen Hemisphäre (Nordamerika, Europa, Asien) endemisch. Sie wird durch Zecken, die auf Grashalmen oder Büschen bis zu einer Höhe von etwa 120 cm sitzen und von Haus- (z. B. Hunden, Katzen, Pferden) und Wildtieren abgestreift bzw. übertragen. Die Gefahr einer Infektion besteht besonders zwischen März und Oktober. In Deutschland rechnet man jährlich mit 20 000–80 000 Neuerkrankungen.

### Klassifizierung/Definition

Die Lyme-Borreliose wird durch *Borrelia burgdorferi sensu lato*, gramnegative Spirochaeten, hervorgerufen. Es gibt 12 Subspezies. Von ihnen sind 4 humanpathogen und für unterschiedliche Infektionen zuständig.

- *Borrelia burgdorferi sensu stricto*: Sie befallen vorwiegend Gelenke.
- *Borrelia garinii*: Sie befallen vorwiegend das Nervensystem.
- *Borrelia afzelii*: Sie verursachen vorwiegend die Akrodermatitis chronica athrophicans.
- *Borrelia spielmanii*: Sie wurden bisher nur aus Erythema migrans isoliert.

### Ätiologie, Pathogenese und Pathophysiologie

**Übertragung:** Infizierte Zecken (in Deutschland sind bis zu 35 % infektiös) übertragen die Borrelien durch Stich oder Biss während einer Mahlzeit. Dabei setzt die Zecke mit ihrem Stechrüssel eine Hautwunde. Den sich dort sammelnden Blut-Wundsaft trinkt sie über Stunden und Tage. In den Speicheldrüsen befinden sich früher aufgenommene Borrelien, die erst nach Stunden in die Wunde sezerniert werden und sich bei günstigen Bedingungen vermehren und zur Infektion führen können. Die Übertragungswahrscheinlichkeit ist in den ersten 24 h gering, danach steigt sie signifikant an. Das Risiko durch einen Stich infiziert zu werden beträgt in Deutschland etwa 2–3 %.

**Vermehrung:** Sie findet zunächst in der Haut statt. Von dort können die Erreger auf dem Blutweg die verschiedensten Organe besiedeln. In jeder Infektionsphase kann die Erkrankung auch ohne Therapie abheilen. Die Erreger können aber auch viele Jahre persistieren.

**Inkubationszeit:** Sie kann sehr stark variieren, je nach klinischer Symptomatik (Tage bis Wochen für das Frühstadium, Wochen bis Monate für das frühe disseminierte Stadium und Monate bis Jahre für das Spätstadium s. u.).

**Immunität:** Es gibt keine bleibende Immunität, Reinfektionen können auftreten.

**Intrauterine Infektion:** Sie ist offensichtlich selten, gilt aber inzwischen als gesichert.

### Klinisches Bild und Symptomatik

Über 25 % der Infizierten haben einen asymptomatischen Verlauf. Das klinische Bild und die Symptomatik können als Multisystemerkrankung außerordentlich vielfältig und variabel sein. Man unterscheidet ein frühes von einem späten Stadium, dazwischen liegt ein generalisiertes Stadium. Außerdem unterscheidet man lokale von generalisierten Manifestationen. In jedem Stadium ist eine Spontanheilung, insbesondere jedoch im Stadium I und II, möglich. Im klinischen Verlauf kann jedes Stadium übersprungen werden. So kann z. B. eine Neuroborreliose ohne ein vorheriges Erythema migrans auftreten.

- **Stadium I** (frühes, lokalisiertes Stadium): Typische und häufigste Manifestation (> 80 %) ist das Erythema migrans (Wanderröte), das häufig trotz Infektion auch fehlen kann. 1–2 Wochen nach der Infektion, das nach unterschiedlich langer Zeit (im Mittel 4 Wochen) wieder verschwindet. Typisch sind auch knotige, gerötete Schwellungen die sogenannten Lymphozytome, die wie das Erythema migrans, für eine Infektion beweisend sind. In 10–30 % treten unspezifische, grippeähnliche Allgemeinsymptome mit Fieber, Kopfschmerzen Gelenkschmerzen etc. auf.
- **Stadium II** (frühes, disseminiertes Stadium): 1–4 Monate, jedoch gelegentlich auch zeitgleich mit dem ersten Stadium, treten auf:
  - multiple Erythemata migrantia, ohne oder mit Allgemeinsymptomen (z. B. Myalgien, Arthralgien, Kopfschmerzen, Fieber, Abgeschlagenheit),
  - frühe Neuroborreliose (lymphozytäre Meningitis, Hirnnervenparesen, Meningo-Radikulo-Neuritis-Bannwarth),
  - multiple kutane Lymphozytome,
  - akute intermittierender Lyme-Arthritis
  - akute Karditis.
- **Stadium III** (spätes oder persistierendes Stadium mit Organmanifestationen): Das dritte Stadium entspricht der chronischen Manifestationsform der Lyme-Borreliose. Es manifestiert sich 6 Monate bis mehrere Jahre nach der Primärinfektion, wobei der Zeitpunkt 6 Monate willkürlich festgelegt wurde. Es ist charakterisiert durch:
  - Haut: chronische plasmazelluläre Borrelien-Dermatitis, Akrodermatitis chronica athrophicans (ACA) mit zigarettenpapierdünner Haut,
  - Gelenke: chronische Lyme-Arthritis,
  - Nervensystem: chronische Enzephalomyelitis, periphere Polyneuritis in Kombination mit ACA.

### Untersuchungen, Diagnostik und Differenzialdiagnostik

Die Diagnose und Diagnostik der Borreliose ist in erster Linie eine klinische Diagnose, die sich auf die Anamnese, Symptomatik und klinische Befunde stützt. Die Labordiagnostik dient der endgültigen Diagnosestellung, in erster Linie durch den Nachweis von Antikörpern. Da die unterschiedlichen Testsysteme nicht standardisiert sind, sind die Ergebnisse verschiedener Laboratorien nicht vergleichbar.

Die Labordiagnostik kann außerdem schwierig sein, weil die Lyme-Borreliose nicht immer regelhaft dem von anderen Infektionskrankheiten gewohnten Ablauf folgt.

Im **Stadium I** sind ab der 3. Woche nach der Infektion zunächst IgM-, ab der 6. Woche IgG-Antikörper nachweisbar, jedoch nur bei 20–50 % bzw. 50–80 %, offensichtlich abhängig von der Qualität der Testantigene. Bei den übrigen Patienten fehlen Antikörper.

Im **Stadium II** sind bei etwa 70–90 % der Patienten Antikörper nachweisbar.

Im **Stadium III** sind in der Regel hohe IgG-Antikörper nachweisbar (> 90 %), während IgM-Antikörper meist fehlen. Bei der Neuroborreliose sind sowohl im Stadium II als auch im Stadium III intrathekale Antikörper nachweisbar.

#### Stufendiagnostik

Da es den optimalen Einzeltest für die Diagnostik nicht gibt, empfiehlt die Deutsche Gesellschaft für Hygiene und Mikrobiologie eine Stufendiagnostik.

Im **ersten Schritt** ist ein **Suchtest** mit hoher Sensitivität und vertretbarer Spezifität mittels IgG-ELISA und IgM-ELISA vorgesehen. Bei positivem oder grenzwertigem Ergebnis des Suchtests wird in einem **zweiten Schritt** ein **Bestätigungstest** (IgG- und IgM-Immunoblot) angeschlossen. Bei unklarem Ergebnis müssen zusätzliche Verfahren zum Erregernachweis (Kultur oder ein Nukleinsäureamplifikationsverfahren) eingesetzt werden. Diese Stufendiagnostik ist wegen bis 15 % falsch negativer Aussagen nicht unumstritten. Es wird deshalb auch empfohlen immer beide Testmethoden parallel durchzuführen.

### Auswirkungen auf die Schwangerschaft und mütterliche Prognose

Inwieweit eine Borreliose den Schwangerschaftsverlauf beeinflusst kann derzeit wegen fehlender Daten nicht beurteilt werden.

### Prognose für das Kind

Gesichert ist inzwischen ein diaplazentarer Übertritt von Borrelien zum Kind. Über die Bedeutung ist jedoch noch immer relativ wenig bekannt. Es gibt eine Reihe von Einzelfallbeobachtungen, große Studien fehlen bisher. Häufig wird von letalen Verläufen, Frühgeburten und assoziierten Fehlbildungen berichtet. Man kann derzeit einen teratogenen Effekt nicht ausschließen, allerdings stehen sichere Beweis aus. Welche Auswirkungen die Infektion in den jeweiligen Stadien der Schwangerschaft hat und inwieweit eine Therapie bei der Mutter eine fetale Infektion verhindern kann, ist bisher nicht näher definierbar. Ein sicherer Kausalzusammenhang zwischen einer Infektion der Mutter und Feto- bzw. Embryopathien ist bisher nicht beschrieben.

Grundsätzlich besteht die größte Gefahr, wenn eine Schwangere frisch mit einer Borreliose infiziert wird und daher noch keine Antikörper besitzt. Bei chronischen Infektionen, bei denen der Erreger nicht mehr im Blutkreislauf zu finden ist, dürfte das Erkrankungsrisiko äußerst gering sein. Allerdings gibt es dazu keine Untersuchungen.

### Prävention

Die wichtigste Art der Prävention ist die Expositionsprophylaxe, das Tragen heller geschlossener Kleidung und das Absuchen nach Zecken. Zecken sollten so schnell wie möglich entfernt werden, da das Infektionsrisiko mit der Dauer des Saugens steigt. Die Bissstelle sollte desinfiziert werden.

Repellents scheinen in der Gravidität anwendbar zu sein (▸ Kap. 4.4.4 Malariaprophylaxe). Allerding gibt es keine kontrollierten Untersuchungen. Vor der großflächigen Anwendung im 1. Trimenon wird gewarnt.

In Schweden bekommen Waldarbeiter zur Prophylaxe Knoblauchpillen. Der 1989 in den USA eingeführte Impfstoff ist inzwischen wieder vom Markt genommen. An Impfstoffen wird gearbeitet.

### Betreuung der Schwangeren

Bei **Zeckenbiss** in der Schwangerschaft gelten Vorgehensweisen wie außerhalb der Gravidität: Datum aufschreiben und klinische Beobachtung, ob Beschwerden auftreten, insbesondere ein Erythema migrans. Weder eine serologische

Antikörperuntersuchung, noch eine Untersuchung der Zecke ist indiziert, da weder ein serologischer Antikörperbefund noch eine Serokonversion ohne klinische Symptome bedeutsam sind und per se kein Risiko darstellen. Auch eine generelle prophylaktische postexpositionelle Antibiotikagabe ist nicht indiziert, obwohl sie für den Einzelfall zu diskutieren ist. Entscheidend ist die Verlaufsbeobachtung auf mögliche klinische Symptome.

Bei **klinischen Symptomen**, ergänzt durch die Labordiagnostik, ist eine konsequente antibiotische Therapie indiziert, da sie wahrscheinlich in der Lage ist, eine zwar sehr seltene aber mögliche Infektion des Kindes zu verhindern. **Stillen** gilt derzeit wegen der unsicheren Datensituation aus Vorsichtsgründen als kontraindiziert.

### Therapie

Zur Behandlung der Lyme-Borreliose gibt die European Concerted Action on Lyme Borreliosis (EUCALB) Empfehlungen. Die Therapie wird entsprechend der klinischen Symptomatik bzw. mit verschiedenen Antibiotika oral oder i. v. durchgeführt. Mittel der Wahl sind Amoxicillin und Cephalosporine, z. B. Cefuroxim. Die jeweilige Dosis und Behandlungsdauer werden dort genannt (EUCALB 2015, Shapiro 2014).

Nicht in der Schwangerschaft oder Stillzeit verwendet werden sollte Doxycyclin. Es kommt für Erwachsene außerhalb der Schwangerschaft und Stillzeit und für Kinder Alter ab 8 Jahren in Deutschland bzw. ab 12 Jahren in einigen Ländern ebenfalls in Betracht, allerdings beschränkt auf die Behandlung der frühen Neuroborreliose (EUCALB, 2015).

Azithromycin wird primär als alternative Behandlung für Kinder und schwangere bzw. stillende Frauen, die auf Penicillin allergisch sind, in Betracht gezogen (EUCALB, 2015).

### Zusammenfassung

- Die Borreliose ist in der nördlichen Hemisphäre endemisch. Die Übertragung auf den Menschen geschieht durch Abstreifen von Grashalmen, Büschen und Tieren (Hunde, Katzen, Pferde).
- **Übertragung:** Durch Biss bzw. Stich setzt die Zecke eine Hautwunde. Das blutige Sekret wird aufgesaugt. Über den Speichel gelangen die Borrelien in die Wunde, vermehren sich dort, bevor sie hämatogen streuen. Die Übertragungswahrscheinlichkeit ist in den ersten 24 Stunden gering, danach steigt sie stark an.
- **Erreger** ist *Borrelia burgdorferi sensu lato*, eine gramnegative Spirochaete. Es gibt 4 Subspezies, die zu unterschiedlichen Infektionen neigen.
- **Klinisch** unterscheidet man frühe Infektionsformen von späten sowie lokalisierte von generalisierten. Meist ist heute eine Einteilung in 3 Stadien (noch) üblich.
- Typisch sind:
  - Haut: (Erythema migrans, Lymphozytome, im Spätstadium Akrodermatitis chronica athrophicans),
  - allgemein: Myalgien, Arthralgien, Kopfschmerzen, Fieber,
  - Nervensystem: Meningitis, Enzephalomyelitis, Polyneuritis, Meningo-Radikulo-Neuritis.
- Die **Diagnose** wird in erster Linie klinisch gestellt und ergänzt durch den Nachweis von Antikörpern. Da die Testsysteme nicht standardisiert sind, sind die Ergebnisse verschiedener Laboratorien nicht vergleichbar. Meist wird eine Stufendiagnostik (nicht unumstritten) durchgeführt.

- Inwieweit die Schwangerschaft durch die Infektion beeinflusst wird, ist unklar, da es keine systematischen Untersuchungen gibt.
- **Kind:** Ein transplazentarer Übertritt der Borrelien ist inzwischen gesichert. Über die Bedeutung ist wenig bekannt. Über letale Verläufe, Frühgeburten und Fehlbildungen wird berichtet. Ein Kausalzusammenhang ist bisher nicht bewiesen.
- **Prävention:** Expositionsprophylaxe, Tragen heller, geschlossener Kleidung, Absuchen nach Zecken, frühzeitige Entfernung, Desinfektion der Bissstelle.
- Schwangerschaftsbetreuung:
  - bei Zeckenbiss: Vorgehensweise wie außerhalb der Gravidität, eine Untersuchung der Zecke auf Borrelien bzw. eine prophylaktische antibiotische Therapie wird nicht generell empfohlen, evtl. Einzelfallentscheidung,
  - bei klinischen Symptomen: konsequente antibiotische Therapie,
  - Stillen: Derzeit wird wegen fehlender Daten abgeraten.
- **Therapie:** Sie wird entsprechend der klinischen Symptomatik mit verschiedenen Antibiotika oral oder i. v. durchgeführt. Mittel der Wahl sind Amoxicillin und Cephalosporine, z. B. Cefuroxim.

### 7.3.7 Campylobacter

#### Einführung

Campylobacter-Infektionen stehen nach den Salmonellen an 2. Stelle akuter Enteritiden. Sie sind häufig Ursache einer Reisediarrhö und treten besonders während des Sommers auf. In Deutschland wird mit einer Häufigkeit von etwa 60 000 Erkrankungen pro Jahr gerechnet, wobei Kinder und Jugendliche besonders häufig betroffen sind.

Eine Erkrankung ist nach dem Bundesseuchengesetz meldepflichtig.

#### Klassifizierung/Definition

Campylobacter (C) sind gramnegative, spiral- oder S-förmige Bakterien. Sie können an einem oder beiden Enden begeißelt sein. 20 Arten sind identifiziert.

Die wichtigsten humanpathogene Spezies sind:

- *C. jejuni*, sie machen 95 % der C-Enteritiden aus,
- *C. coli*,
- *C. lari*,
- *C. fetus* ist sehr selten, hat aber wegen seiner systemischen Auswirkungen eine Sonderstellung, die auch die diaplazentare Übertragung betrifft.

#### Ätiologie, Pathogenese und Pathophysiologie

Campylobacter leben ubiquitär. Ihr natürlicher Lebensraum sind Wildtiere (z. B. Enten, Gänse, Möwen), Haustiere (z. B. Hunde, Katzen) und Nutztiere (z. B. Geflügel, Kühe, Schweine). *C. jejuni* kommt überwiegend in Geflügel, *C. coli* in Schweinen vor.

**Übertragung:** Menschen infizieren sich vorzugsweise durch verunreinigte, infizierte Nahrungsmittel (sehr häufig Geflügelfleisch bzw. deren Produkte, aber nicht durch Eier), rohes Hackfleisch, kontaminiertes Wasser (Trinkwasser, Seewasser) und durchfallkranke Haustiere. Eine Übertragung von Mensch zu Mensch über den infizierten Kot ist selten, bei kranken Kindern aber möglich.

**Vermehrung:** C können zwar in der Umwelt oder z. B. in Lebensmitteln einige Zeit überleben, vermehren sich dort aber nicht im Gegensatz zu Salmonellen und *Escherichia-coli*-Keimen. Ihre Vermehrung findet nur in den Wirten statt.

**Inkubationszeit:** Sie beträgt meist 2–5 Tage, selten bis 10 Tage.

**Ansteckungsgefahr:** Sie besteht, so lange im Stuhl Erreger ausgeschieden werden, meist 2–4 Wochen.

**Intrauterine und peripartale Infektion:** Sie kommt vor bei den seltenen Bakteriämien, wohl meist infolge einer Infektion mit *C. fetus*.

**Immunität:** Eine Immunität gegen Zweitinfektionen besteht nicht.

### Klinisches Bild und Symptomatik

Viele Infektionen verlaufen asymptomatisch. Mit Ausnahme des *C. fetus* zeigen alle anderen C-Spezies ähnliche Symptome.

Die typische Erkrankung verläuft in 2 Phasen:

- **Phase 1:** allgemeines Krankheitsgefühl mit Kopfschmerzen, hohem Fieber (38–40 °C), Myalgien, Arthralgien, Müdigkeit, gelegentlich auch mit Erbrechen, Dauer etwa einen Tag,
- **Phase 2:** kolikartige Bauchschmerzen mit massiven Durchfällen (bis zu 20/Tag), z. T. breiig, wässrig, später auch blutig. Dauer etwa eine Woche, gewöhnlich selbstlimitierend, bei 5–10 % unbehandelter Patienten können Rezidive auftreten.

In weniger als 1 % kommt es zur Bakteriämie mit entsprechenden systemischen und chronischen Erscheinungen. Meist sind immundefiziente Personen betroffen. Es kann das sog. Guillain-Barré-Syndrom, das mit Störungen der peripheren Nerven mit aszendierender Paralyse einhergeht, auftreten. Nur die sehr seltenen Erkrankungen mit *C. fetus* zeigen einen abweichenden, systemischen Verlauf besonders bei Neugeborenen und Abwehrgeschwächten. In der Primärphase können intermittierende Diarrhö oder unspezifische Abdominalschmerzen auftreten. Nach einem symptomfreien Intervall, in der die Bakteriämie stattfindet, kommt es erneut zu Fieber, Schüttelfrost und Myalgien sowie zu Manifestationen in verschiedenen Organen mit z. B. septischer Arthritis, septischer Phlebitis, Abszessbildung, Endokarditis lenta, Meningitis, Guillain-Barré-Syndrom.

### Untersuchungen, Diagnostik und Differenzialdiagnostik

Die Diagnose wird gestellt durch Nachweis des Erregers durch Anzucht, Antigennachweis oder PCR, gewöhnlich aus dem Stuhl, selten aus dem Blut oder anderen Geweben.

### Auswirkungen auf die Schwangerschaft und mütterliche Prognose

Die Auswirkungen auf die Schwangerschaft sind gekennzeichnet durch den hohen Flüssigkeitsverlust und die reduzierte Nahrungsaufnahme. Besonders auf den Verlust von Flüssigkeit reagieren Schwangere sehr schnell mit Hämokonzentration, Elektrolytstörungen, konsekutiver Hypokaliämie und Azidose sowie mit Stoffwechselentgleisungen.

### Prognose für das Kind

Die Prognose des Kindes ist im Allgemeinen gut, wenn die Mutter suffizient behandelt wird. Wie schon erwähnt ist eine Bakteriämie ein seltenes Ereignis. Deshalb ist der mögliche und beschriebene diaplazentare Übertritt mit der Option einer Schädigung des Kindes eine absolute Ausnahme. Obwohl die Probleme für das Kind wahrscheinlich für alle C-Spezies zutreffen, sind sie in erster Linie für *C. fetus* beschrieben, in Form von Aborten, intrauterinen puerperalen Infektionen, Totgeburten, neonataler Sepsis und Meningoenzephalitis.

### Prävention

- Hygiene im Haushalt: häufiges Händewaschen mit Seife besonders nach der Toilette, nach Kontakt mit potenziell kontaminierten Gegenständen, z. B. Windeln, Arbeitsgeräten in der Küche, vor der Zubereitung von Speisen sowie von Nahrungsmitteln (z. B. Geflügel); gründliches Garen von Fleisch besonders Geflügelfleisch,
- Hygiene in Betrieben: striktes Einhalten der Hygienevorschriften besonders bei der Ge-

flügelschlachtung und der Verarbeitung von Milch.

### Betreuung der Schwangeren

Es sollte bei starker Ausprägung des Flüssigkeitsverlustes und der Diarrhö frühzeitig eine stationäre Aufnahme erwogen werden, um mittels oraler und intravenöser Therapie die Elektrolyte auszugleichen. Auch wenn es primär wegen der selbstlimitierenden Situation keine therapeutische Konsequenz hat, sollte der Stuhl auf Erreger untersucht werden. Nur sehr selten ist eine Antibiotikatherapie sinnvoll und erforderlich. Die Erkrankung ist meldepflichtig.

### Therapie

Dem Flüssigkeitsverlust sollte entgegenwirkt werden, evtl. ist eine frühzeitige stationäre Aufnahme sinnvoll. Eine Antibiotikatherapie ist selten indiziert. Mittel der Wahl sind Makrolide (z. B. Clarithromycin, Erythromycin) und Cephalosporine der 3. Generation. In der Schwangerschaft gemieden werden sollten Chinolone.

### Zusammenfassung

- Campylobacter(C)-Infektionen sind nach Erkrankungen mit Salmonellen an 2. Stelle akuter Enteritiden.
- Es sind gramnegative Bakterien. Die wichtigsten humanpathogenen sind: *C. jejuni* 95 %, *coli*, *lari*, *fetus*. Sie leben ubiquitär in Wild-, Haus- und Nutztieren.
- Die Übertragung auf den Menschen geschieht vorzugsweise durch verunreinigte Nahrung und verschmutztes Wasser.
- Nach einer Prodromalphase mit grippeähnlichen Symptomen und hohem Fieber kommt es zu den typischen Symptomen mit massiven Durchfällen und Bauchschmerzen. Dauer: etwa eine Woche, selbstlimitierend.
- Bei Immungeschwächten und Neugeborenen kann es zur systemischen Infektionen kommen meist im Sinne eines Guillain-Barré-Syndroms.
- *C. fetus* hat eine Sonderstellung, da es häufig mit einer Bakteriämie, systemischen Nebenwirkungen und fetalen Infektionen kombiniert ist.
- Die Diagnose wird durch den Nachweis des Erregers, Antigennachweis oder PCR meist aus dem Stuhl gestellt.
- Für Schwangere bedeutet evtl. der hohe Flüssigkeitsverlust kombiniert mit der reduzierten Nahrungsaufnahme ein Problem (Hämokonzentration, Elektrolytstörungen, Hypokaliämie, metabolische Azidose, Stoffwechselentgleisungen)
- Kind: Infolge einer Bakteriämie ist es gefährdet durch den diaplazentaren Übertritt von C (insbesondere *C. fetus*). Folgen können sein: Abort, intrauterine Infektion, Totgeburt, neonatale Sepsis, Meningoenzephalitis.
- Prävention: Hygiene im Haushalt, im Umgang mit Erkrankten, bei der Zubereitung von Speisen. Striktes Einhalten von Hygienevorschriften in der Lebensmittelindustrie.

- Therapie: Antagonisierung des Flüssigkeitsverlustes, evtl. frühzeitige stationäre Aufnahme. Eine Antibiotikatherapie ist selten indiziert, Mittel der Wahl sind Makrolide und Cephalosporine der 3. Generation.

## 7.3.8 Salmonellen

### Einführung

Salmonellen (S) sind weltweit verbreitete Infektionserkrankungen. Sie gehören zu den typischen Lebensmittelinfektionen. Der Erkrankungsgipfel ist im Spätsommer. Besonders betroffen sind Kinder und alte Menschen. In Deutschland soll jeder 5. Salmonellenträger sein.

### Klassifizierung/Definition

Salmonellen gehören zu den stäbchenförmigen, gramnegativen, begeißelten Bakterien. Sie zählen zu den Zoonosen, weil sich sowohl der Mensch am Tier als auch das Tier am Menschen anstecken kann. Im Laufe der Jahre hat es sehr unterschiedliche Nomenklaturen und Einteilungen gegeben. Heute teilt man sie unter mikrobiologisch, systematischen Gesichtspunkten ein in:

- *Salmonella enterica*: Diese große Gruppe unterteilt man in I–VI Untergruppen. Von ihnen gibt es etwa 2500 Subtypen (Serovare). Für den Menschen sind die Folgenden von besonderer Bedeutung.
  - *Salmonella enteritidis* (etwa 60 %), besonders in rohen oder ungenügend erhitzten Eiern bzw. eihaltigen Speisen,
  - *Salmonella typhi*: Reservoir ist der Mensch, rein humanpathogen,
  - *Salmonella paratyphi* A, B, C: Reservoir ist der Mensch, rein humanpathogen,
  - *Salmonella typhi murium* (etwa 20 %),
- *Salmonella bongori*: Es handelt sich um eine relativ kleine Gruppe von zurzeit etwa 60 Serovaren. Nur wenige sind menschenpathogen.

Anhand von Oberflächen(O)- und Geißel(H)-Antigenen findet die Differenzierung in die über 2500 Serovare statt (White-Kaufmann-Le Minor-Schema). Mehr als 500 Serovare sind humanpathogen.

Unter klinischen Gesichtspunkten unterscheidet man Enteritis-Salmonellen, die spontan ausheilen und nur selten mit einer systemischen Infektion einhergehen, von den Typhus/Paratyphus-Salmonellen, die neben einer enteritischen Symptomatik mit schweren allgemeinen Symptomen kombiniert sind.

### Ätiologie, Pathogenese und Pathophysiologie

**Übertragung:** Mit Ausnahme von *S. typhi* und *S. paratyphi* ist das Hauptreservoir der Darm von Tieren aber auch von Menschen, in denen die Vermehrung stattfindet. Sie sind oft Dauerausscheider ohne krank zu sein. Tiere, mit denen der Mensch häufig in Kontakt ist wie z. B. Rinder, Schweine und Geflügel und die daraus erzeugten Lebensmittel sind wichtige Infektionsquellen. Die Salmonellen werden oral aufgenommen, meist über Lebensmittel, seltener über kontaminierte Oberflächen (z. B. verunreinigtes oder abgestandenes Dusch- oder Trinkwasser), direkten Kontakt mit Tieren, die Salmonellen ausscheiden oder von Mensch zu Mensch.

Für *S. typhi* und *S. paratyphi* ist der Mensch das Reservoir. Sie sind rein humanpathogen. Wie bei den anderen Salmonellen erfolgt die Infektion durch Aufnahme von Wasser und Lebensmitteln, die durch Ausscheidung von Stuhl oder Urin kontaminiert wurden.

**Vermehrung:** Sie findet im Magen-Darm-Trakt statt. Außerhalb des Körpers können Salmonellen wochenlang überleben. Bei Erhitzen sterben sie bei 50 °C nach einer Stunde, bei 60 °C nach ½ h ab. Sie vermehren sich von 10–47 °C. Bei unter 6 °C ist die Vermehrung stark verzögert. Einfrieren führt nicht zum Absterben. Im sauren Milieu (Desinfektionsmittel) überleben sie nur wenige Minuten.

**Inkubationszeit:** Sie beträgt für die Enteritis-Salmonellen, je nach Menge der Keime und der Virulenz des Serovars, 6–72 h, meist 12–36 h. Für *Salmonella typhi* 3–60 Tage, meist 8–14 Tage, für *Salmonella paratyphi* 1–10 Tage.

**Ansteckungsgefahr:** Sie hängt von der Dauer der Ausscheidung ab und dauert beim Erwachsenen bei Enteritis-Salmonellen etwa einen Monat, bei Kindern auch länger. Man schätzt, dass 2–5 % von *S. typhi* und *paratyphi* symptomlose Dauerausscheider sind.

**Immunität:** Nach einer Typhusinfektion besteht eine etwa ein Jahr lang anhaltende Immunität. Allerdings können sehr hohe Erregerkonzentrationen diese durchbrechen.

**Intrauterine und peripartale Infektion:** Bei systemischen Infektionen sowohl mit Enteritis-Salmonellen als ganz besonders bei unbehandelten Typhus Patientinnen sind konnatale Infektionen beschrieben. Bei Dauerausscheidern ist eine peripartale Infektion möglich.

### Klinisches Bild und Symptomatik

Unter klinischen Gesichtspunkten muss man unterscheiden zwischen Enteritis-und Typhus/Paratyphus-Salmonellen.

**Enteritis-Salmonellen:** Die wichtigsten sind *S. enteritidis* und *S. typhi murium*. Sie verursachen akute Darmentzündungen mit plötzlich einsetzendem Durchfall, Bauchschmerzen, Kopfschmerzen und leichtem Fieber, die mehrere Tage anhalten können und meist spontan ausheilen.

Nur sehr selten z. B. bei Kleinkindern, alten und immungeschwächten Personen, kann es zu septischen Verläufen mit möglichem Befall aller Organe (Arthritis, Cholezystitis, Endokarditis, Meningitis, Pyelonephritis, Pneumonie u. a.), gelegentlich mit Todesfolge, kommen.

**Typhus/Paratyphus-Salmonellen:** Sie sind charakterisiert durch eine schwere Allgemeinerkrankung.

**Typhus:** Beginn mit uncharakteristischen grippeähnlichen Symptomen (Kopf- und Gliederschmerzen, leichte Temperaturen). 2–3 Tage später hochfieberhafter Krankheitsverlauf 39–41 °C, der häufig als Kontinuum über Wochen anhalten und mit einem schweren Krankheitsgefühl mit Allgemein- und Abdominalbeschwerden einhergehen kann. Komplikationen: Darmblutungen, Darmperforationen mit Peritonitis, Osteomyelitis, Endokarditis, Meningitis, Cholezystitis, Thromboembolie u. a.

**Paratyphus:** Die klinischen Symptome ähneln denen des Typhus. Der Verlauf ist jedoch im Allgemeinen leichter. Vorwiegend enteritische Verlaufsformen sind häufiger. Beim Paratyphus B gibt es einen Typ der nur Enteritis-Symtome und einen anderen, der gleichzeitig systemische Verläufe zeigt.

In aller Regel ist ein Krankenhausaufenthalt bei Typhus- und Paratyphuserkrankten bei gleichzeitiger Quarantäne notwendig.

### Untersuchungen, Diagnostik und Differenzialdiagnostik

**Enteritis-Salmonellen:** Der Erregernachweis erfolgt aus Stuhl, rektalen Abstrichen, Erbrochenem und aus verdächtigen Lebensmitteln, bei systemischen Verläufen aus Blutkulturen.

**Typhus/Paratyphus-Salmonellen:** Der Erregernachweis erfolgt aus Stuhl, Urin, Erbrochenem und Blut mittels Kultur, evtl. auch durch Antikörpernachweis.

### Auswirkungen auf die Schwangerschaft und mütterliche Prognose

Entsprechend der speziellen immunologischen Situation sind Schwangere für Salmonelleninfektionen besonders gefährdet. Der Verlauf kann schwerer sein als in der Normalbevölkerung. Im Vordergrund der Symptomatik stehen der Flüssigkeitsverlust, die Elektrolytverschiebungen, Herz-Kreislauf-Beschwerden und bei ausgeprägten systemischen Infektionen, z. B. bei Typhus und Paratyphus, das evtl. über mehrere Wochen anhaltende hohe Fieber bis 40 °C. Folge können vorzeitige Wehen mit der Gefahr eines Aborts, einer Frühgeburt oder einer Totgeburt sein. Während der Geburt ist die Transmission auf das Kind möglich.

### Prognose für das Kind

Die kindliche Gefährdung hängt ab von der Schwere der mütterlichen Allgemeinerkrankung, die im Extremfall für die Mutter und damit auch für das Kind lebensbedrohlich sein kann. Febril toxisch besteht die Möglichkeit einer vorzeitigen Wehentätigkeit mit der Gefahr des Aborts, der Früh- und Totgeburt.

Wegen der möglichen Übertragung auf das Kind während der Geburt bei Erkrankung oder bei Dauerausscheidung, muss die entsprechende Diagnostik veranlasst werden. Die ersten Symptome einer evtl. Erkrankung treten einige Tage nach der Entbindung auf. Bei unbehandelten Salmonelleninfektionen der Mutter sind konnatale Infektionen des Kindes, als Hinweis einer materno-fetalen Transmission im Verlauf der Bakteriämie, beschrieben worden.

### Prävention

**Enteritis-Salmonellen:** Im Vordergrund stehen allgemeine Hygienemaßnahmen bei der Zubereitung und Lagerung von Lebensmitteln und Speisen (nicht nur in Großküchen) besonders beim Auftauen von Geflügel (Salmonellen befinden sich im Tauwasser), Lagerung von rohem Fleisch, Wurstwaren und allen Speisen, die mit Eiern verarbeitet werden im Kühlschrank. Ausreichendes Erhitzen von Speisen bei Temperaturen > 70 °C für mindestens 10 Minuten.

**Typhus/Paratyphus:** Allgemeine Hygienemaßnahmen bei der Verarbeitung und Lagerung von Lebensmitteln. Trinkwasser ist der wichtigste Infektionsweg, deshalb gilt die alte Regel: Peel it, cook it, or forget it.

Es gibt einen oralen und parenteralen Impfstoff. Auf die durch das Gesundheitsamt vorgeschriebenen Kontrollen und die Auswirkungen auf die Berufstätigkeit in Lebensmittelbetrieben oder Gemeinschaftseinrichtungen soll in diesem Rahmen nicht eingegangen werden.

### Betreuung der Schwangeren

Erkrankte Schwangere sollten wegen des erhöhten Flüssigkeits- und Elektrolytverlustes stationär aufgenommen werden. Das gilt besonders bei einer systemischen Infektion wegen des schlechten Allgemeinbefindens sowie der mütterlichen und damit auch kindlichen Gefährdung. Die Betreuung und Therapie muss in Isolation erfolgen. Solange Salmonellen ausgeschieden werden sollte nicht gestillt werden.

Bei und nach der Entbindung können Hebammen, Ärzte und Pflegepersonal gefährdet sein.

### Therapie

Zur Therapie der Salmonellose empfiehlt ein RKI-Ratgeber: „Bei **gastroenteritischem** Verlauf erfolgt keine Antibiotikatherapie, da hierdurch die Bakterienausscheidung verlängert werden kann (26). Normalerweise gilt es, nur den Flüssigkeits- und Elektrolytverlust auszugleichen. Eine antimikrobielle Therapie ist angezeigt bei **schweren Verlaufsformen** im Sinne eines systemic inflammatory response syndrome (SIRS) bzw. einer Sepsis“ (RKI 2015a).

Substitution von Flüssigkeit und Elektrolyten haben demnach Priorität ebenso die Isolation und stationäre Aufnahme. Bei Enteritis-Salmonelleninfektion ist eine antibiotische Therapie nur bei schwerer systemischer Erkrankung indiziert, bei Typhus/Paratyphus ist sie obligat. Mittel der Wahl sind Cephalosporine und Amoxicillin. Chinolone sollten in der Schwangerschaft gemieden werden.

Zum Typhus empfiehlt ein RKI-Ratgeber: „Bei Typhus und Paratyphus muss mit schweren klinischen Krankheitsbildern gerechnet werden. An Typhus oder Paratyphus Erkrankte sollten in jedem Fall antibiotisch behandelt werden“ (RKI 2015b). Für Schwangere geeignete Antibiotika sind z. B Ceftriaxon oder Amoxicillin.

**Zusammenfassung**

- Salmonellen (S) gehören zu den stäbchenförmigen, gramnegativen, begeißelten Bakterien.
- Man unterscheidet 2 Gruppen: *Salmonella enterica* (> 2 500 Subtypen) und *Salmonella bongori* (etwa 60 Subtypen).
- Für den Menschen sind wichtig: *S. enteritidis* (etwa 60 %), *S. typhi*, *S. paratyphi* A, B, C und *S. typhi murium* (etwa 20 %).
- Hauptreservoir ist der Darm von Tieren und Menschen. Infektionsquellen sind vor allem infizierte Lebensmittel und kontaminiertes Wasser.
- Hauptsymptome sind Durchfälle, Bauchschmerzen, Fieber mit schlechtem Allgemeinbefinden. Schwere systemische Infektionen können auftreten. Sie sind bei Typhus und Paratyphus obligat.
- Die Diagnose wird anhand des Erregernachweises aus dem Stuhl, Urin, Blut oder kontaminierten Lebensmitteln gestellt.
- Schwangere sind gefährdet für eine Infektion, die Verläufe sind schwerer als außerhalb der Gravidität. Eine frühzeitige stationäre Aufnahme und Isolation ist anzustreben, um Komplikationen für Mutter und Kind zu vermeiden.
- Bei systemischen Verläufen kann Lebensgefahr für die Mutter bestehen.
- Das Kind ist gefährdet durch Abort, Frühgeburt, Totgeburt. Eine Übertragung während der Geburt bei Dauerausscheidern oder akut Erkrankten ist möglich. Konnatale Infektionen sind beschrieben.
- Ausscheider sollten wegen der Gefahr der Infektion des Kindes nicht stillen.
- Prävention: Einhalten von Hygienemaßnahmen bei der Zubereitung von Speisen, besonders von Geflügel und rohen Eiern. Zur Typhus-/Paratyphusprophylaxe: Peel it, cook it, or forget it.
- Zur Prävention von Typhus stehen parenteral zu verabreichende und orale Impfstoffe zur Verfügung.
- Therapie: Wichtigste Maßnahme ist die Substitution von Flüssigkeit und Elektrolyten, die Isolation und stationäre Aufnahme. Bei Enteritis-Salmonelleninfektion ist eine antibiotische Therapie nur bei schwerer systemischer Erkrankung indiziert, bei Typhus/Paratyphus ist sie obligat. Mittel der Wahl sind Cephalosporine und Amoxicillin.

7

## 7.3.9 Aminkolpitis, bakterielle Vaginose

### Einführung

Die Aminkolpitis ist mit einer Prävalenz von 10 % die häufigste Störung des Milieus in der Vagina bei geschlechtsreifen Frauen. 40 % der infizierten Frauen sind asymptomatisch. Synonyme: bakterielle Vaginose, Gardnerella-Vaginitis, unspezifische Kolpitis, Anaerobiervaginose.

### Klassifizierung/Definition

Die Aminkolpitis ist eine Dysbiose des Scheidenmilieus. Ursache dieser Mischinfektion ist eine Reduktion der Milchsäurebakterien bei gleichzeitiger massiver Zunahme verschiedener, hauptsächlich gramnegativer Bakterien. Leitkeim ist *Gardnerella vaginalis*, ein grampositives, fakultativ anaerobes Bakterium. Andere häufig nachweisbare Bakterien sind: Bacteroides spp. (mit bis zu 20 möglichen anaeroben Subspezies), Peptostreptokokken, Mykoplasmen, Fusobacterium ssp., Mociluncus ssp. u. a.

### Ätiologie, Pathogenese und Pathophysiologie

Die Ätiologie und Pathogenese ist im Einzelnen nicht klar definiert. Es scheint sich um ein multifaktorielles Geschehen zu handeln. Die Erreger kommen häufig aus dem Darm. Psychosozialer Stress ist einer der bekannten Risikofaktoren, daneben wird eine Reihe von individuellen immunologischen Reaktionen diskutiert. Der normale pH-Wert der Scheide ist sauer (3,8–4,2) und wird durch die Milchsäurebildung der Lactobazillen induziert, das einer Vermehrung von Anaerobiern entgegenwirkt. Frauen mit rezidivierender Aminkolpitis sind vermehrt mit atypischen Lactobazillenstämmen besiedelt, die oft kein Wasserstoffperoxid bilden können. Wasserstoffperoxid wirkt bakterizid gegen Anaerobier. Begünstigend für eine Vermehrung der Anaerobier sind alkalisierende Ursachen wie Östrogenmangel, Blutungen, nekrotisches Gewebe. Pathophysiologisch findet man bei einer Aminkolpitis einen bakteriellen Biofilm, der aus meist mehreren Bakterienarten, eingebettet in einer wässrig-schleimartigen Matrix, besteht und dem Vaginalepithel anhaftet. Zellen mit einem solchen Biofilm sind auch im Urin nachweisbar.

**Übertragung:** Es gehört zu den STD (sexuell transmitted diseases). Zumindest scheint der Geschlechtsverkehr einer der wichtigsten Ursachen der Aminkolpitis zu sein.

**Aszendierende Infektionen:** Sie führen in der Schwangerschaft und post partum zu Komplikationen.

### Klinisches Bild und Symptomatik

Charakteristisch ist der fischartige Geruch, der sich besonders nach dem Verkehr verstärkt. Er entsteht durch Freisetzung von Amin bei der Aufspaltung von Harnstoff. Häufig tritt auch ein grau-weißlicher, dünnflüssiger Fluor mit einem unangenehmen Nässegefühl auf. Im Gegensatz zu anderen Kolpitiden gehören Rötung, Jucken, Brennen oder Schmerzen normalerweise nicht zu den typischen Symptomen.

Klinisch besteht bei Nichtgraviden ein Risiko für aszendierende Infektionen in Form von Endometritis, Adnexitis und Tuboovarialabszess. Eine liegende Spirale ist ein zusätzlicher Risikofaktor.

### Untersuchungen, Diagnostik und Differenzialdiagnostik

Die Diagnose wird gestellt, wenn mindestens drei der folgenden Befunde erhoben werden:

- dünnflüssiger, homogener Fluor,
- pH-Wert der Scheide > 4,5,
- Amingeruch des Fluors, insbesondere nach Alkalisierung mit 10%iger Kalilauge (Amintest),
- Nachweis von Clue cells im Nativpräparat oder nach Methylenblaufärbung (vaginale Epithelien mit einem dichten Bakterienrasen auf ihrer Oberfläche).

### Auswirkungen auf die Schwangerschaft und mütterliche Prognose

Die Häufigkeit der bakteriellen Vaginose wird in der Gravidität mit 10–20 % angegeben. Die Schwangerschaft wird kompliziert durch eine aszendierende Infektion, die nicht selten zum Amnioninfektionssyndrom, zum vorzeitigen Blasensprung und zur Frühgeburt führt. Häufig sind Fieber unter der Geburt. Post partum treten gehäuft Endometritiden und Wundinfektionen, z. B. der Episiotomie oder nach Sectio, auf.

### Prognose für das Kind

Die perinatale Mortalität ist erhöht durch die Infektion und die Frühgeburtlichkeit.

### Prävention

Die regelmäßige pH-Messung entweder als Selbstmessung durch die Schwangere oder regelmäßig im Rahmen einer Schwangerenvorsorge in Verbindung mit einem Nativpräparat ist die beste Prävention.

### Betreuung der Schwangeren

Die pH-Messung in der Vagina und das Nativpräparat gehören zu den routinemäßigen Selbstverständlichkeiten in der Schwangerenbetreuung. pH-Verschiebungen (> 4,5), deren Ursache häufig eine bakterielle Vaginose ist, sollten Anlass sein im Nativpräparat oder nach Methylenblau-Färbung nach Clue cells zu suchen und einen Amintest durchzuführen. Dadurch lässt sich eine Aminkolpitis frühzeitig erkennen und präventiv behandeln, sodass Spätaborte und Frühgeburten vermieden werden können.

### Therapie

Die Behandlung der asymptomatischen abnormalen Vaginalflora und bakteriellen Vaginose (BV) früh im 2. Trimenon mit Clindamycin 2 × 300 mg/d oral für 5 Tage reduziert signifikant die Rate später Fehlgeburten: Dies ergab eine randomisierte Placebo-kontrollierte Studie bei 485 Frauen in London (Ugwumadu et al. 2003).

Nach der DGGG-Leitlinie „kann in der Schwangerschaft trotz theoretischer Bedenken und nach Beratung der Patientin Metronidazol nach dem 1. Trimenon systemisch gegeben werden. Alternativ kommt eine lokale vaginale Behandlung mit 500–1 000 mg Metronidazol über 7 Tage in Betracht. Nach dem 1. Trimenon kann auch Clindamycin 2 × 300 mg/Tag p. o. für 7 Tage verordnet werden. Die tägliche intravaginale Gabe von 5 g 2%iger Clindamycin Vaginalcreme für 7 Tage führt zu dem Metronidazol vergleichbaren Heilungsraten bei nur geringen Nebenwirkungen und zugleich unbedenklicher Anwendung in der Gravidität. Untersuchungen weisen allerdings darauf hin, dass die Behandlung der BV in der Schwangerschaft zur Prophylaxe der Frühgeburtlichkeit bei Hochrisikopatientinnen (z. B. nach Frühgeburt) nur dann effektiv ist, wenn sie systemisch erfolgt“ (DGGG 2013; Leitich et al. 2003).

Für die Therapie sind Mittel der Wahl: Topisch Clindamycin-Creme 2 % oder Metronidazol-Gel 0,75 % sowie die Gabe von Lactobazillen. Systemisch Clindamycin oral oder Metronidazol nach der 12. SSW. Alkoholkonsum sollte während der Behandlung mit Metronidazol systemisch und 24 Stunden danach gemieden werden (Workowski et al. 2010).

### Zusammenfassung

- Die Aminkolpitis ist mit einer Prävalenz von 10 % die häufigste Störung des Scheidenmilieus bei der geschlechtsreifen Frau. Es handelt sich um eine Dysbiose mit einer Reduktion der Milchsäurebakterien und einer Vermehrung gramnegativer Bakterien. Leitkeim ist *Gardnerella vaginalis*.
- Symptome: Charakteristisch ist der fischartige Geruch, der durch Bildung von Amin entsteht. Häufig tritt ein grau-weißlicher, dünnflüssiger Fluor mit einem unangenehmen Nässegefühl auf. Bei Nichtgraviden besteht das Risiko einer aszendierenden Infektion mit Endometritis, Adnexitis, Tuboovarialabszess.
- Diagnose: Sie wird gestellt, wenn mindestens drei der folgenden Befunde erhoben werden: dünnflüssiger, homogener Fluor, pH-Wert der Scheide > 4,5, Amingeruch des Fluors, Nachweis von Clue cells.
- Die Schwangerschaft ist kompliziert durch eine aszendierende Infektion, die zum Amnioninfektionssyndrom, zum vorzeitigen Blasensprung und zur Frühgeburt mit entsprechend erhöhter perinataler Mortalität führen kann. Gehäuft sind außerdem Fieber unter der Geburt, eine postpartale Endometritis und Wundinfektionen, z. B. der Episiotomie und nach Sectio.

- Die beste Prävention ist die frühzeitige und regelmäßige pH-Messung in der Vagina sowie die Beurteilung des Fluors im Nativpräparat, in Verbindung mit der vaginalen oder oralen Therapie.
- Mittel der Wahl sind:
  - topisch: 2%ige Clindamycincreme oder 0,75%iges Metronidazolgel sowie die Gabe von Lactobazillen,
  - systemisch: Clindamycin oral, Metronidazol nach der 12. SSW.

## 7.3.10 Tuberkulose

### Einführung

Die Tuberkulose (Synonyme: Morbus Koch, Schwindsucht) ist eine meist chronisch verlaufende, selten akute Infektion. Bevorzugt ist die Lunge betroffen. Zu 80 % bleibt sie dort stationär. 20 % sind auch extrapulmonal nachweisbar. Typische Manifestation außerhalb sind der Darm- und Urogenitaltrakt (Nieren, Nebenhoden, Adnexe, Uterus), extrathorakale Lymphknoten, Knochen, Gelenke und Meningen.

Während die Tuberkulose in Industriestaaten derzeit keine bedeutende Erkrankung darstellt, handelt es sich in Entwicklungsländern um eine schwerwiegende Erkrankung. Nach HIV und Malaria ist sie in diesen Ländern die Nummer 3 tödlicher Infektionsverläufe. Das Robert-Koch-Institut (RKI) registriert etwa 5 000 Neuerkrankungen pro Jahr in Deutschland. Durch eine zunehmende Migration wird mit einem Anstieg gerechnet. Die Tuberkulose ist eine meldepflichtige Erkrankung.

### Klassifizierung/Definition

Erreger ist das *Mycobacterium tuberculosis*, das 1882 von Robert Koch entdeckt wurde. Es handelt sich um ein aerobes, unbewegliches, langsam wachsendes, stäbchenförmiges Bakterium aus der Familie Mycobacteriaceae. Die häufigsten Erreger sind das *Mycobacterium tuberculosis*. Seltener sind *Mycobacterium bovis*, *Mycobacterium africanum*, *Mycobacterium microti*.

- Eine **aktive Tuberkulose** liegt vor, wenn eine floride Erkrankung nachweisbar ist, z. B. mit einem positiven Erregernachweis im Ausstrich oder in der Histologie.
- Eine **offene Tuberkulose** liegt vor, wenn Erreger durch Körpersekrete, z. B. Sputum oder Urin, auf natürlichem Wege nach außen gelangen. Es besteht dann eine hohe Infektiosität mit der Notwendigkeit der Isolation.
- Eine **Miliartuberkulose** liegt vor, wenn sich die Tuberkelbakterien bei schlechter Abwehrlage über den Blutweg in Form kleiner hirsekorngroßer Knötchen in verschiedenen Organen manifestieren. Es handelt sich um ein schweres, lebensbedrohliches Bild der Erkrankung.
- Eine **latente tuberkulöse Infektion (LTBI)** liegt vor, wenn vitale Tuberkelbakterien nach einer Primärinfektion im Organismus ohne Organbefund bzw. ohne Erkrankung persistieren

### Ätiologie, Pathogenese und Pathophysiologie

Die Tuberkulose ist eine weltweit verbreitete Infektionserkrankung. Die Infektion erfolgt meist über eine Tröpfcheninfektion erkrankter Menschen. Möglich ist auch eine Übertragung durch kontaminierte Instrumente oder Nahrungsmittel, durch Schmierinfektion auf Wunden, intrauterin bei Infektion der Gebärmutter, sub partu bei einer urogenitalen Tuberkulose der Mutter. Da auch Rinder an Tuberkulose erkranken können stellt die Rohmilch bis heute in Infektionsgebieten eine wichtige Infektionsquelle dar, die man durch Pasteurisierung eliminieren kann. Dies gilt jedoch nur für Entwicklungsländer, denn in Europa gibt es keine Rindertuberkulose mehr.

Wichtig für eine Infektionsverhütung ist eine gute Immunitätslage. Daneben ist die Häufigkeit des Kontaktes zu infizierten Personen, die Menge und Virulenz der inhalierten Erreger entscheidend.

Die **Inkubationszeit** beträgt etwa 6–8 Wochen. Von den infizierten Personen erkranken nur etwa 5–10 %, davon die Hälfte innerhalb von 2–3 Jahren nach der Infektion. Nach der Infektion entsteht eine für die Tuberkulose spezifische Entzündungsreaktion, d. h. die Bakterien werden von Fresszellen eingekapselt, es bildet sich eine Granulom, das sog. **Tuberkulom** (tuberkulöser Primäraffekt). Die benachbarten Lymphknoten schwellen an, es entsteht der sog. Primärkomplex, der z. B. im Röntgenbild der Lunge sichtbar ist. Nach der Einkapselung können die Erreger jahrelang im Körper überleben, ohne dass die Erkrankung ausbrechen muss. Der Primärkomplex kann sich allmählich zurückbilden und eine verkalkte und im Röntgenbild sichtbare Narbe hinterlassen. Abgekapselte Bakterien können allerdings im Körper über viele Jahre überleben und bei schlechter Immunitätslage, häufig bei einer Aids-Infektion, Drogenabusus, aber auch im Alter (Alterstuberkulose) reaktiviert werden (sog. Reaktivierung oder **postprimäre Tuberkulose**).

### Klinisches Bild und Symptomatik

Die Symptome einer Tuberkulose sind unspezifisch, meist grippeähnlich, z. B. Husten, Fieber, Nachtschweiß, Müdigkeit oder Schüttelfrost. Länger anhaltende Hustenanfälle, insbesondere mit blutigem Auswurf und eine unerklärliche Gewichtsabnahme (Schwindsucht) sowie eine schleichende Verschlechterung des Allgemeinzustands können richtungsweisend sein. Unspezifische Bauchschmerzen können Anzeichen für einen Darmbefall sein. Gleiches gilt für die Urogenitaltuberkulose, die sich durch Blut im Urin oder eine eingeschränkte Nierenfunktion manifestiert.

Sind die weiblichen Geschlechtsorgane befallen, beginnt die Erkrankung meist in beiden Eileitern und breitet sich von dort auf die Eierstöcke und in die Gebärmutter aus. Häufig sind Menstruationsbeschwerden. Es kann eine Unfruchtbarkeit entstehen.

Bei Männern gelangen die Tuberkelbakterien häufig zuerst in die Nebenhoden und breiten sich dann weiter über die Samenwege in die Hoden und die Prostata aus. Folge sind schmerzhafte Schwellungen der Hoden bzw. der Nebenhoden und eine Prostatitis.

### Untersuchungen, Diagnostik und Differenzialdiagnostik

#### Allgemein

- Tuberkulin-Hauttest (THT): Dabei wird gereinigtes Tuberkulin in die Haut injiziert. Der Test kann nicht zwischen einer alten und einer frischen Infektion unterscheiden. Falsch positive Ergebnisse treten bei Patienten auf, die zuvor eine BCG-Impfung erhalten haben oder auf andere Weise mit Mykobakterien in Kontakt gekommen sind. Falsch negative Ergebnisse sind möglich bei Patienten, die an immunvermittelten entzündlichen Erkrankungen leiden oder Immunsuppressiva einnehmen.
- Interferon-gamma-Freisetzungstest (Synonyme: γ-Interferon-Test, engl. Interferon-Gamma-Release Assay, IGRA): Die Spezifität für den Nachweis einer latenten Tuberkulose ist höher als beim Tuberkulin-Hauttest; das Testergebnis wird durch eine vorangegangene BCG-Impfung nicht beeinträchtigt.
- Bakteriologische Untersuchung (mikroskopisch und kulturell): Sputum, Magensaft (3 Proben an 3 aufeinander folgenden Tagen), Urin, Lymphknoten, sonstiges Gewebe (ggf. bronchoskopisches Material); der kulturelle Nachweis dauert 3–8 Wochen.
- Molekulargenetische Verfahren (Tbc-PCR): schnellster Nachweis: < 24 h
- Resistogramm!
- Differenzialblutbild [Monozytose]: Tuberkulintest in Kombination mit einem Differenzialblutbild eignet sich zur Feststellung des Übergangs von einer latenten in eine aktive Tuberkulose.
- Röntgen-Thorax: Verdächtige Befunde müssen durch die Labordiagnostik, z. B. Tuberkulin-Hauttest, erhärtet werden.

- Computertomografie, Kernspintomografie oder Magnetresonanztomografie sind nur für ganz spezielle Fragestellungen sinnvoll.

#### Schwangerschaft

Der Tuberkulin-Hauttest ist in der Schwangerschaft unproblematisch. Er sollte bei allen Graviden aus Ländern mit hoher Tuberkuloseinzidenz, bei HIV positiven und drogenabhängigen Schwangeren empfohlen werden.

Bei einem positiven Tuberkulintest ist auch eine Röntgen-Thorax-Untersuchung unter Abdeckung des Abdomens indiziert (Cave: bei 10–20 % von Patienten, die aktiv an einer Tuberkulose erkrankt sind, kann der Test zunächst negativ sein z. B. HIV-Patienten, Miliartuberkulose. Dies bedeutet, dass bei negativem Test und typischen Symptomen trotzdem eine Röntgen-Thorax-Untersuchung ventiliert werden sollte).

Alle andere Diagnostik ist wie außerhalb der Gravidität durchzuführen.

### Auswirkungen auf die Schwangerschaft und mütterliche Prognose

Die veränderte Immunitätslage in der Schwangerschaft scheint die Gefahr einer Neuinfektion und auch die Reaktivierungsrate zu erhöhen. Dies gilt besonders für Immungeschwächte (z. B. HIV, Drogenabhängige).

Eine akute, aktive Erkrankung in der Schwangerschaft hat denselben Verlauf wie außerhalb der Gravidität. Die mütterliche Prognose wird nicht negativ beeinflusst. Jedoch muss und kann jede Erkrankung auch in der Schwangerschaft gut therapiert werden. Eine latente tuberkulöse Infektion hat keinen Einfluss auf den Schwangerschaftsverlauf.

### Prognose für das Kind

Die Prognose für das Kind ist gut. Es gibt keinerlei Hinweise für ein Fehlbildungsrisiko durch die Erkrankung. Gelegentlich wurde ein niedriges Geburtsgewicht und eine erhöhte Frühgeburtenrate beobachtet, wobei der Zusammenhang mit der Erkrankung nicht sicher war. Es gibt keinerlei Indikation für eine Abruptio.

Ganz selten sind intrauterine Infektionen des Kindes beschrieben. Diese kongenitalen Tuberkulosen haben allerdings eine schlechte Prognose. Die Mortalität beträgt etwa 50 %. Auch eine perinatale Infektion des Kindes während der Geburt durch infiziertes Fruchtwasser oder bei der sehr seltenen urogenitalen Tuberkulose ist möglich. Postpartal kann sich das Kind bei einer aktiven Tuberkulose der Mutter, z. B. durch Inhalation, infizieren. Deshalb sollte eine hochansteckende Mutter von dem Kind getrennt werden.

Bei einer intrauterinen Therapie mit Isoniazid, Rifampicin, Ethambutol gibt es nach bisherigem Wissensstand keine teratogenen oder fetotoxischen Effekte. Deshalb gibt es auch bei der Therapie während der Schwangerschaft keine Indikation für eine Abruptio. Bei Pyrazinamid gibt es nicht genügend Untersuchungen in der Schwangerschaft, sodass es als Reservemittel gilt. Lediglich eine Therapie mit Streptomycin oder anderen Aminoglykosiden sind kontraindiziert, da sie ototoxisch wirken können (▸ Kap. 7.3.10 Therapie).

#### Wochenbett

- Latente Tuberkulose: Bei einer latenten Tuberkulose mit der Konstellation: positiver Tuberkulintest, unauffälliger Röntgen-Thorax-Befund, negative Sputumpräparate, muss das Kind nicht von der Mutter separiert werden. Ob die Mutter eine prophylaktische Chemotherapie erhalten sollte, muss individuell entschieden werden, dazu gibt es derzeit keine Richtlinien.
- Aktive Tuberkulose: Das Kind sollte von Mutter getrennt werden bis die Mutter nicht mehr infektiös ist.
- Bei Befunden, die zwischen den beiden eben genannten Konstellationen liegen, muss individuell und nach Untersuchungsbefunden entschieden werden.
- Stillen: Unter antituberkulöser Therapie kann das Kind gestillt werden, ohne es zu gefährden. Nur Streptomycin sollte wegen seiner ototoxischen Wirkung nicht gegeben werden.

### Prävention

Die Prävention beinhaltet eine Reihe von Aspekten insbesondere die der

- frühzeitigen Erkennung gefährdeter oder infizierter Patienten bzw. Risikogruppen (HIV-Infizierte, Drogenabhängige, Obdachlose, Migranten aus Ländern mit hoher Tuberkuloseinzidenz),
- präventiven Therapie einer latenten tuberkulösen Infektion um einem Manifestwerden der Infektion vorzubeugen,
- Isolierung akut Erkrankter mit einer ansteckenden, offenen Tuberkulose.
- Impfung: Die BCG-Impfung wird von der STIKO seit 1998 wegen der nicht sicher belegbaren Wirksamkeit und schwerwiegenden Nebenwirkungen nicht mehr empfohlen. Dies entspricht auch den Empfehlungen der WHO. Sie empfiehlt in Ländern, in denen die Infektionsrate <0,1 % ist, keine flächendeckende BCG Impfung mehr durchzuführen.
- Umgebungsuntersuchung von Kontaktpersonen, um eine weitere Ausbreitung der Tuberkulose zu verhindern, Infizierte frühzeitig zu erkennen und einer präventiven Behandlung zuzuführen.
- Hygienemaßnahmen: Dabei handelt es sich um allgemeingültige Maßnahmen, die sich aus der Kenntnis der Erkrankung, der Ausbreitung, dem individuellen Risiko usw. für die Erkrankten, die Behandelnden und die Kontaktpersonen ergeben. Dies betrifft natürlich auch die Betreuung der Schwangerschaft, die Entbindung und das Wochenbett. Auf Einzelheiten, die sehr umfangreich sein können, soll in diesem Rahmen nicht weiter eingegangen werden.

### Betreuung der Schwangeren

Die Betreuung der Schwangeren richtet sich nach der Art der Erkrankung (latent, akut, offen, miliar etc.) und der eingeleiteten oder zu diskutierenden Therapie. Vonseiten der Schwangerschaft sind keine speziellen Untersuchungen notwendig. Zur Beruhigung der erkrankten Schwangeren sind sicherlich verkürzte Untersuchungsabstände sinnvoll und anzuraten.

### Therapie

Die WHO empfiehlt, dass die Therapie der Tuberkulose bei Schwangeren dieselbe wie bei Nichtschwangeren sein soll (Mnyani & McIntyre 2011). Mit Ausnahme von Streptomycin werden alle First-line-Antituberkulotika (Isoniazid, Rifampicin, Ethambutol und Pyrazinamid) als sicher für die Anwendung in der Schwangerschaft angesehen und haben keine nachgewiesenen teratogenen Wirkungen. Die Streptomycin-induzierte fetale Ototoxizität, die zur Beeinträchtigung des Gehörs und irreversibler angeborener Taubheit führt, betrifft eines von sechs Neugeborenen. Deshalb sollte Streptomycin in der gesamten Schwangerschaft nicht verwendet werden (Jana et al. 2012).

Die Kurzzeitchemotherapie für sechs Monate ist in der Schwangerschaft wirksam. Die **multi-drug-resistant-Tuberkulose** (**MDR-TB**) ist resistent sowohl gegen Isoniazid als auch gegen Rifampicin und erfordert second-line-Antituberkulotika. Diese sind wegen teratogener Wirkungen möglicherweise in der Schwangerschaft nicht sicher, insbesondere Aminoglykoside und Chinolone. In dieser Situation ist eine detaillierte Beratung erforderlich. Die Evidenz ist insgesamt dürftig und widersprüchlich (Jana et al. 2012). Von einer Gruppe von 38 Schwangeren mit behandelter MDR-TB wurde über günstige Schwangerschaftsausgänge berichtet (Palacios et al. 2009). Auch andere erfolgreiche Behandlungen einer MDR-TB in der Schwangerschaft wurden publiziert (Übersicht bei Mnyani & McIntyre 2011).

Bedaquilin ist zur Behandlung der MDR-TB zugelassen und hat sich vor allem für die Behandlung der **extensively drug-resistant-Tuberkulose (XDR-TB)** derzeit zu einem wertvollen Mittel entwickelt. XDR-TB ist definiert als MDR-TB mit zusätzlicher Resistenz gegen jegliches Chinolon und mindestens eines von drei injizierbaren Antituberkulotika. Bedaquilin kann auf Fall-zu-Fall-Basis auch für Schwangere verwendet werden, wenn eine andere effektive Methode nicht zur Verfügung steht (CDC 2013). Für Delamanid wird geraten, es während der Schwangerschaft möglichst nicht zu verwenden.

Für Rifampicin wird die Vitamin-K-Prophylaxe empfohlen. Außerhalb der Schwangerschaft ist für Rifampicin zu bedenken, dass es aufgrund seiner Enzym induzierenden Eigenschaft die Zuverlässigkeit der Wirkung hormonaler Kontrazeptiva beeinträchtigt.

Eine spezielle Herausforderung stellt die Behandlung einer HIV-TB-Koinfektion dar.


## Zusammenfassung

- Tuberkulose ist eine meist chronisch verlaufende, selten akute Infektion, die bevorzugt die Lunge (80 %) betrifft. Sie wird durch Tröpfcheninfektion übertragen. Typische Manifestation außerhalb sind der Urogenital- und Darmtrakt, extrathorakale Lymphknoten, Knochen, Gelenke, Meningen.
- Die Tuberkulose stellt in Industriestaaten derzeit keine bedeutende Erkrankung dar. In Entwicklungsländern ist sie weit verbreitet und gehört mit zu den führenden Mortalitätsursachen von Infektionserkrankungen.
- Haupterreger ist *Mycobacterium tuberculosis*, seltener sind *Mycobacterium bovis*, *Mycobacterium africanum*, *Mycobacterium microti.*
- Die Inkubationszeit beträgt 6–8 Wochen.
- Nach der Infektion entsteht eine Entzündungsreaktion mit Granulombildung und Lymphknotenbeteiligung der sog. Primärkomplex, der z. B. im Röntgenbild der Lunge sichtbar ist. Entweder kommt es zu einer akuten Erkrankung oder die abgekapselten Erreger können im Körper jahrelang überleben, die sog. latente tuberkulöse Infektion (LTBI) und evtl. bei schlechter Immunitätslage reaktiviert werden wie bei Aidsinfektion, Drogenabusus oder auch im Alter.
- Die Symptome sind unspezifisch, meist grippeähnlich, z. B. Husten, Fieber, Nachtschweiß, Gewichtsabnahme, schleichende Verschlechterung des Allgemeinbefindens.
- **Diagnostik:** Tuberkulin-Hauttest, Interferon-gamma-Freisetzungstest, bakteriologische Untersuchung (z. B. Sputum, Magensaft, Urin), Molekulargenetik, Röntgen-Thorax.
- **Schwangerschaft:** Die veränderte Immunitätslage in der Schwangerschaft scheint die Gefahr einer Neuinfektion und auch die Reaktivierungsrate zu erhöhen. Dies gilt besonders für Immungeschwächte (z. B. HIV, Drogenabhängige). Der Verlauf einer Tuberkulose wird durch die Schwangerschaft nicht negativ beeinflusst. Die Betreuung der Schwangerschaft richtet sich nach der Art der Erkrankung (latent, akut, offen etc.) und der eingeleiteten oder zu diskutieren Therapie. Vonseiten der Schwangerschaft sind keine speziellen Untersuchungen notwendig.
- **Kind:** Es besteht kein Fehlbildungsrisiko, deshalb auch keine Indikation zur Abruptio. Selten sind niedrigere Geburtsgewichte und eine erhöhte Frühgeburtsrate. Extrem selten ist eine konnatale Tuberkulose (Mortalität 50 %). Eine perinatale Infektion über infiziertes Fruchtwasser oder den infizierten Urogenitaltrakt ist ebenso möglich wie eine postpartale Ansteckung des Kindes durch Tröpfcheninfektion bei akuter Infektion der Mutter.
- **Wochenbett:** Nur bei einer aktiven Tuberkulose muss das Kind von der Mutter getrennt werden. Unter antituberkulostatischer Therapie kann das Kind gestillt werden.

- **Therapie:** Folgende Antibiotika dienen der Therapie: Isoniazid (INH), Rifampicin (RMP), Pyrazinamid (PZA), Ethambutol (EMB), Streptomycin (SM). Die Initialtherapie erfolgt meist als Dreifachkombination. In der Schwangerschaft wird INH + RMP + EMB empfohlen, da die meisten Erfahrungen vorliegen. PZA sollte wegen fehlender Daten nur als Reservemittel appliziert werden. Streptomycin ist wegen der ototoxischen Wirkung kontraindiziert. Bei Einnahme von Rifampicin sollte wegen möglicher Blutungskomplikationen beim Kind prophylaktisch Vitamin K gegeben werden.
- Eine Impfung in der Schwangerschaft ist kontraindiziert (Lebendimpfstoff). Auch außerhalb der Gravidität wird seit 2008 die Impfung von der STIKO nicht mehr empfohlen.

## 7.4 Pilzinfektionen

### 7.4.1 Vulvovaginale Candidose

#### Einführung

Pilz-, im engeren Sinne Candidabesiedlungen, auf der Haut und den Schleimhäuten kommen häufig bei Gesunden vor und sind nicht per se ein Hinweis auf eine therapiebedürftige Infektion. Dazu müssen bestimmte Bedingungen erfüllt sein.

#### Klassifizierung/Definition

Die sog. Candidiasis (Candidosis) ist eine Infektionserkrankung durch Pilze der Gattung Candida. Sie gehören zu den Hefepilzen. Mehr als 150 Arten sind bekannt. Für den Menschen am wichtigsten sind:

- *Candida albicans* (etwa 80–90 %),
- *Candida glabrata* (etwa 5–10 %),
- *Candida krusei* (etwa 1–3 %),
- *Candida tropicalis.*

#### Ätiologie, Pathogenese und Pathophysiologie

Pilze insbesondere *Candida albicans* sind weit verbreitet und werden mit der Nahrung aufgenommen und durch menschlichen Kontakt übertragen.

Krankheitswert bekommt eine Pilzbesiedlung erst dann, wenn eine übermäßige Vermehrung als lokale Infektion zu einer Infektion der Haut, der besiedelten Schleimhäute (Mund, Ösophagus, Darm) oder der Vulva und Vagina führt. Davon zu unterscheiden ist die systemische Infektion nach Ausbreitung auf dem Blutweg mit Organbefall bis zur Candidasepsis führend.

Betroffen sind vor allem sehr junge und sehr alte, sehr kranke und immungeschwächte Personen sowie Schwangere und Neugeborene insbesondere Frühgeborene. Infektionen entstehen, wenn andere Mikroorganismen und das Immunsystem das Wachstum nicht mehr begrenzen können.

Begünstigt wird eine Infektion durch: chronisch feuchte Haut besonders in Hautfalten, erhöhte Schweißneigung, chronische Wunden, Medikamente (z. B. Corticosteroide, Antibiotika), Östrogene (insbesondere Gravidität), Immunschwäche (z. B. durch Chemotherapie, bei Tumoren, nach schweren Infektionen, Verbrennungen, Diabetes).

**Vermehrung:** Sie geschieht im Vulva- und Vaginalbereich unabhängig vom pH-Wert der Scheide. Der Zervixschleim ist wahrscheinlich eine wirksame Barriere gegen eine Aszension der Erreger, da diese im nichtgraviden Uterus und in den Tuben bisher nicht nachweisbar waren. Auch eine Infektion bei stehender Fruchtblase in der Gravidität gehört zu den absoluten Ausnahmen. Die generelle Übertragung durch Geschlechtsverkehr wird heute nicht mehr einheitlich vertreten. Die Vagina von nichtgraviden gesunden Frauen mit einer intakten Ovarialfunktion ist in etwa 10 % mit Candida besiedelt. Mit Beginn der Schwangerschaft verdoppelt oder verdreifacht sich die Rate. Die Inzidenz der Kolonisation bei gesunden postmenopausalen Frauen liegt bei 5–10 %.

**Intrauterine und peripartale Infektion:** Eine intrauterine Infektion findet nicht statt. Die Übertragung auf das Kind bei der Geburt ist mit etwa 80 % hoch.

### Klinisches Bild und Symptomatik

**Vulva, Vagina:** Das äußere Genitale und die Vagina sind gerötet, es besteht Juckreiz und Brennen, zunächst vermehrt dünner Fluor, der später käsig, evtl. auch krümelig wird und sich durch weiße, gelegentlich abstreifbare Beläge darstellt.

**Haut:** Schuppende Stellen mit gerötetem Randsaum (sog. Halskrausenschuppung), evtl. juckend oder brennend.

**Scheimhaut:** Weiße Beläge auf geröteten Grund, oft abstreifbar.

Bei systemischer Infektion richten sich die Symptome nach den befallenen Organen, z. B. Pneumonie, Endokarditis u. a.

### Untersuchungen, Diagnostik und Differenzialdiagnostik

Die Diagnose wird anhand der klinischen Symptomatik sowie dem Nachweis von Pilzen in der Kultur nach Abstrich, gelegentlich aus einer Gewebeprobe gestellt und im Vulva- und Vaginalbereich auch im Nativpräparat.

### Auswirkungen auf die Schwangerschaft und mütterliche Prognose

Der Schwangerschaftsverlauf und die mütterliche Prognose werden durch eine Pilzinfektion nicht beeinträchtigt. Die Schwangerschaft begünstigt durch den hohen Östrogengehalt das Wachstum von Pilzen. Trotz der hohen Kolonisationsrate von etwa 20–40 % am Ende Gravidität sind Infektionen mit entsprechenden klinischen Symptomen relativ selten. Post partum lassen sich auch ohne Therapie Pilze nur noch in etwa 5–7 % nachweisen.

### Prognose für das Kind

Während der vaginalen Geburt werden die Pilze mit etwa 80–90 % auf das Kind übertragen. Von der Haut aus werden die Mundhöhle und der Intestinaltrakt besiedelt. Da das gesunde und reife Neugeborene für eine Pilzinfektion hoch sensibel ist, kommt es in mindestens 90 % der Fälle zu einer Mund- und oder Anogenitalcandidose (Windeldermatitis) im ersten Lebensjahr. Der Häufigkeitsgipfel liegt mit 10–15 % in der 2.–4. Lebenswoche. Frühgeborene insbesondere unter 1 500 g sind extrem für eine Sepsis prädisponiert (4 % < 1 500 g, 10 % < 1 000 g).

Beim Stillen kann das kontaminierte oder infizierte Kind die Brustwarzen der Mutter besiedeln. Das kann die Ursache einer Rekolonisation des Kindes sein.

### Prävention

Der Aspekt der Prävention ist auf das Kind im Sinne einer Verhinderung der intrapartalen Kontamination fokussiert. Vorgeschlagen wird spätestens eine Woche vor Wehenbeginn, bei positiver Pilzkultur, unabhängig von klinischen Beschwerden eine intravaginale Therapie, am besten als Einmaldosis, durchzuführen.

### Betreuung der Schwangeren

Vorgeschlagen wird ab der 34. SSW eine Pilzkultur unabhängig von einer Symptomatik anzulegen. Obwohl durch Therapie eine Elimination der Pilze nicht in jedem Fall möglich ist, lässt sich die Kolonisation von etwa 30–40 % auf unter 10 % und die neonatale Infektion auf etwa 1–2 % in den ersten 4 Lebenswochen senken. Bei einer Frühgeburtssymptomatik muss entsprechend früher gehandelt werden.

### Therapie

Mittel der Wahl sind lokal anwendbare Antimykotika.

Für die orale Anwendung von Fluconazol wurde in einer dänischen Kohortenstudie ein signifikant erhöhtes (etwa 1,5-fach) Risiko für Spontanaborte im Vergleich zu nicht exponierten Frauen und Frauen mit topischer Azol-Exposition in der Schwangerschaft gefunden (MØlgaard-Nielsen et al. 2016). Eine andere Datenanalyse zeigte ein erhöhtes Risiko für Gaumenspalten und Transposition der großen Arterien (Howley et al. 2016). Eine Metaanalyse früherer Studien ergab keine Erhöhung des Risikos angeborener Missbildungen (Alsaad et al. 2015). Die gegenwärtige Datenlage ist somit uneinheitlich. Bis zur Verfügbarkeit weiterer Daten kann die Verordnung von Fluconazol in der Schwangerschaft in begründeten Einzelfällen gerechtfertigt sein.

**Zusammenfassung**

- Candidiasis ist eine Infektionserkrankung durch Pilze der Gattung Candida. Mehr als 150 Arten sind bekannt. Die für den Menschen wichtigsten sind: *Candida albicans* (80–90 %), *Candida glabrata* (5–10 %), *Candida krusei* (13 %).
- Krankheitswert hat eine Pilzbesiedlung erst dann, wenn eine übermäßige Vermehrung mit Symptomen an der Haut oder den Schleimhäuten stattfindet bzw. bei systemischem Befall Funktionsbeeinträchtigungen verschiedener Organe auftreten.
- Symptome:
  - Vulva, Vagina: Brennen, Juckreiz, Fluor, weiße Beläge,
  - Haut: schuppende Stellen mit gerötetem Randsaum,
  - Schleimhaut: weiße Beläge auf geröteten Grund, oft abstreifbar,
  - systemisch: Symptome der befallenen Organen, z. B. Pneumonie.
- Diagnose: Sie wird anhand der klinischen Symptome gestellt sowie durch den Nachweis von Pilzen in der Kultur, durch Gewebeproben, im Vulva- und Vaginalbereich auch im Nativpräparat.
- Der Schwangerschaftsverlauf wird durch eine Pilzinfektion nicht negativ beeinträchtigt.
- Während der vaginalen Geburt ist die Übertragungsrate auf das Kind 80–90 %. Für Neugeborene ist *Candida albicans* obligat pathogen. Systemische Pilzinfektionen mit Sepsis treten besonders bei Frühgeborenen auf.
- Zur Prävention wird ab der 34. SSW eine Pilzkultur unabhängig von der Symptomatik vorgeschlagen. Bei positivem Befund wird unabhängig von der klinischen Symptomatik behandelt. Auf diese Weise lässt sich die Kolonisation stark senken und die Infektion der Neugeborenen auf 1–2 % reduzieren.
- Mittel der Wahl sind lokal anwendbare Antimykotika.



## 7.5 Parasitäre Infektionen

### 7.5.1 Trichomonadeninfektion

#### Einführung

Die Trichomonadeninfektion gehört zu den am häufigsten sexuell übertragbarer Infektionen (STI, STD) weltweit. In Deutschland ist sie dagegen im Gegensatz zu früher zurzeit eher selten (< 0,1 % der gynäkologischen Patientinnen), ohne dass es dafür eine nachvollziehbare Ursache gibt. Allerdings gibt es keine verlässlichen Daten.

#### Klassifizierung/Definition

Trichomonaden sind einzellige Lebewesen (Urtierchen), die sich durch Geißeln selbstständig fortbewegen können. Von den verschiedenen Subspezies sind für den Menschen nur *Trichomonas vaginalis* pathogen.

#### Ätiologie, Pathogenese und Pathophysiologie

*Trichomonas vaginalis* bevorzugt ein feuchtwarmen Milieu. Es besiedelt die Vagina und die Harnröhre von Mann und Frau.

**Übertragung:** Die Übertragung erfolgt in erster Linie durch ungeschützten Geschlechtsverkehr, Petting, Benutzung von frisch kontaminiertem Sexspielzeug sowie der gemeinsamen Benutzung von Handtüchern, Waschlappen, Badeschwämmen etc. Selten sind Ansteckung in der Sauna oder in Bädern. Eine peripartale Infektion ist möglich

**Vermehrung:** In feuchtem Milieu können Trichomonaden lediglich einige Stunden außerhalb des Körpers überleben.

**Inkubationszeit:** Sie beträgt wenige Tage bis zu 3–4 Wochen.

### Klinisches Bild und Symptomatik

Etwa ¼ der Frauen und weit über 50 % der Männer zeigen trotz einer Trichomonadeninfektion keine Symptome. Männer sind deshalb häufig asymptomatische Überträger der Erkrankung. In > 90 % ist die Harnröhre bei einer Besiedlung der Vagina mit befallen. Obwohl die Trichomonadeninfektion nur auf den unteren Genitaltrakt beschränkt ist, kann sie Wegbereiter für eine aszendierende Infektion, z. B. mit Anaerobiern, sein. Häufig ist eine Trichomonadenkolpitis mit einer Aminkolpitis vergesellschaftet.

#### Symptome bei Frauen

- Pruritus vulvae et vaginae,
- scharfer, übel riechender, oft dünnflüssiger, schaumiger, gelbgrünlicher Fluor,
- Dysurie, Pollakisurie,
- Dyspareunie.

#### Symptome beim Mann (selten)

- Ausfluss aus der Harnröhre,
- Dysurie, Pollakisurie,
- ständiger Blasendruck und Nässen,
- chronische Prostatitis.

### Untersuchungen, Diagnostik und Differenzialdiagnostik

Richtungsweisend sind die typischen Beschwerden sowie der Fluor. Der Nachweis von Trichomonaden wird aus dem Sekret der Vagina oder aus Urinproben am besten und einfachsten nativ im Phasenkontrastmikroskop gestellt. Möglich sind auch: Kultur, PCR, Ausstrichpräparat (Giemsa-, Gram-, Methylenblaufärbung).

### Auswirkungen auf die Schwangerschaft und mütterliche Prognose

Obwohl eine Verbindung zu vorzeitigen Wehen, zum vorzeitigen Blasensprung und zu Frühgeburten immer wieder mit einer Trichomadeninfektion in Verbindung gebracht worden sind, scheint dies eher auf eine gleichzeitig bestehende bakterielle Entzündung zurückzuführen zu sein. Jedenfalls gibt es bisher keine stichhaltigen Beweise dafür, dass eine Trichomonadenkolpitis für Schwangerschaftskomplikationen ursächlich ist.

### Prognose für das Kind

Übertragungen von Trichomonaden auf weibliche Neugeborene sind in Einzelfällen beschrieben. Insgesamt scheinen sie jedoch sehr selten zu sein und können in bis zu 5 % in der Vagina nachgewiesen werden, wenn bei der Mutter während der Geburt eine Trichomonadenkolpitis vorliegt.

### Prävention

Die beste Prävention ist die Verwendung von Kondomen.

### Betreuung der Schwangeren

Beim Nachweis einer Trichomonadenkolpitis wird mit Metronidazol behandelt. Auch wenn es bislang keine Hinweise auf eine teratogene Wirkung gibt, soll Metronidazol im 1. Trimenon nach Möglichkeit nicht oral eingesetzt werden.

### Therapie

Eine Trichomonadenkolpitis muss auch in der Schwangerschaft mit Metronidazol behandelt werden. Im 1. Trimenon sollte sie möglichst nicht oral erfolgen. Denn die Sicherheit von systemischem Metronidazol im 1. Trimenon ist noch nicht abschließend geklärt (Übersichten bei Meites et al., 2015; Friese et al., 2016). Natamycin ist in Deutschland nicht im Handel.

**Zusammenfassung**

- Eine Trichomonadeninfektion ist die häufigste sexuell übertragbare Erkrankung.
- Trichomonaden sind einzellige Lebewesen, die sich durch Geißeln fortbewegen können.
- Etwa ¼ der Frauen und weit über 50 % der Männer sind asymptomatisch erkrankt.
- Symptome bei Frauen: Pruritus, übel riechender, schaumiger Fluor, Dysurie (90 %).
- Symptome bei Männern (selten): Dysurie, Pollakisurie.
- Die Diagnose wird anhand der Klinik und hauptsächlich im Nativpräparat durch Phasenkontrastmikroskopie gestellt, seltener durch Kultur, PCR, Ausstrichpräparat.
- Häufig besteht eine gleichzeitige Aminkolpitis. Sie ist wahrscheinlich die Ursache der im Rahmen einer Trichomonadenkolpitis häufig beobachteten vorzeitigen Wehentätigkeit, dem vorzeitigen Blasensprung und der Frühgeburtlichkeit.
- Eine Übertragung von Trichomonaden auf das weibliche Neugeborene wird gelegentlich beschrieben, ist aber selten.
- Eine Trichomonadenkolpitis muss auch in der Schwangerschaft mit Metronidazol behandelt werden, im 1. Trimenon möglichst nicht oral. Eine Partnerbehandlung ist obligat.

## 7.5.2 Toxoplasmose

### Einführung

Toxoplasmose ist eine weltweit verbreitete Infektionserkrankung, die nur bei immungeschwächten Personen (z. B. Aids) und bei einer Erstinfektion in der Schwangerschaft zu Problemen führen kann. Die Durchseuchungsrate ist regional sehr unterschiedlich, steigt mit dem Lebensalter an und nimmt in Mitteleuropa um etwa 1 % pro Lebensjahr zu.

### Klassifizierung/Definition

Die Toxoplasmose ist eine durch das Protozoon *Toxoplasma gondii* hervorgerufene Zoonose, die bei Tieren weit verbreitet ist. Der Endwirt ist die Katze. Zwischenwirte sind der Mensch und alle anderen Säugetiere.

### Ätiologie, Pathogenese und Pathophysiologie

**Übertragung:** Die Übertragung findet entweder über Sporozoiten, die über den Darm von Katzen ausgeschieden wurden oder über Nahrungsmittel (z. B. Gartenarbeit oder Genuss von Salat und rohem Gemüse, aber auch über andere Lebensmittel) statt. Auch der Genuss von rohem oder ungenügend gekochtem Fleisch, besonders vom Schwein (auch Mett und Hackepeter), Schaf oder Ziege kommt als Infektionsweg in Frage. Rinder stellen im Allgemeinen keine Gefahr dar, da die Toxoplasmen in diesen Tieren wahrscheinlich nicht persistieren können. Die Erreger sind sehr widerstandsfähig. Bis zu drei Wochen bleiben sie im Kühlschrank infektiös. Temperaturen von etwa 50 °C überleben sie etwa 20 Minuten. Abgetötet werden sie bei Temperaturen unter –20 °C oder über 70 °C.

**Transplazentare Übertragung:** Sie kann bei einer Erstinfektion in der Schwangerschaft zu schweren Schäden des Ungeborenen und auch zu Problemen in der postpartalen Entwicklung des Kindes führen.

**Vermehrung:** Im Darm der Katze aber auch in anderen Zwischenwirten öffnen sich die aufgenommenen Oozysten. Die darin befindlichen Sporozoiten durchwandern den Darm und können über das Blut oder die Lymphwege in alle

Organe des Körpers gelangen. Dort vermehren sie sich und persistieren lebenslang und vital in Zysten eingeschlossen. Nur bei Immungeschwächten wie z. B. Aidserkrankten kann es zu einer symptomatischen lebensbedrohlichen, eventuellen Reinfektion kommen.

**Inkubationszeit:** Sie beträgt beim Menschen 1–3 Wochen.

**Immunität:** Es werden Antikörper gebildet, die eine spätere erneute Infektion ausschließen.

### Klinisches Bild und Symptomatik

Bei gesunden, immunkompetenten Personen verläuft die Infektion im Allgemeinen symptomlos. Nur sehr selten treten leichte Beschwerden wie Temperaturen, Lymphknotenschwellungen, Müdigkeit, Kopf- und Gliederschmerzen auf. Dies trifft auch für eine Erstinfektion in der Schwangerschaft zu.

### Untersuchungen, Diagnostik und Differenzialdiagnostik

Die Diagnose wird mittels der Bestimmung von IgM- und IgG-Antikörper durchgeführt. Nur in der Schwangerschaft hat die exakte Erklärung der Immunitätssituation wegen der Gefahr der kindlichen Schädigung eine besondere Bedeutung. Bezieht man die Diagnostik lediglich auf dem Nachweis von IgM- und IgG-Antikörper, so kann eine eindeutige Aussage schwierig sein. Deshalb wurden vom Robert Koch-Institut (RKI) spezielle Beratungsstellen und Konsiliarlaboratorien eingerichtet, die eine sichere Diagnostik ermöglichen. Das Prozedere, das vom RKI und von der Deutschen Gesellschaft für Hygiene und Mikrobiologie erarbeitet wurde, ist in der ○ Abb. 7.8 dargestellt.

Die Frage der Immunität kann mithilfe von zuverlässigen Antikörper-Suchtests sicher geklärt werden. Wenn spezifische IgG-Antikörper nachweisbar sind und spezifische IgM-Antikörper fehlen, kann von einer latenten inaktiven Toxoplasmose-Infektion der Schwangeren mit Immunschutz für das ungeborene Kind ausgegangen werden. Wenn keine Toxoplasma-Antikörper nachweisbar sind, so müssen zu Beginn und im Verlauf der Schwangerschaft (alle 8–12 Wochen) weitere Suchtests vorgenommen werden. Bei Nachweis von IgM-Antikörpern im Toxoplasma-Antikörper-Suchtest ist eine weitere qualitative Diagnostik, notwendig.

Erbringt der Suchtest ein positives Ergebnis, liegt eine Infektion vor und es müssen in der 2. Stufe aus der gleichen Serumprobe IgM-Antikörper bestimmt werden. Die Konstellation IgG-positiv/IgM-negativ kann als Hinweis für eine zurückliegende Infektion (inaktiv oder latent) und damit als nicht relevant für die Schwangerschaft bewertet werden. Umgekehrt darf keinesfalls der Nachweis von spezifischen IgM-Antikörpern bei der ersten Untersuchung der Schwangeren ohne weitere kritische Abklärung als Beweis für eine schwangerschaftsrelevante Infektion gewertet werden, da Toxoplasma-IgM-Antikörper lange Zeit (bis zu mehreren Jahren) persistieren können.

Zu ersten Einschätzungen muss deshalb in der dritten Stufe der Diagnostik die Antikörperkonzentration von IgG- und IgM-Antikörpern bewertet werden, wobei das untersuchende Laboratorium festlegen muss, welches hohe bzw. niedrige Werte sind. Bei niedrigen IgM-Antikörper-Konzentrationen ist eine inaktive oder abklingende Infektion wahrscheinlich. Diese Verdachtsdiagnose sollte nach 2–3 Wochen durch eine Serumkontrolle bestätigt werden. Bei hohen IgM-Konzentrationen muss unabhängig vom IgG-Antikörperbefund eine Abklärungsdiagnostik aus derselben Serumprobe durchgeführt werden, die nur in erfahrenen Speziallaboratorien vorgenommen werden sollte. Warum eine unter Umständen jahrelange Persistenz von IgM-Antikörpern gerade bei der Toxoplasmose und hier insbesondere während der Schwangerschaft beobachtet wird, ist unklar und zurzeit Thema weltweiter Forschungen.

Fehlen serologische Vorbefunde, z. B. bei der Erstuntersuchung in der Frühgravidität, so werden im Labor aus der ersten Serumprobe spezielle Zusatzuntersuchungen durchgeführt. Das sind beispielsweise weitere IgM-Tests, Untersuchungen auf spezifische IgA- und IgE-Antikörper, Komplementbindungsreaktion, Sabin-Feld-

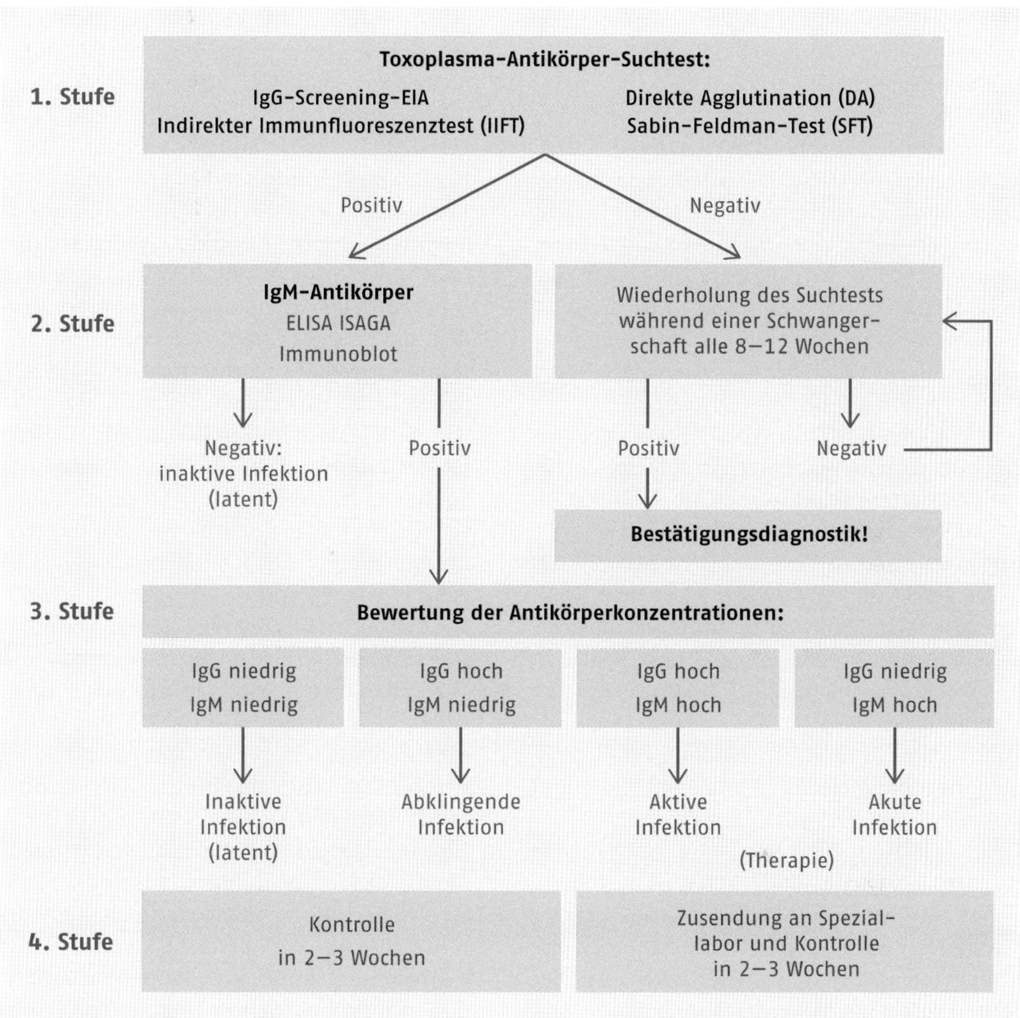


**Abb. 7.8** Diagnostisches Vorgehen während der Schwangerschaft. Nach Groß, Roos, Friese 2001

man-Test und Immunoblot-Analysen. Das Ziel ist eine fundierte serologische Verdachtsdiagnose bereits aus der ersten Serumprobe zu gewinnen. Bei begründetem Verdacht auf eine akute Toxoplasma-Infektion soll unverzüglich eine vorsorgliche Antibiotika-Behandlung eingeleitet werden.

In jedem Fall sollten auffällige Antikörperbefunde mindestens durch eine zweite Untersuchung kontrolliert werden, damit ein signifikanter Antikörperanstieg erfasst oder ausgeschlossen werden kann. Eventuell wird man auch die serologische Erstdiagnose korrigieren können. Um Titerbewegungen sicher zu erfassen, sollte das Zeitintervall 2–3 Wochen betragen.

Für die Begutachtung besonders schwieriger Fälle steht in Deutschland eine Reihe von Beratungsstellen mit besonders erfahrenen Laboratorien zur Verfügung, deren Adressen über das Robert-Koch-Institut in Berlin zu erfahren sind.

#### Pränatale Diagnostik

Sie ist schwierig zu beurteilen, da schwere Schäden des Kindes eher selten sind, die intrauterine Diagnostik derzeit noch nicht genügend aussagekräftig ist und zu jedem Zeitpunkt der

Schwangerschaft eine effektive medikamentöse Therapie zur Verfügung steht.

Wegweisender sonografischer Verlaufsparameter ist die seltene intrauterine Entwicklung eines Hydrozephalus im Rahmen der ablaufenden Enzephalitis. Dieser ist auch durch eine medikamentöse Therapie nicht reversibel. Besteht der sonografische Verdacht einer akuten Toxoplasma-Infektion, wird man in der Regel eine pränatale Diagnostik empfehlen. Allerdings ist der sonografische Nachweis des Hydrozephalus nur in seltenen Fällen bei toxoplasmainfizierten Kindern schon intrauterin vorhanden.

In den meisten Fällen soll bei wahrscheinlicher oder gesicherter akuter Toxoplasma-Infektion der Mutter geklärt werden, ob die Infektion auf das sonografisch unauffällige Kind übergegangen ist. Die Tatsache, dass der Nachweis der fetalen Infektion nicht zwangsläufig eine Schädigung des Kindes bedeutet, erschwert die Indikationsstellung für die invasive Diagnostik. In der Abwägung des Risikos Chordozentese zur Amniozentese wird heute in erster Linie zur Amniozentese und zur Anwendung der PCR geraten. Es sollten folgende Punkte berücksichtigt werden:

- Die Infektion sollte älter als 4 Wochen sein (nach Serologie und Verlaufskontrollen), weil bei einer zu frühen Punktion der Erreger möglicherweise das Fruchtwasser noch gar nicht erreicht hat und ein falsch negativer Befund vorgetäuscht werden könnte.
- Die Schwangere sollte sich mindestens in der 16. Schwangerschaftswoche befinden.
- Es sollte keine Kombinationstherapie mit Pyrimethamin und Sulfadiazin vorausgegangen sein, denn es kann nicht ausgeschlossen werden, dass durch diese Behandlung falsch negative PCR-Befunde vorgetäuscht werden. Soweit bisher eine Aussage möglich ist, scheint diese Problematik nach Spiramycintherapie (Rovamycine®, Selectomycin®) nicht zu bestehen. Ein negativer PCR-Befund kann aber auch nicht grundsätzlich ausschließen, dass nicht nach der Punktion oder vielleicht gerade durch den Eingriff bedingt die Infektion doch noch auf das Kind übergeht, sodass bislang auch bei negativem Ergebnis eine Therapie diskutiert werden sollte. Sollte eine Nabelschnurpunktion durchgeführt werden, werden zusätzlich zum Erregernachweis hoch empfindliche IgM-Tests zur Diagnostik eingesetzt.
- Ein positives PCR-Ergebnis nach Amniozentese muss immer kritisch hinterfragt werden und darf nie isoliert von serologischen und sonografischen Befunden interpretiert werden, da es unter Umständen entscheidende Konsequenzen (z. B. Interruptio) zur Folge haben kann. Aus diesem Grund fordern die von der Deutschen Gesellschaft für Hygiene und Mikrobiologie erarbeiteten mikrobiologischen Qualitätsstandards, dass diese Untersuchungen nur in qualifizierten Speziallaboratorien mit hohem Qualitätsstandard durchgeführt werden sollen. Auch wenn die PCR aus dem Fruchtwasser eine höhere Sensitivität (97 %) im Vergleich zum Tierversuch und zur Zellkultur (Sensitivität zusammen 90 %) aufweist, sollte ein positives PCR-Ergebnis stets durch einen zweiten Test mit direktem Erregernachweis (am besten Tierversuch) bestätigt werden.
- Von der Nabelschnurpunktion wird zunehmend Abstand genommen. Erstens weil sie eine höhere Komplikationsrate als die Amniozentese hat, vor allem aber, weil die serologischen Ergebnisse keine zufrieden stellende Sensitivität aufweisen. So konnten bei pränataler Infektion IgM-Antikörper nur in 23–60 % der Fälle in der 20.–24. SSW und IgA-Antikörper sogar nur in 20 % nachgewiesen werden.

Sonografie und Amniozentese dienen nicht nur der Diagnostik, sondern auch der Therapieüberwachung. Wurde eine fetale Toxoplasma-Infektion ohne sonografische Veränderungen nachgewiesen, so wird heute im Allgemeinen von einer Abruptio abgeraten. Sowohl die intrauterine als auch die etwa für ein Jahr nach der Geburt des Kindes fortgesetzte Therapie ist so effektiv, dass sich praktisch alle Kinder beschwerdefrei und normal entwickeln. Nur bei sonografischen Auffälligkeiten (Hydrozephalus) und nachgewiesener intrauteriner Toxoplasma-Infektion sollte eine Abruptio diskutiert werden.

#### Postpartale Toxoplasmosediagnostik

Die postpartale Toxoplasmose-Diagnostik dient entweder der Bestätigung der evtl. vorausgegangenen pränatalen Diagnostik oder zur möglichst schnellen Klärung der Situation bei fehlenden Befunden. Nicht nur die frühzeitige Einleitung der postpartalen Therapie ist von Bedeutung, auch die Beruhigung der besorgten Eltern und das Vermeiden einer unnötigen Therapie des Neugeborenen sind wichtige Ziele. Da besonders bei Neugeborenen und therapierten Müttern spezifische IgM- und IgA-Antikörper als Hinweise für die konnatale Infektion fehlen können, müssen verschiedene diagnostische Parameter zur Absicherung gewählt werden: PCR-Untersuchungen aus Plazenta, Nabelschnur und Nabelschnurblut; Nachweis spezifischer IgM- und IgA-Antikörper; aus Nabelschnurblut Nachweis eines erhöhten Anteils von T-Memory-Lymphozyten im kindlichen Blut (mehr als 10 % CD45/$CD3^+$-Zellen). Die endgültige Diagnose kann häufig erst nach einer zweiten Serumprobe des Kindes frühestens eine Woche post partum und durch IgG-Verlaufskontrollen gestellt werden.

■ **MERKE** Alle Kinder von Müttern mit gesicherter oder wahrscheinlich akuter Toxoplasma-Infektion sollten bis zum Ende des ersten Lebensjahres serologisch überwacht werden.

Auch bei infizierten Kindern können postpartal die spezifischen IgG-Antikörper abfallen, weil entweder die eigene Immunantwort erst verzögert nach Wochen bis Monaten anläuft oder eine Antibiotikabehandlung die Immunantwort unterdrückt. Daher darf der postpartale Abfall der spezifischen IgG-Antikörper in den ersten Lebensmonaten nicht in jedem Fall als Beweis für das Fehlen einer konnatalen Infektion gewertet werden. Neben den serologischen sind natürlich auch klinische Untersuchungen, z. B. Augenhintergrundspiegelungen, regelmäßig notwendig. Auch eine Diagnostik des Liquors kann gelegentlich indiziert sein.

#### Auswirkungen auf die Schwangerschaft und mütterliche Prognose

Die Inzidenz einer Erstinfektion in der Schwangerschaft beträgt etwa 0,5–0,6 %. Etwa 75 % der Infektionen verlaufen in der Schwangerschaft symptomlos oder nur mit leichten grippeähnlichen Beschwerden bzw. mit generalisierten oder lokalisierten Lymphknotenschwellungen ohne Fieber. Bei lokalisierten Schwellungen treten am häufigsten Nackenlymphknoten auf. Wegen der möglichen kindlichen Problematik ist deshalb die Bestimmung der Immunsituation so wichtig.

#### Prognose für das Kind

Nur etwa 50 % der Kinder von Müttern mit einer Erstinfektion in der Schwangerschaft erkranken. Die Infektionsrate ist abhängig vom Schwangerschaftsalter:

- im 1. Trimenon etwa 15 %,
- im 2. Trimenon etwa 45 %,
- im 3. Trimenon etwa 70 %.

Die kindliche Infektion kann entweder direkt im Rahmen der Parasitämie oder indirekt über Toxoplasmoseherde in der Plazenta stattfinden. Nach einer nicht genau bekannten Latenzperiode kann die Infektion von der Mutter auf das Kind übertreten.

■ **MERKE** Grundsätzlich gilt: Je jünger die Schwangerschaft, desto seltener die Infektion und Erkrankung. Je jünger die Schwangerschaft, desto schwerwiegender ist jedoch die Erkrankung.

Die Anatomie der Plazenta erschwert während der Frühgravidität ein Eindringen des Erregers, der den Embryo nur auf dem Wege einer Infektion von Zelle zu Zelle, also per continuitatem, erreichen kann. Dies dauert in den ersten Schwangerschaftswochen länger als später, sodass der mütterliche Organismus häufig noch rechtzeitig Antikörper entwickeln und den Erreger neutralisieren kann, bevor es zur Infektion des Fetus kommt.

Obwohl zunächst nach dem Eindringen der Toxoplasmen in den fetalen Organismus eine generalisierte Infektion auftritt, gelingt es meist durch Aktivierung des eigenen Immunsystems und unter Mitwirkung mütterlicher Antikörper, die Erregervermehrung zu stoppen und eine Selbstheilungsphase einzuleiten. Die Dauer und Intensität dieser Phase ist abhängig von der Zahl der eingedrungenen Erreger und von der Virulenz des Stammes. Daraus wird ersichtlich, dass die **klassische Trias: Hydrozephalus, Chorioretinitis und zerebrale Verkalkungsherde,** sehr selten auftritt. Viel häufiger sind oligosymptomatische Formen. Die Kinder sind bei der Geburt oft klinisch unauffällig. Störungen treten erst im Laufe der Entwicklung auf.

Wie oben schon erwähnt, nimmt das Infektionsrisiko mit fortschreitender Gravidität zu. Entgegengesetzt dazu ist jedoch das Risiko einer schweren kindlichen Schädigung bei einer Infektion des Kindes innerhalb der ersten 20 Schwangerschaftswochen am größten. Je älter die Gravidität ist, desto geringer ist die Gefahr schwerer Schädigungen des Kindes. Gegen Ende des 2. und im 3. Trimenon entstehen meist nur noch subklinische kongenitale Infektionen. Bei hoher Infektionsdosis und ausgeprägter Virulenz können die Toxoplasmen in seltenen Fällen die Plazenta offenbar so schwer schädigen, dass **Spontanaborte** Folge der Infektion sind. Dies ist wohl auch der Grund, dass Kinder zwar oft sehr geschädigt sind, aber keine Missbildungen von Organanlagen auftreten.

Schätzungen über die Rate der pränatal mit Toxoplasmose infizierten Kinder in Deutschland sind uneinheitlich. Die Zahlen schwanken zwischen 800–3 000 jährlich. Höchstens 10 % der infizierten Kinder zeigen bereits im Verlauf des ersten Lebensjahres klinische Symptome. Die überwiegende Zahl der Kinder hat zunächst eine symptomfreie Latenzphase von 5–10 oder sogar 20 Jahren. Danach können klinisch relevante Spätkomplikationen, in erster Linie hochgradige Sehstörungen (Retinochorioiditis), als Folge einer pränatalen Toxoplasmose auftreten. Andere Störungen sind geistige und körperliche Retardierung sowie Krampfleiden.

### Prävention

Bei negativen Toxoplasmose-Antikörpern sollten Präventionsmaßnahmen besondere Beachtung finden:

- Nur gut gekochte und gut durchgebratene Fleisch- und Wurstwaren essen. Besondere Vorsicht gilt bei Schweine-, Lamm- und Ziegenfleisch bzw. deren Produkten. Auch roher Fisch (Sushi, Sashimi) und kalt geräucherte Produkte wie Forelle und Räucherlachs können mit Oozysten infiziert sein.
- Gemüse, Salat und Früchte vor dem Essen gut waschen.
- Hände mit Seife waschen. Besonders wichtig nach der Garten- und Küchenarbeit insbesondere nach der Zubereitung von Fleisch und vor jedem Essen. Bewährt hat sich auch das Tragen von Handschuhen bei der Garten- oder Küchenarbeit.
- Ist eine Katze im Haushalt, so sollte diese nur mit Dosen- oder Trockenfutter ernährt werden. Wenn dies nicht möglich ist, sollte die Schwangere möglichst wenig Kontakt mit der Katze haben. Kotkästen sind täglich von anderen Personen mit heißem Wasser (über 70 °C) zu reinigen.
- Bei Lymphknotenschwellung oder grippalen Beschwerden sollte eine Toxoplasmosediagnostik erfolgen.
- Regelmäßige (alle 8–12 Wochen) Kontrolle der Toxoplasmose-Antikörper

### Betreuung der Schwangeren

Bei einer Schwangeren, die bisher keine Toxoplasmoseerkrankung durchgemacht hat, sollte alle 8–12 Wochen eine Titerkontrolle empfohlen werden. Bei einer Erstinfektion richtet sich das Prozedere nach den oben angegebenen diagnostischen Maßnahmen, die das Kind betreffen. Eine spezielle geburtshilfliche Überwachung der Schwangerschaft oder während der Geburt ist nicht indiziert.

▫ **Tab. 7.5** Therapieschema bei konnataler Toxoplasmose

| Zeitpunkt | Präparat | Dosis |
|---|---|---|
| Bis zum Ende der 15. SSW* | Spiramycin | 3 × tägl. 3 Mio IE |
| Ab der 16. SSW* | Sulfadiazin | 4 × tägl. 0,5–1,0 g (50 mg/kg/d bis 4,0 g/d) |
| | Pyrimethamin | Am 1. Tag 50 mg, dann 1 × tägl. 25 mg |
| Ergänzungstherapie | Folinsäure | 10–5 mg tägl. |

* Schwangerschaftswoche

## Therapie

Die Therapie bei konnataler Toxoplasmose zeigt ▫ Tab. 7.5. Die Therapiedauer sollte insgesamt mindestens 4 Wochen betragen.

Die Empfehlungen der Society of Obstetricians and Gynaecologists of Canada (Paquet et al. 2013) beinhalten: Wenn die mütterliche Infektion bestätigt worden ist, aber der Infektionsstatus des Fetus noch nicht bekannt ist, sollte Spiramycin zur fetalen Prophylaxe (um die transplazentare Ausbreitung von Erregern zu verhindern) angeboten werden. Eine Kombination von Pyrimethamin, Sulfadiazin und Folinsäure sollte als eine Behandlung für Frauen, bei denen eine fetale Infektion bestätigt worden ist oder hoch wahrscheinlich ist (normalerweise durch eine positive PCR-Reaktion der Amnionflüssigkeit), angeboten werden.

### Zusammenfassung

- Der Erreger der Toxoplasmose, das Protozoon *Toxoplasma gondii*, ist eine Zoonose, dessen Hauptwirt die Katze ist. Zwischenwirte sind der Mensch und alle Säugetiere.
- Die Übertragung geschieht durch verunreinigte Lebensmittel, Wasser oder durch Genuss von rohem oder ungenügend gekochtem Fleisch insbesondere vom Schwein, Schaf oder der Ziege.
- Eine Infektion in der Schwangerschaft verläuft fast immer unbemerkt und symptomlos.
- Unter kindlichen Gesichtspunkten ist sie problematisch, da das Kind schwer erkranken kann.
- Schwangere mit Antikörpern gegen Toxoplasmose sind geschützt.
- Die serologische Diagnostik einer Erstinfektion kann in der Schwangerschaft schwierig sein. Sie muss eventuell in Speziallaboratorien durchgeführt werden.
- Die Pränataldiagnostik beinhaltet den PCR Nachweis aus dem Fruchtwasser oder der Nabelschnur. Der Hydrozephalus als sonografischer Hinweis einer bereits durchlebten Enzephalitis ist ein seltenes Ereignis.
- Nur 50 % der Kinder von Eltern mit einer Erstinfektion in der Schwangerschaft erkranken. Je jünger die Schwangerschaft, desto seltener ist die Infektion und Erkrankung, jedoch umso schwerwiegender sind die Folgen.

- Prävention: Nur gekochte oder gebratene Fleisch- und Wurstwaren essen. Gemüse, Salat und Früchte gut waschen. Hände mit Seife waschen oder Handschuhe tragen, vor allem nach der Gartenarbeit oder der Zubereitung von Fleisch. Besonders reinlicher Umgang mit Katzen. Toxoplasmose-Antikörperkontrolle alle 8–12 Wochen.
- Therapie: Spiramycin bis zum Ende der 15. SSW. Danach: Sulfadiazin + Pyrimethamin. Ergänzungstherapie: Folinsäure.

## 7.5.3 Malaria

### Einführung

Infolge zunehmender Auslandsreisen sowie durch Einreisende bzw. Einwanderer aus Malariagebieten erlangt der Umgang mit der Malaria an Bedeutung. Verantwortlich ist nicht nur die zunehmende Kommunikation mit Malariagebieten, sondern auch die progrediente Resistenzentwicklung der verschiedenen Malariaerreger.

Bei unklaren Fieberschüben muss heutzutage auch an die so genannte „Flughafen-Malaria“ gedacht werden. Es sind eine Reihe von Infektionen bekannt, die dadurch entstanden sind, dass Anopheles-Mücken in Flugzeugen den langen Weg bis nach Europa überlebt und Passagiere oder Personal infiziert haben. Sogar bei Zwischenlandungen auf Flughäfen in Malariagebieten wurden schon Passagiere von den durch die offenen Kabinentüren eingeflogenen Mücken mit Malaria infiziert.

### Klassifizierung/Definition

Die Malaria wird verursacht durch eine Infektion mit *Plasmodium falciparum* (Malaria tropica), *Plasmodium malariae* (Malaria quartana) oder *Plasmodium vivax* bzw. *ovale* (Malaria tertiana).

### Ätiologie, Pathogenese und Pathophysiologie

Die Übertragung der Plasmodien erfolgt durch den Stich infizierter weiblicher Mücken aus der Gattung Anopheles. Es werden drei Formen unterschieden. Die Malaria tropica ist die häufigste und schwerste Form der Malaria, die, wenn sie nicht rechtzeitig erkannt wird, häufig tödlich endet.

### Klinisches Bild und Symptomatik

Klassischerweise treten, je nach Art des Malariaerregers, unterschiedliche Fieberverläufe auf, die bei der Malaria tertiana und quartana im 3- oder 4-tägigen Rhythmus und gewöhnlich mit septischen Temperaturen und Schüttelfrost einhergehen.

Zunächst beginnt jede Malaria mit Kopf- und Gliederschmerzen, Unwohlsein und atypischem Fieber. Bei der Malaria tertiana und quartana können dann später die charakteristischen Temperaturverläufe auftreten. Bei der Malaria tropica ist das Fieber fast immer uncharakteristisch, meist mittelhoch, ohne die klassischen Verläufe.

Häufig sind ein gestörtes Allgemeinbefinden, Darmbeschwerden, Durchfälle, Kopfschmerzen, auch Krampfanfälle und andere neurologische Symptome. Gliederschwellungen, Subikterus und Nierenfunktionsstörungen können auftreten.

### Untersuchungen, Diagnostik und Differenzialdiagnostik

Der „Lehrbuchverlauf“ der Malaria tritt heute in den seltensten Fällen, vor allem nicht zu Beginn der Erkrankung auf. Dies ist der Grund, warum zu selten die Diagnose gestellt wird. Besonders die Malaria tropica ist praktisch immer durch uncharakteristische Temperaturverläufe gekennzeichnet. Die Verzögerung der Diagnose und damit die des Behandlungsbeginns kann zur Lebensbedrohung werden, da bereits nach 7–8 Tagen als Folge von Organläsionen, z. B. im Gehirn oder im Myokard, irreversible Schäden mit Todesfolgen auftreten können. Die diversen Symptome führen zu differenzialdiagnostischen Problemen, deren Folge Fehldiagnosen und symptomatische Therapieversuche sind, die nutzlos bleiben, wenn an die Malaria nicht gedacht, die Diagnose nicht gestellt und nicht rechtzeitig behandelt wird.

Die häufigsten Fehldiagnosen sind: Grippe, Enteritis, Cholezystitis. Dies kann schwerwiegende Folgen für die Patienten haben, besonders wenn man bedenkt, dass eine nicht – oder nicht rechtzeitig – behandelte Malaria tropica, die inzwischen zur häufigsten Art geworden ist, eine Sterblichkeitsrate von etwa 30 % hat.

Mit MalaQuick-Kombi®, ICT Malaria P. f.® und OptiMal® gibt es heute Teststreifen mit hoher Spezifität und Sensitivität, die als Diagnostikhilfe zum Beweis für eine Malariaerkrankung oder deren Ausschluss dienen. All diese Testmethoden basieren auf einem parasitentypischen Antigennachweis im Blut. Während MalaQuick-Kombi® neben dem *P. falciparum* auch *P. vivax* und *P. ovale* nachweist, erfasst OptiMal® *P. falciparum* und *P. vivax* und kann diese beiden Plasmodien differenzieren.

Diese Tests dienen der Beschleunigung und Verbesserung der Diagnose einer Malaria tropica. Sie können auch Reisenden vor Ort als Schnelltest bei Malariaverdacht zur Verfügung stehen. Allerdings weisen Untersuchungen darauf hin, dass diese so genannte Stand-by-Prophylaxe nur sinnvoll ist, wenn die Anwender vorher in der Technik dieser Untersuchung unterwiesen worden sind. Viele Selbstuntersucher hatten schon bei der Blutentnahme Probleme oder scheiterten an der Technik, dem Ablesen oder der Interpretation des Testergebnisses.

Entscheidend für die Diagnose bleibt jedoch immer der Blutausstrich, der so genannte „dicke Tropfen". Mithilfe dieser diagnostischen Methode können zu einem sehr frühen Zeitpunkt, in der Regel schon bevor sich Komplikationen einstellen, die Parasiten nachgewiesen werden. Voraussetzung ist, dass die „Dicken Tropfen" korrekt angefertigt werden (○ Abb. 7.9).

Ein Tröpfchen Blut, am besten Kapillarblut, weniger geeignet ist EDTA- oder heparinversetztes Blut, wird auf einem Objektträger mithilfe der Ecke eines zweiten Objektträgers unter kreisenden Bewegungen zu einem Fleck von etwa 1 cm Durchmesser ausgebreitet. Dieses „Verrühren" des Blutes für etwa 20–30 Sekunden ist sehr wichtig für das gute Haften der Blutschicht am Objektträger während der Färbung. „Dicke Tropfen" dürfen aber nicht zu dick sein. Wenn sie auf Gedrucktes gelegt werden, sollte dieses durch die Blutschicht hindurch gut zu lesen sein. Nach dem Eintrocknen (5–10 Minuten) sind die Präparate fertig zum Versand in ein Spezialinstitut, wo sie nach Giemsa gefärbt und nach Lufttrocknung mikroskopiert werden.

In entsprechend ausgerüsteten Instituten stehen auch Anreicherungsverfahren zur Verfügung. Beim Verdacht einer Malaria-Infektion in der Schwangerschaft sollte zur Diagnostik und Therapie ein Tropeninstitut zur Beratung mit einbezogen werden.

Serologische Methoden sind in der Diagnostik der Akuterkrankung obsolet. Inwieweit immunchromatographische Nachweismethoden, die *Plasmodium-falciparum*-Antigene nachweisen, als so genannte Schnelltests Bedeutung haben, wird die Zukunft zeigen. Sie sind zur Diagnose der Malaria tropica geeignet.

### Auswirkungen auf die Schwangerschaft und mütterliche Prognose

Die verminderte Immunitätslage der Schwangeren lässt eine Infektion offensichtlich besonders leicht erfolgen. Das Krankheitsbild verläuft oft sehr viel schwerer als außerhalb der Schwangerschaft, da die Plazenta ein Reservoir für die Parasiten darstellt und die Erreger aus der Plazenta in die Blutbahn eingeschwemmt werden. Dadurch ist die Parasitenzahl etwa zehnmal höher als außerhalb der Gravidität.

Besteht der Verdacht auf eine Malariaerkrankung, so muss die Patientin so schnell wie möglich optimal medizinisch betreut werden, da die Krankheit bereits wenige Tage nach Einsetzen der ersten Symptome zum Tode führen kann. Dies trifft besonders für die Malaria tropica zu. Etwa jeder 10., der in den letzten Jahren eine Malaria tropica akquiriert hatte und nach Deutschland zurückgekehrt war, verstarb trotz Diagnosestellung und chemotherapeutischer Therapie (es handelte sich um nichtschwangere

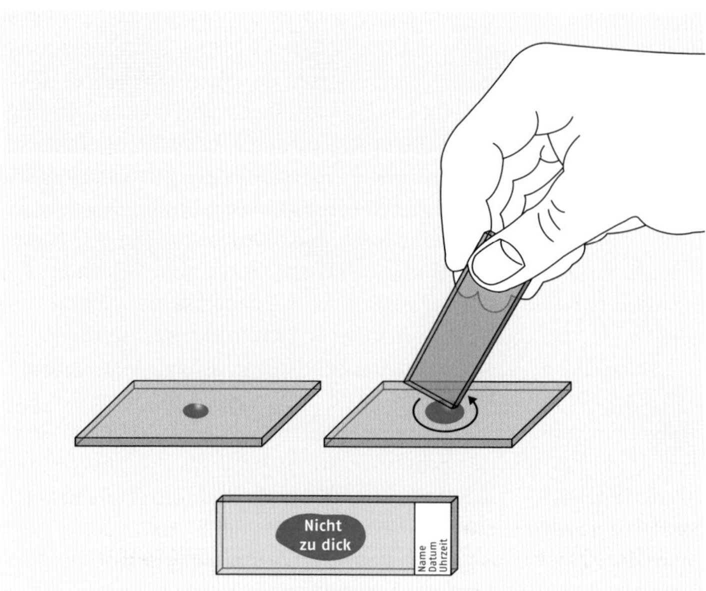


**Abb. 7.9** Anfertigung des „dicken Tropfens" zur Malaria-Diagnose. Nach Seitz 1986

Patienten, Angaben über Schwangere liegen nicht vor).

Durch den sich wiederholenden Zerfall der Erythrozyten kann es bei schweren Erkrankungen, vor allem bei der Malaria tropica, zu einer hochgradigen Anämie kommen, da die Neubildung im Knochenmark hinter dem Zerfall zurückbleibt.

### Prognose für das Kind

Früh- und Fehlgeburten, intrauteriner Fruchttod sowie Komplikationen in der perinatalen Periode treten in Abhängigkeit von der Schwere der mütterlichen Erkrankung auf.

Trotz der relativ hohen Malariamorbidität in Endemiegebieten ist eine konnatale Malaria selten. Offenbar wird das Kind durch den Übertritt von IgG-Antikörpern passiv immunisiert, wobei die Dauer des Schutzes sehr kurz ist. Außerdem scheinen die fetalen Erythrozyten die Entwicklung von Malariaparasiten nur verzögert zu ermöglichen.

Bei einer erwiesenen Erkrankung der Mutter muss beim Neugeborenen ein Malaria-Screening durchgeführt werden. Jede innerhalb der ersten Lebenswochen auftretende unklare fieberhafte Erkrankung des Säuglings kann differenzialdiagnostisch auch eine Malariainfektion sein, besonders wenn die Mutter exponiert war. Ebenso verdächtig sind hämolytische Anämien unbekannten Ursprungs, Wachstumshemmung, Trinkschwierigkeiten und Unruhe des Säuglings sowie Hepatomegalie und Ikterus.

Nimmt die Mutter Chloroquin, so ist das Neugeborene durch den Übertritt in die Milch teilweise mitbehandelt, jedoch reicht dies nicht für einen vollen Schutz des Säuglings aus. In jedem Fall muss eine Malariaprophylaxe durchgeführt werden.

### Prävention

Informationen zur Malariaprophylaxe finden sich in ▸ Kap. 4.4.4.

### Therapie

Die Therapie der Malaria wird in der Schwangerschaft identisch wie außerhalb der Schwangerschaft durchgeführt. Auch wenn relative Kontraindikationen gegen einzelne Medikamente bei Graviden bestehen, so ist das Risiko bei Erkrankung wesentlich höher einzuschätzen als das der notwendigen Medikamente, auch wenn die Dosierung um ein Vielfaches höher als bei der Prophylaxe ist. Bei der akuten Erkrankung und/oder einem akuten Anfall ist zum Erreichen therapeutischer Dosen häufig eine parenterale Therapie notwendig.

Arzneimittel der Wahl ist Chloroquin (Resochin®, Weimer®quin). Bei Resistenz ist Mittel der Wahl Mefloquin (Lariam®).

Für neuere pharmakotherapeutische Entwicklungen gibt es in der Schwangerschaft bisher keine ausreichenden Erfahrungen. Zur Diskussion stehen: Halofantrin (Halfan®) sowie ein Kombinationspräparat aus Artemether und Lumefantrin (Riamet®). Sie sind vor allen Dingen bei *Plasmodium-falciparum*-resistenten Infektionen besonders wirksam. Erste Erfahrungen in der Schwangerschaft ergeben keinen Anhalt für teratogene oder embryotoxische Nebenwirkungen. Auch die Abort- und Totgeburtenrate sowie das mittlere Schwangerschaftsalter unterscheiden sich nicht gegen andere Präparate, allerdings müssen noch größere Zahlen abgewartet werden, um eine endgültige Aussage machen zu können. Artesunat ist bisher in Deutschland weder als Einzel- noch als Kombinationspräparat im Handel.

Letztlich ist bei komplizierter Malaria nach wie vor die Therapie mit Chinin in Tablettenform oder parenteral auch in der Schwangerschaft zu erwägen. Es ist das älteste Malariamittel. Wegen seiner relativ hohen Toxizität und geringen therapeutischen Breite ist es lange Zeit zurückhaltend eingesetzt worden. Bei zunehmender Malariaresistenz erlebt es eine gewisse Renaissance. In Ländern der dritten Welt wird es häufig eingesetzt. Wesentliche schwerwiegende Folgen für die Kinder sind bisher nicht nachweisbar gewesen. Es kann also zur Therapie der chloroquinresistenten Malaria tropica angewendet werden. Das Behandlungsrisiko für das Kind muss in dieser Situation als geringer als die Gefährdung durch die schwere mütterliche Erkrankung angesetzt werden. Bei der Mutter muss besonders auf gefährliche, chininbedingte Hyperglykämien geachtet werden.

Bei den Artemisininen (Artesunat, Dihydroartemisinin bzw. Artemether), den wirksamsten Malariamitteln, nimmt derzeit aus Beobachtungsstudien die Evidenz ihrer Sicherheit der Anwendung im ersten Trimenon zu (Moore et al. 2016).

### Zusammenfassung

- Zunehmende Malariainfektionen durch die steigende Zahl von Auslandsreisen in Malariagebiete, durch progrediente Resistenzentwicklung der Erreger und durch die sog. Flughafen-Malaria (Anophelesmücken, die in Flugzeugen den langen Weg bis Europa überlebt haben, können Passagiere oder Personal infizieren).
- Die Infektion wird verursacht durch *Plasmodium falciparum* (Malaria tropica, häufigste und schwerste Form der Erkrankung, die oft tödlich endet), *Plasmodium vivax* bzw. *ovale* (Malaria tertiana) und *Plasmodium malariae* (Malaria quartana).
- Die Übertragung der Plasmodien erfolgt durch den Stich der infizierten weiblichen Anophelesmücke.
- Bei der Malaria tertiana und Malaria quartana treten nach einem Prodromalstadium die typischen Fieberläufe in 3-oder 4-tägigen Rhythmen mit septischen Temperaturen und Schüttelfrost auf.
- Der Verlauf der Malaria tropica ist fast immer uncharakteristisch. Deshalb wird die Diagnose dieser schweren Erkrankung oft zu spät gestellt.

- Diagnostisch stehen Teststreifen zur schnellen Diagnostik auch für Reisende zur Verfügung. Sie können als Hilfe zu einer eventuellen Stand-by Prophylaxe dienen.
- Entscheidend für die Diagnose ist der Blutausstrich, der sogenannte „dicke Tropfen". Die Diagnostik und therapeutische Beratung sollte in einem Tropeninstitut durchgeführt werden.
- Bei Schwangeren verläuft das Krankheitsbild wegen der verminderten Immunitätslage sehr viel schwerer als außerhalb der Gravidität. Die Plazenta ist ein Reservoir für die Parasiten. Die Parasitenzahl ist etwa zehnmal höher als außerhalb der Gravidität.
- Die Infektion der Mutter ist eine sehr schwere Erkrankung und verläuft häufig tödlich.
- Früh-Fehlgeburten, intrauteriner Fruchttod sowie Komplikationen in der perinatalen Periode treten in Abhängigkeit von der Schwere der mütterlichen Erkrankungen auf.
- Die Therapie in der Schwangerschaft ist identisch mit derjenigen außerhalb der Gravidität.
- Mittel der Wahl ist Chloroquin, bei Resistenz Mefloquin. Für neuere pharmakotherapeutische Entwicklungen bestehen bisher keine ausreichenden Erfahrungen.

## Literatur


Adler SP, Nigro G. Prevention of maternal-fetal transmission of cytomegalovirus. Clin Infect Dis, 57 Suppl 4: S189–92, 2013

AG Infektionen und Infektionsimmunologie in Gynäkologie und Geburtshilfe (AGII): Das Kind ist peripartale gefährdet. Empfehlungen zur antimykotischen Therapie der vaginalen Hefepilzkolonisation von Schwangeren, um Candidamykosen beim Neugeborenen zu verhüten. Frauenarzt, 46: 59–61, 2005

Agustsson AI, Olafsson K, Thorisdottir AS. Salmonella osteomyelitis in pregnancy. Acta Obstet Gynecol Scand, 88(10): 1171–3, 2009

Alsaad AM, Kaplan YC, Koren G. Exposure to fluconazole and risk of congenital malformations in the offspring: A systematic review and meta-analysis. Reprod Toxicol, 52: 78–82, 2015

American College of Obstetricians and Gynecologists, Committee on Adolescent Health Care and Immunization Expert Work Group. Committee opinion no. 588: human papillomavirus vaccination. Obstet Gynecol, 123(3): 712–8, 2014

American College of Obstetricians and Gynecologists, Committee on Obstetric Practice. Committee Opinion No. 614: Management of pregnant women with presumptive exposure to Listeria monocytogenes. Obstet Gynecol, 124(6): 12414, 2014

Anzivino E, Fioriti D, Mischitelli M et al. Herpes simplex virus infection in pregnancy and in neonate: status of art of epidemiology, diagnosis, therapy and prevention. Virol J, 6: 40, 2009. Published online 2009 April 6. doi: 10.1186/1743–422X-6–40

Auswärtiges Amt: Zika-Virus-Infektion. Merkblatt für Beschäftigte und Reisende. Stand 07/16. www.auswaertiges-amt.de/cae/servlet/contentblob/722280/publicationFile/212139/Zika-Virus.pdf (Zugriff: 23.08.16)

Badilla X, Morice A, Avila-Aguero ML et al. Fetal risk associated with rubella vaccination during pregnancy. Pediatr Infect Dis J, 26: 830–5, 2007

Baker DA. Consequences of herpes simplex virus in pregnancy and their prevention. Curr Opin Infect Dis, 20(1): 73–6, 2007

Bates M, Ahmed Y, Kapata N et al. Perspectives on tuberculosis in pregnancy. Int J Infect Dis, 32: 124–7, 2015 Mar. doi: 10.1016/j.ijid.2014.12.014.

Benoist G, Leruez-Ville M, Magny JF, Jacquemard F, Salomon L, Ville Y. Management of Pregnancies with Confirmed Cytomegalovirus Fetal Infection. Fetal Diagn Ther, 2013 Apr 6. [Epub ahead of print]

Bignell C, Fitzgerald M. UK National Guideline for the Management of Gonorrhoea in Adults (Stand 08/2011). http://www.bashh.org/documents/3920.pdf (Zugriff: 24.08.2011)

Bignell C. 2009 European (IUSTI/WHO) Guideline on the Diagnosis and Treatment of Gonorrhoea in Adults (Stand04/2009). http://www.iusti.org/regions/europe/pdf/2010/Euro_guideline_GC_2009.pdf (Zugriff: 24.08.2011)

Blaschke-Hellmessen R, Schnell JD, Spitzbart H, Mendling W. Subpartale Übertragung von Sprosspilzen von der Mutter auf das Kind. Frauenarzt, 47: 714–723, 2006

Boms S, Altmeye P. Warzen. MMP, 28, 123–128, 2005

Bonalumi S, Trapanese A, Santamaria A, D'Emidio L, Mobili L. Cytomegalovirus infection in pregnancy: review of the literature. J Prenat Med, 5(1): 1–8, 2011

Briggs GG, Freeman RK, Yaffe SJ. Drugs in Pregnancy and Lactation. 9th edition, Wolters Kluwer, Lippincott Williams & Wilkins, Philadelphia 2011

Brodt HR. Stille Antibiotika-Therapie. Klinik und Praxis der antiinfektiösen Behandlung. 12. Aufl., Schattauer Verlag, Stuttgart 2013

Bundesinstitut für Risikobewertung (BfR). Risiko der Zytomegalievirus-Infektion durch Muttermilchernährung von sehr unreifen Frühgeborenen (Stand 07.Juni 2006). http://www.bfr.bund.de/cm/343/risiko_der_zytomegalievirus_infektion_durch_muttermilchernaehrung_von_sehr_unreifen_fruehgeborenen.pdf (Zugriff 24.08.2016)

Callen J, Paes BA. A case report of a premature infant with coxsackie B1 meningitis. Adv Neonatal Care, 7(5):238–47, 2007

Centers for Disease Control and Prevention (CDC). Provisional CDC-guidelines for the use and safety monitoring of bedaquiline fumarate (Sirturo) for the treatment of multidrug-resistant tuberculosis. MMWR Recomm Rep, 62(RR-09): 1–12, 2013

Centers for Disease Control and Prevention (CDC). Question and Answers: Zika virus infection (Zika) and pregnancy (Stand: 09.08.2016). www.cdc.gov/zika/pregnancy/question-answers.html (Zugriff: 24.08.2016)

Centers for Disease Control and Prevention (CDC). Zika virus (Stand: 18.08.2016). www.cdc.gov/zika/index.html (Zugriff: 24.08.2016)

Charlier-Woerther C, Leclerca A, Lortholary Q, Lecuit M. Listeriose, a rare but severe foodborne infection. Rev Prat pT Kps, 59: 905–911, 2009

Clement ME, Okeke NL, Hicks CB. Treatment of syphilis: a systematic review. JAMA, 312(18): 1905–17, 2014

Dempsey AF, Pangborn HM, Prosser LA. Cost-effectiveness of routine vaccination of adolescent females against cytomegalovirus. Vaccine, 2012 Apr 21. [Epub ahead of print]

Deutsche AIDS-Gesellschaft (DAIG), Österreichische AIDS-Gesellschaft (ÖAG). 1 + IDA-Leitlinie Diagnostik und Behandlung HIV-betroffener Paare mit Kinderwunsch. AWMF-Register Nr. 055/003 (09/2008). http://www.awmf.org/uploads/tx_szleitlinien/055-003_S1_IDA_Diagnostik_und_Behandlung_HIV-betroffener_Paare_mit_Kinderwunsch_09-2008_09-2013.pdf (Zugriff: 24.08.2016)

Deutsche AIDS-Gesellschaft (DAIG). Deutsch-österreichische S2k-Leitlinie HIV-Therapie in der Schwangerschaft und bei HIV-exponierten Neugeborenen. AWMF-Register Nr. 055/002 (Stand 05/2014). www.awmf.org/uploads/tx_szleitlinien/055-002l_S2k_HIV-Therapie_Schwangerschaft_Neugeborenen_2014-05.pdf (Zugriff. 24.08.2016)

Deutsche Borreliose-Gesellschaft. Leitlinie Diagnostik und Therapie der Lyme-Borreliose. (Stand: Mai 2011). www.borreliose-gesellschaft.de/Texte/Leitlinien.pdf (Zugriff 24.08.2016)

Deutsche Dermatologische Gesellschaft. S2k-Leitlinie Kutane Lyme Borreliose. AWMF-Register Nr. 013/044 (Stand: 3/2009). www.awmf.org/uploads/tx_szleitlinien/013-044l_S2k_Kutane_Lyme_Borreliose_2016-05.pdf (Zugriff: 24.08.2016)

Deutsche Gesellschaft für Gynäkologie und Geburtshilfe (DGGG) et al. S1-Leitlinie Vulvovaginalkandidose. AWMF-Register 013/004 (Stand August 2008). http://www.awmf.org/uploads/tx_szleitlinien/015-072l_S2k_Vulvovaginalkandidose_2013-12.pdf (Zugriff: 24.08.2016)

Deutsche Gesellschaft für Gynäkologie und Geburtshilfe (DGGG) et al. S2-Leitlinie Prävention, Diagnostik und Therapie der HPV-Infektion und präinvasiver Läsionen des weiblichen Genitale. AWMF-Register Nr. 015/027 (Stand 06.2008). http://www.

awmf.org/uploads/tx_szleitlinien/015-027_S2_IDA_Praevention_Diagnostik_Therapie_HPV-Infektion_weiblicher_Genitale_2009-abgelaufen.pdf (Zugriff: 24.08.2016, Leitlinie wird zurzeit überprüft)

Deutsche Gesellschaft für Gynäkologie und Geburtshilfe (DGGG) et al. S2k-Leitlinie Prophylaxe der Neugeborenensepsis – frühe Form – durch Streptokokken der Gruppe B. AWMF-Register Nr. 024/020 (Stand 03/2016). http://www.awmf.org/uploads/tx_szleitlinien/024-020l_S2k_Prophylaxe_Neugeborenensepsis_Streptokokken_2016-04.pdf (Zugriff: 24.08.2016)

Deutsche Gesellschaft für Gynäkologie und Geburtshilfe (DGGG). S1-Leitlinie Bakterielle Vaginose (BV) in Gynäkologie und Geburtshilfe. AWMF-Register Nr. 015/028 (07.2013). www.awmf.org/uploads/tx_szleitlinien/015-028l_S1_Bakterielle_Vaginose_2013-09.pdf (Zugriff 24.08.2016)

Deutsche Gesellschaft für Neurologie. S1-Leitlinie Neuroborreliose. AWMF-Register Nr. 030/071 (Stand 09/20159). www.awmf.org/uploads/tx_szleitlinien/030-071l_S1_Neuroborreliose_2012_verlaengert.pdf (Zugriff: 24.08.2016)

Deutsche Gesellschaft für Tropenmedizin und Internationale Gesundheit (DTG). Reisen von schwangeren Frauen in Länder, in denen Zikavirus-Infektionen vorkommen. www.dtg.org/24.html?&tx_ttnews[tt_news]=135&cHash=a1472a41911d6bb4ecec2bbbc7cc55d4 (Zugriff: 13.01.2016)

Deutsch-Österreichische Leitlinie zur HIV-Therapie in der Schwangerschaft und bei HIV-exponierten Neugeborenen (AWMF-Register Nr.: 055/002, S2k-Leitlinie)

Deutsche STI-Gesellschaft (DSTIG), Deutschen Dermatologischen Gesellschaft (DDG), Paul-Ehrlich-Gesellschaft. 1 + IDA-Leitlinie Condylomata acuminata und andere HPV-assoziierte Krankheitsbilder von Genitale, Anus und Harnröhre. AWMF-Register Nr. 059/001 (Stand 10/2010). http://www.dstig.de/images/059-001_S1_Condylomata_acuminata_und_andere_HPV-assoziierte_Krankheitsbilder_des_Genitale_und_der_Harnroehre_07-2006_07_2011.klein.pdf (Zugriff: 24.08.2016)

Deutsche STI-Gesellschaft (DSTIG). S2k-Leitlinie Diagnostik und Therapie der Syphilis. AWMF-Register 059/002 (Stand 07/2014). http://www.awmf.org/uploads/tx_szleitlinien/059-002l_S2k_Diagnostik_Therapie_Syphilis_2014_07.pdf (Zugriff: 24.08.2016)

Ehlinger EP, Webster EM, Kang HH, Cangialose A, Simmons AC, Barbas KH, Burchett SK, Gregory ML, Puopolo KM, Permar SR. Maternal cytomegalovirus-specific immune responses and symptomatic postnatal cytomegalovirus transmission in very low-birth-weight preterm infants. J Infect Dis, 204(11): 1672–82, 2011 Dec 1. doi: 10.1093/infdis/jir632. [Epub 2011 Oct 7]

Enders G, Daiminger A, Bäder U, Exler S, Enders M. Intrauterine transmission and clinical outcome of 248 pregnancies with primary cytomegalovirus infection in relation to gestational age. J Clin Virol, 2011

Enders G, Jahn G, Hamprecht K. HCMV-Screening während der Schwangerschaft, Frauenarzt, 47: 910–911, 2006

Enders G, Lienert S. Masern in der Schwangerschaft. Frauenarzt, 52: 1188–1190, 2011

Enders G. Röteln und Ringelröteln. In: Friese K, Kachel W. (Hrsg). Infektionserkrankungen der Schwangeren und des Neugeborenen. 67–89, 2. Aufl., Springer, Heidelberg 1998

Enders M, Biber M, Exler S. Measles, mumps and rubella virus infection in pregnancy. Possible adverse effects on pregnant women, pregnancy outcome and the fetus. Bundesgesundheitsblatt Gesundheitsforschung Gesundheitsschutz, 50(11): 1393–8, 2007

Enders M, Klingel K, Weidner A, Baisch C, Kandolf R, Schalasta G, Enders G. Risk of fetal hydrops and non-hydropic late intrauterine fetal death after gestational parvovirus B19 infection. J Clin Virol, 49(3): 163–8, 2010

Enders M, Knaub I, Gohl M, Pieper I, Bialek C, Hagedorn HJ. Congenital syphilis despite prenatal screening? An evaluation of 14 cases. Z Geburtshilfe Neonatol, 210: 141–146, 2006

Enders M, Weidner A, Enders G. Current epidemiological aspects of human parvovirus B19 infection during pregnancy and childhood in the western part of Germany. Epidemiol Infect, 135(4):563–9, 2007

ESIDOG (European Society for Infection Diseases in Obstetrics and Gynecology Österreich). Auswahl von ESIDOG-Leitlinien: Vaginale Infektionen/Genitale Virusinfektionen/Systemische Virusinfektionen in der Schwangerschaft A. Vaginale Infektionen, http://www.oeggg.at/fileadmin/user_upload/downloads/Leitlinien/Leitlinien_ESIDOG_Auswahl.pdf (Zugriff. 23.08.2016)

Euscher E, Davis J, Holzman I, Nuovo GJ. Coxsackie virus infection of the placenta associated with neurodevelopmental delays in the newborn. Obstet Gynecol, 98(6): 1019–26, 2001 Dec

Fleisher G, Bolognese R. Persistent Epstein-Barr virus infection and pregnancy. J Infect Dis,. 147(6): 982–6, 1983

Friese K, Mörike K, Neumann G, Windorfer A. Arzneimittel in der Schwangerschaft und Stillzeit. Ein Leitfaden für Ärzte und Apotheker. 8. Aufl., Wissenschaftliche Verlagsgesellschaft Stuttgart, 2016

Friese K, Schäfer A, Hof H. Infektionskrankheiten. Gynäkologie + Geburtshilfe, Springer, Berlin, Heidelberg 2003

Fujihara N, Takakura S, Saito T, Iinuma Y, Ichiyama S. A case of perinatal sepsis by Campylobacter fetus subsp. fetus infection successfully treated with carbapenem-case report and literature review. J Infect, 53(5): e199–202, 2006 Nov. [Epub 2006 Mar 15]

Gärtner B, Enders M, Luft-Duchow C, Bocharov G, Modorow S. Parvovirus B-19 infections in pregnant women in day care facilities: health economic analysis of prohibition to employ seronegative women. Bundesgesundheitsblatt Gesundheitsforschung Gesundheitsschutz, 50(11): 1369–78, 2007

Gemeinsamer Bundesausschuss (gba). Mutterschafts-Richtlinien (Stand: 04/2016). www.g-ba.de/downloads/62-492-1223/Mu-RL_2016-04-21_2016-07-20.pdf (Zugriff: 24.08.2016)

Gille G, Klapp C, Diedrich D et al. Chlamydien – eine heimliche Epidemie unter Jugendlichen. Dtsch Arztebl, 102(28–29): A 2021–5, 2005

Gingelmaier A, Friese K. Maternofetale HIV-Transmission. Das Neugeborene vor der HIV-Infektion schützen. Gynäkologie + Geburtshilfe, 10: 54–60, 2009

Goelz R, Hamprecht K, Vochem M, Maschmann J, Speer CP, Jahn G, Poets CF. Muttermilchernährung der sehr unreifen Frühgeborenen von HCMV-seropositiven Müttern. Z Geburtsh Neonatol, 208: 118–121, 2004

Groß U, Hruzik A, Hlobil H. Toxoplasmose und Schwangerschaft. Gynäkologe, 42: 793, 2009. doi:10.1007/s00129-009-2353-7

Groß U, Roos T, Friese K. Toxoplasmose in der Schwangerschaft. Dtsch Arztebl, Heft 49: 98, A3293–3300, 2001

Groß U. Toxoplasmose in der Schwangerschaft. Dtsch Arztebl, Heft 49, 98: A 3293–3300, 2001

Guillet M, Vauloup-Fellous C, Cordier AG, Grangeot-Keros L, Benoist G, Nedellec S, Benachi A, Freymuth F, Picone O. Measles in pregnancy: a review. J Gynecol Obstet Biol Reprod (Paris), 41(3): 209–18, 2012

Haeri S, Baker AM, Boggess KA. Prevalence of Epstein-Barr virus reactivation in pregnancy. Am J Perinatol, 27(9): 715–9, 2010 Oct. [Epub 2010 Apr 12]

Hof H, Szabo K, Becker B. Epidemiologie der Listeriose in Deutschland-im Wandel und dennoch nicht beachtet. Dtsch Med Wochenschr, 132: 1343–1348, 2007

Hof H. Listeria-Infektion während der Schwangerschaft. Gyn, 17: 382–390, 2012

Hollier LM, Wendel GD. Third trimester antiviral prophylaxis for preventing maternal genital herpes simplex virus (HSV) recurrences and neonatal infection. Cochrane Database Syst Rev, (1): CD004946, 2008

Hotop A, Hlobil H, Gross U. Efficacy of rapid treatment initiation following primary Toxoplasma gondii infection during pregnancy. Clin Infect Dis, 54(11): 1545–52, 2012 Jun. [Epub 2012 Mar 29]

Howley MM, Carter TC, Browne ML, Romitti PA, Cunniff CM, Druschel CM. Fluconazole use and birth defects in the National Birth Defects Prevention Study. Am J Obstet Gynecol, 214(5): 657.e1–9, 2016

Iwasenko JM, Howard J, Arbuckle S, Graf N, Hall B, Craig ME, Rawlinson WD. Human cytomegalovirus infection is detected frequently in stillbirths and is associated with fetal thrombotic vasculopathy. J Infect Dis, 203(11): 1526–33, 2011

Jana N, Barik S, Arora N, Singh AK. Tuberculosis in pregnancy: the challenges for South Asian countries. J Obstet Gynaecol Res, 38(9): 112536, 2012

Janier M, Hegyi V, Dupin N, Unemo M, Tiplica GS, Potočnik M, French P, Patel R. 2014 European guideline on the management of syphilis. J Eur Acad Dermatol Venereol, 28(12): 1581–93, 2014

Keller-Stanislawski B, Englund JA, Kang G, Mangtani P, Neuzil K, Nohynek H, Pless R, Lambach P, Zuber P. Safety of immunization during pregnancy: A review of the evidence of selected inactivated and live attenuated vaccines. Vaccine, 2014 Oct 3. [Epub ahead of print]

Konstantinidou A, Anninos H, Spanakis N, Kotsiakis X, Syridou G, Tsakris A, Patsouris E. Transplacental infection of Coxsackievirus B3 pathological findings in the fetus. J Med Virol, 79(6):754–7, 2007

Körber A, Esser S, Grabbe S, Dissemond J. Syphilis – Die Rückkehr der „Geißel der Menschheit". Dtsch Med Wochenschr, 129: 2053–2059, 2004

Lakos A, Solymosi N. Maternal Lyme borreliosis and pregnancy outcome. Int J Infect Dis, 14(6):e494–8, 2010 Jun. [Epub 2009 Nov 18]

Lamont RF, Sobel JD, Carrington D, Mazaki-Tovi S, Kusanovic JP, Vaisbuch E, Romero R. Varicella-zoster virus (chickenpox) infection in pregnancy. BJOG, 118(10): 1155–62, 2011 Sep. doi: 10.1111/j.1471-0528.2011.02983.x. Epub 2011 May 18.

Lamont RF, Sobel JD, Vaisbuch E, Kusanovic JP, Mazaki-Tovi S, Kim SK, Uldbjerg N, Romero R. Parvovirus B19 infection in human pregnancy. BJOG, 118(2): 175–86, 2011

Lanjouw E, Ouburg S, de Vries HJ, Stary A, Radcliffe K, Unemo M. 2015 European guideline on the management of Chlamydia trachomatis infections. Int J STD AIDS, 0(0) 1–16. www.iusti.org/regions/Europe/pdf/2015/Chlamydia2015.pdf (Zugriff: 24.08.2016)

Leitich H, Brunbauer M, Bodner-Adler B, Kaider A, Egarter C, Husslein P. Antibiotic treatment of bacterial vaginosis in pregnancy: A meta-analysis. Am J Obstet Gynecol, 188: 752–8, 2003

Leitlinie: Labordiagnostik schwangerschaftsrelevanter Virusinfektionen. S2k-Leitlinie AWMF Registernummer 0093/001 Stand: 31.3.2014

Loto OM, Awowole I. Tuberculosis in pregnancy: a review. J Pregnancy, 2012: 379271, 2012. doi: 10.1155/2012/379271. [Epub 2011 Nov 1]

Lozo, Ahmed, Chapnick, O'Keefe, Minkoff. Presumed Cases of Mumps in Pregnancy: Clinical and Infection Control Implications. Infect Dis Obstet Gynecol, 2012: 345068, 2012. doi: 10.1155/2012/345068,PMCID: PMC3296145 [Epub 2012 February 12]

Mandelbrot L. Fetal varicella – diagnosis, management, and outcome. Prenat Diagn, 32(6): 511–8, 2012 Jun. doi: 10.1002/pd.3843. [Epub 2012 Apr 18]

Mayor MT, Roett MA, Uduhiri KA. Diagnosis and management of gonococcal infections. Am Fam Physician, 86(10): 931–8, 2012

McClure EM, Goldenberg RL. Infection and stillbirth. Semin Fetal Neonatal Med, (4): 182–9, 2009 Aug;14. [Epub 2009 Mar 12]

Meites E, Gaydos CA, Hobbs MM, Kissinger P, Nyirjesy P, Schwebke JR, Secor WE, Sobel JD, Workowski KA. A review of evidence-based care of symptomatic trichomoniasis and asymptomatic Trichomonas vaginalis infections. Clin Infect Dis, 61 Suppl 8: S837–48, 2015

Meyer-Wittkopf M, Buxmann H, Gonser M, Hamprecht K. Neues zur prä- und perinatalen Cytomegalovirus-Infektion. Frauenarzt, 50 (6): 524–528, 2009

Miller JL, Harman C, Weiner C, Baschat AA. Perinatal outcomes after second trimester detection of amniotic fluid viral genome in asymptomatic patients. J Perinat Med, 37(2):140–3, 2009

Mnyani CN, McIntyre JA. Tuberculosis in pregnancy. BJOG, 118(2): 226–31, 2011 Jan

Modrow S, Gärtner B, Huzly D, Pustoweit B, Mankertz A. Rötelnimpfung. Erfolgreiche Impfstrategie ermöglicht Änderung der Mutterschaftsrichtlinie. Frauenarzt, 52: 1068–77, 2011

Modrow S. Akute Rötelninfektion: Bundesweite Meldepflicht gefordert. Dtsch Arztebl, 108(49): A-2660/B-2219/C-2191, 2011

Modrow S. Gärtner B. Parvovirus B19-Infektion in der Schwangerschaft. Dtsch Arztebl, 103(43): A2869–2876, 2006

MØlgaard-Nielsen D, Svanström H, Melbye M, Hviid A, Pasternak B. Association between use of oral fluconazole during pregnancy and risk of spontaneous abortion and stillbirth. JAMA, 315(1): 58–67, 2016

Moore KA, Simpson JA, Paw MK, Pimanpanarak M, Wiladphaingern J, Rijken MJ, Jittamala P, White NJ, Fowkes FJ, Nosten F, McGready R: Safety of artemisinins in first trimester of prospectively followed pregnancies: an observational study. Lancet Infect Dis 2016; 16(5): 576–83

Mylonas I, Enders G, Tewald F, Friese K. Lyme-Borreliose in der Schwangerschaft, Wochenbett und Stillzeit. Frauenarzt, 4: 108–113, 2005

Mylonas I, Friese K. Zytomegalie-Infektion des Fetus: Von der Forschung zur Klinik. Geburtsh Frauenheilk, 65: 465–473, 2005:

Mylonas I. Borreliosis during pregnancy: a risk for the unborn child? Vector Borne Zoonotic Dis, 11(7): 891–8, 2011 Jul. [Epub 2010 Oct 6]

Mylonas I. Herpes genitalis in der Schwangerschaft. Molekularbiologische Diagnostik und Therapie. Gyne, 8–10, Mai 2011

Nau R, Christen HJ, Eiffert H. Lyme-Borreliose aktueller Kenntnisstand. Dtsch Arztebl Int, 106(5): 72–82, 2009. doi: 10.3238/arztebl.2009.0072

Neumann G. Infektionen und Infektionskrankheiten. Bakterielle Vaginose. In: Erkrankungen in der Schwangerschaft, Hrsg.: Rath, W., Friese, K., Thieme, Stuttgart 2005

Neumann G. Infektionen und Infektionskrankheiten. In: Rath W, Friese K (Hrsg). Erkrankungen in der Schwangerschaft. Thieme, Stuttgart 2005

Nigro G, Adler SP, La Torre R, Best AM. Congenital Cytomegalovirus Collaborating Group. Passive immunization during pregnancy for congenital cytomegalovirus infection. N Engl J Med, 353(13):1350–62, 2005

Ornoy A, Tenenbaum A. Pregnancy outcome following infections by coxsackie, echo, measles, mumps, hepatitis, polio and encephalitis viruses. Reprod Toxicol, 21(4): 446–57, 2006 May. [Epub 2006 Feb 9]

Ornoy A, Tenenbaum A. Pregnancy outcome following infections by coxsackie, echo, measles, mumps, hepatitis, polio and encephalitis viruses. Reprod Toxicol, (4): 446–57, 2006 May. 21. [Epub 2006 Feb 9]

Ozer O, Cebesoy FB, Sari I, Davutoglu V. A case of Salmonella typhi endocarditis in pregnancy. Am J Med Sci, 337(3): 210–1, 2009

Palacios E, Dallman R, Muñoz M, Hurtado R, Chalco K, Guerra D, Mestanza L, Llaro K, Bonilla C, Drobac P, Bayona J, Lygizos M, Anger H, Shin S. Drug-resistant tuberculosis and pregnancy: treatment outcomes of 38 cases in Lima, Peru. Clin Infect Dis, 48(10): 1413–9, 2009

Paquet C, Yudin MH. Society of Obstetricians and Gynaecologists of Canada: Toxoplasmosis in pregnancy: prevention, screening, and treatment. J Obstet Gynaecol Can, 35(1): 78–81, 2013

Pass RF, Zhang C, Evans A, Simpson T, Andrews W, Huang ML, Corey L, Hill J, Davis E, Flanigan C, Cloud G. Vaccine prevention of maternal cytomegalovirus infection. Clin Infect Dis, 2012 Apr 26. [Epub ahead of print]

Pasternak B, Hviid A. Use of acyclovir, valacyclovir, and famciclovir in the first trimester of pregnancy and the risk of birth defects. JAMA, 304(8): 859–866, 2010

Picone O, Vauloup-Fellous C, Cordier AG, Guitton S, Senat MV, Fuchs F, Ayoubi JM, Grangeot Keros L, Benachi A. A series of 238 Cytomegalovirus primary infections during pregnancy: description and outcome. Prenat Diagn, 2013 Apr 2. doi: 10.1002/pd.4118. [Epub ahead of print]

Preußel K, Werber D, Stark K. Listeriosen in der Schwangerschaft – Erkrankungsgeschehen in Deutschland (Robert-Koch-Institut). Frauenarzt, 53: 734–737, 2012

Prusa AR, Hayde M, Gerstl N, Pollak A. Infektion mit Toxoplasma gondii in der Schwangerschaft. Gynakol Prax, 29: 41–44, 2005

Pupco A, Bozzo P, Koren G. Herpes zoster during pregnancy. Can Fam Physician, 57(10): 1133, 2011

Reitter A, Haberl A, Lowen F. HIV in der Geburtshilfe – ein Update. Frauenarzt, 53 (3): 230–35, 2012

Revello MG, Lazzarotto T, Guerra B, Spinillo A, Ferrazzi E, Kustermann A, Guaschino S, Vergani P, Todros T, Frusca T, Arossa A, Furione M, Rognoni V, Rizzo N, Gabrielli L, Klersy C, Gerna G. CHIP Study Group: A randomized trial of hyperimmune globulin to prevent congenital cytomegalovirus. N Engl J Med, 370(14): 1316–26, 2014

Robert-Koch-Institut (RKI). Epidemiologisches Bulletin. Nr. 49, 8. Dezember 2006

Robert-Koch-Institut (RKI). Ratgeber für Ärzte Campylobacter-Enteritis (Stand 26.03.2015). www.rki.de/DE/Content/Infekt/EpidBull/Merkblaetter/Ratgeber_Campylobacter.html (Zugriff: 24.08.2016)

Robert-Koch-Institut (RKI). Ratgeber für Ärzte Chlamydiosen (Teil 1): Erkrankungen durch Chlamydia trachomatis (Stand 21. 12. 2010). www.rki.de/DE/Content/Infekt/EpidBull/Merkblaetter/Ratgeber_Chlamydiosen_Teil1.html (Zugriff: 24.08.2016)

Robert-Koch-Institut (RKI). Ratgeber für Ärzte Lyme-Borreliose (Stand: 01.03.2013). www.rki.de/DE/Content/Infekt/EpidBull/Merkblaetter/Ratgeber_LymeBorreliose.html (Zugriff: 24.08.2016)

Robert-Koch-Institut (RKI). Ratgeber für Ärzte Salmonellose (Stand: 20.04.2016). www.rki.de/DE/Content/Infekt/EpidBull/Merkblaetter/Ratgeber_Salmonellose.html (Zugriff: 24.08.2016)

Robert-Koch-Institut (RKI). Ratgeber für Ärzte Streptococcus pyogenes-Infektionen (Stand: 12.03.2009). www.rki.de/DE/Content/Infekt/EpidBull/Merkblaetter/Ratgeber_Streptococcus_pyogenes.html (Zugriff: 24.08.2016)

Robert-Koch-Institut (RKI). Ratgeber für Ärzte Tuberkulose (Stand: 21.02.2013). www.rki.de/DE/Content/Infekt/EpidBull/Merkblaetter/Ratgeber_Tuberkulose.html (Zugriff: 24.08.2016)

Robert-Koch-Institut (RKI). Ratgeber für Ärzte Typhus abdominalis, Paratyphus. Stand: 26.03.2015). www.rki.de/DE/Content/Infekt/EpidBull/Merkblaetter/Ratgeber_Typhus_Paratyphus.html (Zugriff: 24.08.2016)

Robert-Koch-Institut (RKI). Zikavirus-Infektionen (Stand: 22.08.2016). www.rki.de/DE/Content/InfAZ/Z/Zikaviren/Zikaviren_node.html (Zugriff: 24.08.2016)

Röhrer C, Gärtner B, Sauerbrei A, Böhm S, Hottenträger B, Raab U, Thierfelder W, Wutzler P, Modrow S. Seroprevalence of parvovirus B19 in the German population. Epidemiol Infect, 1–12, 2008 Jan 16. [Epub ahead of print]

Roll C, Schmid EN, Menken U, Hanssler L. Fatal Salmonella enteritidis sepsis acquired prenatally in a premature infant. Obstet Gynecol, 88(4 Pt 2): 692–3, 1996 Oct

Schlatter Gentinetta C. Therapie von anogenitalen Kondylomen. info@gynäkologie, 12–17, 03/2013

Schuler-Faccini L, Ribeiro EM, Feitosa IM, Horovitz DD, Cavalcanti DP, Pessoa A, Doriqui MJ, Neri JI, Neto JM, Wanderley HY, Cernach M, El-Husny AS, Pone MV, Serao CL, Sanseverino MT. Brazilian Medical Genetics Society – Zika Embryopathy Task Force: Possible association between Zika virus infection and microcephaly – Brazil, 2015. MMWR Morb Mortal Wkly Rep, 65(3): 59–62, 2016 www.ncbi.nlm.nih.gov/pubmed/?term=Zika+MMWR+Schuler-Faccini+L%2C+Ribeiro+EM%2C+Feitosa+IM%2C+Horovitz+DD%2C+Cavalcanti+DP%2C+Pessoa+A%2C+Doriqui (Zugriff: 24.08.2016)

Schuster V. Therapeutische Möglichkeiten weiterhin sehr eingeschränkt. Neonatale CMV-Infektionen. Gynäkologie + Geburtshilfe, 10, 38–40, 2010

Seitz HM. Antikörpernachweis bei Malariaverdacht: Wert und Grenzen. Dtsch Arztebl, 83, 2361–2364, 1986, www.aerzteblatt.de/pdf/83/36/a2361.pdf (Zugriff: 07.10.2016)

Shapiro ED. Lyme disease. N Engl J Med, 370: 1724–31, 2014

Sherrard J. Gonorrhoea. Medicine, 42 (6): 323–6, 2014

Smith JL. Campylobacter jejuni infection during pregnancy: long-term consequences of associated bacteremia, Guillain-Barré syndrome, and reactive arthritist. J Food Prot, 65(4): 696–708, 2002

Spornraft-Ragaller P. Gonorrhoe-Klinik, Diagnostik, Therapie. HIV & more, 4: 34–3, 2011

Straface G, Selmin A, Zanardo V, De Santis M, Ercoli A, Scambia G. Herpes simplex virus infection in pregnancy. Infect Dis Obstet Gynecol, 2012: 385697, 2012

Swiss Herpes Management Forum. Schweizer Empfehlungen für das Management des Herpes genitalis und der Herpes-simplex-Virusinfektion des Neugeborenen. Schweiz Arzteztg, 86: Nr. 13, 780–792, 2005

Tandler-Schneider A, Sonnenberg-Schwan U, Gingelmaier A, Meurer A, Kremer H, Weigel M, Vernazza P, Schmied B, Klumb S, Schafberger, Kupka M, Friese K, Brockmeyer NH. Diagnostik und Behandlung HIV betroffener Paare mit Kinderwunsch. Frauenarzt, 49, Nr. 8: 697–704, 2008

Tandler-Schneider A., Kentenrich H. HIV-Infektion und Kinderwunsch – wie lässt sich das vereinen? Extracta gyn, 4: 8–10, 2009

Tomai XH. Stillbirth following severe symmetric fetal growth restriction due to reactivation of Epstein-Barr virus infection in pregnancy. J Obstet Gynaecol Res, 37(12): 1877–82, 2011 Dec. doi: 10.1111/j.1447–0756.2011.01662.x. [Epub 2011 Oct 14]

Ugwumadu A, Manyonda I, Reid F, Hay P. Effect of early oral clindamycin on late miscarriage and preterm delivery in asymptomatic women with abnormal vaginal flora and bacterial vaginosis: a randomised controlled trial. Lancet, 361(9362): 983–8, 2003

van der Klooster JM, Roelofs HJ. Management of Salmonella infections during pregnancy and puerperium. Neth J Med, 51(2): 83–6, 1997

Veiby G, Daltveit AK, Gilhus NE. Pregnancy, delivery and perinatal outcome in female survivors of polio. J Neurol Sci, 258(1–2): 27–32, 2007 Jul 15. [Epub 2007 Mar 29]

Verani JR, McGee L, Schrag SJ. Division of Bacterial Diseases, National Center for Immunization and Respiratory Diseases, Centers for Disease Control and Prevention (CDC). Prevention of perinatal group B streptococcal disease-revised guidelines from CDC, 2010. MMWR Recomm Rep, 59(RR-10): 1–36, 2010 Nov 19. www.cdc.gov/mmwr/preview/mmwrhtml/rr5910a1.html

Virchow JC. Pneumonologische Erkrankungen in der Schwangerschaft. In: Rath W, Friese K (Hrsg). Erkrankungen in der Schwangerschaft. Thieme, Stuttgart 2005

Visentin S, Manara R, Milanese L et al. Early primary CMV infection in pregnancy: maternal hyperimmuneglobulin therapy improves children's outcome at one year. Vaccine, 2012 Apr 21. [Epub ahead of print]

Weigel M. Sonographische und invasive Diagnostik bei Infektionserkrankungen in der Schwangerschaft. In: Friese K, Kachel W. (Hrsg): Infektionserkrankungen der Schwangeren und des Neugeborenen. 2. Aufl., Springer, Heidelberg 1998

Weihrich A, Schmailzl KJG. Lungentuberkulose. In: Schmailzl KJG, Hackelöer BJ (Hrsg). Schwangerschaft und Krankheit. Blackwell Verlag, 2002

White SJ, Boldt KL, Holditch SJ, Poland GA, Jacobson RM. Measles, mumps, and rubella. Clin Obstet Gynecol, 55(2):550–9, 2012

Wojcinski M. Varizellen – ein vermeidbares Risiko für Schwangerschaften. Frauenarzt, 47: 229–232, 2006

Workowski KA, Berman S. Centers for Disease Control and Prevention (CDC): Sexually transmitted diseases treatment guidelines, 2010. MMWR Recomm Rep, 59 (RR-12): 1–110, 2010 Dec 17. Erratum in MMWR Recomm Rep, 60(1): 18, 2011

World Health Organization (WHO). Controlling rubella and preventing congenital rubella syndrome–global progress 2009. Weekly Epidemiological Report 2010; 85: 413–8.

World Health Organization (WHO). Zika virus disease. www.who.int/csr/disease/zika/en/ (Zugriff: 24.08.2016)

Wutzler P, Sauerbrei A. Varicella-Zoster-Virusinfektionen während der Schwangerschaft. Dtsch Arztebl, 96(18): A-1198/B-996/C-930, 1999

Wutzler P, Sauerbrei A. Varizellen in der Schwangerschaft und bei Neugeborenen. Gyn, 14: 53–60, 2009

Wutzler P, Sauerbrei A. Varizellen in der Schwangerschaft und bei Neugeborenen. Bundesgesundheitsblatt Gesundheitsforschung Gesundheitsschutz, 50: 237–44, 2007

www.eucalb.com: European Concerted Action on Lyme Borreliosis (Zugriff: 24.08.2016)

www.paho.org/zikavirus

Yinon Y, Farine D, Yudin MH et al. Fetal Medicine Committee, Society of Obstetricians and Gynaecologists of Canada. Cytomegalovirus infection in pregnancy. J Obstet Gynaecol Can, 32(4): 348–54, 2010

Yinon Y, Farine D, Yudin MH. Screening, diagnosis, and management of cytomegalovirus infection in pregnancy. Obstet Gynecol Surv, Review, 65(11): 73643, 2010 Nov

Ziegler R, Just HM, Castell S et al. Infektionsprävention bei Tuberkulose-Empfehlungen des DZK. Pneumologie, 66: 269–282, 2012

# 8 Erkrankungen der Mundhöhle, des Ösophagus und des Magen-Darm-Trakts



Obwohl während einer normal verlaufenden Schwangerschaft gastrointestinale Beschwerden wie z. B. Sodbrennen, Erbrechen und andere relativ häufig auftreten, ist wenig über Änderungen der Funktion und der Morphologie des Gastrointestinaltrakts während der Schwangerschaft bekannt. Es fehlt an sorgfältigen morphologischen und funktionellen Studien.

Eine der Ursachen ist sicherlich die Notwendigkeit invasiver Untersuchungsmethoden, die sich in der Schwangerschaft zum Teil per se verbieten oder im Verhältnis zum Beschwerdebild unangemessen belästigend sind sowie die Tatsache, dass die meisten Funktionsänderungen geringfügig und reversibel sind.

## 8.1 Mundhöhle

### 8.1.1 Physiologische Veränderungen während der Schwangerschaft

Die alte Volksweisheit, dass jedes Kind die Mutter einen Zahn kostet, ist sicher nicht richtig. Die physiologischen Veränderungen in der Schwangerschaft begünstigen jedoch Erkrankungen des Halteapparates und fördern die Entstehung von Karies.

Die hormonellen Umstellungen bewirken wie in anderen Geweben auch eine allgemeine Vasodilatation im arteriellen und venösen Gefäßgebiet, eine Hyperämisierung, Permeabilitätssteigerung und wirken ödemfördernd.

Der Speichelfluss kann, je nach psychogener Ausgangslage, vermehrt oder vermindert sein. Die Zusammensetzung des Speichels verändert sich. Der Proteingehalt ist erhöht, die Natriumkonzentration sinkt, die Kaliumkonzentration steigt sowohl im nicht stimulierten als auch im stimulierten Sekret.

### 8.1.2 Erkrankungen des Zahnfleisches (Gingivitis, Gingivahyperplasie)

#### Einführung

Karies und Entzündungen des Zahnfleisches, des Zahnhalteapparates sowie der Mundschleimhaut sind die häufigsten Erkrankungen der Mundhöhle. Für die Schwangerschaft sind nicht die Zahnerkrankungen, sondern die Entzündungen besonders die Gingivitis bzw. die Gingivahyperplasie sowie der Ptyalismus gravidarum (übermäßige Speichelbildung) relevant.

#### Erkrankungen des Zahnfleisches (Gingivitis, Gingivahyperplasie)

Zahnfleischbluten und/oder Entzündungen des Periodontiums treten in der Schwangerschaft bei 40–80 % der Schwangeren auf. Sie beginnen meist im 3. Schwangerschaftsmonat, verschlechtern sich ohne Behandlung im Verlaufe der Gravidität und sind post partum meist rückläufig. Der Schweregrad nimmt mit dem Alter der Patientin und der Zahl der Schwangerschaften zu. Diese Beschwerden sind nicht als schwangerschaftsspezifisch anzusehen, sondern werden durch die physiologischen Veränderungen lediglich begünstigt, d.h. Zahnfleisch und/oder Zahnbett sind mehr oder weniger stark vorgeschädigt.

In etwa 10–50 % treten generalisierte hyperplastische Zustände des Zahnfleisches, die sog. Gingivahyperplasien, auf. Besonders häufig betroffen sind Schwangere mit einem Typ-1-Diabetes. Ursache sind wahrscheinlich mikrovaskuläre diabetogene Störungen.

Demgegenüber selten, nämlich in bis zu 5 % der Schwangeren, sind fibröse, granulomatöse oder angiomatöse Neubildungen sog. Schwangerschaftsgranulome. Diese lokalisierten Reizwucherungen sitzen dem Zahnfleisch oder der Gaumenschleimhaut gestielt oder breitbasig auf. Sie haben eine dunkelrote Farbe und können bis zu pflaumengroß werden. Sie neigen zu starken Blutungen und behindern das Kauen. Diese als **Schwangerschaftsgranulom** oder als **Schwangerschaftsepulis** bezeichneten Veränderungen entstehen ebenfalls ab dem 3.–4. Schwangerschaftsmonat. Es handelt sich histologisch um eine Sonderform der Gingivahyperplasie. Sie neigen zu Ulzerationen und können auch zu ossären Destruktionen des Zahnhalteapparates führen.

Gingivitiden und marginale Parodontitiden treten in einem hohen Maße auf. Offensichtlich ist dies in erster Linie von oralhygienischen Maßnahmen abhängig. Im Verlauf solcher Zahnfleischerkrankungen stimulieren Endotoxine von an der parodontalen Infektion beteiligten, hauptsächlich gramnegativen Bakterien, die lokalen Makrophagen. Es werden Entzündungsmediatoren wie Prostaglandin $E_2$, Interleukin und Tumornekrosefaktor, freigesetzt. Bei starker Ausprägung werden systemisch wirksame Konzentrationen erreicht.

**Karies**

Karies induziert durch die Schwangerschaft ist bis heute ein noch nicht endgültig geklärtes Thema. Als gesichert kann angenommen werden, dass ein Mineralentzug auf dem Blutweg zur Deckung des fetalen Bedarfs nicht stattfindet. Auch eine mögliche Verarmung durch die veränderte Zusammensetzung des Speichels wird derzeit verneint. Trotzdem ist die Inzidenz neu aufgetretener Kariesfälle in der Schwangerschaft ab dem 3. Monat erhöht. Dies wird einerseits mit der gesteigerten Viskosität des Speichels durch die Zunahme des Eiweißgehalts und der damit begünstigten Zahnbelagbildung, andererseits mit einer erheblichen Reduzierung bzw. Einstellung der Zahn- und Mundpflege durch Zahnfleischbluten, Gingivitis, Parodontitis, Sodbrennen sowie Schwangerschaftserbrechen in Zusammenhang gebracht.

Besonders die Hyperemesis, aber auch Sodbrennen, scheinen die Kariesanfälligkeit stark zu fördern. Die entstehende Hyperazidität des Speichels führt zu einer Demineralisierung des Speichels und zur Entstehung bakterieller Plaques.

**Ptyalismus gravidarum**

Der Speichelfluss in der Gravidität beträgt etwa 1 200–1 500 ml in 24 Stunden, außerhalb der Schwangerschaft sind es 500 bis 1 500 ml. Eine übermäßige Bildung ist eine seltene, jedoch für die Patientin sehr unangenehme Erscheinung, die meist im 2.–4. Schwangerschaftsmonat in Kombination mit einer Hyperemesis gravidarum auftritt. Die Dauer der Komplikation ist unterschiedlich, oft nur kurzzeitig, verschwindet jedoch nach der Entbindung. Pathophysiologisch werden eine verstärkte Parasympathikuswirkung ebenso wie psychopathologische Faktoren diskutiert.

### Klinisches Bild und Symptomatik

**Symptome:** Rötung, Schwellung, Schmerzen, Brennen, Taubheitsgefühl, Beläge, Blutungen, Aphthen, Erosionen, Ulzerationen, Nekrosen,

Schluckbeschwerden, Geschmacksverlust, Mundgeruch.

### Untersuchungen, Diagnostik und Differenzialdiagnostik

Die Diagnose wird anhand des klinischen Erscheinungsbildes gestellt. Bei hartnäckigen und rezidivierenden Verläufen, deren Ursache nicht primär erkennbar ist, muss eine Erregerdifferenzierung durch Abstrich und Kultur versucht werden. Blutuntersuchungen geben Auskunft über eventuelle Mängel an, z.B. Eisen, Vitamin $B_{12}$, Folsäure. Außerdem wird man differenzialdiagnostisch nach Autoimmun- oder anderen Begleiterkrankungen fahnden.

### Prognose für das Kind

Mehr und mehr wird diskutiert, dass in der Folge von Zahnfleischerkrankungen und der konsekutiven Bildung systemischer Konzentrationen von Endotoxinen das Risiko, ein untergewichtiges Kind zu gebären bis zum 7-fachen erhöht sein kann. Ein erhöhtes Mortalitätsrisiko besteht allerdings nach aktueller Kenntnislage nicht.

### Prävention

Präventiv sind regelmäßiges 2–3-maliges tägliches Zähneputzen, professionelle Zahnreinigung und Zahnsteinentfernung vor und in der Schwangerschaft anzustreben.

### Betreuung der Schwangeren

Es besteht sicherlich ein hoher Aufklärungsbedarf. Von zahnärztlicher Seite wird aus diesen Gründen eine zweimalige zahnärztliche Vorsorgeuntersuchung während der Schwangerschaft empfohlen. Eine spezielle gynäkologische Betreuung der Schwangerschaft ist nicht notwendig.

### Therapie

**Zahnärztliche Behandlung:** Sie wird wie außerhalb der Schwangerschaft durchgeführt.

Eine Schwangerschaftsepulis (Schwangerschaftsgranulom) sollte wegen der Beschwerden (Blutungen, Ulzerationen, Beschwerden beim Kauen, Zerstörung des ossären Zahnhalteapparates) entfernt werden, bevorzugt in Lokalanästhesie.

#### Medikamentöse Therapie

Die Bedeutung der Aufrechterhaltung der Mundgesundheit während der Schwangerschaft wird betont; Studien haben keinen Anlass zu Besorgnis über die Sicherheit zahnärztlicher Maßnahmen ergeben (ACOG 2013).

### Zusammenfassung

- Hormonelle Einflüsse führen während der Schwangerschaft zu einer Veränderung des Milieus in der Mundhöhle.
- Folge sind häufig Zahnfleischbluten und Entzündungen (Gingivitis, Periodontitis sowie hyperplastische Veränderungen (Gingivahyperplasie)).
- Die meisten im Handel befindlichen Mund- und Rachentherapeutika sind auch in der Schwangerschaft anwendbar, wenn auch ihr Nutzen fraglich ist.
- Die histologische Sonderform der Gingivahyperplasie, die Schwangerschaftsepulis ist eine seltene aber sehr unangenehme Erkrankung, die operativ saniert werden sollte.
- Auch der Ptyalismus gravidarum ist selten, aber sehr unangenehm und schwer therapeutisch zu beeinflussen. Er tritt meist im Rahmen einer Hyperemesis gravidarum auf und ist selbstlimitierend.

- Der Schwangerschaftsverlauf wird durch die hyperplastischen Veränderungen der Schleimhaut ebenso wenig wie durch den Ptyalismus gravidarum negativ beeinflusst.
- Endotoxine werden als Ursache einer kindlichen Retardierung diskutiert.
- Die Kariesinzidenz ist in der Schwangerschaft erhöht. Die Ursache ist nicht eindeutig geklärt. Veränderungen des Speichels werden diskutiert. Sodbrennen und besonders die Hyperemesis gravidarum scheinen wichtige begünstigende Faktoren zu sein.
- In der Schwangerschaft wird eine zweimalige routinemäßige zahnärztliche Kontrolle empfohlen.
- Der Schwangerschaftsverlauf ist bei einer Karieserkrankung nicht beeinträchtigt.
- Diskutiert wird die Gefahr einer kindlichen Retardierung (bis zum 7-fachen) durch Endotoxinbildung.

## 8.2 Ösophagus und Magen

### 8.2.1 Physiologische Veränderungen während der Schwangerschaft

#### Ösophagus

Die wichtigsten physiologischen Veränderungen des Gastrointestinaltrakts sind gekennzeichnet durch eine Minderung von Tonus und Motilität der glatten Muskulatur, welche in erster Linie als Progesteroneffekt anzusehen ist. Es kommt zu einem Absinken der propulsiven peristaltischen Aktivität. Der intraösophageale Druck nimmt ab. Die wesentlichen funktionellen Veränderungen spielen sich jedoch im Bereich des unteren ösophagealen Sphinkters ab. Hier kommt es während der Gravidität zu einer kontinuierlichen Abnahme des Ruhetonus. Auch die Reaktivität bzw. die Kontraktilität auf physiologische und pharmakologische Reize ist erniedrigt. Die maximale Kontraktionskraft ist gemindert.

#### Magen

Die Vergrößerung des Uterus führt im letzten Drittel der Schwangerschaft zu einer Verlagerung des Magens. Er wird nach links oben unter die Zwerchfellkuppel gedrängt. Außerdem findet eine Achsendrehung um 45 Grad statt. Der intragastrale Druck steigt an und es kommt zur Minderung von Tonus und Motilität als Folge der generellen Relaxation der glatten Muskulatur.

Diese Veränderungen können bei der Pathogenese von Refluxkrankheiten mit von Bedeutung sein. Die Magenentleerung dürfte dennoch nicht verlangsamt sein, obwohl genaue Untersuchungen bisher fehlen. Eine Verzögerung der Entleerung scheint aber häufiger bei Patientinnen mit Sodbrennen aufzutreten und ist während der Geburt, stressinduziert, immer nachweisbar.

**CAVE Eine verzögerte Magenentleerung hat im Falle einer notwendigen Narkose während der Geburt große klinische Bedeutung, denn Patientinnen unter der Geburt sind nie als nüchtern zu betrachten und gelten deshalb als besondere Risikopatientinnen mit der hohen Gefahr einer Aspiration.**

In der Schwangerschaft sind die basale und stimulierte Sekretion von Salzsäure und Pepsin vermindert. Die niedrigsten Werte finden sich im 2. Trimenon. Gegen Ende der Gravidität steigen die Sekretionsraten wieder auf Normalwerte an. Die Ursache dieser physiologischen Subazidität ist nicht endgültig geklärt. Sicher ist, dass weder Östrogene noch Progesteron dafür verantwortlich sind. Diese Hormone bewirken jedoch eine vermehrte Schleimsekretion des Magens während der Schwangerschaft.

## 8.2.2 Sodbrennen, Refluxkrankheit

### Einführung

Etwa 10 % der Bevölkerung in den Industrienationen leidet an einer Refluxkrankheit. Damit gehört sie zu den häufigsten gastrointestinalen Erkrankungen. Man schätzt, dass mehr als 85 % der Bevölkerung mindestens einmal pro Monat Sodbrennen hat. Etwa 22 % leiden täglich, etwa 25 % mehrmals wöchentlich und 11 % einmal wöchentlich an Sodbrennen.

### Klassifizierung/Definition

Als Refluxkrankheit bezeichnet man Beschwerden wie saures Aufstoßen oder Sodbrennen mit oder ohne eine Entzündung oder anderen Veränderungen der Speiseröhre durch einen krankhaften Reflux des Mageninhaltes besonders des sauren Magensaftes. Synonyme sind gastroesophagealer Reflux bzw. gastroösophageale Refluxkrankheit (gastroesophageal refluxdisease = GERD = GORD).

Man unterscheidet:

- Refluxösophagitis (erosive reflux disease): Sie ist gekennzeichnet durch eine Ösophagitis.
- Nicht-erosive Refluxkrankheit (non-erosive reflux-disease): Sie ist gekennzeichnet durch Beschwerden ohne eine Ösophagitis.
- Barrett-Syndrom: Es ist gekennzeichnet durch histologische zum Teil prämaligne Veränderungen der Schleimhaut durch den Reflux.
- Extraösophageale Manifestation: Sie ist gekennzeichnet durch Beschwerden außerhalb der Speiseröhre, z. B. Asthma, chronischen Husten, Kehlkopfentzündung.

### Ätiologie, Pathogenese und Pathophysiologie

Ätiopathogenetisch besteht eine Insuffizienz des unteren Ösophagussphinkters, deren Ursache letztlich ungeklärt ist. Ein Zusammenhang mit einer Hiatushernie wird diskutiert. Auch Substanzen, die die Beweglichkeit der Speiseröhre und damit den Selbstreinigungsmechanismus behindern, können durch den verlängerten Kontakt zur Schädigung führen, z. B. scharfe Gewürze, Kaffee, Alkohol, Nikotin, Medikamente, aber auch die hormonellen und physiologischen Veränderungen infolge einer Schwangerschaft.

### Klinisches Bild und Symptomatik

Die typischen Symptome sind Sodbrennen und saures Aufstoßen, oft verbunden mit Schmerzen hinter dem Brustbein. Besonders häufig ist die Symptomatik nach größeren Mahlzeiten, beim Bücken und im Liegen, besonders nachts. Es gibt keine Korrelation zwischen der Ausprägung der Symptome und den entzündlichen bzw. anatomischen Veränderungen. Viele Patienten sind sogar trotz einer Refluxerkrankung asymptomatisch und suchen erst bei Komplikationen den Arzt auf.

### Untersuchungen, Diagnostik und Differenzialdiagnostik

Die klinische Symptomatik ist das wichtigste diagnoseweisende Kriterium. Zur Verifizierung und zur genauen Lokalisation eventueller Veränderungen der Schleimhaut dient die Ösophagogastroduodenoskopie. Die Manometrie und die 24-Stunden-pH-Wert-Messung werden gelegentlich zusätzlich eingesetzt.

Differenzialdiagnostisch muss auch an eine koronare Herzerkrankung, einen Herzinfarkt, an Ösophagusdivertikel, Ösophagusulzera, ein Magenulkus oder ein Karzinom des Ösophagus oder des Magens gedacht werden.

### Auswirkungen auf die Schwangerschaft und mütterliche Prognose

Die physiologischen bzw. pathophysiologischen Veränderungen der Schwangerschaft begünstigen den gastroösophagealen Reflux. In der Frühschwangerschaft sind ursächlich Emesis und Hyperemesis gravidarum, im weiteren Verlauf häufiges Aufstoßen, die Verlagerung des Magens unter die Zwerchfellkuppe durch den wachsenden Uterus sowie die Minderung des Tonus und der Motilität des Magens. Bisher gibt es keine systematischen Untersuchungen, inwieweit eine Refluxkrankheit in der Schwangerschaft die Lebensqualität verschlechtert bzw. histologische Veränderungen der Ösophagusschleimhaut (angenommen werden 1–2 %) induziert.

Bei über 50 % aller Schwangeren führt die graviditätsinduzierte Dysfunktion des Ösophagus zu einem Reflux des Mageninhaltes in die Speiseröhre. Dies löst Sodbrennen und retrosternale Beschwerden in Form von Brennen oder sogar von Schmerzen aus. Die Erscheinungen können bis in den Pharynxbereich brennend und als saures Aufstoßen empfunden werden. Häufig ist dieser Beschwerdekomplex auch mit epigastrischen Beschwerden wie Aufstoßen von Luft, Regurgitation von Mageninhalt, Singultus, Nausea und Erbrechen gekoppelt. Die Symptome können während des gesamten Schwangerschaftsverlaufs auftreten. In der Frühgravidität sind auch rein psychische Ursachen möglich. Im weiteren Verlauf gewinnen jedoch die schwangerschaftsspezifischen Veränderungen zunehmend an Bedeutung. So steigt die Inzidenz ab dem 2. Trimenon kontinuierlich an und erreicht in den letzten Schwangerschaftsmonaten den Höhepunkt. Nach der Entbindung klingen die Beschwerden rasch und in der überwiegenden Zahl der Fälle folgenlos ab. Gefördert werden die Symptome durch Nahrungsaufnahme, Bücken, Pressen und horizontale Körperlage. Die Symptomatik kann Minuten bis Stunden dauern und bessert sich häufig in aufrechter Körperhaltung.

### Prognose für das Kind

Eine Refluxerkrankung hat keinerlei Auswirkungen auf die kindliche Entwicklung.

### Prävention

▸ Kap. 8.2.2 Möglichkeiten der Selbstbehandlung

### Betreuung der Schwangeren

Die Gravide bedarf keiner besonderen schwangerschaftsspezifischen Betreuung. Auf die präventiven Maßnahmen ist hinzuweisen. Gelegentlich müssen auch Medikamente eingesetzt werden.

### Therapie

Modifikationen von Lebensstil bzw. Ernährung führen bei der Mehrheit der Patientinnen mit Refluxerkrankung zur Besserung der Symptome. Ist eine medikamentöse Behandlung indiziert, stehen Antazida, $H_2$-Rezeptorenblocker und Protonenpumpeninhibitoren zur Verfügung. Mit dieser Reihenfolge wurde eine Step-up-Therapie für die medikamentöse Behandlung der Symptome der Refluxkrankheit in der Schwangerschaft vorgeschlagen (Majithia & Johnson, 2012).

**Antazida:** Sie sind im allgemeinen unproblematisch für Schwangere. Lediglich aluminiumhaltige Mittel sollten möglichst nicht über längere Zeit verwendet werden.

**Säuresupprimierende Mittel:** Hierzu zählen Protonenpumpenhemmer und $H_2$-Rezeptorenblocker. Für ein erhöhtes Risiko kindlichen Asthmas bzw. allergischer Erkrankungen nach deren Verwendung in der Schwangerschaft existieren Hinweise (Andersen et al. 2012; Hak et al. 2013; Mulder et al. 2014). Dieses Thema bedarf weiterer Untersuchungen.

**$H_2$-Rezeptorenblocker:** Für Ranitidin liegen die meisten Daten vor; es gilt als sicher.

**Protonenpumpeninhibitoren (PPIs):** Für teratogene oder andere für die Schwangerschaft schädliche Wirkungen der PPIs gibt es bislang keinen eindeutigen Anhalt. Bei klarer Indikation, d. h. wenn andere Methoden versagen (van der Woude et al. 2014), können sie zeitlich begrenzt eingesetzt werden. Die Daten über die Anwendung von PPIs während der Schwangerschaft sind gleichwohl limitiert (Rasmussen 2012). Unabhängig von einer Schwangerschaft existieren mittlerweile Hinweise für unerwünschte Wirkungen bei Langzeitanwendung (wie z. B. Vitamin-$B_{12}$-Mangel, Magnesiummangel, erhöhtes Frakturrisiko, pseudomembranöse Kolitis) von PPIs (Übersicht bei Scheurlen 2013). Unzureichend begründete Langzeitanwendung von PPIs sollte daher auch in der Schwangerschaft unterbleiben.

**Motilitätsfördernde Mittel (Prokinetika):** Für **Domperidon** wurde eine größere teratogene Wirkung nicht gefunden (Choi et al. 2013). Es sollte dennoch in der Schwangerschaft nicht verwendet werden (Anon 2015). Die Datenlage ist insgesamt unzureichend. Sein Potenzial für QT-Verlängerung, einen EKG-Marker für erhöhtes Risiko für Torsades-de-pointes-Arrhythmien, ist für die Verschreibung wie auch außerhalb der Schwangerschaft zu bedenken (AkdÄ 2012). **Metoclopramid** (▸Kap. 8.2.3 Therapie, Emesis/Hyperemesis), wenn indiziert, ist einsetzbar, sollte aber am Ende der Schwangerschaft gemieden werden (Fachinformation). Wie auch außerhalb der Schwangerschaft ist sein Potenzial für QT-Verlängerung und extrapyramidalmotorische Nebenwirkungen bei der Verschreibung zu bedenken. **Prucaloprid** soll in der Schwangerschaft gemieden werden, da keine ausreichenden Daten für die Sicherheit der Anwendung in der Schwangerschaft vorliegen.

**Sodbrennen – Möglichkeiten der Selbstmedikation**

Aufgrund der physiologischen Veränderungen im Gastrointestinaltrakt während der Schwangerschaft wie z B. Tonusminderung (▸Kap. 8.2.1) kommt es in dieser Zeit besonders häufig zu Sodbrennen bzw. saurem Aufstoßen. Für die Selbstbehandlung dieser Symptome stehen einige gut wirksame rezeptfreie Präparate zur Verfügung, die in der Schwangerschaft einsetzbar sind. Der Schwerpunkt bei der Beratung von Betroffenen liegt jedoch zunächst auf den nichtmedikamentösen Maßnahmen. Hierzu gibt es einige wichtige Verhaltenstipps. Oft lassen sich schon damit die Beschwerden beseitigen oder zumindest auf ein erträgliches Maß reduzieren.

Ein **magenfreundlicher Lebensstil** trägt zur Linderung von Refluxbeschwerden bei. Das bedeutet: mehrere kleine Mahlzeiten über den Tag verteilen, das Abendessen spätestens drei Stunden vor dem Zubettgehen einnehmen, stets langsam essen und gut kauen. Fette, süße und scharfe Speisen meiden. Die Reduktion des Kaffeekonsums sowie der vollständige Verzicht auf Alkohol und Rauchen sollten in der Schwangerschaft ohnehin selbstverständlich sein. Den Oberkörper im Liegen etwas höher lagern. Statt einem Mittagsschlaf lieber einen Verdauungsspaziergang machen. Auf einengende Kleidung verzichten, Tätigkeiten in gebückter Haltung vermeiden.

Manche Nahrungsmittel können gezielt zur Linderung von Magenhyperazidität beitragen. Hierzu gehört z. B.

- einen Esslöffel fein gemahlene Haferflocken gut gekaut hinunterschlucken,
- über Nacht angesetzten Leinsamenschleim trinken (Leinsamen in Wasser quellen lassen und aufkochen),
- auch unangemachter Feldsalat oder neutral zubereitete Pellkartoffeln haben einen neutralisierenden Effekt,
- Kamillenblütentee mehrmals täglich getrunken, wirkt auf die Magenschleimhaut entzündungshemmend und kann bei Sodbrennen in der Schwangerschaft eingesetzt werden.

Mittel der Wahl in der Selbstmedikation:

- Die Gaviscon-Präparate (**Gaviscon® Advance, Gaviscon® Dual**) sind OTC-Fertigarzneimittel, die zur Anwendung während der ganzen Schwangerschaft (und Stillzeit) ausdrücklich zugelassen sind und in einer Studie an Schwangeren untersucht wurden. Es handelt sich um Alginat-Carbonat-Kombipräparate, die eine auf dem Mageninhalt aufschwimmende Schutzschicht und damit eine physikalische Refluxbarriere bilden. Die Gaviscon®-Präparate gelten derzeit als Mittel der Wahl zur Selbstbehandlung von Sodbrennen in Schwangerschaft und Stillzeit.

- Rezeptfreie **aluminium-, calcium- und magnesiumhaltige Antazida** werden heute bei kurzfristiger Einnahme als für Schwangere geeignet eingestuft. Moderne Antazida wie Hydrotalcid (z. B. Talcid®), Magaldrat (z. B. Magaldrat-ratiopharm®, Riopan®) oder Algeldrat (z. B. Maaloxan®) bieten den Vorteil der nur minimalen Resorption. Gelegentlich wird diskutiert, ob bei längerfristiger Einnahme die durch Antazida aufgenommenen Aluminiumdosen eine toxikologische Bedeutung für den Fetus haben. Bisher gibt es jedoch trotz des breiten Einsatzes dieser Verbindungen in der Schwangerschaft keine Hinweise dafür. Um eine eventuelle Verunsicherung der Schwangeren zu vermeiden, können aluminiumfreie Carbonat-Antazida (z. B. Rennie®) empfohlen werden. Es kann auch laut Gebrauchsinformation in Schwangerschaft und Stillzeit eingenommen werden.

Die folgenden Alternativen sollten erst zum Einsatz kommen, wenn Alginat-Präparate oder Antazida nicht ausreichend wirksam sind. In den Gebrauchsinformationen der folgenden Arzneimittel wird von der Einnahme in Schwangerschaft und Stillzeit ohne Arztkonsultation abgeraten. Dieser Aspekt sollte im Beratungsgespräch erklärt bzw. sicherheitshalber zur Rücksprache mit dem Arzt geraten werden:

- Unter den **$H_2$-Rezeptorantagonisten** liegt der größte Erfahrungsumfang in der Schwangerschaft für Ranitidin vor. Da sich Ranitidin in der Muttermilch anreichert, sollte in der Stillzeit Famotidin wegen der geringeren Milchgängigkeit bevorzugt werden. Da die Datenlage zur Anwendung von Famotidin in der Stillzeit jedoch sehr begrenzt ist, sollte dieser Wirkstoff bei entsprechender Indikation ausschließlich ärztlich eingesetzt werden.
- **Protonenpumpenhemmer** (PPI) sind derzeit die effektivsten Magensäureblocker. Seit dem Jahr 2009 stehen Omeprazol und Pantoprazol auch für die Selbstmedikation zur Verfügung. Bisher wurde kein erhöhtes Fehlbildungsrisiko durch diese Wirkstoffe beobachtet. Da über 90 % der Erfahrungswerte mit Omeprazol vorliegen und es den am besten untersuchten PPI darstellt, wird Omeprazol in der Schwangerschaft der Vorzug vor anderen PPI gegeben. Sicherheitshalber sollte der Einsatz jedoch erst nach dem 1. Trimenon und möglichst kurzfristig erfolgen, obgleich bisher in keiner der Studien mit Schwangeren ein erhöhtes Fehlbildungsrisiko beobachtet wurde. Die Erfahrungen zum Einsatz von Omeprazol und Pantoprazol in der Stillzeit sind bisher sehr begrenzt.

## Zusammenfassung

- Sodbrennen/Refluxösophagitis: Der progesteronbedingte erniedrigte Tonus des Ösophagussphinkters, Emesis, Hyperemesis sowie die Größenzunahme der Gebärmutter mit der entsprechenden Verlagerung des Magens sind die Hauptursachen für das Sodbrennen und den Reflux.
- Der Schwangerschaftsverlauf und die kindliche Entwicklung sind nicht beeinträchtigt.
- Präventiv wirken häufige, kleine, eiweißreiche, fettarme Mahlzeiten, Meiden von Schokolade, Alkohol, Kaffee und Nikotin, Schlafen mit erhöhtem Oberkörper etc.
- Medikamentös sind Mittel der Wahl Antazida. Ranitidin kommt ebenfalls in Betracht. Prokinetika und Protonenpumpenhemmer sind schweren Formen vorbehalten bei besonders strenger Indikationsstellung im 1. Trimenon.

## 8.2.3 Erkrankungen des Magens

### Klassifizierung/Definition

Die Magenerkrankungen werden eingeteilt in:

- Gastroenteritis (Magen-Darm-Infekt sog. Magen-Darm-Grippe, Magenverstimmung) = Infektion durch Viren, Bakterien, Protozoen, Bakterientoxine bei Lebensmittelvergiftungen, Lebensmittelallergien,
- akute Gastritis,
- chronische Gastritis
  - A-Gastritis = atrophische, (Autoimmun-) Gastritis (5 %),
  - B-Gastritis = bakterielle Gastritis durch Helicobacter pylori (85 %),
  - C-Gastritis = chemische (toxische) Gastritis (10 %), z. B. durch Alkohol, Nikotin, Medikamente,
  - Stauungsgastritis bei schwerer Rechtsherzinsuffizienz,
- Ulcus ventriculi, Ulcus duodeni,
- Tumoren,
- Reizmagen (funktionelle Dyspepsie),
- Magenblutungen,
- Refluxerkrankung,
- Alkoholfolgeerkrankungen (C-Gastritis, Varizen bei Leberzirrhose, Ulzera).

In diesem Rahmen sollen lediglich die Gastroenteritis, die Helicobacter-pylori-Gastritis und die Ulkuserkrankung kurz erörtert werden. Außerdem wird dargestellt die schwangerschaftsspezifische Erkrankung: **Emesis/Hyperemesis gravidarum**

### Ätiologie, Pathogenese und Pathophysiologie

**Gastroenteritis:** Die häufigsten Erreger sind Noroviren, gefolgt von Rota-, Adeno- und Enteroviren. Bakterielle Erreger (etwa 30 %) sind z. B. *Escherichia coli* (ETEC-Enterotoxische Kolibakterien sog. Reisediarrhö), *Campylobacter jejuni*, Staphylo- und Streptokokken sowie Salmonellen.

**Gastritis:** Es handelt sich um eine histologisch gesicherte Entzündung der Magenschleimhaut. Die akute, plötzlich auftretende Form ist meist durch Noxen bedingt. Sie geht mit einer Hypersekretion des Magensaftes einher, bei der chronischen Form ist sie vermindert.

**Akute Gastritis:** Ursachen können sein: Alkohol, Nikotin, Medikamente (nichtsteroidale Antiphlogistika, v. a. ASS), Infektionen (eine Abgrenzung gegen eine infektiöse Gastroenteritis ist meist nicht möglich), Stress oder Verätzungen.

Chronische Gastritis: Hier werden die folgenden Formen unterschieden:

- Die **Typ-A-Gastritis** steht häufig im Zusammenhang mit anderen Autoimmunerkrankungen, z. B. einer Hashimoto-Thyreoiditis oder einem Diabetes mellitus Typ 1.
- Die **Typ-B-Gastritis** wird durch Helicobacter pylori induziert.
- Die **Typ C-Gastritis** wird ausgelöst durch chemische, toxische Substanzen, z. B. nichtsteroidale Antiphlogistika insbesondere Acetylsalicylsäure, Cortison, Zytostatika oder auch durch einen Reflux von Galle.

**Ulcus ventriculi/duodeni:** Die chronische Infektion mit Helicobacter plyori führt zur Schädigung der Schleimhaut, schließlich zur Geschwürbildung.

**Emesis/Hyperemesis gravidarum:** Die Ätiologie ist wohl multifaktoriell und z. T. bisher unbekannt. Neben genetischen werden psychosoziale Faktoren, der Übertritt von Fragmenten der kindlichen Chorionzotten in die elterliche Blutbahn, endokrine Veränderungen, die im ersten Schwangerschaftsdrittel besonders ausgeprägt sind (stark erhöhter hCG-Wert) und die Stoffwechselbelastung für den mütterlichen Organismus als Ursachen diskutiert.

In jüngerer Zeit wird zunehmend auch eine chronische Helicobacter-pylori-Infektion in das multimodale Auslösungsspektrum mit einbezogen.

Ferner von Interesse sind einige Fallberichte über ein „Cannabinoid Hyperemesis Syndrom“

in der Schwangerschaft, das bislang möglicherweise nicht immer erkannt wurde (Alaniz et al. 2015; Andrews et al. 2015, Schmid et al. 2011).

### Klinisches Bild und Symptomatik

**Gastroenteritis:** Erbrechen, Durchfall, Krämpfe, Blut oder Schleim im Stuhl, gelegentlich Fieber.

**Akute Gastritis:** Sie tritt plötzlich auf und geht mit folgenden Beschwerden einher: Übelkeit, Brechreiz, Aufstoßen, Appetitlosigkeit, Völlegefühl, Magen-, Bauchschmerzen.

**Chronische Gastritis:** Sie verläuft meist ohne Symptome und Beschwerden. Gelegentlich kommt es zu Aufstoßen und Völlegefühl.

**Ulcus ventriculi:** Schmerzen im Oberbauch nach dem Essen oder unabhängig davon, Übelkeit, Erbrechen.

**Ulcus duodeni:** Die Beschwerden können sehr unterschiedlich sein. Nüchternschmerz, Übelkeit, Erbrechen. Schmerzen treten evtl. zeitversetzt lange nach dem Essen, z. B. nachts, auf. Häufig wird Besserung nach dem Essen beobachtet. Die Beschwerden treten aber auch unabhängig von der Nahrungsaufnahme auf.

**Emesis:** Übelkeit und Erbrechen ohne Krankheitsgefühl und ohne Einschränkung der allgemeinen Lebensqualität.

**Hyperemesis:** Je nach Stadium sind die Symptome wie folgt:

- Stadium 1: persistierendes Erbrechen, Frequenz > 5/Tag, ausgeprägtes Krankheitsgefühl, Gewichtsabnahme > 3 kg oder 5 % des Körpergewichts mit Problemen der Nahrungs- und Flüssigkeitsaufnahme,
- Stadium 2: wie Stadium 1 und zusätzlich Störungen des Stoffwechsels (metabolische Ketoazidose, obstartiger Foetor ex ore), des Wasser- und Mineralhaushalts (Hämokonzentration, Elektrolytverlust).

### Untersuchungen, Diagnostik und Differenzialdiagnostik

#### Gastroenteritis

Da Gastroenteritiden nach 2–3 Tagen meist spontan abheilen, sind aufwändige diagnostische Maßnahmen in aller Regel nicht notwendig. Bei einem ausgeprägten Krankheitsgefühl und Persistenz des Brechdurchfalls über 3–5 Tage sind Stuhluntersuchungen auf Erreger notwendig. Labor: Blutbild, Elektrolyte, Kreatinin, Harnstoff, Leberwerte, Antikörper gegen Rotaviren, Salmonellen, Shigellen, Yersinien, Amöben, Campylobacter. Noroviren sind bis zu 50 % Ursache einer akuten Gastroenteritis. Die Diagnose wird mittels RT(real-time)-PCR gestellt. Ein Antikörper-Suchtest kommt nicht in Frage, da Noroviren kaum zur Antikörperbildung führen.

#### Gastritis

**Akute Gastritis:** Wichtigstes diagnostisches Kriterium sind die Anamnese unter Berücksichtigung eventueller Noxen, die akuten Beschwerden und die Tatsache, dass sie sich verstärken, wenn die Patienten etwas essen. Palpatorisch besteht Druckschmerz im Bereich des Oberbauches. Eine Gastroskopie zur Klärung ist meist nicht notwendig. Bei einer Infektion fehlt die Beteiligung des Darms.

**Chronische Gastritis:** Wichtigste diagnostische Maßnahme ist die Magenspiegelung mit Entnahme von Gewebeproben. Ggf. ist eine Abklärung von Autoimmunerkrankungen bzw. deren Antikörperbestimmung, evtl. die Bestimmung des Vitamin $B_{12}$-Serumspiegels indiziert. Der Nachweis einer Helicobacter-pylori-Infektion erfolgt durch den sog. 13C-Harnstoff-Atemtest, durch Stuhlantigennachweis oder durch eine Bakterienkultur bzw. Histologie aus gewonnenen Gewebeproben. Anamnestisch muss auch eine Medikamentenursache eruiert werden.

#### Ulcus ventriculi/duodeni

Basisdiagnostik ist die Gastroduodenoskopie mit Entnahme von Gewebeproben und die Fahndung nach einer Helicobacter-pylori-Infektion mittels 13C-Harnstoff-Atemtest, Bakterienkultur oder Histologie.

**Emesis, Hyperemesis gravidarum**

**Emesis:** Spezielle Untersuchungen zur Abklärung sind nicht indiziert.

**Urin:** Ketonurie, pH-Wert↓, spezifisches Gewicht↑.

**Blut:** Blutbild (insbesondere Hämatokrit↑), Elektrolyte (insbesondere Kaliumverlust), Leberwerte↑ (insbesondere Transaminasen, Bilirubin), Schilddrüsenwerte, Blutgase: metabolische Ketoazidose, Ketonämie (Acetessigsäure, Aceton, β-Oxy-Buttersäure; Acetongeruch der Atemluft).

Pathologisch hohe Serumspiegel des Thyroxins und ein TSH-Abfall unter die Nachweisgrenze kennzeichnen eine passagere Hyperthyreose. Nach Sistieren des Erbrechens normalisieren sich die Schilddrüsenwerte als Zeichen eines vorübergehenden adaptiven Phänomens. Bei Normalisieren der Schilddrüsenwerte bis zur 18. Schwangerschaftswoche vermutet man auch eine sich selbst limitierende Hyperthyreose.

Da ätiopathologisch auch eine Helicobacter-plyori-Infektion in Frage zu kommen scheint, ist auch in dieser Richtung eine Abklärung sinnvoll.

**Ultraschall:** Ausschluss einer Mehrlingsgravidität oder einer Trophoblasterkrankung.

**Differenzialdiagnose:** Es kommen als wichtigste Erkrankungen in Frage: Hyperthyreose, Hypothyreose, Magenulzera, Hepatitis, Pankreatitis.

## Auswirkungen auf die Schwangerschaft und mütterliche Prognose

### Gastroenteritis

Da die Gastroenteritiden zeitlich begrenzt sind, ist die Prognose der Mutter nicht eingeschränkt. Bei starker Ausprägung und einem ausgeprägten Krankheitsgefühl muss auf eine Flüssigkeitsbilanzierung geachtet werden. Evtl. ist zum Ausgleich des Flüssigkeitsdefizits eine stationäre Einweisung sinnvoll oder sogar notwendig.

### Akute Gastritis

Ein negativer Verlauf der Schwangerschaft und der mütterlichen Prognose ist nicht zu erwarten, vorausgesetzt die Einwirkung der Noxen wie Alkohol, Nikotin oder Medikamente ist nur kurzfristig.

### Chronische Gastritis

- **Typ A (Autoimmunerkrankung):** Die Auswirkungen auf die Schwangerschaft und die mütterliche Prognose sind abhängig von der Grunderkrankung, siehe z. B. Hashimoto-Thyreoiditis, Diabetes mellitus Typ 1.
- **Typ B (Helicobacter-plyori-Infektion):** Es gibt bisher nur wenige Untersuchungen zur Schwangerschaft und einer Helicobacter-pylori-Infektion. Etwa 20 % der Schwangeren sollen befallen sein. Nach bisheriger Erkenntnis sind keine negativen Auswirkungen auf die Schwangerschaft und die mütterliche Prognose zu befürchten.
- **Typ C (toxische Substanzen):** In der Schwangerschaft handelt es sich in erster Linie um Medikamente. Ob und in welcher Weise die Schwangerschaft und die mütterliche Prognose in welcher Form beeinflusst wird oder ob es sinnvoll ist, sie weiter einzunehmen, hängt von der Art der Grunderkrankung und dem Ziel der Medikation ab.

### Ulcus ventriculi/duodeni

Die Schwangerschaft hat einen protektiven Effekt auf eine Ulkuserkrankung des Magens oder des Dünndarms. Deshalb sind Beschwerden und Komplikationen selten und bessern sich im Allgemeinen während der Gravidität. Sie heilen oft ab. Allerdings rezidivieren die Beschwerden häufig am Ende der Schwangerschaft oder bald nach der Entbindung, insbesondere wenn keine Ausheilung erfolgt ist. Eine Neuerkrankung stellt die Ausnahme dar. Die Interaktionen zwischen der für die Ulzera verantwortlichen Helicobacter-pylori-Infektion und der Schwangerschaft sind bisher nicht bekannt.

### Emesis

Übelkeit, Emesis und Hyperemesis gravidarum unterscheiden sich wahrscheinlich nur durch die Schweregrade ihrer Verlaufsform, nicht aber ätiologisch.

Etwa 50–90 % der schwangeren Patientinnen klagen über leichte Emesis und verstärkte Übelkeit sowie Erbrechen. Entgegen der Volksmeinung, dass das Erbrechen nur früh beim Aufstehen oder direkt danach auftritt belegen Untersuchungen, dass weniger als 2 % aller Schwangeren nur morgens unter Übelkeit und Erbrechen leiden. Bei 80 % aller Schwangeren besteht die Übelkeit den gesamten Tag über, etwa 50 % erbrechen mehrmals. Auch die geläufige Meinung, dass die Beschwerden mit Ende des 1. Trimenons enden, ist widerlegt, denn bei mehr als 50 % persistieren die Beschwerden bis weit in das 2. Trimenon hinein. Eine abnehmende Tendenz ist nach der 20. SSW feststellbar. Eine wesentliche Beeinträchtigung der Patientin tritt jedoch nicht auf. Im Gegensatz zur Hyperemesis besteht kein Krankheitsgefühl. Meist fühlen sich die Schwangeren nach dem Erbrechen besser.

■ **MERKE** Übelkeit und Emesis führen in der Regel zu keiner Beeinträchtigung des Schwangerschaftsverlaufs.

**Hyperemesis gravidarum:** Nimmt das Erbrechen an Stärke und Häufigkeit zu, spricht man von einer Hyperemesis gravidarum, wobei die Übergänge sehr fließend sind und die Ausprägung sehr unterschiedlich sein kann. Die Inzidenz beträgt etwa 1–3 %. Die Patientin entwickelt ein ausgesprochenes Krankheitsgefühl. Die Übelkeit besteht den ganzen Tag über, besonders aber während und nach den Mahlzeiten. Eine Nahrungsaufnahme ist häufig nur noch stundenweise möglich. Die Folge sind Gewichtsabnahme, Hämokonzentration sowie Hypovolämie, Flüssigkeits- und Salzverlust. Im Urin lassen sich Ketonkörper nachweisen. Die Schilddrüsen- und die Leberfunktion sind gestört.

Das kontinuierliche Erbrechen und der damit einhergehende rezidivierende akute Druckanstieg im Ösophagus kann ein sog. Mallory-Weiss-Syndrom (= Einrisse in der Mukosa und Submukosa der Speiseröhre mit der potenziellen Gefahr einer Blutung) und evtl. eine Ösophagusruptur oder einen Pneumothorax induzieren. Der Flüssigkeitsverlust führt zur Exsikkose, Hämokonzentration und Azidose. Die Folge können Präeklampsie, Koagulopathie, vorzeitige Wehentätigkeit, Abruptio placentae und ausgeprägte Funktionsstörungen der Plazenta sein. Betroffen davon sind ganz besonders und in erster Linie die Beschwerden im 2. Trimenon. Gelegentlich treten hepatische Symptome auf, z. B. Ikterus, evtl. bis zum Delirium und Leberversagen führend. Persistieren Übelkeit, Erbrechen und Magenkrämpfe über viele Wochen zermürbt das die Schwangeren. Sie gelangen auch psychisch an das Ende der Kräfte, wobei die andauernde Übelkeit meist als belastender als das Erbrechen empfunden wird. Auch wenn die Ursache nicht psychogener Natur ist oder sogar ein ausgesprochener Kinderwunsch bestand, entsteht gelegentlich der Wunsch nach Abruptio. Auch suizidale Gedanken werden gelegentlich geäußert. Meist jedoch ist die Prognose mittels Therapie mit Antiemetika, Antihistaminika, Anticholinergika und Infusionstherapie mit Multivitamingaben gut. Nur in Ausnahmen sind psychotherapeutische Interventionen oder Antidepressiva mit antiemetischer Wirkung bei Persistenz der Beschwerden, z. B mehr als 10 Wochen und psychischer Dekompensation, notwendig. Schwere somatische lebensbedrohliche Komplikationen mit Gefährdung der Mutter und oder des Kindes sind die Ausnahmen.

### Prognose für das Kind

**Gastroenteritis:** Eine Beeinträchtigung des Kindes durch eine Infektion mit den Erregern ist nicht zu befürchten. Auch sonst gibt es keine kindlichen Probleme.

**Akute Gastritis:** Die Entwicklung des Kindes wird bei kurzzeitigem Einwirken der Noxe nicht negativ beeinflusst.

8

**Chronische Gastritis:** Nach Typ der Gastritis lautet die Prognose wie folgt:

- **Typ A (Autoimmunerkrankungen):** Die Entwicklung des Kindes ist abhängig von der zugrunde liegenden Grunderkrankung und kann sehr vielfältig gefährdet sein (s. die einzelnen Krankheitsbilder).
- **Typ B (Helicobacter-pylori-Infektion):** Diskutiert wird eine intrauterine Wachstumsretardierung. Die Daten sind jedoch bisher noch sehr unsicher.
- **Typ C (toxische Substanzen):** Je nach der toxischen Substanz, die der chronischen Gastritis zugrunde liegt, können schwerste intrauterine Komplikationen auftreten, z. B. Chemotherapeutika, hoch dosiertes Cortison.

**Ulcus ventriculi/duodeni:** Die Entwicklung des Kindes wird meist nicht negativ beeinflusst. Liegt eine Helicobacter-pylori-Infektion zugrunde, so könnte sie mit einer intrauterinen Wachstumsretardierung verknüpft sein. Diese ersten Ergebnisse sind jedoch sehr unsicher und bedürfen noch weiterer Bestätigungen.

**Emesis:** Die kindliche Prognose ist nicht eingeschränkt.

**Hyperemesis:** Während die Folgen des Auftretens der Hyperemesis im 1. Trimenon meist nur gering ausgeprägt sind, können sie im 2. Trimenon erhebliche Ausmaße in Form einer gesteigerten perinatalen Morbidität und sogar Mortalität erreichen. Ursachen sind die Frühgeburtlichkeit (mehr als verdoppelt) und die bis zu 40 % erhöhte Wachstumsretardierung in Folge einer Plazentainsuffizienz.

### Prävention

**Gastroenteritis:** Das Wichtigste zur Prophylaxe sind ausreichende Hygienemaßnahmen, besonders regelmäßiges gründliches Händewaschen vor der Zubereitung von Speisen. Bei der Ernährung ist auf den Verzehr roher Lebensmittel, die erregerhaltig sein können, z. B. Fisch, Fleisch, Eier oder verdorbener Lebensmittel zu achten. Gegen eine Reihe von Erkrankungen gibt es Impfungen, z. B. Typhus, Cholera, Hepatitis A.

**Akute Gastritis:** Bei Disposition Meiden von: Alkohol, Rauchen, Kaffee, Stress, nichtsteroidale Antiphlogistika, insbesondere Acetylsalicylsäure (ASS), Corticosteroide.

**Chronische Gastritis:** Bei Typ A und B gibt es keine spezifische Prophylaxe. Bei Typ C: Meiden von Noxen, z. B. nichtsteroidale Antiphlogistika, insbesondere ASS, Corticosteroide.

**Ulcus ventriculi/duodeni:** Meiden von Kaffee, Alkohol, Tabak, Stress.

**Emesis/Hyperemesis:** Häufige kleine Mahlzeiten, die Morgenmahlzeit sollte im Bett liegend eingenommen werden. Meiden säurehaltiger Speisen, Meiden unangenehmer Gerüche, die Übelkeit und Erbrechen induzieren können, kohlenhydratreiche, fettarme Ernährung.

### Betreuung der Schwangeren

**Gastroenteritis:** Außer den allgemeinen und den therapeutischen, insbesondere die der Ernährung und der Flüssigkeitssupplementierung sind keine speziellen schwangerschaftspezifischen Maßnahmen notwendig.

**Akute Gastritis:** Außer der symptomatischen Therapie sind keine speziellen Maßnahmen notwendig.

**Chronische Gastritis:** Je nach Typ der Gastritis erfolgt die Betreuung wie folgt:

- **Typ A (Autoimmunerkrankung):** Es handelt sich in aller Regel um eine Risikogravidität, bei der eine interdisziplinäre Überwachung indiziert ist. Die Untersuchungsabstände und die diagnostischen und therapeutischen Maßnahmen richten sich nach der Grunderkrankung.
- **Typ B (Helicobacter-pylori-Infektion):** Eine spezielle Betreuung der Schwangeren ist nicht erforderlich.
- **Typ C (toxische Substanzen):** Wenn eine Vermeidung der toxischen Substanzen bzw. das Absetzen von Medikamenten nicht möglich ist, muss der Fokus der Überwachung von Mutter und Kind auf die potenziellen Gefahren ausgerichtet sein. Besonders auf tera-

togene Probleme muss geachtet werden, evtl. ist eine pränatale Diagnostik anzustreben.

**Ulcus ventriculi/duodeni:** Eine spezielle Betreuung der Schwangeren ist nicht gegeben.

**Emesis:** Eine spezielle Betreuung der Schwangerschaft ist nicht indiziert.

**Hyperemesis gravidarum:** Es handelt sich um eine Risikogravidität. Eine möglichst frühe stationäre Aufnahme ist anzustreben, um bei oder trotz Nahrungskarenz einem stärkeren Gewichtsverlust vorzubeugen und die Flüssigkeitsbilanzierung möglichst optimal durchführen zu können (Vermeidung einer Hämokonzentration). Die zunehmende Dehydrierung führt zu Exsikkose, Temperaturerhöhung, Störung des Elektrolythaushalts und Hypovolämie, die letztendlich zu einer metabolischen Ketoazidose sowie Ketonämie und Ketonurie führt. Eine Störung des Leberstoffwechsels mit Ikterus kann auftreten. Selten tritt eine zentrale Symptomatik mit Verlangsamung und Benommenheit auf. Lässt sich die Symptomatik nicht innerhalb von 48 Stunden durch Infusionen- und medikamentöse Therapie deutlich bessern, sollte an eine Hyperthyreose und deren Abklärung gedacht werden. Eine stationäre Aufnahme ist spätestens im Stadium 2 (> 5-maliges Erbrechen/Tag, Gewichtsabnahme > 3 kg + Stoffwechselveränderungen s. o.) notwendig.

Bei psychischer Dekompensation, die sich in Suizidgedanken oder dem Wunsch nach Abruptio oder Depressionen äußern können, sind psychologische Betreuung evtl. psychotherapeutische Interventionen und/oder Antidepressiva mit antiemetischer Wirkung notwendig.

## Therapie

### Gastroenteritis

Auf eine ausreichende Flüssigkeitszufuhr ist zu achten, vor allem bei schwerer Diarrhö. Loperamid sollte im 1. Trimenon nicht verwendet werden (▸Kap. 8.3.5 Therapie). Für bakterielle Infektionen gelten Cephalosporine als sicher für Schwangere (Rocha-Castro 2015). Für Rifaximin fehlen bislang ausreichende Daten zur Sicherheit in der Schwangerschaft; es sollte daher möglichst vermieden werden.

### Gastritis

Sofern indiziert, können Antazida (▸Kap. 8.2.2 Therapie) oder Antiemetika (▸Kap. 8.2.3 Therapie, Emesis/Hyperemesis gravidarum) zum Einsatz kommen.

### Ulcus ventriculi/duodeni

Zu Protonenpumpeninhibitoren und $H_2$-Rezeptorenblockern ▸Kap. 8.2.2 Therapie.

Die Eradikation von H. pylori während der Schwangerschaft wird nicht prinzipiell empfohlen. Wenn im Fall einer Ulkuserkrankung die Eradikation von H. pylori indiziert ist, sollte die Entscheidung, eine solche Behandlung einzuleiten, nicht durch das Vorliegen einer gastroösophagealen Refluxkrankheit beeinflusst werden. Die derzeit allgemein üblichen First-line-Regime für die Eradikation von H. pylori beinhalten eine Triple-Therapie bestehend aus einem Protonenpumpeninhibitor (PPI) mit Clarithromycin und Metronidazol oder einem PPI mit Clarithromycin und Amoxicillin. Das ist auch in der Schwangerschaft möglich; allerdings gelten Einschränkungen für Metronidazol im 1. Trimenon (▸Kap. 7.3.9 Therapie). Regime mit Wismuth bzw. einem Tetracyclin sollten in der Schwangerschaft nicht verwendet werden (van der Woude et al. 2014).

### Emesis, Hyperemesis gravidarum

Ein wichtiger Bestandteil der medikamentösen Therapie ist **Pyridoxin** (Vitamin $B_6$). Es reduziert die leichte bis mittelgradige Übelkeit, nicht jedoch das Erbrechen. Pyridoxin wird üblicherweise mit einem Antiemetikum kombiniert (Mihaljevic, Kuschel 2015) und nach den Daten einer Kohortenstudie scheint **Doxylamin** insbesondere bei Frauen mit starken Symptomen einen Zusatzeffekt zu erbringen (Pope et al. 2015). Doxylamin ist in Deutschland nicht zur Behandlung des Schwangerschaftserbrechens zugelassen. In den USA ist die fixe Kombination von Doxylamin und Pyridoxin als First-line-Medikation gebräuchlich (ACOG 2015). Wirksamkeit und Sicherheit sind durch zahlreiche Daten belegt (Koren et al. 2015a). Zwischendurch war diese Kombination von 1983–2013 aufgrund irrtümlich angenommener Sicherheitsbedenken nicht auf dem US-amerikanischen Markt gewesen (Niebyl et al. 2014).

In Deutschland werden **Dimenhydrinat** oder **Diphenhydramin** primär zur Behandlung des Schwangerschaftserbrechens eingesetzt. Eine vorübergehende Einnahme im 1. Trimenon wird als unbedenklich angesehen. Nicht eingesetzt werden sollten diese Mittel bei drohender Frühgeburt und in den letzten vier Wochen vor der Geburt, da ein kontraktionsfördernder Effekt beschrieben ist (Mihaljevic, Kuschel 2015).

Zu **Metoclopramid** (▸ Kap. 8.2.2 Therapie) liegen inzwischen einige günstige Daten zur Sicherheit in der Schwangerschaft, auch bei der Anwendung im 1. Trimenon, vor (Berkovitch et al. 2000; Matok et al. 2009). In einer dänischen Studie fand sich kein erhöhtes Risiko für Fehlbildungen und Spontanaborte (Pasternak 2013b), wobei allerdings methodische Schwächen wie die Ungewissheit über den Einnahmezeitraum dieser Studie ihre Aussagekraft etwas einschränken (Schaefer 2015).

**Ondansetron** kann für schwere Fälle im stationären Bereich in Betracht kommen. Seine Verwendung ist nicht mit erhöhtem Risiko eines ungünstigen Schwangerschaftsausgangs assoziiert (Pasternak et al. 2013a). Ein statistisch signifikant erhöhtes Risiko für kardiale Septumdefekte wurde in einer Studie gefunden (Danielsson et al. 2014). Ein Fall von Darmobstruktion ist berichtet worden (Cohen et al. 2014). Die Wirksamkeit von Ondansetron ist der von Metoclopramid ähnlich. Gegen die Schlussfolgerungen einer Studie, in der Ondansetron mit Doxylamin + Pyridoxin verglichen und in der eine Überlegenheit von Ondansetron berichtet wurde (Oliveira et al. 2014), wurden methodische Einwände erhoben (Koren et al. 2015b).

Bei refraktären Fällen kann **Methylprednisolon** wirksam sein. Angesichts seines Risikoprofils sollte es als Behandlung der ultima ratio angesehen werden (ACOG 2015).

Die Bedeutung der **Folsäure-Prophylaxe** zeigte sich auch an den Ergebnissen einer chinesischen Fall-Kontroll-Studie. Die Wahrscheinlichkeit eines Neuralrohrdefekts war bei Patientinnen mit mittelschwerem oder schwerem Erbrechen in der Schwangerschaft in der Gruppe der Patientinnen, die keine Folsäure-Supplemente einnahmen, etwa verdoppelt. In der Gruppe der Patientinnen mit Folsäure-Prophylaxe war dies nicht der Fall (Lu et al. 2015).

Über die Wirksamkeit einer 3-wöchigen psychologischen Intervention wurde in einer randomisierten Studie aus dem Iran berichtet (Faramarzi et al. 2015). Insgesamt ist die Evidenz für eine therapeutische wirksamkeit von Psychotherapie bei Hyperemesis gravidarum gering (ACOG 2015).

**Übelkeit – Möglichkeiten in der Selbstmedikation**

Während schweres Schwangerschaftserbrechen stets ärztlich behandelt werden muss, ist leichte Übelkeit bei Schwangeren ein gängiges Beratungsthema in der Apotheke. Neben Tipps zum richtigen Essverhalten sind dabei Antihistaminika der 1. Generation eine gute Empfehlung. Das große Dilemma bei der Abgabe in der Apotheke besteht jedoch darin, dass diese Wirkstoffe, obwohl sie in der Literatur fast unisono als unproblematisch bzw. sogar als Mittel der Wahl für Schwangere bezeichnet werden, in Fach- und Gebrauchsinformationen oft als in der Schwangerschaft nur eingeschränkt einsetzbar oder sogar kontraindiziert bezeichnet werden. Sichere, wirksame Alternativen stehen im sonstigen OTC-Bereich und auch in der Phytotherapie praktisch nicht zur Verfügung. Vermutlich erfreut sich deshalb die Selbstanwendung von Akupressurbändern gegen Übelkeit zunehmender Beliebtheit.

**Nichtmedikamentöse Tipps:** Empfehlenswert ist die Einnahme mehrerer kleiner, leichter, über den Tag verteilter Mahlzeiten. Danach sollte der Körper in aufrechter Haltung bleiben, also nach dem Essen nicht wieder hinlegen. Bei morgendlichem Erbrechen ist es manchmal hilfreich, vor dem Aufstehen eine Kleinigkeit (Weißbrot, Kekse etc.) zu essen. Außerdem sollten Schwangere für sie unangenehme Gerüche möglichst meiden.

Bei häufigerem Erbrechen sollte frühzeitig an den Flüssigkeits- und Elektrolythaushalt gedacht werden. Hierzu eignen sich entsprechend bilanzierte **Elektrolytpräparate** wie Elotrans® oder Oralpädon®.

Standardmedikation bei Übelkeit in der Schwangerschaft sind die älteren, sedierenden Antihistaminika mit antiemetischer Wirkkomponente **Dimenhydrinat** und **Diphenhydramin**. Beide gelten für den Embryo als gut verträglich. Lediglich im 3. Trimenon sehen mehrere Literaturquellen ihre Einnahme aufgrund möglicher wehenauslösender Wirkung als problematisch. In Fach- und Gebrauchsinformationen wird jedoch während der ganzen Schwangerschaft davon abgeraten (z. B. Emesan®, Reisetabletten-ratiopharm®) bzw. ausdrücklich auf die vorherige Rücksprache mit dem Arzt verwiesen (z. B. Superpep®, Vomex A® Dragees, Vomacur® Tabletten). Dimenhydrinat und Diphenhydramin sind milchgängig. In der Literatur werden Einzelgaben in der Stillzeit für ein paar Tage dennoch als akzeptabel angesehen. Fach- und Gebrauchsinformationen raten von ihrem Einsatz während des Stillens jedoch völlig ab (z. B. Emesan®, Reisegold® tabs, Reisetabletten-ratiopharm®, Vomex A® Dragees).

Als ebenso gut zur Behandlung von Übelkeit und Erbrechen geeignet gilt

- **Doxylamin**. Während z. B. in USA Doxylamin als Mittel der Wahl bei Schwangerschaftserbrechen gilt und dafür offiziell zugelassen wurde, ist die Substanz in Deutschland nur als Sedativum zugelassen. Da die Erfahrung damit groß ist, kann Doxylamin aus medizinischer Sicht während der ganzen Schwangerschaft und in der Stillzeit als Einzelgabe eingesetzt werden. Die Gebrauchs- bzw. Fachinformationen schränken die Anwendung jedoch stark ein (z. B. Gittalun®, Hoggar® Night)
- Ein weiteres Antihistaminikum mit sedierender Wirkkomponente ist **Dimetinden**. Es wird in der Literatur als in der ganzen Schwangerschaft einsetzbar bewertet, sollte lediglich bei Frühgeburtgefahr gemieden werden. Während der Stillzeit ist eine sporadische Einnahme möglich. In der Fachinformation von Fenistil® Tropfen wird jedoch von der Verwendung in der Schwangerschaft abgeraten und in der Stillzeit eine strenge Indikationsstellung gefordert.

Das **Vitamin $B_6$ (Pyridoxin)** wird in den USA häufig bei Schwangerschaftserbrechen eingesetzt (in Kombination mit Doxylamin dafür zugelassen). Die breite Datenlage ergibt keine Hinweise auf teratogene Effekte. Bei Dosierungen bis 20 mg/d wurde keine milchbildungshemmende Wirkung festgestellt. Dennoch schränken pharmazeutische Unternehmen die Anwendung – z. B. mit dem Hinweis „nur nach sorgfältiger Nutzen-Risiko-Abwägung durch den behandelnden Arzt" – ein (z. B. Vitamin $B_6$-ratiopharm®, Vitamin $B_6$ 20 mg Jenapharm®, B6-Asmedic®).

**Ingwer**-Zubereitungen werden – auch traditionell – häufig gegen Übelkeit in der Schwangerschaft eingesetzt. Es liegen mehrere kleine klinische Studien vor, die keine teratogenen Effekte erkennen ließen. Laut Literatur kann Ingwer in Tagesdosen bis 1 g während der Schwangerschaft eingesetzt werden. Doch laut Gebrauchsinformation (Zintona®) soll das Fertigpräparat in Schwangerschaft und

Stillzeit nicht angewendet werden. In Österreich ist das identische Präparat dagegen laut Fachinformation ausdrücklich zur „Behandlung leichter Formen von Erbrechen und Übelkeit in der Frühschwangerschaft bis zur 16. Schwangerschaftswoche" in einer Tagesdosis von bis zu 1 g Ingwerwurzelextrakt zugelassen.
Eine arzneistofffreie Behandlungsoption, die man in der Apotheke Schwangeren mit Übelkeit praktisch uneingeschränkt empfehlen kann, ist die **Akupressur** mittels Spezialarmbändern (z. B. Sea-Band®). In die Armbänder ist eine Plastikkugel eingearbeitet, die beim Tragen einen gezielten Druck auf den Nei-Kuan-Punkt am Handgelenk ausübt und damit antiemetisch wirken soll. Zwar stehen große Studien zum Wirksamkeitsbeweis noch aus. Doch das Tragen der Akupressurarmbänder bzw. die erzeugte Druckmassage wird in vielen Fällen als hilfreich empfunden.

**Zusammenfassung**

- **Gastroenteritis:** Magen-Darm-Infekte sind auch in der Schwangerschaft häufige Erkrankungen.
- Sie sind gewöhnlich nach 2–3 Tagen selbstlimitierend. Nur bei Persistenz > 3–5 Tage sind Stuhluntersuchungen auf Erreger notwendig.
- Der Schwangerschaftsverlauf und die kindliche Entwicklung sind nicht behindert.
- Bei schwerem Verlauf ist auf eine ausreichende Flüssigkeitszufuhr zu achten.
- **Akute Gastritis:** Sie ist selten in der Schwangerschaft, da Noxen wie Alkohol, Nikotin und Medikamente eine untergeordnete Rolle spielen.
- Es besteht kein Einfluss auf den Schwangerschaftsverlauf und die kindliche Entwicklung, wenn es sich um eine kurzfristige, passagere Situation handelt.
- Therapeutisch wirksam ist das Absetzen von Medikamenten bzw. Meiden der auslösenden Substanzen sowie ggf. eine Diät oder passagere Nahrungskarenz. Evtl. ist die Gabe von Antazida oder Antiemetika notwendig.
- **Chronische Gastritis:**
  - **A-Gastritis (Autoimmungastritis):** Der Schwangerschaftsverlauf und die mütterlichen Prognose hängen von der Art der Grunderkrankung ab (z. B. Hashimoto-Thyreoiditis, Diabetes mellitus Typ 1) und können schwerwiegend sein. Gleiches gilt für die Entwicklung des Kindes.
  - **B-Gastritis (Helicobacter-pylori-Infektion):** Die Inzidenz in der Schwangerschaft wird auf etwa 20 % geschätzt. Soweit bisher bekannt scheint die Infektion keinen Einfluss auf Schwangerschaftsverlauf und die mütterliche Prognose zu haben.
  - Vonseiten des Kindes wird eine Retardierung diskutiert.
  - Falls eine Eradikation notwendig ist, kann sie durchgeführt werden, sollte aber, wenn möglich, nach der Schwangerschaft erfolgen.
  - **C-Gastritis (chemische Gastritis):** Im Wesentlichen handelt es sich um Medikamente. Der Einfluss auf die Schwangerschaft, die mütterliche Prognose und kindliche Entwicklung ist abhängig von der Art des Medikaments, der Dosierung und der Grunderkrankung.

- **Ulcus ventriculi/Ulcus duodeni:** Die Schwangerschaft hat einen protektiven Effekt auf Ulkuserkrankungen. Häufig heilen sie ab. Nach der Schwangerschaft ist ein Rezidiv zu erwarten. Die Rolle einer Helicobacter-pylori-Infektion in der Interaktion ist bisher nicht bekannt.
- Unter kindlichen Gesichtspunkten wird die potenzielle Gefahr einer verzögerten Entwicklung diskutiert.
- **Emesis:** 50–90 % der Schwangeren leiden an einer Emesis. Der Schwangerschaftsverlauf, die mütterliche Prognose und die kindliche Entwicklung sind nicht beeinträchtigt.
- Allgemeine Therapie: häufige, kleine Mahlzeiten, Meiden säurehaltiger Speisen, kohlenhydratreiche, fettarme Ernährung.
- Arzneimitteltherapie: Mittel der Wahl sind Antihistaminika und Dopamin-Antagonisten, wenn überhaupt eine medikamentöse Therapie notwendig ist.
- **Hyperemesis gravidarum:** Die Inzidenz beträgt 1–3 %. Die Patientin entwickelt ein ausgesprochenes Krankheitsgefühl und kann nur noch selten Nahrung aufnehmen. Der Flüssigkeitsverlust führt zur Exsikkose, Hämokonzentration, Salzverlust, Ketonämie und Ketonurie. Bei schwerem Verlauf kann Lebensgefahr bestehen (Präeklampsie, Koagulopathie, Ikterus, Delirium, Ösophagusruptur).
- Für das Kind besteht die Gefahr einer Wachstumsretardierung und der Frühgeburtlichkeit.
- Eine frühzeitige stationäre Aufnahme ist anzustreben mit Nahrungskarenz und Flüssigkeitssubstitution durch Infusionstherapie und Vitamingabe.
- Medikamentös sind Mittel der Wahl Antiemetika, Antihistaminika, Anticholinergika.
- Bei psychischer Dekompensation (Abruptio-, Suizidgedanken) ist psychologische Betreuung, evtl. eine psychotherapeutische Begleitung notwendig. Auch Antidepressiva mit antiemetischer Wirkung können sinnvoll sein.

## 8.3 Darm

### 8.3.1 Physiologische Veränderungen während der Schwangerschaft

Über physiologische, funktionelle und morphologische Veränderungen des Dünn- und Dickdarms während der Schwangerschaft gibt es nur vereinzelte Angaben. Anhand der vorhandenen Kenntnisse geht man davon aus, dass morphologische Veränderungen im Bereich der Schleimhaut nicht stattfinden und dass die Resorptionsfähigkeit im Wesentlichen gleich bleibt. Verlässliche Angaben über die Motilität des Darms fehlen. Trotzdem scheint nach dem klinischen Eindruck zumindest der Dickdarm in seiner Motilität beeinträchtigt, da die Obstipation zu den häufigsten Beschwerden in der Schwangerschaft zählt.

### 8.3.2 Darmerkrankungen

Unter dem Gesichtspunkt der Häufigkeit und therapeutischen Relevanz für die Schwangerschaft wird in diesem Kapitel im Besonderen auf die folgenden Beschwerdebilder eingegangen: funktionelle Darmbeschwerden (insbesondere Reizdarmsyndrom, Obstipation, Diarrhö), chronisch entzündliche Darmerkrankungen (Morbus Crohn, Colitis ulcerosa) und Hämorrhoiden.

### 8.3.3 Reizdarmsyndrom (RDS)

#### Klassifizierung/Definition

Nach den S3-Leitlinien Reizdarmsyndrom gilt folgende Definition:

- Es bestehen chronische, länger als drei Monate anhaltende Beschwerden, z. B. Bauchschmerzen und Blähungen, die mit Stuhlveränderungen einhergehen und vom Patienten und Arzt auf den Darm bezogen werden.
- Die Beschwerden sind so stark, dass der Patient deswegen den Arzt aufsucht und seine Lebensqualität erheblich eingeschränkt ist.
- Es liegt keine andere erkennbare Krankheit vor, die für die Symptomatik verantwortlich ist.

#### Ätiologie, Pathogenese und Pathophysiologie

Die Ätiologie und die pathophysiologischen Mechanismen sind vielfältig und im Einzelnen im Zusammenspiel und in ihrer Bedeutung noch nicht geklärt. Nach derzeitigem Kenntnisstand können die folgenden pathophysiologischen Mechanismen dem Reizdarmsyndrom zugrunde liegen (Häuser, Layer, Henningsen, Kruis 2012):

- Störungen der viszeralen Motilität,
- viszerale Hypersensitivität,
- periphere Sensitivierung,
- zentrale Sensitivierung,
- Störungen der Hypothalamus-Hyophysen-Nebennierenrinden-Achse,
- Störungen des autonomen und enterischen Nervensystems,
- Störungen der Darmflora und der Darmpermeabilität,
- zelluläre Veränderungen nach Infektion, z. B. erhöhte Mastzellzahl,
- vermehrt intraepitheliale Lymphozyten.

#### Klinisches Bild und Symptomatik

Die Symptomatik kann durch einen gastrointestinalen Infekt ausgelöst werden. Es besteht eine veränderte Darmflora und eine genetische Prädisposition. Stress kann die Symptomatik verstärken. Es ist häufiger bei Frauen als bei Männern und gehäuft mit somatoformen und psychischen Störungen verknüpft. Der Verlauf ist meist chronisch, kann aber auch spontan rückläufig sein. Es besteht **kein Zusammenhang** mit anderen schwerwiegenden Erkrankungen des Gastrointestinaltrakts, aber es kann mit anderen schwerwiegenden Erkrankungen z. B. Depressionen assoziiert sein.

Die Symptome sind vielfältig, wobei die Hauptsymptome die Folgenden sind:

- rezidivierende Schmerzen im Abdomen,
- Obstipation und Diarrhö im Wechsel,
- Meteorismus.

Daneben gibt es eine Vielzahl unterschiedlicher Symptome, z. B. Sodbrennen, Übelkeit, Erbrechen, Dyspepsie, gesteigerter Stuhldrang, Gefühl der inkompletten Darmentleerung, Schleimabgang. In Zeiten von körperlichen und seelischen Belastungen ist die Symptomatik besonders stark. Betroffen sind bevorzugt Patienten mit depressiver Neigung.

#### Untersuchungen, Diagnostik und Differenzialdiagnostik

**Anamnese:** Das Ausmaß und die Beschwerden müssen mit den Kriterien des RDS vereinbar sein. Ausschluss anderer differenzialdiagnostisch in Frage kommender Erkrankungen mit ähnlicher Symptomatik, z. B.

- infektiöse Ursachen einer Diarrhö,
- Schmerzursachen (Morbus Crohn, Ulkus, Tumoren, postoperative Störungen u. a.),
- Obstipationsursachen (Medikamente, Hypothyreose, Divertikel, funktionelle oder strukturelle Stuhlentleerungsstörung u. a.),
- Blähungsursachen (bakterielle Fehlbesiedlung, Kohlenhydratmalabsorption (Lactose, Fructose), postoperative Funktionsstörungen (z. B. Briden).

**Untersuchung:** Körperliche Untersuchung einschließlich rektaler Untersuchung, bei Frauen gynäkologische Untersuchung.

##### Laboruntersuchungen

**Basisdiagnostik:** Blutbild, Blutsenkung, CRP, Urinstatus.

**Fakultative Diagnostik:** Serumelektrolyte, Nierenretentionswerte, Leber- und Pankreasenzyme, TSH, Blutzucker, $HbA_{1c}$, Stuhl-Mikrobiologie, Zöliakie-AK, Calprotectin A, Lactoferrin im Stuhl.

#### Auswirkungen auf die Schwangerschaft und mütterliche Prognose

Es gibt keine systematischen Untersuchungen zum Reizdarmsyndrom und der Schwangerschaft. Man kann trotzdem wohl davon ausgehen, dass die Schwangerschaft die Symptomatik nicht verstärkt sowie auch umgekehrt nicht zu erwarten ist, dass der Schwangerschaftsverlauf, mit Ausnahme der Befindlichkeitsstörungen, negativ beeinflusst wird.

#### Prognose für das Kind

Auch vonseiten des Kindes gilt, dass es keine Angaben zur Entwicklung gibt.

#### Prävention

Präventiv werden Probiotika gegeben.

#### Betreuung der Schwangeren

Die Betreuung der Schwangeren richtet sich nach der Symptomatik.

#### Therapie

##### Nichtmedikamentöse Therapie

Sie richtet sich nach dem Beschwerdetyp (z. B. Obstipation, Diarrhö, Meteorismus) und beinhaltet die entsprechende Ernährungsumstellung, Therapie mit verschiedenen Probiotika, Entspannungsübungen, verschiedene Formen des Stressabbaus bis hin zu psychotherapeutischen Maßnahmen.

##### Medikamentöse Therapie

Die Verwendung von **Laxanzien** (▸Kap. 8.3.4 Therapie), **Antidiarrhoika** (▸Kap. 8.3.5 Medikamentöse Therapie) bzw. **Antispasmodika** in der menschlichen Schwangerschaft ist bislang nicht ausreichend untersucht worden (van der Woude et al. 2014). Die Anwendung von **Linaclotid** (in Deutschland nicht im Handel) während der Schwangerschaft sollte vermieden werden (AkdÄ 2013).

Zur Behandlung des Diarrhö dominierten RDS werden häufig **Doxepin**, **Desipramin** (in Deutschland nicht im Handel) oder **Amitriptylin** verschrieben. Da jedoch größere epidemiologische Studien zur Beurteilung der Sicherheit dieser Mittel in der Schwangerschaft fehlen, sollten sie nur verwendet werden, wenn der potenzielle Nutzen für die Mutter das potenzielle Risiko für den Feten rechtfertigt (van der Woude et al. 2014).

Unter den selektiven Serotonin-Wiederaufnahmehemmern (SSRIs) sollten Fluoxetin und Paroxetin im 1. Trimenon wegen erhöhten Missbildungsrisikos vermieden werden. Falls ein SSRI eingesetzt werden soll, sollte **Sertralin** bzw. **Citalopram** bevorzugt werden (van der Woude et al. 2014; s. a. ▸Kap. 18.2.8 Medikamentöse Therapie).

### 8.3.4 Obstipation

#### Einführung

Die Obstipation ist keine Krankheit, sondern ein Symptom, das mit Darmträgheit und verminderter Stuhlfrequenz einhergeht. 10–20 % der Bevölkerung leiden darunter. Mit zunehmendem Alter steigt die Häufigkeit. Frauen sind häufiger als Männer betroffen.

#### Klassifizierung/Definition

**Akute Obstipation:** Ursache ist eine Erkrankung, die akut mit heftigen Schmerzen, angeschwollenem Bauch, Erbrechen von Kot und evtl. einer Schocksymptomatik einhergeht.

**Chronische Obstipation:** Charakteristisch ist die verminderte Stuhlfrequenz. Da dies ein subjektives Symptom ist, wurde vor allem wegen der Vergleichbarkeit von Daten und für Therapiestudien eine internationale Definition nach den sog. Rom-Kriterien eingeführt.

Für die Diagnose sollen zwei der folgenden Symptome für mindestens drei Monate innerhalb des vergangenen halben Jahres vorliegen (Müller-Lissner 2009):

8

- heftiges Pressen bei ≥ ¼ der Defäkationen,
- harte Stühle bei ≥ ¼ der Defäkationen,
- Gefühl der inkompletten Entleerung bei ≥ ¼ der Defäkationen,
- Gefühl der analen Blockierung bei ≥ ¼ der Defäkationen,
- manuelle Manöver zur Stuhlentleerung bei ≥ ¼ der Defäkationen,
- 2 oder weniger Entleerungen pro Woche.

#### Ätiologie, Pathogenese und Pathophysiologie

**Funktionelle Ursachen:** Am häufigsten ist eine ungesunde Lebensweise mit Stress, ballaststoffarmer Ernährung, Bewegungsmangel, Übergewicht, Nahrungsumstellung (sog. Reiseobstipation). Eine besondere Rolle spielen auch Medikamente, z. B. Antihypertensiva, Antidepressiva, Antiepileptika, Opiate, Eisenpräparate und Erkrankungen, z. B. Hypothyreose, Diabetes.

**Hormonelle Ursachen:** Die Schwangerschaft ist die wichtigste hormonelle Ursache, gefolgt von Hypothyreose.

**Anatomische Ursachen:** Zustand nach Operation (z. B. Stenosen, Briden), Analstenose, Rektumprolaps, Analprolaps, Descensus u. a.

#### Klinisches Bild und Symptomatik

Das klinische Bild und die Symptomatik der **chronischen Obstipation** entspricht der Definition und äußert sich durch Völlegefühl, allgemeines Unwohlsein, Blähbauch, schmerzhafte Defäkation, harten Stuhlgang mit kleinen Portionen, Gefühl der unvollständigen Entleerung.

Die **akute Obstipation** kann sich in kurzer Zeit zu einem schweren Krankheitsbild mit Erbrechen, Miserere, Schocksymptomatik bis zum Ileus entwickeln.

#### Untersuchungen, Diagnostik und Differenzialdiagnostik

Zur Diagnostik der **chronischen Obstipation** gehört eine ausführliche Anamnese der Symptome und eine Abklärung anderer möglicher Ursachen wie z. B. Medikamenteneinnahme, Erkrankungen, insbesondere Hypothyreose und Diabetes.

Die klinische Untersuchung beinhaltet Palpation und Auskultation des Abdomens sowie eine rektale Untersuchung. Obligat sollte eine Ultraschalluntersuchung des Abdomens durchgeführt werden. Eine Kolonoskopie ist nur bei spezieller Fragestellung indiziert. Laboruntersuchungen sind meist nicht notwendig. Fakultativ kommen in Frage: kleines Blutbild, Elektrolyte, Glucose, TSH, Stuhluntersuchung auf okkultes Blut.

Bei der **akuten Obstipation** muss relativ schnell eine umfangreiche Diagnostik mit Laboranalysen, Ultraschall, Röntgen des Abdomens, Endoskopie evtl. CT und MRT durchgeführt werden.

#### Auswirkungen auf die Schwangerschaft und mütterliche Prognose

Obwohl es keine systematischen Untersuchungen gibt, geht man allgemein davon aus, dass der Schwangerschaftsverlauf durch eine funktionelle Obstipation nicht negativ beeinflusst wird. Lediglich bei einer akuten Obstipation muss nach Ursachen gefahndet werden, z. B. stenosierende Darmprozesse, Bridenileus u. a.

#### Prognose für das Kind

Auch vonseiten des Kindes gilt, dass trotz fehlender systematischer Untersuchungen davon auszugehen ist, dass bei einer chronischen, funktionellen Obstipation die Entwicklung nicht negativ beeinflusst wird.

Bei der akuten Obstipation hängt die Prognose des Kindes ab von der Art der Erkrankung und dem notwendigen therapeutischen Prozedere.

#### Prävention

**Chronische Obstipation**

Proteinreiche Ernährung, reichlich Gemüse und Obst sowie Getreideprodukte aus Vollkorn. Ausreichende Flüssigkeitszufuhr. Regelmäßige körperliche Aktivität und Sport, Abbau von Übergewicht, Zurückhaltung mit Laxanzien, genügend Zeit für den Toilettengang, Beachtung des Defäkationsreizes, der nicht übergangen werden sollte.

**Akute Obstipation**
Für die akute Obstipation gibt es keine Prävention.

### Betreuung der Schwangeren
Die Betreuung der Schwangeren richtet sich nach der Symptomatik und Problematik.

### Therapie
Nichtmedikamentöse Maßnahmen haben Vorrang.

Wenn der Einsatz von Laxanzien zur Behandlung der chronischen funktionellen Obstipation in der Schwangerschaft unumgänglich ist, sollten Macrogol oder Lactulose bevorzugt werden; ein gewisses – eher kleineres – Risiko von Elektrolytentgleisungen sollte dabei berücksichtigt werden (Gharehbaghi et al. 2016).

Der Einsatz von Bisacodyl bzw. Natriumpicosulfat sollte nur kurzfristig erfolgen und nur bei Versagen von Macrogol bzw. Lactulose. Bei Bisacodyl bzw. Natriumpicosulfat besteht ein Risiko für Tenesmen oder Frühgeburtlichkeit (Gharehbaghi et al. 2016).

Für Rizinusöl oder Anthrachinone überwiegt das Risiko (Tenesmen, Frühgeburtlichkeit) den Nutzen; diese Mittel sollten in der Schwangerschaft gemieden werden. Allenfalls Senna ist kurzfristig einsetzbar. Salinische Laxanzien sollen nicht eingesetzt werden (Gharehbaghi et al. 2016).

**Obstipation – Möglichkeiten in der Selbstmedikation**
Bei der Beratung von Schwangeren, die über Verstopfung klagen, sollte in der Apotheke zunächst hinterfragt werden, ob tatsächlich eine Obstipation vorliegt. Schließlich ist die individuelle Variationsbreite der Stuhlfrequenz sehr groß. Zur Beurteilung ist auch die Stuhlbeschaffenheit wichtig. So kann z. B. eine Darmentleerung alle drei Tage bei normaler Stuhlkonsistenz durchaus noch im akzeptablen Rahmen und damit nicht behandlungsbedürftig sein. Darmträgheit mit Obstipation tritt aufgrund der physiologischen Veränderungen in der Schwangerschaft (Progesteronwirkung, wachsender Uterus etc., ▸Kap. 8.3.1) sehr häufig auf. Bei der Beratung Betroffener in der Apotheke steht die Ernährungsberatung incl. Verhaltenstipps an vorderster Stelle. Erst wenn sich dadurch die Verdauungssituation nicht gebessert hat, kommen Laxanzien zum Einsatz. Füll- und Quellstoffe gelten als sicher und wirksam, sind aber beratungsbedürftig. Einige Osmolaxanzien sowie antiabsorptiv-hydragoge Wirkstoffe sind in Schwangerschaft und Stillzeit ebenfalls einsetzbar.

Auch in der Schwangerschaft ist eine pflanzliche, **ballaststoffreiche Kost** mit viel Gemüse, Salat, Obst und Vollkornprodukten das A und O, um Darmträgheit vorzubeugen. Außerdem sollten Schwangere auf eine **ausreichende Flüssigkeitsaufnahme** (täglich 1 bis 2 Liter) sowie regelmäßige körperliche Bewegung achten. Das gewohnheitsmäßige Trinken von einem Glas kaltem Wasser oder Tee vor dem Frühstück kann helfen, den Defäkationsreiz auszulösen bzw. zu trainieren.

Verdauungsfördernd wirkt auch **Trockenobst**, (z. B. getrocknete Feigen). Darüber hinaus können betroffenen Kundinnen **darmanregende Säfte** (z. B. Pflaumen- oder Sauerkrautsaft) empfohlen werden.

Mittel der Wahl in der Selbstmedikation:

- Füll- und Quellstoffe wie **Leinsamen** (Lini semen, z. B. in Linusit®), indische **Flohsamen** (Plantaginis ovatae semen, z. B. in Agiocur®, Flosa Balance®, Mucofalk®) oder **Weizenkleie** gelten in der gesamten Schwangerschaft als sicher. Wichtiger Beratungshinweis: unbedingt auf ausreichende Flüssigkeitszufuhr achten! Am besten den Quellstoff gleich in einer reichlichen Menge Wasser einrühren oder aufquellen lassen.
- Bei unzureichender Wirkung von Füll- und Quellstoffen kommen die Disaccharide **Lactose** und **Lactulose** zum Einsatz. Da bei Lactose die häufig anzutreffende Lactoseunverträglichkeit ein-

8

schränkend zu beachten ist, bieten sich die zahlreichen Lactulose-Fertigarzneimittel, z. B. Bifiteral®, Lactulose AL® Sirup, Lactulose-ratiopharm® Sirup, an. In den Gebrauchsinformationen werden keine einschränkenden Einnahmehinweise für Schwangere genannt bzw. es wird sogar ausdrücklich auf die Anwendbarkeit in Schwangerschaft und Stillzeit hingewiesen.
- Eine weitere Alternative stellt das Osmolaxans **Macrogol** (Polyethylenglycol) dar, z. B. Dulcolax® M Balance, Laxofalk®, Movicol®. Aufgrund seines hohen Molekulargewichts wird es enteral praktisch nicht resorbiert und deshalb von den meisten Literaturquellen als in der Schwangerschaft unbedenklich eingestuft. Die klinische Erfahrung damit ist jedoch bisher geringer als mit den genannten Disacchariden. Darauf wird auch in manchen Gebrauchsinformationen hingewiesen.

Während die bisher genannten Laxanzien auch längerfristig einsetzbar sind, sollten folgende antiabsorptive und hydragoge Wirkstoffe von Schwangeren nur kurzfristig eingenommen werden:
- Mit **Bisacodyl** sind seit dessen Markteinführung in den 50er Jahren keine nachteiligen Effekte in der Schwangerschaft bekannt geworden. Mehrere Literaturquellen bezeichnen Bisacodyl in der Schwangerschaft als kurzfristig „geeignet", wenn die Mittel erster Wahl versagt haben. Manche Gebrauchsinformationen schränken die Anwendung in der Schwangerschaft jedoch ein (z. B. Dulcolax® Dragees und Zäpfchen, Laxans-ratiopharm® 5 mg). In der Stillzeit gilt Bisacodyl als gut einsetzbar, da es nicht in die Muttermilch übergeht.
- Entsprechendes wie zu Bisacodyl bezüglich Anwendung in Schwangerschaft und Stillzeit dargestellt, gilt auch für **Natriumpicosulfat** (z. B. Laxans-ratiopharm® 7,5 mg/ml Pico, Laxoberal®, Regulax® Picosulfat). In jüngerer Zeit wird zu einer gewissen Zurückhaltung bei der Einnahme von Bisocadyl und Natriumpicosulfat geraten, weil potenzielle Nebenwirkungen Tenesmen und Frühgeburtlichkeit sein können.

Die rektale Anwendung von Laxanzien mit **Glycerin** (z. B. Glycilax®), **Sorbitol** plus Natriumcitrat (z. B. Microlax®) sowie $CO_2$-freisetzendem **Natriumhydrogencarbonat** (z. B. Lecicarbon® E $CO_2$-Laxans) ist bei bestimmungsgemäßem Gebrauch in Schwangerschaft und Stillzeit möglich.

Die klassischen Osmolaxanzien **Natriumsulfat** (Glaubersalz) und **Magnesiumsulfat** (Bittersalz) werden wegen ihres potenziellen Einflusses auf den Elektrolythaushalt der Schwangeren in der Literatur unterschiedlich (von „akzeptabel" bis „kontraindiziert") bewertet. In der Apotheke kann bzw. sollte angesichts der sicheren Alternativen bei Schwangeren darauf verzichtet werden.

**Anthrachinon-Derivate** bzw. Sennoside (Aloe, Senna, Faulbaumrinde, Rhabarberwurzel etc.) sowie **Rizinusöl** und **Paraffinum liquidum** werden in der Literatur unterschiedlich kritisch bewertet. Bei Schwangeren und Stillenden sollte in der Selbstmedikation davon sicherheitshalber kein Gebrauch gemacht werden.

## 8.3.5 Diarrhö

### Einführung

Weltweit erkranken etwa 1 Millionen Menschen pro Jahr an Durchfall. Da etwa die Hälfte von ihnen in ihrer Lebensqualität stark eingeschränkt ist, bedeutet dies eine hohe ökonomische Belastung für die Gesellschaft. Ein starker Flüssigkeitsverlust kann besonders für Kinder und alte Leute lebensbedrohlich sein. In den Entwicklungsländern ist die Diarrhö infolge schlechter hygienischer Bedingungen eine der Haupttodesursachen. Durchfall ist ein Symptom und keine eigenständige Erkrankung.

### Klassifizierung/Definition

Von Durchfall spricht man, wenn der Stuhlgang zu häufig, zu flüssig und zu voluminös ist. Folgende Definition ist gebräuchlich:

- Stuhlentleerungen > 3/Tag,
- Stuhlmenge > 250 g/Tag,
- Konsistenz meist flüssig oder breiig (> 75 % Wasser).

Man unterscheidet:

- Klassifizierung nach der Dauer:
  - akute Diarrhö: plötzliches Auftreten, Dauer bis zu zwei Wochen,
  - chronisch (persistierende) Diarrhöe: Dauer länger als zwei Wochen.
- Klassifizierung nach den Ursachen:
  - Infektionen, z. B. Norovirus, Rotavirus, Salmonellen, Bakterientoxine,
  - Nahrungsmittelunverträglichkeiten, z. B. Lebensmittelvergiftung durch Bakterientoxine (Enterotoxine) wie *Staphylococcus aureus*, *Clostridium perfringens*, Lactoseintoleranz, Allergie gegen verschiedene Nahrungsmittel wie Nüsse, Erdbeeren,
  - Medikamente, z. B. Antibiotika, Laxanzienabusus, Chemotherapeutika,
  - Malassimilationssyndrome (Malabsorption, Maldigestion), z. B. Zöliakie, Dünndarmresektion, Gastrektomie, Pankreasinsuffizienz,
  - verschiedene Ursachen, z. B. chronisch entzündliche Darmerkrankungen (Morbus Crohn, Colitis ulcerosa), Reizdarmsyndrom, endokrine Erkrankungen wie Hyperthyreose, Intoxikationen wie durch Quecksilber, Arsen, Pilze; Psyche z. B. aufgrund von Angst, Stress.

#### Ätiologie, Pathogenese und Pathophysiologie

Man unterscheidet:

- osmotische Diarrhö: Nahrungssubstanzen ziehen aus dem Gewebe Wasser in das Darmlumen, z. B. Lactoseintoleranz,
- sekretorische Diarrhö: gesteigerte Abgabe von Wasser und Elektrolyten aus der Darmschleimhaut, z. B. Infektionen,
- exsudative Diarrhö: Schleim und Blutbeimengungen aus der Darmschleimhaut, z. B. Infektionen, chronisch entzündliche Darmerkrankungen,
- gestörte Motilität, z. B. Reizdarmsyndrom, Hyperthyreose,
- Steatorrhö (Fettstuhl): Fette können nicht gespalten werden durch Fehlen bzw. Mangel von Gallensäuren, z. B. Pankreasinsuffizienz.

#### Klinisches Bild und Symptomatik

Folgende Symptome sind häufig mit der Diarrhö kombiniert: Übelkeit, Erbrechen, Appetitlosigkeit, Meteorismus, Bauchschmerzen, Fieber, Gewichtsverlust, Exsikkose, Kopfschmerzen.

#### Untersuchungen, Diagnostik und Differenzialdiagnostik

**Anamnese:** Häufigkeit des Stuhlgangs, Stuhlbeschaffenheit, Schmerzen, Medikamenteneinnahme, Auslandsaufenthalte usw.

**Untersuchungen:** Neben der Palpation und Auskultation ist die Sonografie obligat.

Bei der akuten Diarrhö kann auf weitere diagnostische Maßnahmen meist verzichtet werden. Eine Erregerbestimmung aus Stuhlproben kann erwogen werden, wenn der Durchfall länger als 3–5 Tage unvermindert anhält sowie bei Fieber und Blut im Stuhl.

Bei Exsikkose müssen umfangreiche Laboruntersuchungen durchgeführt werden: Blutbild, Entzündungswerte, Elektrolyte, Leber-Nierenparameter, Ketonkörper, Urinuntersuchung (Ketone).

Bei der chronischen Diarrhö kann die Diagnostik zur Abklärung sehr umfangreich sein und ist abhängig von dem jeweils vermuteten Krankheitsbild.

#### Auswirkungen auf die Schwangerschaft und mütterliche Prognose

**Akute Diarrhö:** Sie hat nur dann negative Auswirkungen auf die Schwangerschaft, wenn der Durchfall über viele Tage unvermindert anhält, mit Fieber verbunden ist und zur Exsikkose (Wasser- und Elektrolytverlust, Hämokonzentration) führt.

**Chronische Diarrhö:** Die Auswirkungen auf die Schwangerschaft und die mütterliche Prognose hängen von dem jeweilig zugrunde liegenden Krankheitsbild ab.

### Prognose für das Kind

**Akute Diarrhö:** Infektionen und Toxine, die meist Ursache einer akuten Diarrhö sind, gelten im Allgemeinen nicht als schädlich für das Kind. Allerdings gibt es keine systematischen Untersuchungen dazu.

**Chronische Diarrhö:** Die Prognose des Kindes hängt von der Grunderkrankung ab.

### Prävention

**Akute Diarrhö:** Da die Ursachen meistens Infektionen und Toxine infolge einer Lebensmittelvergiftung oder kontaminierten Trinkwassers sind, ist besonderer Wert auf die Hygiene insbesondere Händewaschen, sauberes Zubereiten von Lebensmitteln und die Auswahl des Trinkwassers zu achten.

**Chronische Diarrhö:** Ob eine Prävention möglich ist, ist vom jeweiligen Krankheitsbild abhängig.

### Betreuung der Schwangeren

**Akute Diarrhö:** Hält der Durchfall unvermindert über viele Tage an, besteht Fieber, schlechtes Allgemeinbefinden und eine Exsikkose, so kann die Schwangere und somit auch das Kind ernsthaft gefährdet sein. Wenn eine orale Rehydratation nicht innerhalb von kurzer Zeit erfolgreich ist, so ist eine stationäre Einweisung zu erwägen, um die Exsikkose mittels einer intravenösen Flüssigkeitstherapie auszugleichen.

**Chronische Diarrhö:** Die Betreuung der Schwangeren richtet sich nach dem jeweiligen Krankheitsbild.

### Therapie

#### Nichtmedikamentöse Therapie

Ziel ist den Wasser- und Elektrolytverlust des exsikkierten Körpers mittels Flüssigkeitssubstitution oder Rehydratation (oral, intravenös) auszugleichen. Dazu gibt es verschiedene im Handel erhältliche Elektrolytlösungen.

Eine solche Lösung lässt sich wie folgt auch selber herstellen. Die WHO empfiehlt pro Liter abgekochtem Wasser folgende Zusammensetzung:

| | |
|---|---|
| Kochsalz (NaCl) | 2,6 g |
| Kaliumchlorid | 1,5 g |
| Natriumcitrat | 2,9 g |
| Glucose | 13,5 g |

Diese Zusammensetzung kann man in 1 Liter abgekochtem Wasser in etwa mit folgenden Substanzen erreichen:

| | |
|---|---|
| Salz für Natriumchlorid | ¼ Teelöffel |
| Orangensaft oder | ½ Tasse |
| zerdrückte Bananen (für Kaliumchlorid) | 1–2 |
| Backpulver (für Natriumcitrat) | ¼ Teelöffel |
| Zucker oder Honig (für Glucose) | 2 Esslöffel |

Sinnvoll ist eine leichte Kost oder eventuell sogar eine Nahrungskarenz.

**CAVE Nicht mehr empfohlen wird die Therapie mit Coca-Cola und Salzstangen.**

Coca-Cola ist durch den hohen Zuckergehalt hyperosmolar. Dadurch wird Wasser gebunden, was den Durchfall verstärken kann. Im Körper entstehen Hypernatriämie und Hypokaliämie.

Falls eine stationäre Aufnahme notwendig ist, wird die intravenöse Rehydratation mit den üblichen Elektrolytlösungen, meist in Kombination mit Vitaminpräparaten und Antidiarrhoika, durchgeführt.

#### Medikamentöse Therapie

Flüssigkeitsersatz hat Priorität. Arzneimittel kommen nur ausnahmsweise zum Einsatz.

**Loperamid** sollte im 1. Trimenon nach gegenwärtigem Kenntnisstand möglichst nicht verwendet werden (van der Woude et al. 2014). Nach dem 1. Trimenon kann Loperamid zur Symptomkontrolle gegen anders nicht beherrschbare schwere Diarrhö, die nicht selbstlimitierend ist, nach dem 1. Trimenon kurzfristig eingesetzt werden. Bislang ist die Datenlage insgesamt jedoch unbefriedigend. Eine ältere Untersuchung zeigte kein größeres Risiko für Missbildungen, jedoch eine Tendenz zu niedrigerem Geburtsgewicht (Einarson et al. 2000). Für die Loperamidanwendung in der Frühschwangerschaft ergab sich aus einer Analyse des schwedischen Geburtsregisters ein schwach erhöhtes Risiko (Odds Ratio 1,43) für Missbildungen insgesamt; statistisch signifikante Erhöhungen wurden dabei für Placenta praevia, hohes Geburtsgewicht und Kaiserschnittentbindung sowie auf der Basis von sieben Fällen Hypospadie gefunden; Beweise für einen Kausalzusammenhang sind diese Befunde nicht (Källén et al. 2008), geben aber zur Zurückhaltung Anlass.

**Diarrhö – Möglichkeiten in der Selbstmedikation**

Was bei der Selbstmedikation von Durchfallerkrankungen generell zu beachten ist, gilt während der Schwangerschaft in besonderem Maße: Eine Eigenbehandlung ist seitens des Apothekers nur wenige Tage zu verantworten. Bestehen die Symptome über 2–3 Tage hinaus oder kommen Fieber, schlechtes Allgemeinbefinden, starke Schmerzen oder Blutbeimengungen im Stuhl hinzu, muss umgehend an einen Arzt verwiesen werden.

Zwar sind aus medizinischer Sicht die meisten der gängigen OTC-Antidiarrhoika auch in der Schwangerschaft für ein paar Tage gut einsetzbar. Dennoch ist die Auswahlmöglichkeit im HV letztlich sehr limitiert, da viele rezeptfreie Präparate aus formaljuristischen Gründen nicht abgegeben werden sollen. Die Diskrepanz für den Apotheker zwischen pharmazeutisch möglich, deklarationsbedingt jedoch praktisch unmöglich, ist bei dieser Indikation besonders groß.

Auch in der Schwangerschaft hat bei akuter Diarrhö die symptomatische Behandlung durch Flüssigkeits- und Elektrolytersatz mittels **bilanzierter oraler Rehydratationslösungen** (z. B. Elotrans®, Oralpädon®, Saltadol®) die höchste Priorität. Sie sollte so früh wie möglich erfolgen. Bei der Abgabe ist auf das genaue Einhalten der vorgegebenen Flüssigkeitsmenge (meist 200 ml pro Beutel) zum Auflösen hinzuweisen.

**Medizinische Kohle** (Carbo medicinalis, Carbo activatus) wird bei Durchfall in der Schwangerschaft von der Literatur durchweg als „unproblematisch", „risikolos" bzw. „geeignet" bewertet. Auch in den Fach- und Gebrauchsinformationen entsprechender Fertigarzneimittel finden sich Hinweise wie „in Schwangerschaft und Stillzeit bestehen keine Einschränkungen" (z. B. Kohle-Compretten®, Kohle Hevert). Anders jedoch bei Präparaten mit Kaffee-Kohle (durch Verkohlung von Kaffeefrüchten gewonnen) wie z. B. in Carbo Königsfeld®, in Myrrhinil-Intest®: Hier wird in Gebrauchs- bzw. Fachinformation von der Anwendung in Schwangerschaft und Stillzeit abgeraten. Wichtig bei der Abgabe sämtlicher Kohlepräparate: auf die harmlose Schwarzfärbung des Stuhls, den Einnahmeabstand (mind. 2 h) zu anderen Arzneimitteln sowie die reichliche Flüssigkeitszufuhr dazu hinweisen! Aufgrund des schlechten Geschmacks bzw. der großen erforderlichen therapeutischen Menge wird sie allerdings von den meisten Patienten gerade bei Übelkeit nur wenig toleriert. Außerdem ist ihr medizinischer Stellenwert in den letzten Jahren deutlich gesunken.

**Andere Adsorbentien** stellen zwar aus medizinischer Sicht kein Risiko für Schwangere dar, die jeweiligen pharmazeutischen Unternehmen stufen ihre Präparate für Schwangere jedoch sehr unterschiedlich ein. Dies erschwert bzw. verhindert oft deren Abgabe für die Selbstmedikation werdender Mütter. So wird z. B. das **Apfelpektin**-Kamillenextrakt-Präparat Diarrhoesan® Saft laut Gebrauchsinformation in Schwangerschaft und Stillzeit „nicht empfohlen". Colina® mit dem Wirkstoff **Smektit** (natürliches Aluminium-Magnesium-Silikat) kann „bei bestimmungsgemäßer Verwendung während Schwangerschaft und Stillzeit nach Rücksprache mit dem Arzt eingenommen werden". Beim Medizinprodukt Polisorb® gegen akuten Durchfall durch Entgiften des Darms mit Siliciumdioxid als Adsorptionsmittel, das vom Körper nicht aufgenommen wird, werden in der Gebrauchsinformation keine einschränkenden Angaben für Schwangere und Stillende gemacht.

8

Der in OTC-Antidiarrhoika gängige Gerbstoff **Tannalbuminat** ist zwar von mehreren Literaturquellen als in Schwangerschaft und Stillzeit „geeignet" bewertet worden. Entsprechende Präparate (Tannalbin®, Tannacomp®) sollen jedoch laut ihrer Fach- und Gebrauchsinformation in Schwangerschaft und Stillzeit nur nach strenger ärztlicher Nutzen-Risiko-Abwägung eingenommen werden.

Eine im HV gut einsetzbare Gerbstoff haltige Alternative stellen **getrocknete Heidelbeeren** (Myrtilli fructus) dar. Von den catechin-gerbstoffreichen getrockneten Beeren (frische Beeren wirken dagegen abführend!) werden ca. 1–2 Esslöffel zwei Stunden lang kalt quellen gelassen oder in 150 ml Wasser gekocht und der Sud anschließend getrunken. Es können auch die trockenen Früchte mit etwas Flüssigkeit zerkaut eingenommen werden. Die empfohlene Tagesdosis liegt bei 20–60 g trockener Heidelbeeren.

**Loperamid** (z. B. Imodium® akut, Loperamid-ratiopharm® akut) ist in der Schwangerschaft laut Fachliteratur wegen mangelnder Daten nur bei strenger Indikationsstellung einsetzbar bzw. sogar kontraindiziert (▶ Kap. 8.3.5 Medikamentöse Therapie). Laut Bewertung von Embryotox kann Loperamid, wenn eine medikamentöse Hemmung der Darmmotilität notwendig ist, in Schwangerschaft und Stillzeit vorübergehend eingenommen werden.

Da keine ausreichenden Untersuchungen vorliegen, ist das pflanzliche **Uzarawurzel**-Antidiarrhoikum Uzara® in Schwangerschaft und Stillzeit kontrainidiziert. Aus gleichem Grund ist das inzwischen verschreibungsfreie **Racecadotril** (Vaprino®) für Schwangere und Stillende ebenfalls keine Option.

Obwohl **Probiotika** mit Hefe- oder Bakterienkulturen von mehreren Autoren als in der Schwangerschaft generell „geeignet" bzw. „vermutlich geeignet" eingestuft werden, müssen sie hinsichtlich der Selbstmedikation präparatespezifisch betrachtet werden:

- Aus der breiten Anwendung von Hefe als Lebensmittel lassen sich zwar keine Risiken für Schwangere ableiten. Dennoch werden OTC-Arzneimittel mit *Saccharomyces cerevisiae* (– *Saccharomyces boulardii*) wegen Datenmangel in Schwangerschaft und Stillzeit als kontraindiziert deklariert (z. B. Perenterol®, Perocur®, Yomogi®).
- Auch bei Probiotika mit **Bakterienkulturen** muss man hinsichtlich ihrer Einsatzfähigkeit in der Schwangerschaft differenzieren: So ist das Lactobacillen-Präparat Lacteol® wegen mangelnder Erfahrung kontraindiziert. Entsprechendes gilt für Omniflora® N, das einen Lactobacillus- und einen Bifidobacterium-Stamm enthält. Dagegen können, z. B. Hylak® N und Hylak® plus acidophilus, die Lactobacillus-Stoffwechselprodukte enthalten, unter Nutzen-Risiko-Abwägung und Beachtung einer besonderen Dosierung, an Schwangere und Stillende abgegeben werden.

Bei der Beratung von schwangeren Kundinnen mit Diarrhö sollte in der Apotheke auch an die vielen nützlichen **diätetischen Tipps** gedacht werden:

- Verzicht auf Peristaltik fördernde und blähende Nahrungsmittel sowie auf Kaffee oder kohlensäurehaltige Getränke.
- Empfehlenswert sind fettarme Nahrungsmittel wie Zwieback, Reis- und Haferschleim, Karottengemüse bzw. -suppe, gekochte Kartoffeln, Bananen, geriebene geschälte Äpfel, Gemüsebrühe.
- Nach Abklingen der Symptome kann zu einer leichten Vollkost und dann rasch zur Normalkost zurückgekehrt werden.

## 8.3.6 Hämorrhoiden

### Einführung

Hämorrhoiden sind arteriovenöse Schwellkörper beziehungsweise Gefäßpolster, die ringförmig unter der Schleimhaut des Enddarms liegen. Im Zusammenhang mit dem inneren und äußeren Schließmuskel dienen sie dem Feinverschluss des Afters. Ihre Aufgabe ist es den Darmausgang bei Belastung, z.B. bei Lachen oder Niesen, verschlossen zu halten.

Krankhaft sind Hämorrhoiden erst dann, wenn sich das Blut staut und nicht mehr ungehindert abfließen kann. Sie machen dann Beschwerden, man spricht von Hämorrhoidalleiden. Etwa 50 % der Erwachsenen leiden unter Symptomen. Männer sind gering häufiger als Frauen betroffen.

### Klassifizierung/Definition

Hämorrhoiden werden in 4 Schweregrade eingeteilt

- Grad I: leichte Vergrößerung, von außen nicht sichtbar,
- Grad II: beim Pressen werden sie sichtbar, spontane Reposition,
- Grad III: Protrusion, die eine manuelle Reponierung erfordern,
- Grad IV: Protrusion, die manuell nicht reponierbar ist.

### Ätiologie, Pathogenese und Pathophysiologie

Die Ursache ist nicht endgültig geklärt. Begünstigend sind Bindegewebsschwäche, starkes Pressen beim Stuhlgang, Obstipation, mangelnde Flüssigkeitszufuhr, überwiegend sitzende Tätigkeit, zu wenig Bewegung, Übergewicht, ballaststoffarme Kost, Schwangerschaft.

### Klinisches Bild und Symptomatik

Typisch sind: anale Vorwölbung, schmerzlose, hellrote Blutung aus dem Anus, Druckgefühl, Jucken, Brennen, Nässen im Analbereich, perianales Ekzem, Stuhlinkontinenz in fortgeschrittenen Stadien.

### Untersuchungen, Diagnostik und Differenzialdiagnostik

Die Schilderung der Symptome ist diagnostisch richtungsweisend. Die Tastuntersuchung und die Rektoskopie sichern die Diagnose. Bei Blutungen muss ein Rektumkarzinom ausgeschlossen werden.

### Auswirkungen auf die Schwangerschaft und mütterliche Prognose

Über 50 % aller Schwangeren leiden an Hämorrhoiden oder Folgeerkrankungen. Die hormonellen Veränderungen in der Schwangerschaft führen zu vermehrten Blutfüllungen und Stauungen im Bereich des Plexus hämorrhoidalis. Unterstützt wird die Hämorrhoidenbildung zusätzlich durch die relativ häufige Neigung der Schwangeren zur Obstipation und ein hormonell bedingtes Nachlassen des Sphinktertonus. Deshalb treten bei ⅔ aller an Hämorrhoiden leidenden Frauen die Symptome erstmals im Verlaufe einer Schwangerschaft auf. Die Beschwerden sind gehäuft im 2. Trimenon und post partum, besonders nach starkem Pressen. Es besteht eine enge Korrelation zu einer gleichzeitig bestehenden Varikosis. Besteht präexistent eine Hämorrhoidenerkrankung, so kann mit fast 90%iger Wahrscheinlichkeit mit einer Zunahme des Leidens gerechnet werden. Außerdem nimmt mit dem Alter und der Parität die Inzidenz der Beschwerden zu.

Besonders häufig sind Blutungen (unbedingt andere Ursachen ausschließen!), Schmerzen, Nässen bzw. Schleimabgang, Brennen, Jucken sowie Vorfall von Knoten beim Pressen. Bei etwa der Hälfte der Hämorrhoidenpatientinnen tritt während der Schwangerschaft ein Analekzem, mykotisch überlagert, auf. In 5–10 % kommt es post partum im Bereich des äußeren Venenplexus zur Ausbildung perianaler Thrombosen. Zusammenhänge mit veränderten Strömungsverhältnissen während des Pressens und post partum werden diskutiert.

### Prognose für das Kind

Die Prognose des Kindes wird durch ein Hämorrhoidalleiden nicht beeinträchtigt.

### Prävention

Am wichtigsten ist eine ballaststoffreiche Ernährung, ausreichend Bewegung, Vermeiden von starkem Pressen und Einnahmevermeidung von Laxanzien. Auch eine medikamentöse Prophylaxe, z.B. mit Macrogol ist möglich. Eine orale Magnesiumeinnahme in höherer Dosierung wirkt ebenfalls präventiv (off Label), da nicht resorbiertes Magnesium zu weichem Stuhlgang führt (Magnesium wird häufig bei Wadenkrämpfen eingenommen).

### Betreuung der Schwangeren

Die Betreuung der Schwangeren ist symptomatisch.

### Therapie

Überwiegend kommt man mit allgemeinen und konservativen therapeutischen Maßnahmen aus. Auch im Wochenbett sollte die Indikation zur kausalen, d. h. operativen Therapie sehr zurückhaltend gestellt werden, da in mehr als 50 % der Fälle eine spontane Rückbildung oder eine wesentliche Besserung eintritt.

#### Allgemeine Maßnahmen

Stuhlregulierung mit ballaststoffreicher Kost ist besonders wichtig, da viele Schwangere zur Obstipation neigen. Außerdem sollte auf eine sorgfältige Analtoilette mit Feuchttüchern, lauwarmen Waschungen und Sitzbädern geachtet werden. Stuhlreste, die sich vor allem in den Hautfalten und unter Marisken festsetzen, können Entzündungen und Ansiedlungen von Bakterien und Pilzen begünstigen, die ihrerseits eitrige Infektionen und Ekzeme verursachen.

#### Medikamentöse Therapie

Die Erstlinienbehandlung sowohl externer wie interner Hämorrhoiden umfasst stuhlerweichende Mittel (▸Kap. 8.3.4 Therapie mit Laxanzien) sowie topische Behandlung. Falls diese Therapien versagen, kann eine Exzision externer Hämorrhoiden mit Thrombose erforderlich werden. Für interne Hämorrhoiden haben sich Gummibandligatur, Infrarot-Koagulierung oder Injektionssklerotherapie als sicher und wirksam in der Schwangerschaft gezeigt (van der Woude et al. 2014). Im übrigen wird eine interventionelle Behandlung möglichst für die Zeit nach der Geburt aufgeschoben (Hollingshead & Phillips 2016). Die medikamentöse Behandlung externer Hämorrhoiden im letzten Trimenon besteht aus lokaler Anwendung von Corticosteroiden und Anästhetika (Abramowitz et al. 2011).

#### Hämorrhoiden – Möglichkeiten in der Selbstmedikation

Während Hämorrhoiden im fortgeschrittenen Stadium meist chirurgisch behandelt werden müssen, ist im Frühstadium auch während der Schwangerschaft normalerweise eine symptomatische Selbstmedikation ausreichend. In jedem Fall sollten erstmalig aufgetretene Blutauflagerungen im Stuhl bzw. Blutabsonderungen aus dem After- und Darmbereich ärztlich abgeklärt worden sein.

Die üblichen topischen OTC-Hämorrhoidenmittel gelten aus medizinischer Sicht in der Schwangerschaft zwar in der Regel als unbedenklich, dennoch findet man bei den einzelnen Fertigpräparaten unterschiedliche Formulierungen und Bewertungen für ihre Anwendung während der Schwangerschaft. Topische Lokalanästhetika und gerbstoffhaltige Phytotherapeutika können unter Beachtung gewisser Einschränkungen, die der Kundin gegenüber verständlich kommuniziert werden sollten, empfohlen werden. Daneben stehen aber einige Präparate zur Verfügung, die auch laut Gebrauchsinformation ausdrücklich als unbedenklich gelten und sich somit für die auf Sicherheit ausgerichtete Selbstmedikation bzw. für verunsicherte Kundinnen anbieten. Darüber hinaus können die Betroffenen von einigen nicht medikamentösen Verhaltenstipps profitieren.

Übrigens: die meisten Schwangeren, die über Hämorrhoiden klagen, leiden auch an Venenbeschwerden (▸Kap. 10.7)

Hinweise zu **stuhlregulierenden Maßnahmen** finden sich in ▸Kap. 8.3.6 Prävention und allgemeine Maßnahmen.

Als **wirkstofffreie Ergänzungsempfehlungen** kommen z. B. in Frage: das Medizinprodukt Posterisan® protect Salbe (enthält Hautschutzkomplex aus Jojoba- und Bienenwachs zur Linderung von Hämorrhoidalleiden und ist ausdrücklich in Schwangerschaft und Stillzeit anwendbar), Analdehner, feuchte Toilettentücher (z. B. Faktuclean ®).

Mittel der Wahl in der Selbstmedikation sind:

- In der Schwangerschaft ausdrücklich bzw. risikofrei einsetzbar sind **synthetische Gerbstoffe** für Sitzbäder (z. B. Tannosynt® flüssig) oder Kamillenextrakt (z. B. Kamillosan® Wund- und Heilbad). Darüber hinaus besteht für **Dexpanthenol**-haltige Heilsalben (z. B. Panthenol Heumann Creme®) bei lokaler Applikation keine Anwendungsbeschränkung in der Schwangerschaft. Praxistipp: Bepanthen® Augen- und Nasensalbe lässt sich auch gut im Genital- und Analbereich anwenden. Zinkoxid-Salben (z. B. Mitosyl®) sind ebenfalls eine geeignete Option.
- Zur rektalen Anwendung von **Hamamelis-Extrakt**-Zubereitungen in der Schwangerschaft liegen keine systematischen Untersuchungen bezüglich Reproduktionstoxizität vor. Schwangere Patientinnen werden in der Gebrauchsinformation von Salbe und Zäpfchen (z. B. von Faktu® lind, Hametum®) dazu angehalten, das Arzneimittel wegen des Gerbstoffgehalts nur nach Rücksprache mit dem Arzt und für maximal zwei Wochen anzuwenden. Manche Autoren klassifizieren Hamamelisrinden- und -blätterzubereitungen zur rektalen Anwendung jedoch als in Schwangerschaft und Stillzeit „geeignet".
- Rezeptfreie **lokalanästhetika**haltige Hämorrhoiden-Salben bzw. -Zäpfchen enthalten Lidocain (z. B. Posterisan® akut) oder Quinisocain (z. B. Haenal® akut). Der Erfahrungsumfang für die Anwendung von Lidocain in der Schwangerschaft gilt als hoch. Bisher wurden keine teratogenen Wirkungen nach Einsatz von Lidocain im 1. Trimenon beobachtet. Und auch im 2. und 3. Trimenon gelten Lokalanästhetika als gut verträglich. Da jedoch keine Daten für die Verwendung dieser Wirkstoffe in Schwangerschaft und Stillzeit vorliegen, wird in den Gebrauchsinformationen auf eine strenge Indikationsstellung hingewiesen (Posterisan® akut) bzw. die Anwenderin dazu aufgefordert, das Präparat erst nach Anweisung eines Arztes anzuwenden (Haenal® akut).
- Für **bismutgallat**haltige Suppositorien und Rektalsalben ist die Datenlage hinsichtlich der Verwendung durch Schwangere sehr dünn. Bei den verfügbaren Präparaten (z. B. Eulatin® NH, Mastu®) handelt es sich um Medizinprodukte, deren Anwendung vom jeweiligen Hersteller in der Schwangerschaft nicht bzw. nur nach Rücksprache mit dem Arzt empfohlen wird.

8

## 8.3.7 Chronisch entzündliche Darmerkrankungen

Morbus Crohn und Colitis ulcerosa sind die typischen und häufigsten chronisch entzündlichen Darmerkrankungen. Der Verlauf ist entweder kontinuierlich oder auch rezidivierend in Schüben.

### Morbus Crohn

#### Einführung

Der Morbus Crohn kann den gesamten Verdauungstrakt vom Mund bis zum Anus befallen. Schwerpunktmäßig ist jedoch mit etwa 87 % das terminale Ileum und mit 69 % das Colon betroffen.

#### Klassifizierung/Definition

Es handelt sich um eine entzündliche Erkrankung der gesamten Darmwand (im Gegensatz zu Colitis ulcerosa). Befallen sind einzelne Segmente, gefolgt von gesunden Darmbereichen.

#### Ätiologie, Pathogenese und Pathophysiologie

Die Ätiologie ist noch weitgehend unbekannt. Man nimmt an, dass es sich um eine überschießende, inadäquate, unkontrollierte Antwort des

Immunsystems im Zusammenleben mit der natürlichen Darmflora bei genetisch dazu veranlagten Personen handelt. Die Erkrankung tritt meist bei jungen Menschen auf (15.–35. Lebensjahr). Es besteht eine genetische Disposition.

#### Klinisches Bild und Symptomatik

**Typische Symptome:** Bauchschmerzen besonders im rechten Unterbauch und periumbilikal, Diarrhö, Darmblutungen, Appetitlosigkeit, Müdigkeit, Fieber, Anämie und ein allgemeines Krankheitsgefühl.

Die Erkrankung verläuft in Schüben. Im späteren Krankheitsverlauf kann es zu Darmstenosen (ca. 30–50 %), perianalen Abszessen (ca. 20 %) und Fisteln (ca. 30–50 %) sowie zum Subileus sogar zum Ileus kommen.

#### Untersuchungen, Diagnostik und Differenzialdiagnostik

In der Anamnese sollten die nachstehenden Aspekte geklärt werden: Beginn und Dauer der Beschwerden, Familienanamnese, Nahrungsmittelunverträglichkeiten, infektiöse Durchfallerkrankungen, Reiseanamnese, Raucheranamnese, Medikamente, insbesondere Antibiotika, nichtsteroidale Antirheumatika und Appendektomie. Neben Anamnese und Tastuntersuchung des Abdomens sind die folgenden Untersuchungen wichtig:

- Labor: Blutbild (Anämie), Entzündungsparameter, Eisenhaushalt (Ferritin), Vitamin D, Vitamin $B_{12}$,
- Stuhluntersuchung (Bakterien, okkultes Blut),
- Ultraschall,
- Koloskopie (während der Gravidität nur bei strengster Indikation) und Rektoskopie (Biopsie zur histologischen Abklärung),
- evtl. CT, MRT oder Kapselendoskopie (wenn möglich nicht in der Schwangerschaft).

#### Auswirkungen auf die Schwangerschaft und mütterliche Prognose

Bei bekanntem Morbus Crohn sollte bei Kinderwunsch eine Schwangerschaft geplant und versucht werden, die Konzeption in die inaktive Erkrankungsphase zu legen. In dieser Zeit ist die Fertilität normal, im Gegensatz zur eingeschränkten Fertilität während einer aktiven Phase der Erkrankung. Eine Planung der Schwangerschaft sollte auch unter dem Aspekt evtl. notwendiger Medikamente durchgeführt werden. Einige sind zwar ohnehin selten indiziert, wie z. B. Methotrexat, Infliximab, Adalimumab, Certolizumab (▸Kap. 8.7.3 Therapie), aber in der Schwangerschaft sind sie kontraindiziert.

Wird die Patientin in einer interaktiven Phase schwanger, so ist die Gefahr eines Schubes entsprechend derjenigen außerhalb der Schwangerschaft und hat keinen Einfluss auf den weiteren Verlauf der Erkrankung. Tritt in der Schwangerschaft ein Schub auf, so sollte er konsequent behandelt werden um möglichen Komplikationen für die Mutter organischer Art vorzubeugen. Besteht bei der Empfängnis eine aktive Erkrankung, so kann in etwa 50 % eine Verschlechterung eintreten. Bei den übrigen 50 % bleibt die Erkrankung unbeeinflusst. Entzündliche Schübe treten bevorzugt im 1. Trimenon und im Wochenbett, also in den Phasen der hormonellen Umstellung, auf.

Eine Erstmanifestation in der Gravidität scheint eine Seltenheit zu sein, da es keine Zahlen dazu gibt. Allerdings bedarf die Diagnostik, insbesondere was die invasiven Methoden betrifft, einer besonders zurückhaltenden Indikationsstellung.

#### Prognose für das Kind

Während einer inaktiven Phase in der gesamten Schwangerschaft besteht für das Kind kein erhöhtes Risiko. Eine aktive Erkrankung zum Konzeptionszeitpunkt jedoch erhöht das Risiko für einen Abort (2-fach), eine Frühgeburt (2-fach), niedriges Geburtsgewicht (< 2 500 g, 3-fach). Ursache scheint die Entzündungsaktivität zu sein und nicht die Medikation. Diskutiert wird auch eine erhöhte Rate an Totgeburten und Entwicklungsdefiziten.

#### Prävention

Einen gewissen präventiven Charakter haben:

- Nahrungsumstellung: erhöhter Gebrauch von raffinierten Kohlenhydraten (weißer Zucker, Weißmehlprodukte, Ernährung mit wenigen Ballaststoffen),
- Genussmittel: Verzicht auf Nikotin und Alkohol,
- Mikronährstoffe: Omega-3-Fettsäuren, Probiotika.

#### Betreuung der Schwangeren

Während einer inaktiven Phase ist keine besondere geburtshilfliche Überwachung notwendig. Die eingeleitete Medikation sollte in Absprache mit dem betreuenden Gastroenterologen weitergeführt werden.

Bei einer aktiven Situation während der Schwangerschaft ist die Überwachung der Mutter und des Kindes abhängig von der Symptomatik und der Schwere der Erkrankung. Eine enge interdisziplinäre Zusammenarbeit mit dem Internisten ist notwendig. Besonderes Augenmerk muss aus geburtshilflicher Sicht auf die Entwicklung des Kindes gerichtet werden (Ultraschall, CTG). Bei mütterlichen Komplikationen entspricht die Indikation zur Operation derjenigen außerhalb der Gravidität.

Eine normale Geburt kann angestrebt werden in der Phase der Remission oder bei einer milden Erkrankung sowie bei Patientinnen ohne perianale Komplikationen. Eine Episiotomie sollte möglichst vermieden werden. Die Sectio wird empfohlen bei Patientinnen mit aktiver oder nach perianaler Erkrankung. Die Sectiorate ist deshalb bei Patientinnen mit einem Morbus Crohn erhöht.

Wie oben schon erwähnt, muss ein Schub während der Gravidität konsequent behandelt werden, um Komplikationen für Mutter und Kind vorzubeugen. Das gilt auch für eine bereits zum Konzeptionszeitpunkt eingeleitete Therapie bzw. für eine Therapie zur Remissionserhaltung, da die Entzündungsaktivität in der Regel günstig beeinflusst wird.

#### Stillen

Das Stillen scheint nicht zu einer Zunahme von Schüben zu führen. Im Allgemeinen gibt es bei der Einnahme von Cortison und von 5-ASA-Präparaten keine Kontraindikation für das Stillen. Bei immunmodulierenden Medikamenten sollte allerdings darauf verzichtet werden, da noch relativ wenig über die Auswirkung beim Kind bekannt ist.

#### Therapie chronisch entzündlicher Darmerkrankungen

Präkonzeptionelle Beratung und Zugang zu Spezialisten sind für Patientinnen mit chronisch entzündlichen Darmerkrankungen von großer Bedeutung. Optimales Management vor und während der Schwangerschaft ist essenziell, um ein gutes Outcome für Mutter und Neugeborenes zu erreichen (Nguyen et al. 2016). Durch Integration von Expertise in Gastroenterologie, Gynäkologie/Geburtshilfe, Infertilität und Pädiatrie mit Erfahrung in der Versorgung von Kindern von Müttern mit entzündlicher Darmerkrankung sollten auch Frauen mit sehr komplexer entzündlicher Darmerkrankung eine gesunde Schwangerschaft und Geburt haben können (Winter et al. 2016). Das größte Risiko für die Schwangerschaft ist eine aktive Erkrankung, die durch Absetzen einer effektiven Erhaltungsmedikation ausgelöst werden kann (Mahadevan & Matro 2015). Trotz einiger aktuell noch offener Fragen, darunter auch zu neueren Arzneimitteln, geben die verfügbaren Daten den betreuenden Ärzten insgesamt beruhigende Informationen (Damas et al. 2015).

Im allgemeinen sollten Frauen mit einer Monotherapie mit 5-Aminosalicylsäure (5-ASA), Thiopurin oder anti-Tumornekrosefaktor-Therapie (anti-TNF-Therapie) diese Behandlung während der Schwangerschaft fortsetzen. Die Beendigung einer anti-TNF-Therapie oder der Wechsel von einer Kombinations- auf eine Monotherapie kann bei sorgfältig ausgewählten Patientinnen mit niedrigem Risiko in Betracht gezogen werden. Frauen, die ein mildes oder mäßiggradiges Aufflackern unter einer optimierten 5-ASA- oder Thiopurin-Therapie haben, sollten mit einer systemischen Corticosteroid- oder anti-TNF-Therapie behandelt werden. Frauen mit Corticosteroid resistentem Aufflackern sollten eine anti-TNF-Therapie beginnen. Endoskopie oder dringliche Operation, falls indiziert, sollten während der Schwangerschaft nicht aufgeschoben werden. Entscheidungen über Kaiserschnittentbindung sollten auf geburtshilflichen Überlegungen beruhen und nicht alleine auf der Diagnose einer entzündlichen Darmerkrankung. Ausnahme sind Frauen mit aktivem perianalem Morbus Crohn (Nguyen et al. 2016).

Frauen mit entzündlicher Darmerkrankung, die Methotrexat nehmen und eine Schwangerschaft erwägen, sollten Methotrexat mindestens drei Monate vor Konzeptionsversuch absetzen, um das Risiko einer Teratogenität zu minimieren. Falls eine Frau während der Verwendung von Methotrexat schwanger wird, werden das sofortige Absetzen und die Überweisung zu geburtshilflicher Beratung empfohlen.

Sofern ein phthalathaltiges 5-ASA-Präparat verwendet wird, sollte bei Erwägung einer Schwangerschaft auf ein phthalatfreies 5-ASA-Präparat gewechselt werden. Denn aufgrund von Tierversuchen besteht ein Teratogenitätspotenzial für Phthalate (Nguyen et al. 2016).

Diese und weitere Empfehlungen mit Erläuterungen gibt ein kanadisches Konsensuspapier (Nguyen et al. 2016). Zum M. Crohn enthält eine britische Leitlinie (National Clinical Guideline Centre 2012) hilfreiche Hinweise.

**Stillzeit:** Mit Ausnahme von Methotrexat sollte die Verwendung von Arzneimitteln zur Behandlung entzündlicher Darmerkrankungen die Entscheidung zum Stillen und umgekehrt nicht beeinflussen. Lebendvakzine werden für die ersten sechs Lebensmonate der Kinder von Frauen, die während der Schwangerschaft mit anti-TNF-Therapie behandelt wurden, nicht empfohlen (Nguyen et al. 2016).

## Colitis ulcerosa

### Einführung

Die Colitis ulcerosa ist eine chronisch entzündliche Erkrankung der Schleimhaut des Colons. Gewöhnlich wird aufsteigend vom Rektum kontinuierlich der gesamten Dickdarm befallen. Die oberste Begrenzung ist maximal einige Zentimeter proximal der Ileozäkalklappe (sog. Backwash-Ileitis).

### Klassifizierung/Definition

Es handelt sich im Gegensatz zum Morbus Crohn um eine reine Schleimhautentzündung mit kontinuierlicher Ausbreitung im Kolon.

### Ätiologie, Pathogenese und Pathophysiologie

Wie beim Morbus Crohn ist die Ätiologie nicht bekannt. Man nimmt auch bei dieser Erkrankung an, dass es sich um eine überschießende, inadäquate, unkontrollierte Antwort des Immunsystems im Zusammenleben mit der natürlichen Darmflora bei genetisch dazu veranlagten Personen handelt.

### Klinisches Bild und Symptomatik

Der Verlauf ist nicht vorhersehbar, meist chronisch und schubweise. Die Symptomatik nimmt meist entsprechend der evtl. Zunahme der Ausdehnung im Dickdarm zu.

**Charakteristische Symptome:** kolikartige Bauchschmerzen meist im linken Unterbauch, Tenesmen, hohe Stuhlfrequenz (bis zu 30 Entleerungen pro Tag), Gefühl der inkompletten Stuhlentleerung, blutige Durchfälle.

**Folgen:** Gewichtsabnahme, Müdigkeit, Leistungsabfall, Anämie.

Über einen fulminanten Schub kann es zu massiven Blutungen kommen, kombiniert mit Fieber (> 38,5 °C), schlechtem Allgemeinbefinden mit Hypotonie und Tachykardie sowie Dehydratation. Im Extremfall kommt es zum lebensbedrohlichen toxischen Megakolon (akutes Abdomen mit paralytischem Ileus und septischem Schock).

### Untersuchungen, Diagnostik und Differenzialdiagnostik

In der Anamnese sollten die nachstehenden Aspekte geklärt werden: Beginn und Dauer der

Beschwerden, Familienanamnese, Nahrungsmittelunverträglichkeiten, infektiöse Durchfallerkrankungen, Reiseanamnese, Raucheranamnese, Medikamente, insbesondere Antibiotika, nichtsteroidale Antirheumatika und Appendektomie. Neben Anamnese und Tastuntersuchung des Abdomens sind die folgenden Untersuchungen wichtig:

- Labor: Blutbild (Anämie), Entzündungsparameter, Eisenhaushalt (Ferritin), Stuhluntersuchung (Bakterien, okkultes Blut), Nierenfunktionsparameter, Transaminasen, Cholestaseparameter,
- Ultraschall,
- Koloskopie und Rektoskopie mit Biopsien zur histologischen Abklärung, wichtigste Untersuchung zur Diagnosestellung (während der Gravidität nur bei strengster Indikation),
- evtl. CT oder MRT (wenn möglich nicht in der Schwangerschaft).

#### Auswirkungen auf die Schwangerschaft und mütterliche Prognose

Während in einer inaktiven Phase der Erkrankung die Fertilität nicht eingeschränkt ist, besteht eine deutliche krankheitsbedingte Reduktion während einer aktiven Phase. Deshalb sollte eine Schwangerschaft in der Remission geplant werden. Eine Planung der Schwangerschaft sollte auch unter dem Aspekt evtl. notwendiger Medikamente durchgeführt werden. Einige sind zwar ohnehin selten indiziert, wie z. B. Methotrexat, Infliximab, Adalimumab, Certolizumab (▸ Kap. 8.7.3 Therapie), aber in der Schwangerschaft sind sie kontraindiziert. Nur bei Patientinnen mit einer Proktokolektomie mit ileoanaler Pouch-Anlage besteht eine, wahrscheinlich verwachsungsbedingte, 80 % verminderte Fertilität.

Der Verlauf der Erkrankung wird durch eine Schwangerschaft nicht kompliziert. Wird die Patientin in einer inaktiven Phase schwanger, so entspricht die Gefahr eines Schubes derjenigen außerhalb der Gravidität. Bei Konzeption in der aktiven Phase ist die Symptomatik auch unter Therapie zu etwa 50 % gleich oder wird sogar schlechter, sie kann aber auch in etwa 50 % besser werden. Entzündliche Schübe treten bevorzugt im 1. Trimenon und im Wochenbett, also in den Phasen der hormonellen Umstellung, auf. Ein Schub während der Gravidität sollte konsequent behandelt werden, um Komplikationen für Mutter und Kind vorzubeugen. Das gilt auch für eine bereits zum Konzeptionszeitpunkt eingeleitete Therapie bzw. für eine Therapie zur Remissionserhaltung, da die Entzündungsaktivität in der Regel günstig beeinflusst wird.

Eine Erstmanifestation in der Gravidität scheint eine Seltenheit zu sein, da es keine Zahlen dazu gibt. Allerdings bedarf die Diagnostik, insbesondere was die invasiven Methoden betrifft, einer besonders zurückhaltenden Indikationsstellung.

#### Prognose für das Kind

Während einer inaktiven Phase in der gesamten Schwangerschaft besteht für das Kind kein erhöhtes Risiko. Eine aktive Erkrankung zum Konzeptionszeitpunkt jedoch erhöht das Risiko für einen Abort (2-fach) und eine Frühgeburt (2-fach). Im Gegensatz zum Morbus Crohn scheint die Rate an untergewichtigen Kindern nicht erhöht zu sein. Diskutiert wird eine fragliche Zunahme von Fehlbildungen unbekannter Ursache.

#### Prävention

Präventiv bzw. die remissionsfreie Zeit verlängernd können wirken:

- Ernährung: geringer Verzehr komplexer Kohlenhydrate und Ballaststoffe,
- Genussmittel: Verzicht auf Alkohol und Nikotin,
- Mikronährstoffe, Vitamine, Spurenelemente: erhöhte Zufuhr von Omega-3-Fettsäuren, Probiotika, Magnesium, Zink, Vitamin $B_2$, $B_3$, $B_5$, Folsäure bei Therapie mit Sulfasalazin.

#### Betreuung der Schwangeren

Während einer inaktiven Phase ist keine besondere geburtshilfliche Überwachung notwendig. Die eingeleitete Medikation sollte in Absprache mit dem betreuenden Gastroenterologen weitergeführt werden.

8

Bei einer aktiven Situation während der Schwangerschaft ist die Überwachung der Mutter und des Kindes abhängig von der Symptomatik und der Schwere der Erkrankung. Eine enge interdisziplinäre Zusammenarbeit mit dem Internisten ist notwendig. Besonderes Augenmerk muss aus geburtshilflicher Sicht auf die Entwicklung des Kindes gerichtet werden (Ultraschall, CTG). Diagnostisches und therapeutisches Prozedere entspricht derjenigen außerhalb der Gravidität.

Für die Entbindung gelten Kriterien einer normalen Schwangerschaft. Im Gegensatz zum Morbus Crohn ist die Sectiorate nicht erhöht.

### Stillen

Das Stillen scheint nicht zu einer Zunahme von Schüben zu führen. Im Allgemeinen gibt es bei der Einnahme von Cortison und von 5-ASA-Präparaten keine Kontraindikation für das Stillen. Bei immunmodulierenden Medikamenten sollte allerdings darauf verzichtet werden, da noch relativ wenig über die Auswirkung beim Kind bekannt ist.

### Therapie

Siehe ▸Kap. 8.3.7 Therapie chronisch entzündlicher Darmerkrankungen.

## Zusammenfassung

### Funktionelle Darmbeschwerden

- Reizdarmsyndrom (RDS): Trotz der Häufigkeit gibt es keine systematischen Untersuchungen in der Schwangerschaft.
- Da Symptome wie Obstipation, Diarrhö, Meteorismus auch in der Schwangerschaft sehr häufig im Zusammenhang mit anderen Erkrankungen sind und keine negativen Auswirkungen für Mutter und Kind nachweisbar sind, kann man davon ausgehen, dass das RDS keine negativen Auswirkungen auf Mutter und Kind hat.
- Prophylaktisch können verschiedene Probiotika gegeben werden.
- Die Therapie richtet sich nach den Beschwerden.

### Obstipation

- Die Schwangerschaft prädisponiert zur Obstipation (Anstieg des Progesterons).
- Ursachen dieser funktionellen Veränderungen sind vielfältig, z. B. falsche Ernährung und Bewegungsmangel, Medikamente wie Antihypertensiva, Antidepressiva, Antiepileptika, Opiate, Eisenpräparate, aber auch Erkrankungen wie Hypothyreose oder Diabetes.
- Anatomische Ursachen wie z. B. Stenosen oder Briden sind selten.
- Der Schwangerschaftsverlauf und die kindliche Entwicklung werden im Allgemeinen nicht negativ beeinflusst, obwohl es keine systematischen Untersuchungen dazu gibt.
- Die Therapie richtet sich nach der Symptomatik. Im Vordergrund steht eine ballaststoffreiche Ernährung und Bewegung.
- Zusätzlich können Füll- und Quellstoffe wie Leinsamen, Weizenkleie oder indischer Flohsamen eingesetzt werden.
- Medikamentös sind Mittel der Wahl Lactulose und Macrogol.

**Diarrhö**

- Diarrhö ist ein Symptom und keine eigenständige Erkrankung.
- Die akute Diarrhö wird ausgelöst durch Infektionen, Nahrungsmittelvergiftungen und -allergien sowie Medikamente (z. B. Antibiotika).
- Die chronische Diarrhö ist Folge unterschiedlicher Erkrankungen, z. B. Zöliakie, chronisch entzündliche Darmerkrankungen, Hyperthyreose, Angst und Stress.
- Bei der akuten Diarrhö ist die mütterliche und kindliche Prognose im Allgemeinen gut, obwohl es keine systematischen Untersuchungen gibt.
- Bei der chronischen Diarrhö hängt die Prognose der Mutter und des Kindes von der Grunderkrankung ab.
- Die akute Diarrhö wird symptomatisch behandelt. Die Rehydratation kann meist ambulant mit im Handel erhältlichen Elektrolytlösungen erfolgen.
- Eine Therapie mit Coca-Cola und Salzstangen wird nicht mehr empfohlen, da sie den Durchfall verstärken kann.
- Eine stationäre Aufnahme zur intravenösen Rehydratation mit Elektrolytlösungen ist bei der akuten Diarrhö bei einem schweren Krankheitsbild mit Fieber, schlechtem Allgemeinbefinden und Exsikkose zu empfehlen.
- Bei der chronischen Diarrhö richten sich die Betreuung der Schwangerschaft und die Therapie nach der zugrunde liegenden Erkrankung.
- Medikamentöse Therapie der Wahl ist, wenn eine Besserung durch Diät und Rehydratationstherapie nicht zu erreichen ist, Loperamid, allerdings nicht im 1. Trimenon.
- Evtl. ist nach Erregerdifferenzierung auch eine antibiotische Therapie sinnvoll.

**Chronisch entzündliche Darmerkrankungen**

- Morbus Crohn, Colitis ulcerosa
- **Morbus Crohn:** Es handelt sich um eine entzündliche Erkrankung der gesamten Darmwand. Befallen sind einzelne Segmente des Darms gefolgt von gesunden Bereichen. Prädilektionsstellen sind das terminale Ileum und das Colon. Allerdings kann der gesamte Magen-Darm-Trakt vom Mund bis zum After befallen sein.
- **Colitis ulcerosa:** Es handelt sich um eine entzündliche Erkrankung der Schleimhaut des Kolons. Aufsteigend vom Rektum wird kontinuierlich der gesamte Dickdarm befallen.
- Die Ätiologie beider Erkrankungen ist ungeklärt. Man nimmt eine Fehlfunktion des Immunsystems auf die Darmflora bei genetischer Prädisposition an.
- Typisch für den Morbus Crohn sind Bauchschmerzen besonders im rechten Unterbauch und periumbilikal, Diarrhö, Darmblutungen. Bei der Colitis ulcerosa stehen kolikartige Bauchschmerzen im linken Unterbauch, Tenesmen, hohe Stuhlfrequenz und blutige Durchfälle im Vordergrund.
- Beiden Erkrankungen verlaufen in Schüben.

- Während eines Schubes ist die Fertilität eingeschränkt, in der Remission normal. Eine Schwangerschaft sollte geplant werden.
- Verläuft die Schwangerschaft in einer remissionsfreien Zeit ist keine besondere Überwachung der Gravidität notwendig.
- Während eines Schubes richtet sich die Betreuung nach der Symptomatik und der Schwere der Erkrankung in enger Zusammenarbeit mit dem betreuenden Internisten.
- Tritt in der Schwangerschaft ein Schub auf, so sollte er so konsequent wie außerhalb der Schwangerschaft behandelt werden, um Komplikationen vorzubeugen.
- Entzündliche Schübe treten bevorzugt im 1. Trimenon und im Wochenbett auf.
- Während einer inaktiven Phase besteht für das Kind kein Risiko.
- Morbus Crohn: Eine aktive Erkrankung erhöht das Risiko für Abort und Frühgeburt (2-fach), für niedriges Geburtsgewicht (< 2 500 g, 3-fach).
- Colitis ulcerosa: Es scheinen lediglich Abort und Frühgeburt um den Faktor 2 erhöht zu sein. Diskutiert wird eine fragliche Zunahme von Fehlbildungen.
- Therapie: Sie erfolgt bei beiden Erkrankungen im Wesentlichen wie außerhalb der Schwangerschaft. Mittel der Wahl sind 5-Aminosalicylsäure-Präparate, Sulfasalazin in Kombination mit Folsäure und Corticosteroiden. Alle anderen Therapeutika sollten nur in besonderen Situationen und nach strenger Indikation eingesetzt werden. Von den Immunmodulatoren sind Azathioprin und Ciclosporin am besten untersucht. Kontraindiziert sind: Methotrexat, Infliximab, Adalimumab, Certolizumab.

**Hämorrhoiden**

- Etwa 50 % aller Schwangeren leiden an Hämorrhoiden. Die Beschwerden sind gehäuft im 2. Trimenon und post partum, besonders nach starkem Pressen.
- Es besteht eine enge Korrelation zur Varikosis.
- Die Inzidenz und die Beschwerdesymptomatik nehmen mit dem Alter und der Parität zu.
- Die Betreuung der Schwangerschaft erfolgt symptomatisch.
- Die Prognose des Kindes wird durch ein Hämorrhoidalleiden nicht beeinträchtigt.
- Eine medikamentöse Therapie mit antiphlogistisch, vasotonisierend, anästhesierend bzw. adstringierend wirkenden Medikamenten ist möglich.
- Die Indikation zur operativen Therapie sollte sehr zurückhaltend gestellt werden, da sich die meisten Hämorrhoiden post partum wieder weitestgehend zurückbilden.

## Literatur


Abramowitz L, Benabderrhamane D, Philip J, Pospait D, Bonin N, Merrouche M. Haemorrhoidal disease in pregnancy. Presse Med, 40(10): 955–9, 2011

American College of Obstetricians and Gynecologists (ACOG). Practice bulletin summary no. 153: Nausea and vomiting of pregnancy. Obstet Gynecol 126(3): e12–24, 2015

American College of Obstetricians (ACOG), Gynecologists Women's Health Care Physicians; Committee on Health Care for Underserved Women. Committee Opinion No. 569: oral health care during pregnancy and through the lifespan. Obstet Gynecol, 122(2 Pt 1): 417–22, 2013

Arzneimittelkommission der deutschen Ärzteschaft (AkdÄ). Ventrikuläre Arrhythmien und plötzlicher Herztod im Zusammenhang mit Domperidon. Dtsch Arztebl, 109(35–36): A1779, 2012

Arzneimittelkommission der deutschen Ärzteschaft (AkdÄ). Neue Arzneimittel: Constella® (Linaclotid). Stand 12.07.2013. www.akdae.de/Arzneimitteltherapie/NA/Archiv/201311-Constella.pdf (Zugriff: 24.08.2016)

Alaniz VI, Liss J, Metz TD, Stickrath E. Cannabinoid hyperemesis syndrome: a cause of refractory nausea and vomiting in pregnancy. Obstet Gynecol, 125(6): 1484–6, 2015

Andersen AB, Erichsen R, Farkas DK, Mehnert F, Ehrenstein V, SØrensen HAT. Prenatal exposure to acid-suppressive drugs and the risk of childhood asthma: a population-based Danish cohort study. Aliment Pharmacol Ther, 35(10): 1190–8, 2012

Andrews KH, Bracero LA. Cannabinoid hyperemesis syndrome during pregnancy: A case report. J Reprod Med, 60(9–10): 430–2, 2015

Anon. Domperidone: do not use during pregnancy. Prescrire Int, 24(166): 298, 2015

arznei-telegramm 44: 38, 04/2013

Baumgart DC. Diagnostik und Therapie von Morbus Crohn und Colitis ulcerosa. Dtsch Arztebl Int,106(8): 123–33, 2009. doi:10.328/arztebl.2009.0123

Berkovitch M, Elbirt D, Addis A, Schuler-Faccini L, Ornoy A. Fetal effects of metoclopramide therapy for nausea and vomiting of pregnancy. N Engl J Med, 343(6): 445–6, 2000

Bolin M, Akerud H, Cnattingius S, Stephansson O, Wikström A. Hyperemesis gravidarum and risks of placental dysfunction disorders: a population-based cohort study. BJOG, 120(5): 541–7, 2013 Apr. doi: 10.1111/1471–0528.12132. [Epub 2013 Jan 30]

Bühling KJ, Bohnet HG. Nausea und (Hyper-) Emesis Gravidarum. Ursachen und Therapie der Schwangerschaftsübelkeit. Frauenarzt, 47: 1110–1113, 2006

Clark SM, Dutta E, Hankins GD. The outpatient management and special considerations of nausea and vomiting in pregnancy. Semin Perinatol, 38(8): 496–502, 2014

Cohen R, Shlomo M, Dil DN, Dinavitser N, Berkovitch M, Koren G. Intestinal obstruction in pregnancy by ondansetron. Reprod Toxicol, 50: 152–3, 2014

Choi JS, Han JY, Ahn HK, Ryu HM, Kim MY, Yang JH, Nava-Ocampo AA, Koren G. Fetal and neonatal outcomes in women taking domperidone during pregnancy. J Obstet Gynaecol, 33(2): 160–2, 2013

Cornish J, Tan E, Teare J, Teoh TG, Rai R, Clark SK, Tekkis PP. A meta-analysis on the influence of inflammatory bowel disease on pregnancy. Gut, 56(6): 830–837, 2007

Cullen G, O'Donoghue D. Constipation and pregnancy. Best Pract Res Clin Gastroenterol, 21: 807–818, 2007

Damas OM, Deshpande AR, Avalos DJ, Abreu MT. Treating inflammatory bowel disease in pregnancy: The issues we face today. J Crohns Colitis, 9(10): 928–36, 2015

Danielsson B, Wikner BN, Källén B. Use of ondansetron during pregnancy and congenital malformations in the infant. Reprod Toxicol, 50: 134–7, 2014

Deutsche Gesellschaft für Verdauungs- und Stoffwechselkrankheiten (DGVS), Deutsche Gesellschaft für Neurogastroenterologie und Motilität (DGNM). S3-Leitlinie Reizdarmsyndrom: Definition, Pathophysiologie, Diagnostik und Therapie. AWMF-Registriernummer: 021/016 (Stand: 09.2009). www.awmf.org/uploads/tx_szleitlinien/021–016l_S3_Reizdarmsyndrom_2011-abgelaufen.pdf (Zugriff: 24.08.2016, Leitlinie wird zurzeit überprüft)

DGK. Beratungstabelle für Selbstmedikation in Schwangerschaft und Stillzeit. 2012

Dignass A, Preiß JC, Aust DE et al. S3-Leitlinie zur Diagnostik und Therapie der Colitis ulcerosa 2011. Ergebnisse einer Evidenzbasierten Konsensuskonferenz (Stand 09/2011). AWMF-Register Nr. 021/009. www.awmf.org/uploads/tx_szleitlinien/021-009l_S3_Colitis_ulcerosa_Diagnostik_Therapie_2011.pdf (Zugriff: 24.08.2016)

Einarson A, Mastroiacovo P, Arnon J, Ornoy A, Addis A, Malm H, Koren G. Prospective, controlled, multicentre study of loperamide in pregnancy. Can J Gastroenterol, 14(3): 185–7, 2000

Faramarzi M, Yazdani S, Barat S. A RCT of psychotherapy in women with nausea and vomiting of pregnancy. Hum Reprod, 30(12): 2764–73, 2015

Fischbach W, Malfertheiner P, Hoffmann JC, Bolten W, Kist M, Koletzko S. Helicobacter pylori und gastroduodenale Ulkuskrankheit. Dtsch Arztebl Int, 106(49): 801–8, 2009. doi: 10.3238/arztebl.2009.0801

Friese K, Mörike K, Neumann G, Windorfer A. Arzneimittel in der Schwangerschaft und Stillzeit. 8. Aufl., Wissenschaftliche Verlagsgesellschaft Stuttgart, 2016

Gebrauchs- bzw. Fachinformationen zu den genannten Präparaten.

Gharehbaghi K, Gharehbaghi DR, Wierrani F, Sliutz G. Behandlung der chronischen funktionellen Obstipation in der Schwangerschaft und Stillperiode. Z Geburtshilfe Neonatol, 220(1): 9–15, 2016

Häuser W, Layer P, Henningsen P, Kruis W. Funktionelle Darmbeschwerden bei Erwachsenen. Dtsch Arztebl Int, 109(5): 83–94, 2012. doi: 10.3238/arztebl.2012.0083

Hak E, Mulder B, Schuiling-Veninga CC, de Vries TW, Jick SS. Use of acid-suppressive drugs in pregnancy and the risk of childhood asthma: bidirectional crossover study using the general practice research database. Drug Saf, 36(11): 1097–104, 2013

Hollingshead JR, Phillips RK: Haemorrhoids: modern diagnosis and treatment. Postgrad Med J, 92(1083): 4–8, 2016

Huchzermeyer H. Erkrankungen des Magen-Darm-Trakts. In: Rath W, Friese K (Hrsg). Erkrankungen in der Schwangerschaft. Thieme, Stuttgart 2005

Jarvis S, Nelson-Piercy C. Management of nausea and vomoting in pregnancy. BMJ 342, d3606, 2011. doi 10.1136/bmj.d 3606

Jückstock JK, Gingelmaier A, Kainer F, Friese K, Mylonas I. Hyperemesis Gravidarum. Vielfältige Ursachen erfordern individuelle Therapiekonzepte. Frauenarzt, 49: 992–1000, 2008

Källén B, Nilsson E, Otterblad Olausson P. Maternal use of loperamide in early pregnancy and delivery outcome. Acta Paediatr, 97(5): 541–5, 2008

Koren G, Clark S, Hankins GD, Caritis SN, Umans JG, Miodovnik M, Mattison DR, Matok I. Maternal safety of the delayed-release doxylamine and pyridoxine combination for nausea and vomiting of pregnancy; a randomized placebo controlled trial. BMC Pregnancy Childbirth, 15: 59, 2015a

Koren G, Maltepe C, Madjunkova S. Ondansetron compared with doxylamine and pyridoxine for treatment of nausea in pregnancy: a randomized controlled trial. Obstet Gynecol, 125(2): 490, 2015b

Lennecke K, Hagel K, Przondziono K. Selbstmedikation – Leitlinien zur pharmazeutischen Betreuung. 5. Aufl., Deutscher Apotheker Verlag, Stuttgart 2012

Lichtmaneker N. Arzneimittelempfehlungen in der Schwangerschaft. 1. Aufl., Govi-Verlag Eschborn 2013

Lu QB, Wang ZP, Gao LJ, Gong R, Sun XH, Wang M, Zhao ZT. Nausea and vomiting in early pregnancy and the risk of neural tube defects: a case-control study. Sci Rep, 5: 7674, 2015

Matok I, Gorodischer R, Koren G, Sheiner E, Wiznitzer A, Levy A. The safety of metoclopramide use in the first trimester of pregnancy. N Engl J Med, 360(24): 2528–35, 2009

Madjunkova S, Maltepe C, Koren G. The delayed-release combination of doxylamine and pyridoxine (Diclegis®/Diclectin®) for the treatment of nausea and vomiting of pregnancy. Paediatr Drugs, 16(3): 199–211, 2014

Mahadevan U, Matro R. Care of the pregnant patient with inflammatory bowel disease. Obstet Gynecol, 126(2): 401–12, 2015

Maltepe C, Koren G. The management of nausea and vomiting of pregnancy and hyperemesis gravidarum – a 2013 update. J Popul Ther Clin Pharmacol, 20(2): e184–92, 2013

Marin C, Segura-Egea JJ, Martinez-Sahuquill A, Bullon P. Correlation between infant birth weight and mother's periodontal status. J Clin Periodontol, 32: 299–304, 2005

Majithia R, Johnson DA. Are proton pump inhibitors safe during pregnancy and lactation? Evidence to date. Drugs, 72(2): 171–9, 2012

Matthews A, Haas DM, O'Mathúna DP, Dowswell T. Interventions for nausea and vomiting in early pregnancy. Cochrane Database Syst Rev, 9: CD007575, 2015

Mihaljevic C, Kuschel B. Schwangerschaftserbrechen. Arzneiverordnung in der Praxis, 42(2): 61–66, 2015

Mulder B, Schuiling-Veninga CC, Bos HJ, De Vries TW, Jick SS, Hak E. Prenatal exposure to acid-suppressive drugs and the risk of allergic diseases in the offspring: a cohort study. Clin Exp Allergy, 44(2): 261–9, 2014

Müller-Lissner S. Obstipation – Pathophysiologie, Diagnose und Therapie. Dtsch Arztebl Int, 106(25): 424–32, 2009. doi: 10.3238/arztbl.2009.0424

Mylonas I, Gingelmaier A, Kainer F. Erbrechen in der Schwangerschaft. Dtsch Arztebl, 104(25): A 1821–6, 2007

Neubeck M. Evidenzbasierte Selbstmedikation. 1. Aufl., Deutscher Apotheker Verlag, Stuttgart 2013

National Clinical Guideline Centre. Crohn's disease: Management in adults, children and young people. Clinical guideline 152. Stand: 10. Oktober 2012). www.ncbi.nlm.nih.gov/pubmedhealth/PMH0068978/pdf/PubMedHealth_PMH0068978.pdf (Zugriff:24.08.2016)

Nguyen GC, Seow CH, Maxwell C, Huang V, Leung Y, Jones J, Leontiadis GI, Tse F, Mahadevan U, van der Woude CJ. IBD in Pregnancy Consensus Group. The Toronto consensus statements for the management of inflammatory bowel disease in pregnancy. Gastroenterology, 1–24. pii: S0016–5085(15)01773–4, 2016. doi: 10.1053/j.gastro.2015.12.003 [Epub ahead of print]

Niebyl JR. Nausea and vomiting in pregnancy. N Engl J Med, 363 (16): 1544–1550, 2010

Niebyl JR, Briggs GG. The pharmacologic management of nausea and vomiting of pregnancy. J Fam Pract, 63(2 Suppl): S31–7, 2014

Oliveira LG, Capp SM, You WB, Riffenburgh RH, Carstairs SD. Ondansetron compared with doxylamine and pyridoxine for treatment of nausea in pregnancy: a randomized controlled trial. Obstet Gynecol, 124(4): 735–42, 2014

Pasternak B, Svanström H, Hviid A. Ondansetron in pregnancy and risk of adverse fetal outcomes. N Engl J Med, 368(9): 814–23, 2013a

Pasternak B, Svanström H, MØlgaard-Nielsen D, Melbye M, Hviid A. Metoclopramide in pregnancy and risk of major congenital malformations and fetal death. JAMA, 310(15): 1601–11, 2013b

Pope E, Maltepe C, Koren G: Comparing pyridoxine and doxylamine succinate-pyridoxine HCl for nausea and vomiting of pregnancy: A matched, controlled cohort study. J Clin Pharmacol, 55(7): 809–14, 2015

Preiß JC, Bokemeyer B, Buhr HJ et al. S3-Leitlinie Diagnostik und Therapie des Morbus Crohn AWMF-Register Nr. 021/004 (Stand: 01/2014) www.awmf.org/uploads/tx_szleitlinien/021-004l_S3_Morbus_Crohn_Diagnostik_Therapie_2014-09.pdf (Zugriff: 24.08.2016)

PTAheute Redaktion (Hrsg). Schwangerschaft und Apotheke. 1. Aufl., Deutscher Apotheker Verlag, Stuttgart 2012

Rasmussen SA. Human teratogens update 2011: can we ensure safety during pregnancy? Birth Defects Res A Clin Mol Teratol, 94(3): 123–8, 2012

Rehydration Project. Oral Rehydration Solutions: Made at Home. rehydrate.org/solutions/homemade.htm (Zugriff: 24.08.2016)

Rocha-Castro J, Kronbauer K, Dallé J, Jimenez MF, Riche CW, Santiago JA, Antonello VS. Characteristics of bacterial acute diarrhea among women. Int J Gynaecol Obstet, pii: S0020–7292(15)00699–2, 2015 Nov 28. [Epub ahead of print]

Schaefer C. Metoclopramid in der Schwangerschaft – kein erhöhtes Risiko für Fehlbildungen und Spontanaborte. Arzneiverordnung in der Praxis, 42(1): 29–30, 2015

Schaefer C, Spielmann H, Vetter K. Arzneiverordnung in Schwangerschaft und Stillzeit. 8. Aufl., Urban & Fischer Verlag, München 2011

Scheurlen M. Langzeitbehandlung mit Protonenpumpenhemmern. Wer braucht die Prophylaxe tatsächlich? Internist, 54(3): 366–72, 2013

Schleußner E. Thrombophilien als Schwangerschaftsrisiko. Gynäkologie, 45: 4–7, 2012. doi: 10.1007/soo129-011-2929-x

Schmid SM, Lapaire O, Huang DJ, Jürgens FE, Güth U. Cannabinoid hyperemesis syndrome: an underreported entity causing nausea and vomiting of pregnancy. Arch Gynecol Obstet, 284(5): 1095–7, 2011

Smink M, Lotgering FK, Albers L, de Jong DJ. Effect of childbirth on the course of Crohn's disease; results from a retrospective cohort study in the Netherlands. BMC Gastroenterol, 11: 6, 2011. doi: 10.1186/1471-230X-11-6 [Epub 2011 January 26]

Smollich M, Jansen CJ. Arzneimittel in Schwangerschaft und Stillzeit – Schnell und sicher beraten, 3. Aufl., Hippokrates Verlag, Stuttgart 2012

van der Woude CJ, Metselaar HJ, Danese S. Management of gastrointestinal and liver diseases during pregnancy. Gut, 63(6): 1014–23, 2014

Wald A. Constipation, diarrhea, and symptomatic hemorrhoids during pregnancy. Gastroenterol Clin North Am, 32: 309–322, 2003

West L, Warren J, Cutts T. Diagnosis and management of irritable bowel syndrome, constipation, and diarrhea in pregnancy. Gastroenterol Clin North Am, 21: 793–802, 1992

Wichtl M. Teedrogen und Phytopharmaka. 5. Aufl., Wissenschaftliche Verlagsgesellschaft, Stuttgart 2008

Winter R, NØrgård BM, Friedman S. Treatment of the pregnant patient with inflammatory bowel disease. Inflamm Bowel Dis, 22(3): 733–44, 2016

RehydrationProject. Oral Rehydration Solutions: Made at Home. rehydrate.org/solutions/homemade.htm (Zugriff: 24.08.2016)

World Health Organization (WHO). UNICEF: Oral Rehydration Salts: Production of the new ORS (Stand: 2006). apps.who.int/iris/bitstream/10665/69227/1/WHO_FCH_CAH_06.1.pdf (Zugriff: 24.08.2016)

www.embryotox.de

Wyk van BE, Wink C, Wink M. Handbuch der Arzneipflanzen. 2. Aufl., Wissenschaftliche Verlagsgesellschaft Stuttgart, 2004

Yousef S, Khader and Quteish, T. Review. Periodontal Diseases and the Risk of Preterm Birth and Low Birth Weight: A Meta-Analysis. Periodontol 76: 161–165, 2005

# 9 Erkrankungen der Atmungsorgane



Störungen der Atmung werden in restriktive und obstruktive Ventilationsstörungen eingeteilt. Bei restriktiven Ventilationsstörungen liegt eine Verminderung von funktionstüchtigem Lungengewebe vor (z. B. nach Lungenresektion). Bei obstruktiven Ventilationsstörungen besteht eine Einengung der Atemwege und damit eine Erhöhung des Strömungswiderstandes (z. B. Asthma bronchiale).

Je nach Ausprägung der pathologischen Veränderungen, kann eine Schwangerschaft durch die schwangerschaftsphysiologischen Veränderungen sich mehr oder weniger negativ auf den Gasaustausch und damit auf die Sauerstoffversorgung für die Mutter und das Kind auswirken. In diesem Kapitel werden die für eine Schwangerschaft relevanten Erkrankungen der Atemwege, d. h. Asthma bronchiale, bakterielle und virale Infektionen sowie Allergien besprochen.

## 9.1 Einführung

Die meisten Erkrankungen der Atmungsorgane können in allen Altersgruppen auftreten und treffen deshalb auch in normaler Frequenz mit der Schwangerschaft zusammen. Im Allgemeinen nehmen sie einen Verlauf wie er auch ohne die Gravidität zu erwarten wäre. Soweit therapeutische Notwendigkeiten bestehen, gelten dieselben Richtlinien wie außerhalb der Schwangerschaft, natürlich unter Berücksichtigung mütterlicher und fetaler Beeinflussungen bzw. Gefährdungen durch die therapeutischen Maßnahmen.

Wenn man an Erkrankungen der Atmungsorgane denkt, so denkt man im Zusammenhang mit einer Schwangerschaft in erster Linie an das Asthma. Sehr viel häufiger sind jedoch die Erkältungskrankheiten, die etwa 40 % aller Schwangeren betreffen. So können ein Schnupfen oder eine Entzündung des Rachenraums, Husten und eine Bronchitis zu einer erheblichen Beeinträchtigung der Schwangeren führen. Die meisten Erkältungskrankheiten sind viraler Genese. Sekundär aber kann es zu bakteriellen Infektionen der Atemwege kommen, sodass neben der symptomatischen evtl. auch eine antibiotische Therapie notwendig ist. Unter diesem Aspekt sind Asthma, Grippe und Pneumonien vom Krankheitsbild her im Zusammenhang mit einer Schwangerschaft sicher zum Teil ein schwieriges Problem für Mutter und Kind. Das Alltägliche und Häufige sind allerdings die Erkrankungen, die in erster Linie „nur“ die Befindlichkeit der Mutter stören und die Lebensqualität reduzieren, aber für das Kind letztendlich unproblematisch und ungefährlich sind wie z. B. Heuschnupfen oder banale Erkältungskrankheiten.

## 9.2 Physiologische Veränderungen während der Schwangerschaft

Die schwangerschaftsbedingten physiologischen Veränderungen im Bereich der Atmungsorgane sind recht vielfältig. Sie betreffen Nase, Rachen, Bronchien, Lunge, Thorax und Herz-Kreislauf-System. Kapilläre Hyperämie und Flüssigkeitseinlagerungen führen in den Atemwegen zu einer lividen Rötung und Schwellung der Schleimhaut von Nase, Rachen, Kehlkopf, Luftröhre und Bronchien.

Bei fast allen schwangeren Patientinnen kommt es zu Behinderungen der Nasenatmung und gelegentlich auch zu schleimiger Absonderung. Diese Veränderungen bezeichnet man als **Rhinopathia gravidarum**. Die Schleimhaut ist besonders verletzlich, sodass schon leichte Irritationen wie z. B. Naseputzen, starke Hitze, geringe mechanische Effekte zu Nasenbluten, das gelegentlich auch sehr stark sein kann, führen. Meist kommen die Blutungen aus dem vorderen Septumabschnitt, dem Locus Kieselbachii. Sie können jedoch auch in seltenen Fällen von Polypen, die sich durch Proliferation der Schleimhaut in der Schwangerschaft gebildet haben, ausgehen.

Häufig werden in der Gravidität qualitative Veränderungen der Geruchs- und Geschmackswahrnehmungen angegeben, die sich jedoch durch Untersuchungen nicht haben belegen lassen. Man nimmt an, dass wechselnde Schwellungszustände für diese subjektiven Veränderungen der Wahrnehmungen verantwortlich sind.

Die Wassereinlagerungen im Kehlkopf, vor allem in den Stimmbändern, führen zu einem Tieferwerden der Stimme, vor allem gegen Ende der Schwangerschaft. Obwohl dies meist kaum bemerkt wird, kann es für Sängerinnen durchaus relevant sein.

Durch die Zunahme der Progesteronbildung vergrößert sich das Totraumvolumen (Atemwege) aufgrund der Relaxation der Atemwegsmuskulatur.

Schon im 1. Trimenon kommt es zu Veränderungen der Zwerchfelle und des Thorax, die wahrscheinlich eine Vorbereitung auf die späte Schwangerschaft vorwegnehmen, aber in der Frühschwangerschaft nicht wirklich verstanden werden. Progesteron ist für die anatomischen Veränderungen des Brustkorbes verantwortlich. Es entwickelt sich ein Fassthorax mit Zwerchfellhochstand. Die untere Thoraxapertur vergrößert sich, die Rippen werden angehoben. Der Thoraxumfang wird bis zu 6 cm erweitert, der transversale Durchmesser um 2 cm, der sagittale bleibt unverändert. Die Anhebung des Zwerchfells ist eine Vorbereitung für die Aufnahme des größer werdenden Uterus in der Spätschwangerschaft. Sie bedeutet auch eine Drehung der Herzachse um 15–30 Grad nach links. Bei einer gleichzeitigen Größen- und Funktionsveränderung des Herzens wirkt sich dies sowohl hämodynamisch, auskultatorisch als auch in EKG-Abweichungen, die man in der Schwangerschaft kennen muss, um Pathologie von Physiologie zu unterscheiden, aus.

Die Folge des Zwerchfellhochstandes ist eine Verminderung der Totalkapazität der Lunge um etwa 4–5 %. Betroffen sind vor allem die exspiratorischen Lungenvolumina und die exspiratorische Lungenkapazität. Die funktionelle Residualkapazität, bestehend aus exspiratorischem Reservevolumen (Abfall bis zu 40 %) und Residualvolumen (Abfall bis zu 20 %), sinkt um etwa 25 %. Gleichzeitig nimmt die inspiratorische Kapazität um etwa 5–10 % zu. Das Atemzugvolumen erhöht sich während der Schwangerschaft allmählich um 35–50 % (von etwa 450 ml auf 600 ml), entsprechend des kontinuierlich ansteigenden Sauerstoffbedarfs.

Das größere Atemzugvolumen in Verbindung mit einem kleineren exspiratorischen Restvolumen verursacht eine erhöhte alveoläre Ventilation. Sie steigt um ca. 65 %. Da die Atemfrequenz nur um 2–3 Atemzüge pro Minute steigt, ist die Zunahme in erster Linie durch eine Erhöhung des Atemzugsvolumens verursacht. Dies bedeutet unter klinischen Gesichtspunkten eine Hyperventilation. Dadurch wird nicht nur mehr Sauerstoff aufgenommen, sondern auch vermehrt $CO_2$ abgeatmet. Letzteres könnte auch dadurch unterstützt sein, dass Progesteron die

Empfindlichkeit des Atemzentrums auf $CO_2$ steigert. Der Sauerstoffverbrauch und die $CO_2$-Produktion steigen bis zum Ende der Schwangerschaft kontinuierlich um insgesamt etwa 20 % an.

Aus all diesen respiratorischen Veränderungen entsteht eine Erhöhung des Sauerstoffpartialdrucks ($pO_2$) in Verbindung mit einem Abfall des Kohlendioxidpartialdrucks ($pCO_2$). Der arterielle $pO_2$ steigt im 3. Trimenon auf Werte um 100–105 mm Hg (Normwert außerhalb der Schwangerschaft 90–100 mm Hg), der des arteriellen $pCO_2$ sinkt auf 28–36 mm Hg (Normwerte außerhalb der Schwangerschaft 35–46 mm Hg).

Das bedeutet eine atmungsbedingte, chronisch respiratorische Alkalose während der gesamten Schwangerschaft, die renal kompensiert wird.

Für die Klinik wichtige Folgen dieser physiologischen Veränderungen der Atmungsorgane:

- All diese Veränderungen der Atemphysiologie erleichtern die Diffusion des Sauerstoffs und den Gasaustausch zum Kind.
- Die Einlagerung von Flüssigkeit in die Schleimhaut der Atemwege sowie die vermehrte Schleimbildung führen zur Behinderung der Nasenatmung. Sie sind verbunden mit einer Verengung der Atemwege. Dadurch ist das Abhusten von Sekret, besonders bei Infektionen erschwert.
- Die physiologische Hyperventilation wird von 60–70 % der Schwangeren subjektiv besonders im 1. und 2. Trimenon als Atemnot empfunden. In den allermeisten Fällen lässt sich für die Dyspnoe keine klinische Ursache finden. Das Ausmaß korreliert mit dem schwangerschaftsbedingten Abfall des $pCO_2$.
- Die Erhöhung des Diaphragmas verbunden mit der verminderten funktionellen Residualkapazität bei gleichzeitig erhöhtem Sauerstoffverbrauch machen die Schwangere sehr empfindlich gegen eine Hypoxie, besonders im 3. Trimenon.
- Die erhöhte Progesteronkonzentration führt zu einer Relaxation der bronchialen und trachealen Muskulatur. Dies kann Ursache dafür sein, dass sich Asthmasymptome in der Schwangerschaft gelegentlich bis zu ⅓ bessern.

**Lungenfunktionsdiagnostik während der Schwangerschaft**

Die spirometrischen Funktionsbeurteilungskriterien sind durch die schwangerschaftsphysiologischen Veränderungen nicht beeinflusst.

Die Einsekundenkapazität ($FEV_1$, Tiffeneau-Test) und der Peak Flow (Peak-Expiratory-Flow, PEF), die beim Asthma diagnostisch wichtig sind, weil sie abfallen, bleiben in der Schwangerschaft unverändert.

## 9.3 Asthma bronchiale

### 9.3.1 Einführung

Asthma gehört zu den häufigsten chronischen Erkrankungen. Die Prävalenz im Kindesalter beträgt etwa 10 %, die im Erwachsenenalter etwa 5 %. Es wird zu den Volkskrankheiten gezählt. Die Häufigkeit scheint in den letzten Jahren langsam anzusteigen. Jährlich sterben etwa 4 000–5 000 Menschen an den Folgen dieser Erkrankung.

#### Klassifizierung/Definition

Asthma wird definiert als Erkrankung mit einer erhöhten Empfindlichkeit der Atemwege gegen verschiedene Reize und mit einer Behinderung der Atmung, die entweder spontan oder infolge einer Behandlung im Schweregrad unterschiedlich ist. Es handelt sich um eine chronisch entzündliche Erkrankung der Atemwege, an der viele Zellen einschließlich Mastzellen und eosinophile Granulozyten beteiligt sind.

Das Asthma bronchiale ist definiert durch die Schlüsselbegriffe:

- Entzündung und ödematöse Schwellung der Bronchialschleimhaut,
- Verengung der Bronchien durch einen Spasmus der Muskulatur,

9

- Überempfindlichkeit der Atemwege mit gesteigerter Bildung von zähem Schleim,
- Verstopfung der Bronchiolen durch zähes Sekret,
- irreversible Umbauvorgänge der Atemwege.

Es gibt zwei Formen des Asthma bronchiale:
- das extrinsische Asthma bronchiale, als Folge einer allergischen Reaktion,
- das intrinsische oder nichtallergische Asthma bronchiale, als Folge z. B. von Medikamenten, körperlicher Belastung, psychischer Reize, kalter Luft, berufs- oder umweltbedingter toxischer Substanzen, viraler oder bakterieller Infektionen,

Es existieren auch Mischformen.

Ein allergisches, extrinsisches Asthma beginnt gewöhnlich in der Kindheit oder im Jugendalter. Das Auftreten beim Erwachsenen spricht eher für ein intrinsisches oder ein gemischtes Asthma bronchiale. Sogenannte „Reinformen" treten nur in etwa 10 % auf.

#### Ätiologie, Pathogenese und Pathophysiologie

Die Ursachen eines Asthma bronchiale, die Pathogenese und die Pathophysiologie sind im Einzelnen noch nicht exakt gesichert. Der stärkste bisher bekannte prädisponierende Faktor ist eine atopische Diathese, d. h. die Bildung von Immunglobulin E (IgE) nach Kontakt mit Umweltallergenen wie z. B. Hausstaubmilben, Pilzen, Tierhaaren, Pollen. Die Folge ist eine Entzündungsreaktion in der Schleimhaut der Bronchien. Dabei werden Zellen des Immunsystems wie z. B. Mastzellen, Lymphozyten, Zytokine und eosinophile Granulozyten aktiviert. Sie setzen sogenannte inflammatorische Mediatoren frei, die als chemische Vermittler fungieren und Histamine und Leukotriene bilden. Letztendlich führt dies zur starken Schleimbildung und zu einer Verengung der Bronchien. Es gibt Reaktionen, die sofort nach Kontakt mit dem Allergen auftreten. Dieser sog. allergische Soforttyp ist IgE induziert. Daneben kann eine allergische Reaktion auch nach etwa 6–12 Stunden nach dem Allergenkontakt auftreten. Für diese Spätreaktion ist IgG verantwortlich. Es gibt auch Patienten die beide Reaktionen aufweisen.

Für eine genetische Veranlagung spricht, dass Kinder von Eltern die beide an einem Asthma bronchiale erkrankt sind in etwa 60–80 % erkranken.

### 9.3.2 Klinisches Bild und Symptomatik

Typisch sind
- akutes anfallsartiges Auftreten von Atemnot besonders nachts und in den frühen Morgenstunden,
- häufiges Auftreten nach körperlicher Anstrengung,
- erschwerte Ausatmung,
- Hustenanfälle mit und oder Auswurf (bei Kindern das führende Symptom),
- trockene Rasselgeräusche, Giemen, Pfeifen, Brummen,
- Engegefühl in der Brust.

Charakteristisch ist, dass diese Symptome intervallartig auftreten. Sie können in der Intensität ganz unterschiedlich sein und der Patient kann zwischenzeitlich völlig symptomfrei sein. Die erschwerte Ausatmung kann zu Unruhe, Sprachschwierigkeiten, Angstgefühlen bis zur Existenzangst führen.

### 9.3.3 Untersuchungen, Diagnostik und Differenzialdiagnostik

Anamnese, Symptome und die körperliche Untersuchung sind die Basis in der Diagnostik. Mit der Lungenfunktionsprüfung wird die Diagnostik objektiviert und gegen andere Erkrankungen abgegrenzt.

#### Anamnese bzw. Auslösefaktoren

Charakteristisch ist ein anfallsartiges Auftreten, besonders nachts und in den frühen Morgenstunden, mit Atemnot und Husten
- bei Exposition gegenüber Allergenen,
- bei thermischen (z. B. kalte Luft) oder chemischen Reizen, Rauch und Staub,
- bei Atemwegsinfektionen,

**Tab. 9.1** Ebenen der Asthmakontrolle. Nach Ukena, Fishman, Niebling 2008

| Kriterium | Kontrolliert (alle Kriterien erfüllt) | Asthma teilweise kontrolliert (ein Kriterium in einer Woche erfüllt) | Nicht kontrolliert |
|---|---|---|---|
| Symptome tagsüber | Keine (≤ 2 × pro Woche) | > 2 × pro Woche | 3 oder mehr Kriterien des „teilweise kontrollierten" Asthmas in einer Woche erfüllt* |
| Einschränkungen von Aktivitäten | Keine | Irgendeine | |
| Nächtliche Symptome/ nächtliches Erwachen | Keine | Irgendeine | |
| Bedarf an Reliever/ Notfallbehandlung | Keine (≤ 2 × pro Woche) | > 2 × pro Woche | |
| Lungenfunktion (PEF oder $FEV_1$) | Normal | < 80 % des Sollwerts ($FEV_1$) oder des persönlichen Bestwerts (PEF) | |
| Exazerbationen | Keine | 1 × oder mehr pro Jahr | 1 × pro Woche |

* jegliche Exazerbation in einer Woche bedeutet definitionsgemäß ein unkontrolliertes Asthma

- während oder vor allem nach körperlicher Belastung (z. B. Sport),
- im Zusammenhang mit dem Aufenthaltsort und der Tätigkeit (z. B. Hobbys, Arbeitsplatz),
- im jahreszeitlichen Zusammenhang (saisonaler Pollenflug),
- bei psychosozialen Faktoren.

### Körperliche Untersuchung

Die Befunde dienen dem Nachweis der Atemwegsobstruktion, können aber im symptomfreien Intervall auch fehlen.

- Giemen, Pfeifen, Brummen bei der Auskultation (diese trockenen Atemgeräusche können durch eine forcierte Exspiration provoziert werden),
- verlängertes Exspirium,
- thorakale Einziehungen bei schwerer Atemnot (besonders bei Kindern im Bereich des Jugulums, intercostal, epigastrisch),
- Orthopnoe,
- sehr leises Atemgeräusch bei schwerer Obstruktion.

### Lungenfunktionsanalyse

Sie dient der Objektivierung und der differenzialdiagnostischen Abgrenzung gegen andere Erkrankungen, z. B. der chronisch obstruktiven Lungenerkrankung (COPD = chronic obstructive pulmonary disease). Das wichtigste Verfahren ist die Spirometrie. Auf Einzelheiten soll in diesem Rahmen aber nicht eingegangen werden.

### Allergiediagnostik

Zum Ausschluss einer allergischen Ursache ist die Durchführung einer allergischen Stufendiagnostik notwendig. Dazu ist eine ausführliche Allergieanamnese notwendig, die besonders auch den Berufsbereich mit einbezieht. Diese Diagnostik kann auch mittels spezieller Fragebögen durchgeführt werden. Zur weiteren Diagnostik dient der Nachweis der allergiespezifischen IgE-vermittelten Sensibilisierung mit dem Prick-Hauttest, der Bestimmung des spezifischen IgE oder ggf. allergenspezifischer Organprovokationsteste (arbeitsplatzbezogen, nasal, bronchial).

**Asthmakontrolle**

Während früher das Asthma unter Gesichtspunkten der Therapie in vier Schweregrade eingeteilt wurde, richtet man sich heute nach der Verlaufskontrolle und teilt sie ein in (Tab. 9.1):

- kontrolliertes Asthma,
- teilweise kontrolliertes Asthma,
- unkontrolliertes Asthma.

Diese Veränderung ist insofern wichtig, als sich die Beurteilung des Asthmaverlaufs in der Literatur, besonders was die Schwangerschaft betrifft, auf die Schweregrade bezieht. Obwohl es keinen direkten Vergleich zwischen diesen beiden Kriterien gibt, kann man wohl davon ausgehen, dass ein leichter Verlauf des Asthmas mit dem kontrollierten Asthma und ein schwerer Verlauf mit dem unkontrollierten Asthma gleichzusetzen sind.

### 9.3.4 Auswirkungen auf die Schwangerschaft und mütterliche Prognose

Die Asthmaprävalenz der Schwangeren beträgt etwa 3,7–8,4 %. Obwohl die physiologischen Veränderungen, z. B. des Herz-Kreislauf-Systems, der Lungenfunktion und der Hormone, Hinweise dafür geben, dass eine Asthmaerkrankung in der Schwangerschaft sowohl positiv als auch negativ beeinflusst werden könnte, sind Einzelheiten darüber nicht bekannt. Deshalb ist es schwierig zu entscheiden, ob und wie die Schwangerschaft das Asthma bronchiale beeinflusst. Bei etwa ⅓ der Schwangeren bessert sich der Zustand, bei ⅓ wird keine Veränderung beobachtet, das dritte Drittel erfährt eine Verschlechterung. Allerdings scheint das Verhalten der Erkrankung in jeder Gravidität gleich zu sein. Im Allgemeinen jedoch wird der Schweregrad des Asthmas durch die Schwangerschaft nicht wesentlich beeinflusst. Allerdings scheint ein schweres Asthma, das heißt ein unkontrolliertes Asthma, sich besonders häufig zu verschlechtern und dementsprechend mit einer hohen mütterlichen und kindlichen Komplikationsrate vergesellschaftet zu sein. Auch gibt es Hinweise dafür, dass bei einem allergischen Asthma seltener Probleme auftreten als bei einem nicht allergischen Asthma.

Klinisch am stärksten ausgeprägt sind Asthmasymptome zwischen der 24.–36. Schwangerschaftswoche. In den letzten vier Wochen der Gravidität verringern sich die Symptome deutlich. Während der Entbindung ist eine Asthmasymptomatik besonders selten. Ursache ist die hohe Cortisolbildung während der Geburt.

**CAVE Ein Asthmaanfall während der Schwangerschaft ist ein absoluter Notfall und bedarf unbedingt der Klinikeinweisung. Mutter und Kind befinden sich in Lebensgefahr.**

Schwangerschaftsprobleme treten bei einem gut eingestellten und kontrollierten Asthma bronchiale nicht gehäuft auf bzw. lassen sich bei einer entsprechend guten Überwachung und Behandlung vermeiden.

Ein schon vor der Schwangerschaft bestehendes schweres und ein während der Gravidität unkontrolliertes Asthma sind kompliziert durch eine erhöhte Rate an Hyperemesis, vaginalen Blutungen, Hypertonie, Präeklampsie und Geburtskomplikationen. Das Risiko von Komplikationen steigt auch in Abhängigkeit von der Anzahl antiasthmatischer Medikamente. 3 oder mehr Medikamente sind ein indirekter Parameter für die Schwere der Erkrankung.

### 9.3.5 Prognose für das Kind

Wie bei der Mutter hängt die kindliche Prognose vom Schweregrad des Asthma bronchiale vor der Schwangerschaft, der medikamentösen Einstellung und der möglichst optimalen Betreuung und Kontrolle ab.

MERKE Bei guter Kontrolle des Asthmas im Verlauf der Schwangerschaft haben die Kinder eine gute perinatale Prognose.

Die bei einem instabilen Asthma möglicherweise immer wieder auftretende verminderte Sauerstoffsättigung der Mutter kann beim Kind zu einer kritischen Sauerstoffunterversorgung führen. Bei einem schweren und unkontrollierten Asthma ist das Kind deshalb durch eine Wachstumsretardierung, Frühgeburt, erhöhte perinatale Mortalität und postpartale Anpassungsstörungen gefährdet.

Kinder von Patientinnen, die unter einer Dauermedikation mit Corticosteroiden stehen, sollten einem Pädiater vorgestellt werden unter der Fragestellung einer evtl. notwendigen ausschleichenden Medikation.

## 9.3.6 Prävention

### Präventive Maßnahmen der Mutter zur Vermeidung eines Asthmaanfalls in der Schwangerschaft

Die wichtigsten präventiven Maßnahmen sind der Schwangeren bekannt. Insbesondere gilt es Asthmaauslöser wie Rauchen (aktiv und passiv), Umweltallergene (z. B Haustiere) sowie Allergene und inhalative Noxen am Arbeitsplatz zu meiden. Vorsicht ist geboten bei bekannter Überempfindlichkeit von Medikamenten, z. B. Acetylsalicylsäure und nichtsteroidale Antiphlogistika. Betablocker wie sie z. B. bei der antihypertensiven Therapie eingesetzt werden könnten, sind in jeder Form wegen der Auslösung einer bronchialen Vasokonstriktion kontraindiziert. Prostaglandine zur Geburtseinleitung oder zur Therapie der postpartalen Atonie gelten als relative Kontraindikation und dürfen nur nach eingehender Risikoabwägung eingesetzt werden. Bei Frauen mit Asthma gilt Oxytocin als Mittel der Wahl für eine eventuelle Geburtseinleitung.

### Präventive Maßnahmen für das Kind

Die Deutsche Gesellschaft für Allergologie und klinische Immunologie gibt in ihren Leitlinien folgende Empfehlungen zur primären Allergieprävention für Risikokinder (beide oder ein Elternteil bzw. ein Geschwisterkind sind allergisch):

- **Mütterliche Ernährung während der Schwangerschaft und/oder der Stillzeit**: Die Ernährung sollte ausgewogen sein und alle Nährstoffe enthalten. Es gibt keine Empfehlungen für eine spezielle Diät. Allerdings gibt es Hinweise, dass Fisch einen protektiven Effekt auf die Entwicklung atopischer Erkrankungen beim Kind hat.
- **Stillen:** Die ausschließliche Stilldauer sollte bis zum Ende des 4. Lebensmonats dauern. Danach kann zugefüttert werden. Wenn nicht gestillt werden kann, sollte partiell oder extensiv hydrolisierte Säuglingsnahrung gegeben werden. Sojazubereitungen haben keinen präventiven Effekt.
- **Ernährung des Kindes im ersten Lebensjahr:** Die Zufütterung soll ab Ende des 4. Monats beginnen. Spezielle Diäten zur Meidung von Nahrungsmittelallergenen sind nicht sinnvoll. Fisch soll einen positiven Effekt zur Prävention einer atopischen Erkrankung haben.
- **Haustierhaltung:** Eine Katzenhaltung sollte vermieden werden. Eine Hundehaltung ist nach derzeitigem Wissen wahrscheinlich nicht problematisch.
- **Tabakrauch**: Sowohl die aktive als auch die passive Exposition gegenüber Tabakrauch erhöht das Allergierisiko insgesamt, besonders aber das Asthmarisiko. Die Vermeidung ist deshalb besonders in der Schwangerschaft, aber auch im 1. Lebensjahr besonders wichtig.
- **Impfungen:** Alle Kinder unabhängig von eventuellen Allgemeinrisiken sollen nach den Impfempfehlungen der STIKO geimpft werden. Es gibt keinerlei Hinweise dafür, dass das Allergierisiko steigt, im Gegenteil Impfungen können das Allergierisiko sogar senken.
- **Körpergewicht:** Adipositas und Übergewicht sind eng korreliert mit einer Zunahme von Allergien insbesondere von Asthma und sollten deshalb vermieden werden.
- **Verschiedenes**:
  - Gegen **Hausstaubmilben** gibt es keine Primärprävention. Allerdings ist die Sekundärprävention zu empfehlen.
  - Hohe Luftfeuchtigkeit und eine schlechte Ventilation begünstigen das Wachstum von **Schimmelpilzen**, die das Allergierisiko erhöhen.

- **Flüchtige organische Verbindungen**, wie z. B. Formaldehyd, das in neuen Möbeln, bei Maler- und Renovierungsarbeiten freigesetzt werden kann, erhöht das Risiko für atopische Erkrankungen und besonders für Asthma. Sie sollten deshalb postpartal gemieden werden.
- Wenn möglich sollte das Wohnen an viel befahrenen Straßen eingeschränkt oder verhindert werden, denn **Stickoxide und Rußpartikel** (Feinstaub) führen zu Allergien, insbesondere zu Asthma.
- Die **Ernährung mit Probiotika** wird derzeit nicht empfohlen, da entsprechende Daten fehlen. Meist sind die Konzentrationen von z. B. Milchsäurebakterien in Joghurt, Quark, Käse oder Wurst so gering, dass sie offensichtlich kaum eine Wirkung entfalten können.
- Es gibt keinerlei Hinweise dafür, dass eine **Antibiotikagabe,** wenn sie medizinisch notwendig ist, zur Entwicklung von Asthma, atopischen Ekzemen und einer allergischen Rhinitis führen.

## 9.3.7 Betreuung der Schwangeren

Die Betreuung einer Asthmapatientin für die Schwangerschaft beginnt bereits vor der Schwangerschaft. Die Schwangere muss darüber aufgeklärt werden, dass während der Schwangerschaft die Langzeit- und die Bedarfstherapie wie gewohnt fortgeführt werden sollen. Eine spezifische Immuntherapie soll jedoch nach aktuellen Leitlinienempfehlungen weder in der Schwangerschaft begonnen, noch fortgeführt werden. Eine gute Überwachung und Kontrolle der Erkrankung ist der beste Garant für einen komplikationslosen Schwangerschaftsverlauf und eine optimale Entwicklung des Kindes.

Während der Schwangerschaft ist eine engmaschige gemeinschaftliche internistisch/geburtshilfliche Überwachung und eine dem Schweregrad der Erkrankung angepasste Therapie notwendig. Vonseiten des Kindes wird ein besonderes Augenmerk auf das Wachstum mittels Ultraschalluntersuchungen (Doppler) gerichtet. Die CTG-Kontrollen ab der 28. SSW werden situativ durchgeführt. Entbindungsmodus ist die Spontangeburt. Im Falle einer notwendig werdenden Sectio ist die Regionalanästhesie (PDA, Spinalanästhesie) zu bevorzugen.

Zur Geburtseinleitung oder zur Behandlung einer eventuellen postpartalen Atonie ist die systemische Gabe von **Prostaglandinen** wegen der potenziellen Gefahr einer Bronchokonstriktion kontraindiziert. Auch auf eine lokale (vaginale oder intrazervikale) Prostaglandin-Anwendung zur Zervixreifung sollte bei Asthmatikerinnen verzichtet werden.

## 9.3.8 Therapie

### Allgemeine Maßnahmen

Wichtigste präventive Maßnahme im Rahmen der Asthmabehandlung ist das Meiden von Asthmaauslösern wie Rauchen (aktiv und passiv), Umweltallergenen sowie Allergenen und inhalativen Noxen am Arbeitsplatz, Betablockern in jeder Darreichungsform, Acetylsalicylsäure und nichtsteroidale Antiphlogistika bei bekannter Überempfindlichkeit.

### Pharmakotherapie

Inhalative **$\beta_2$-Sympathomimetika** und **inhalative Glucocorticoide** sollen und können in der Schwangerschaft wie gewohnt eingesetzt werden (Namazy, Schatz 2016). Für **Salbutamol** als Bedarfsmedikation bzw. **Formoterol** als langwirksames Mittel liegen die umfangreichsten Erfahrungen vor. Weiterer Abklärung bedürfen die Ergebnisse einer neueren Fall-Kontroll-Studie, die bei Verwendung inhalativer $\beta_2$-Sympathomimetika im 1. Trimenon eine etwas höhere Wahrscheinlichkeit für Gaumenspalten und Gastroschisis bzw. bei Verwendung kombinierter langwirksamer $\beta_2$-Sympathomimetika und inhalativer Corticosteroide ein potenzielles neues Signal für renale Dysplasie fand (Garne et al. 2015).

Auch das inhalative Anticholinergikum **Ipratropiumbromid** kann, wenn es einen zusätzlichen Nutzen bringt, verwendet werden.

Für **Budesonid** liegen die meisten Erfahrungen vor.

Zu wenige Erfahrungen in der Schwangerschaft liegen für **Roflumilast** vor.

Eine Neueinstellung in der Schwangerschaft auf **Leukotrienrezeptorantagonisten** (z.B. **Montelukast**) bzw. **IgE-Inhibitoren** (z.B. **Omalizumab**) sollte möglichst nicht erfolgen.

Bei einer guten Kontrolle des Asthmas während des gesamten Schwangerschaftsverlaufs ist die perinatale Prognose der Kinder derer von nicht asthmatischen Müttern vergleichbar. Dies betont die Nationale Versorgungsleitlinie Asthma (2. Aufl., 2009, Bundesärztekammer et al.), die sich in Überprüfung befindet. Sie enthält in einem gesonderten Abschnitt Kapitel zu Asthma in der Schwangerschaft. Die Publikation einer überarbeiteten Leitlinie ist für 2018 geplant.

**Zusammenfassung**

- Die Prävalenz von Asthma in der Schwangerschaft beträgt etwa 3,7–8,4 %.
- Asthma kann sowohl für die Schwangere als auch für das Kind ein hohes Risiko darstellen.
- Die Betreuung für die Schwangerschaft beginnt **vor der** Schwangerschaft. Es geht darum, die Patientin darauf vorzubereiten, dass die Therapie in gewohnter Weise fortgeführt werden soll.
- Ein gut eingestelltes Asthma bedeutet nur ein geringes oder gar kein Risiko für Mutter und Kind in der Schwangerschaft.
- Es ist weiterhin unbekannt, welche Faktoren im Einzelnen dafür verantwortlich sind, dass sich eine Asthmaerkrankung in der Schwangerschaft verändert.
- Nach wie vor bleibt ⅓ unbeeinflusst, ⅓ verschlimmert sich, ⅓ verbessert sich.
- Die stärksten Symptome treten in der 24.–36. Schwangerschaftswoche auf.
- Ein schweres Asthma verschlechtert sich in der Schwangerschaft häufiger als ein mildes Asthma.
- Während der Geburt bestehen meist wegen der hohen Kortisolbildung keine Probleme.
- Mütterliche Komplikationen treten auf beim unkontrollierten Asthma in Form von vaginalen Blutungen, einer Hyperemesis, vorzeitiger Wehentätigkeit.
- Das Kind ist gefährdet durch Wachstumsretardierung, Frühgeburt, eine erhöhte perinatale Mortalität und postpartale Anpassungsstörungen.
- Zur Prävention sind alle Allergieauslöser zu meiden wie z. B. Rauchen (aktiv und passiv), Umweltallergene, Noxen am Arbeitsplatz, Medikamente z. B. Betablocker, Acetylsalicylsäure und andere.
- Die Betreuung der Schwangerschaft ist interdisziplinär (Gynäkologe und Internist). Die Untersuchungsfrequenz richtet sich nach der Symptomatik.
- Ein akuter Asthmaanfall ist ein Notfall und muss in die Klinik eingewiesen werden.
- Die Pharmakotherapie von asthmakranken Schwangeren unterscheidet sich nicht von der Nichtschwangerer. Es gibt keine Hinweise für teratogene oder embryotoxische Effekte. Dies gilt auch für Leukotrienrezeptorantagonisten und IgE-Inhibitoren (Montelukast, Omalizumab). Wenn sie vor der Schwangerschaft eingesetzt wurden, kann die Therapie weitergeführt werden. Die Datenlage ist zwar bisher noch schlecht, jedoch sind keine teratogenen und embryotoxischen Effekte nachgewiesen worden. Eine Neueinstellung in der Schwangerschaft auf Leukotrienrezeptorantagonisten bzw. IgE-Inhibitoren sollte aber möglichst nicht erfolgen.

## 9.4 Heuschnupfen, Rhinitis allergica, allergische Rhinokonjunktivitis, Pollinosis

### 9.4.1 Einführung

Heuschnupfen ist eine allergische Erkrankung der Nasen und Rachenschleimhäute sowie der Augen. Die Angaben zur Häufigkeit sind sehr unterschiedlich. Etwa 15–18 % der Bevölkerung sollen betroffen sein, mit offensichtlich zunehmender Tendenz.

#### Klassifizierung/Definition

Entsprechend der WHO-Klassifikation teilt man die allergische Rhinitis ein in

- intermittierende Rhinitis (saisonale Rhinitis allergica während der Pollensaison),
- persistierende Rhinitis (ganzjährig z. B. Hausstauballergie).

#### Ätiologie, Pathogenese und Pathophysiologie

Allergien sind auf eine überschießende Reaktion des Immunsystems auf bestimmte Fremdstoffe, z. B. Pollen, Tierhaare, Milben, Schimmelpilze, zurückzuführen. Beim ersten Kontakt mit dem Allergen kommt es zur sog. Sensibilisierung. Makrophagen nehmen das Allergen auf und das Immunsystem produziert dann Antikörper (IgE-Antikörper). Diese werden an Mastzellen gebunden und beim zweiten Kontakt erkennen diese Antikörper das Allergen. Dies führt zur Entleerung der Mastzellen. Es werden Histamin und Leukotriene freigesetzt, die für die Symptome beim Patienten verantwortlich sind.

### 9.4.2 Klinisches Bild und Symptomatik

Die Symptome betreffen besonders die Augen und die Nase.

#### Augen

Die Krankheitszeichen am Auge zeigen sich in Rötung und Schwellung, Juckreiz und tränenden Augen.

#### Nase

An der Nase zeigen sich die folgenden Symptome:

- Niesen, besonders Niesattacken,
- laufende Nase,
- Juckreiz,
- Brennen,
- Schwellung der Nasenschleimhaut (verstopfte Nase, Behinderung der Nasenatmung).

#### Sonstige Symptome

Mit betroffen können auch die übrigen Atemwege sein. So treten häufig Halsschmerzen, Juckreiz im Bereich des Gaumens und ein trockener Husten auf. Zusätzlich können Symptome eines Asthmas und Atemnot auftreten. In Abhängigkeit von der Schwere der Erkrankung besteht auch häufig ein allgemeines Krankheitsgefühl mit Abgeschlagenheit und Müdigkeit.

### 9.4.3 Untersuchungen, Diagnostik und Differenzialdiagnostik

Die Anamnese und das klinische Bild sind die wichtigsten Pfeiler der Diagnostik. Mittels verschiedener Hauttests bekommt man Hinweise auf die Allergene und die allergische Potenz. Im Blut lassen sich spezifische IgE-Antikörper gegen bestimmte Allergene nachweisen. Mit dem sog. Provokationstest werden, z. B. mit einem Nasenspray, die verdächtigen Pollen auf die Nasenschleimhaut gesprüht. Enthält das Spray die entsprechenden Allergene entstehen die typischen Symptome.

### 9.4.4 Auswirkungen auf die Schwangerschaft und mütterliche Prognose

Der Schwangerschaftsverlauf wird durch den Heuschnupfen nicht negativ beeinflusst. Komplikationen, z. B. im Sinne einer vorzeitigen Wehentätigkeit oder einer Hypertonie, sind nicht bekannt. Allerdings können die stark behinderte Nasenatmung, die Niesattacken und die tränenden Augen, je nach Schwere der Erkrankung, das Allgemeinbefinden zum Teil schwer beeinträchtigen.

### 9.4.5 Prognose für das Kind

Die Prognose für das Kind ist durch eine Rhinitis allergica nicht beeinträchtigt.

### 9.4.6 Prävention

Es gelten in der Schwangerschaft die allgemeinen Präventionsmaßnahmen wie außerhalb der Gravidität, d. h. wenn möglich, das Meiden der Allergieauslöser.

Es ist sinnvoll **vor** einer Schwangerschaft eine Hyposensibilisierung durchzuführen. Dies auch unter dem Gesichtspunkt, dass bei etwa 15 % der Erkrankten ein sog. Etagenwechsel auftritt, d. h. dass die Betroffenen ein Asthma bronchiale als allergische Reaktion des Bronchialsystems entwickeln. Wenn ein solcher Etagenwechsel mit einer Schwangerschaft zusammentrifft, sind Mutter und Kind durch das Asthma gefährdet.

### 9.4.7 Betreuung der Schwangeren

Die Betreuung der Schwangeren richtet sich nach der Symptomatik und der Schwere der Erkrankung.

### 9.4.8 Therapie

Die Allergenvermeidung ist die wichtigste Maßnahme. Für **DNCG** (Dinatriumcromoglycat) oder topische (nasale) Corticosteroide sind bei Schwangeren keine nachteiligen Effekte beschrieben worden (Worth 2013; Bérard et al. 2016).

Antihistaminika sind für die Behandlung der allergischen Rhinitis weniger effektiv als intranasale Corticosteroide. Die meisten Schwangeren, die ein Antihistaminikum benötigen, werden am besten mit einem Mittel der 2. Generation wie **Loratadin** (10 mg/d) oder **Cetirizin** (10 mg/d) behandelt. Sie haben weniger sedierende und anticholinerge Wirkungen als Antihistaminika der 1. Generation (Namazy & Schatz 2016).

Nasenschleimhautabschwellende Sprays wie Oxymetazolin können sehr kurzfristig (z. B. ≤ 3 Tage) zur symptomatischen Erleichterung verwendet werden. Von längerem Gebrauch sollte wegen des Risikos einer Abhängigkeit explizit abgeraten werden (Namazy & Schatz 2016).

**Allergische Rhinitis – Möglichkeiten in der Selbstmedikation**

Rund jede fünfte Schwangere ist von allergischer Rhinitis betroffen. Entsprechend häufig taucht in der Apotheke insbesondere während der Pollenhauptsaison die Frage auf „Wie lässt sich Heuschnupfen in der Schwangerschaft in Eigenregie behandeln?".

Bei der Beratung von Schwangeren haben Tipps und Maßnahmen zur Allergenkarenz besonders hohe Priorität. Im Fall von therapiebedürftigem Heuschnupfen können laut Literatur topische Mastzellstabilisatoren, topische Antihistaminika oder gut untersuchte orale Antihistaminika eingesetzt werden. Der klinische Erfahrungsumfang hierzu gilt als hoch und das Risiko in der Schwangerschaft aus medizinisch-wissenschaftlicher Sicht als gering. Dennoch fallen die Warnhinweise in den entsprechenden Gebrauchs- und Fachinformationen sehr restriktiv aus. Das schränkt die Auswahlmöglichkeit des Apothekers an OTC-Fertigarzneimitteln für schwangere Allergikerinnen sehr ein, bzw. erfordert eine intensive Beratung.

Praktische Tipps zur Reduktion der Pollenexposition sowie **nichtmedikamentöse Maßnahmen** stehen bei der Beratung von Heuschnupfen-geplagten Schwangeren an erster Stelle.

Dazu zählen z. B.

- zum Lüften die Tageszeit mit der geringsten Pollenkonzentration wählen: auf dem Land abends, in Städten morgens,
- tagsüber getragene, pollenbehaftete Kleidung nicht im Schlafzimmer ablegen,
- Haare vor dem Schlafengehen waschen,
- (Sonnen)-Brille mit Seitenschutz tragen,
- Pollenfilter im Auto regelmäßig wechseln,

- im Staubsauger spezielle Feinstaubfilter verwenden,
- Mundschutz hält beim Staubwischen oder Rasenmähen den Großteil des Pollens ab.

Sowohl aus medizinisch-pharmazeutischer Sicht, als auch laut den jeweiligen Fach- bzw. Gebrauchsinformationen, sind **Nasenduschen, -sprays und -salben mit Koch- bzw. Meersalz** (z. B. Emser® Salz Pulver, Emser® Nasensalbe bzw. -spray) für Schwangere und Stillende uneingeschränkt empfehlenswert. Auch **dexpanthenolhaltige Präparate** (z. B. Bepanthen® Augen- und Nasensalbe, LipoNasal® Nasenpflege Spray) bieten eine gewisse Pollenschutzbarriere sowie Schleimhautpflege und können in Schwangerschaft und Stillzeit problemlos eingesetzt werden.

Topische Antiallergika werden in der medizinischen Literatur meist als unbedenklich für Schwangere eingestuft. Als Mittel der Wahl gelten dabei Augentropfen bzw. Nasensprays mit den Mastzellstabilisatoren **Cromoglicinsäure (DNCG)**, der kaum resorbiert wird. Dennoch wird in den Gebrauchsinformationen die Anwendung nur nach Nutzen-Risiko-Abwägung durch den Arzt erlaubt (z. B. Cromo-ratiopharm® Kombipackungen, Vividrin® iso EDO, CromoHexal® Augentropfen UD). Dieser für die Anwenderin irritierende Widerspruch ist in der Apotheke erklärungsbedürftig.

Die topischen Antihistaminika **Levocabastin** und **Azelastin** gelten aufgrund ihres langen und sicheren Einsatzes in der Selbstmedikation auch in Schwangerschaft und Stillzeit als akzeptabel. Es liegen keine Hinweise auf teratogene oder fetotoxische Effekte vor. Diese sind aufgrund der geringen Resorptionsquote bei topischer Anwendung auch nicht zu erwarten. Sicherheitshalber warnen die pharmazeutischen Unternehmer aber Schwangere und Stillende vor der Anwendung oder verweisen an den Arzt (z. B. Livocab® direkt Kombi, Allergodil® akut Duo, Vividrin® akut Azelastin).

Auch der Einsatz nasaler Corticoide, die bei Heuschnupfen v. a. wegen ihrer antientzündlichen und antiobstruktiven Wirkungen hilfreich sind, wird weniger aus medizinischen als durch formaljuristische Beweggründe eingeschränkt: So sollen rezeptfreie **Beclometason-Nasensprays** aus mangelnder Erfahrung in der Schwangerschaft nicht und vor allem nicht während des 1. Trimenons angewendet werden (z. B. ratioAllerg® Heuschnupfenspray, Rhinivict® nasl 0,05 mg). Bei längerer Anwendung wird zum Abstillen geraten. Embryotox sieht die lokale Anwendung dagegen sowohl in Schwangerschaft als auch in der Stillzeit als unproblematisch an. Auch für die beiden im Jahr 2016 aus der Verschreibungspflicht entlassenen intranasal applizierbaren Corticoide Fluticason und Mometason liegen kaum Daten zur Anwendung in Schwangerschaft und Stillzeit vor. Gebrauchs- und Fachinformation der auf dem Markt verfügbaren Präparate (Otri-Allergie® Nasenspray Fluticason und MometaHexal® Heuschnupfenspray, Mometason-ratiopharm® Heuschnupfenspray, MomeAllerg® Nasenspray) empfehlen vor der Anwendung in Schwangerschaft oder Stillzeit, einen Arzt bzw. Apotheker zu konsultieren sowie eine strenge Nutzen-Risiko-Abwägung. Obwohl mit intranasalem Fluticason und Mometason keine Risiken für Schwangere und Stillende bekannt sind, empfiehlt es sich in der Beratung, auf Beclometason als die besser erprobte Alternative zu verweisen.

Die kurzfristige Anwendung von Nasalia und Ophthalmika mit topischen $\alpha$-Sympathomimetika wie **Xylometazolin, Oxymetazolin oder Tetryzolin** ist in Schwangerschaft und Stillzeit aus medizinischer Sicht prinzipiell möglich. Der Erfahrungsumfang damit gilt wegen des breiten Einsatzes in der Selbstmedikation auch in der Schwangerschaft als hoch. Ihre Anwendung sollte aber streng auf wenige Tage begrenzt sein und in der Beratung auf die Dosierungsgrenze besonders hingewiesen werden. In den Gebrauchsinformationen der gängigen Nasenspray-Handelspräparate wird die Anwendung jedoch mit Hinweisen wie „nur auf Anraten des Arztes" etc. für Schwangere stark eingeschränkt. Von der Anwendung tetrozylinhaltiger Augentropfen durch Schwangere und Stillende wird darin sogar generell abgeraten (z. B. Opthalmin®-N, Visine® Yxin ED).

Mehrere Literaturquellen bezeichnen das Antihistaminikum **Loratadin** als Mittel der Wahl zur systemischen Heuschnupfenbehandlung von Schwangeren und Stillenden. Mit diesem Antihistaminikum

liegen die meisten Erfahrungen vor (> 5 000 systematisch nachverfolgte Schwangerschaften). Aber auch für **Cetirizin** lässt das vorhandene Datenmaterial keine Hinweise auf ein erhöhtes Risiko in Schwangerschaft oder Stillzeit erkennen. In Fach- und Gebrauchsinformationen wird vom Einsatz durch Schwangere oder Stillende jedoch gewarnt oder abgeraten (z. B. Lora-ADGC®, Lorano® akut, Loratadin-ratiopharm® sowie Cetirizin-ADGC®, Cetirizin Heumann 10 mg Filmtabletten, Reactine®). Auch ältere, sedierende Antihistaminika wie **Dimetinden** (z. B. Fenistil®) oder **Clemastin** (z. B. Tavegil®) gelten aus medizinischer Sicht in Schwangerschaft und Stillzeit als sicher. Sie haben jedoch angesichts nichtsedierender Alternativen an Bedeutung verloren. Auch ihr Einsatz in Schwangerschaft und Stillzeit wird in Gebrauchs- und Fachinformation stark eingeschränkt.
Die bei Heuschnupfen sonst in der Selbstmedikation gängigen, bewährten **Präparate der homöopathischen oder anthroposophischen** Therapierichtung stellen für die Beratung von Schwangeren in der Apotheke selten eine praktikable Alternative dar. Der Grund sind auch hier meist die generellen Hinweise in den Gebrauchsinformationen, dass die Präparate von Schwangeren und Stillenden allenfalls nach Rücksprache mit dem Arzt eingesetzt werden können (z. B. Allvent®, Euphorbium comp. Nasentropfen SN, Heuschnupfenmittel DHU®, Heuschnupfen-Weliplex® S, Klosterfrau® Allergin, Weleda Heuschnupfenspray, Wala® Euphrasia Augentropfen, Gencydo® 0,1 % Augentropfen).

## Zusammenfassung

- Heuschnupfen, die Rhinitis allergica, die in jedem Fall auch die Augen mit betrifft (Rhinokonjunktivitis) ist eine IgE-vermittelte allergische Reaktion, die meist durch Pollen aber auch durch Hausstaubmilben, Tierhaare, Schimmelpilze oder Nahrungsmittel ausgelöst werden kann. Sie tritt intermittierend (Pollen) oder persistierend (Hausstauballergie) und im Schweregrad sehr unterschiedlich auf. Obwohl der Schwangerschaftsverlauf und das Kind durch diese Erkrankung nicht gefährdet sind, kann das Allgemeinbefinden der Betroffenen stark eingeschränkt sein.
- Glucocorticoide, Cromoglicinsäure, Imidazolderivate und Antihistaminika stehen therapeutisch zur Verfügung.
- Bei lokaler Anwendung in Form von Augentropfen, Nasentropfen oder Spray gibt es in der Schwangerschaft keine Anwendungsbeschränkungen. Wegen der geringen Resorption treten systemische Wirkungen gar nicht oder nur in sehr geringem Maße auf. Eine langfristige Anwendung von Nasentropfen sollte wegen der potenziellen Gefahr der Schleimhautschädigung vermieden werden.
- Bei der systemischen Anwendung sollten Glucocorticoide möglichst kurzfristig und in niedriger Dosierung wegen der Gefahr der intrauterinen Retardierung und der passageren postpartalen Nebennierenrindeninsuffizienz Anwendung finden.
- Mit Cromoglicinsäure kann auch in der Schwangerschaft therapiert werden.
- Bei der Vielzahl der Antihistaminika ist die Datenlage sehr unterschiedlich. Das betrifft besonders die jüngeren Therapeutika. Auf den oft sedierenden Effekt muss geachtet werden.
- Hyposensibilisierung: Falls eine Hyposensibilisierung bei Eintritt der Schwangerschaft schon eingeleitet ist, so kann sie unterbrochen werden. Der Neubeginn ist wegen der möglichen Komplikationen (Unverträglichkeitsreaktionen bis zum Schock) in der Schwangerschaft kontraindiziert.

## 9.5 Infektiöse Erkrankungen der Atmungsorgane

### 9.5.1 Erkältungskrankheiten, grippale Infekte, akute Bronchitis, Tracheobronchitis

#### Einführung

Atemwegsinfektionen gehören zu den häufigsten Erkrankungen sowohl im Jugend- als auch im Erwachsenenalter. Kinder erkranken etwa 6–8-mal, Erwachsene 3–5-mal im Jahr an Erkältungskrankheiten. Erkrankungsgipfel sind in den kälteren Jahreszeiten Herbst, Winter und Frühjahr. Infolge der weiten Verbreitung gehören die Erkältungskrankheiten auch zu den häufigsten Beschwerden in der Schwangerschaft.

#### Klassifizierung/Definition

Eine Infektion kann im oberen Respirationstrakt beginnen. Dann sind Nase, Nasennebenhöhlen, Larynx und Pharynx infiziert und entzündet. Entweder sind die unteren Atemwege (Trachea, Bronchien) sofort mit betroffen oder werden sekundär infiziert (akute Bronchitis, akute Tracheobronchitis).

Es gibt aber auch Infektionen, die bevorzugt die Trachea und die Bronchien betreffen: Influenza-, Parainfluenza-, Adenoviren sowie bakterielle Infektionen mit Mykoplasmen und Chlamydien. Ein Übergreifen auf die tiefen Atemwege (Bronchiolen) oder die Lunge ist relativ selten. Besonders die Lungenentzündung gehört zu den lebensbedrohlichen Erkrankungen des Respirationstrakts.

#### Ätiologie, Pathogenese und Pathophysiologie

In mehr als 90 % sind Viren für eine Erkältung verantwortlich. Die häufigsten Erreger sind Rhino-, Adeno-, Influenza-, Parainfluenza-, Coxsackie-, Entero- und Coronaviren. Seltener primär, meist einer Virusinfektion folgend, als Super- oder Sekundärinfektion sind auch Bakterien für eine akute oder länger persistierende Entzündung verantwortlich, z. B. Chlamydien, Mykoplasmen, Streptokokken und Staphylokokken. Zusätzlich kommen *Haemophilus influenzae* und Pneumokokken in Frage. Auch im Zusammenhang mit Masern, Keuchhusten, Typhus kann eine akute Tracheobronchitis auftreten. Bei immungeschwächten Patienten kann auch eine Pilzinfektion Auslöser einer Entzündung sein.

Virusinfektionen werden meist durch Tröpfchen übertragen. Bakterielle Infektionen entstehen normalerweise nach Kolonisation der Schleimhaut. Im Gegensatz zur Allergen ausgelösten Konstriktion der Bronchialmuskulatur beim Asthma kommt es bei der infektiösen Entzündung der Atemwege zur Hyperämie und Schwellung der Schleimhaut. Sie wird begleitet von einer mehr oder weniger ausgeprägten Schleimsekretion.

#### Klinisches Bild und Symptomatik

Meistens ist eine Atemwegsinfektion begleitet von Müdigkeit, Abgeschlagenheit, einem allgemeinen Krankheitsgefühl, Kopf- und Gliederschmerzen sowie von mehr oder weniger ausgeprägtem Fieber. Der Infekt beginnt häufig mit einem trockenem Reizhusten und retrosternalen Schmerzen sowie einer Laryngitis. Später folgt dann meist durch die einsetzende Schleimproduktion ein Husten mit Auswurf.

Je nach Betroffenheit der einzelnen Bereiche stehen unterschiedliche Symptome im Vordergrund.

- Nase: behinderte Nasenatmung, Schnupfen mit Niesattacken, laufende Nase,
- Augen: Konjunktivitis,
- Hals: Reizung, Schluckbeschwerden, Heiserkeit,
- Trachea, Bronchien: Hustenattacken besonders nachts, retrosternale Schmerzen, eitriger oder schleimiger Auswurf.

#### Untersuchungen, Diagnostik und Differenzialdiagnostik

Bei einem unkomplizierten Infekt sind die Symptome richtungsweisend und eine weitere Diagnostik auch eine Differenzierung der Art des Infektes bzw. des Erregers ist nicht notwendig. Die meisten Patienten suchen daher auch den Arzt nicht auf. In den allermeisten Fällen klingen die Symptome nach etwa einer Woche ab.

Nur bei besonders hohem Fieber, Atemnot, Bluthusten, gelblich eitrigem Auswurf und Persistenz länger als 14 Tage ist eine ärztliche Konsultation wichtig, um mittels spezieller Untersuchungen, z. B. der Lungen, des Herzens und durch Laboruntersuchungen, sekundären Komplikationen vorzubeugen. Differenzialdiagnostisch muss dann neben anderen schwerwiegenden Erkrankungen auch vor allem eine Pneumonie, die auch heute noch häufig tödlich verläuft, ausgeschlossen werden.

### Auswirkungen auf die Schwangerschaft und mütterliche Prognose

Systematische Untersuchungen zum Schwangerschaftsverlauf und der mütterlichen Prognose gibt es trotz der Häufigkeit von Erkältungskrankheiten nicht. Daraus kann man sicher indirekt schließen, dass auch schwerere und kompliziertere Verläufe letztendlich unbedenklich sind. Allerdings können die Infektionen wegen der verminderten Immunitätssituation in der Gravidität länger als normal dauern.

Vor allem können die Begleiterscheinungen wie die verstopfte Nase, die behinderte Nasenatmung, die nächtlichen Hustenattacken, die Kopf- und Gliederschmerzen sowie das Fieber das Allgemeinbefinden und die Lebensqualität stark beeinträchtigen. Neben unproblematischen Hausmitteln wie z. B. Wadenwickel, Brustwickel, Kamilleninhalation u. a. kann eine Pharmakotherapie problematisch sein. Zum einen besteht eine große Verunsicherung auch zu möglichen Medikationen, zum anderen bestehen viele sog. „Grippemittel" aus mehreren unterschiedlichen Pharmaka, sodass der Einfluss auf die Schwangerschaft schwer einschätzbar ist (▸Kap. 9.5.3 Therapie).

### Prognose für das Kind

Zusammenhänge der mütterlichen Erkrankung in der Frühschwangerschaft mit eventuellen Fruchtschäden wurden gelegentlich diskutiert, waren aber bisher in keinem Fall nachweisbar. Das gilt auch für den weiteren Schwangerschaftsverlauf. Eine Infektion der Frucht ist relativ unwahrscheinlich, da es sich in den meisten Fällen lediglich um eine lokale Erkrankung des Respirationstrakts handelt und eine Virämie oder Bakteriämie die Ausnahme ist.

### Prävention

Es gelten die allgemeinen Präventionsmaßnahmen wie außerhalb der Schwangerschaft. Vermeidung von Stress, Schlafmangel und unregelmäßiger Lebensführung sowie Stärkung des Immunsystems. Während der Erkältungszeit sollten Ansteckungsmöglichkeiten, z. B. Massenveranstaltungen, öffentliche Verkehrsmittel, Begrüßung mit Handschlag oder „Küsschen geben" vermieden werden. Auf ein allgemein hygienisches Verhalten ist besonders zu achten.

### Betreuung der Schwangeren

Die Betreuung ist situativ und richtet sich nach den Beschwerden wie Kopf-, Hals- und Gliederschmerzen, behinderte Nasenatmung, das „Laufen der Nase" und den oft quälenden Hustenreiz, der mit mehr oder weniger Auswurf verbunden sein kann. Vor allem die Schnupfen- und Hustenattacken können in der Schwangerschaft sehr belästigend sein.

Spezielle Untersuchungen sind während einer akuten Tracheobronchitis bzw. einem grippalen Infekt nicht notwendig. Bei persistierend hohem Fieber um 39–40 °C oder bei dem Verdacht auf eine Pneumonie ist eine Krankenhauseinweisung notwendig.

### Therapie

Bei Erkältung sollte von der Verwendung so genannter „Grippemittel" in Selbstmedikation angesichts ihrer oft komplexen Zusammensetzung (Erebara et al. 2008) sowie ihres teilweise unklaren Nutzen-Risiko-Verhältnisses abgeraten werden.

### Erkältung – Möglichkeiten der Selbstmedikation

So umfangreich das Sortiment an rezeptfreien Arzneimitteln gegen Erkältungskrankheiten auch ist, so eingeschränkt ist es für die Anwendung in Schwangerschaft und Stillzeit. Viele Präparate sind aufgrund der umfangreichen Erfahrung aus medizinischer Sicht zwar als unproblematisch anzusehen, denn über die Jahre haben viele Schwangere diese in Eigenregie eingenommen. Systematische Studien fehlen jedoch in der Regel. Deshalb finden sich in den Gebrauchs- und Fachinformationen zu den meisten Fertigarzneimitteln Formulierungen wie „nur nach sorgfältiger Nutzen-Risiko-Abwägung durch den Arzt" oder „sollte nur unter besonderer Vorsicht angewendet werden" etc. Diese formaljuristisch begründeten Warnhinweise machen die Beratung von Schwangeren, die an Erkältungssymptomen leiden und erst recht die Empfehlung eines hilfreichen und zugleich unbedenklichen Präparats oft schwierig. Die Lösung kann und sollte nicht sein, Schwangeren sämtliche Präparate gegen Erkältungsbeschwerden vorzuenthalten. Um jedoch gezielt etwas empfehlen zu können, was gemäß dem Stand der aktuellen wissenschaftlichen Erkenntnisse vertretbar ist und zugleich Linderung verspricht, ist detaillierteres Fach- und Hintergrundwissen notwendig, als es Beipackzettel, ABDA-Datenbank & Co. auflisten. Eine gute wissenschaftlich fundierte Grundlage, die zugleich ein pragmatisches Vorgehen im Apothekenalltag erlaubt, bietet z. B. das unabhängige Pharmakovigilanz- und Beratungszentrum für Embryonaltoxikologie in Berlin (www.embryotox.de). Da auf dieser Basis ein größerer Handlungsspielraum ermöglicht wird, als es der Beipackzettel dem Endverbraucher gegenüber tut, ist die fundierte Aufklärung der Schwangeren bzw. Stillenden im Beratungsgespräch unverzichtbar.

#### Präparate gegen Halsschmerzen

Die Anzahl der in der Schwangerschaft lokal anwendbaren Präparate gegen Halsschmerzen wie Lutschtabletten oder Gurgellösungen ist sehr gering. Zum einen gilt ihre Wirksamkeit als nicht gut belegt, zum anderen werden die meisten Inhaltsstoffe in der Schwangerschaft wegen mangelnder Daten als nicht empfehlenswert oder nur unter „besonderer Vorsicht" bzw. „nach kritischer Nutzen-Risiko-Abwägung durch den Arzt" eingestuft. Dazu gehören u. a. Präparate mit folgenden **Lokalanästhetika, Antiseptika, Lokalantibiotika:** Benzocain (z. B. in neo-angin® Benzocain dolo Halstabletten), Cetrimoniumbromid (z. B. in Lemocin®), Cetylpyridiniumchlorid (z. B. in Dolo-Dobendan®), Chlorhexidin (z. B. in Chlorhexamed® forte alkoholfrei 0,2 %), Hexetidin (z. B. in Hexoral® Spray), Amylmetacresol (z. B. in neo-angin® Halstabletten), Aluminiumchlorid (z. B. in Mallebrin®), Tyrothricin (z. B. in Dorithricin® Halstabletten, Lemocin®).

Auch gängige **Phytotherapeutika** (z. B. Kamillosan® Mund- und Rachenspray, Salviathymol® oder Tonsipret® Tabletten) bieten bei der Indikation Halsschmerzen laut Gebrauchs- und Fachinformation in Schwangerschaft und Stillzeit keinen größeren Spielraum. Aufgrund ihrer Vielstoffgemische ist das Risiko ihrer Anwendung formaljuristisch schlecht überschaubar, obwohl man die meisten Präparate aus pharmazeutisch-empirischer Sicht als problemlos betrachten würde.

**Präparate der homöopathischen oder anthroposophischen Therapierichtung** bei Halsinfekten (z. B. Angin-Heel® SD, Contramutan®, Gripp-Heel® Infludo®, Infludoron®, Tonsiotren® Lutschtabletten, toxi-loges®) verweisen in der Gebrauchsinformation meist auf fehlende Erkenntnisse bzw. mangelnde Erfahrungen in Schwangerschaft und Stillzeit.

Ausdrücklich einsetzbar bzw. unbedenklich – sowohl unter wissenschaftlichem Aspekt als auch was die offizielle Deklaration angeht – sind zur Linderung von Halsschmerzen in Schwangerschaft und

Stillzeit: Lutschtabletten oder Halsrachenspray mit **Emser Salz** (z. B. Emser Pastillen® ohne Menthol, Emser® Hals- und Rachenspray), mit **Natriumhyaluronat** (GeloRevoice® Halstabletten) oder mit **Isländisch Moos** (z. B. Isla-Moos®, Isla-Mint®). Auch **Salbeiblätter** als Arzneitees (z. B. H&S® Salbeiblätter) bzw. Salbeiblätter gemäß Standardzulassung eignen sich bei Entzündungen der Mund- und Rachenschleimhaut zum Gurgeln (ca. 2,5 g in 100 ml Wasser 15 Minuten ziehen lassen), ohne dass Gegenanzeigen oder Einschränkungen in Schwangerschaft oder Stillzeit der Anwendung gegenüberstehen. Entsprechendes gilt auch für **Kamillenblüten** als Arzneitee (z. B. H&S® Kamillenblüten) oder gemäß Standardzulassung. (Für die Zubereitung einer Gurgellösung sollen 2–5 Filterbeutel bzw. 3–10 g Kamillenblüten mit ca. 100 ml siedendem Wasser übergossen und nach 5- bis 10-minütigem Ziehen abgeseiht werden.)

**Präparate gegen Schnupfen**

Bei der Behandlung von Schnupfensymptomen in der Schwangerschaft sollten systemisch wirkende Grippemittel gemieden und der lokalen Therapie der Vorzug gegeben werden. Dafür bieten sich mehrere Behandlungsoptionen an.

Bei Schnupfen sind **Salzlösungen** für Schwangere und Stillende ohne Einschränkung einsetzbar. Das gilt sowohl für isotone Lösungen auf Natriumchloridbasis (z. B. Olynth® salin), als auch für Lösungen mit natürlichen Salzmischungen (z. B. Emser® Nasenspray). Hypertone Lösungen mit Kochsalz, Meersalz oder Alpensole (z. B. hysan® Salinspray, Rhinomer® Plus Schnupfenspray) sind für Schwangere und Stillende ebenso geeignet und sollen über die Schleimhautreinigung und -befeuchtung hinaus noch einen gewissen abschwellenden Effekt entfalten. Auch das Nasenspray Rhinodoron®, das in einer physiologischen Salzlösung noch Aloe vera enthält, darf laut Hinweis in der Patienteninformation in Schwangerschaft und Stillzeit angewendet werden. Salzspüllösungen (z. B. Emser Salz®) mittels Nasendusche (z. B. Emser Nasendusche Nasanita®) sind ebenfalls uneingeschränkt empfehlenswert. Bei allen genannten Produkten finden sich in der Gebrauchsinformation keine Gegenanzeigen bzw. teilweise sogar ausdrückliche Formulierungen dahingehend, dass die Präparate in Schwangerschaft und Stillzeit anwendbar sind.

Auch Nasalia auf **Sesamöl-Basis** (z. B. GeloSitin® Nasenpflege) oder mit **Dexpanthenol** (Bepanthen® Augen- und Nasensalbe, hysan® Pflegespray, LipoNasal® Nasenpflege Spray, Mar® plus 5 % Nasen-Pflegespray, NasenSpray-ratiopharm® Panthenol) sowie **salzhaltige Nasensalben** (z. B. Nisita® Nasensalbe) können zur unterstützenden Behandlung entzündeter Schleimhäute sowie verstopfter Nase bei Schnupfen in Schwangerschaft und Stillzeit empfohlen werden.

Einige **Präparate der homöopathischen oder anthroposophischen Therapierichtung** verweisen in der Gebrauchsinformation darauf, dass die Anwendung nur nach Rücksprache mit einem Arzt erfolgen darf (z. B. Euphorbium comp. Nasentropfen SN, Wala® Nasenbalsam, Weleda Nasenöl, Weleda Schnupfencreme).

Vasokonstriktoren in Form von Nasensprays bzw. -tropfen mit **Oxymetazolin** (z. B. Nasivin®) und **Xylometazolin** (z. B. NasenSpray-ratiopharm®, Olynth®, Otriven®, Snup®) gelten aus medizinisch-pharmazeutischer Sicht bei bestimmungsgemäßem Gebrauch – also bei auf wenige Tage (max. 1 Woche) begrenzter Anwendung in der empfohlenen Dosierung – während der gesamten Schwangerschaft und Stillzeit kurzfristig als möglich. Die Resorptionsquote wird bei bestimmungsgemäßem Gebrauch als vernachlässigbar gering erachtet. Manche Autoren favorisieren als Darreichungsform dabei Dosiersprays gegenüber Tropfen, weil damit der verschluckte und somit resorbierte Anteil geringer sein soll als mit Nasentropfen. Teratogene und fetotoxische Effekte sowie Wirkungen auf den gestillten Säugling sind mit diesen Antiobstruktiva bisher nicht beobachtet worden. Sicherheitshalber kann einer Schwangeren ein Nasenspray in Kinder- oder Babydosierung abgegeben werden. Damit die Anwenderin beim Lesen der Gebrauchsinformation nicht verunsichert wird, muss im Beratungsgespräch auf die darin zu findenden einschränkenden Formulierungen wie „... dürfen Sie ... nur auf Anraten Ihres Arztes nach sorgfältiger Nutzen-Risiko-Abwägung ..." bzw. „... soll in der Schwangerschaft nicht angewendet werden, da unzureichende Untersuchungen über das ungeborene Kind vorliegen" eingegangen werden.

Für **Tramazolin** (z. B. in Rhinospray® plus bei Schnupfen) gelten prinzipiell die gleichen Aussagen, jedoch liegen hier weniger klare Stellungnahmen in der Literatur vor, so dass bei der Beratung von Schwangeren und Stillenden oxymetazolin- und xylometazolinhaltigen Nasalia der Vorzug gegeben werden sollte. Laut Gebrauchsinformation soll Tramazolin im 1. Trimenon nicht, im weiteren Schwangerschaftsverlauf sowie in der Stillzeit nur auf ärztliche Anwendung verwendet werden.

**Phytopharmaka** zur Einnahme bieten bei der Beratung von Schwangeren mit Schnupfen wenig Alternativen. Bei alkoholhaltigen Extrakten wird generell zur Zurückhaltung geraten (z. B. Kamillosan® Konzentrat). Vor der Einnahme gängiger OTC-Phytopräparate (z. B. Sinupret® extract, Sinupret® forte) wird in der Gebrauchsinformation aus Vorsichtsgründen abgeraten bzw. auf die Nutzen-Risiko-Abwägung durch einen Arzt verwiesen. Das gilt selbst für das lokal anzuwendende Rinupret® Pflege-Nasenspray, das in hypertoner Meersalzlösung Aloe vera und Eukalyptusöl enthält.

**Perorale Schnupfenpräparate** mit vasokonstriktorischen Wirkstoffen wie Pseudoephedrin (z. B. in Rhinopront® Kombi Tabletten, Aspirin® Complex), Phenylephrin (z. B. in Doregrippin®) oder Phenylpropanolamin (z. B. in Wick DayMed® Erkältungs-Kapseln für den Tag) sind in Schwangerschaft und Stillzeit kontraindiziert. Einsetzbar sind dagegen Paracetamol- oder auch Ibuprofen-Monopräparate (▸ Kap. 17).

### Präparate gegen Husten

Nachdem im Beratungsgespräch abgeklärt wurde, ob es sich beim Husten einer Schwangeren um einen unproduktiven Reizhusten oder einen fest sitzenden verschleimten Husten handelt, können bei Schwangeren, sofern mit Arzneitees oder Inhalationen keine zufriedenstellende Besserung erzielt wurde, einige wenige OTC-Husten-Arzneimittel gegen Husten zum Einsatz kommen.

Die Datenlage und klinische Erfahrung zur Anwendung von **Antitussiva** in Schwangerschaft und Stillzeit ist für die meisten Wirkstoffe sehr gering. Die umfangreichsten Erfahrungen liegen mit **Dextromethorphan** vor. Zu diesem zentral wirkenden Antitussivum sind bisher keine Hinweise auf teratogene oder fetotoxische Effekte bekannt geworden. Dextromethorphan kann laut Literatur in allen Phasen der Schwangerschaft sowie in der Stillzeit bei quälendem unproduktivem Reizhusten eingesetzt werden. Die Einnahme sollte dabei auf wenige Tage beschränkt bleiben. Die Gebrauchsinformationen dextromethorphanhaltiger Fertigpräparate (z. B. Hustenstiller-ratiopharm® Dextromethorphan, Silomat® DMP Intensiv gegen Reizhusten, Wick Husten-Pastillen® gegen Reizhusten mit Honig) weisen jedoch darauf hin, dass die Anwendung während der Schwangerschaft nur nach strenger ärztlicher Nutzen-Risiko-Abwägung erfolgen sollte und während der Stillzeit wegen möglicher atemdepressiver Wirkung auf den Säugling ganz unterbleiben sollte. Dieser scheinbare Widerspruch zwischen medizinisch vertretbar und formal beschränkt sollte im Beratungsgespräch aufgeklärt werden.

Die Erfahrung zu anderen Antitussiva wie **Pentoxyverin** (z. B. in Sedotussin® Hustenstiller), **Dropropizin** (z. B. Larylin® Husten Stiller Saft) und **Benproperin** (z. B. Tussafug®) ist wesentlich geringer. Deshalb sollte ihr Einsatz in Schwangerschaft und Stillzeit unterbleiben. Entsprechende Formulierungen finden sich auch in den jeweiligen Fach- und Gebrauchsinformationen.

Alternative Empfehlungen zur Linderung von Hustenreiz und Heiserkeit in Schwangerschaft und Stillzeit, die ausdrücklich von der Gebrauchsinformation gestützt werden, stellen Lutschpräparate mit **Emser Salz** (z. B. Emser Pastillen® ohne Menthol), **Natriumhyaluronat** (GeloRevoice® Halstabletten) oder **Isländisch Moos** (z. B. Isla-Mint®, Isla-Moos®) dar (s. a. Präparate gegen Halsschmerzen).

Die **Expektoranzien** sind eine Wirkstoffgruppe, deren Wirksamkeit immer wieder angezweifelt wird. Haben eine ausreichende Flüssigkeitszufuhr sowie Salzlösungsinhalationen keine ausreichende Wirkung auf den festsitzenden Husten einer Schwangeren gehabt, können jedoch einige Expektoranzien unter bestimmten Voraussetzungen im HV empfohlen werden:

Für **N-Acetylcystein (NAC)**, **Ambroxol** und **Bromhexin** liegen zwar keine systematischen Studien zur Anwendung in der Schwangerschaft und Stillzeit vor. Aufgrund der weiten Verbreitung und der langen Markterfahrung dieser Wirkstoffe ist jedoch davon auszugehen, dass zahlreiche Frauen diese Wirkstoffe während der Schwangerschaft schon eingenommen haben. Daher kann man laut Literatur von genug Erfahrung mit diesen Wirkstoffen ausgehen. Auch aus der Stillzeit sind keine Unverträglichkeiten bekannt. Diese drei Expektoranzien sind daher Mittel der Wahl, wenn eine schwangere oder stillende Apothekenkundin ein schleimlösendes Präparat benötigt. Allerdings wird in den Fach- und Gebrauchsinformationen der entsprechenden Fertigpräparate ihr Einsatz in Schwangerschaft und Stillzeit wesentlich restriktiver gesehen und z. T. nur nach Rücksprache mit dem Arzt oder gar nicht empfohlen (z. B. ACC® akut 200 mg Hustenlöser, AmbroHexal® Hustenlöser, Ambroxol-ratiopharm® Hustentropfen, Bisolvon® Hustentabletten, Bromhexin Krewel Meuselbach®, Fluimucil® Hustenlöser akut, NAC-ratiopharm® akut Hustenlöser, Mucosolvan® Hustensaft). Hier ist daher eine intensive Kundenberatung notwendig.

Laut manchen Literaturquellen sind auch weniger gängige Expektoranzien wie z. B. **Guaifenesin** (z. B. Fagusan®, Wick Husten-Löser® Sirup) in Schwangerschaft und Stillzeit vermutlich geeignet. Doch da mit ihnen weniger Erfahrungen vorliegen, sollte auf sie in Schwangerschaft und Stillzeit zugunsten der oben genannten drei Wirkstoffe verzichtet werden.

### Sonstiges

Zu den **Phytopharmaka** bei Husten in Schwangerschaft und Stillzeit liegen keine Hinweise auf Feto- oder Embryotoxizität vor, systematische Studien fehlen jedoch. Vermutlich sind Präparate mit Thymian-, Efeu-, Eibisch-, Primel-, Spitzwegerich-, Pelargonium-, Kapuzinerkresse-, Purpursonnenhut- oder andere Pflanzenextrakte auch in Schwangerschaft und Stillzeit einsetzbar. Schließlich wurden sie im Lebensmittelbereich sicherlich schon oft von Schwangeren und Stillenden ohne Probleme verwendet. Auf alkoholische Zubereitungen sollte dabei allerdings grundsätzlich verzichtet werden. In der Praxis empfiehlt es sich allerdings, bei Schwangeren und Stillenden anstelle von Phytopharmaka auf die besser untersuchten expektorierenden Substanzen N-Acetylcystein, Ambroxol oder Bromhexin zurückzugreifen. Bei der Einnahme von Präparaten, die ätherische Öle enthalten, gilt es außerdem zu bedenken, dass diese in die Muttermilch übergehen und daher zu Stillproblemen führen können. Bei entsprechenden Präparaten (z. B. Soledum® Kapseln, Gelomyrtol® forte) wird daher in den Fach- und Gebrauchsinformationen auf die notwendige sorgfältige Nutzen-Risiko-Abwägung hingewiesen.

Uneingeschränkt einsetzbar in Schwangerschaft und Stillzeit sind dagegen Inhalationslösungen mit **Kamillenblüten** (z. B. H&S® Kamillenblüten) oder gemäß Standardzulassung, wobei 2–5 Filterbeutel bzw. 3–10 g Kamillenblüten mit ca. 100 ml siedendem Wasser übergossen und nach 5- bis 10-minütigem Ziehen abgeseiht werden. Auch handelsübliche **Husten- und Bronchialtees** (z. B. H&S® Husten- und Bronchialtee N) sind in der Regel ohne Einschränkung anwendbar.
Unproblematisch einsetzbar sind laut Standardzulassung auch **Eibischwurzeln** als Tee bei Reizhusten als Kaltauszug (1 TL mit ca. 150 ml kaltem Wasser 1–2 Stunden stehen lassen, kurz zum Sieden erhitzen und ggf. abseihen) sowie **Lindenblüten** (ca. 1 TL bzw. 1 Aufgussbeutel ca. 150 ml mit siedendem Wasser 10–15 Minuten ziehen lassen). Aber auch bei Arzneitees gilt es zu differenzieren: So sind z. B. Eibischblätter und Holunderblüten laut entsprechender Standardzulassung in Schwangerschaft und Stillzeit formal kontraindiziert!
Präparate der homöopathischen oder anthroposophischen Therapierichtung bieten für Schwangere und Stillende meist keine Alternative, da wegen mangelnder Erfahrung von der Anwendung in Schwangerschaft und Stillzeit von ihnen abgeraten oder an den Arzt verwiesen wird (z. B. Anfokali®, Monapax® Tropfen, Tussovowen®, Wala Plantago® Hustensaft, Weleda Hustenelixier®).
Von äußerlich oder als Inhalation anwendbaren Erkältungsbalsamen wird in der Gebrauchsinformation in Schwangerschaft und Stillzeit zumeist gewarnt oder direkt abgeraten (z. B. Bronchoforton® Salbe, Pinimenthol® Erkältungssalbe/mild, Transpulmin® Erkältungsbalsam, Wala® Plantago Bronchialbalsam, Wick® VapoRub).

## Zusammenfassung

- Erkältungen und grippale Infekte gehören zu den häufigsten Erkrankungen allgemein und auch in der Schwangerschaft.
- Je nachdem, ob Nase, Augen, Hals, Trachea oder Bronchien befallen sind, bestehen unterschiedliche Symptome und Beschwerden.
- In mehr als 90 % sind Viren die Erreger. Nur im Rahmen einer Sekundärerkrankung sind auch Bakterien für eine länger persistierende Entzündung verantwortlich.
- Für die Schwangere ist eine Infektion in aller Regel unproblematisch. Wegen der verminderten Immunitätssituation der Gravidität dauert sie meist länger als bei Nichtschwangeren.
- Die verstopfte Nase, die behinderte Nasenatmung, nächtliche Hustenattacken, Kopf-und Gliederschmerzen können die Lebensqualität stark beeinträchtigen.
- Die symptomatische Therapie mit Grippemitteln kann wegen der Vielzahl der Inhaltsstoffe problematisch sein.
- Das Kind ist durch die Infektion der Mutter nicht gefährdet.

## 9.5.2 Grippe, Influenza

### Einführung

Im Gegensatz zu einem grippalen Infekt ist die Influenza, also die echte Grippe, eine akut ausgelöste Virusinfektion mit einer weltweiten Verbreitung. Im Gegensatz zum grippalen Infekt handelt es sich um eine schwere, oft lebensbedrohliche, Erkrankung. Typisch ist das Auftreten in Epidemien in der kalten Jahreszeit vom November/Dezember bis zum April. Am häufigsten und potenziell lebensgefährlich ist der Virustyp A, der sich in der Oberflächenstruktur ständig verändert. Dieser Typ ist auch für die weltweite Ausbreitung im Sinne einer Pandemie verantwortlich.

Von einer Virusgrippe kann jeder Mensch infiziert werden unabhängig von der Immunitätssituation. Kinder, über 60-jährige, medizinisches Personal und vor allem auch Schwangere gehören zu den Risikogruppen.

### Klassifizierung/Definition

Man unterscheidet drei Influenzatypen (A, B und C) Sie weisen unterschiedlich schwere Krankheitsbilder auf und sie unterscheiden sich auch in ihrer Ausbreitung.

- **Typ A:** Er ist verantwortlich für die Epidemien und Pandemien und für die meisten Todesfälle.
- **Typ B:** Er kann ebenfalls Epidemien auslösen. Die Erkrankungen sind im Allgemeinen nur leicht bis mittelschwer.
- **Typ C:** Es ist die harmlose Variante, die meist nur leichte Beschwerden macht.

#### Grippevirenbezeichnung

1. Virustyp: A, B, C
2. Die Bezeichnung des Stammes erfolgt nach dem Ortsnamen der Entdeckung oder der Isolierung mit einer laufenden Nummer und dem Isolierungsjahr, z. B. California/04/2009.
3. Dahinter wird dann der Virus-Subtyp angegeben: Hämagglutinin (H), Neuraminidase (N).

Beispielsweise kann eine Bezeichnung lauten: A/California/04/2009 H1N1. Beim Influenzavirus Typ B gibt es nur einen Subtyp, daher wird keine weitere Bezeichnung angegeben.

Grippeviren bestehen aus einer winzigen Kapsel, in der sich die Erbinformationen in Form der Ribonukleinsäuren (RNS) befinden. Auf der Oberfläche der Virushülle sind die Eiweiße Hämagglutinin (H) und Neuraminidase (N) lokalisiert. Sie sind entscheidend für die Aggressivität und die Ausbreitung. Zurzeit sind 16 Hämagglutininvarianten und 9 Neuraminidasesubtypen bekannt.

### Ätiologie, Pathogenese und Pathophysiologie

Für die **Vermehrung** sind die Viren auf den Stoffwechsel der Zellen angewiesen. Das Hämagglutinin bindet an die Wirtzelle, z. B. eine Zelle im Bereich der Bronchien. Über diesen Andockmechanismus wird dann das Virus in die Zelle eingeschleust, wobei das Hämagglutinin wie ein Türöffner wirkt. In der Zelle werden die genetischen Informationen, die aus dem RNS bestehen, freigesetzt. Im nächsten Schritt erfolgt die Vervielfältigung der genetischen Informationen und der viralen Proteine. Dies geschieht im Zellkern, der somit für die Reproduktion und Vermehrung neuer Viren verantwortlich ist. Mit Hilfe der Neuraminidase wird dann die Zellmembran zerstört. Die Viren verlassen die Wirtzelle. Auf dieser Art, kann eine einzige befallene Zelle innerhalb von zwei Tagen bis zu 100 000 neue Viren produzieren, die dann weitere Zellen im Körper befallen.

Eine besondere Eigenschaft der Influenzaviren ist deren Fähigkeit sich so zu verändern, dass neue Typen entstehen, gegen die es dann noch keine Antikörper gibt. Bei kleinen Veränderungen der Neuraminidase und des Hämagglutinins bilden sich an der Oberfläche neue Varianten und infektiöse Eigenschaften. Man spricht von einer sog. **Antigen-Drift**. Diese neuen Varianten sind meist für die Epidemien verantwortlich. Werden ganze Teile des Virus ausgetauscht, d. h. verändert sich die gesamte Struktur des Virus, spricht man von einer sog. **Antigen-Shift**, d. h. es entsteht ein neues Virus mit bis dahin unbekanntem Erbmaterial wie z. B. bei der Schweinegrippe. Die Infektion des Schweins mit zwei unterschiedlichen Subtypen des Influenza-A-Virus hat dort zu einer falschen Zusammensetzung der Virusbestandteile geführt und zu einer Neuentwicklung des Erbmaterials. Eine solche Antigen-Shift tritt nur bei Influenza-A-Viren auf. Wenn der Mensch damit infiziert wird, gibt es keine Antikörper. Deshalb kann sich ein solcher neuer Typ des Virus weltweit sehr schnell ausbreiten.

Die **Übertragung** der Viren entsteht durch Tröpfcheninfektion (Niesen, Husten, Lachen, Sprechen, Atmen von infizierten Personen), durch Schmierinfektion (z. B. Nasensekret, Berührung von infizierten Gegenständen), aber auch durch Kotpartikel (Hühner, Schweine) oder durch Viren auf Hauthaaren (Vögel, Schweine). Das Virus ist extrem unempfindlich gegen Austrocknung und bleibt auch bei niedrigen Temperaturen und bei niedriger Luftfeuchtigkeit lange Zeit infektiös.

■ MERKE Weil infizierte Personen, die noch keine Erkrankungszeichen haben, bereits infektiös sind, kann man sich auch bei scheinbar Gesunden infizieren.

Auch nach Husten oder Niesen schweben die Viren für Stunden in der Luft und können lange infektiös bleiben, sodass man sich auch in Räumen infizieren kann, in denen vor mehreren Stunden eine infizierte Person Tröpfchen freigesetzt hat. Trockene Luft und geheizte Räume sind für das Überleben der Viren besonders gut geeignet. Auch das Sekret auf infizierten Gegenständen bleibt über Tage infektiös.

Die **Inkubationszeit** beträgt mehrere Stunden bis zu drei Tagen. Auch während der Inkubationszeit besteht Ansteckungsgefahr. Nach Ausbruch der Erkrankung, ist man etwa eine Woche infektiös.

### Klinisches Bild und Symptomatik

Die Grippe ist charakterisiert durch ein plötzliches Auftreten mit einem ausgeprägten Krankheitsgefühl und hohem Fieber mit Temperaturen bis zu 41 °C, Kopfschmerzen und Schüttelfrost, Gliederschmerzen, Schnupfen, Reizhusten, Heiserkeit, Halsschmerzen, Appetitlosigkeit, Übelkeit, Erbrechen und anderen Symptomen. Das gemeinsame Auftreten einiger oder vieler Symptome gleichzeitig ist ebenfalls charakteristisch. Zur Abgrenzung gegen eine banale Erkältung ◻ Tab. 9.2.

Die Symptome können in ihrer Ausprägung sehr unterschiedlich sein, von schwachen und milden Verläufen bis hin zu schwersten Erkrankungen mit tödlichem Ausgang. Das Hauptproblem sind häufig nicht die Influenzaviren, sondern die sekundären Komplikationen. Die befallenen Schleimhäute der Atemwege werden durch die Viren geschädigt und immungeschwächt, sodass häufig bakterielle Zweitinfektionen entstehen. Die Bakterien können dann über diese geschädigten Schleimhäute leicht in die Blutbahn eindringen und sich über den Körper verteilen und dort zu den gefürchteten Komplikationen wie Pneumonie, Enzephalitis, Myokarditis führen. Immungeschwächte wie Kinder und Ältere sowie Personen mit Vorerkrankungen, z. B. mit chronischen Herz-Lungen-oder Stoffwechselerkrankungen oder mit anderen Immundefekten sowie insbesondere Schwangere sind besonders gefährdet.

Kann man solche Komplikationen vermeiden, ist eine unkomplizierte Grippe nach etwa 1–2 Wochen überwunden. Allerdings können ein allgemeines Schwächegefühl und ein reduzierter Allgemeinzustand noch wochenlang nachwirken.

### Untersuchungen, Diagnostik und Differenzialdiagnostik

Der wichtigste Parameter ist die klinische Symptomatik, um zu entscheiden, ob es sich um einen grippalen Infekt oder um eine echte Grippe handelt (◻ Tab. 9.2). Vor allem der plötzliche Beginn ist ein wichtiges Hinweiszeichen auf eine Influenza. Außerdem sind „Grippewellen“ und ihr Ausbreitungsmodus über das Land bekannt und werden über die öffentlichen Medien regelmäßig aktualisiert (z. B. Informationen des RKI: www.rki.de).

Tab. 9.2 Differenzialdiagnostik Influenza und grippaler Infekt

| Influenza (echte Grippe) | Grippaler Infekt |
|---|---|
| Plötzlicher Beginn | Langsamer Beginn |
| Dauer bis zu 2 Wochen | Dauer ca. 1 Woche |
| Hohes Fieber > 38,5–41 °C mit Schüttelfrost und Schweißausbrüchen | Leichtes bis mäßiges Fieber |
| Starke Gelenk- und Muskelschmerzen | Kopf- und Gliederschmerzen |
| Schnelle, akute, intensive Leistungsminderung | Eingeschränkte Leistungsfähigkeit |

Die spezifische Labordiagnostik erfolgt aus Sekret, das entweder aus einem Nasenabstrich, einem Rachenabstrich, Trachealsekret, Nasenflüssigkeit oder Rachenspülflüssigkeit sowie auch aus dem Blut gewonnen werden kann.

- Influenza-Schnelltest: Es handelt sich um einen Test, bei dem Proteine des Virus mittels farblich markierter Antikörper auf einem Teststreifen sichtbar gemacht werden. Dieser Test liefert innerhalb von 15 Minuten ein Ergebnis.
- Influenza-PCR: Mittels der Polymerasekettenreaktion wird aus dem gewonnenen Material ein Nukleinsäurenachweis der Erreger durchgeführt.

Serologische Nachweise, die ab der zweiten Krankheitswoche aussagekräftig sind, ein Influenza-Antikörpernachweis im Blut oder der direkte Erregernachweis im Elektronenmikroskop bzw. in der Zellkultur, haben eine untergeordnete diagnostische Bedeutung.

### Auswirkungen auf die Schwangerschaft und mütterliche Prognose

Schwangere erkranken sehr viel häufiger (bis zu 40 %) an einer Grippe als Nichtschwangere. Das hängt mit der verminderten Immuntoleranz während der Gravidität zusammen. Die Symptome und das Gefühl einer schweren Erkrankung unterscheiden sich nicht von denen Nichtschwangerer. Wichtig ist die frühzeitige Diagnostik während einer Grippeepidemie. Denn schwere Verläufe lassen sich offenbar vermeiden, wenn innerhalb von zwei Tagen nach den ersten Krankheitssymptomen mit einer antiviralen Therapie begonnen wird. Wenn nach mehr als vier Tagen keine Besserung des Befindens eingetreten ist, so muss mit einem schweren Verlauf und Komplikationen gerechnet werden. Eine stationäre Aufnahme ist dann zu erwägen.

Prädisponiert sind Schwangeren mit präexistenten Erkrankungen speziell Asthmatikerinnen, Raucherinnen sowie eine Erkrankung im 3. Trimenon. Besonders gefährliche, potenziell lebensbedrohliche Komplikationen sind die eitrige Bronchitis, die virale oder bakteriell sekundär infizierte Pneumonie, die bakterielle Endomyokarditis und die Enzephalitis. Die Ateminsuffizienz steht an erster Stelle der mütterlichen infektiösen Todesfälle. Das hohe Fieber ist verantwortlich für Aborte und Frühgeburten durch eine vorzeitige Wehentätigkeit.

Während der Schweinegrippe im Jahr 2009 verstarben in den USA von den stationär aufgenommenen Patientinnen, die erfasst wurden und deren Diagnose gesichert wurde, im 1. Trimenon 7 %, im 2. Trimenon 26,8 % und im 3. Trimenon 64,3 %.

### Prognose für das Kind

Das Kind ist gefährdet durch die Folgen des hohen Fiebers (Induktion von Aborten und Frühgeburten) sowie durch die Hypoxie infolge einer Atem- oder Herzinsuffizienz. Die perinatale Mortalität und Morbidität bei Kindern stationär aufgenommener Patientinnen ist hoch. Anhalte für Fehlbildungen durch Grippeviren gibt es bisher auch dann nicht, wenn bei Epi- und Pandemien die Erregertypen identifiziert werden konnten.

### Prävention

■ **MERKE** Der beste Schutz ist die präventive Impfung (▸Kap. 5.3.2). Sie wird von der STIKO seit Juli 2010 ab dem 2. Trimenon generell empfohlen. Bei einer Risikosituation, insbesondere bei präexistenten Erkrankungen wie z. B. Asthma, Diabetes kann sie jedoch auch schon im 1. Trimenon durchgeführt werden.

Anhaltspunkte für Fehlbildungen oder embryotoxische Wirkungen gibt es nicht. Da das Grippevirus sehr variabel ist, muss eine Impfung in jedem Jahr aufgefrischt werden.

Das Grippevirus ist lange Zeit in der Luft infektiös oder auch auf kontaminierten Oberflächen. Eine absolute Vermeidung des Kontrakts ist deshalb bei einer Epidemie nicht möglich. Umso wichtiger sind hygienische Präventivmaßnahmen wie z. B. häufiges Händewaschen, regelmäßiges Lüften von Räumen, Meiden von Begrüßung mit Handschlag oder Küsschen geben, Meiden von Massenveranstaltungen oder öffentlichen Verkehrsmitteln usw.

### Betreuung der Schwangeren

Wichtigste Maßnahme ist eine möglichst frühzeitige Diagnostik. Deshalb sollte eine Schwangere, die sich möglicherweise infiziert haben könnte, sofort einen Arzt aufsuchen, damit mittels eines Schnelltests eine Diagnose gestellt und die entsprechende Überwachung eingeleitet werden kann. Die prophylaktische Gabe von Oseltamivir wird verschiedentlich empfohlen, auch wenn die Erfahrungen in der Schwangerschaft gering sind. Viele gehen davon aus, dass der Nutzen (Abschwächen bzw. Verhindern schwerer Verläufe) die fraglichen, nicht bewiesenen Risiken bei weitem überwiegen (▸Kap. 9.5.2 Therapie). Besteht die Symptomatik länger als vier Tage, so muss mit einem schweren Verlauf gerechnet werden. In einem solchen Fall sollte man eine frühzeitige Klinikeinweisung erwägen, weil nur dort die mütterliche und kindliche Überwachung suffizient möglich ist und im Falle einer drohenden Ateminsuffizienz die Sauerstoffversorgung für Mutter und Kind durch eine Beatmung gesichert werden kann. Intensivmedizinische Maßnahmen sind auch bei einer drohenden Herzinsuffizienz notwendig. Bei einer problematischen Situation muss eventuell vorzeitig entbunden werden.

### Therapie

Die derzeit verfügbaren Daten geben keinen Anhalt für schädliche Wirkungen auf den Feten nach intrauteriner Exposition mit Oseltamivir (Ghulmiyyah et al. 2016; Wollenhaupt et al. 2014; Dunstan et al. 2014; Beau et al. 2014; Xie et al. 2013).

Schwangere mit bestätigter Influenzainfektion und antiviraler Behandlung mit Oseltamivir im Krankenhaus scheinen von frühem Beginn dieser Therapie, vorzugsweise innerhalb von zwei Tagen, hinsichtlich Dauer der Erkrankung und Risiko schwerer Erkrankung zu profitieren (Oboho et al. 2016; Tita & Andrews 2016; Meijer et al. 2015; Beigi et al. 2014).

Erkenntnislücken gibt es derzeit zur optimalen Dosierung von Oseltamivir in der Schwangerschaft (Beigi et al. 2015); denn Schwangere haben offenbar um ca. 30 % niedrigere Plasmakonzentrationen des aktiven Metaboliten von Oseltamivir als Nichtschwangere (Pillai et al. 2015). Die sonst übliche Dosierung für Oseltamivir ist daher für Schwangere möglicherweise zu niedrig.

**Zusammenfassung**

- Im Gegensatz zur Erkältung oder einem grippalen Infekt ist die Influenza, die echte Grippe, eine akute, gelegentlich lebensgefährliche Infektion, die epidemisch oder pandemisch auftreten kann.
- Man unterscheidet drei Typen: Typ A, Typ B, Typ C. Der Typ A ist für die meisten schweren Erkrankungen zuständig.
- Die Ansteckung erfolgt durch Tröpfchen- oder Schmierinfektion. Das Virus ist sehr wandlungsfähig und sehr resistent gegen Hitze und Austrocknung.
- Die Inkubationszeit beträgt mehrere Stunden bis zu drei Tagen.
- Ansteckungsgefahr besteht in der Inkubationszeit und während der ersten Woche der Erkrankung.
- Charakteristisch ist die plötzliche Erkrankung mit hohem Fieber (bis zu 41 °C) und ein schlechter Allgemeinzustand.
- Die Diagnose richtet sich nach der klinischen Symptomatik. Die spezifische Labordiagnostik erfolgt aus dem Nasen- oder Rachenabstrich, aus Trachealsekret, Nasen- oder Rachenspülflüssigkeit mittels Schnelltest oder einer PCR.
- Schwangere gehören zur Risikogruppe. Sie erkranken bis zu 40 % häufiger als Nichtschwangere an einer Grippe.
- Wenn nach mehr als vier Tagen keine deutliche Besserung eingetreten ist, so muss mit einem schweren Verlauf und Komplikationen (eitrige Bronchitis, Pneumonie, Endomyokarditis, Enzephalitis) gerechnet werden. In solchen Fällen besteht Lebensgefahr für Mutter und Kind. Eine frühzeitige stationäre Aufnahme ist zu empfehlen.
- Die Schwangerschaft ist gefährdet durch eine vorzeitige Wehentätigkeit (Abort, Frühgeburt) infolge des hohen Fiebers.
- Besonders gefürchtet sind die Atem- und Herzinsuffizienz. Sie machen eine intensivmedizinische Überwachung und Therapie notwendig. Häufig muss das Kind vorzeitig entbunden werden. Die perinatale Morbidität und Mortalität ist in diesen Fällen hoch.
- Letale Verläufe sind im 3. Trimenon am häufigsten.
- Die Grippeimpfung ist die beste Prävention. Sie wird von der STIKO im 2. Trimenon generell, bei einem Risiko wie z. B. Asthma oder Diabetes schon im 1. Trimenon empfohlen. Die Therapie ist symptomatisch. Die antivirale Therapie mit Oseltamivir wird häufig empfohlen. Sie scheint bei frühzeitigem Einsatz schwere Verläufe verhindern zu können. In diesen Fällen wird der Nutzen der Therapie höher als die noch niedrige Erfahrung mit dem Medikament eingestuft.

### 9.5.3 Pneumonie

Infektionserreger einer Entzündung des Lungengewebes sind Bakterien, Viren oder Pilze. Selten wird eine Pneumonie auch durch Allergien oder chemische Substanzen, z. B. durch Einatmung von Treibgasen oder durch Strahlen wie im Rahmen einer Bestrahlungstherapie nach Brustoperation hervorgerufen.

Tab. 9.3 Formen der Pneumonie

| Art | Beschreibung |
|---|---|
| **Nach der Vorgeschichte** | |
| Primäre Pneumonie | Lungenentzündung ohne Vorerkrankung |
| Sekundäre Pneumonie | Lungenentzündung im Zusammenhang mit einer Vorerkrankung, z. B. einer chronisch obstruktiven pulmonalen Erkrankung = COPD, Immunschwäche, Diabetes mellitus und anderen |
| **Nach dem Verteilungsmuster** | |
| Alveoläre Pneumonie | Betroffen sind die Lungenbläschen, entweder als Primärpneumonie oder Bronchopneumonie (meist als typische Pneumonie bezeichnet) |
| Interstitielle Pneumonie | Betroffen ist das interstitielle Gewebe zwischen den Lungenbläschen (meist als atypische Pneumonie bezeichnet) |
| **Nach den Erregern** | |
| – | Bakterien, Viren, Pilze, Parasiten |

Die Lunge ist normalerweise durch ein Abwehrsystem, das Bakterien und Schadstoffe bereits auf dem Weg über die Nase, den Rachen und die Trachea sowie die Bronchien vernichtet oder nach außen transportiert, gut geschützt. Ist die letzte Barriere, nämlich die der Makrophagen in den Alveolen überwunden, so kommt es zur Lungenentzündung, die immer eine lebensgefährliche Erkrankung darstellt, zum einen weil die Atemfunktion eine wichtige Vitalfunktion darstellt, zum anderen aber auch, weil der Durchtritt von Bakterien und Viren durch die extrem dünnen Alveolen in das Blut relativ leicht zu überwinden ist. Die Erreger können sich dann leicht über den gesamten Körper verbreiten.

In Deutschland erkranken besonders in der kalten Jahreszeit jährlich etwa 100 000–200 000 Personen. Meistens sind es Kinder und Immungeschwächte. Weltweit ist die Pneumonie die Infektionserkrankung mit der höchsten Letalität.

### Klassifizierung/Definition

Man unterscheidet verschiedene Formen einer Pneumonie (Tab. 9.3).

### Ätiologie, Pathogenese und Pathophysiologie

**Bakterien:** Die typischen Erreger sind: Pneumokokken (*Streptococcus pneumoniae*), *Haemophilus influenzae*, *Legionella pneumoniae*, *Mycoplasma pneumoniae*, Chlamydien. Atypische bakterielle Erreger sind: Legionellen, Rickettsien.

**Viren:** Die typischen Erreger sind: Influenza-, Zytomegalie-, Masern-, Varizella-zoster-Viren.

Daneben kommen Gase, Bestrahlungen, Medikamente, das Einatmen von Mageninhalt (Aspiration, z. B. während einer Narkose) und vor allem bei immungeschwächten Patienten auch Pilze als Infektionsursachen in Frage.

Eine Infektion entsteht durch die Schädigung der Abwehrmechanismen der Atemwege oder durch eine geschwächte Immunabwehr oder durch beides, wenn Vorerkrankungen bestehen. Der Abwehr dienen die Schleimbildung mit großen Mengen an IgA und IgG, (Substanzen die Bakterien und Viren vernichten können), die Zilienbewegungen im gesamten Nasen-Rachenraum, in der Trachea und den Bronchien sowie die Makrophagen in den Alveolen. Sie verhindern beim immunkompetenten und gesunden Menschen eine Infektion des Lungengewebes. Auch ein intakter Hustenmechanismus gehört zu dieser Schutzfunktion. In aller Regel entsteht eine Lungenentzündung durch Inhalation. Die Infektion über den Blutweg oder durch eine Schädigung des Lungengewebes, z. B. durch eine Chemotherapie oder Bestrahlung gehört zu den Seltenheiten.

### Klinisches Bild und Symptomatik

Folgende Symptome und Beschwerden können auf eine Pneumonie hinweisen:

- Husten mit Auswurf (etwa 90 %),
- hohes Fieber über 39 °C, häufig als Kontinuum bei Tachypnoe,
- Schüttelfrost,
- starke thorakale Schmerzen,
- Atemnot mit Nasenflügeln.

Die bakterielle Infektion beginnt meist akut, die virale schleichend.

### Untersuchungen, Diagnostik und Differenzialdiagnostik

Die Diagnose wird klinisch gestellt durch Anamnese, die Symptomatik, die Auskulatation und Perkussion sowie durch den Nachweis typischer Erreger aus dem Sputum sowie die Röntgenuntersuchung des Thorax. Zur Diagnosesicherung können auch spezielle serologische Untersuchungen zum Nachweis z. B. von Antikörpern gegen Chlamydien, Mykoplasmen, Legionellen und anderen sinnvoll und hilfreich sein. Eine Röntgenuntersuchung in der Schwangerschaft soll nur in kritischen Situationen unter Abdeckung des Abdomens durchgeführt werden.

### Auswirkungen auf die Schwangerschaft und mütterliche Prognose

- Trotz der Häufigkeit des Auftretens von Erkältungskrankheiten während der Zeit einer Schwangerschaft kommen Lungenentzündungen sehr selten vor (1–3 ‰). Der Verdacht einer Pneumonie bedeutet immer eine hohe Gefährdung für die Schwangere und das Kind. Deshalb sollten so früh wie möglich eine stationäre Aufnahme und eine interdisziplinäre Überwachung erfolgen. Die Symptomatik in der Schwangerschaft unterscheidet sich nicht von derjenigen außerhalb der Gravidität.

Die häufigsten Erreger, die im Sputum bei einer Pneumonie in der Schwangerschaft nachweisbar sind, sind in über 50 % Pneumokokken (*Streptococcus pneumoniae*) oder *Haemophilus influenzae*. Eine Mycoplasmen-Pneumonie kann an den steigenden Antikörpertitern erkannt werden. Bei den Virusinfekten sind am häufigsten Influenza-A- und Varizellen-Infektionen.

Häufig geht der Pneumonie eine Infektion der oberen Atemwege voraus. Die hohe Temperatur kann zum Abort führen und eine vorzeitige Wehentätigkeit auslösen. Die schon physiologisch häufig während der Schwangerschaft bestehende Atemnot kann sich sehr schnell klinisch verstärken und zur Tachypnoe mit Nasenflügeln werden. Bei einer progredienten Gasaustauschstörung kann die verminderte Oxygenierung des mütterlichen Blutes auch zur Gefährdung des Kindes führen.

Schwangere mit Vorerkrankungen wie Asthma, Diabetes oder einer obstruktiven pulmonalen Erkrankung (COPD), Herzerkrankungen, HIV und Anämie gelten im Rahmen von Erkältungskrankheiten als Risikoklientel für eine Pneumonie. Auch eine Adipositas und Rauchen gehen mit einem erhöhten Risiko einher. Infektionen im 3. Trimenon sind am häufigsten lebensgefährlich.

**Influenzapneumonien** haben in der Schwangerschaft einen schwereren Verlauf und eine höhere Mortalität als bei Nichtschwangeren. Eine Impfung wird deshalb von der STIKO generell im 2. Trimenon, bei Risiken, z. B. Asthma oder Diabetes, auch schon im 1. Trimenon empfohlen (▸ Kap. 9.5.2 und ▸ Kap. 5).

Für den seltenen Fall, dass eine Schwangere splenektomiert ist, ist ebenfalls mit einem schweren Verlauf zu rechnen. Vor der Schwangerschaft ist in einer solchen Situation prophylaktisch eine Pneumokokkenimpfung zu empfehlen. Sie kann allerdings auch noch in der Schwangerschaft durchgeführt werden.

**Varizellenpneumonien** entwickeln sich bei etwa 9 % der infizierten Schwangeren. In der Spätschwangerschaft besteht eine hohe Mortalitätsrate. Seronegative Frauen sollten deshalb vor der Schwangerschaft geimpft werden. Die STIKO empfiehlt eine Antikörperkontrolle vor einer Schwangerschaft sowie bei ungenügendem Immunschutz diesen durch die fehlenden Impfungen, möglichst früh, spätestens bis zum 18. Lebensjahr, nachzuholen (▸Kap. 5 und ▸Kap. 7.2.5).

### Prognose für das Kind

Pneumoniebedingte Fehlbildungen sind bisher nicht beschrieben. Allerdings stellen das hohe Fieber der Mutter und die gestörte Atem- und Herz-Kreislauf-Funktion eine Gefährdung für das Kind dar. Häufig muss deshalb vorzeitig entbunden werden. Die Schwangerschaft kann ansonsten kompliziert sein durch Abort, Frühgeburt sowie intrauterine hypoxische evtl. letale Schädigungen.

### Prävention

Präventiv gelten die Allgemeinmaßnahmen zur Infektionsprophylaxe wie sie in ▸Kap. 9.5.1 Prävention beschrieben wurden.

Präventiv sind folgende Impfungen durchzuführen bzw. zu empfehlen:

- die saisonale Grippeimpfung, auch in der Schwangerschaft,
- die Varizellenimpfung bei Seronegativität,
- die Pneumokokkenimpfung bei splenektomierten Frauen, auch in der Schwangerschaft.

### Betreuung der Schwangeren

Bei jedem länger dauernden hochfieberhaften Infekt der Atemwege ist frühzeitig eine ärztliche Konsultation notwendig, um aus der Symptomatik, dem klinischen Verlauf und der klinischen Diagnostik frühzeitig die Verdachtsdiagnose einer beginnenden Pneumonie zu stellen evtl. auch mit Hilfe einer Röntgenaufnahme des Thorax unter Abdeckung des Abdomens. Die Schwangere sollte großzügig in die Klinik eingewiesen werden. Neben einer interdisziplinären internistisch-gynäkologischen Betreuung, die in erster Linie die Stützung der Atemfunktion und des Herz-Kreislauf-Systems der Mutter beinhaltet, ist in diesem Rahmen auch eine kindliche Überwachung suffizient möglich.

### Therapie

Die Behandlung der bakteriellen Pneumonie in der Schwangerschaft entspricht weitgehend der bei Nichtschwangeren, allerdings mit einigen Ausnahmen. Die ambulant erworbene Pneumonie wird oft mit einem Cephalosporin für typische bakterielle Erreger wie *S. pneumoniae* und *H. influenzae* behandelt bzw. mit einem Makrolid wie Azithromycin für atypische bakterielle Erreger wie *M. pneumoniae*, *Legionella pneumophila* oder *C. pneumoniae*. Cephalosporine bzw. Makrolide können sicher in der Schwangerschaft verwendet werden. Dagegen werden Fluorchinolone bzw. Tetracycline in der Schwangerschaft aus unterschiedlichen Gründen üblicherweise nicht verwendet (Mehta et al. 2015). Zur Behandlung der Varizellenpneumonie sollte Aciclovir verwendet werden (Mehta et al. 2015).

### Zusammenfassung

- Die Pneumonie in der Schwangerschaft ist eine seltene Erkrankung (1–3 ‰).
- Für die Schwangerschaft sind lediglich die infektionsbedingten, inhalativen Lungenentzündungen im Rahmen von Atemwegsinfektionen relevant.

- Es handelt sich immer um eine für die Mutter und das Kind lebensbedrohliche Erkrankung.
- Die häufigsten Erreger einer bakteriellen Pneumonie sind Pneumokokken und *Haemophilus influenzae*.
- Die häufigsten Erreger einer Viruspneumonie sind Influenzaviren Typ A.
- Die Symptomatik, die klinische Diagnostik und die Therapie unterscheiden sich nicht vom Prozedere außerhalb der Schwangerschaft. Um schwierige Verläufe und evtl. lebensbedrohliche Probleme für Mutter und Kind zu vermeiden ist eine frühzeitige Diagnostik und Klinikeinweisung notwendig.
- Das hohe Fieber kann durch vorzeitige Wehentätigkeit zum Abort und zur Frühgeburt führen.
- Die Mutter ist evtl. lebensbedrohlich gefährdet durch eine rasch einsetzende Atem- und Herz-Kreislauf-Insuffizienz. Im 3. Trimenon ist die Letalität am höchsten.
- Das Kind ist gefährdet durch Abort und Frühgeburt. Die perinatale Morbidität und Mortalität ist, meist als Folge hypoxischer Zustände, erhöht.
- Die Therapie richtet sich nach der Symptomatik und der zugrunde liegenden Pneumonieursache.
- Die Betreuung ist interdisziplinär internistisch-gynäkologisch.
- Präventiv sind die üblichen Hygienemaßnahmen durchzuführen.
- Präventive Influenza-A- und Pneumokokkenimpfungen sind auch in der Schwangerschaft möglich. Eine präventive Varizellenimpfung muss vor der Schwangerschaft durchgeführt werden.

## Literatur


Acs N, Banhidy F, Puho EH, Czeizel, AE. Acute respiratory infections during pregnancy and congenital abnormalities; a population-based case-control study. Pediatrics, 92: 559–63, 1993

Acs N, Banhidy F, Horvath-Puho E, Czeizel AE. Population-based case-control study of the common cold during pregnancy and congenital abnormalities. Eur J Epidemiol, 21: 65–75, 2006

Acs N, Banhidy F, Puho EH, Czeizel, AE. Maternal influenza during pregnancy and risk of congenital abnormalities in offspring. Birth Defects res A Clin Mol Terato, 73: 989–996, 2005

Banhidy F, Acs N, Puho EH, Czeizel AE. Maternal acute respiratory infectious diseases during pregnancy and birth outcomes. Eur J Epidemiol, 23: 29–35, 2008

Beau AB, Hurault-Delarue C, Vial T, Montastruc JL, Damase-Michel C, Lacroix I. Safety of oseltamivir during pregnancy: a comparative study using the EFEMERIS database. BJOG, 121(7): 895–900, 2014

Beigi RH, Venkataramanan R, Caritis SN. Oseltamivir for influenza in pregnancy. Semin Perinatol, 38(8): 503–7, 2014

Beigi RH, Pillai VC, Venkataramanan R, Caritis SN. Oseltamivir for the treatment of H1N1 influenza during pregnancy. Clin Pharmacol Ther, 98(4): 403–5, 2015

Bérard A, Sheehy O, Kurzinger ML, Juhaeri J. Intranasal triamcinolone use during pregnancy and the risk of adverse pregnancy outcomes. J Allergy Clin Immunol, 2016 Apr 1. [Epub ahead of print]

Bundesärztekammer, Kassenärztliche Bundesvereinigung (KBV), AWMF. Nationale VersorgungsLeitlinie Asthma. 2. Aufl., Vers. 5 (Stand: 08/2013). www.leitlinien.de/mdb/downloads/nvl/asthma/asthma-2aufl-vers5-lang.pdf (Zugriff:24.08.2016)

Creanga AA, Johnson TF, Graitcer SB et al. Severity of 2009 pandemic influenza A (H1N1) virus infection in pregnant women. Obstet Gynecol, 115: 717–26, 2010

Deutsche Gesellschaft für Allergologie und klinische Immunologie (DGAKI), Deutsche Gesellschaft für Kinder- und Jugendmedizin (DGKJ). S3-Leitlinie Allergieprävention. AWMF-Register Nr. 061/016 (Stand: 7/2014) www.awmf.org/uploads/tx_szleitlinien/061-016l_S3_Allergiepr%C3 %A4vention_2014-07.pdf (Zugriff: 23.08.2014)

DGK. Beratungstabelle für Selbstmedikation in Schwangerschaft und Stillzeit. 2012

Dunstan HJ, Mill AC, Stephens S, Yates LM, Thomas SH. Pregnancy outcome following maternal use of zanamivir or oseltamivir during the 2009 influenza A/H1N1 pandemic: a national prospective surveillance study. BJOG, 121(7): 901–6, 2014 Jun

Erebara A, Bozzo P, Einarson A, Koren G. Treating the common cold during pregnancy. Can Fam Physician, 54: 687–9, 2008

Friese K, Mörike K, Neumann G, Windorfer A. Arzneimittel in der Schwangerschaft und Stillzeit. 8. Aufl., Wissenschaftliche Verlagsgesellschaft Stuttgart, 2016

Garne E, Hansen AV, Morris J, Zaupper L, Addor MC, Barisic I, Gatt M, Lelong N, KlungsØyr K, O'Mahony M, Nelen V, Neville AJ, Pierini A, Tucker D, de Walle H, Wiesel A, Loane M, Dolk H. Use of asthma medication during pregnancy and risk of specific congenital anomalies: A European case-malformed control study. J Allergy Clin Immunol, 136(6): 1496–1502, 2015

Gebrauchs- bzw. Fachinformationen zu den genannten Präparaten

Getahun D, Ananth CV, Oyelese Y, Peltier MR, Smulian JC, Vintzileos AM. Acute and chronic respiratory diseases in pregnancy: associations with spontaneous premature rupture of membrans. J Matern Fetal Neonatal Med, 20: 669–75, 2007

Ghulmiyyah LM, Alame MM, Mirza FG, Zaraket H, Nassar AH. Influenza and its treatment during pregnancy: A review. J Neonatal Perinatal Med, 8(4): 297–306, 2016 Jan 14

Gilbert C, Mazzotta P, Loebstein R, Koren G. Fetal safety of drugs used in the treatment of allergic rhinitis: a critical review. Drug Saf, 28: 707–719, 2005

Gillissen A, Worth H. Asthma in der Schwangerschaft. Dtsch Med Wochenschr, 133, 1977–1980, 2008

Gillissen A, Worth H. Asthma in der Schwangerschaft. Was therapeutisch erlaubt ist und was nicht. PNEUMONEWS, 5: 33–37, 2010

Goodnigh, WH, Soper DE. Pneumonia in pregnancy. Crit Care Med, 33 (10 Suppl), 390–397, 2005

Graves CR. Pneumonia in pregnancy. Clin Obstet Gynecol, 53: 329–336, 2010

Grubert T. Entzündliche Lungenerkrankungen in der Schwangerschaft. Gynakologe, 37: 410–417, 2004

Keles N. Treatment of allergic rhinitis during pregnancy. Am J Rhinol, 18: 23–28, 2004

Laibl VR, Sheffield JS. Influenza and Pneumonia in Pregnancy: Clin Perinatol, 32: 727–738, 2005

Landt S, Sina F, Kimmig R, Schmidt M. H1N1-Risikofaktor Schwangerschaft. Z Geburtshilfe Neonatol, 214: 48–51, 2010

Lapinsky SE. H1N1 novel influenza A in pregnant and immunocompromised patients. Crit Care Med, 38: 52–57, 2010

Lennecke K, Hagel K, Przondziono K. Selbstmedikation – Leitlinien zur pharmazeutischen Betreuung. 5. Aufl., Deutscher Apotheker Verlag, Stuttgart 2012

Lichtmaneker N. Arzneimittelempfehlungen in der Schwangerschaft. 1. Aufl., Govi-Verlag, Eschborn 2013

Mehta N, Chen K, Hardy E, Powrie R. Respiratory disease in pregnancy. Best Pract Res Clin Obstet Gynaecol, 29(5): 598–611, 2015

Meijer WJ, van Noortwijk AG, Bruinse HW, Wensing AM. Influenza virus infection in pregnancy: a review. Acta Obstet Gynecol Scand, 94(8): 797–819, 2015 Aug

Namazy J, Schatz M. The treatment of allergic respiratory disease during pregnancy. J Investig Allergol Clin Immunol, 26(1): 1–7, 2016

Neubeck M. Evidenzbasierte Selbstmedikation. 1. Aufl., Deutscher Apotheker Verlag, Stuttgart 2013

Oboho IK, Reed C, Gargiullo P, Leon M, Aragon D, Meek J, Anderson EJ, Ryan P, Lynfield R, Morin C, Bargsten M, Zansky SM, Fowler B, Thomas A, Lindegren ML, Schaffner W, Risk I, Finelli L, Chaves SS. Benefit of early initiation of influenza antiviral treatment to pregnant women hospitalized with laboratory-confirmed influenza. J Infect Dis, 2016 Feb 3. [Epub ahead of print]

Oluyomi-Obi T, Avery L, Schneider C et al. Perinatal and maternal outcomes in critically ill obstetrics patients with pandemic H1N1 Influenza A. J Obstet Gynecol Can, 32: 443–447, 448–452, 2010

Piette V, Demoly P. Asthma and pregnancy. Review of the current literature and management according to the GINA 2006–2007 guidelines. Rev Mal Respir, 26: 359–379, 2009

Pillai VC, Han K, Beigi RH, Hankins GD, Clark S, Hebert MF, Easterling TR, Zajicek A, Ren Z, Caritis SN, Venkataramanan R. Population pharmacokinetics of oseltamivir in non-pregnant and pregnant women. Br J Clin Pharmacol, 80(5): 1042–50, 2015

PTAheute Redaktion. Schwangerschaft und Apotheke. 1. Aufl., Deutscher Apotheker Verlag, Stuttgart 2012

Schäfer C, Spielmann H, Vetter K. Arzneiverordnung in Schwangerschaft und Stillzeit. 8. Aufl., Urban & Fischer Verlag, München 2011

Siston AM, Rasmussen SA, Honein MA et al. Pandemic 2009 influenza A (H1N1) virus illness among pregnant women in the United States. JAMA, 303,1517–1525, 2010

Smollich M, Jansen CJ. Arzneimittel in Schwangerschaft und Stillzeit – Schnell und sicher beraten. 3. Aufl., Hippokrates Verlag, Stuttgart 2011

Tita AT, Andrews WW. Influenza vaccination and antiviral therapy in pregnant women. J Infect Dis, 2016 Feb 3. [Epub ahead of print]

Ukena D, Fishman L, Niebling WB. Asthma bronchiale-Diagnostik und Therapie im Erwachsenenalter. Dtsch Arztebl, 105 (21):A 385–394, 2008. doi: 10.3238/arztebl.2008.0385

Waltering I. Allergie und Asthma, Programm zur Interpharm Hamburg. Deutscher Apotheker Verlag, Stuttgart 2013

Wollenhaupt M, Chandrasekaran A, Tomianovic D. The safety of oseltamivir in pregnancy: an updated review of post-marketing data. Pharmacoepidemiol Drug Saf, 23(10): 1035–42, 2014

Worth H. Asthma und Schwangerschaft. Pneumologe, 10: 409–417, 2013

www.embryotox.de

Xie HY, Yasseen AS 3rd, Xie RH, Fell DB, Sprague AE, Liu N, Smith GN, Walker MC, Wen SW. Infant outcomes among pregnant women who used oseltamivir for treatment of influenza during the H1N1 epidemic. Am J Obstet Gynecol, 208(4): 293.e1–7, 2013

Yates L, Pierce M, Stephens S et al. Influenza A/H1N1v in pregnancy: an investigation of the characteristics and management of affected women and the relationship to pregnancy outcomes for mother and infant: Health Technol Assess, 14, 109–182, 2010

9

# 10 Herz-Kreislauf- und Gefäßerkrankungen



Herz-Kreislauf-Erkrankungen beinhalten eine Vielzahl von unterschiedlichen Erkrankungen, die das Herz und das Gefäßsystem betreffen. Besonders die Folgen des Bluthochdrucks, einer Herzinsuffizienz, des Herzinfarkts und des Schlaganfalls gehören zu den häufigsten Todesursachen. Da sie altersabhängig und meist erst nach dem 40. Lebensjahr auftreten, sind sie für Schwangere nur partiell wichtig.

In diesem Kapitel werden deshalb nur die für die Schwangerschaft relevanten Krankheitsbilder Hypertonie, Hypotonie, Herzerkrankungen, Rhythmusstörungen und die Varikosis dargestellt.

## 10.1 Einführung

Trotz der Häufigkeit von Herz-Kreislauf-Erkrankungen in der Allgemeinbevölkerung haben sie für Schwangere eher eine untergeordnete Bedeutung, denn sie treten nur in bis zu 4 % aller Schwangerschaften auf. Allerdings können die besonders schweren Verläufe der Hypertonie, die Eklampsie und das HELLP-Syndrom sowie Herzerkrankungen mit einer eingeschränkten kardialen Belastungsreserve zu schweren eventuell sogar tödlich verlaufenden Komplikationen bei der Mutter und dem Kind führen. In westlichen Ländern sind maternale vaskuläre Erkrankungen die häufigste Todesursache für Schwangere.

Besonders wichtig sind die physiologischen Veränderungen des Herz-Kreislauf-Systems in der Schwangerschaft. Denn sie haben einen hohen Stellenwert in der Diagnostik, der Begleitung und Überwachung der Schwangerschaft, der Geburt und der postpartalen Phase.

## 10.2 Physiologische Veränderungen während der Schwangerschaft

Die physiologischen Veränderungen des Herz-Kreislauf-Systems in der Schwangerschaft sind deshalb von klinischer Bedeutung, weil sie kardiovaskuläre Erkrankungen aggravieren, maskieren oder vortäuschen können. Im Wesentlichen bezieht sich dies auf das Blutvolumen, die morphologischen und funktionellen Veränderungen des Herzens sowie des arteriellen und venösen Gefäßsystems.

### 10.2.1 Blutvolumen

Hormonelle Umstellungen führen über eine Natrium- und Wasserretention zu einer Erhöhung des Gesamtblutvolumens von ungefähr 1 000–1 500 ml, entsprechend etwa 30 %. Diese Zunahme ist in erster Linie auf die Vermehrung des Plasmavolumens um ungefähr 35 %, entsprechend etwa 1 000 ml, zurückzuführen. Das Volumen der zellulären Bestandteile nimmt dagegen nur unwesentlich um ungefähr 400 ml (etwa 20 %) zu. Von den zellulären Bestandteilen sind es im Wesentlichen die Erythrozyten, die vermehrt sind. Leukozyten und Thrombozyten sind für die Änderungen des zellulären Volumens nicht relevant.

■ MERKE Obwohl die absolute Zellzahl der Erythrozyten ansteigt, resultiert aus der prozentual stärkeren Vermehrung des Plasmavolumens eine relative Abnahme des Erythrozytenvolumens. Diese physiologische Schwangerschaftsanämie spiegelt sich in einer Senkung der Hämoglobin- und Hämatokritwerte über den gesamten Schwangerschaftsverlauf hinweg wieder.

Die Folge ist eine Hämodilution, verbunden mit verbesserten Fließeigenschaften des Blutes durch eine erniedrigte Viskosität. Sie kehrt erst post partum wieder zu den Ausgangswerten zurück. Die Zunahme des zirkulierenden Blutvolumens bewirkt eine Vermehrung des venösen Rückstroms zum Herzen. Das erhöhte Blutangebot wird in der Schwangerschaft beantwortet durch eine Zunahme der Herzgröße und eine Steigerung des Schlagvolumens.

■ **CAVE Auch bei der Dosierung von Arzneistoffen kann das erhöhte intravaskuläre Blutvolumen eine Rolle spielen. Manche Arzneistoffe müssen während der Schwangerschaft höher dosiert werden, um therapeutische Plasmaspiegel zu erreichen.**

### 10.2.2 Herzveränderungen

Das Herzgewicht nimmt in der Schwangerschaft um ungefähr 26 g, das Volumen zwischen 70 und 170 ml, entsprechend 10–35 %, zu. Echokardiografisch findet sich eine geringe Größenzunahme der Herzkammern und eine linksventrikuläre Hypertrophie. Das erhöhte venöse Blutangebot an das Herz und die daraus resultierende bessere Kammerfüllung führen zu einer Zunahme der kardialen Förderleistung, die sowohl die Herzfrequenz (Anstieg um 10–15 Schläge/Minute), das Schlagvolumen (Zunahme um etwa 30 %) als auch die Kontraktilität betrifft. Folge ist eine Steigerung des Herzzeitvolumens (HZV) um etwa 30–50 %. Der stärkste Anstieg findet bereits im 1. Trimenon statt. Ab der 18. SSW erhöht sich das HZV bis zur 32. SSW nur noch gering und bleibt dann bis zur Geburt praktisch unverändert. Nach der Entbindung sinkt das HZV innerhalb weniger Wochen wieder auf Werte, wie sie vor der Schwangerschaft waren, ab.

■ MERKE Infolge des maximalen Blutvolumens und des maximalen Herzzeitvolumens besteht zwischen der 28.–34. SSW die höchste Kreislaufbelastung.

Hormonelle Ursachen sind verantwortlich für die anatomischen Veränderungen des Brustkorbes im Sinne einer Fassthoraxbildung mit Diaphragmahochstand. Alle Thoraxebenen und die Beweglichkeit des Zwerchfelles werden vergrößert. Diese Veränderungen, unterstützt durch den wachsenden Uterus, bedingen eine Drehung der Herzachse um 15–30 Grad nach links. Lage, Größen- und Funktionsänderungen des Herzens sowie die hämodynamischen Veränderungen führen zu auskultatorischen und EKG-Abweichungen.

#### EKG-Veränderungen

Die Kenntnis von EKG-Veränderungen bei einer physiologischen Schwangerschaft und ihre Abtrennung von pathologischen Alterationen ist wegen der großen Variabilität in der Gravidität besonders schwierig. Regelmäßig kommt es zu einer Drehung der elektrischen Herzachse in der Frontalebene nach links. Diese Achsenabweichung erreicht im Mittel 15 Grad, kann aber auch bis zu 30 Grad betragen. Ein SI-QIII-Typ, wie bei einer Rechtsbelastung, eine ST-Senkung und eine T-Abflachung sind häufig und haben keine pathologische Bedeutung. Dies gilt ebenso für das Auftreten ventrikulärer Extrasystolen.

10

### Auskultatorische Veränderungen

Aufgrund der erhöhten Strömungsgeschwindigkeit des Blutes, der Hämodilution sowie durch eine veränderte Blutströmung durch die Anhebung des Herzens, vornehmlich der Herzspitze, mit Änderungen von Verlauf und Krümmung der Ausflussbahnen, entstehen zu einem hohen Prozentsatz funktionelle systolische und diastolische Geräusche.

Allgemein findet man eine Verstärkung des ersten und zweiten Herztones. Nur selten ist ein dritter Herzton (Ventrikelfüllungston oder protodiastolischer Galopp) als Folge der schwangerschaftsbedingten Kreislaufaktivierung hörbar. All diese Phänomene haben keine pathologische Bedeutung, können jedoch die Abgrenzung gegen eine Herzerkrankung erschweren. Das gilt besonders für den 3. Herzton, der ein Hinweis auf eine linksventrikuläre Dysfunktion sein kann.

Präexistente pathologische Geräusche bei Herzklappenerkrankungen können durch die schwangerschaftsinduzierten Kreislaufumstellungen u. U. stark verändert werden und den Verlauf einer Erkrankung schwer beurteilbar machen. Systolische Geräusche, z. B. die einer Pulmonal- oder Aortenstenose, werden in der Schwangerschaft meist lauter. Diastolische Geräusche, z. B. bei Aorteninsuffizienz, können leiser werden oder vollständig verschwinden.

## 10.2.3 Gefäßsystem

Hormonell bedingt entsteht eine Vasodilatation. Dabei treten die Veränderungen nicht nur im venösen System auf, auch im arteriellen System nimmt die Dehnbarkeit (z. B. der Aorta) zu. Diese Veränderungen treten schon in den ersten Schwangerschaftswochen auf und bewirken bei vielen Frauen ein ausgesprochenes Wärmegefühl. Die Zunahme der Hautdurchblutung wird subjektiv vor allem in den Unterarmen, Händen und Füßen empfunden. Im Gesicht, am Kopf, Hals, Thorax (hier besonders im Bereich der Mammae) und am Nagelbett lassen sich Venektasien beobachten. Das Epithel der Vagina zeigt die typische livide Verfärbung, die besonders durch eine schwellkörperartige Erweiterung der Venenlumina zu erklären ist. Wegen der aktiven Weitstellung der Venen bilden sich in der Vagina, am Introitus vaginae und im Bereich der Vulva häufig Varizen. Oft entstehen auch Hämorrhoiden und Unterschenkelvarizen mit entsprechenden Beschwerden.

Im arteriellen Gefäßsystem kommt es zu einer Vasodilatation der Arteriolen, die zu einer Absenkung des diastolischen Blutdrucks im Verlauf der Schwangerschaft führt, verbunden mit einem Absinken des arteriellen Mitteldrucks und des peripheren Widerstandes um etwa 15 %. Hormonbedingt, besonders durch das Progesteron, entsteht ein Abfall des Venentonus. Folge ist eine erhöhte Dehnbarkeit der Venen sowie eine Verlangsamung des venösen Blutstroms. Die venöse Kapazität steigt um 20–40 %. Insgesamt sind diese physiologischen Veränderungen der Venenfunktion in der Schwangerschaft in Richtung einer venösen Insuffizienz ausgerichtet. Inwieweit es während der Gravidität zu Beschwerden kommt, hängt von vielen Faktoren, unter anderem davon ab, ob z. B. gesunde Venenverhältnisse, eine primäre oder sekundäre Varikosis bzw. Restbefunde nach vorausgegangener Schwangerschaftsvarikosis vorhanden sind und/oder ob die Patientin normoton oder hypoton ist. Abgesehen von subjektiven Beschwerden können diese durch die physiologischen Veränderungen einer Schwangerschaft induzierten pathologischen Reaktionen zu Komplikationen führen (Hypotonie, Varikosis, Hämorrhoiden). Plethysmografische, ultraschalldopplersonografische sowie lichtreflexionsrheografische Untersuchungen am Beinvenensystem belegen, dass die venöse Leistungsreserve der Muskelpumpe in der Schwangerschaft gegenüber der Norm erniedrigt ist. In einem hohen Prozentsatz (bis zu 70 %) ist am Ende der Gravidität eine partielle oder totale Schlussunfähigkeit der Venenklappen nachzuweisen.

Der zentrale Venendruck ist am Ende der Schwangerschaft um ungefähr 2 mm Hg höher als bei Nichtschwangeren. Im Armbereich ist er ab der 20. Schwangerschaftswoche bis zum Ende der Gravidität geringgradig erhöht. In den unteren Extremitäten kommt es zu einem wesentlich stärkeren Anstieg. Dies spricht für eine Behinderung des venösen Abflusses im Bereich des kleinen Beckens. Bei kontinuierlichen Messungen sinkt der Venendruck in Richtung von distal nach zentral. Die zentralen Drücke verändern sich im Verlauf der Schwangerschaft unwesentlich.

Im Bereich des Uterus kommt es im Laufe der Schwangerschaft zu einer Hypertrophie und Hyperplasie der Arterien und Venen sowie der Lymphgefäße, sodass schließlich die Uteruswand von einem dichten Gefäßkonvolut durchsetzt ist. Die Durchblutung steigt von durchschnittlich 50 ml/Minute auf 500 ml/Minute an. Hyperplasie, Hypertrophie und die Weitstellung der Gefäßvolumina sind bei den Uterusvenen – und hier wieder im Randgebiet der Gebärmutter – besonders stark ausgeprägt und nehmen gegen Ende der Gravidität in ihrer Gesamtheit auf über das 60-fache zu. Die parauterine Venenweite hängt auch von der Lokalisation der Plazenta ab und ist auf der Seite des Mutterkuchens stärker ausgeprägt. Außerdem beobachtet man wegen des unterschiedlichen venösen Abflusses in die untere Hohlvene eine ausgeprägte Betonung der rechten Ovarialvene.

**CAVE** Diese extreme Erweiterung des Gefäßsystems, die verminderte Strömung und die in der Schwangerschaft bestehende Hyperkoagulabilität prädisponieren nicht nur zu varikösen Veränderungen, sondern auch zu Thrombosen in der Gravidität und vor allem im Wochenbett.

### 10.2.4 Blutdruck

Der erniedrigte periphere Gefäßwiderstand einerseits und die erhöhte kardiale Förderleistung andererseits spiegeln sich in Änderungen des Blutdrucks wider. Die periphere Vasodilatation führt zu einem Absinken des diastolischen Blutdrucks von 5–15 mm Hg. In der Regel sinkt der systolische Blutdruck geringfügig.

Die Blutdruckamplitude nimmt um 10–15 mm Hg zu. Der arterielle Mitteldruck sinkt um etwa 5 mm Hg, maximal 10 mm Hg ab. Die Herz-Kreislauf-Veränderungen wirken sich auf den Blutdruck schon sehr früh, nämlich etwa ab der 12. Schwangerschaftswoche aus und halten etwa bis zur 32. Schwangerschaftswoche an. Gegen Ende der Gravidität werden allmählich wieder Werte wie zu Beginn der Schwangerschaft erreicht.

Prognostisch wichtig ist vor allem der Verlauf des diastolischen Blutdrucks im 2. Trimenon bzw. der des mittleren arteriellen Blutdrucks.

**CAVE** Tritt kein Abfall im Zeitraum der 12.–24. Schwangerschaftswoche auf bzw. erfolgt ein Anstieg vor der 32. Schwangerschaftswoche, so bedeutet dies, dass die physiologischen Veränderungen des Herz-Kreislauf- und Gefäßsystems nicht oder nur ungenügend stattgefunden haben. Deshalb ist mit hypertonen Schwangerschaftskomplikationen in der Spätschwangerschaft zu rechnen.

### 10.2.5 Kardiale Belastungen im Zusammenhang mit der Geburt

Während der Geburt, besonders während der Austreibungsperiode, kommt es zu extremen Druck und Volumenschwankungen, die eine hohe kardiale Belastung und eine hämodynamische Extremsituation darstellen. Während jeder Wehe werden etwa 500 ml Blut in das Kreislaufsystem der Mutter gepumpt. Zusammen mit einer Zunahme der Herzfrequenz steigt das HZV um etwa 40–60 %. Bei Vorliegen einer Herzerkrankung, z. B. eingeschränkter Pumpfunktion des linken Ventrikels, Mitral- oder Aortenstenose kann diese Belastung zur Dekompensation des Herzens führen (Lungenödem). Bereits 1–2 Stunden post partum werden wieder Werte wie vor der Wehentätigkeit erreicht.

**Zusammenfassung**

- In der Schwangerschaft kommt es zu einer Veränderung des kardiovaskulären Systems, um den erhöhten metabolischen Anforderungen von Mutter und Kind gerecht werden zu können:
  - Sowohl das Blutvolumen als auch der kardiale Auswurf werden erhöht.
  - Der systemische vaskuläre Widerstand und sowohl der systolische als auch der diastolische Blutdruck sinken. Im 2. Trimester liegt der diastolische Blutdruck in der Regel um 10 mm Hg niedriger als im Vergleich zu präkonzeptionellen Werten, im dritten Trimester steigt der diastolische Blutdruck wieder langsam an.
  - Die Herzfrequenz steigt an.
- Bis zu 4 % aller Schwangeren leiden an kardiovaskulären Erkrankungen, dabei kommen hypertone Erkrankungen am häufigsten vor.
- Hämostatische Veränderungen und Veränderungen bei der Blutgerinnung, die zu einer Hyperkoagulabilität führen, erhöhen das thromboembolische Risiko.
- In westlichen Ländern sind maternale vaskuläre Erkrankungen die häufigste Todesursache für Schwangere.

## 10.3 Hypertonie und hypertensive Schwangerschaftserkrankungen

### 10.3.1 Einführung

Die Hypertonie gehört zu den häufigsten Erkrankungen in der Schwangerschaft. Die Inzidenz in Europa beträgt etwa 6–8 %, bezogen auf alle Geburten. Mittelschwere und schwere Verläufe treten in 1–3 % auf. Durch die zunehmend bessere Schwangerenbetreuung, die zu einer frühzeitigen Erfassung und Behandlung führt und schwere Verläufe verhindern kann, zeichnet sich eine abfallende Tendenz ab. Schwerste Verlaufsformen, nämlich eklamptische Anfälle (0,03–0,1 % aller Schwangerschaften) oder ein HELLP-Syndrom (0,17–0,8 % aller Lebendgeburten) sind deshalb heute selten. Dennoch sind hypertensive Erkrankungen mit einem hohen Prozentsatz (20–25 %) verantwortlich für die perinatale Mortalität und stehen noch immer an zweiter Stelle der mütterlichen Mortalität.

#### Klassifizierung hypertensiver Erkrankungen in der Schwangerschaft

Die Hypertonie in der Schwangerschaft ist kein einheitliches Krankheitsbild. Es treten verschiedene Formen auf.

##### Chronische Hypertonie

Sie besteht entweder schon präkonzeptionell oder wird in der ersten Schwangerschaftshälfte diagnostiziert (Blutdruck ≥ 140/90 mm Hg) und persistiert nach der Geburt länger als 12 Wochen. Etwa 90 % der chronischen arteriellen Hypertonien sind essenzielle Formen. Sekundäre Formen sind in erster Linie Nierenfunktionsstörungen oder endokrine Erkrankungen wie z. B. Diabetes mellitus oder Hyperthyreose. In etwa 20 % entwickelt sich aus einer chronischen Hypertonie eine Propfpräeklampsie.

##### Gestationshypertonie

Mit dieser Hypertonieform geht keine Proteinurie einher. Sie tritt nach der 20. SSW auf (Blutdruck ≥ 140/90 mm Hg). Die Blutdruckwerte normalisieren sich innerhalb von 12 Wochen nach der Geburt. Die Gestationshypertonie kann in bis zu 50 % in eine Präeklampsie übergehen und bedarf deshalb einer intensivierten Schwangerenbetreuung.

##### Präeklampsie (Gestose)

Die Gestationshypertonie mit Proteinurie ≥ 300 mg/24 h tritt ebenfalls nach der 20. SSW auf (Blutdruck ≥ 140/90 mm Hg). Der Blutdruck normalisiert sich in der Regel innerhalb von sechs Wochen nach der Geburt.

Klinisch unterscheidet man: milde Präeklampsie, schwere Präeklampsie, Propfpräeklampsie, Präeklampsie und Eklampsie.

### Milde Präeklampsie

Sie ist charakterisiert durch:

- Blutdruck: systolisch ≥ 140–169 mm Hg, diastolisch ≥ 90–109 mm Hg,
- Proteinurie: ≥ 300 mg/d,
- bei Fehlen der Proteinurie erfolgt die Diagnosestellung bei Auftreten eines der folgenden Symptome
  - fetale Wachstumsretardierung,
  - Organbeteiligungen (z. B. Leber, Niere, zentrale Symptome) und Laborveränderungen. Sie können wie bei der schweren Präeklampsie, nur in deutlich geringerer Ausprägung, auftreten.

### Schwere Präeklampsie

Sie ist charakterisiert durch:

- Blutdruck: systolisch ≥ 170 mm Hg, diastolisch ≥ 110 mm Hg,
- Proteinurie: ≥ 5 000 mg/d.

Oder eine der folgenden Symptome

- Nierenfunktionsstörung: Urinausscheidung < 500 ml/d, Kreatinin ≥ 0,9 g/l,
- Leberbeteiligung: Transaminasenanstieg, ausgeprägte Oberbauchschmerzen,
- Lungenödem oder Zyanose,
- Laborveränderungen: Thrombozytopenie, Hämokonzentration oder Hämolyse, disseminierte intravaskuläre Gerinnung (DIG),
- neurologischen Symptome, z. B. Kopfschmerzen, Sehstörungen, Hyperreflexie, Übelkeit, Erbrechen, Oberbauchschmerzen, Licht- und Geräuschempfindlichkeit, Ohrensausen,
- fetale Wachstumsretardierung.

### Propfpräeklampsie (Propfgestose)

Sie ist charakterisiert durch:

- chronische Hypertonie mit einer aufgepfropften Präeklampsie (Auftreten einer Eiweißausscheidung > 300 mg/24 h nach der 20. SSW),
- chronische Hypertonie in Verbindung mit einer vor der 20. SSW bestehenden Proteinurie und zusätzlich nach der 20. SSW auftretenden Entwicklung
  - eines unerwarteten Anstiegs der Proteinurie oder
  - eines unerwarteten Blutdruckanstiegs oder
  - eines klinischen oder laborchemischen Merkmals der schweren Präeklampsie.
  - Eine chronische Hypertonie entwickelt sich in etwa 20 % in eine Propfpräeklampsie. Bei etwa 50 % dieser Patientinnen tritt sie vor der 34. SSW auf, was prognostisch ungünstig ist.

Besonders schwere Verlaufsformen sind die Eklampsie und das HELLP-Syndrom.

### Eklampsie

Tonisch-klonische Krampfanfälle im Rahmen einer Präeklampsie, die keiner anderen Ursache zugeordnet werden können. Zu beachten ist, dass in 10–15 % der Fälle normale Blutdruckwerte vorliegen können, in 5–15 % kann eine Proteinurie fehlen (rasche Ödementwicklung s. u.).

### HELLP-Syndrom

Dieses ist gekennzeichnet durch

- Hemolysis (Hämolyse),
- elevated liver enzymes (pathologisch erhöhte Leberenzyme),
- low platelets (Thrombozyten unter 100 000/µl).

Auch beim HELLP-Syndrom können in 12–18 % der Fälle normale Blutdruckwerte vorliegen und in 5–15 % fehlt die Proteinurie.

Die klinisch wichtigsten Unterschiede zwischen einer chronischen Hypertonie, einer Gestationshypertonie und einer Präeklampsie sind in der ◘ Tab. 10.1 wiedergegeben.

**Tab. 10.1** Hypertensive Schwangerschaftserkrankungen. Nach Rath, Gembruch, Schmidt 2010

| Klinik | Chronische Hypertonie | Gestationshypertonie | Präeklampsie |
|---|---|---|---|
| Beginn der Hypertonie | < 20. SSW | Meist im 3. Trimenon | ≥ 20. SSW |
| Ausmaß der Hypertonie | + bis +++ | + | + bis +++ |
| Proteinurie | – | – | + bis +++ |
| Harnsäureerhöhung > 5,5 mg/dl | Selten | – | Fast immer vorhanden |
| Hämokonzentration | – | – | In Abhängigkeit vom Schweregrad |
| Thrombozytopenie | – | – | In Abhängigkeit vom Schweregrad |
| Erhöhung der Leberenzyme | – | – | Schwere Verläufe und HELLP-Syndrom* |

*In 15–20 % der Fälle keine Hypertonie, in 5–10 % keine Proteinurie, beachte: Oberbauchschmerzen

## Ätiologie, Pathogenese und Pathophysiologie

Nach heutigem Wissensstand ist die Ursache der Entstehung einer **Präeklampsie**, die als Multisystemerkrankung gesehen werden kann, nach wie vor nicht endgültig geklärt. Aktuelle Untersuchungen weisen darauf hin, dass es sich evtl. um eine Autoimmunerkrankung handeln könnte, bei der die Symptome aus einer durch Autoantikörper induzierten $AT_1$-Rezeptoraktivierung resultieren.

Als pathogenetisch bedeutsam wird die gestörte Zytotrophoblasteninvasion in die Myometriumssegmente der Spiralarterien während der Frühschwangerschaft gesehen. Das Lumen der Spiralarterien erweitert sich um das 4–6-fache. In der normalen Schwangerschaft ist dies die Grundlage für die Gefäßversorgung des intervillösen Raums der Plazenta. Durch die Einwanderung dieser Zellen kommt es zu einem Umbau der Spiralarterien in Gefäße mit geringem Widerstand, sodass die uteroplazentare Durchblutung zunimmt und die ausreichende Versorgung des Feten ermöglicht wird. Verschiedene immunologische Mechanismen werden als Ursache für die gestörte Invasion diskutiert. Eine verminderte Dilatation der Spiralarterien sowie eine eingeschränkte Produktion vasodilatatorisch wirksamer Substanzen im Gefäßendothel (z. B. Prostacyclin, EDRF = Endothelium Derived Relaxing Factor) und dadurch bedingt eine Verminderung der Plazentafunktion sind die Folgen. Die Verminderung der uteroplazentaren Durchblutung wird zwischen der 12. und 18. SSW bedeutsam und ist dopplersonografisch ab der 11.–13. SSW nachweisbar. (▸ Kap. 10.3.3 Prädiktion). Die plazentare Ischämie führt zur Ausbildung und Freisetzung zahlreicher Substanzen mit erheblichen kardiovaskulären Auswirkungen, wobei das hämodynamische Hauptkennzeichen der Präeklampsie die periphere Vasokonstriktion ist. Es wird angenommen, dass eine endotheliale Dysfunktion mit Regulationsstörungen von vasodilatierenden und vasokonstringierenden Mechanismen zur arteriellen Hypertonie führt. Die Folgen dieser Dysbalance zwischen vasokonstriktorischen und vasodilatatorischen Effekten am Endothel sind ein allgemeiner Arteriolenspasmus mit Hämokonzentration (Anstieg des Hämatokrit) und eine pathologische Hyperkoagulabilität.

Bei schweren Formen kann sich eine manifeste disseminierte intravaskuläre Gerinnung ausbilden (Abfall der Thrombozyten, Thrombozytenaggregation, erhöhte Fibrinmonomerkomplexkonzentration). Dies führt zu einer von der Schwere des Krankheitsbildes abhängigen peripheren Minderdurchblutung, die in verschiedenen Organen unterschiedlich ausgeprägt sein kann.

**CAVE Ein starker Anstieg der Konzentration der D-Dimere, eine Thrombozytopenie und ein Abfall des Antithrombin-III-Spiegels können Hinweise auf schwere Verlaufsformen der Präeklampsie geben.**

**MERKE** Unter therapeutischen Gesichtspunkten muss bei jeder atypisch verlaufenden und schwer zu therapierenden Hypertonie in der Schwangerschaft differenzialdiagnostisch auch an andere schwere Grunderkrankungen gedacht werden. Auch sollte differenzialdiagnostisch eine Abgrenzung endokrin bedingter Hypertonieerkrankungen wie z. B. eine Hyperthyreose, ein Diabetes mellitus, ein Phäochromozytom, ein Cushing- und Conn-Syndrom mit erwogen werden.

Die vorwiegend zerebrale Manifestation einer schweren Präeklampsie, die **Eklampsie**, ist Dank verbesserter diagnostischer und therapeutischer Möglichkeiten im Rahmen der Schwangerenversorgung in den letzten Jahrzehnten deutlich rückläufig. Die Ätiologie ist weiterhin unbekannt. Diskutiert wird einerseits, dass durch den Bluthochdruck Spasmen und Mikrotraumen kleiner intrakranieller Gefäße eine zerebrale Ischämie und damit die Auslösung der Krämpfe induzieren. Andererseits soll es durch den Verlust der Autoregulation der zerebralen Durchblutung zur zerebralen Ödembildung und zu intrazerebralen Blutungen kommen.

Beim **HELLP-Syndrom** kommt es infolge segmentaler Vasospasmen zu einer Obstruktion des Blutflusses in den Lebersinusoiden. Die Mikroangiopathie mit Hämolyse und Thrombozytopenie kann als Folge mechanisch-hypoxischer Schädigung in den obstruktiv veränderten Gefäßen gesehen werden.

Pathophysiologisch unterscheidet man heute, abhängig vom Entbindungszeitpunkt drei verschiedene Präeklampsie Arten:

- frühe Präeklampsie (< 34. SSW, etwa 0, 5 %),
- mittlere Präeklampsie (< 37. SSW, etwa 0,8 %),
- späte Präeklampsie (> 37. SSW., etwa 1,6 %).

Diskutiert wird ob präexistente Risiken, z. B. Diabetes, hoher BMI, die zu Veränderungen der mütterlichen Gefäße mit entsprechender endothelialer Dysfunktion führen, zur mittleren und späten Präeklampsie führen. Plazentare Entwicklungsstörungen mit pathologischen Befundmustern der Arteria uterina sind dagegen für eine frühe Präeklampsie, oft gekoppelt mit Entwicklungsstörungen (Retardierung) des Kindes, verantwortlich.

### 10.3.2 Klinisches Bild und Symptomatik

Hypertonie und Proteinurie sind die wesentlichen Symptome einer hypertonen Komplikation in der Schwangerschaft. Einen Überblick über die ganze Symptomatik gibt ◻ Tab. 10.2.

**Chronische Hypertonie:** Sie ist entweder schon vor der Schwangerschaft bekannt oder wird im 1. Trimenon diagnostiziert. Sie bedarf einer intensivierten Schwangerschaftsbetreuung, da etwa 20 % in eine Pfropfpräeklampsie übergehen und dann eine schlechte Prognose haben.

**Gestationshypertonie:** Leitsymptom ist das Auftreten nach des 20. SSW im Zusammenhang mit einer Proteinurie. Da bis zu 50 % in eine Präeklampsie übergehen können, ist eine intensivierte Schwangerschaftsbetreuung notwendig.

**Präeklampsie:** Leitsymptome der Präeklampsie sind Hypertonie und Proteinurie. Da es sich bei der Präeklampsie um eine Multiorganerkrankung handelt, können unterschiedliche Symptome auftreten:

**Tab. 10.2** Klinische Symptomatik hypertensiver Schwangerschaftserkrankungen

| Parameter | Werte/Veränderungen |
|---|---|
| Blutdruckwerte | Reproduzierbar > 140/90 mm Hg |
| Proteinausscheidung | > 300 mg in 24 h |
| Gewichtszunahme | ≥ 1 kg/Woche während des 3. Semesters |
| Laborparameter | Relevante Veränderungen ▶ Kap. 10.3.3 |

- Nierenfunktionsstörungen,
- schwere Oberbauchbeschwerden und/oder Transaminasenerhöhung,
- Lungenödem oder Zyanose,
- hämatologische Störungen,
- neurologische Symptome,
- fetale Wachstumsrestriktion.

Die Differenzierung zwischen den verschieden Verlaufsformen (milde bzw. schwere Präeklampsie) erfordert sorgfältige klinische und laborchemische Untersuchungen. Die Unterscheidungskriterien wurden unter ▶ Kap. 10.3.1 Klassifizierung hypertensiver Erkrankungen in der Schwangerschaft dargestellt.

**Propfpräeklampsie:** Sie ist charakterisiert durch das Auftreten einer Proteinausscheidung, die sowohl vor als auch nach der 20. SSW auftreten kann. Typisch ist auch eine unerwartete und plötzliche Symptomzunahme (Proteinuriezunahme, Blutdruckanstieg, Auftreten laborchemischer und klinischer Präeklampsiezeichen). Etwa 50 % der Betroffenen entwickeln die Symptomatik bereits vor der 34. SSW, was prognostisch ungünstig ist.

**Eklampsie:** Bei der Eklampsie treten bedingt durch zerebrale Gefäßspasmen tonisch-klonische Krampfanfälle auf. Als Prodromalsymptome einer drohenden Eklampsie gelten Oberbauchschmerzen, Übelkeit, Erbrechen und zentral-nervöse Symptome wie z. B. Augenflimmern oder Kopfschmerzen. Zu beachten ist, dass die obligaten Symptome der Präeklampsie, Hypertonie und Proteinurie nur gering ausgeprägt sein können oder sogar ganz fehlen. Das gleiche gilt für die Prodromalsymptome die frontalen oder occipitalen Kopfschmerzen, die Fotophobie, rechtsseitige Oberbauchschmerzen oder einen veränderten mentalen Zustand.

**HELLP-Syndrom:** Beim HELLP-Syndrom gelten Oberbauchschmerzen, meist unter dem richten Rippenbogen, als klinisches Leitsymptom, welches in 90 % der Fälle auftritt. Es ist eine Form der hypertonen Schwangerschaftskomplikation, die besonders durch eine beeinträchtigte Leberfunktion (erhöhte Transaminasen) verbunden mit einer Hämolyse und Thrombozytopenie charakterisiert ist. Im Gegensatz zu den üblicherweise ansteigenden Hämoglobin- und Hämatokritwerten (Hämokonzentration) bei Progression der Hypertonie fallen diese Werte beim HELLP-Syndrom infolge der Hämolyse ab. Das HELLP-Syndrom ist für seine klinische Variabilität bekannt. Leichte Formen, die durch einzelne Laborveränderungen auffallen sind ebenso möglich wie schwere, vital bedrohliche Formen. Auch bei Übelkeit, Durchfall oder Erbrechen unklarer Genese sowie beim Ikterus sollte an das HELLP-Syndrom gedacht werden.

**MERKE** Obligate Leitsymptome der Präeklampsie, nämlich die Hypertonie und Proteinurie können beim HELLP-Syndrom bis zu 15 % fehlen.

## 10.3.3 Untersuchungen, Diagnostik und Differenzialdiagnostik

### Prädiktion hypertensiver Schwangerschaftserkrankungen

#### Anamnestische und schwangerschaftsassoziierte Risikofaktoren

Folgende Faktoren gehen mit einem erhöhten Präeklampsierisiko einher:

- Präeklampsie-Disposition,
- Erstgebärende,
- Lebensalter (Frauen > 40 Jahre),
- erhöhter BMI > 35,
- genetische Disposition/familiäre Belastung (Präeklampsie, Eklampsie, HELLP-Syndrom in der Familie),
- Mehrlingsschwangerschaften,
- immunologische Faktoren (z. B. Schwangerschaft mit neuem Partner),
- vorbestehende Erkrankungen, z. B.
  - arterielle Hypertonie,
  - chronische Nierenerkrankungen,
  - Präeklampsie, Eklampsie, HELLP-Syndrom in der Eigenanamnese,
  - Diabetes mellitus,
- Autoimmunerkrankungen (z. B. Antiphospholipid-Syndrom, Diabetes Typ 1, Hashimoto-Thyreoiditis, Lupus erythematodes),
- Gestationsdiabetes,
- Thrombophilie (z. B. Antiphospholipid-Syndrom, APC-Resistenz, Protein-C-, Protein-S-Mangel),
- Verschiedenes: z. B. Hydrops fetalis, Trisomien, Blasenmole,
- US: bilateraler Notch der Arteriae uterinae > 24. SSW persistierend.

#### Präeklampsie-Prädiktion

Die Risikofaktoren für eine Präeklampsie sind bekannt: Adipositas, Diabetes, Erstgravidität, hohes mütterliches Alter, Hochdruck, Insulinresistenz, erhöhter Androgenspiegel, Thrombophilie.

Die Diagnose beruht bisher im Wesentlichen auf den beiden klinischen Zeichen Hypertonie und Proteinurie, die beide eine relativ geringe diagnostische Sicherheit haben. Die Dopplersonografie ist eine sehr wichtige diagnostische Methode um die Gefährdung und Entwicklung der Präeklampsie zu konkretisieren. Sie ist aber mit Unsicherheiten verbunden.

#### sFlt-1/PlFG

Einen entscheidenden Fortschritt für die Erkennung der Gefährdung oder der Nichtgefährdung für Mutter und Kind haben 2 biochemische Marker aus dem mütterlichen Serum gebracht, die gut validiert sind und routinemäßig bestimmbar sind.

- sFlt-1 (soluble FMS-like tyrosine kinase 1),
- PIGF (placental growth factor, PLGF).

Diagnostisch wichtig sind nicht die Einzelwerte, sondern der Quotient: sFlt-1/PlGF (s. u.).

Der **Pulsatilitäts-Index** (PI) allein oder in Kombination mit der **postsystolischen Inzisur** (Notching) sind bewährte Methoden zur Prädiktion einer Präeklampsie. Der abnehmende Vorhersagewert mit zunehmendem Schwangerschaftsalter lässt sich durch die Bestimmung des sFlt-1/PIGF-Quotienten ausgleichen, der eine Aussage ermöglicht, ob mit einer Präeklampsie zu rechnen ist.

**Pathophysiologie:** Obwohl die genaue Pathophysiologie der Präeklampsie/Eklampsie noch immer unbekannt ist, wissen wir heute, dass die unzureichende Ausbildung von Blutgefäßen in der Plazenta aufgrund einer Störung der Bildung der Angiogenesefaktoren PIGF (placental growth factor) und sFlt-1 (soluble FMS-like tyrosinekinase 1) eine entscheidende Rolle spielt. Bei einem Ungleichgewicht der beiden Faktoren zu Ungunsten von PIGF entwickeln sich nicht ausreichend Blutgefäße. Eine Mangelversorgung des Kindes mit Wachstumsretardierung, Frühgeburten, Präeklampsie, Eklampsie und HELLP-Syndrom können die Folge sein.

- **PlGF**, als angiogenetischer Faktor,
  - steigt bei einer normal verlaufenden Schwangerschaft im 1. und 2. Trimenon an und fällt im 3. Trimenon ab,
  - ist bei einer Präeklampsie-Gefährdung signifikant erniedrigt.

- **sFlt-1**, als antiangiogenetischer Faktor ist
  - in einer normal verlaufenden Schwangerschaft im 1. und 2. Trimenon konstant niedrig und steigt im 3. Trimenon an,
  - bei einer Präeklampsie-Gefährdung signifikant erhöht.

**MERKE** Diese beiden Marker (PlGF und sFlt-1) erlauben heute eine zuverlässige Diagnose für das spätere Auftreten oder Nichtauftreten einer Präeklampsie in der Schwangerschaft und haben deshalb einen hohen klinischen Wert als Screeningsmethode ab dem 2. Trimenon (20. SSW).

**Screening im 1. Trimenon (11.–13. SSW):** ▸Kap. 1.4.1 Ersttrimesterscreening

**Screening im 2. Trimenon (> 20. SSW):** Der Pulsatilitäts-Index (PI) allein oder in Kombination mit der postsystolischen Inzisur (Notching) sind bewährte Methoden zur Prädiktion einer Präeklampsie. Allerdings nimmt der Vorhersagewert mit zunehmendem Schwangerschaftsalter ab.

**Der sFlt-1/PlGF-Quotient erlaubt eine zuverlässige Prognose der klinischen Situation.**

#### Bedeutung des sFlt-1/PlGF-Quotienten

- Voraussage der Entwicklung einer Präeklampsie, weil sich die Serumspiegel von sFlt-1 und PlGF bereits Wochen vor der Manifestation der Erkrankung verändern (bis zu 5 Wochen),
- prognostische Abschätzung des klinischen Verlaufs der Erkrankung durch die Höhe des sFlt-1/PlGF-Quotienten und die Anstiegssteilheit (besonders ausgeprägt bei retardierten Kindern),
- Überwachung von Risikopatientinnen bzw. Entschluss zur Klinikeinweisung bei milder Hypertonie oder Proteinurie in Kombination mit weiteren Risikofaktoren, u. a. pathologischer sFlt-1/PlGF-Quotient,
- Abgrenzung einer Präeklampsie von anderen Hochdruckerkrankungen: ein pathologischer sFlt-1/PlGF-Quotient sichert die Diagnose einer Präeklampsie, ein Normalwert schließt sie aus
- einfache Differenzierung Gesunder von Kranken: Cutoff von 85 (Sensitivität 85 %, Spezifität 95 %)
  - **Normbereich:** ≤ 34. SSW < 85, ≥ 34. SSW < 110,
  - **Graubereich:** ≤ 34. SSW 38–85, ≥ 34. SSW 38–110.

In der Zone des Graubereichs sollten Verlaufskontrollen durchgeführt werden um das Risiko für eine Präeklampsie zu konkretisieren oder auszuschließen.

Mit einem negativen prädikativen Wert von 99 % schließt ein Quotient < 38 das Auftreten einer Präeklampsie innerhalb der nächsten Woche bei Patientinnen mit dem klinischen Verdacht aus.

Bei einem **Quotienten > 38** entwickeln Patientinnen mit dem klinischen Verdacht einer Präeklampsie mit einem positiv-prädiktiven Wert von 38,6 % innerhalb der folgenden 4 Wochen eine Präeklampsie.

### Blutdruck

Inkonstant, nicht validiert, aber für die tägliche Routine evtl. ein in guter Hinweis kann die Beobachtung des Fehlens der physiologischen Veränderungen im Blutbild und des Blutdrucks sein. Es sind Befunde, die bei jeder Schwangerschaftsuntersuchung kontrolliert werden und deren Veränderung oder unphysiologisches Verhalten als besonders einfache Hinweise für eine mögliche spätere hypertensive Komplikation anzusehen sind. Dies sind:

- das Ausbleiben des diastolischen Blutdruckabfalls im 2. Trimenon,
- das Ausbleiben der Absenkung des mittleren arteriellen Drucks im 2. Trimenon (MAD II),
- das Ausbleiben des Hämoglobin- und/oder Hämatokritabfalls im 2. Trimenon.

Bleiben diese physiologischen Veränderungen aus, sind dies wichtige prognostische Hinweise für die Entstehung einer hypertonen Komplikation. Diese sehr einfachen Parameter werden als mögliche Früherkennungshinweise sehr häufig zu wenig beachtet.

### Blutdruckmessung

Von Hypertonie in der Schwangerschaft spricht man, wenn

- der systolische Blutdruck 140 mm Hg oder mehr beträgt und/oder
- der diastolische Blutdruck 90 mm Hg oder mehr beträgt.

Die Messung sollte manuell mit an den Oberarmumfang adaptierten Manschetten durchgeführt werden. Bei einem Oberarmenumfang > 34 cm muss eine größere und längere Manschette verwendet werden, weil sonst der Blutdruck falsch hoch gemessen wird. Die erste Messung sollte nach einer 2–3-minütigen Ruhezeit bei sitzender Patientin an beiden Armen durchgeführt werden. Bei geringen Differenzen sollen die weiteren Blutdruckmessungen am rechten Arm erfolgen.

Die **24-Stunden-Blutdruckmessung** mit vollautomatischen Geräten ist möglich, wird aber relativ selten durchgeführt. Dies gilt auch für die telemetrische Befundübergabe an die überwachende Praxis. Häufiger ist die Blutdruckselbstkontrolle morgens, mittags und abends mit Protokollierung. Dabei werden oft auch Gewichtskontrollen und Untersuchungen auf Eiweiß mittels Teststreifen durchgeführt und protokolliert.

**Häusliche Blutdruckmessungen** sollten mit einem Oberarmmessgerät durchgeführt werden, da automatische Blutdruckmessgeräte häufig um etwa 10 % zu niedrige Blutdruckwerte messen. Das Tagesprofil sollte mindestens drei Messungen (morgens, mittags und spätabends) beinhalten.

**Richtiges Blutdruckmessen in der Schwangerschaft**

Um Messfehler klein zu halten, sollte bei allen Patientinnen unter möglichst gleichen Bedingungen (z. B. sitzend, rechter Arm, **nach** dem einführenden Gespräch und **vor** der geburtshilflichen Untersuchung) die Blutdruckmessung durchgeführt werden. Bei grenzwertigen oder pathologischen Befunden müssen diese während einer Untersuchung mehrmals kontrolliert werden (**Cave:** Weißkittelhypertonie).

Wichtig ist auch, dass bei der Blutdruckmessung in der Schwangerschaft – anders als sonst üblich – der diastolische Wert nicht bei Aufhören, sondern bei deutlichem Leiserwerden der Korotkofftöne, also in der Phase IV, registriert wird. Deshalb sind zur Beurteilung des diastolischen Werts automatische Messgeräte in der Schwangerschaft im Allgemeinen nicht optimal geeignet.

Von klinischem Interesse ist auch der Tagesrhythmus des erhöhten Blutdrucks in der Schwangerschaft, der sich von anderen Hypertonieformen unterscheidet. Im Gegensatz zur Hypertonie außerhalb der Gravidität werden die höchsten Werte während der Nacht (zwischen 0 und 8 Uhr) registriert. Umgekehrt bedeutet dies, dass in einer unkomplizierten Schwangerschaft die höchsten Blutdruckwerte zwischen 12 und 24 Uhr, die tiefsten zwischen 0 und 8 Uhr gemessen werden, d. h. es kommt zu einem nächtlichen Blutdruckabfall. Dieser findet bei hypertonen Komplikationen nicht statt. Bei schweren Verlaufsformen kommt es sogar zu nächtlichen Blutdruckspitzen (gelegentlich werden sie bis zu 6 Wochen post partum noch beobachtet). Dies ist unter therapeutischen Gesichtspunkten wichtig, da auf Blutdruckmessungen vor dem Schlafengehen großer Wert gelegt werden sollte und bei einer Therapie die höchsten Dosen des Arzneimittels abends verabreicht werden müssen.

Bemerkenswert ist auch, dass sich bei bis zu 40 % der Frauen mit einer „Weißkittelhypertonie“ (= beim Arztbesuch werden erhöhte Blutdruckwerte gemessen, die sich bei Kontrollmessungen normalisieren) im weiteren Verlauf der Schwangerschaft eine Gestationshypertonie und bei 8 % eine Präeklampsie entwickelt.

Hypertonen Blutdruckwerten während der **Entbindung** kommt nur eine eingeschränkte Bedeutung zu. Sowohl der systolische als auch der diastolische Druck steigen am Ende der Eröffnungsperiode physiologisch an und erreichen in der Pressperiode systolisch Spitzen um 190 mm Hg und darüber, diastolische Werte um 100 mm Hg und höher. Kurz nach der Entbindung ist der Blutdruck wieder normal.

### Beurteilung von Ödemen

Hat man den Ödemen noch vor 5–10 Jahren einen wichtigen Stellenwert als Symptom einer hypertensiven Schwangerschaftskomplikation zugestanden, so muss man dies heute insoweit relativieren, als Ödeme allein, auch wenn sie generalisiert auftreten, als physiologisch anzusehen sind und den Schwangerschaftsverlauf nicht nachteilig beeinflussen. Etwa 15 % aller Graviden weisen generalisierte Ödeme auf. Sie sind bedingt durch Veränderungen des hydrostatischen, venösen oder onkotischen Drucks sowie der Kapillarpermeabilität. Es handelt sich vornehmlich um eine Wasser- und Natriumretention im extrazellulären Raum, besonders im Interstitium.

**CAVE** Vorsicht ist geboten, wenn die Ödementwicklung besonders schnell über Tage oder auch über Stunden auftritt, kontrollierbar an einem raschen oder exzessiven Gewichtsanstieg (> 1 kg/Woche) oder wenn sich ein ausgeprägtes Gesichtsödem entwickelt. Auch wenn bis zu diesem Zeitpunkt noch keine anderen Symptome einer Hypertonie (erhöhte Blutdruckwerte, Urin-Eiweißausscheidung, Hämokonzentration) vorhanden sind, ist dies als frühzeitiges Warnsignal einer sich entwickelnden schweren hypertonen Verlaufsform zu interpretieren. Die Patientin muss deshalb besonders kurzfristig und gründlich überwacht werden.

### Klinisch-chemische Laborparameter

Die in der ◘ Tab. 10.3 dargestellten Laborparameter sind als Übersicht möglicher Veränderungen bei einer hypertonen Erkrankung in der Schwangerschaft zu verstehen. Sowohl die Abweichungen von der Norm als auch die einzelnen Parameter können individuell sehr unterschiedlich sein und hängen natürlich auch von der Schwere der Erkrankung und der Organbeteiligung ab. Sie sind in aller Regel der klinischen Diagnostik vorbehalten. Bei Verdacht auf eine Präeklampsie, bei Retardierung des Kindes, pathologischen Dopplerwerten oder vermindertem Fruchtwasser haben sich zur ambulanten Diagnostik Hämoglobin, Hämatokrit sowie die Bestimmung der Thrombozyten bewährt. Ein Hämatokrit > 38 %, ein Hämoglobin > 16 g/dl sprechen für eine **Hämokonzentration**, niedrige oder abfallende Thrombozytenwerte (< 100 000/µl) für eine **Gerinnungsstörung**. Eine Klinikeinweisung ist dann notwendig. Wichtig ist vor allem der zeitliche Verlauf der Parameter, da er auch Aussagen über die Dynamik der Krankheitsentwicklung erlaubt.

Die in der ◘ Tab. 10.3 dargestellten Laborparameter geben Hinweise auf die Schwere der Erkrankung und die Organmanifestation, die ausgesprochen unterschiedlich sein kann. Wichtig für die Beurteilung, ob evtl. eine vorzeitige Entbindung indiziert ist, ist der Verlauf, insbesondere der der Gerinnungsparameter in Kombination mit den kindlichen Parametern (Doppler, Fetometrie, Fruchtwassermenge, CTG).

Bei schweren Verlaufsform der Hypertonie (Präeklampsie, Propfpräeklampsie, Eklampsie und HELLP-Syndrom) kann sich, klinisch oft schwer erkennbar, innerhalb von wenigen Stunden eine massive, lebensbedrohliche Gerinnungsstörung im Sinne einer disseminierten intravaskulären Gerinnung mit der Folge einer Verbrauchskoagulopathie und eines Multior-

**Tab. 10.3** Klinisch-chemische Laborparameter. Nach AWMF-Register Nr. 015/018

| Parameter | Pathologische Veränderung | Bemerkung |
|---|---|---|
| Hämatokrit | > 38 % | Hämokonzentration bei Schwangerschaftshypertonie |
| Hämoglobin | > 13 g/dl | Zeichen einer Hämokonzentration bei Schwangerschaftshypertonie<br>Erniedrigte bzw. abfallende Werte sind Zeichen einer Hämolyse beim HELLP-Syndrom |
| Thrombozyten | < 100 000/µl | Hinweis für Verbrauchskoagulopathie<br>Ein progredienter Abfall der Thrombozyten muss auch im Normalwertbereich innerhalb weniger Stunden kontrolliert werden (Cave: HELLP-Syndrom, DIG*) |
| GPT (ALT) | Anstieg über den Normbereich | Prognoseparameter bei Leberbeteiligung, erhöht bei HELLP-Syndrom |
| GOT (AST) | Anstieg über den Normbereich | Prognoseparameter bei Leberbeteiligung, erhöht bei HELLP-Syndrom |
| LDH | Anstieg über den Normbereich | Bei Leberbeteiligung ist es ein Prognoseparameter, wichtiger Parameter beim HELLP-Syndrom, korreliert mit dem Schweregrad der Erkrankung |
| Bilirubin (indirekt) | > 1,2 mg/dl | Prognoseparameter bei Leberbeteiligung |
| Harnsäure | > 5,9 mg/dl ab der 32. SSW | Hinweis auf schwere Präeklampsie |
| Kreatinin | > 0,9 mg/dl | Einschätzung der Nierenfunktion, Hinweis auf schwere Präeklampsie |
| Protein im Urin | ≥ 300 mg/24 h<br>Protein-Kreatinin-Quotient (aus Spontanurin) ≥ 30 mg/mmol | Wichtig zur Differenzierung der verschiedenen hypertensiven Schwangerschaftserkrankungen |
| Haptoglobin | Abfall unter den Normbereich | Diagnostik und Verlaufsbeurteilung hämolytischer Erkrankungen, empfindlicher Parameter bei der Diagnose und dem Schweregrad des HELLP-Syndroms |
| D-Dimer | Rapider Anstieg | Hinweis auf DIG |
| Fibrinogenabfall | < 150 mg/dl | Hinweis auf Verbrauchskoagulopathie (Verlaufsbeobachtung) |
| Antithrombin III | Abfall | Hinweis auf Verbrauchskoagulopathie |
| Fragmentozyten | Im Blutausstrich | Hinweis auf DIG |
| sFlt-1/PlGF-Quotient | > 85 | Hinweis auf Entwicklung einer Präeklampsie |

*DIG: disseminierte intravaskuläre Gerinnungsstörung

10

ganversagens entwickeln. Sie tritt besonders häufig bei den frühen Formen der Präeklampsie < 34. SSW, der early-onset-Präeklampsie, auf. Frühe laborchemischen Zeichen sind der Anstieg der D-Dimer-Konzentration, der Abfall von AT III sowie ein progredienter Thrombozytenabfall.

### Proteinausscheidung

In der normalen Schwangerschaft werden durch Änderungen der intrarenalen Hämodynamik und durch eine Vergrößerung der Poren der Glomerulusmembran Proteine im Harn ausgeschieden. Bei ca. 20 % der Schwangeren lassen sich deswegen mit den üblichen Methoden Spuren von Eiweiß nachweisen (▸ Kap. 13.1.1 Schwangerschaftsproteinurie).

Eine Proteinmenge von mehr als 300 mg im 24-Stunden-Sammelurin gilt als pathologisch. Da die Teststreifen-Methode sehr ungenau ist und die Menge der Eiweißausscheidung eine hohe prognostische Bedeutung hat, ist bei einem Teststreifen-Nachweis von mehr als einer Spur (> 1+) die Bestimmung der quantitativen Eiweißausscheidung im 24 Stunden-Sammelurin notwendig, denn das Zusammentreffen mit einer Hypertonie führt zu einer signifikanten Verschlechterung der fetalen Prognose und ist als Signal eines ungünstigen bzw. schweren Krankheitsverlaufs zu deuten. Eine Proteinurie vor der 20. SSW gilt als Hinweis für eine präexistente Nierenerkrankung.

Als Alternative zur Bestimmung der Eiweißausscheidung im 24-Stunden-Sammelurin dient der Protein-Kreatinin-Quotient aus dem Spontanurin. Werte ≥ 30 mg/mmol entsprechen einer Eiweißausscheidung von ≥ 300 mg/d.

### Ultraschall

Sowohl die mütterlichen als auch die fetalen Ultraschallparameter haben einen hohen prädiktiven, diagnostischen und prognostischen Stellenwert bei der Beurteilung hypertoner Schwangerschaftskomplikationen. Nach den Mutterschaftsrichtlinien sind erweiterte sonografische Untersuchungen indiziert bei Zustand nach Präeklampsie/Eklampsie, Verdacht auf Retardierung, Zustand nach Mangelgeburt oder intrauterinem Fruchttod und bei schwangerschaftsinduzierter Hypertonie/Präeklampsie/Eklampsie.

Untersucht werden:

- **Mütterliche Parameter:** Mittels Dopplersonografie wird die Blutströmung in den beiden Arteriae uterinae gemessen. Eine Erhöhung des Resistance-Index (RI), des Pulsatilitätsindex (PI) sowie eine Persistenz der diastolischen Inzisur (Notch) in beiden Arteriae uterinae nach der 24. SSW geht mit einem hohen Risiko für die Entwicklung einer Präeklampsie (etwa 40–60 %) bzw. einer fetalen Retardierung (IUGR = intrauterine growth restriction, etwa 30 %) einher (▸ Kap. 10.3.3 Präeklampsie-Prädiktion). Bei einem erhöhten uterinen Gefäßwiderstand (RI, PI, Notch) in der 20.–24. SSW wird eine Kontrolle in der 28.–30. SSW empfohlen. Bei Persistenz sind in Abhängigkeit von den Symptomen der Mutter oder des fetalen Wachstums Kontrollen alle 3–4 Wochen zu empfehlen. Allerdings haben in dieser Situation die fetalen Parameter einen aussagekräftigeren Stellenwert.
- **Fetale Parameter:**
  - **Dopplersonografie** der Arteria umbilicalis, evtl. der Arteria cerebri, des Aortenisthmus und venöser Gefäße, insbesondere des Ductus venosus, geben wichtige Informationen über das Ausmaß der verminderten Blutflüsse beim Kind. Sie sind bedeutend für klinische Entscheidungen, die insbesondere auch eine stationäre Aufnahme und die Entscheidung zu einer vorzeitigen Entbindung betreffen. Eine zunehmende Plazentainsuffizienz ist in der Arteria umbilicalis korreliert mit einem reduzierten, fehlenden (Nullfluss) und einem reversen (Umkehrfluss) enddiastolischen Blutfluss. Folge ist eine Umverteilung der Durchblutung zugunsten zentraler Organe. Entsprechend nimmt in der Arteria cerebri media der enddiastolische Blutfluss zu sog. „brain sparing“. Ein reverser Fluss in der Arteria umbilicalis und

das Wiederansteigen des diastolischen Flusses in der Arteria cerebri media, die sog. „Pseudonormalisation“ zeigen eine Dekompensation des kindlichen Kreislaufs an. Die nächste Stufe der progredienten Dekompensation ist ein Anstieg des Aortenisthmus Pulsatilitäts-Index, gefolgt von einem pathologischen Dopplerspektrum des Ductus venosus, das eine Herzinsuffizienz anzeigt und den drohenden intrauterinen Fruchttod signalisiert.

- **Fetometrie:** Zur Wachstumskontrolle des Kindes dienen insbesondere biparietaler-, Abdomentransversal-, Abdomensagittal-Durchmesser und die Femurlänge. Zum Schwangerschaftsalter verminderte Maße und eine Abflachung der Wachstumskurve sind ein Hinweis für eine Retardierung. 10–14-tägige Kontrollen der Werte sind sinnvoll, um in Verbindung mit dopplersonografischen Parametern, das kindliche Risiko einzuschätzen und evtl. eine vorzeitige Entbindung zu induzieren.
- **Fruchtwassermenge:** Eine abnehmende Fruchtwassermenge ist ein Zeichen zunehmender Plazentainsuffizienz.
- **Kardiotokogramm (CTG):** Das Kardiotokogramm während der Schwangerschaft kann zusätzlich Hinweise für eine drohende Gefährdung des Kindes geben. Nach AWMF-Leitlinie sind Indikationen Hypertonie, Oligohydramnion und Wachstumsrestriktionen < 10. Perzentile, nach den Mutterschaftsrichtlinien der Verdacht auf eine Plazentainsuffizienz nach klinischem oder biochemischem Befund und einem intrauterinen Fruchttod in einer früheren Schwangerschaft. Im Vergleich zur Fetometrie und ganz besonders zur Dopplersonografie ist der Wert der Vorhersage einer gefährlichen Dekompensation mit der Kardiotokografie, die nur 1–4 Tage beträgt, als deutlich geringer einzuschätzen und häufig fehlerhaft. Die Fruchtwassermenge und dopplersonografische Parameter haben bei den Frühveränderungen ein deutlich längeres Zeitfenster bis zur Gefährdung des Kindes. Bei einer drohenden Dekompensation des fetalen Kreislaufs hat jedoch die Kardiotokografie in Verbindung mit dopplersonografischen Messungen einen hohen Stellenwert für das geburtshilfliche Prozedere.

### Diagnostik der Präeklampsie/Eklampsie

Alarmierende Zeichen einer schweren Präeklampsie bzw. einer drohenden Eklampsie sind:

- ein systolischer Druck über 160 mm Hg,
- ein diastolischer Druck über 110 mm Hg,
- Kreatinin ≥ 0,9 mg/dl,
- eine Oligurie (Harnausscheidung unter 500 ml/24 Stunden),
- Kopfschmerzen oder Sehstörungen.

Insbesondere Hyperreflexie, motorische Unruhe, Kopfschmerzen, Augenflimmern, Übelkeit, Erbrechen bzw. Oberbauchbeschwerden, die häufig als Magen-Darm- bzw. Leber-Gallebeschwerden fehlinterpretiert werden, können prodromale Zeichen eines eklamptischen Anfalls sein. Alle oben genannten Laborparameter können in sehr unterschiedlicher Ausprägung und je nach Organmanifestation pathologisch sein.

Der **Status eclampticus** besteht aus epileptiformen tonisch-klonischen Krämpfen. Diese können auch bei relativ niedrigen Blutdruckwerten um 140/90 mm Hg auftreten. Es handelt sich immer um einen lebensbedrohlichen Zustand sowohl für die Mutter (Nierenversagen, Lungeninsuffizienz durch Ödem oder Atemstillstand, Massenblutungen im Gehirn, Leberversagen und Gerinnungsstörungen) als auch für den Fetus. Differenzialdiagnostisch ist vor allem der epileptische Anfall abzugrenzen.

### Besonderheiten bei der Diagnostik des HELLP-Syndroms

Die Diagnose kann gestellt werden durch eine typische Laborkonstellation in Verbindung mit der Klinik. Es finden sich praktisch immer, wenn auch gelegentlich nur in leichter Ausprägung, Zeichen einer Präeklampsie. Sehr charakteristisch sind die Oberbauchbeschwerden rechts, die in bis zu 90 % der Fälle beobachtet werden.

Das Laborscreening beim HELLP-Syndrom lautet wie folgt:

- Hämolyseparameter,
- Haptoglobin ↓, sensitivster Parameter bei bis zu 97 % der Betroffenen erniedrigt,
- Fragmentozyten im Blutausstrich ↑, bei bis zu 86 % der Betroffenen erhöht,
- Gesamtbilirubin ↑, bei bis zu 62 % der Betroffenen erhöht,
- Transaminasen ↑ ↑,
- Eiweißausscheidung im Urin ↑,
- LDH ↑,
- Fibrinogen ↓,
- AT III ↓,
- das C-reaktive Protein kann beim HELLP-Syndrom erhöht sein, ist aber kein Hinweis auf eine bakterielle Infektion.

Die Diagnosestellung beim HELLP-Syndrom kann schwierig sein, da sowohl die klinischen Zeichen (Oberbauchbeschwerden, Ikterus) als auch die Laboruntersuchungen auf eine „falsche Fährte" führen können. Die häufigsten Fehldiagnosen sind: akute Hepatitis, Gastritis, Hiatushernie, idiopathisch-thrombozytopenische Purpura, thrombotisch-thrombozytopenische Purpura, hämolytisch-urämisches Syndrom, Lupus erythematodes. Alle diese Erkrankungen sind in der Schwangerschaft jedoch sehr selten.

## 10.3.4 Auswirkungen auf die Schwangerschaft und mütterliche Prognose

### Chronische Hypertonie

Etwa 80 % der Schwangerschaften bei chronischer Hypertonie verlaufen unkompliziert. Sie sind also für die Mutter kein Problem, denn das kurzfristige Risiko für kardiovaskuläre Komplikationen in der Zeit der Schwangerschaft ist gering. In aller Regel handelt es sich um die essenziellen Formen. Offensichtlich sind Komplikationen bei den restlichen 20 % abhängig vom Alter (steigend mit zunehmendem Alter) und den Begleiterkrankungen. Insbesondere eine **renale Hypertonie** mit eingeschränkter Nierenfunktion führt in einem hohen Prozentsatz zu Komplikationen. Besonders bei Kreatininwerten > 1,5 mg/dl besteht eine hohe Gefahr der Progredienz der Niereninsuffizienz mit einer sehr ungünstigen Prognose des weiteren Verlaufs der Schwangerschaft.

Etwa 20 % der Frauen mit chronischer Hypertonie entwickeln während der Schwangerschaft eine Präeklampsie (Pfropfpräeklampsie s. u.). In Abhängigkeit vom Schweregrad der Präeklampsie und dem Schwangerschaftsalter treten dann Probleme für Mutter und Kind auf. Von diesen Betroffenen entwickeln etwa 50 % sehr früh, vor der 34. SSW, eine Propfpräeklampsie mit ungünstiger Prognose.

### Gestationshypertonie

Für etwa die Hälfte der Graviden hat diese nach der 20. SSW auftretende Hypertonieform keine wesentliche Bedeutung für den Schwangerschaftsverlauf, es sei denn die Hypertonie ist das erste Zeichen einer später auftretenden Präeklampsie (50 %).

Eine Schwangerschaftshypertonie tritt häufig nur in der ersten Schwangerschaft auf. Das Wiederholungsrisiko für folgende Schwangerschaften ist 26 % für eine Gestationshypertonie, 6 % für eine Präeklampsie. Allerdings hat sie eine wichtige prognostische Bedeutung für das zukünftige Blutdruckverhalten, denn sie ist oft die erste Manifestation einer primären Hypertonie im späteren Leben.

### Präeklampsie

Die Präeklampsie ist für die meisten mütterlichen Todesfälle im Rahmen der Schwangerschaft verantwortlich. Man geht von weltweit mindestens 50 000 mütterlichen Todesfällen pro Jahr aus. Bei der Präeklampsie handelt es sich um eine Multiorganerkrankung mit vorwiegend renaler und zerebraler Manifestation, der eine generalisierte endotheliale Dysfunktion zugrunde liegt. Besondere Gefahren für ein Multiorganversagen gehen von der schweren Präeklampsie, der Eklampsie, dem HELLP-Syndrom und der Propfpräeklampsie aus.

Das Wiederholungsrisiko einer Präeklampsie in einer folgenden Schwangerschaft beträgt knapp 15 %. Je früher es in der Schwangerschaft aufgetreten ist, desto höher ist die Wahrscheinlichkeit des Wiederauftretens. Frauen mit einer schweren Präeklampsie haben im späteren Leben ein deutlich erhöhtes kardiovaskuläres Risiko. Mehr als 90 % der Frauen entwickeln nach 20–25 Jahren eine chronische Hypertonie. Auch die Risiken für ischämische Herzerkrankungen und Schlaganfälle sind erhöht.

#### Pfropfpräeklampsie

Das Zusammentreffen einer primären oder sekundären arteriellen Hypertonie mit einer Gestationshypertonie kann sich zu einem schweren Krankheitsbild im Sinne eines Multiorganversagens entwickeln. Ist die Ursache eine präexistente Hochdruck- oder Nierenerkrankung bzw. handelt es sich um eine aufgepfropfte Hypertonie, so ist die Langzeitprognose durch die hypertone Komplikation deutlich verschlechtert. Diese Patientinnen entwickeln später statistisch signifikant höhere Blutdruckwerte als die Normalbevölkerung.

#### Eklampsie

Die Eklampsie gilt als schwerste Komplikation hypertensiver Schwangerschaftserkrankungen, die Inzidenz liegt etwa bei 0,3–0,5: 1 000 Geburten. Eklamptische Anfälle können auch post partum auftreten. In den ersten 48 Stunden nach der Geburt wird eine Häufigkeit der Betroffenen von 5–28 %, danach von 5–17 % beschrieben.

Jede Blutdrucksteigerung in der Schwangerschaft, insbesondere wenn sie mit einer Proteinurie einhergeht, birgt die Gefahr der Entwicklung einer Eklampsie in sich, verbunden mit einer unmittelbaren Lebensbedrohung für die Mutter. Die Prognose der tonisch-klonischen Krämpfe der Mutter ist abhängig von dem Ausmaß der Blutungen im Gehirn.

Die Mortalität ist auch heute noch hoch. Die häufigste Todesursache ist die Hirnblutung. Von großer Bedeutung ist die Zahl der Anfälle. Bei einem Anfall beträgt die Mortalität etwa 5 %, bei mehr als 5 Anfällen liegt sie über 38 %.

#### HELLP-Syndrom

Die Erkrankung manifestiert sich im Median in der 34. Schwangerschaftswoche, kann aber auch in bis zu 30 % der Fälle in den ersten Tagen nach der Entbindung auftreten. Der Anteil der Erstgebärenden liegt zwischen 50 und 80 %. Das Wiederholungsrisiko für ein HELLP-Syndrom in einer nachfolgenden Schwangerschaft liegt, je nach Quelle zwischen 2,1 und 24 %.

Der Verlauf ist völlig unkalkulierbar. Das volle Krankheitsbild kann sich aus einer geringen Hypertonie- oder leichten Präeklampsiesymptomatik plötzlich in wenigen Stunden entwickeln. Es ist bekannt, dass es intermittierend auftritt und sich unter konservativer Therapie in bis zu 46 % der Fälle zurückbilden kann. Allerdings kommt es bei vielen Patientinnen zu einer raschen therapierefraktären Exazerbation der Erkrankung mit lebensbedrohlichen, oft tödlich endenden Komplikationen für Mutter und Kind (vorzeitige Plazentalösung etwa 20 %, Niereninsuffizienz etwa 8 %, Lungenödeme etwa 5 %, intrazerebrale Blutungen etwa 5–10 %, Leberruptur etwa 1,5–2 %). Gerade Letztere, die auf dem Boden eines subkapsulären Hämatoms mit folgenden massiven intraabdominalen Blutungen entsteht, führt in etwa 70 % zum Tode der Mutter und in etwa demselben Prozentsatz zum Tode des Kindes.

#### Beratung über weitere Schwangerschaften

Die Patientinnen sollten unbedingt über das Wiederholungsrisiko der Präeklampsie und oder des HELLP-Syndromes aufgeklärt sein. Dieses liegt bei beiden Erkrankungen zwischen 2–19 %. Insbesondere wenn die Erkrankungen vor der 32. Schwangerschaftswoche aufgetreten sind, sollte eine Untersuchung auf angeborene oder erworbene Thrombophilien durchgeführt werden.



### 10.3.5 Prognose für das Kind

Eine gute Prognose für den Fetus bzw. das Kind besteht bei

- der chronischen Hypertonie,
- der Gestationshypertonie ohne Proteinurie.

Alle anderen Hypertonieformen insbesondere die schwere Präeklampsie, die Propfpräeklampsie, die Eklampsie und das HELLP-Syndrom gehen mit einer hohen perinatalem Mortalität, die zwischen 30 und 50 % bestehen kann, einher.

Ursächlich sind es Folgen der Vasokonstriktion, Hämokonzentration, veränderter Fließeigenschaften des Blutes (Verminderung des Blutflusses) und der pathologischen Hyperkoagulabilität. Sie bedingen eine chronische Minderversorgung der Plazenta, die letztendlich zur vitalen Bedrohung des Fetus führt. Eine fetale Wachstumsretardierung und eine Steigerung der perinatalen Mortalität sind die Folgen. Etwa ein Drittel der Todesfälle betrifft Kinder mit einem Geburtsgewicht unter 2500 g. Ursächlich spielen die Frühgeburtlichkeit und die kindliche Retardierung sowie beides gemeinsam eine große Rolle.

Neben der Eklampsie und dem HELLP-Syndrom stellt eine Propfgestose das höchste Risiko für die perinatale Mortalität aller hypertensiven Komplikationen der Schwangerschaft dar. Bei chronischen Nierenerkrankungen ist die Beeinträchtigung des fetalen Wachstums umso stärker, je weiter die Einschränkung der Nierenfunktion fortgeschritten ist. Sind die Serumkreatininwerte über 2 mg/dl erhöht, so sind die Aussichten, eine Schwangerschaft bis zur Lebensfähigkeit des Kindes auszutragen, sehr gering.

**Langzeitprognose für das Kind:** Eine Präeklampsie der Mutter ist oft mit einem niedrigen Geburtsgewicht und einer Wachstumsretardierung assoziiert. Im Sinne einer „Fetalen Programmierung“ weisen Befunde darauf hin, dass die Kinder im späteren Leben überdurchschnittlich zum Hypertonus, zur Adipositas, einem metabolischen Syndrom, einer Insulinresistenz und zu kardiovaskulären Erkrankungen neigen. Möglicherweise werden bereits intrauterin vaskuläre Prozesse induziert, die später zu einer gestörten Endothelfunktion führen.

### 10.3.6 Prävention

Bei Risikopatientinnen hat sich die Gabe von Acetylsalicylsäure zur Prävention einer Präeklampsie als wirksam erwiesen. Weitere diskutierte Substanzen (z. B. Gabe von Magnesium, Calcium, Vitamin C, Vitamin E oder Fischöl) haben einen umstrittenen Stellenwert. Die tägliche orale Gabe von 70–150 mg Acetylsalicylsäure (in Deutschland ist die Gabe von 100 mg etabliert) **vor der 16. Schwangerschaftswoche** kann die Präeklampsierate um etwa 19 %, die perinatale Mortalität um etwa 16 % reduzieren. Die Einnahme von der 12.–36. SSW hat sich bewährt.

Als Risikopatientinnen gelten:

- Zustand nach Präeklampsie, Eklampsie, HELLP-Syndrom vor 34. SSW in der vorangegangen Schwangerschaft,
- ausgeprägte IURG < 5. Perzentile,
- Schwangere mit bilateralem Notch im 1. Trimenon und mütterliche Risikofaktoren.

Bei einer chronischen arteriellen Hypertonie oder einer bereits manifesten Präeklampsie ist die Gabe von Acetylsalicylsäure nicht indiziert. In jüngster Zeit wird auch der prophylaktischen Gabe von niedermolekularem Heparin ein hoher Wert in der Prophylaxe der Präeklampsie zugeschrieben.

### 10.3.7 Betreuung der Schwangeren

#### Ambulante Betreuung

Die **kausale Behandlung** hypertensiver Schwangerschaftserkrankungen kann nur die Beendigung der Schwangerschaft mit Entfernung der auslösenden Ursachen (Plazenta) sein. Die **symptomatische Therapie** hat das Ziel, so lange für Mutter und Kind stabile Bedingungen herzustellen, bis es zur Geburt kommt oder diese mit möglichst wenigen Risiken eingeleitet werden kann. In der ambulanten Therapie sind hauptsächlich allgemeine Behandlungsmaßnahmen angezeigt. Lässt sich mit solchen Allgemeinmaßnahmen keine befriedigende Blutdrucksenkung erreichen, so ist die Einstellung mit Antihypertensiva angezeigt. Wegen der schwer kalkulierbaren Risiken für Mutter und Kind ist dazu eine Klinikeinweisung notwendig.

**Besonderheiten bei der ambulanten Betreuung**

Bei ambulanter Behandlung muss man sich der plötzlich auftretenden, schwerwiegenden Komplikationen bewusst sein. Voraussetzung sind der Ausschluss manifester Risiken für die Mutter oder das Kind, eine leichte Form der hypertonen Erkrankung, eine gute Kooperationsbereitschaft der Schwangeren und eine wöchentliche ärztliche Kontrolle. Neben Krankschreibung, Ausschaltung anderer Stressfaktoren und körperlicher Schonung sind folgende Untersuchungen zu empfehlen, um eine beginnende schwere Verlaufsformen möglichst frühzeitig zu erkennen:

- Blutdruck: 3 × täglich (früh, mittags, abends), mit Protokollierung,
- Eiweiß im Urin: jeden 2. Tag mittels Teststreifen,
- Körpergewicht: täglich zur selben Zeit mit Protokollierung,
- Laborparameter: Hämoglobin, Hämatokrit, Thrombozytenzahl wöchentlich (bei anamnestischen Risiken ab des 20. SSW),
- Überwachung des Fetus: Fetometrie, Fruchtwassermenge 10–14-tägig, Dopplersonografie wöchentlich als wichtiges Entscheidungskriterium für die Klinikeinweisung, Kardiotokografie 1–2-mal/Woche,
- gegebenfalls sFlt-1/PlGF-Quotient.

### Indikation zur Vorstellung in der Klinik

Im Folgenden sollen wichtige Indikationen zur Vorstellung in der Klinik aufgeführt werden, wie sie in der AWMF-Leitlinie Diagnostik und Therapie hypertensiver Schwangerschaftserkrankungen (Stand 12/2013) definiert wurden. Beachtet werden sollte, dass eine verspätete oder unterlassene Vorstellung in der Klinik haftungsrechtliche Konsequenzen nach sich ziehen kann.

- Hypertonie ≥ 150 mm Hg systolisch bzw. ≥ 100 mm Hg diastolisch,
- manifeste Präeklampsie,
- Proteinurie und starke Gewichtszunahme im 3. Trimenon (≥ 1 kg/Woche),
- drohende Präeklampsie
  - Prodromalsymptome: Erbrechen, Oberbauchschmerzen, Übelkeit,
  - zentralnervöse Symptome: Augenflimmern, Hyporeflexie, persistierende Kopfschmerzen,
- klinischer Verdacht auf HELLP-Syndrom: bes. persistierende Oberbauchschmerzen,
- milde Hypertonie oder Proteinurie und weitere Risikofaktoren wie
  - vorbestehende Erkrankung der Mutter (z. B. ein Diabetes mellitus),
  - Mehrlingsgravidität,
  - frühes Gestationsalter (< 34. Schwangerschaftswoche),
  - An-, Oligohydramnion,
  - pathologischer sFlt-1/PlGF-Quotient,
- Hinweis auf eine fetale Bedrohung in utero:
  - suspektes/pathologisches CTG,
  - suspektes/pathologisches Dopplersonogramm, z. B. Nullfluss/Reverse Flow in den Arteriae umbilicales, Brain Sparing in der Arteria cerebri media,
  - intrauterine Wachstumsrestriktion.

### Entbindung bei schweren Verlaufsformen

Die Betreuung soll in einem Perinatalzentrum erfolgen. Bis zur 34. Schwangerschaftswoche ist ein konservatives Vorgehen empfehlenswert unter einer kontinuierlichen Überwachung der Mutter und des Kindes, damit für beide eine gefährliche Entwicklung frühzeitig erkannt werden kann. Wobei jeder gewonnene Tag für das Kind eine deutliche Verbesserung der Lebensprognose bedeutet. Allerdings sind bis zu 50 % der Erkrankungen mit einer Plazentainsuffizienz, einem verminderten Wachstum und einer pathologisch veränderten Blutversorgung assoziiert, sodass das konservative Vorgehen meist wegen der Progredienz der Präeklampsie limitiert ist. Nach der 34. Schwangerschaftswoche wird allgemein die baldige Entbindung einer Patientin mit schwerer Präeklampsie empfohlen.

### Wochenbett

Eine intensivmedizinische Betreuung im Wochenbett ist bei schweren Verlaufsformen zumindest während der ersten 24–48 Stunden unbedingt notwendig. Sowohl die Präeklampsie als auch das HELLP-Syndrom können postpartal weiterbestehen und auch progredient sein. Die Rate eines postportalen HELLP-Syndroms liegt zwischen 7–30 %. Eklampsien können in bis zu 28 % auftreten.

Eine antihypertensive Therapie soll langsam reduzierend ausgeschlichen werden. Ein Abstillen ist nicht notwendig. Gegebenenfalls sollte die antihypertensive Therapie in Absprache mit einem Internisten auf eine andere Medikation umgestellt werden. Blutdruckzielwerte bei der Entlassung sind < 150/100 mm Hg.

Nach Abschluss des Wochenbettes sollte eine internistische Nachuntersuchung erfolgen, um vor allem Nierenerkrankungen aber auch um eine Hypertonie oder andere kardiovaskuläre Erkrankungen zu erkennen.

Bei schwerer Präeklampsie bzw. HELLP-Syndrom insbesondere bei Auftreten vor der 34. Schwangerschaftswoche sollte eine Thrombophiliediagnostik insbesondere auf Antiphospholipid-Antikörper durchgeführt werden.

## 10.3.8 Therapie

### Allgemeine Maßnahmen

**Körperliche Schonung:** Vor jeder Verordnung von Antihypertensiva in der Schwangerschaft sind allgemeine Maßnahmen zur Blutdrucksenkung auszuschöpfen. Diese bestehen in Schonung, Vermeidung von Belastungen und körperlichen Anstrengungen sowie so oft wie möglich am Tag Bettruhe, am besten in Seitenlage. Diese Maßnahmen haben sehr häufig einen günstigen Einfluss auf den Blutdruck, sie verbessern die Nierenfunktion sowie die uteroplazentare Durchblutung.

**Eiweißreiche Diät:** Bereits in frühen Stadien der Erkrankung kann eine Hypoproteinämie entstehen. Wie bereits erwähnt, ist die kindliche Prognose bei der Kombination von Hypertonie und Proteinurie besonders schlecht. Hoch konzentrierte Eiweißprodukte, die zusätzlich zur normalen Nahrung eingenommen werden können, sind deshalb indiziert.

**Kaloriengehalt der Nahrung:** Eine kalorienarme Kost als therapeutische Maßnahme ist in der Schwangerschaft nicht indiziert, da sie die Gefahr mangelhafter Zufuhr essenzieller Nahrungsstoffe für den Fetus in sich birgt. Zusätzlich verursacht die Kalorienrestriktion einen Katabolismus des körpereigenen Fetts und führt zur Ketonämie mit möglichen negativen Auswirkungen auf die Frucht. Aus diesem Grunde gelten heute für hypertensive gravide Patientinnen dieselben Ernährungsprinzipien wie bei gesunden Schwangeren.

**Kochsalzgehalt der Nahrung:** Eine kochsalzarme Ernährung wird nicht mehr empfohlen, da prospektive Untersuchungen belegen konnten, dass die Kochsalzrestriktion als prophylaktische Maßnahme zur Verhinderung einer Hypertonie in der Schwangerschaft ohne Bedeutung ist. Demgegenüber steht die Gefahr eines Salzverlustes im Vordergrund. Eine ungenügende Natriumzufuhr, evtl. in Verbindung mit Natriumverlusten, kann die Tendenz zur Hypovolämie verstärken und kompensatorisch den peripheren Widerstand durch Vasokonstriktion erhöhen, wodurch die fetale Versorgung beeinträchtigt wird.

Es gibt Überlegungen, ob nicht eine erhöhte Kochsalzzufuhr für die Therapie bzw. die Verhinderung der hypertensiven Komplikationen in der Schwangerschaft notwendig ist, unter dem Aspekt, dass hierdurch die Hypovolämie ausgeglichen wird. Bisher gibt es aber noch nicht genügend gesicherte Hinweise für diese These. Weitere Untersuchungen müssen deshalb abgewartet werden.

### Antihypertensive Therapie

Die Einleitung einer medikamentösen Therapie ist schweren Verlaufsformen vorbehalten und sollte ausschließlich unter stationären Bedingungen durchgeführt werden. Die antihypertensive Therapie soll mütterlichen Komplikationen zerebraler und kardiovaskulärer Art vorbeugen. Im Vordergrund steht dabei die Vermeidung von zerebralen Blutungen. Ein Nutzen für das Kind im Sinne einer Verbesserung der fetalen Entwicklung oder der Lebensprognose konnte bisher bei keinem Medikament nachgewiesen werden.

■ **MERKE** Zahlreiche Untersuchungen zeigen, dass die antihypertensive Therapie mit einer Reduktion der uteroplazentaren Durchblutung, einer fetalen Retardierung und einem niedrigen Geburtsgewicht einhergehen kann.

Die aktuelle Empfehlung, nämlich eine antihypertensive Therapie ab Blutdruckwerten von 170/110 mm Hg einzuleiten, stellt somit einen Kompromiss zwischen Mutter und Kind dar. Weitere Untersuchungen sind auf diesem Gebiet notwendig, da die Studienlage bislang unbefriedigend ist. Bei präexistenter Hypertonie oder einer Pfropfkonstellation (Nierenerkrankungen, Diabetes mellitus) wird eine medikamentöse Behandlung bereits ab Blutdruckwerten von 160/100 mm Hg empfohlen.

## Arzneimittel

### Empfohlene Arzneimittel

Die Pharmakotherapie der Hypertonie vor und während einer Schwangerschaft soll nach aktuellen evidenzbasierten Leitlinien, z. B. der European Society of Cardiology (Regitz-Zagrosek et al. 2011; Hilfiker-Kleiner & Bauersachs 2016), erfolgen.

**Methyldopa:** Dieser Wirkstoff ist nach wie vor das orale Mittel der ersten Wahl in der Hypertoniebehandlung in der Schwangerschaft. Für kein anderes Mittel liegt ein so gut dokumentiertes Datenmaterial, einschließlich zur Entwicklung der Kinder bis zum Alter von über 7 Jahren, vor. Hepatotoxizität ist eine bekannte potenzielle unerwünschte Wirkung von Methyldopa. Bei Schwangeren sind 5 publizierte Fälle einer Methyldopa assoziierten Leberschädigung bekannt. Die Autoren eines Fallberichts schlugen vor, nach Beginn einer Methyldopabehandlung in der Schwangerschaft die Transaminasen zu kontrollieren. Andere potenzielle Nebenwirkungen von Methyldopa umfassen Mundtrockenheit und zentralnervöse Erscheinungen, insbesondere Sedierung.

■ **MERKE** Methylodopa gilt als Mittel der ersten Wahl zur Langzeitanwendung im Rahmen einer Hypertoniebehandlung in der Schwangerschaft.
Übliche Dosierung: einschleichende Dosierung, initial 750–1 000 mg/Tag, kann auf bis zu 2 g/Tag erhöht werden. Die Dosis sollte auf 3–4 Einzelgaben aufgeteilt werden. Nach längerer Therapie sollte Methyldopa ausgeschlichen werden.

**Betablocker:** Umfangreiche kontrollierte Studien zur Anwendung in der Schwangerschaft fehlen für alle Betablocker. Die relative Unbedenklichkeit der Anwendung beruht allein auf jahrzehntelangen Erfahrungen.

Betablocker ohne sympathomimetische Eigenschaften gehören zu den Antihypertensiva, die sich in der Schwangerschaft bewährt haben, allerdings nur in der Spätschwangerschaft. Zu dieser Gruppe gehört z. B. **Metoprolol.** Einige Betablocker (z. B. Atenolol oder Propranolol) können zu einer intrauterinen Wachstumsverzögerung führen, am ehesten bei Behandlungsbeginn früh im 2. Trimenon.

Bei Fortführung einer Betablockertherapie bis zur Entbindung kann es beim Neugeborenen zu einer Hypoglykämie, Hypotonie und/oder Bradykardie kommen. Das könnte dazu führen, dass das Neugeborene auf Hypoxie oder Stress nicht adäquat reagieren kann, doch gehört dies eher zu den Ausnahmeerscheinungen. Persistierende Betablockade wurde bei einigen Neugeborenen beobachtet, die in der Nähe zum

Geburtstermin gegenüber manchen Betablockern wie z. B. Acebutolol, Atenolol, Nadolol, nicht aber gegenüber z. B. Metoprolol exponiert waren. Neugeborene, die in zeitlicher Nähe zum Geburtstermin gegenüber Betablockern exponiert waren, sollten in den ersten 24–48 Stunden auf Zeichen einer Betablockade beobachtet werden.

**Dihydralazin bzw. Hydralazin:** Dihydralazin gilt außerhalb der Schwangerschaft allgemein als eher veraltetes Antihypertensivum, ist aber in seiner Wirkung auf den Feten gut charakterisiert. Dihydralazin wird von manchen Autoren als das Mittel der Wahl zur Hypertoniebehandlung bei Präeklampsie angesehen. In Großbritannien wurde Hydralazin über lange Zeit am häufigsten als Antihypertensivum in der Schwangerschaft eingesetzt. In den letzten Jahren haben Dihydralazin bzw. Hydralazin an Bedeutung verloren. Eine reflektorische Tachykardie ist eine potenzielle unerwünschte Wirkung von Vasodilatatoren wie Dihydralazin, sofern keine gleichzeitige Betablockade durchgeführt wird.

**α-Adrenozeptor-Antagonisten:** Hier existieren nur zu **Urapidil** ausreichende Erfahrungen, die eine Empfehlung erlauben. In der Behandlung der Präeklampsie scheint Urapidil gegenüber Dihydralazin Vorteile aufzuweisen. Zu anderen α-Adrenozeptor-Antagonisten, wie z. B. Doxazosin, liegen keine ausreichenden Erfahrungen vor.

### Eingeschränkt empfohlene Arzneimittel bzw. Arzneimittel für spezielle Einzelfälle

**Diuretika:** Diese Mittel werden in der Schwangerschaft nicht empfohlen. Denn sie können zu einer Hypovolämie, die das Renin-Angiotensin-Aldosteron-System stimuliert, und zu einer Zunahme der Hämokonzentration führen. Ausnahmen, in denen die Anwendung dennoch erforderlich ist, können das Lungenödem bei der schweren Präeklampsie oder Eklampsie oder schweren Herzinsuffizienz sowie das Hirnödem darstellen. Bei Frauen, die vor einer Schwangerschaft bereits mit einem Diuretikum behandelt wurden, kann die Therapie fortgesetzt, soll jedoch im Fall einer Präeklampsie beendet werden.

**Calciumkanalblocker: Nifedipin** in langsam freisetzender Form wird zunehmend populärer. Zu bedenken sind die synergistische Wirkung bezüglich Hypotonie, wenn gleichzeitig Magnesiumsulfat eingesetzt wird sowie eine mögliche tokolytische Wirkung, falls diese unerwünscht sein sollte. Für die anderen Calciumkanalblocker, einschließlich Verapamil, ist die bisherige Erfahrung jeweils zu gering, um eine Empfehlung geben zu können. Ein Anhalt für eine teratogene Wirkung besteht bislang nicht.

### Kontraindizierte Arzneimittel

**ACE-Hemmer:** Die Anwendung von ACE-Hemmern nach dem 1. Trimenon kann zu Missbildungen und schwerer Toxizität, einschließlich Tod beim Feten und Neugeborenen führen. Im 2. und 3. Trimenon verursachen sie eine Reihe von Fetopathien. Es sind kraniale Hypoplasien (Hypocalvaria = Hypoplasie des Schädeldaches), Dysgenesien der Nierentubuli bei Neugeborenen, Oligohydramnion, Hypotonie und Anurie beim Neugeborenen sowie Wachstumsretardierungen beschrieben. Das mit der Anurie verbundene Oligohydramnion kann Lungenhypoplasie, Extremitätenkontrakturen, einen persistierenden offenen Ductus arteriosus, kraniofaziale Deformierung und Tod des Neugeborenen verursachen.

Die frühere Annahme, im 1. Trimenon sei eine ACE-Hemmerexposition unschädlich, scheint neueren Erkenntnissen zufolge nicht zuzutreffen. In einer explorativen epidemiologischen Studie wurde bei den Kindern von Schwangeren, die im 1. Trimenon ACE-Hemmer-exponiert waren, eine höhere Häufigkeit angeborener Fehlbildungen (7,1 %) als bei Kindern von Frauen ohne Antihypertensiva-Einnahme (2,6 %) bzw. bei Kindern von Frauen unter anderen Antihypertensiva ($AT_1$-Rezeptorenblocker waren ausgeschlossen) (1,7 %) gefunden (Cooper et al. 2006). Es besteht daher heute

Grund zu der Empfehlung, dass ACE-Hemmer bei allen Frauen, die schwanger werden können, vermieden werden sollten.

**Angiotensin-II-Subtyp-1-Antagonisten ($AT_1$-Rezeptorenblocker, ARB, sog. „Sartane"):** Die Zahl der Berichte über Expositionen in der Schwangerschaft ist noch niedrig. Die bislang vorliegenden Erkenntnisse geben zu Besorgnis Anlass. Aufgrund der nahe beieinander liegenden Wirkmechanismen der $AT_1$-Blocker und der ACE-Hemmer können sie gleiche Teratogenität und schwere fetale und neonatale Toxizität verursachen. Es besteht daher heute Grund zu der Empfehlung, $AT_1$-Blocker wie ACE-Hemmer bei allen Frauen, die schwanger werden können, zu vermeiden.

**Renin-Inhibitoren (z. B. Aliskiren):** Erkenntnisse zur Exposition in der Schwangerschaft liegen noch nicht vor. Deshalb und da Aliskiren ebenfalls in das Renin-Angiotensin-Aldosteron-System eingreift, soll es bei Frauen, die schwanger werden können, vermieden werden.

### Behandlung der hypertensiven Krise in der Schwangerschaft

Zur parenteralen Therapie kann die **Dihydralazin**-Dauertropfinfusion empfohlen werden. Nach Bolusgabe von 10–20 mg (langsam i. v. über 1–2 Minuten) wird die Therapie dann mit zunächst 2 mg/Stunde fortgesetzt. Die Dosis muss sich nach dem Blutdruckverhalten richten. In der Literatur sind Maximaldosen bis zu 80 mg/Stunde beschrieben.

Eine Alternative zu Dihydralazin, bei dem Nebenwirkungen wie Tachykardie, Kopfschmerzen und eine Wasserretention beobachtet werden können und die Gefahr einer vorzeitigen Plazentaablösung besteht, ist **Nifedipin**. Es gibt inzwischen genügend Hinweise, die die Unbedenklichkeit dieses Präparats für die Spätschwangerschaft belegen (**Cave**: Das gilt nicht für die Frühgravidität; die Datenlage ist nicht ausreichend). Negative Wirkungen für das Kind treten nach vorliegenden Befunden in der Spätgravidität nicht auf. Die Applikation dieses Medikaments ist verbunden mit einem tokolytischen und antikonvulsiven Effekt. Initial sollten 5 mg Nifedipin oral in schnellfreisetzender Form (Zerbeißkapseln) gegeben werden. 3 Minuten nach Zerbeißen der Kapsel ist mit dem Wirkungseintritt zu rechnen. Falls erforderlich, kann eine wiederholte Gabe in 20-minütigen Intervallen erfolgen. Alternativ ist die i. v.-Gabe mittels Perfusors möglich (5 mg pro 50 ml, initiale Dosierung 6 ml/Stunde, Steigerung auf maximal 12 ml/Stunde, entsprechend 6–12 mg/Stunde).

Eine weitere Alternative zu Dihydralazin könnte **Urapidil**, ein α-Rezeptorblocker, sein. Obwohl endgültige Aussagen bei den bisher vorliegenden Studien noch nicht sicher zu machen sind, scheint die Wirksamkeit der des Dihydralazins vergleichbar zu sein, jedoch mit weniger Nebenwirkungen. Urapidil wird als Bolus, entweder 6,25 oder 12,5 mg über 2 Minuten, appliziert oder als kontinuierliche Perfusorapplikation. Beginn mit 6 mg/Stunde (maximale Dosierung: 24 mg/Stunde).

In der folgenden ◘ Tab. 10.4 findet sich die Übersicht der Arzneimittel zur Behandlung der hypertensiven Krise.

Häufig wird bei hypertensiven Krisen bei Krampfbereitschaft oder um einer Krampfbereitschaft vorzubeugen, Magnesiumsulfat gegeben. Bei vorheriger Gabe des Calciumkanalblockers Nifedipin besteht die Gefahr eines additiven Effekts auf den Blutdruck, sodass mit einer gefährlichen Hypotonie für Mutter und Kind gerechnet werden muss. Bei dieser Kombination muss die Patientin ganz besonders intensiv überwacht werden.

**CAVE Abrupte und drastische Blutdrucksenkungen sind zu vermeiden. Die Behandlung muss unter einer CTG-Überwachung erfolgen, da ein ausgeprägter Blutdruckabfall mit einer akuten Gefährdung des Feten einhergeht.**

### Therapie der Eklampsie

Auf die Therapie des eklamptischen Anfalls soll in diesem Rahmen nur kurz eingegangen wer-

**Tab. 10.4** Arzneimittel zur Behandlung der hypertensiven Krise in der Schwangerschaft. Nach AWMF-Register Nr. 015/018

| Arzneimittel | Dosierung |
|---|---|
| Dihydralazin | 5 mg i. v. als Bolus über 2 min, anschließend 2–20 mg/Stunde mit einem Perfusor |
| Urapidil | Initial 6,25–12,5 mg i. v. als Bolus über 2 min, danach 3–24 mg/Stunde (Perfusor) |
| Nifedipin | Initial 5 mg oral, ggf. Wiederholung nach 20 min<br>Alternativ: i. v.-Gabe 6–12 mg/Stunde (Perfusor) |

den. Bei unmittelbar drohenden eklamptischen Anfällen oder zur Unterbrechung eines Anfalls müssen intravenös Benzodiazepine als Bolus verabreicht werden. Die weitere Therapie kann mit **Magnesiumsulfat** (Mg 5-Sulfat, 10 %ig) oder mit **Magnesiumascorbat** (Magnorbin®) durchgeführt werden.

Der drohende eklamptische Anfall, der Anfall selbst und die Betreuung der Patientin nach einem Anfall verlangen eine intensivmedizinische Betreuung. Die Indikation zur Intubation und maschinellen Beatmung sollte großzügig gestellt werden. Eine enge interdisziplinäre Zusammenarbeit zwischen Geburtshelfern und Anästhesisten ist dazu unbedingt notwendig.

Da bei einer schweren Präeklampsie oder nach eklamptischen Anfällen immer eine mehr oder weniger stark ausgeprägte Plazentainsuffizienz besteht, ist ein langes Hinausschieben der Entbindung meist nicht gerechtfertigt, da die Überlebenschancen des Kindes außerhalb des Uterus auf einer pädiatrischen Intensivstation wesentlich größer sind als intrauterin, und andererseits die Entbindung nach wie vor die einzige kausale Therapie ist.

### Therapie des HELLP-Syndroms

Wegen des für Mutter und oder das Kind lebensbedrohlichen komplexen Krankheitsbildes muss die Behandlung in einem Perinatalzentrum durchgeführt werden. Nur dort ist eine optimale Infrastruktur verschiedener Fachrichtungen und deren sofortige Verfügbarkeit und Kooperation möglich. In den meisten Fällen wird eine baldige Entbindung angestrebt. Allerdings gibt es auch Berichte über ein abwartendes Verhalten unter Corticosteroidtherapie. Welches Prozedere gewählt wird, ist unter anderem abhängig vom Schweregrad des Krankheitsbildes, dem Schwangerschaftsalter, dem kindlichen Zustand sowie den diagnostischen und therapeutischen Möglichkeiten der Klinik. Durch die Geburt kann der Verlauf eines Schubs nicht verhindert werden, jedoch ein erneutes Auftreten. Durch die Entfernung der Plazenta wird die Schwangerschaft hormonell beendet und die Symptome bilden sich innerhalb weniger Tage zurück. Etwa 30 % aller HELLP-Symptome treten erst nach der Geburt auf. Offenbar hat in diesen Fällen der biochemische Beginn und der Ablauf der Symptomatik schon vor der Geburt begonnen.

Das geburtshilfliche Vorgehen beim HELLP-Syndrom ist uneinheitlich. Einerseits wird ein konservatives Vorgehen mit Induktion der fetalen Lungenreife in Abhängigkeit vom Gestationsalter empfohlen, mit der Hoffnung auf eine Rückbildung der Symptomatik. Andererseits besteht mehrheitlich aufgrund der unkalkulierbar häufigen dramatischen Entwicklung und der hohen Lebensgefährdung für Mutter und Kind die Auffassung, die Schwangerschaft unverzüglich, in der Regel durch Sectio, zu beenden. Durch das aktive Vorgehen, d. h. die möglichst schnelle Beendigung der Schwangerschaft, ließ sich die mütterliche Letalität von etwa 3 % auf annähernd Null und die perinatale Mortalität von etwa 22 % auf etwa 11 % senken.

Bei einem Schwangerschaftsalter < 34. SSW kann deshalb grundsätzlich über ein konservatives Vorgehen nachgedacht werden, besonderes unter dem Wissen, dass in bis zu 46 % der Fälle eine Remission eintreten kann. Nach der 34.

SSW. wird allgemein eine Schwangerschaftsbeendigung empfohlen (ähnlich wie bei der schweren Präeklampsie). Nur wenn die Patientin bereits unter der Geburt steht und in relativ kurzer Zeit mit einer Geburtsbeendigung gerechnet werden kann, ist ein vaginaler Entbindungsmodus möglich. In den allermeisten Fällen ist ein primärer Kaiserschnitt indiziert.

**Zusammenfassung**

- Die Hypertonie gehört zu den häufigsten Erkrankungen in der Schwangerschaft. Mittelschwere und schwere Verläufe mit lebensbedrohlichen Komplikationen für die Mutter und/oder das Kind treten in 1–3 % der Fälle auf.
- Die unterschiedlichen Verlaufsformen (chronische Hypertonie, Gestationshypertonie, Präeklampsie, Propfpräeklampsie, Eklampsie, HELLP-Syndrom) können sehr unterschiedliche Auswirkungen auf den Verlauf der Schwangerschaft und die Entwicklung des Kindes haben.
- Nach wie vor handelt es sich um ein pathophysiologisch ungeklärtes Krankheitsbild mit einer endothelialen Dysfunktion zwischen vasokonstriktorischen und vasodilatierenden Mechanismen. Sie führen zu einem Arteriolenspasmus mit Hypertonie, Hämokonzentration und Hyperkoagulabilität.
- Prädiktion: Ultraschall in Kombination mit Laborparametern erlauben heute eine gewisse Vorhersage, die präventiv genutzt werden kann. Der Pulsatilitäts-Index (PI) allein oder in Kombination mit der postsystolischen Inzisur (Notching) sind bewährte Methoden. Allerdings nimmt der Vorhersagewert mit zunehmendem Schwangerschaftsalter ab. Eine pathologische sFIT-1/PIGF-Ratio >85 erlaubt nach der 20. SSW eine zuverlässige Diagnose für das spätere Auftreten einer Präeklampsie.
- Eine Hypertonie liegt vor bei Blutdruckwerten >140/90 mm Hg. Der relative Blutdruckanstieg hat heute keine diagnostische Bedeutung mehr.
- Der Nachweis von mehr als einer Spur Eiweiß (>1+) im Urinschnelltest ist abklärungsbedürftig. Da die Menge von ausgeschiedenem Eiweiß große prognostische Bedeutung hat, muss eine quantitative Messung im 24-h-Sammelurin erfolgen oder die Bestimmung eines Protein-Kreatinin-Quotienten aus dem Spontanurin.
- Ödeme allein sind sehr uncharakteristisch. Deshalb wird ihnen heute nur dann Bedeutung zugemessen, wenn sie rasch entstehen, eine deutliche Gewichtszunahme innerhalb von kurzer Zeit (>1 kg/Woche) festgestellt wird oder ein ausgeprägtes Gesichtsödem besteht.
- **Diagnose:** Neben den bekannten Laborparametern, der Fetometrie und dem CTG gewinnen insbesondere mütterliche (Notch der Arteriae uterinae) und fetale dopplersonografische Untersuchungen (z. B. Art. umbilicalis, Art. cerebri media) zunehmend an Bedeutung für klinische Entscheidungen (ambulante/stationäre Betreuung, Entbindungszeitpunkt).
- Die **medikamentöse Therapie** ist schweren Verlaufsformen vorbehalten und wird heute stationär durchgeführt bzw. initiiert. Sie dient der Prävention mütterlicher zerebraler und kardiovaskulärer Komplikationen.
- Medikament der Wahl zur antihypertensiven Langzeittherapie ist Methyldopa.

- Ein Nutzen für die kindliche Entwicklung ist bisher nicht nachgewiesen worden. Im Gegenteil, die antihypertensive Therapie geht mit einer erhöhten Rate wachstumsretardierter Kinder und einem verminderten Geburtsgewicht einher.
- Mittel der Wahl bei hypertensiven Krisen ist Dihydralazin i.v. und Nifedipin oral als Zerbeißkapsel.
- Mittel der Wahl bei der Eklampsie ist Magnesiumsulfat i.v.
- < 34. SSW wird, wenn möglich, abwartend reagiert (jeder gewonnene Tag bedeutet für das Kind eine deutliche Prognoseverbesserung), > 34. SSW wird häufig die Entbindung angestrebt.

## 10.4 Hypotonie

### 10.4.1 Einführung

Ein zu niedriger Blutdruck, eine Hypotonie, ist per se keine Erkrankung. Solange keine Beschwerden auftreten, muss auch keine Therapie erfolgen. Die Betroffenen haben sogar durchschnittlich eine höhere Lebenserwartung als die Allgemeinbevölkerung. Herz-Kreislauf-Erkrankungen sind bei ihnen ebenfalls seltener als im Durchschnitt.

#### Klassifizierung/Definition

Von Hypotonie spricht man gemäß der WHO-Richtlinien, wenn der Blutdruck 100/60 mm Hg oder weniger beträgt. Für die Schwangerschaft gibt es bislang keine einheitliche Definition. Nach der Empfehlung der Deutschen Perinatalerhebung wird empfohlen einen Blutdruckwert kleiner 100 mm Hg als Hypotonie zu bezeichnen. Diese Empfehlung gilt allerdings nur für das 3. Trimenon, da der Blutdruck physiologisch im 1. und 2. Trimenon der Schwangerschaft abfällt und erst zum 3. Trimenon wieder zum Ausgangswert zurückkehrt. Dieser physiologische Blutdruckabfall ist ab der 7. SSW nachweisbar und im 2. Trimenon am ausgeprägtesten. Nach der WHO-Definition sind entsprechend großer Sammelstatistiken in der 24. SSW 32 % der Graviden hypoton, in der 40. SSW nur noch 15 %.

Die ◘ Tab. 10.5 gibt eine Übersicht über die Formen der Hypotonie.

#### Ätiologie, Pathogenese und Pathophysiologie

Die Ätiologie ist bei der essenziellen und orthostatischen Hypotonie nicht bekannt. Pathophysiologisch handelt es sich um ein Missverhältnis von zirkulierendem Blutvolumen und dem Gefäßvolumen. Ursächlich für die Hypotonie ist entweder ein verminderter Gefäßwiderstand (z. B. anaphylaktischer Schock, Spinalanästhe-

◘ **Tab. 10.5** Einteilung der Hypotonie

| Bezeichnung | Beschreibung |
|---|---|
| Primäre oder essenzielle bzw. konstitutionelle Hypotonie (sie ist am häufigsten) | Die Ursache ist unbekannt. Eine genetische Grundlage wird vermutet. Besonders betroffen sind junge und schlanke, oft pubertäre Jugendliche, besonders Mädchen. |
| Orthostatische Hypotonie | Beim Übergang vom Liegen zum Stehen laufen die Gegenregulationsmaßnahmen des Kreislaufs nicht oder nur ungenügend ab. |
| Sekundäre Hypotonie | Ursachen sind z. B. Herz-Kreislauf-Erkrankungen, endokrine Erkrankungen, Medikamente |

sie), ein reduziertes Blutvolumen (z. B. Blutverlust, Erbrechen, Durchfall, zu geringe Flüssigkeitsaufnahme), ein eingeschränkter Rücktransport des Blutes zum Herzen (z. B. bei Krampfadern, gefäßerweiternden Medikamenten oder dem Vena-cava-Kompressionssyndrom) oder ein eingeschränktes Herz-Auswurf-Volumen (z. B. Herzinsuffizienz) bzw. eine Kombination mehrerer dieser Faktoren.

### 10.4.2 Klinisches Bild und Symptomatik

Folgende Symptome und Beschwerden sind häufig mit einer Hypotonie verbunden:

- Schwindel,
- Schwarzwerden vor den Augen,
- Blutdruckabfall beim Aufstehen,
- Blässe,
- kalte Hände und Füße,
- rasche Ermüdbarkeit und Erschöpfung,
- Kopfschmerzen,
- Ohrensausen,
- Tachykardie,
- Kollapsneigung und Synkopen,
- Konzentrationsschwäche.

### 10.4.3 Untersuchungen, Diagnostik und Differenzialdiagnostik

Neben der obligaten Blutdruckmessung erfolgt der sog. Schellong-Test zur Diagnostik einer orthostatischen Hypotonie. Zunächst wird der Blutdruck im Liegen gemessen. Nach 10 Minuten steht die Patientin auf und bleibt für etwa 10 Minuten stehen. Danach erfolgt eine zweite Blutruckmessung. Fallen die Werte um > 20 mm Hg systolisch und 10 mm Hg diastolisch ab und tritt Schwindel auf, so handelt es sich um eine **orthostatische Dysregulation**.

Wichtig ist durch Anamnese, klinische Untersuchung sowie 24-Stunden-Blutdruckmessung, EKG und andere Kreislauf-Diagnostik-Parameter eine Erkrankung, die mit einer Hypotonie einhergeht, auszuschließen oder zu verifizieren. Hypotonien können auch als Nebenwirkungen einiger Medikamente auftreten. Dazu gehören zum Beispiel Antiarrhythmika, Antihypertensiva, Diuretika, Vasodilatatoren, Antidepressiva, Antiepileptika.

### 10.4.4 Auswirkungen auf die Schwangerschaft und mütterliche Prognose

Es wird unterschieden:

- niedriger Ruheblutdruck,
- orthostatische Hypotonie,
- Vena-cava-Kompressionssyndrom,
- uterovaskuläres Syndrom.

#### Niedriger Ruheblutdruck/orthostatische Hypotonie

Je nach Ausprägung kann das Wohlbefinden der Schwangeren zum Teil sehr erheblich beeinträchtigt sein. In abfallender prozentualer Häufigkeit treten folgende Symptome bei einem zu niedrigen Ruheblutdruck und/oder der orthostatischen Hypotonie auf:

| | |
|---|---|
| Müdigkeit | 58 % |
| Kalte Extremitäten | 54 % |
| Kopfschmerzen | 39 % |
| Schwindel | 28 % |
| Parästhesien | 17 % |
| Schwarzwerden vor den Augen | 17 % |
| Doppeltsehen, Flimmern | 13 % |

#### Hypotonie in Rückenlage und Vena-cava-Kompressionssyndrom

Liegen Patientinnen am Ende der Schwangerschaft in Rückenlage, so können bei manchen Schwangeren Beschwerden wie Unwohlsein, Schwindel, Atemnot und Erstickungsgefühl auftreten. Diese Symptome werden durch Druck des schwangeren Uterus auf die Vena cava inferior hervorgerufen. Durch einen reduzierten venösen Rückstrom zum Herzen fallen Herzzeitvolumen und Schlagvolumen ab und der periphere Widerstand steigt an. Der arterielle Mitteldruck kann zwischen 1 und 50 mm Hg abfallen. Der Schweregrad der Beschwerden ist offenbar abhängig vom Tonus des venösen Gefäßsystems und von den kollateralen Gefäßen des Uterus und der Vena cava. Im Extremfall kann die venöse Rückflussbehinderung zum

Kreislaufschock führen. Das Syndrom wird deshalb auch als Rückenlageschocksyndrom bezeichnet.

28–43 % der Patientinnen äußern Beschwerden in Rückenlage, 5–17 % können nicht „auf dem Rücken liegen". Schockzustände wurden in 4–10 % beobachtet. Das Vena-cava-Kompressionssyndrom ist die **schwerste** und **gefährlichste Form der Hypotonie** in Rückenlage. Genauere Untersuchungen haben ergeben, dass nicht nur die Vena cava, sondern auch die Aorta durch den Uterus komprimiert wird. Die Gefahr der Kompression ist ab der 20. Schwangerschaftswoche gegeben.

Das Bestehen einer Varikosis prädisponiert zum Vena-cava-Syndrom, da bei diesen Patientinnen durch die verstärkte Dehnbarkeit der Venen prozentual wesentlich mehr Blutvolumen in der Peripherie verbleibt, als bei Venen von gesunden Schwangeren. Häufig tritt es auch bei Mehrlingsschwangerschaften, Hydramnion und bei sehr großen Kindern auf. Die Menge des durch Kompression der Vena cava der Zirkulation aktuell entzogenen Blutes, und damit das Ausmaß des Füllungsdefizits des rechten Ventrikels, ist entscheidend für die Ausprägung der Symptomatik.

#### Uterovaskuläres Syndrom

Durch die Größenzunahme des Uterus, kann in der zweiten Schwangerschaftshälfte im Stehen eine dem Vena-cava-Kompressionssyndrom ähnliche Reduktion des venösen Rückstroms zum Herzen durch die Kompression der Vena cava inferior und der Beckengefäße beobachtet werden. Obwohl die meisten Patientinnen keine subjektiven Symptome angeben, ließ sich in der überwiegenden Anzahl ein Herzfrequenzanstieg und ein Abfall des Herzminutenvolumens sowie des Blutdrucks nachweisen. Mittels der Dopplersonografie konnte ein verminderter venöser Fluss im Bereich der Vena femoralis nachgewiesen werden. Bei etwa 70 % der Schwangeren tritt im 3. Trimenon im Stehen das uterovaskuläre Syndrom auf, wobei es zu regelmäßigen Uteruskontraktionen kommt. Dabei entfernt sich die kontrahierte Gebärmuter von den Gefäßen und gibt den venösen Rückstrom für diese Zeit wieder frei.

### 10.4.5 Prognose für das Kind

#### Niedriger Ruheblutdruck

Lange Zeit wurden mögliche negative Auswirkungen auf die kindliche Entwicklung unterschiedlich diskutiert. Heute geht man davon aus, dass die Hypotonie an sich, also der niedrige Ruheblutdruck, die kindliche Entwicklung nicht negativ beeinflusst. Jedoch können die Grunderkrankungen, die einer Hypotonie zugrunde liegen wie z. B. eine Anämie zu einer negativen kindlichen Entwicklung beitragen.

#### Orthostatische Hypotonie

Bei Schwangeren, die an einer orthostatischen Hypotonie leiden, gibt es eine eindeutige Korrelation zwischen dem Blutdruckabfall im Stehen und einer Reduktion des Geburtsgewichts.

#### Vena-Cava-Kompressionssyndrom

Für den Fetus bedeutet das Auftreten des Vena-cava-Syndroms eine Reduktion der Sauerstoffzufuhr durch eine uterine Minderdurchblutung. Abhängig vom Grad des mütterlichen Blutdruckabfalls entstehen mehr oder weniger ausgeprägte bradykarde, hypoxische Reaktionen beim Fetus. Bei starker Ausprägung des Vena-cava-Syndroms kann es zum Absterben des Kindes, zur vorzeitigen Lösung der Plazenta und zur Fruchtwasserembolie kommen.

#### Uterovaskuläres Syndrom

Schon eine geringe Behinderung des venösen Rückstroms, die immer mit einem Anstieg des venösen Blutdrucks verbunden ist, kann zu einer Minderversorgung des Kindes führen, und zwar ohne dass der arterielle Mitteldruck wesentlich sinkt. Fetale Herzfrequenzalterationen können bereits auftreten, ohne dass klinische Symptome bei der Mutter wie Schwindel, Übelkeit etc. auftreten. Dies zeigen die Befunde, die bei stehenden Patientinnen erhoben wurden. Ein Großteil der Feten reagierte mit CTG-Veränderungen, die zum Teil eine deutliche Einschränkung der Langzeitvariabilität aufwiesen, zum Teil reagierten die Kinder mit einem Herzfrequenzanstieg.

### 10.4.6 Prävention

#### Niedriger Ruheblutdruck/orthostatische Hypotonie

Die beste Prävention ist die Unterstützung des venösen Rückflusses aus den unteren Extremitäten durch Tragen von Kompressionsstrümpfen, leichte körperliche Belastung und physikalische Maßnahmen wie Kneipp-Anwendungen. Bei einem krankheitsbedingten niedrigen Ruheblutdruck muss die Grunderkrankung behandelt werden. Bei einer orthostatischen Hypotonie ist langes Stehen zu vermeiden.

#### Vena-Cava-Kompressionssyndrom

Im Liegen sollte auf jeden Fall die Rückenlage vermieden werden. Am günstigsten ist die linke Seitenlage. Das gilt sowohl für das Ruhen der Schwangeren, aber vor allem auch – und hier passieren die meisten Fehler- bei der ärztlichen oder geburtshilflichen Untersuchung. Unabhängig davon, ob es sich um eine Schwangerenvorsorge, eine Ultraschalluntersuchung, ein Kardiotokogramm oder die Geburt selbst bzw. die Lagerung zu einer geburtshilflichen Operation besonders zum Kaiserschnitt handelt, in allen Fällen wird die Schwangere z. T. über längere Zeit in Rückenlage gebracht. Deshalb sollte jede Schwangere prophylaktisch in eine leichte Seitenlage, etwa 15° nach links, z. B. durch Unterlegen eines Kissens gebracht werden, wenn aus irgendwelchen Gründen eine Seitenlage nicht möglich ist.

Viele Schwangere machen sich Sorgen, weil sie Angst haben im Schlaf durch Rückenlage ein Rückenlage-Schock-Syndrom auszulösen oder das Kind in eine Sauerstoffmangelsituation zu bringen. Glücklicherweise ist dies bisher nie beobachtet worden. Offensichtlich vermeiden Schwangere im Schlaf automatisch ein längeres Liegen auf dem Rücken.

#### Uterovaskuläres Syndrom

Langes Stehen ohne Bewegung sollte besonders im 3. Trimenon vermieden werden. Auch ein leichtes Vornüberneigen in aufrechter Haltung wirkt präventiv, ebenso das Tragen von Kompressionsstrümpfen. Das Auftreten von Uteruskontraktionen kann als selbstlimitierender Schutzmechanismus aufgefasst werden.

### 10.4.7 Betreuung der Schwangeren

Die Betreuung der Schwangeren ist symptomatisch und präventiv.

### 10.4.8 Therapie

#### Niedriger Ruheblutdruck/Orthostatische Hypotonie

Die wichtigste Maßnahme ist das Verschreiben und Tragen von Kompressionsstrümpfen der Klasse 2 oder einer Kompressionsstrumpfhose sowie die Empfehlung leichter körperlicher Tätigkeiten und physikalischer Maßnahmen. Bei ausgeprägten Symptomen muss die Schwangere aus dem Arbeitsprozess ausscheiden.

Eine medikamentöse Therapie wird heute im Gegensatz zu früher zu keinem Zeitpunkt der Schwangerschaft empfohlen. In der Frühschwangerschaft besteht generell die Frage embryotoxischer bzw. teratogener Wirkungen. In der späteren Schwangerschaft führen vasotonisierende Substanzen wie z. B. das Mutterkornalkaloid Dihydroergotamin oder die direkten und indirekten Sympathikomimetika wie Etilefrin nicht nur zu einer Tonisierung des venösen Gefäßsystems, sondern auch zu einer Vasokonstriktion des arteriellen Gefäßsystems. Die Vasokonstriktion der uterinen Arterien führt zu einer Verminderung der uteroplazentaren Durchblutung.

#### Vena-Cava-Kompressionssyndrom/Uterovaskuläres Syndrom

Eine spezifische Therapie gibt es nicht. Die Prävention ist die beste Therapie.

**Zusammenfassung**

- Die Hypotonie in der Schwangerschaft wurde viele Jahre in ihren Auswirkungen auf das Kind sehr kontrovers diskutiert.
- Heute geht man davon aus, dass ein erniedrigter Ruheblutdruck keine Auswirkungen auf die kindliche Prognose hat. Allerdings kann sich die Grunderkrankung, die zu einer Hypotonie führt, z. B. eine Anämie, negativ auf die kindliche Entwicklung auswirken.
- Die orthostatische Hypotonie korreliert mit einer Verminderung des kindlichen Gewichts.
- Therapeutisch und präventiv wird der venöse Rückstrom aus den unteren Extremitäten durch Tragen von Kompressionsstrümpfen oder -strumpfhosen verbessert. Eine mäßig dosierte körperliche Aktivität und physikalische Maßnahmen sind indiziert.
- Medikamentöse Maßnahmen sind nicht indiziert.
- Langes Stehen ohne Bewegung und Rückenlage sollen wegen eines Blutdruckabfalls und einer daraus resultierenden kindlichen Hypoxie vermieden werden.

## 10.5 Herzerkrankungen

### 10.5.1 Einführung

Da nur etwa 0,8–1 % der Lebendgeborenen mit einem Herzfehler auf die Welt kommen entstehen 99 % aller Herzerkrankungen im weiteren Lebensverlauf meist nach dem 40. Lebensjahr. Obwohl Männer häufiger als Frauen am Herzen erkranken (9,2 % gegen 6,5 %) ist die Inzidenz der Erkrankungen bei Frauen in den letzten zehn Jahren angestiegen. Die Gründe sind zum Teil noch unklar. Das trifft auch für die Sterblichkeit bei einem Herzinfarkt zu. Denn 20 % der Frauen sterben an einem Herzinfarkt, während es bei Männern nur 8,3 % sind. Das Zusammentreffen von kardialen Erkrankungen und Schwangerschaft ist dennoch ein relativ seltenes Ereignis.

**Klassifizierung/Definition**

Es gibt eine Vielzahl unterschiedlicher Herzerkrankungen, die im Detail in diesem Rahmen nicht dargestellt werden sollen, da sie zum einen in der Schwangerschaft selten vorkommen und zum anderen Spezialisten in Diagnostik und Therapie vorbehalten sind. Es werden unterschieden:

- angeborene Herzfehler (Vorhofseptumdefekt, Ventrikelseptumdefekt, Aortenisthmusstenose, Pulmonalstenose, persistierender Ductus arteriosus, Fallot-Tetralogie (postoperativ), zyanotische Herzfehler, native oder operativ korrigierte komplexe Vitien, Marfan-Syndrom),
- erworbene Klappenfehler (Mitralstenose, Aortenstenose, Aorteninsuffizienz, Mitralinsuffizienz, mechanische Herzklappenprothesen),
- Endokarditis,
- Kardiomyopathien (peripartale, dilatative, hypertrophe),
- koronare Herzerkrankung,
- Myokardinfarkt,
- Hypertonie,
- Herzrhythmusstörungen.

Herzerkrankungen allgemein sind nur dann für Mutter und Kind relevant, wenn sie sich hämodynamisch auswirken und die Pumpfunktion des Herzens beeinträchtigen, also mit einer mehr oder weniger ausgeprägten Herzinsuffizienz kombiniert sind. Wichtig ist auch, dass physiologische Veränderungen in der Schwangerschaft wie z. B. das erhöhte Herzzeitvolumen, der Abfall des Gefäßwiderstands, Gefäßbindegewebsveränderungen und die erhöhte Gerinnung ungünstige Auswirkungen auf einige kardiale Erkrankungen haben (o Abb. 10.1)

Je nachdem welcher Teil des Herzens betroffen ist, spricht man von:

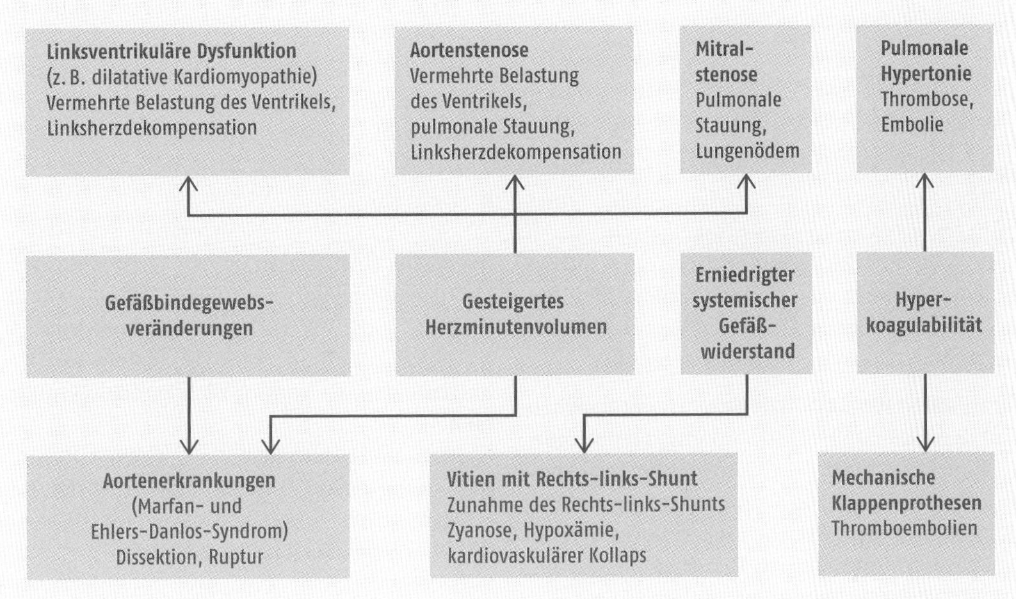


**Abb. 10.1** Ungünstige Auswirkungen der Schwangerschaft auf kardiale Erkrankungen. Nach Koch 2005

- Rechtsherzinsuffizienz,
- Linksherzinsuffizienz,
- Globalinsuffizienz.

Solange physiologische oder therapeutische Gegenregulationsmechanismen greifen, ist die Insuffizienz kompensiert. Wird die Pumpleistung des Herzens schwächer, tritt das Stadium der Dekompensation ein.

Nach dem zeitlichen Verlauf der Herzinsuffizienz unterscheidet man 2 Formen:

- akute Herzinsuffizienz (z. B. nach einem akuten Herzinfarkt),
- chronische Herzinsuffizienz (Entwicklung in Monaten oder Jahren).

Je nach Schweregrad spricht man von einer Ruhe- oder Belastungsinsuffizienz. Nach den Richtlinien der NYHA (New-York-Heart-Association) wird die Herzinsuffizienz je nach Beschwerden der Betroffenen und Belastbarkeit in vier Stadien eingeteilt:

- I: keine Beschwerden, normale Belastbarkeit,
- II: Beschwerden bei normaler körperlicher Belastung,
- III: Beschwerden bei leichter körperlicher Belastung,
- IV: Beschwerden in Ruhe, Verschlechterung bei kleinsten Belastungen.

### Ätiologie, Pathogenese und Pathophysiologie

Es gibt eine Vielzahl von Erkrankungen, die zur Herzinsuffizienz führen können:

- Hypertonie,
- koronare Herzkrankheit (KHK),
- Myokardinfarkt,
- Atherosklerose,
- Herzrhythmusstörungen,
- Kardiomyopathie,
- entzündliche Herzerkrankungen (Myokarditis, Endokarditis, Perikarditis),
- Herzklappenerkrankungen,
- angeborene oder erworbene Herzfehler,
- endokrinologische- bzw. Stoffwechselerkrankungen, z. B. Diabetes mellitus, Hyperthyreose, Hypothyreose,
- Pulmonalhypertonie,
- Niereninsuffizienz,

10

- Anämie,
- Genussmittelkonsum (Alkohol, Tabak),
- Übergewicht.

### Ursachen

**Akute Herzinsuffizienz:** Hauptursache einer akuten Herzinsuffizienz ist der Ausfall eines größeren Areals von Herzmuskelgewebe durch einen Herzinfarkt. Seltener sind eine diffuse Myokarditis oder eine akute Überbelastung des Herzens durch einen Druckanstieg im Lungenkreislauf, z. B. durch eine Lungenembolie.

**Chronische Herzinsuffizienz:** Hauptursachen sind die koronare Herzerkrankung, Hypertonie, Kardiomyopathien und Herzrhythmusstörungen. Seltener sind angeborene oder erworbene Herzfehler bzw. toxische Schädigungen, z. B. durch bestimmte antineoplastische Therapien, Alkohol, Quecksilber oder andere. Diese Erkrankungen sind altersabhängig und treten meist erst nach dem 40. Lebensjahr auf.

## 10.5.2 Klinisches Bild und Symptomatik

Die Symptome einer Herzinsuffizienz unterscheiden sich bei schwangeren Patientinnen nicht wesentlich von nichtschwangeren Patientinnen.

Das Hauptsymptom der Herzinsuffizienz ist die Atemnot. Besteht sie nur bei Belastungen spricht man von **Belastungsdyspnoe**, tritt sie bereits in Ruhe auf von **Ruhedyspnoe**. Bei weiter fortgeschrittenen Stadien kommt es zu Ödemen insbesondere in den Beinen und in der Lunge.

Die Symptome sind je nach Rechtsherzinsuffizienz oder Linksherzinsuffizienz unterschiedlich.

### Linksherzinsuffizienz

Bei der Linksherzinsuffizienz staut sich durch die unzureichende Funktion des linken Herzens das Blut in der Lunge. Es kommt zu folgenden Symptomen:

- starke Atemnot,
- Lungenstauung, Lungenödem,
- Tachypnoe,
- Hustenreiz,
- Bronchitis, sog. Asthma bronchiale,
- pulmonale Rasselgeräusche,
- vermindertes Minutenvolumen (eingeschränkte Belastungsfähigkeit),
- Tachykardie.

### Rechtsherzinsuffizienz

Bei der Rechtsherzinsuffizienz staut sich das Blut durch die insuffiziente Funktion des rechten Herzens besonders im Bauchraum und den Extremitäten. Es kommt zu folgenden Symptomen:

- Bein- und Hautödeme,
- Stauungsekzeme und Geschwüre an den Beinen,
- Lebervergrößerung/Stauungsleber,
- Aszites,
- Stauungsgastritis,
- Einflussstauung an Hals und Armen (Halsvenenstauung).

### Globalinsuffizienz

Bei der Globalinsuffizienz treten die Symptome sowohl der Links- als auch der Rechtsherzinsuffizienz auf.

### Akute Herzinsuffizienz

Symptome der akuten Herzinsuffizienz sind:

- Schocksymptomatik,
- Hypotonie,
- Tachykardie,
- kalte Extremitäten,
- Stauungssymptome können fehlen.

## 10.5.3 Untersuchungen, Diagnostik und Differenzialdiagnostik im Allgemeinen

Grundlage sind die Anamnese, die Auskultation und Perkussion des Herzens und der Lunge. **Obligate** Untersuchungen bei einer chronischen Herzinsuffizienz sind

- EKG/evtl. Belastungs-EKG,
- Röntgen-Thorax (nicht in der Gravidität),
- Echokardiografie (transthorakal oder transösophageal).

Tab. 10.6 Vererbungsrisiko von Herzerkrankungen

| Erkrankung | Risiko bei Erkrankung von Mutter bzw. Vater |
|---|---|
| Aortenstenose | 18 % bzw. 5 % |
| Atrioventrikulärer Septumdefekt | 14 % bzw. 1 % |
| Ventrikelseptumdefekt | 9,5 % bzw. 2,5 % |
| Pulmonalstenose | 6,5 % bzw. 2 % |
| Vorhofseptumdefekt | 6 % bzw. 1,5 % |
| Persistierender Ductus arteriosus Botalli | 4 % bzw. 2 % |
| Aortenisthmusstenose | 4 % bzw. 2,5 % |
| Fallot-Tetralogie | 2,5 % bzw. 1,5 % |

**Fakultative** Untersuchungen bei der chronischen Herzinsuffizienz sind

- Herzkatheteruntersuchung,
- Thorax-CT (nur bei strengster Indikation in der Gravidität),
- Cardio-MRT (nur bei strengster Indikation in der Gravidität).

## 10.5.4 Untersuchungen, Diagnostik und Differenzialdiagnostik während der Schwangerschaft

### Diagnostik vor der Schwangerschaft

Entsprechend der Empfehlungen der European Society of Cardiology (ESC), denen sich die Deutsche Gesellschaft für Kardiologie angeschlossen hat, sollten im gebärfähigen Alter am besten vor einer Schwangerschaft durchgeführt werden:

- eine Risikobewertung und Beratung bei bekannter oder vermuteter kongenitaler oder erworbener Herz- oder Aortenerkrankung,
- Patientinnen mit einem hohen Risiko sollten in einem Zentrum von einem multidisziplinären Team behandelt und begleitet werden.

### Genetische präkonzeptionelle Beratung

Kinder von Frauen mit kongenitaler Herzerkrankung, kongenitaler Arrhythmie, Kardiomyopathie, Aortenerkrankung sowie genetischen Fehlbildungen, die mit einer kardiovaskulären Erkrankung einhergehen, haben ein deutlich erhöhtes Wiederholungsrisiko. Das höchste Risiko haben Kinder von Eltern mit einem autosomal-dominanten Erbgang der kardiovaskulären Erkrankung, Marfan-Syndrom, hypertrophe Kardiomyopathie, Long-QT-Syndrom. Es beträgt 50 %.

Das Vererbungsrisiko ist bei einer Erkrankung der Mutter höher als bei einer Erkrankung des Vaters (Tab. 10.6).

### Diagnostik in der Schwangerschaft

#### Anamnese

Die meisten chronisch herzkranken Patientinnen sind seit vielen Jahren bekannt und in Behandlung, sodass der Verlauf, die funktionellen Reserven, der Schweregrad stenotischer Vitien, Shuntvolumina, das Risiko und die medikamentöse Therapie sowie evtl. durchgeführte operative Interventionen gut nachvollziehbar sind. Schwierig kann es sein eine neue Erkrankung des Herzens während der Schwangerschaft zu diagnostizieren, da die physiologischen hämodynamischen Schwangerschaftsveränderungen denen einer Herzerkrankung ähnlich sind. Solche Symptome sind:

- Müdigkeit,
- verminderte Belastbarkeit,

**Tab. 10.7** Geschätzte effektive Strahlendosis unterschiedlicher radiologischer Verfahren für Mutter und Kind. Nach Deutsche Gesellschaft für Kardiologie, European Society of Cardiology (ESC-Pocket-Guidlines)

| Verfahren | Exposition des Feten | | Exposition der Mutter | |
|---|---|---|---|---|
| Röntgen-Thorax (p. a.*1 und lateral) | < 0,01 mGy | < 0,01 mSv | 0,1 mGy | 0,1 mSv |
| Thorax-CT*2 | 0,3 mGy | 0,3 mSv | 7 mGy | 7 mSv |
| Koronarangiografie[a] | 1,5 mGy | 1,5 mSv | 7 mGy | 7 mSv |
| PCI*3 oder Hochfrequenzstrom-Katheterablation[a] | 3 mGy | 3 mSv | 15 mGy | 15 mSv |

a: Exposition abhängig von Anzahl der Projektionen oder Aufnahmen
*1p. a. = postero-anterior
*2CT = Computertomografie
*3PCI = perkutane Koronarintervention

- Dyspnoe,
- flache und beschleunigte Atmung,
- Knöchelödeme.

**Apparative Diagnostik**

Die diagnostischen Maßnahmen sind in der Schwangerschaft eingeschränkt auf die Elektro- und Echokardiografie. Herzkatheteruntersuchung, MRT (Kernspintomografie), CT und Röntgen-Thorax sind Ausnahmefällen vorbehalten.

Nach den Empfehlungen der ESC ist ein MRT (ohne Gadolinium), obwohl es noch unzureichende Erfahrungen gibt, wie sich die unterschiedlichen elektromagnetischen Felder auf das Kind auswirken können, indiziert, wenn eine Echokardiografie zur Diagnose nicht ausreichend ist. Eine Herzkatheteruntersuchung ist vertretbar bei sehr strenger Indikationsstellung unter Abschirmung des Kindes. Gleiches gilt für CT und elektrophysiologische Untersuchungen (spezielle Herzkatheteruntersuchung) bei vitaler Indikation sowie für eine Röntgen-Thorax-Untersuchung, wenn die Ursache einer Dyspnoe durch andere Methoden nicht ausreichend geklärt werden kann.

Die Tab. 10.7 gibt die geschätzte Strahlendosis radiologischer Verfahren für Mutter und Kind an. Eine Strahlendosis > 50 mGy wird in der Schwangerschaft als potenziell gefährlich für das Kind angesehen. Ob und in welcher Form das Kind geschädigt wird, hängt neben der Strahlenbelastung besonders vom Schwangerschaftsalter ab. In der Präimplantations-Implantationsphase (1.–2. Woche post conceptionem = 2.–4. Woche post menstruationem) gilt das Alles-oder-Nichts-Gesetz, d. h. wirkt in dieser Zeit eine Noxe auf den Embryoblast ein, geht dieser entweder zugrunde oder er überlebt ohne eine Schädigung davonzutragen. Von der 2.–8. Woche post conceptionem = 4.–10. Woche post menstruationem (Embryonalphase), in der Zeit der Organogenese, ist der Fet am empfindlichsten. Es entstehen Fehlbildungen. Danach beginnt die Fetalphase, die durch das Wachstum des Gewebes und die funktionelle Ausreifung gekennzeichnet ist. Schäden können besonders das Gehirn und das Wachstum betreffen. Zeitlebens besteht eine erhöhte Krebs- und Leukämiegefährdung. Die größte Strahlenempfindlichkeit besteht in den ersten 15 SSW, weil das Kind im Mutterleib durch die Gebärmutter relativ abgeschirmt ist, ist die Strahlendosis in den meisten Fällen geringer als für die Mutter. Außerdem kann der Bauch der Mutter meistens abgedeckt werden. Von der 16.–26. SSW sind strahlenbedingte Folgeschäden, außer der Krebs- und Leukämiegefährdung, sehr unwahrscheinlich. Ab der 26. SSW entspricht die Strahlenempfindlichkeit des Kindes der eines Neugeborenen.

**Tab. 10.8** Modifizierte WHO-Klassifikation des mütterlichen kardiovaskulären Risikos (Grundregeln). Nach Deutsche Gesellschaft für Kardiologie, European Society of Cardiology (ESC-Pocket-Guidlines)

| Risikoklasse | Risiko einer Schwangerschaft nach Gesundheitszustand |
|---|---|
| I | Kein erkennbar erhöhtes Mortalitätsrisiko der Mutter und keine/eine lediglich schwach erhöhte Mortalität |
| II | Gering erhöhtes Mortalitätsrisiko der Mutter oder moderat erhöhte Mortalität |
| III | Signifikant erhöhtes Mortalitätsrisiko der Mutter oder erhebliche Morbidität. Ein Facharzt ist hinzuzuziehen. Bei einer Entscheidung für die Schwangerschaft ist eine intensive Überwachung durch Kardiologen und Gynäkologen während der gesamten Schwangerschaft, Geburt und Wochenbett notwendig. |
| IV | Extrem hohes Mortalitätsrisiko der Mutter oder erhebliche Morbidität: Schwangerschaft kontraindiziert. Bei Auftreten einer Schwangerschaft ist ein Abbruch in Erwägung zu ziehen. Bei Fortsetzen der Schwangerschaft Betreuung wie bei Klasse III. |

Zu beachten sind auch bei der Apparatediagnostik physiologische Veränderungen der Schwangerschaft wie z. B. die Querverlagerung des Herzens nach links mit den entsprechenden EKG-Veränderungen, die Herzfrequenzzunahme bis zu 100 Schläge pro Minute, ST-Strecken- und T-Wellen-Veränderungen, im Verlauf der Schwangerschaft zunehmende supraventrikuläre und ventrikuläre Extrasystolen. In der Echokardiografie sind die Zunahme der links und rechts ventrikulären enddiastolischen Durchmesser infolge einer vermehrten Volumenbelastung sowie durch Erweiterung der Klappenringe evtl. auftretende Regurgitationen physiologisch.

### Laboruntersuchungen

Neben den allgemeinen Laborparametern wie Blutbild, Elektrolyte, Harnstoff, Kreatinin, Leberwerte, Blutzucker und Urinstatus ist zur Abklärung einer Herzinsuffizienz die Bestimmung eines speziellen Eiweißes wichtig. Die Herzkammern setzen es bei der Dilatation frei und es wird als Natriuretische Peptid, BNP (brain natriuretic peptid) bezeichnet, das zur Diagnostik und Verlaufsbeobachtung einer Herzinsuffizienz zentrale Bedeutung hat.

### Kind

Die Diagnostik beim Kind kann schon sehr früh, nämlich während des Ersttrimesterscreenings als Organscreening, später durch dopplersonografische Untersuchungen durchgeführt werden. Anhand dieser Untersuchungen kann die Gefährdung des Kindes eruiert, evtl. auch eine Abruptio diskutiert werden.

### Risikobeurteilung

Es gibt mehrere Verfahren zur Risikobeurteilung der Herzerkrankung in der Schwangerschaft. In diesem Rahmen wird Bezug genommen auf die Empfehlungen der ESC. Sie legt die modifizierte WHO-Klassifikation zugrunde. Die Tab. 10.8 enthält eine Klassifizierung nach dem Gesundheitszustand, die Tab. 10.9 bezieht sich auf die Risiken der einzelnen Herzerkrankungen in den unterschiedlichen Risikoklassen.

Auf weitere Details zu den einzelnen Erkrankungen soll wegen der Komplexität und der speziellen Situation jedes einzelnen Krankheitsbildes, das detailliertes Fachwissen erfordert, nicht eingegangen werden.

## 10.5.5 Auswirkungen auf die Schwangerschaft und mütterliche Prognose

### Allgemeines

Bei Schwangeren sind Herzerkrankungen mit 0,6–2 % selten. Im Vordergrund stehen mit etwa 70 % die angeborenen Herzfehler, gefolgt von erworbenen Herzfehlern mit etwa 15 %. Koronare

**Tab. 10.9** Modifizierte WHO-Klassifikation des mütterlichen kardiovaskulären Risikos (Anwendungsgebiet). Nach Deutsche Gesellschaft für Kardiologie, European Society of Cardiology (ESC-Pocket-Guidlines)

| Erkrankungen, bei denen eine Schwangerschaft der Risikoklasse WHO I zuzuordnen ist |
|---|
| ▪ Unkompliziert, gering oder schwach ausgeprägt<br>  ▫ Pulmonalstenose,<br>  ▫ offener Ductus arteriosus Botalli,<br>  ▫ Mitralklappenprolaps,<br>▪ erfolgreich operierter einfacher Vorhof- oder Ventrikelseptumdefekt, offener Ductus arteriosus Botalli oder Pulmonalvenenfehlmündung,<br>▪ isolierte supraventrikuläre oder ventrikuläre Extrasystolen |
| **Erkrankungen, bei denen eine Schwangerschaft der Risikoklasse WHO II oder III zuzuordnen ist** |
| **WHO II (sofern der sonstige Zustand gut und unkompliziert ist)** |
| ▪ Nicht operierter Vorhof- oder Ventrikelseptumdefekt,<br>▪ operierte Fallot-Tetralogie,<br>▪ die meisten Herzrhythmusstörungen, WHO II bis III (individuell abhängig)<br>▪ leichte linksventrikuläre Funktionseinschränkung,<br>▪ hypertrophe Kardiomyopathie,<br>▪ native Herzklappenerkrankungen oder veränderte biologische Klappenprothesen, die nicht WHO I oder IV zuzuordnen sind,<br>▪ Marfan-Syndrom ohne Aortenerweiterung,<br>▪ Aorta < 45 mm bei Aortenerkrankung in Verbindung mit bikuspider Aortenklappe,<br>▪ operierte Koarktation |
| **WHO III** |
| ▪ Mechanische Herzklappe,<br>▪ systemischer rechter Ventrikel,<br>▪ Fontan-Zirkulation,<br>▪ zyanotische Herzkrankheit (nicht operiert),<br>▪ sonstige komplexe kongenitale Herzerkrankung,<br>▪ Aortenerweiterung 40–45 mm bei Marfan-Syndrom,<br>▪ Aortenerweiterung 45–50 mm bei Aortenerkrankung in Verbindung mit bikuspider Aortenklappe |
| **Erkrankungen, bei denen eine Schwangerschaft der Risikoklasse WHO IV zuzuordnen ist (Schwangerschaft kontraindiziert)** |
| ▪ Pulmonalarterielle Hypertonie jeglicher Ursache,<br>▪ hochgradige Dysfunktion des systemischen Ventrikels (LVEF < 30 %, NYHA III–IV),<br>▪ peripartale Kardiomyopathie in der Anamnese mit Restbeeinträchtigung der linksventrikulären Funktion,<br>▪ schwere Mitralstenose, schwere symtomatische Aortenstenose,<br>▪ Marfan-Syndrom mit Aortenerweiterung > 45 mm,<br>▪ Aortenerweiterung > 50 mm bei Aortenerkrankung in Verbindung mit bikuspider Aortenklappe,<br>▪ angeborene schwere Koarktation |

LVF= linksventrikuläre Ejektionsfraktion; NYHA= New York Heart Association; WHO= Weltgesundheitsorganisation

Herzerkrankungen, Herzinfarkte, Kardiomyopathien und Rhythmusstörungen spielen dagegen eine untergeordnete Rolle.

Die Optimierung der medizinischen Versorgung hat dazu geführt, dass 80–90 % der chronisch herzkranken Patienten das Erwachsenenalter in guter Lebensqualität erreichen. Das bedeutet, dass in Deutschland in jedem Jahr etwa 6 000 Frauen mit Herzfehlern schwanger werden.

#### Schwangerschaftsverlauf/Prognose

Der überwiegende Anteil von Herzerkrankungen hat bei entsprechender Betreuung während der Schwangerschaft und Geburt eine sehr gute Prognose. Entscheidender prognostischer Faktor für das Risiko ist nicht so sehr die Art der Herzerkrankung, als vielmehr das Ausmaß und ob ausreichend kardiale Reserven vorhanden sind, um die Belastungen der Schwangerschaft, der Geburt und besonders der postpartalen Phase ausgleichen zu können. Dies lässt sich anhand der Klassifikation der von der ESC vorgeschlagenen Risikobeurteilung abschätzen. Die Gruppen I und II haben (meist) eine gute Prognose. Etwa 90 % aller herzkranken Schwangeren befinden sich in diesen beiden Gruppen. Allerdings ist es möglich, dass es durch die Belastung der Schwangerschaft zu einer Verschlechterung der Klassifikation kommen kann. Die Gruppen III und IV haben keine kardialen Reserven, das Mortalitätsrisiko ist sehr hoch, sodass von einer Schwangerschaft meist abgeraten werden muss.

### 10.5.6 Prognose für das Kind

In Abhängigkeit vom Schweregrad der Klassifizierung und der Zunahme des Risikoscores steigen die kindlichen Komplikationen steil an. Die Rate an Frühgeburten, Retardierungen, niedrigem Geburtsgewicht, Hirnblutungen, Atemstörungen sowie die der perinatalen Mortalität sind erhöht.

Unabhängige Prediktoren sind:

- Klassifizierung > II,
- Zyanose,
- Linksherzobstruktion,
- Rauchen,
- Notwendigkeit der Antikoagulation.

### 10.5.7 Prävention

Die wichtigste Voraussetzung zur Vermeidung von mütterlichen und kindlichen Komplikationen ist bei bekannter Herzerkrankung eine exakte Diagnosestellung, wo möglich eine operative Korrektur des Herzfehlers, eine genaue Risikostratifizierung und eine entsprechende Beratung **vor einer geplanten Schwangerschaft.** Bei einem hohen Risiko muss evtl. von einer Schwangerschaft abgeraten werden.

### 10.5.8 Betreuung der Schwangeren

Herzkranke Schwangere mit einem niedrigen Risiko können nach einer exakten kardialen Diagnostik wie eine Normalschwangerschaft überwacht werden. Anzuraten sind kardiale Kontrolluntersuchungen und die Überprüfung der therapeutischen Maßnahmen in jedem Trimenon. Die Anbindung an ein spezialisiertes Zentrum muss gegeben sein. Kardiale Risikoschwangere müssen in einem Zentrum betreut werden. Das Prozedere richtet sich nach der Art der Erkrankung, dem Schweregrad, der Entwicklung während der Gravidität und den Komplikationen. Kurzfristige meist zweiwöchige gynäkologische Kontrollen sind zu empfehlen. Die wichtigsten Parameter für das Kind sind das Wachstum und die dopplersonografische Kontrolle der Blutversorgung.

#### Operative Interventionen

Sie sollten während Schwangerschaft möglichst vermieden werden und beschränken sich auf dringendste, für die Mutter lebensbedrohliche, Indikationen. Perkutane Koronarinterventionen sind nach der 16. SSW, Herzoperationen zur Rettung des Lebens der Mutter am besten zwischen der 13.–28. SSW durchzuführen. Nach der 28. SSW sollte zunächst das Kind entbunden werden.

Bezüglich der Entbindung gilt folgendes:

- Meist ist eine vaginale Entbindung möglich.
- Eine prophylaktische Antibiotikatherapie während der Entbindung ist nicht indiziert.

- Eine Kaiserschnittentbindung sollte diskutiert werden bei:
  - bei Marfan-Syndrom mit einem Aortendurchmesser von 40–45 mm,
  - bei Erweiterung der aufsteigenden Aorta > 45 mm,
  - Eisenmenger-Syndrom,
  - schwerem Herzversagen,
  - vorzeitigen Wehen unter oraler Therapie mit Antikoagulanzien.

### 10.5.9 Therapie

Die Pharmakotherapie der Herzinsuffizienz in der Schwangerschaft sollte nach den aktuellen Leitlinien für Herzinsuffizienz der European Society of Cardiology (Regitz-Zagrosek et al. 2011; Hilfiker-Kleiner, Bauersachs 2016) erfolgen. Möglichst schon vor der Schwangerschaft sind ACE-Hemmer und $AT_1$-Rezeptorenblocker zu meiden bzw. bei Feststellung einer Schwangerschaft unverzüglich zu beenden. Fraglich ist die fetale Sicherheit von Mineralocorticoid-Rezeptorantagonisten, z. B. Spironolacton (Lewey, Haythe 2014), sodass sie gemieden werden sollten. Diuretika sollten nur bei Vorliegen einer pulmonalen Stauung verwendet werden, weil sie den Blutfluss über die Plazenta reduzieren können (Regitz-Zagrosek et al. 2011); bei Kardiomyopathie sollten Schleifendiuretika nur bei Notwendigkeit verschrieben werden, und die Amnionflüssigkeit sollte regelmäßig gemessen werden (Lewey, Haythe 2014).

Zu prüfen sind Indikationen für eine Prophylaxe bzw. Therapie von Thrombosen sowie für die Induktion einer Lungenreifung des Feten.

Zur Wirksamkeit von Bromocriptin bei Peripartum-Kardiomyopathie wird derzeit eine klinische Studie durchgeführt (Hilfiker-Kleiner, Bauersachs 2016).

Zur antithrombotischen Behandlung, z. B. bei Herzklappenerkrankungen, ▸ Kap. 11.3.8 Medikamentöse Therapie)

**Zusammenfassung**

- Herzerkrankungen bei Schwangeren sind mit 0,6–2 % selten.
- Die meisten Erkrankungen sind vor der Schwangerschaft bekannt, sodass das Risiko gut einschätzbar ist.
- Da die physiologischen Schwangerschaftsveränderungen denen einer Herzerkrankung ähnlich sind, kann es schwierig sein eine Neuerkrankung des Herzens während der Schwangerschaft zu erkennen.
- Der überwiegende Anteil von herzkranken Schwangeren hat bei der entsprechenden Betreuung eine sehr gute Prognose. Dies gilt für die modifizierten WHO-Gruppen I und II. Bei den Gruppen III und IV ist das Mortalitätsrisiko hoch, von einer Schwangerschaft muss meist abgeraten werden. Diese Patientinnen haben keine kardialen Reserven.
- Die wichtigste Voraussetzung zur Vermeidung mütterlicher und kindlicher Komplikationen ist die präventive Diagnostik, operative Korrektur des Herzfehlers und eine möglichst exakte Risikoabschätzung für eine Schwangerschaft.
- Schwangere mit einem niedrigen Risiko können wie eine Normalschwangerschaft überwacht werden.
- Schwangere mit hohem Risiko müssen in einem Zentrum betreut werden.
- Die medikamentöse Therapie entspricht derjenigen außerhalb der Gravidität.

- Nicht eingesetzt werden dürfen: ACE-Hemmer, $AT_1$-Rezeptorblocker (Sartane), Aldosteron-Antagonisten.
- Diuretika dürfen nur bei vitaler Bedrohung Anwendung finden.

### Literatur


Bundesamt für Strahlenschutz. Informationen für Schwangere. www.bfs.de/SharedDocs/Downloads/BfS/DE/broschueren/stko-schwangerschaft.pdf?__blob=publicationFile&v=7 (Zugriff. 25.08.2016)

Deutsche Gesellschaft für Kardiologie, European Society of Cardiology. ESC Pocket Guidelines. www.leitlinien.dgk.org/pocketleitlinie (Zugriff: 25.08.2016)

European Society of Gynecology (ESG), Association for European Paediatric Cardiology (AEPC), German Society for Gender Medicine (DGesGM). ESC Guidelines on the management of cardiovascular diseases during pregnancy. Eur Heart J 32 (24): 3147–3197, 2011. doi: 10.1093/eurheartj/ehr218

Hilfiker-Kleiner D, Bauersachs J. Herzerkrankungen in der Schwangerschaft. Dtsch Med Wochenschr, 141(2): 110–4, 2016

Koch KC. Herzerkrankungen in der Schwangerschaft. Dtsch Med Wochenschr, 133: 1684–1688, 2008

Lewey J, Haythe J. Cardiomyopathy in pregnancy. Semin Perinatol, 38(5): 309–17, 2014

Merz WM. Herzerkrankungen in der Schwangerschaft. In: Rath W, Gembruch U, Schmidt S (Hrsg). Geburtshilfe und Perinatalmedizin. Thieme, Stuttgart 2010

Regitz-Zagrosek V, Gohlke-Bärwolf C, Geibel-Zehender A, Haass M, Kaemmerer H, Kruck I, Nienaber C. Herzerkrankungen in der Schwangerschaft. Clin Res. Cardiol, doi: 10. 1007/s00392-008-0685-2 [Epub: 25. Juni 2008]

Regitz-Zagrosek V, Seeland U, Geibel-Zehender A, Gohlke-Bärwolf Ch, Kruck I, Schaefer Ch. Herz-Kreislauf-Erkrankungen in der Schwangerschaft. Dtsch Arztebl Int, 108 (16): 267–273, 2011

Uebing A, Gatzoulis MA, von Kaisenberg C, Kramer HH, Strauss A. Mutterschaft mit angeborenem Herzfehler. Dtsch Arztebl, 105 (19): 347–354, 2008

Westhoff-Beck M, Hilfiker-Kleiner D, Günter HH, Schieffer E, Drexler H. Management kardiovaskulärer Erkrankungen während der Schwangerschaft. Internist, 49; 805–810, 2008


## 10.6 Herzrhythmusstörungen

### 10.6.1 Einführung

Die normale Herzfrequenz liegt zwischen 60 und 100 Schlägen pro Minute. Etwa 100 000 Mal schlägt das Herz am Tag. Rhythmusstörungen treten häufig auf und sind, wenn sie nicht über einen längeren Zeitraum bestehen, meist harmlos. Dies gilt auch für die Schwangerschaft, in der Rhythmusstörungen sogar gehäuft auftreten können. Die Ursache ist bisher nicht geklärt. Sowohl außerhalb als auch innerhalb der Schwangerschaft können die Frequenzstörungen, besonders wenn sie mit einer Erkrankung des Herz-Kreislauf-Systems in Verbindung stehen, gelegentlich auch gefährlich bis lebensbedrohlich sein.

#### Klassifizierung/Definition

Herzrhythmusstörungen können nach ihrem Entstehungsort (Vorhof oder Kammer), nach der Art der Erregungsstörung (Erregungsbildungsstörung, -leitungsstörung) oder der Frequenz (bradykard, tachykard, unregelmäßig = ektop) eingeteilt werden. In diesem Kapitel wird die Einteilung nach der Frequenz gewählt.

Herzrhythmusstörungen liegen vor wenn die Herzfrequenz

- zu langsam, bradykard ist (< 60 Schläge/Minute = Bradykardie),
- zu schnell, tachykard ist (> 100 Schläge/Minute = Tachykardie),
- unregelmäßig ist (Extraschläge = Extrasystolen, die in den Grundrhythmus des Herzens einfallen).

#### Bradykarde Herzrhythmusstörungen

Sie entstehen, wenn der dominante Impulsgeber der Herzfrequenz, der Sinusknoten im rechten Vorhof, blockiert wird oder seine Impulse nicht oder verzögert weitergeleitet werden.

Krankheitsbilder

- Sick-sinus-Syndrom (verschiedene Formen von Rhythmusstörungen, denen eine Pathologie der Erregungsbildung im Sinusknoten und der Erregungsleitung im Vorhof zugrunde liegen),
  - sinuatrialer Block (SA-Block),
  - Sinusarrest (fehlende Impulsbildung im Sinusknoten),
  - atrioventrikuläre Blockierung (AV-Block, Leitungsstörungen im Bereich des AV-Knotens),
  - Schenkelblock: Rechtsschenkelblock, Linksschenkelblock (intraventrikuläre Leitungsstörungen oder Blockierungen = Erregungsausbreitungsstörungen im Bereich der Tawara-Schenkel).

#### Tachykarde Herzrhythmusstörungen

Sie entstehen, wenn der Sinusknoten zu schnell aktiviert wird (abnorme Autonomie), die Erregungsleitung, z. B. durch zusätzliche Erregungsbahnen oder Erkrankungen, gestört ist (getriggerte Aktivität) oder wenn die Erregungsleitung kreisförmig ist (Reentry-Mechanismus).

Krankheitsbilder

- Sinustachykardie,
- Vorhofflimmern,
- Vorhofflattern,
- Vorhoftachykardie mit Block,
- paroxysmale Tachykardie bei AV-Knoten Reentry- und WPW-Syndrom,
- supraventrikuläre Tachykardie,
- ventrikuläre Tachykardie (rechts, links durch Reentry, abnorme Autonomie, getriggerte Aktivität),
- Kammerflimmern (lebensbedrohliche Rhythmusstörung),
- Kammerflattern (lebensbedrohliche Rhythmusstörung).

#### Extrasystolen

Sie können multifokal im rechten oder linken Vorhof oder in jedem Teil der Herzkammern entstehen.

Krankheitsbilder

- Supraventrikuläre Extrasystolen,
- ventrikuläre Extrasystolen.

Auf eine detaillierte Beschreibung der einzelnen Krankheitsbilder soll in diesem Rahmen verzichtet werden.

### Ätiologie, Pathogenese und Pathophysiologie

Herzrhythmusstörungen können Folge von angeborenen oder erworbenen Herz-Kreislauf-Veränderungen bzw. von extrakardialen Erkrankungen sein. Sie können aber auch bei Gesunden auftreten.

#### Angeborene Ursachen

- Angeborene Herzfehler,
- akzessorische Leitungsbahnen (z. B. WPW-Syndrom),
- Kardiomyopathien.

#### Erworbene Ursachen

- Herzmuskelschädigung (z. B. Zustand nach Herzinfarkt, bei und nach Herzklappenerkrankungen, Herzoperationen),
- Hypertonie,
- Atherosklerose der Herzkranzgefäße (KHK),
- Perikarditis,
- Myokarditis,
- toxische Myokardiopathie.

#### Extrakardiale Ursachen

- Hyperthyreose,
- Diabetes,
- Übergewicht,
- Medikamente (z. B. Catecholamine, Antidepressiva, Antiarrhythmika, Herzglykoside, Mittel mit Potenzial für QT-Verlängerung bzw. Torsades-de-pointes-Arrhythmien [www.crediblemeds.org]),
- Drogen und Alkohol,

- Carotissinus-Syndrom,
- Psyche (Stress, Angst, chronische Überlastung, Burnout-Syndrom u. a.),
- Holiday-heart-Syndrom (akutes Vorhofflimmern nach Alkoholgenuss),
- Hypoxie,
- hohes Alter,
- Schlafapnoe.

## 10.6.2 Klinisches Bild und Symptomatik

Das klinische Bild und die Symptomatik können sehr unterschiedlich sein und hängen in erster Linie von der Ausprägung einer eventuell zugrunde liegenden Erkrankung ab. Im günstigsten Fall bleiben die Rhythmusstörungen unbemerkt. Sie können aber auch als leichte Palpitationen (Herzstolpern) oder als Aussetzen eines Herzschlages bei Extrasystolen bei subjektivem Wohlbefinden wahrgenommen werden. Bei stärkerer Ausprägung werden sie jedoch häufig als sehr bedrohlich empfunden.

Ist die Herzleistung eingeschränkt kommt es zum Blutdruckabfall, Schwindel, Bewusstlosigkeit (Synkopen), im schlimmsten Fall zum plötzlichen Herztod.

**Tachykardie-Symptomatik:** Herzrasen, Herzstolpern, Klopfen im Hals, Schwindel, Luftnot, Leistungsschwäche, Nervosität, Angst, Angina pectoris, Bewusstlosigkeit, Herzstillstand.

**Bradykardie-Symptomatik:** Schwindel, Leistungsschwäche, Angst, Nervosität, Sehstörungen, **Bewusstlosigkeit.**

## 10.6.3 Untersuchungen, Diagnostik und Differenzialdiagnostik

Neben der ausführlichen anamnestischen Befragung und der körperlichen Untersuchung besonders der Auskultation des Herzens und der Lunge sowie der Blutdruckmessung sind folgende Untersuchungen für die Diagnostik geeignet: Ruhe-EKG, Langzeit-EKG, Belastungs-EKG. Weiterführende Untersuchungen sind: Echokardiografie, Herzkatheter, Kardio-CT, Kardio-MRT.

### Untersuchungen, Diagnostik und Differenzialdiagnostik während der Schwangerschaft

**Herzgesunde Patientinnen:** Falls die Patientin beunruhigt ist, sollte sie darüber aufgeklärt werden, dass Herzrhythmusstörungen für sie persönlich und für das Kind fast immer unproblematisch sind, dass allerdings die Häufigkeit und auch die klinische Symptomatik zunehmen können. Im Falle einer medikamentösen Therapie sollte die Kompatibilität für die Schwangerschaft geprüft, evtl. eine Umstellung durchgeführt werden.

**Herzkranke Patientinnen:** Sie sind im Allgemeinen seit vielen Jahren bekannt und in Behandlung. Eine Schwangerschaft sollte geplant werden. Vorher ist eine kardiologische Diagnostik des Ist-Zustands sinnvoll, um die funktionellen Reserven und das Risiko für die Schwangerschaft abzuklären und die medikamentöse Therapie an die Gravidität zu adaptieren. Wichtig ist auch der Hinweis, dass Rhythmusstörungen häufig sehr stark zunehmen.

**Genetische präkonzeptionelle Beratung:** Kinder von Frauen mit kongenitalen Herzerkrankungen, kongenitalen Arrhythmien, Kardiomyopathie, Aortenerkrankung sowie genetischen Fehlbildungen, die mit einer kardiovaskulären Erkrankung einhergehen, haben ein erhöhtes Wiederholungsrisiko. Es ist besonders hoch bei Eltern mit autosomal-dominantem Erbgang der kardiovaskulären Erkrankung. Das Vererbungsrisiko ist bei einer Erkrankung der Mutter höher als bei einer Erkrankung des Vaters (▸ Kap. 10.5.4 Genetische präkonzeptionelle Beratung).

### Diagnostik während der Schwangerschaft

#### Mutter

##### Anamnese

Auf die Situation bei Herzgesunden und Herzkranken im Falle einer Schwangerschaft wurde oben bereits hingewiesen. Wenn Rhythmusstörungen in der Schwangerschaft neu auftreten, und das ist häufig, so muss eine kardiologische Abklärung erfolgen. Herzgesunde können über die Problemlosigkeit aufgeklärt werden. Sollte sich eine Neuerkrankung des Herzens herausstellen, so ist eine Risikostratifizierung entsprechend der Empfehlungen der European Society of Cardiology (ESC), denen sich die Deutsche Gesellschaft für Kardiologie angeschlossen hat, zu empfehlen (Einzelheiten ▸ Kap. 10.5).

#### Apparative Diagnostik

Die diagnostischen Maßnahmen sind in der Schwangerschaft eingeschränkt auf die Elektrokardiografie und die Echokardiografie. Herzkatheteruntersuchung, MRT (Kernspintomografie), CT und Röntgenuntersuchungen sind Ausnahmefällen vorbehalten. Nach den Empfehlungen der ESC ist ein MRT (ohne Gadolinium), obwohl es noch unzureichende Erfahrungen gibt, wie sich die unterschiedlichen elektromagnetischen Felder auf das Kind auswirken können, indiziert, wenn eine Echokardiografie zur Diagnose nicht ausreichend ist. Eine Herzkatheteruntersuchung ist vertretbar bei sehr strenger Indikationsstellung unter Abschirmung des Kindes. Gleiches gilt für CT und elektrophysiologische Untersuchungen (spezielle Herzkatheteruntersuchung) sowie für eine Röntgen-Thorax-Untersuchung bei vitaler Indikation.

#### Potenzielle Gefährdung des Kindes durch die Strahlendiagnostik

Während der ersten beiden Schwangerschaftswochen gilt das Alles-oder-Nichts-Gesetz. Entweder überlebt der Embryo die Noxe oder er stirbt ab. Von der 2.–8. SSW, während der Organogenese, ist das Kind am empfindlichsten. Es können Fehlbildungen entstehen. Danach können Entwicklungsstörungen verschiedener Organe auftreten. Besonders betroffen ist meist das Gehirn. Die größte Strahlenempfindlichkeit besteht in den ersten 15 SSW. Ab der16. SSW sind strahlenbedingte Folgen sehr selten. Unabhängig von der Schwangerschaftswoche besteht generell zeitlebens eine Krebs- und Leukämiegefährdung. Eine Strahlendosis > 50 mGy wird für das Kind als potenziell gefährdend angesehen, wird aber normalerweise weder nach Röntgen-Thorax (0,01 mGy), Thorax-CT (0,3 mGy), Koronarangiografie (1,5 mGy), perkutaner Koronarintervention (3 mGy) oder Hochfrequenz Katheterablation (3 mGy) erreicht (▸ Kap. 10.5.4 Diagnostik in der Schwangerschaft).

#### Kind

Herzrhythmusstörungen beim Kind sind meist Befunde, die im Rahmen einer normalen Schwangerschaftsvorsorgeuntersuchung im Routineultraschall, in der Dopplersonografie oder im CTG zufällig auffallen bzw. bei gezielten Untersuchungen des Herzens zur Abklärung von vererbbaren kardialen oder systemischen Fragestellungen nachweisbar sind. Die weitere Abklärung erfolgt durch Echokardiografie (M-Mode, Doppler) in Perinatalzentren. Dort wird entschieden, ob ein fetales Monitoring ohne medikamentöse Therapie, eine antiarrhythmische Therapie über die Mutter oder die Entbindung, wenn zu diesem Zeitpunkt schon möglich, sinnvoll und durchführbar ist. Auf weitere Einzelheiten soll in diesem Rahmen nicht eingegangen werden.

### 10.6.4 Auswirkungen auf die Schwangerschaft und mütterliche Prognose

Herzrhythmusstörungen treten in der Schwangerschaft häufiger als in der Normalbevölkerung auf. Die Ursache ist bisher unbekannt. Angenommen werden hormonelle und schwangerschaftsspezifische Veränderungen des Herz-Kreislauf-Systems. Wenn die Herzrhythmusstörungen von der Patientin wahrgenommen oder zufällig bei einer Untersuchung festgestellt werden, ist dies stets verbunden mit einer erheblichen Sorge für die Schwangerschaftsentwicklung und vor allem für das kindliche Wohlergehen. Zudem ist es oft schwierig feststellen zu können, ob die Herzrhythmusstörungen bereits vor der Schwangerschaft vorgelegen haben, neu aufgetreten sind oder vielleicht sogar erst durch die Belastung Schwangerschaft hervorgerufen wurden. Insgesamt gibt es leider nur sehr wenige Untersuchungen in der Gravidität.

**Herzgesunde Schwangere:** Bei ihnen kann man im Allgemeinen wohl davon ausgehen, dass sie den Schwangerschaftsverlauf nicht negativ beeinflussen. Im Vordergrund stehen die subjektiven Beschwerden. Therapeutisch muss nur gehandelt werden, wenn die Herz-Kreislauf-Funktion beeinträchtigt ist.

**Herzkranke Schwangere:** Bei ihnen hängt die Prognose in erster Linie vom Schweregrad der Erkrankung und der Funktionsreserve des Herzens ab. Die Häufigkeit von Herzrhythmusstörungen nimmt während der Schwangerschaft zum Teil erheblich zu. Sie können nicht nur das Wohlbefinden, sondern auch die Funktion der Herzleistung reduzieren. Bis zu 15 % dieser Störungen sind behandlungsbedürftig.

### 10.6.5 Prognose für das Kind

**Herzgesunde Schwangere:** Bei ihnen ist die kindliche Prognose gut. Die Entwicklung des Kindes wird nicht negativ beeinträchtigt.

**Herzkranke Schwangere:** Bei ihnen hängt die kindliche Prognose in erster Linie vom Schweregrad der Herzerkrankung ab. Herzrhythmusstörungen können Hinweise auf eine sich verschlechternde Herzfunktion der Mutter sein, deren Folge eine Reduktion der uteroplazentaren Durchblutung und damit der Versorgung des Kindes sein kann.

### 10.6.6 Prävention

Vorbeugende Maßnahmen, um das Auftreten von Herzrhythmusstörungen in der Schwangerschaft zu verhindern, sind nicht bekannt.

### 10.6.7 Betreuung der Schwangeren

Die wichtigste Maßnahme beim Auftreten von Herzrhythmusstörungen ist eine exakte Diagnostik und Therapie mithilfe einer engen interdisziplinären Zusammenarbeit mit einem Kardiologen. Treten die Störungen erstmals in der Schwangerschaft auf, so muss geklärt werden, ob die Gravide herzgesund ist oder ob eine bis dahin unbekannte Herzerkrankung vorliegt.

**Herzgesunde Schwangere:** Bei Schwangeren mit bekannten Herzrhythmusstörungen ist die Patientin nach erneuter Diagnostik von der Benignität und der guten Prognose zu überzeugen. Ausnahmen sind Vorhofflimmern und -flattern sowie ventrikuläre Tachykardien, ausgelöst durch diese Vorhof-Rhythmusstörungen, aber auch Tachykardien deren Ursprung in den Kammern selbst liegen. Ventrikuläre Rhythmusstörungen in Form von Arrhythmien oder Tachykardien, eigenständig oder durch Vorhofflimmern oder -flattern ausgelöst, sind deshalb auch bei herzgesunden Schwangeren immer problematisch, weil die Herzleistung und damit die Versorgung der Mutter und des Kindes kritisch werden kann. Es besteht die Gefahr der Hypotonie, des Kreislaufkollapses und von Synkopen. Sogar ein Herzstillstand kann auftreten.

**Herzkranke Schwangere:** Bei ihnen müssen evtl. zusätzlich therapeutische Schritte eingeleitet werden. Zwingend ist eine von der Symptomatik und Schwere der Erkrankung abhängige kurzfristige Überwachung der Schwangerschaft durch den Kardiologen und Gynäkologen.

### 10.6.8 Therapie

Für bradykarde Arrhythmien steht die Schrittmachertherapie im Vordergrund. Zur Behandlung tachykarder Arrhythmien gibt die European Society of Cardiology (Regitz-Zagrosek et al. 2011) Empfehlungen (in Klammern **fett:** Empfehlungsklasse).

#### Supraventrikuläre Tachykardien (SVT)

- Zur akuten Konversion paroxysmaler SVT wird das Vagusmanöver, gefolgt von Adenosin intravenös, empfohlen (**I**).
- Unmittelbare Elektrokonversion wird für die Akutbehandlung jeder Tachykardie mit hämodynamischer Instabilität empfohlen (**I**).
- Zur Langzeitbehandlung von SVT wird Digoxin oral (nicht bei Präexzitation im Ruhe-EKG) oder Metoprolol/Propranolol oral (nicht bei Präexzitation im Ruhe-EKG, Betablocker mit Vorsicht im 1. Trimenon) empfohlen (**I**).

10

- Zur akuten Konversion paroxysmaler SVT sollte Metoprolol oder Propranolol intravenös in Betracht gezogen werden (**IIa**).
- Zur Langzeitbehandlung von SVT sollte Sotalol oral (Klasse-III-Antiarrhythmika sollten nicht in Fällen verlängerten QTc-Intervalls verwendet werden) oder Flecainid (ein AV-Knoten-blockierendes Mittel in Verbindung mit Flecainid und Propafenon soll für bestimmte atriale Tachykardien erwogen werden) in Betracht gezogen werden, falls Digoxin oder ein Betablocker versagen (**IIa**).
- Zur akuten Konversion paroxysmaler SVT kann Verapamil intravenös in Betracht gezogen werden (**IIb**).
- Zur Langzeitbehandlung von SVT kann Propafenon oral (ein AV-Knoten-blockierendes Mittel in Verbindung mit Flecainid und Propafenon soll für bestimmte atriale Tachykardien erwogen werden) oder Procainamid als eine letzte Option in Betracht gezogen werden, falls andere vorgeschlagene Wirkstoffe versagen und bevor Amiodaron (Klasse-III-Antiarrhythmika sollten nicht in Fällen verlängerten QTc-Intervalls verwendet werden) verwendet wird (**IIb**).
- Zur Langzeitbehandlung von SVT kann Verapamil oral (AV-Knoten-blockierende Mittel sollten bei Patienten mit Präexzitation im Ruhe-EKG nicht verwendet werden) zur Frequenzregulierung in Betracht gezogen werden, wenn die anderen AV-Knoten-blockierenden Wirkstoffe versagen (**IIb**).
- Atenolol sollte für keine Arrhythmie verwendet werden (**III**).

### Ventrikuläre Tachykardien (VT)

- Die Implantation eines ICD (implantierbaren Cardioverter-Defibrillators) wird bei klinischer Indikation vor oder während der Schwangerschaft empfohlen (**I**).
- Für die Langzeitbehandlung des kongenitalen Long-QT-Syndroms werden Betablocker während der Schwangerschaft und auch postpartal empfohlen, wenn sie einen größeren Nutzen haben (**I**).
- Für die Langzeitbehandlung (**I**) idiopathischer anhaltender VT wird empfohlen
  - oral Metoprolol oder Propranolol: AV-Knoten-blockierende Mittel sollten bei Patienten mit Präexzitation im Ruhe-EKG nicht verwendet werden, Betablocker sollten im 1. Trimenon mit Vorsicht verwendet werden.
  - Verapamil: AV-Knoten-blockierende Mittel sollten bei Patienten mit Präexzitation im Ruhe-EKG nicht verwendet werden, AV-Knoten-blockierende Mittel in Verbindung mit Flecainid oder Propafenon sollen für bestimmte atriale Tachykardien erwogen werden.
- Sofortige Elektrokonversion von VT wird für anhaltende, instabile und stabile VT empfohlen (**I**).
- Zur akuten Konversion einer VT, die anhaltend, hämodynamisch stabil und monomorph ist, sollte Sotalol intravenös (nicht in Fällen verlängerten QTc-Intervalls) oder Procainamid in Betracht gezogen werden (**IIa**).
- Implantation eines permanenten Schrittmachers oder ICDs (vorzugsweise Ein-Kammer-) mit echokardiografischer Führung sollte in Betracht gezogen werden, insbesondere wenn der Fetus älter als 8 Wochen im Gestationsalter ist (**IIa**).
- Zur akuten Konversion einer VT, die anhaltend, monomorph, hämodynamisch instabil, refraktär gegenüber elektrischer Kardioversion ist oder nicht auf andere Mittel anspricht, sollte Amiodaron intravenös (nicht in Fällen verlängerten QTc-Intervalls) in Betracht gezogen werden (**IIa**).
- Zur Langzeitbehandlung idiopathischer anhaltender VT sollten in Betracht gezogen werden, wenn andere Wirkstoffe versagen (**IIa**):
  - oral Sotalol: nicht in Fällen verlängerten QTc-Intervalls,
  - Flecainid bzw. Propafenon: AV-Knoten-blockierende Mittel in Verbindung mit

Flecainid und Propafenon sollen für bestimmte atriale Tachykardien erwogen werden.

- Katheterablation kann im Fall von arzneimittelrefraktären und schlecht tolerierten Tachykardien in Betracht gezogen werden (**IIb**).

**Zusammenfassung**

- Herzrhythmusstörungen sind in der Schwangerschaft häufiger als in der Normalbevölkerung.
- Die Ursachen sind nicht bekannt. Als Grund werden die physiologischen Veränderungen des Herz-Kreislauf-Systems sowie die hormonelle Situation angenommen.
- Jede Herzrhythmusstörung, unabhängig davon ob sie vor der Schwangerschaft bekannt war oder nicht, bedarf in der Gravidität einer erneuten exakten Diagnose.
- Die Diagnostik unterscheidet sich nicht von der außerhalb der Gravidität. Allerdings bedürfen die Herzkatheteruntersuchung, das Kardio-CT und das Kardio-MRT einer besonders kritischen Indikation.
- Bei herzgesunden Schwangeren ist die Prognose im Allgemeinen gut. Ausnahmen sind tachykarde ventrikuläre Rhythmusstörungen, ausgelöst durch Vorhofflimmern oder -flattern oder genuin im Ventrikel entstanden, da sie zu Hypotonie, Kreislaufkollaps, Synkopen oder sogar zum Herzstillstand führen können. Dementsprechend ist auch das Kind gefährdet.
- Bei herzkranken Schwangeren hängt die Prognose in erster Linie von der zugrunde liegenden Herzerkrankung und der funktionellen Reservekapazität des Herzens ab. Die Herzrhythmusstörungen können die Symptomatik der Erkrankung verstärken und damit zur Gefährdung von Mutter und Kind beitragen.
- Auch unter kindlichen Gesichtspunkten ist die Kardioversion der Mutter möglich.
- Es gibt keine Einschränkung gegen die Implantation eines Herzschrittmachers bei bradykarden Indikationen.
- Für tachykarde Arrhythmien (SVT bzw. VT) in der Schwangerschaft existieren detaillierte Leitlinienempfehlungen zur medikamentösen bzw. nichtmedikamentösen Behandlung. Für bradykarde Arrhythmien steht die Schrittmachertherapie im Vordergrund.

## 10.7 Varikosis

### 10.7.1 Einführung

Krampfadern der Beine treten bei etwa 20 % der Erwachsenen auf. Die Häufigkeit nimmt mit dem Alter zu. Meist beginnen sie zwischen dem 20. und 30. Lebensjahr. Je nach Ausprägung können sie möglicherweise nur kosmetisch störend sein, in ausgeprägten Fällen können sie jedoch starke Beschwerden bereiten. Während der Schwangerschaft kann sich bei Prädisposition eine Varikosis manifestieren, eine bestehende Varikosis kann zunehmen.

#### Klassifizierung/Definition

Man unterscheidet eine primäre Varikose von einer sekundären Varikose.

**Primäre Varikose:** Sie ist die häufigste Form mit etwa 70 %. Es handelt sich um eine idiopathische, anlagebedingte Schwäche des Bindegewebes.

Man unterscheidet verschiedene Arten:

- Stammvarikose: Betroffen sind die beiden Hauptvenen des oberflächlichen Systems: Vena saphena magna und Vena saphena parva.
- Seitenastvarikose: Durch Stauung des Blutes in den Hauptvenen sind die Seitenäste betroffen.
- Retikuläre Varikose: Es ist eine diffuse, gleichmäßige Weitstellung der Venen ohne Schlängelung im Unterhautgewebe (1–3 mm Durchmesser).
- Perforans-Varikose: Erweiterung der Verbindungsäste zwischen oberflächlichen und tiefen Venen.
- Besenreiser: Erweiterung kleinster Venen der Haut als bläulich-rötliche Äderchen. Sie sind meist erste Anzeichen einer Venenerkrankung.

**Sekundäre Varikose:** Ursache ist eine vorausgegangene tiefe Beinvenenthrombose, die zu einem venösen Umgehungskreislauf führt.

**Varizen außerhalb der Beine:** Sie können zum Beispiel als perineale Varizen, Hämorrhoiden, als vulvovaginale Varikosis oder suprapubische Varikosis im Schambereich auftreten.

#### Ätiologie, Pathogenese und Pathophysiologie

Die Schwangerschaft gilt als wichtiger Prädispositionsfaktor für die Ausbildung einer Varikosis. Ursachen sind:

- **Erhöhter intravenöser Druck**: Durch das Wachstum der Gebärmutter kommt es zur Kompression der Beinvenen, der venöse Druck in den unteren Extremitäten steigt an. Meist ist das linke Bein stärker als das rechte betroffen, weil die linke Vena femoralis im kleinen Becken hinter dem Uterus verläuft, um in die Vena cava zu münden.
- **Zunahme der Wandelastizität der Venen:** Sie wird hervorgerufen durch die ansteigenden Hormonwerte. Der Progesteroneffekt ist dabei wahrscheinlich größer als der der Östrogene.

### 10.7.2 Klinisches Bild und Symptomatik

Bei der Varikosis werden in Abhängigkeit von der Schwere der Venenveränderungen und der Beschwerden vier Stadien unterschieden.

- Stadium I: keine Beschwerden,
- Stadium II: schwere, müde Beine, Stauungsgefühl, nächtliche Wadenkrämpfe,
- Stadium III: Ödeme, Hautveränderungen, abgeheilte Geschwüre,
- Stadium IV: Ulcus cruris.

### 10.7.3 Untersuchungen, Diagnostik und Differenzialdiagnostik

Mit der Doppler- und Duplex-Sonografie werden die Durchlässigkeit der Venen, die Funktionsfähigkeit der Venenklappen und die Fließrichtung des Blutes geprüft (Plethysmografie und Phlebografie sind speziellen Indikationen zugeordnet).

### 10.7.4 Auswirkungen auf die Schwangerschaft und mütterliche Prognose

Bei etwa 30 % aller Erstgebärenden und 50 % aller Mehrgebärenden entstehen in der Schwangerschaft Varizen. In 70 % der Fälle manifestieren sich die Varizen im 1. Drittel, in 25 % im 2. Drittel und nur in 5 % im 3. Drittel der Schwangerschaft. Sehr häufig ist die Varikosis, die sich auch auf den Vulva- und Vaginalbereich erstrecken kann, kombiniert mit Hämorrhoidalbeschwerden. Etwa 80 % aller Patientinnen, die über Hämorrhoiden klagen, haben gleichzeitig eine Varikosis, während sich bei Schwangeren ohne Hämorrhoiden nur in 22 % der Fälle Varizen finden.

Besonders die Vulvavarizen können für die Schwangere mit massiven Beschwerden verbunden sein. Sie können ebenso wie die Hämorrhoiden zum Teil extreme Ausmaße annehmen. Trotzdem ist eine Ruptur in der Schwangerschaft extrem selten.

Fast immer sind die Schwangerschaftsvarizen von Beinödemen begleitet. Das schubweise Auftreten und die Zunahme der Beschwerden im Verlaufe der Schwangerschaft sind typisch.

Auch ein Pruritus vulvae und Hämorrhoidenbeschwerden können sich in diesem Zusammenhang manifestieren. Gelegentlich äußern Mehrgebärende anhand dieser Beschwerdesymptomatik die Vermutungsdiagnose einer erneuten Gravidität, schon lange bevor sich wieder Varizen klinisch manifestieren.

## 10.7.5 Prognose für das Kind

Für das Kind und seine Entwicklung hat eine Varikosis auch bei starker Ausprägung keine negative prognostische Bedeutung, es sei denn es kommt zu einer thrombotischen Komplikation.

## 10.7.6 Prävention

Besonders in der Schwangerschaft sind wegen der starken Neigung zur venösen Insuffizienz allgemein vorbeugende Maßnahmen, die vor allem das Bindegewebe und die Muskelpumpe betreffen, notwendig. Zu empfehlen ist das Tragen von flachen Schuhen. Zu vermeiden ist langes Stehen. Die Beine sollten möglichst viel bewegt werden (Gehen, Gymnastik, Wippen mit den Zehen, evtl. Kniebeugen). Wenn möglich, sollten die Beine immer wieder hochgelagert und nachts das Bettende um ungefähr 15 cm hochgestellt werden. Kalte Waden- und Schenkelgüsse unterstützen diese Maßnahmen. Die wichtigste therapeutische aber auch präventive Maßnahme ist das frühzeitige Tragen von Kompressionsstrümpfen oder einer -strumpfhose.

## 10.7.7 Therapie

### Kompressionsbehandlung

Bewährt haben sich Zweizugkompressionsstrümpfe mit geschlossener Spitze. Sehr gut sind auch die Schwangerschafts-Kompressionsstrumpfhosen. Wichtig ist, dass Kompressionsstrumpfhosen vom Fachhandel angemessen werden. Nur auf diese Weise ist eine optimale Therapie gewährleistet. Falls Konfektionsgrößen nicht ausreichen, muss eine Kompressionstherapie nach Maß verordnet werden.

### Verödungstherapie

Die Vor- und Nachteile einer Sklerosierungstherapie in der Gravidität werden sehr unterschiedlich beurteilt. Nach allgemeiner Ansicht kann in der 12.–36. Schwangerschaftswoche eine Verödungstherapie durchgeführt werden.

Wie bei der operativen Therapie sollte angesichts der Tatsache, dass sich mehr als 80 % der schwangerschaftsbedingten varikösen Veränderungen innerhalb von 6–8 Wochen post partum zurückbilden eine solche Therapie auf Einzelfälle beschränkt werden.

### Operative Therapie

Die operative Therapie der Varikosis ist während der Gravidität nach allgemeiner Ansicht nur ausnahmsweise indiziert und beschränkt sich meist auf Blutungsnotfälle. Frühestens 2 Monate nach der Schwangerschaft, wenn das Ausmaß der Rückbildung überblickt werden kann, sollte eine operative Therapie wegen der etwa 80 % Rückbildungswahrscheinlichkeit in Erwägung gezogen werden.

### Arzneimitteltherapie

Der Nutzen medikamentöser Maßnahmen ist fraglich. Die Sicherheit, insbesondere auch in der Schwangerschaft, wurde nicht hinreichend untersucht. Daher kann ihre Anwendung nicht generell empfohlen werden, sondern sollte Ausnahmesituationen vorbehalten (siehe Selbstmedikation).

**Varikosis – Möglichkeiten in der Selbstmedikation**

Da Gravidität die Entstehung von Varizen und deren Voranschreiten nachweislich fördert, sind Schwangere besonders häufig von müden, schweren, geschwollenen Beine mit sichtbar hervortretenden Venen betroffen. Während die nützlichen Möglichkeiten in der Selbstmedikation bei Veneninsuffizienz schon an sich überschaubar sind, engen sich diese für Schwangere noch weiter ein. Als

Grundsatz für die Beratung kann dabei gelten: Systemische Präparate sind von wenigen Ausnahmen abgesehen für Schwangere kontraindiziert; topische Präparate dagegen aus medizinischer Sicht praktisch ohne Einschränkung anwendbar. Die Grundsatzfrage über deren Wirksamkeit soll an dieser Stelle nicht diskutiert werden. Trotz aller Beschränkungen durch Kontraindikationshinweise, welche die pharmazeutischen Unternehmen zu den gängigen OTC-Ödemprotektiva in Fach- und Gebrauchsinformationen machen, können in der Apotheke schwangeren Kundinnen mit Venenbeschwerden dennoch ein paar nützliche Beratungshinweise, Verhaltenstipps und auch konkrete Produktempfehlungen gegeben werden.

**Kompressionsstrümpfe oder -strumpfhose** mit physiologisch nachempfundenem, nach oben abfallendem Druckverlauf stehen in der Beratung von schwangeren Kundinnen mit Venenbeschwerden an vorderster Stelle. Dabei gilt es die Unterschiede zwischen Stütz- und Kompressionsstrümpfen zu erklären und auf den Nutzen einer konsequenten Kompressionsbehandlung mit apothekenexklusiven Produkten (z. B. von Belsana, Spring) hinzuweisen. Meistens ist Kompressionsklasse 2 (KKL 2) sinnvoll.

**Nichtmedikamentöse Maßnahmen** und venenfreundliches Verhalten nehmen bei Venenbeschwerden ebenfalls einen hohen Stellenwert ein. Dazu zählen z. B.

- „SSS-LLL" = „sitzen-stehen-schlecht"-„liegen-laufen-lobenswert".
- Gut für die Anregung der Muskelpumpe und somit für die venöse Blutrückführung zum Herz sind körperliche Aktivität wie z. B. Nordic Walking, Schwimmen, Radfahren, Gymnastik.
- Beine so oft wie möglich hoch lagern.
- Nachts das Fußende des Bettes etwas höher stellen oder Keilkissen für die Beine benutzen.
- Beine immer wieder kalt abduschen, dabei herzfern beginnen, den Wasserstrahl langsam erst an der Beinaußen-, dann an der Beininnenseite aufwärts führen.
- Übermäßige Wärme durch Sonnen- oder Wannenbäder vermeiden.
- Beine beim Sitzen nicht übereinander schlagen, Sitzposition häufiger verändern.
- Keine einengende Kleidung oder Schuhe tragen, flache Absätze bevorzugen.

Die gängigen OTC-Fertigarzneimittel zur **systemischen Behandlung** von Veneninsuffizienz mit Aescin bzw. Rosskastaniensamenextrakt (z. B. von Reparil®, Venostasin®), Mäusedornwurzelextrakt (z. B. Phlebodril®) oder Flavonoiden sowie deren Derivaten (z. B. von Antistax®, Venoruton®) sind laut Gebrauchs- und Fachinformation in Schwangerschaft und Stillzeit kontraindiziert. Eine Ausnahme stellt das Troxerutin-Präparat Veno® SL 300 dar, das laut Gebrauchsinformation nach Rücksprache mit dem Arzt ab dem 4. Schwangerschaftsmonat sowie in der Stillzeit eingenommen werden kann.

Gegen die Anwendung **topischer Venenphytopräparate** ist aus medizinisch-pharmazeutischer Sicht in der Schwangerschaft nichts einzuwenden. Ihre Resorptionsrate gilt gemeinhin als gering, sodass systemische Nebenwirkungen nicht befürchtet werden müssen. Dennoch wird in manchen Gebrauchsinformationen vor der Anwendung in Schwangerschaft und Stillzeit gewarnt oder auf den Rat des Arztes verwiesen (z. B. Antistax® Venencreme, Fagorutin® Rosskastanien-Balsam N, Venostasin®-Creme).

Topische **Heparin**-Präparate lassen sich dagegen Schwangeren und Stillenden gut empfehlen (z. B. Exhirud® Heparin Gel 60 000 I. E., Heparin 30 000 I. E. Heumann Creme, Thrombareduct® Sandoz® 60 000 I. E. Salbe, Vetren® Gel 60 000 I. E.). Heparin gilt als nicht plazentagängig. Außerdem ist inzwischen sogar die systemische Heparin-Anwendung aus anderer Indikation (Antikoagulation) bei Schwangeren gut untersucht und etabliert.

Darüber hinaus stehen einige **Pflegeprodukte** zur wohltuenden Entlastung der Beine zur Verfügung, die ohne einschränkende Warnhinweise bzw. teilweise sogar ausdrücklich für Schwangere geeignet sind (z. B. Antistax® Frischgel, Allgäuer Latschenkiefer® Bein-Frische Gel, Klosterfrau Venengold® Bein-Gel, Venadoron®). Auch rückfettende und feuchtigkeitsspendende Dermatika zur Hautpflege der betroffenen Beine sind sinnvoll. Achtung: Vor dem Tragen von Kompressionsstrümpfen dürfen nur spezielle, gewebeverträgliche Hautpflegeprodukte verwendet werden (z. B. Compressana Venenbalsam, Callusan Vinum Schaum, Allpresan® Cremeschäume).

## Zusammenfassung

- Die Schwangerschaft prädisponiert für die Entstehung einer Varikosis.
- In der Schwangerschaft treten häufig auch vulvovaginale Varizen und Hämorrhoiden auf.
- Für die Mutter können die Beschwerden zu einer erheblichen Beeinträchtigung des Wohlbefindens führen.
- Das Kind ist nicht beeinträchtigt, es sei denn es kommt zu einer thromboembolischen Komplikation.
- Präventiv und therapeutisch stehen physikalischen Maßnahmen und die Kompressionstherapie im Vordergrund. Medikamentöse Therapiemaßnahmen sollten Ausnahmesituationen vorbehalten bleiben, da die Wirksamkeit fraglich ist.
- Die Verödungstherapie und operative Maßnahmen sollten auf Einzelfälle beschränkt sein, da sich etwa 80 % der Varizen nach 6–8 Wochen post partum zurückgebildet haben.

## Literatur


Banhidy F, Acs N, Puho EH, Czeizel AE. Hypotension in pregnant woman: a population-based case-control study of pregnancy complications and birth outcomes. Hypertens Res, 34: 55–61, 2011

Bundesamt für Strahlenschutz. Informationen für Schwangere. www.bfs.de/SharedDocs/Downloads/BfS/DE/broschueren/stko-schwangerschaft.pdf?__blob=publicationFile&v=7 (Zugriff. 25.08.2016)

Cooper WO, Hernández-Diaz S, Arbogast PG, Dudley JA, Dyer S, Gideon PS, Hall K, Ray WA. Major congenital malformations after first-trimester exposure to ACE inhibitors. N Engl J Med, 354: 2443–2551, 2006

Deutsche Gesellschaft für Gynäkologie und Geburtshilfe (DGGG). S1-Leitlinie Diagnostik und Therapie hypertensiver Schwangerschaftserkrankungen. AWMF-Register Nr. 015/018 (Stand.12/2013). www.awmf.org/uploads/tx_szleitlinien/015–018l_S1_Diagnostik_Therapie_hypertensiver_Schwangerschaftserkrankungen_2014-verlaengert.pdf (Zugriff: 25.08.2016)

Deutsche Gesellschaft für Kardiologie, European Society of Cardiology. ESC Pocket Guidelines. www.leitlinien.dgk.org/pocketleitlinie (Zugriff: 25.08.2016)

Deutsche Gesellschaft für Kardiologie, Deutsche Hochdruckliga, European Society of Cardiology, European Society of Hypertension. Leitlinien für das Management der arteriellen Hypertonie (Stand: 2014). www.hochdruckliga.de/tl_files/content/dhl/downloads/2014_Pocket-Leitlinien_Arterielle_Hypertonie.pdf (Zugriff: 25.08.2016)

DGK. Beratungstabelle für Selbstmedikation in Schwangerschaft und Stillzeit. 2012

European Society of Gynecology (ESG), Association for European Paediatric Cardiology (AEPC), German Society for Gender Medicine (DGesGM). ESC Guidelines on the management of cardiovascular diseases during pregnancy. Eur Heart J, 32 (24): 3147–3197, 2011. doi: 10.1093/eurheartj/ehr218

Fischer T. Hypertensive Schwangerschaftserkrankungen. Gynakologe, 42: 121–132, 2009

Fischer T, Klockenbusch W, Rath W. Diagnostik und Therapie hypertensiver Schwangerschaftserkrankunge. Leitlinie kommentierte Kurzfassung. Frauenarzt, 49: 950–954, 2008

Franz MB, Husslein PW, Zeisler H. Neue Methoden zur Früherkennung der Präeklampsie. Gynäkologe, 42: 872–876, 2009

Friese K, Mörike K, Neumann G, Windorfer A. Arzneimittel in der Schwangerschaft und Stillzeit. 8. Aufl., Wissenschaftliche Verlagsgesellschaft, Stuttgart 2016

Gebrauchs- bzw. Fachinformationen zu den genannten Präparaten.

Hermida RC, Ayala DE, Iglesias M. Administration time-dependent influence of aspirin on blood pressure in pregnant women. Hypertension, 41: 651–656, 2003

Hilfiker-Kleiner D, Bauersachs J. Herzerkrankungen in der Schwangerschaft. Dtsch Med Wochenschr, 141(2): 110–4, 2016

Hohmann M, Kuenzel W. Der niedrige Blutdruck in der Schwangerschaft-Ursachen, Folgen und Therapie. Z Geburtsh Neonatol, 211: 45–53, 2007

Hohmann M. Hypotonie, orthostatische Hypotonie. In: Rath W, Friese K (Hrsg). Erkrankungen in der Schwangerschaft. Thieme, Stuttgart, New York 2005

Homuth V., Dechend R. Hypertonie in der Schwangerschaft – eine Therapie für zwei. Gynäkologie + Geburtshilfe, 2: 32–34, 2010

Jim B, Sharma S, Kebede T, Acharya A. Hypertension in pregnancy. Cardiol Rev, 18: 178–189, 2010

Karl K, Kainer F. Fruchtwasserembolie, Thromboembolie und Eklampsie. Gynäkologie, Geburtsmedizin und Gynäkologische Endokrinologie, 194–202, 2009

Knight M, Duley L, Henderson-Smart DJ, King JF. Antiplatelet agents for preventing and treating preeclampsia. Cochrane Database Syst Rev, (2): CD000492, 2007

Koch KC, Hanrath P. Kardiologische Erkrankungen, Herzrhythmusstörungen. In: Rath W, Friese K (Hrsg). Erkrankungen in der Schwangerschaft. Thieme, Stuttgart, New York 2005

Koch KC, Hanrath P. Varikosis. In: Rath W, Friese K (Hrsg). Erkrankungen in der Schwangerschaft. Thieme, Stuttgart, New York 2005

Lachmann R, Schlemmbach D. Präeklampsie Screening. Prädiktion und Prävention im 1., 2. und 3. Trimenon. Frauenarzt, 54: 326–331, 2013

Langholz J. Venenerkrankungen In: Schmailzl KJG, Hackelöer BJ. Schwangerschaft und Krankheit. Blackwell Verlag 2002

Lennecke K, Hagel K, Przondziono K. Selbstmedikation – Leitlinien zur pharmazeutischen Betreuung. 5. Aufl., Deutscher Apotheker Verlag, Stuttgart 2012

Lichtmaneker N. Arzneimittelempfehlungen in der Schwangerschaft. 1. Aufl., Govi-Verlag Eschborn 2013

Neubeck M. Evidenzbasierte Selbstmedikation. 1. Aufl., Deutscher Apotheker Verlag, Stuttgart 2013

Panella M, Rocchi MC, Andreozzi G, Martini R, Caragliano L, Di Leo L, Longhitano A, Garozzo G. Thrombophlebitis and varicosis syndrome in pregnancy. Clin Exp Obstet Gynecol, 24: 33–35, 1997

Piper Wolfgang. Innere Medizin. Springer, 2007

PTAheute Redaktion. Schwangerschaft und Apotheke. 1. Aufl., Deutscher Apotheker Verlag, Stuttgart 2012

Quan A. Fetopathy associated with exposure to angiotensin converting enzyme inhibitors and angiotensin receptor antagonists. Early Hum Dev, 82: 23–28, 2006

Rath W. Torsten Fischer. Diagnostik und Therapie hypertensiver Schwangerschaftserkrankungen. Dtsch Arztebl Int, 1064 (5): 733–8, 2009. doi: 10. 3238/artebl. 2009. 0733

Rath W, Gembruch U, Schmidt S. Geburtshilfe und Perinatalmedizin. Thieme, Stuttgart 2010

Regitz-Zagrosek V, Blomstrom Lundqvist C, Borghi C et al. ESC Guidelines on the management of cardiovascular diseases during pregnancy: the Task Force on the Management of Cardiovascular Diseases during Pregnancy of the European Society of Cardiology (ESC). Eur Heart J, 32: 3147–3197, 2011. doi:10.1093/eurheartj/ehr218

Schäfer C, Spielmann H, Vetter K. Arzneiverordnung in Schwangerschaft und Stillzeit. 8. Aufl., Urban & Fischer Verlag, München 2011

Siddiqui AH, Irani RA, Blackwell SC, Ramin SM, Kellems RE, Xia Y. Angiotensin rezeptor agonistic autoantibody is higly prevalent in preeclampsia: correlation with disease severity. Hypertension, 55: 386–393, 2010

Slim R, Ben Salem C, Hmouda H, Bouraoui K. Hepatotoxicity of alpha-methyldopa in pregnancy. J Clin Pharm Ther, 35: 361–363, 2010

Smollich M, Jansen CJ. Arzneimittel in Schwangerschaft und Stillzeit – Schnell und sicher beraten. 3. Aufl., Hippokrates Verlag, Stuttgart 2012

Stepan H. Mütterliche Langzeitmorbidität nach Präeklampsie erhöht. Frauenarzt, 50: 328–334, 2009

Thäle V, Schlitt A. Hypertensive Erkrankungen in der Schwangerschaft. Internist, 49: 811–816, 2008

Thomas LA, Cardwell MS. Acute reactive hepatitis in pregnancy induced by alpha-methyldopa. Obstet Gynecol, 90: 658–659, 1997

Trappe HJ. Antiarrhythmische Therapie in der Schwangerschaft. Dtsch Artzeblatt, 103 (30): A 2036–40, 2006

Trappe HJ. Herzrhythmusstörungen in der Schwangerschaft. Dtsch Med Wochenschr, 133: 1799–1804, 2008

Trappe HJ, Tchirikov M. Herzrhytmusstörungen bei der Schwangeren und beim Fetus. Internist, 49: 788–798, 2008

Vogt K, Broermann M. Besenreiser- und Retkulärvarikosis, Therapieoptionen in graviditate et post partum. Gynakologe, 44: 235–244, 2011

Warland J, Mc Cutcheon H. Is there an association between maternal hypotension and poor pregnancy outcome?: a review of contemporary literature. Aust J Midwifery, 15: 22–26, 2002

Warland J, Mc Cutcheon H, Baghurst P. Maternal blood pressure in pregnancy and stillbirth: a case-control study of third trimester stillbirth. Am J Perinatol, 25: 311–317, 2008

Zhang J, Klebanoff A. Low Blood Pressure During Pregnancy and Poor Perinatal Outcomes: An Obstetric Paradox. Am J Epidemiol, 153: 642–646, 2001

# 11 Thromboembolische Erkrankungen und Gerinnungsstörungen



Gerinnungsstörungen können sich unter zwei Aspekten darstellen. Zum einen kann die Gerinnungsfähigkeit des Blutes abnehmen (hämorrhagische Diathese), zum andern kann eine Neigung zu einer verstärkten Gerinnung (Hyperkoagulabilität) bestehen.

Der Fokus dieses Kapitels liegt auf thromboembolischen Erkrankungen sowie auf thrombophilen Erkrankungen, die mit einer Hyperkoagulabilität gekoppelt sind.

## 11.1 Einführung

**Hämorrhagische Diathesen:** Sie zeigen sich durch typische Symptome wie z. B. Nasenbluten, Neigungen zu Hämatomen, Schleimhautblutungen, Blutungen im Magen-Darm-Trakt und vermehrte Blutungen bei Verletzungen und Operationen. Sie können sowohl angeboren als auch erworben sein.

- Angeboren sind: Hämophilie A, B, Faktor-VII-Mangel, das Von-Willebrand-Jürgens-Syndrom, angeborene Thrombozytopenien oder Thrombozytenfunktionsstörungen und die thrombotisch-thrombozytopenische Purpura (TTP),
- erworben sind: medikamentös induzierte Hemmungen der Blutstillung, z. B. durch Acetylsalicylsäure, Heparin oder Vitamin-K-Antagonisten (z. B. Phenprocoumon, Warfarin) bzw. andere Antikoagulanzien oder Thrombozytenaggregationshemmer.

Sie alle sind sehr selten und in Verbindung mit einer Schwangerschaft nur unter speziellen Gesichtspunkten relevant und sollen deshalb hier nicht abgehandelt werden. Die Verlustkoagulopathie im Rahmen der Geburt und postpartalen Phase ist ebenfalls nicht Gegenstand dieses Kapitels, da sie nur für die Klinik Bedeutung hat, ebenso wie die Verbrauchskoagulopathien, die im Rahmen einer Hypertonie, Präeklampsie, Eklampsie und HELLP-Syndrom entstehen kann. Thrombozytopenien werden im Kapitel hämorrhagische Erkrankungen dargestellt.

**Thromboembolische Erkrankungen:** Das Risiko venöser thromboembolischer Erkrankungen ist in der Schwangerschaft erhöht im Vergleich zur gleichaltrigen Allgemeinbevölkerung. Ursächlich sind hier vor allem der veränderte hormonelle Status sowie der Kompressionseffekt des Uterus zu nennen. Daneben spielen physiologische Veränderungen im Gerinnungssystem (Hyperkoagulabilität) und eine Verlangsamung der Blutströmung durch die Weitstellung der venösen Gefäße eine Rolle (▸ Kap. 10.7). Peripartal entstehen dann auch zusätzlich noch Gefäßwandschäden.

**Thrombophilie:** Als Thromobophilie bezeichnet man die vermehrte Neigung zur Bildung von Blutgerinnseln. Sie können angeboren, erwor-

**Tab. 11.1** Physiologische Veränderungen des Gerinnungspotenzials in der Schwangerschaft und im Wochenbett. Nach Heinrich 2000

| Veränderungen während der Gravidität | Gerinnungsparameter |
|---|---|
| Anstieg | Fibrinogen<br>Faktoren VII, VIII: C, IX, X, XII<br>Von-Willebrand-Faktor<br>Fibrinolyse-Inhibitoren PAI-1 und PAI-2, TAT-Komplex<br>D-Dimere<br>β-Thromboglobulin<br>Plättchenfaktor 4<br>Funktionelle APC-Resistenz (verringerter Wert der APC-Ratio!) |
| Konstanz | Thrombozytenzahl (leichte Abnahme im 3. Trimester)<br>Antithrombin III |
| Abnahme | Faktor XI<br>Protein S Aktivität<br>Leicht verminderte INR-Werte<br>Leicht verminderte aktivierte partielle Thromboplastinzeit |

ben oder gekoppelt auftreten. Für die Schwangerschaft sind in erster Linie die angeborenen Defekte relevant.

## 11.2 Physiologische Veränderungen während der Schwangerschaft

In der Schwangerschaft treten physiologische Veränderungen auf, die den Boden für die Entstehung einer Venenthrombose bereiten, sodass die Gravidität an sich schon einen erworbenen Risikofaktor für venöse Thromboembolien darstellt.

- Durch Progesteron bedingt vermindert sich der Venentonus, dies führt zu einer Erweiterung der Kapazitätsgefäße und zur Verlangsamung der Blutströmung. Hämodynamisch wird dies kompensiert durch eine Vermehrung des intravasalen Volumens, der schwangerschaftstypischen Hydrämie.
- Im Gerinnungssystem treten eine Vielzahl von Veränderungen ein (Tab. 11.1), die ein erhöhtes Gerinnungspotenzial und damit Thrombose begünstigende Veränderungen bewirken. Insgesamt haben diese Veränderungen eine pro-koagulatorische Wirkung, daraus resultiert eine bessere Blutstillung in den Gefäßen von Uterus und Plazenta während der Geburt.
- Mit zunehmender Größe des Uterus kommt es zu einer Kompression der Beckenvenen und der V. cava. Folge ist eine Stauung in den Beinvenen. Damit kann auch die anatomisch angelegte potenzielle Einengung der linken V. iliaca communis durch die sie kreuzende rechte A. iliaca communis verstärkt werden.

Die schwangerschaftsbedingten Veränderungen bilden sich in der Regel innerhalb von 2–6 Wochen nach Entbindung zurück.

**MERKE** Bei der Interpretation von Laborwerten in der Schwangerschaft müssen die physiologischen Veränderungen berücksichtigt werden.

## 11.3 Thrombose

### 11.3.1 Einführung

Thrombosen sind Gefäßverschlüsse durch ein Blutgerinnsel. In diesem Kapitel sollen nur die häufigen tiefen Bein- und Beckenvenenthrombosen behandelt werden.

Die Basisinzidenz tiefer Thrombosen liegt bei etwa 0,1 %. Sie steigt mit dem Lebensalter, ethnischer Zugehörigkeit und dem Vorhandensein von Risikofaktoren an. Bei bestimmten Vorerkrankungen wie z. B. Diabetes mellitus oder bei Gerinnungsstörungen beträgt die Häufigkeit 0,2 %. Schwangere haben wegen der physiologischen Hyperkoagulabilität ein erhöhtes Basisrisiko von 0,2 %. Bei Patienten mit operativen Eingriffen, Polytraumata, langer Bettlägerigkeit und schweren internistischen Erkrankungen sowie bei Karzinomerkrankten kann das Risiko zum Teil bis auf 60 %, in der Intensivmedizin sogar bis auf 80 % ansteigen.

#### Klassifizierung/Definition

Thrombosen können sowohl in den oberflächlichen als auch in den tiefen Venen entstehen. Am häufigsten sind die tiefen Bein- und Beckenvenenthrombosen. Je nach Lokalisation handelt es sich um Waden-, Knie- oder Oberschenkelthrombosen. Sind alle drei Bereiche betroffen, so spricht man von einer Mehretagenthrombose. Beckenvenenthrombosen sind sehr viel seltener als die tiefen Beinvenenthrombose (TVT). Allerdings können sich alle TVT in das Becken fortsetzen. Löst sich aus dem apikalen Bereich des Thrombus ein Teil ab, so besteht die Gefahr einer Lungenembolie, die tödlich sein kann.

Sind oberflächliche Venen betroffen, ist dies gewöhnlich gesundheitlich unbedeutend, jedoch kann es die Entstehung einer tiefen Thrombose begünstigen.

Die **Lungenembolie** ist ein Verschluss der Pulmonalarterien und wird häufig durch die Einschwemmung von Thromben verursacht. Diese stammen in den meisten Fällen aus den tiefen Bein- und Beckenvenen.

#### Ätiologie, Pathogenese und Pathophysiologie

Die Ursache der Thromboseneigung und Entstehung lassen sich in der sog. **Virchowschen Trias** zusammenfassen.

- Gerinnungsstörung (Hyperkoagulabilität),
- Stase (in der Schwangerschaft ist hier besonders die Stauung der Beinvenen durch Zunahme der Uterusgröße von Bedeutung),
- Gefäßwandverletzungen, z. B. Geburtsverletzungen, Episiotomie, Vakuum, Zange, Sectio.

Daraus zeigt sich, dass bereits die physiologischen Veränderungen während einer Schwangerschaft das Risiko für venöse thromboembolische Erkrankungen erhöhen.

Folgende Risikofaktoren erhöhen die Gefahr thromboembolischer Ereignisse in der Schwangerschaft:

- Präexistente Risikofaktoren sind z. B.
  - Alter > 35 Jahre,
  - Multiparität,
  - chronisch entzündliche Erkrankungen,
  - starke Varikosis,
  - angeborene maternale Herzfehler und Herzklappenersatz,
  - Übergewicht,
  - BMI > 30,
  - Rauchen,
  - thrombophile Erkrankungen, venöse thromboembolische Erkrankungen in der Vorgeschichte oder positive Familienanamnese,
  - Paraplegie,
- schwangerschaftsbedingte oder neu auftretende Risikofaktoren sind z. B.
  - Hyperemesis und Dehydratation,
  - ovarielles Überstimulations-Syndrom,
  - Präeklampsie,
  - Immobilität (> 4 Tage) vor/nach der Geburt,
  - Mehrlingsschwangerschaft,
  - vaginale Geburt mit hohem Blutverlust,
  - Sectio, speziell wenn notfallmäßig ausgeführt,

- Nachkürretage,
- Infektion,
- systemischer Lupus erythematodes.

### 11.3.2 Klinisches Bild und Symptomatik

Die Symptomatik bei einer TVT ist relativ uncharakteristisch. Besonders bei kleineren Thrombosen im Unterschenkelbereich entstehen häufig lediglich ein Schweregefühl des Beines und eine leichte Schwellung. Bei Hochlagerung des Beines verschwinden diese Symptome meist wieder. Erst wenn größere Bereiche der tiefen Venen betroffen sind kommt es zu Schmerzen und einer ausgeprägten Schwellung des Beines mit einer deutlichen Zunahme des Beinumfangs sowie zu Ödemen.

Eine **Beckenvenenthrombose** verursacht nur selten Symptome. Selten kommt es zur Schwellung der Beine. Häufig wird die Diagnose erst gestellt, wenn nach der Ursache einer Lungenembolie gesucht wird.

**Thrombosen am Arm** sind meist sehr schmerzhaft. Der Arm ist geschwollen und zeigt eine verstärkte Venenzeichnung.

In der Schwangerschaft kann die Diagnosestellung einer Thrombose oder Lungenembolie dadurch erschwert werden, dass verschiedene Symptome wie z. B. Kurzatmigkeit, Tachykardie, Beinödeme auch bei gesunden Schwangeren vorkommen können.

### 11.3.3 Untersuchungen, Diagnostik und Differenzialdiagnostik

Der klinische Verdacht einer TVT besteht bei Druckschmerzhaftigkeit der Fußsohle und des Venenverlaufs des betroffenen Beines. Allerdings sind diese Zeichen unspezifisch. Das Fehlen bedeutete nicht, dass eine Thrombose ausgeschlossen werden kann. Im Bereich des Arms ist der Venenverlauf sehr druckschmerzhaft.

Meist wird die Diagnose heute mittels des **Ultraschalls** gestellt. Dies gilt sowohl für die TVT, Beckenvenenthrombosen, Armvenenthrombosen mit Hilfe der sog. Kompressiosonografie (keine Kompression des Gefäßes bei Thrombose) in Kombination mit der farbkodierten Duplexsonografie (Einengung des Blutflusses durch den Thrombus).

Die **Phlebografie** der Beinvenen wird bei speziellen Fragestellungen oder Unklarheiten durchgeführt.

**Magnetresonanz(MR)- und Computertomografie (CT)-Phlebografie** sind ebenfalls zur Diagnostik geeignet und werden zunehmend eingesetzt. Allerdings ist der Stellenwert im Vergleich zur Phlebografie noch nicht endgültig festgelegt. Neben den TVT können insbesondere die Beckenvenenthrombosen und die der Vena cava inferior, die sonografisch oft schlecht darstellbar sind, einwandfrei beurteilt werden. Zusätzlich kann auch die Lungenstrombahn abgebildet werden, sodass der gesamte diagnostisch zu eruierende Venenbereich darstellbar ist.

Im Labor kann der sog. **D-Dimer-Test** im Blut durchgeführt werden. D-Dimere sind Spaltprodukte des Fibrins und entstehen beim Abbau der Thromben. Wenn keine D-Dimere nachgewiesen werden können, so kann man eine Thrombose oder Lungenembolie ausschließen. Der Nachweis ist jedoch unspezifisch, weil er auch bei vielen anderen Erkrankungen, z. B. bei Karzinomerkrankungen, vorkommt.

#### Diagnostik während der Schwangerschaft

##### Anamnese/klinische Symptomatik

Die Diagnose einer Thrombose ist in der Schwangerschaft schwieriger als bei Nichtschwangeren, weil die typischen Symptome Spannungs-, Druck-, Spontanschmerz, Schwellung, Beinödem evtl. Tachykardie und Dyspnoe bei der Lungenembolie unspezifisch sind oder sogar fehlen können. Richtungsweisend kann das plötzliche einseitige Auftreten von Schmerzen und eine Beinumfangsdifferenz sein.

##### Apparative Diagnostik

Die diagnostischen Maßnahmen sind in der Schwangerschaft eingeschränkt auf die Kompressionssonografie und die farbkodierte Duplexsonografie. Im Bereich des Unter- und des Oberschenkels ist die Sicherheit der Diagnose weit über 90 %. Für den Fall, dass eine Thrombose bei der Erstuntersuchung nicht nachweisbar ist, wird wegen der klinischen Problematik und des Übersehens eine Kontrolle nach einigen Tagen empfohlen.

Im Bereich des kleinen Beckens ist die Aussagesicherheit der Sonografie stark eingeschränkt, sodass besonders bei Verdacht auf eine Lungenembolie die Phlebografie und zunehmend MRT (Kernspintomografie) eingesetzt werden. Die typische Symptomatik bei Lungenembolie Dyspnoe, Tachykardie, Husten ist in der Gravidität sehr unspezifisch. Daher kommen bei Verdacht auf Lungenembolie diagnostisch zusätzlich zu EKG und den Blutgasen die transösophageale Echokardiografie, Röntgen-Thorax, MRT, Lungenszintigrafie, Mehrschicht-Spiral-CT oder Pulmonalisangiografie zur Diagnostik in Frage. Welche Form der Diagnostik gewählt wird, hängt von der Symptomatik ab und muss in einem interdisziplinären Konsil geklärt werden. Die radiologischen Untersuchungsmethoden sind wegen der Strahlenbelastung in erster Linie schwierigen evtl. lebensbedrohlichen Situationen vorbehalten.

#### Potenzielle Gefährdung des Kindes durch die Strahlendiagnostik

Während der ersten beiden Schwangerschaftswochen gilt das Alles-oder-Nichts-Gesetz. Entweder überlebt der Embryo die Noxe oder er stirbt ab. Von der 2.–8. SSW, während der Organogenese, ist das Kind am empfindlichsten. Es können Fehlbildungen entstehen. Danach können Entwicklungsstörungen verschiedener Organe auftreten. Besonders betroffen ist meist das Gehirn. Die größte Strahlenempfindlichkeit besteht in den ersten 15 SSW. Ab der16. SSW sind strahlenbedingte Folgen sehr selten. Unabhängig von der Schwangerschaftswoche besteht generell zeitlebens eine Krebs- und Leukämiegefährdung (> 5 mSv). Ansonsten wird eine Strahlendosis > 50 mSv für das Kind als potenziell gefährdend angesehen, wird aber normalerweise weder nach Phlebografie einseitig ohne (3,14 mSV) oder mit (< 0,5 mSv) Abdeckung des Bauches, Lungenszintigrafie (0,2–0,6 mSv), Mehrschicht-Spiral-CT (0,013 mSv), Pulmonalisangiografie über die Vena femoralis (2,2–3,7 mSv), über die Vena brachialis (< 0,5 mSv) und Röntgen-Thorax (< 0,001 mSv) erreicht.

#### Labor

**Thrombose/Embolie:** Der Wert der Erhöhung der D-Dimere als Marker der erhöhten Gerinnungsaktivität ist eingeschränkt, weil die Konzentration in der Schwangerschaft erhöht ist und auch andere Ursachen haben kann, z. B. Präeklampsie, disseminierte intravaskuläre Gerinnung u. a. Allerdings hat ein niedriger Wert eine hohe negative Aussagekraft.

■ **MERKE** Bei der Diagnostik ist zu beachten, dass die D-Dimere in der Schwangerschaft einen stark eingeschränkten Aussagewert haben, da die Werte in der Gravidität physiologischer Weise ansteigen (im 1. Trimenon um den Faktor 2–3, im 3. Trimenon um den Faktor 5–10).

### 11.3.4 Auswirkungen auf die Schwangerschaft und mütterliche Prognose

Die Gefahr einer Thrombosebildung sowie einer Lungenembolie in der Schwangerschaft ist viermal so hoch wie außerhalb der Gravidität, weil die Grundvoraussetzungen der Virchowschen Trias gegeben sind: Hyperkoagulabilität (Aktivierung von Gerinnungsfaktoren, Minderung der fibrinolytischen Aktivität), Verminderung der Blutströmungsgeschwindigkeit (venöse Stase in den unteren Extremitäten, Kompression der Vena cava), Gefäßwandschäden (z. B. Geburtsverletzungen, Episiotomie, Vakuum, Zange, Sectio).

Dadurch, dass die Hyperkoagulabilität durch das Herzzeitvolumen und die Hämodilution zumindest zum Teil gegenreguliert wird, ist das Thromboserisiko während der gesamten Schwangerschaft nur von 0,1 % auf 0,2 % erhöht. Die TVT und die Beckenvenenthrombosen haben eine hohe klinische Relevanz, da die Gefahr der Lungenembolie besteht. Sie zählt auch heute

**Tab. 11.2** Risikogruppen für eine TVT in der Schwangerschaft. Nach AWMF-Register-Nr. 003/001

| VTE-Risiko | Risikokonstellation in der Schwangerschaft |
|---|---|
| Niedrig | ■ Schwangere mit familiärer Thromboseanamnese,<br>■ Schwangere mit thrombophilen Faktoren ohne eigene oder familiäre Thromboseanamnese |
| Mittel | ■ Schwangere mit Thrombose in der Eigenanamnese ohne hereditäres thrombophiles Risiko,<br>■ Schwangere mit wiederholten Spontanaborten oder schwerer Präeklampsie/HELLP-Syndrom und Thrombophilie (angeboren,erworben) ohne Thrombose in der Eigenanamnese,<br>■ Schwangere mit homozygoter Faktor-V-Leiden-Mutation in der Eigenanamnese,<br>■ Schwangere mit niedrigem Risiko und zusätzlichen Risikofaktoren (Adipositas, Präeklampsie, Infektion, Bettlägerigkeit) |
| Hoch | ■ Schwangere mit wiederholter Thrombose in der Eigenanamnese,<br>■ Schwangere mit homozygoter Faktor-V-Leiden-Mutation oder kombinierten thrombophilen Faktoren und einer Thrombose in der Eigenanamnese |

noch zu den führenden Todesursachen in der Gravidität.

Durch Gefäßwandschäden, die während der Geburt entstehen und die postpartalen Veränderungen des Gerinnungssystems und der Blutflussgeschwindigkeit entstehen Bedingungen, die die Inzidenz der Thromboembolien im Wochenbett (um etwa 5–15-fach höher als in der Normalbevölkerung) stark ansteigen lassen.

Das Häufigkeitsmaximum der Thrombosemanifestation ist der 1. und 2. Wochenbettag, für das Auftreten von Lungenembolien der 6–7. Tag post partum. Nach einem Kaiserschnitt ist die Häufigkeit von tiefen Bein- und Beckenvenenthrombosen etwa 4–8-mal höher als bei einer Vaginalgeburt. Nicht erkannt oder unbehandelt entsteht bei etwa ¼ der tiefen Beinvenenthrombosen eine Lungenembolie. Die Mehrzahl der Lungenembolien sollen sogar ohne vorherige Zeichen einer TVT entstehen. Die Embolieletalität beträgt 2–3 Promille und ist nach einem Kaiserschnitt etwa zehnmal höher als nach Spontangeburten.

### 11.3.5 Prognose für das Kind

Eine tiefe Beinvenen- oder Beckenvenenthrombose beeinflusst die kindliche Prognose nicht direkt. Probleme können allerdings auftreten, wenn es zu einer schweren Lungenembolie kommt und die Mutter vital gefährdet ist.

### 11.3.6 Prävention

Die beste Prävention ist die konsequente Diagnosestellung, wenn auch nur der geringste klinische Verdacht einer tiefen Bein- oder Beckenvenenthrombose bzw. einer Lungenembolie besteht. Denn gerade in der Schwangerschaft und peripartal sind die klinischen Zeichen häufig untypisch oder sogar asymptomatisch.

Besonderer Wert sollte auf die Beachtung von Risikofaktoren für thromboembolische Erkrankungen gelegt werden. Eventuell sollte frühzeitig prophylaktisch mit einer gerinnungshemmenden Therapie begonnen werden. Bewährt hat sich die Risikostratifizierung nach anamnestischen und familiären Ereignissen (Tab. 11.2).

Leider ist es zurzeit wegen fehlender Studien nicht möglich abzuschätzen, wie hoch das Thromboembolierisiko bei der Summation einzelner Faktoren ist. Eine weitgehende Einigkeit besteht jedoch in der Prävention darin, dass:

- bei niedrigem Risiko Basistherapiemaßnahmen wie Kompressionstherapie, Bewegung und Hydrierung ausreichend sind,

- bei mittlerem Risiko bereits in der Frühschwangerschaft zusätzlich eine medikamentöse Therapie mit niedermolekularem Heparin (NMH) begonnen werden sollte, die je nach Situation 1–6 Wochen post partum fortzuführen ist,
- bei hohem Risiko die NMH-Therapie möglichst früh in der Schwangerschaft mit intermediärer oder therapeutischer Dosis (je nach Situation) begonnen werden sollte und bis 6 Wochen postpartal fortgeführt werden (s. a. ◘ Tab. 11.5)

Noch schwieriger wird die Risikostratifizierung, wenn weitere präexistente, während der Schwangerschaft, der Geburt oder post partum neu auftretende, Risikofaktoren dazukommen (▸Kap. 12.3.1).

Eine individuelle Risikoabwägung sowie eine enge interdisziplinäre präventive Beratung der Schwangeren sind hier notwendig. Ein Review aus dem Jahr 2013 weist auf diese Problematik und das unterschiedliche Vorgehen in den einzelnen Ländern hin (Current obstetrics guidelines on thromboseprophylaxis in the United Kingdom: evidence based medicine?).

■ MERKE Aufgrund des erhöhten Risikos sollte allen Schwangeren im Beratungsgespräch Allgemeinmaßnahmen wie z. B. angemessene Bewegung und Mobilisierung sowie ausreichende Trinkmengen empfohlen werden.

## 11.3.7 Betreuung der Schwangeren

Wie bei der Prävention schon erwähnt, ist die konsequente Diagnosestellung bei dem Verdacht auf eine Bein-Beckenvenenthrombose oder Lungenembolie entscheidend für die Prognose. Dazu bedarf es einer engen interdisziplinären Zusammenarbeit. Denn die klinischen Zeichen sind noch unschärfer als sie schon außerhalb der Schwangerschaft sind. So sind z. B. geschwollene, ödematöse Beine, Beinschmerzen oder Atemnot auch in einer normalen Schwangerschaft häufig.

Wie außerhalb der Schwangerschaft besitzt die Sonografie den höchsten diagnostischen Stellenwert. Bei unauffälligem Ultraschall muss die Untersuchung aus Sicherheitsgründen nach einigen Tagen wiederholt werden. Bestehen Unklarheiten, so muss auch bei dringendem Verdacht wegen der Gefahr der Lungenembolie eine Phlebografie unter Abdeckung des Abdomens durchgeführt werden. Alternativ werden derzeit die Magnetresonanz(MR)- und Computertomografie(CT)-Phlebografie diskutiert, weil der Beckenvenenbereich und der der Vena cava inferior einwandfrei darstellbar sind und bei Bedarf auch die Lungenstrombahn beurteilbar ist (Einzelheiten zur Problematik der Diagnostik s. o.).

Auf die Problematik der D-Dimere Diagnostik wurde oben schon hingewiesen. Sie ist unsicher, da die Werte in der Schwangerschaft ansteigen.

## 11.3.8 Therapie

### Allgemeines

Vorrangiges Ziel der Therapie ist es, die potenziell lebensgefährliche Komplikation, die Lungenembolie, zu verhindern. Daneben gilt es, das Wachstum des Thrombus möglichst klein zu halten, um die Auflösung durch die körpereigene Fibrinolyse zu begünstigen und damit einem postthrombotischen Syndrom vorzubeugen.

Den höchsten Stellenwert der Therapiemöglichkeiten hat die Antikoagulation, heute bevorzugt mit niedermolekularen Heparinen, häufig gefolgt von einer Cumarintherapie in Kombination mit einer Kompressionstherapie.

Nur in seltenen Fällen wird die Thrombusauflösung mittels Streptokinase oder Urokinase durchgeführt bzw. eine operative Thrombusentfernung. Auch die Implantation eines Cavafilters stellt eine Seltenheit dar. Diese nicht etablierten Methoden sollen hier nicht abgehandelt werden.

### Kompressionstherapie

Die begleitende Kompressionstherapie mit Zweizuggummistrümpfen gehört zur Standardtherapie. Sie reduziert die Schmerzen, unterstützt das Abschwellen der Beine und dient der Prophylaxe des postthrombotischen Syndroms.

#### Medikamentöse Therapie

Für die Behandlung venöser Thromboembolien (VTE) während der Schwangerschaft sind Heparine die Wirkstoffe der Wahl. Im allgemeinen wird subkutan verabreichtes niedermolekulares Heparin (NMH) in voller gewichtsadaptierter Dosis gegenüber unfraktioniertem Heparin (UFH) vorgezogen. Entsprechend der gegenwärtigen Evidenzlage gibt es keine Unterstützung für die routinemäßige Verwendung von Vitamin-K-Antagonisten (Cumarine, z. B. Phenprocoumon, Warfarin), die direkten („neuen") oralen Antikoagulanzien (NOAKs, z. B. Dabigatran, Rivaroxaban, Apixaban, Edoxaban), Fondaparinux oder Danaparoid. Jedoch sind Fondaparinux und Danaparoid therapeutische Optionen, wenn Heparine wegen unerwünschter Wirkungen kontraindiziert sind (Linnemann et al. 2016).

Für Vitamin-K-Antagonisten (Cumarine) sind erhöhte Risiken für eine Warfarin-Embryopathie bei Anwendung im 1. Trimenon sowie eine Fetopathie bei Anwendung im 2. und 3. Trimenon bekannt (Nishimura, Warnes 2015). Dennoch kann es in definierten Situationen (z. B. in bestimmten Fällen künstlicher Herzklappen, s. u.), wenn die Wirkung von niedermolekularen Heparinen nicht ausreicht, sinnvoll werden, zur Anwendung von Vitamin-K-Antagonisten zu raten.

NOAKs sollen in der Schwangerschaft vermieden werden (Bates et al. 2012). Die bislang vorliegenden publizierten Berichte über Fälle einer versehentlichen, meist kurzfristigen Anwendung von Rivaroxaban in der Schwangerschaft (Greer 2012; Hoeltzenbein et al. 2016; Königsbrügge et al. 2014) sind zwar eher beruhigend, reichen aber für eine Bewertung der Sicherheit nicht aus.

Für Patientinnen mit künstlichen Herzklappen ist die antithrombotische Behandlung während der Schwangerschaft schwierig und kontrovers. Es gibt kein ideales Antikoagulationsregime, da jedes Vorgehen inhärente Risiken und Nutzen sowohl für Mutter wie Kind hat (Nishimura, Warnes 2015). Abwägung entlang aktueller Leitlinien (Nishimura et al. 2014, Bates et al. 2012) und eingehende Beratung bereits vor der Schwangerschaft sind wichtig (van Hagen et al. 2015).

## 11.4 Thrombophilie

### 11.4.1 Einführung

Thrombophilie ist der Sammelbegriff unterschiedlicher Erkrankungen, die mit einer Hyperkoagulabilität einhergehen und damit einen wesentlichen Faktor der Virchowschen Trias der Thrombosegefährdung darstellen.

Im Zusammenhang mit der Gravidität bestehen noch viele Unbekannte. Klar ist inzwischen, dass neben der Thromboseproblematik eine Reihe von Schwangerschaftskomplikationen mit thrombophilen Erkrankungen assoziiert sind.

#### Klassifizierung/Definition

Thrombophilie ist definiert als eine erhöhte Neigung zu Thrombosen. Ursache sind angeborene (primäre, hereditäre, genetische) oder erworbene (sekundäre) Störungen des Gerinnungssystems. Einige Thrombophilien kommen sowohl angeboren als auch erworben vor. Eine erworbene Thrombophilie kann auch reversibel sein und muss nicht zwangsläufig mit einer dauerhaften Erhöhung des Thromboserisikos verbunden sein.

Thrombophile Veränderungen im Gerinnungssystem sind bei etwa 15 % der Bevölkerung in westlichen Ländern allein oder in Kombination vorhanden. Bei etwa 50 % aller Thrombosen besteht eine angeborene Thrombophilie.

#### Angeborene Thrombophilie

- Antithrombin-Mangel (AT-III-Mangel),
- Protein-C-Mangel,
- Protein-S-Mangel,
- APC-Resistenz (Faktor-V-Leiden-Mutation, 95 % angeboren),
- Prothrombin-Mutation (G20210A, Faktor-II-Mutation),

◻ **Tab. 11.3** Die Bedeutung angeborener und erworbener Thrombophilien für ein VTE-Risiko. Nach Rath, von Tempelhoff 2011

| Thrombophilie | Normale Bevölkerung (%) | Relatives Risiko |
|---|---|---|
| Faktor-V-Leiden-Mutation (heterozygot) | 3–7 | 7 |
| Prothrombinmutation (heterozygot, G20210A) | 2–3 | 3 |
| Kombination aus Faktor-V-Leiden-Mutation (heterozygot) + Prothrombinmutation (heterozygot, G20210A) | < 0,05 | 20 |
| Faktor-V-Leiden-Mutation (homozygot) | 0,02 | 40 |
| Hyperhomocysteinämie (> 15 µmol/l) | 5 | 1,5–2 |
| Protein-C-Mangel | 0,4 | 7–10 |
| Protein-S-Mangel | 0,7–2,3 | 5–11 |
| Antithrombin-Mangel | 0,1 | 4–50 |
| Antiphospholipid-AK | 1–5 | 5–10 |

- MTHFR-Mutation (MTHFR-Genmutation, Hyperhomozysteinämie),
- Faktor-VIII-Vermehrung.

### Erworbene Thrombophilie

- Lupus-Antikoagulans (Antiphospholipid-Syndrom, Cardiolipin-Antikörper-Syndrom),
- Hyperhomozysteinämie,
- APC-Resistenz (Faktor-V-Leiden-Mutation) (5 % erworben),
- Mangel an AT III, Protein C, Protein S (in milder Ausprägung),
- Faktor-VIII-Vermehrung u. a. Faktorenerhöhungen,
- Erkrankungen bzw. besondere Zustände mit dauerhaft erhöhten Aktivitäten der Gerinnungsfaktoren durch z. B. Übergewicht, Krebserkrankungen, Diabetes, Hormone (Schwangerschaft, Pille, Hormonersatztherapie in den Wechseljahren), Medikamente (z. B. Cortison), chronische Entzündungen (z. B. Darmerkrankungen, Rheuma), Rauchen, Immobilisierung (z. B. Operationen) u. a.

### Komplexe, kombinierte Thrombophilien

Es handelt sich um die Kombination zweier oder mehrerer thrombophiler Erkrankungen (z. B. Faktor-V-Leiden-Mutation, MTHFR-Mutation, Hyperhomozysteinämie, Faktor-VIII-Erhöhung). Die häufigste Kombination ist die der heterozygoten Faktor-V-Leiden-Mutation mit der Prothrombin-Mutation (G20210A). Das Risiko für VTE ist gegenüber einer Einzelerkrankung erhöht.

Die ◻ Tab. 11.3 gibt die Inzidenz unterschiedlicher thrombophiler Erkrankungen und das Risiko für eine VTE wieder. Daraus wird ersichtlich, dass die homozygote Faktor-V-Leiden-Mutation und die Prothrombin-Mutation das höchste Risiko für VTE bedeuten.

Die ◻ Tab. 11.4 gibt Hinweise auf die Prävalenz angeborener Thrombophilien in der Schwangerschaft und das daraus resultierende Thromboembolierisiko.

**Tab. 11.4** Prävalenz angeborener Thrombophilien und Thromboembolierisiko in der Schwangerschaft. Nach Rath, von Tempelhoff 2011

| Risikofaktoren | Prävalenz (%) | Odds Ratio |
|---|---|---|
| **Faktor-V-Leiden-Mutation** | | |
| Heterozygot | 2,0–7,0 | 9 |
| Homozygot | 0,2–0,5 | 34 |
| **Prothrombin-G20210A-Mutation** | | |
| Heterozygot | 2,0 | 7 |
| Homozygot | Selten | 26 |
| **Weitere** | | |
| Antithrombin-Mangel (< 80 % Aktivität) | < 0,1–0,6 | 5 |
| Protein-C-Mangel (< 75 % Aktivität) | 0,2–0,3 | 5 |
| Protein-S-Mangel (< 65 % Aktivität) | < 0,1–0,1 | 3 |

## Ätiologie, Pathogenese und Pathophysiologie

**Ursachen** einer Thrombophilie sind:

- Inhibitor-Mangel = reduzierte Gerinnungshemmung (Antithrombin-, Protein-C-, Protein-S-Mangel).

Es gibt unterschiedliche Typen mit einem unterschiedlichen Thromboserisiko. Man unterscheidet:

- Typ I: Es besteht eine verminderte Lebersynthese (quantitativer Defekt).
- Typ II: Wegen einer veränderten Molekülstruktur ist die Konzentration normal, jedoch die biologische Aktivität vermindert (qualitativer Defekt).
- Typ III: Diese Form gibt es nur beim Protein S, das neben der freien auch in gebundener Form vorliegt. Die Aktivität ist bei allen Formen reduziert. Beim Typ I sind die gesamte und die freie Konzentration vermindert, beim Typ II normal, beim Typ III ist die freie Konzentration erniedrigt.
- Eine gesteigerte Bildung von plasmatischen Gerinnungsfaktoren (gesteigertes prokoagulatorisches Potenzial z. B. Faktor-VIII-Erhöhung),
- Komplexe Störungen (z. B. Hyperhomozysteinämie, Antiphospholipid-Syndrom).

### Angeborene Thrombophilien

**Antithrombin-Mangel:** Antithrombin (AT III) ist der wichtigste physiologische Inhibitor der plasmatischen Gerinnung. Es inhibiert verschiedene aktivierte Faktoren, u. a. die Faktoren IIa, Xa und XIa. In Anwesenheit von Heparin wird der Effekt um den Faktor 1 000 gesteigert, es resultiert daraus eine effektive Hemmung aktivierter Gerinnungsfaktoren.

AT-III-Mangel ist die hereditäre Thrombophilie mit dem größten thrombogenen Risikopotenzial. Das Lebenszeitrisiko für eine Thromboembolie wird mit 70–90 % angegeben. Der Mangel resultiert aus zahlreichen Punktmutationen, Deletionen und Insertionen, die normalerweise autosomal dominant vererbt werden. Inzwischen werden mehr als 120 Mutationen beschrieben. Die Prävalenz des AT-III-Mangels ist mit 1:1 000 bis 1:5 000 vergleichsweise gering.

Nur ca. 1–2 % der Patienten mit Thromboembolien haben einen AT-Mangel.

**Protein-C-Mangel:** Neben Antithrombin ist das Protein-C-System der wichtigste Mechanismus zur Inhibition der plasmatischen Gerinnung. Aktiviertes Protein C (APC) entwickelt mit seinem Kofaktor Protein S und Phospholipiden eine antikoagulatorische Wirkung. Mehr als 160 Mutationen werden beschrieben, die zu einem Protein-C-Mangel führen und eine sehr unterschiedliche prokoagulatorische Wirkung besitzen. Die Prävalenz liegt bei 0,2–0,5 %. Der Vererbungsmodus ist autosomal dominant. Die unterschiedlichen Formen zeigen keine unterschiedlichen klinischen Symptome.

Die heterozygote Form kann gelegentlich erst im Erwachsenenalter symptomatisch werden. Die homozygote Form ist selten, jedoch stark thrombogen und manifestiert sich schon im frühen Kindesalter. Von den angeborenen Erkrankungen müssen die erworbenen z. B. bei Leberinsuffizienz, Vitamin-K-Mangel, Therapie mit Cumarinderivaten abgegrenzt werden.

**Protein-S-Mangel:** Protein S ist ein Kofaktor, der durch aktiviertes Protein C vermittelten Degradation der aktivierten Gerinnungsfaktoren V und VIII. Im Serum liegt es in freier oder in gebundener Form vor. Nur in freier Form ist es aktiv. Der Erbgang ist autosomal dominant. Die Prävalenz beträgt 0,2–0,8 %. Bei Patienten mit Thromboembolien ist sie 5–8 %. Die homozygote Form zeigt eine ausgeprägte Thromboseneigung, die heterozygote Form wird häufig erst nach dem 40. Lebensjahr relevant.

Auch beim Protein-S-Mangel müssen die erworbenen Erkrankungen wie z. B. bei Leberinsuffizienz, Vitamin-K-Mangel, Therapie mit Cumarinderivaten abgegrenzt werden.

**APC-Resistenz (Faktor-V-Leiden-Mutation):** Die Faktor-V-Leiden-Mutation ist der häufigste hereditäre Risikofaktor für eine Thrombophilie und findet sich bei 5–9 % der mitteleuropäischen Bevölkerung (in Schweden bis zu 15 %) und ist in asiatischen und afrikanischen Populationen selten. Der Erbgang ist autosomal dominant. Etwa 20 % aller Patienten mit einer Phlebothrombose haben eine APC-Resistenz. Heterozygote Formen treten in etwa 3–7 % auf. Die homozygoten Formen sind selten, jedoch mit einem tromboembolischen Risiko um mehr als den Faktor 100 assoziiert.

Eine erworbene APC-Resistenz kann auftreten unter der Einnahme von Ovulationshemmern, in der Schwangerschaft und bei Vorhandensein von Antiphospholipid-Antikörpern.

**Prothrombin-Mutation (G20210A-, Faktor-II-Mutation):** Die Prothrombin-Genmutation an Position 20210 des Prothrombin-Gens ist mit einer erhöhten Prothrombin-Aktivität assoziiert. Die Prävalenz liegt in Nordeuropa bei etwa 2–3 % der Bevölkerung. In Thrombosekollektiven wurden Prävalenzen von 7–17 % beschrieben. Untersuchungen zum relativen Risiko für thromboembolische Komplikationen bei Trägern dieser Mutation zeigen eine starke Streuung von 2–16 %. Es ergeben sich Hinweise für eine hormoninduzierte Modulation der plasmatischen Gerinnung bei Untersuchungen von Schwangeren und Patientinnen mit Sinusvenenthrombose unter oraler Kontrazeption.

Homozygotie der Prothrombin-Genmutation stellt einen äquivalenten Risikofaktor zur homozygoten Faktor-V-Leiden-Mutation dar. Faktor-V-Leiden- und Prothrombin-Genmutation in Kombination, die in der Bevölkerung in ca. 1:1 000 vorliegen, stellen eigenständige, unabhängige Risikomarker dar, die kombiniert das Thromboserisiko vervielfachen.

**MTHFR-Mutation (MTHFR-Genmutation, Hyperhomocysteinämie):** Homocystein wird durch den Metabolismus der Aminosäure Methionin gebildet. Vitamin $B_{12}$ und Vitamin $B_6$ sind wichtige Kofaktoren, deren Mangel eine Hyperhomocysteinämie verstärkt. Mit steigendem Lebensalter steigen auch die Plasmahomocysteinwerte.

Die schwere Form der Hyperhomozysteinämie resultiert aus der Homozygotie einer autosomal rezessiven Veränderung entweder der Methylentetrahydrofolat-Reduktase (MTHFR), die Vitamin-$B_{12}$-abhängig ist, oder der Cystathionin-β-Synthase (CBS), die Vitamin-$B_6$-abhängig ist. Die schwere Hyperhomocysteinämie ist mit neurologischen Veränderungen (Schizophrenie, Morbus Alzheimer), vorzeitiger Arteriosklerose (koronare Herzerkrankung, Herzinfarkt, Schlaganfall, periphere arterielle Verschlusskrankheit) und wiederholten Thromboembolien vergesellschaftet und sehr selten.

Die milden und moderaten Formen der Hyperhomocysteinämie resultieren aus der Heterozygotie der autosomal dominanten CBS-Defizienz (0,3–1 % der Bevölkerung) oder häufiger aus der Homozygotie der MTHFR-Mutation. Diese findet sich bei ca. 11 % der europäischen Populationen. Auch die milden bis moderaten Formen der Hyperhomocysteinämie stellen ein erhöhtes Risiko für Arteriosklerose und Thromboembolie dar.

Faktor-VIII-Erhöhung s. u.

#### Erworbene Störungen mit Thrombophilie

Unter erworbenen Störungen mit Thrombophilie werden langfristig bestehende erworbene Veränderungen mit erhöhter Thromboseneigung verstanden.

**Antiphospholipid-Syndrom = APS (Lupus-Antikoagulans-, Cardiolipin-Antikörper- Syndrom):** Das Antiphospholipid-Antikörper-Syndrom (AAS) stellt die wichtigste und häufigste erworbene thrombophile Gerinnungsstörung dar. Charakterisiert wird es durch die Präsenz eines „Lupus-Antikoagulans“ (LA) bzw. dem Nachweis erhöhter Anti-Cardiolipin-Antikörper-Titer (ACA-Titer). Beide Antikörper gehören zu den sogenannten Phospholipidantikörpern, die als Autoantikörper (meist IgG, gelegentlich IgM oder IgA) die gerinnungsaktiven Phospholipide direkt hemmen. Das AAS kann im Rahmen verschiedener Autoimmunerkrankungen, z. B. dem systemischen Lupus erythematodes, lymphoproliferativer Erkrankungen, postinfektiös, bei dialysepflichtigen Patienten, medikamentös induziert, aber auch spontan oder passager auftreten. Der persistierende Nachweis von Antiphospholipid-Antikörpern im Abstand von sechs Wochen ist mit einer erhöhten Rate venöser und arterieller Thrombosen vergesellschaftet. Das Thromboserisiko ist bei Vorhandensein des LA um das 5–10-fache erhöht, bei Vorliegen von ACA um das Zweifache. Bei jungen Patienten mit einem apoplektischen Insult sollte immer an ein APS gedacht werden.

**Hyperhomocysteinämie:** Neben den angeborenen Defekten, die mit einer Hyperhomocysteinämie vergesellschaftet sind, kann diese auch erworben sein. Ein Mangel an Vitamin $B_{12}$, $B_6$ und Folsäure ist die Ursache. Auch bei Malignomen oder einer Niereninsuffizienz kann eine Hyperhomozysteinämie entstehen. Das Thromboserisiko scheint um etwa das Zweifache erhöht zu sein. Durch die Gabe von Folsäure, Vitamin $B_{12}$ und $B_6$ lässt sich der Homocysteinspiegel zwar senken, ob dies aber auf das Thromboserisiko einen Einfluss hat, ist bisher nicht geklärt.

**Erworbener Mangel an Antithrombin, Protein C und Protein S:** Eine Verminderung von Antithrombin wurde beim Nephrotischen-Syndrom und bei der Einnahme von Östrogenen beobachtet. Protein C und Protein S sind vermindert bei einem Mangel an Vitamin K. Die Pille führt zu einer Absenkung des Protein S. Welche praktische Bedeutung dies für Thromboseereignisse hat bleibt zukünftigen Untersuchungen vorbehalten.

**Erhöhte Gerinnungsfaktoren:** In jüngerer Zeit sind die Erhöhung einzelner Gerinnungsfaktoren mit einer erhöhten Inzidenz von Thrombosen in Verbindung gebracht worden. Dies betrifft die Faktoren VIII, IX, XI, die Erhöhung des durch Thrombin aktivierbaren Fibrinolyseinhibitors (TAFI) sowie die Erhöhung von Fibrinogen.

Eine permanente **Faktor-VIII-Erhöhung** um $>150\,\%$ ist mit einem etwa 5-fach erhöhten Thromboserisiko verknüpft. Da es eine familiäre Häufung gibt, wird eine genetische Ursache angenommen. Das Gen konnte jedoch bisher nicht identifiziert werden. Im Gegensatz zu einer permanenten Erhöhung ist eine vorübergehende nach jeder Thrombose nachweisbar.

Die Zukunft wird zeigen welche praktische Relevanz diesen erhöhten Werten zukommt. Welche Bedeutung die Erhöhung der Faktoren IX, XI, TAFI und des Fibrinogens hat muss ebenfalls abgewartet werden.

**Erkrankungen bzw. besondere Zustände mit dauerhaft erhöhten Aktivitäten der Gerinnungsfaktoren:** Sie entstehen z. B. durch Übergewicht, Krebserkrankungen, Diabetes, Hormone (Schwangerschaft, Pille, Hormonersatztherapie in den Wechseljahren), Medikamente (z. B. Cortison), chronische Entzündungen (z. B. Darmerkrankungen, Rheuma), Rauchen, Immobilisierung (z. B. Operationen) u. a. Sie sollen in diesem Rahmen nicht diskutiert werden.

## 11.4.2 Klinisches Bild und Symptomatik

Die Symptomatik der thrombophilieinduzierten Thrombosen entspricht der der tiefen Venenthrombosen, Beckenvenenthrombosen und der Lungenembolien.

## 11.4.3 Untersuchungen, Diagnostik und Differenzialdiagnostik

Eine Thrombophiliediagnostik ist indiziert bei allen jungen Patienten (< 45–50 Jahre) mit einem thromboembolischen Ereignis, besonders in Verbindung mit der Pille oder einer Schwangerschaft, ungewöhnlicher Lokalisation einer Thrombose (Sinusvenen-, Mesenterialvenen-, Portalvenenthrombose) sowie evtl. auch prophylaktisch bei einer entsprechenden Familienanamnese, insbesondere vor Einnahme von oralen Kontrazeptiva oder vor einer geplanten Schwangerschaft. Allerdings muss derzeit noch darauf hingewiesen werden, dass es keine allgemein verbindlichen Richtlinien gibt.

Die Abklärung umfasst folgende Faktoren: Faktor-V-Leiden-Mutation, Prothrombin-Mutation, Mangel an Antithrombin, Protein C und Protein S, die Suche nach Antiphospholipid-Antikörpern (Lupusantikoagulans, Anticardiolipin-Antikörper, $\beta_2$-glykoprotein-1-Antikörper) sowie die Bestimmung des Faktor VIII und des Homocysteins.

### Diagnostik unter Aspekten der Schwangerschaft

Thrombophile Erkrankungen bekommen unter dem Aspekt schwangerschaftsassoziierter Komplikationen zunehmend Bedeutung. Ein Screening jedoch wird allgemein unter Kosten-Nutzen-Aspekten abgelehnt. Auf der anderen Seite gibt es bisher keine allgemeingültigen Empfehlungen, wann welche Diagnostik durchzuführen ist. In den AWMF-Leitlinien Prophylaxe der venösen Thromboembolie werden anamnestische Faktoren der Eigen- und Familienanamnese, thrombophile Erkrankungen, Schwangerschaftskomplikationen (z. B. Aborte, Präeklampsie) sowie zusätzliche Risikofaktoren (z. B. Adipositas, Infektionen) berücksichtigt und unterschiedlichen Risiken (niedrig, mittel, hoch) (▫ Tab. 11.2) zugeordnet. Allerdings werden daraus keine diagnostischen Maßnahmen abgeleitet.

Überwiegend werden folgende Empfehlungen gegeben:

- Eigene oder familiäre Thromboembolieanamnese,
- Komplikationen in vorangegangenen Schwangerschaften
  - ≥ 3 Frühaborte, ungeklärte Spätaborte, ungeklärter intrauteriner Fruchttod,
  - schwere Präeklampsie, HELLP-Syndrom ≤ 34 SSW,
  - schwere intrauterine Wachstumsretardierung < 5.–10. Perzentile,
  - Abruptio placentae.

### Diagnostik in der Schwangerschaft

Bei der Interpretation mancher funktioneller Werte sind die physiologischen Veränderungen während der Schwangerschaft zu berücksichtigen. So nimmt z. B. die funktionelle APC-Resistenz in der Gravidität zu. Deshalb sollte, wenn möglich, die Diagnostik außerhalb der Gravidität durchgeführt werden.

Tiefe Beinvenenthrombosen und Lungenembolien machen etwa 25–30 % aller mütterlichen Todesfälle in der Schwangerschaft aus und sind damit führende Ursachen der Sterblichkeit. Obwohl der prozentuale Anteil mangels prospektiver Untersuchungen noch nicht genau bekannt ist, ist inzwischen eindeutig klar, dass angeborene und erworbene thrombophile Risikofaktoren für die Pathogenese thromboembolischer Komplikationen in der Schwangerschaft und im Wochenbett von zentraler klinischer Bedeutung sind.

Neben dem hohen Risiko für thromboembolische Ereignisse in der Schwangerschaft sind Abruptio placentae und häufig schwere Präeklampsien sowie HELLP-Syndrome ≤34 SSW mit einer Thrombophilie assoziiert. Aussagen zur Häufigkeit der Komplikationen in Assoziationen zu den einzelnen Krankheitsbildern oder zu kombinierten Thrombophilien sind derzeit nicht möglich.

### 11.4.4 Prognose für das Kind

Aus Mangel an prospektiven Untersuchungen ist die Komplikationsrate für das Kind noch immer schwer einschätzbar, ähnlich der Problematik bei der Mutter. Die Angaben sind bisher noch relativ uneinheitlich. Ursache der kindlichen Problematik ist eine Thrombophilie induzierte Störung der uteroplazentaren Durchblutung, der Gerinnung, eine gestörte Trophoblastinvasion und eine obliterierende plazentare Vaskulopathie mit Thrombosierung. Sie kann zu unterschiedlichen Zeitpunkten in der Schwangerschaft manifest werden. Häufig werden ausgeprägte intervillöse Fibrinablagerungen und großflächige Plazentainfarkte gefunden. Erhöht ist die Rate an Früh- und Spätaborten, schweren Retardierungen (< 5.–10.Perzentile) und intrauterinen Fruchttoden.

### 11.4.5 Prävention

Eine Prävention der einzelnen thrombophilen Krankheitsbilder gibt es bisher nicht. Die einzige prophylaktische Option ist die möglichst frühzeitige Diagnosestellung bei einer belastenden familiären Situation oder bei durchlebten Thrombosen. Mit diesem Wissen ist eine gewisse Einschätzung des VTE-Risikos möglich.

Es gibt eine Reihe von Studien zur Thrombophiliediagnostik, zu Schwangerschaftsproblemen und zur prophylaktischen Therapie. Dass eine Thrombophilie mit einer erhöhten Rate an Schwangerschaftskomplikationen (Frühabort, Spätabort, intrauterine Wachstumsretardierung, vorzeitige Plazentalösung, Präeklampsie) einhergeht, ist zweifelsfrei. Jedoch lassen sich derzeit keinerlei konkrete Aussagen über den Grad der Gefährdung bei den einzelnen Krankheitsbildern, bei kombinierten Thrombophilien und bei der Kombination mit anderen Risiken machen, da entsprechende randomisierte Studien fehlen. Auch ist bisher nicht geklärt, ob Schwangere mit einer vorangegangenen VTE unter dem Gesichtspunkt einer Wiederholung in der Schwangerschaft von der Thrombophiliediagnostik und oder der Antikoagulanzienprophylaxe profitieren. Die Empfehlungen zur Prophylaxe basieren meist auf Fall-Kontroll-Studien, Expertenmeinungen und Consensusstatements. In der ◻ Tab. 11.5 sind die Empfehlungen der Chest aus dem Jahre 2012 und der RCOG aus dem Jahr 2010 wiedergegeben, die sich in Details offensichtlich wegen unterschiedlicher Risikostratifizierung unterscheiden. Ein Review aus dem Jahr 2013 (Current obstetric guidelines on thromboprophylaxis in the United Kingdom: evidence based medicine?) weist auf diese Problematik hin und stellt das unterschiedliche Vorgehen in den einzelnen Ländern dar.

### 11.4.6 Betreuung der Schwangeren

Die Betreuung der Schwangeren entspricht den allgemeinen Richtlinien einer Risikogravidität. Je nach Situation sind die Untersuchungsabstände verkürzt durchzuführen. Wichtig ist eine möglichst frühe Thrombophilie- und Gerinnungsdiagnostik, am günstigsten schon vor einer Schwangerschaft. Denn je nach Erkrankung und eventueller zusätzlicher präexistenter oder transienter Risikofaktoren und dem Ergebnis des Labors richtet sich der Beginn der antikoagulatorischen Therapie: früh in der Schwangerschaft oder evtl. erst postpartal und die Art und Dosis.

### 11.4.7 Therapie

Über das individuelle Vorgehen sollte entlang evidenzbasierter Leitlinien (Bates et al. 2012) beraten und entschieden werden. Neben den

**Tab. 11.5** Empfehlungen zur Thromboembolieprophylaxe bei Thrombophilie-Erkrankungen unter verschiedenen Konstellationen. Nach Royal College of Obstreticians and Gynaecologists 2009 (1), Bates et al. 2012 (2)

| Konstellation | Empfehlung |
|---|---|
| **Ohne vorangegangene VTE** | |
| **Ohne Familienanamnese einer VTE** | |
| Bei allen Thrombophilien ohne zusätzliche Risikofaktoren (außer bei Faktor-V-Leiden-Mutation, Prothrombin-Mutation, AT-III-Mangel) | Engmaschige klinische prä- und postpartale Überwachung (2) oder NMH für 1 Woche post partum (1) |
| Bei homozygoter Faktor-V-Leiden-Mutation, Prothrombin-Mutation, AT-III-Mangel, kombinierte thrombophile Defekte | Engmaschige klinische Überwachung während der Schwangerschaft, postpartale Prophylaxe mit niedriger oder mittlerer Dosierung von NMH bzw. Vitamin-K-Antagonisten adjustiert an INR 2.0–3.0 (2), Prophylaxe mit NMH in der Schwangerschaft bis sechs Wochen post partum (1) |
| **Mit Familienanamnese einer VTE** | |
| Bei allen Thrombophilien (außer Faktor-V-Leiden-Mutation, Prothrombin-Mutation, AT-III-Mangel) | Engmaschige klinische Überwachung während der Schwangerschaft, postpartal Prophylaxe mit niedriger oder mittlerer Dosierung von NMH (2), bei zusätzlichen Risikofaktoren Prophylaxe mit NMH in der Schwangerschaft bis 6 Wochen post partum in therapeutischer oder intermediärer Dosierung (1) |
| Bei homozygoter Faktor-V-Leiden-Mutation oder Prothrombin-Mutation, AT-III-Mangel | Präpartal NMH in niedriger oder mittlerer Dosierung, postpartal NMH in niedriger oder mittlerer Dosierung oder Vitamin-K-Antagonisten adjustiert an INR 2.0–3.0 (2) |
| **Sonstige** | |
| Antiphospholipid-Syndrom (ohne zusätzliche Risikofaktoren) | NMH für eine Woche post partum (1) |
| **Mit vorangegangener VTE** | |
| Bei allen Thrombophilien | Prophylaxe mit NMH während der Schwangerschaft bis 6 Wochen post partum (1) |
| Antiphospholipid-Syndrom | Prophylaxe mit NMH während der Schwangerschaft bis 6 Wochen post partum (1) |

VTE: Venöse Thromboembolie
NMH: Niedermolekulares Heparin
INR: International Normalized Ratio

Laborbefunden sind Eigen- und Familienanamnese bezüglich thromboembolischer Ereignisse wichtig. Wenn eine antithrombotische Behandlung indiziert ist, werden niedermolekulare Heparine nach Möglichkeit bevorzugt.

**Zusammenfassung**

- Ursache von Thrombosen und Lungenembolien, häufig mit tödlichem Ausgang, ist die Virchowsche Trias, d. h. Veränderungen der Blutzusammensetzung (Hyperkoagulabilität), Verlangsamung der Strömungsgeschwindigkeit sowie Gefäßwandschäden.
- Die Schwangerschaft und insbesondere die Geburt sind prädisponierende Faktoren für die Entstehung solcher Veränderungen.
- Besonders hoch ist die Gefahr eines thromboembolischen Ereignisses nach der Geburt.
- Die Inzidenz thromboembolischer Erkrankungen ist in der Schwangerschaft von 0,1 % auf 0, 2 % erhöht.
- Tödliche Lungenembolien sind mit 0,002–0,003 % die führenden Ursachen der Müttersterblichkeit.
- Die Diagnostik ist oft schwierig, weil die Symptome einer tiefen Beinvenen- oder Beckenvenenthrombose uncharakteristisch sind und oft erst die Lungenembolie ein Hinweis auf diese Ursache ist.
- Die Diagnostik unterscheidet sich in der Schwangerschaft nicht von derjenigen außerhalb (ausgenommen ist die geringere Aussagekraft der D-Dimere, die physiologischerweise in der Gravidität stark ansteigen können).
- An erster Stelle steht die Duplexsonografie.
- Bei besondern Fragestellungen ist auch eine Phlebografie unter Abdeckung des Abdomens möglich.
- Der Stellenwert der Magnetresonanz(MR)- und Computertomografie(CT)-Phlebografie wird sich in den nächsten Jahren klären. Der Vorteil ist die Darstellungsmöglichkeit des gesamten venösen Gebietes einschließlich der der Lunge.
- In den letzten Jahren sind insbesondere thrombophile Erkrankungen, die angeboren, erworben oder kombiniert auftreten können, in den Vordergrund getreten.
- Etwa 15 % der Bevölkerung ist davon betroffen. Nur bei besonderen Konstellationen entstehen Thrombosen.
- Die Gerinnungsveränderungen induzieren uteroplazentare Fehlentwicklungen.
- Wie häufig thromboembolische Komplikationen auf thrombophile Erkrankungen zurückzuführen sind, ist derzeit z. T. noch unbekannt.
- Vonseiten der Mutter ist die Schwangerschaft neben der Gefahr thromboembolischer Ereignisse kompliziert durch das häufigere Auftreten von schweren Präeklampsien, von Eklampsie und HELLP-Syndrom sowie einer erhöhten Inzidenz von vorzeitigen Lösungen der Plazenta.

- Das Kind ist gefährdet durch häufigere Aborte, intrauteriner Retardierungen, interuterine Fruchttode.
- Die wichtigste Prävention ist die Thrombophiliediagnostik bei belastender Eigen- oder Familienanamnese.
- Danach richtet sich der Beginn der Therapie: früh in der Schwangerschaft oder erst post partum sowie die Auswahl und die Dosierung der gerinnungshemmenden Substanzen.
- Bevorzugt werden heute niedermolekulare Heparine, die nicht plazentagängig sind und nur einmal pro Tag injiziert werden müssen.
- Obwohl möglich werden orale Antikoagulanzien bei thromboembolischen und thrombophilen Erkrankungen in der Schwangerschaft meist nicht verordnet.
- Beim Antiphospholipid-Syndrom hat sich die Kombination von ASS und NMH zur Reduktion der Abortrate bewährt.

## Literatur

AWMF S3-Leitlinie Prophylaxe der venösen Thromboembolie (VTE). AWMF-Register Nr. 003-001 (Stand: 15.10.2015). www.awmf.org/uploads/tx_szleitlinien/003-001l_S3_VTE-Prophylaxe_2015-12.pdf (Zugriff: 24.08.2016)

Bates SM, Greer IA, Middeldorp S et al. American College of Chest Physicians. VTE, thrombophilia, antithrombotic therapy, and pregnancy: Antithrombotic Therapy and Prevention of Thrombosis, 9th ed: American College of Chest Physicians Evidence-Based Clinical Practice Guidelines. Chest, 141(2 Suppl): e691S-736S, 2012 Feb. doi: 10.1378/chest.11-2300

Deutsche Gesellschaft für Angiologie, Gesellschaft für Gefäßmedizin. S2k-Leitlinie Diagnostik und Therapie der Venenthrombose und Lungenembolie. AWWF-Register Nr. 065/002 (Stand: 10.10.2015). www.awmf.org/uploads/tx_szleitlinien/065-002l_S2k_VTE_2016-01.pdf (Zugriff: 24.08.2016)

Eichinger S. Diagnostic issues of VTE in pragnancy. Thromb Res, 123 Suppl 2: S38–40, 2009

Greer IA. Thrombosis in pregnancy: updates in diagnosis and management. Hematology Am Soc Hematol Educ Program, 2012: 203–7, 2012

Heilmann L, Rath W. Thromboembolische Erkrankungen und Thrombophilie. In: Rath W, Friese K (Hrsg). Erkrankungen in der Schwangerschaft. Thieme, Stuttgart 2005

Heinrich F. Venenthrombosen und Lungenembolien in der Schwangerschaft und im Wochenbett. Med Welt, 51, Suppl. 1: 1–32, 2000

Hoeltzenbein M, Beck E, Meixner K et al. Pregnancy outcome after exposure to the novel oral anticoagulant rivaroxaban in women at suspected risk for thromboembolic events: a case series from the German Embryotox Pharmacovigilance Centre. Clin Res Cardiol, 105(2): 117–26, 2016

Königsbrügge O, Langer M, Hayde M et al. Oral anticoagulation with rivaroxaban during pregnancy: a case report. Thromb Haemost, 112(6): 1323–4, 2014

Linnemann B, Scholz U, Rott H et al. Treatment of pregnancy-associated venous thromboembolism – position paper from the Working Group in Women's Health of the Society of Thrombosis and Haemostasis (GTH). Vasa, 45(2): 103–18, 2016

Nishimura RA, Otto CM, Bonow RO et al. 2014 AHA/ACC guideline for the management of patients with valvular heart disease: executive summary: a report of the American College of Cardiology/American Heart Association Task Force on Practice Guidelines. J Am Coll Cardiol, 63(22): 2438–88, 2014. Erratum 2489

Nishimura RA, Warnes CA. Anticoagulation during pregnancy in women with prosthetic valves: evidence, guidelines and unanswered questions. Heart, 101(6): 430–5, 2015

Rath W, von Tempelhoff GF. Thrombophiliediagnostik – praktische Bedeutung (Teil 1 +2) Frauenarzt, 52: 236–334, 460–467, 2011

Royal College of Obstreticians and Gynaecologists. Green-top guideline no. 37 a: reducing the risk of thrombosis and embolism during pregnancy and the puerperium. RCOG, London 2009

Royal College of Obstreticians and Gynaecologists. Green-top guideline no. 37 b: The acute management of thrombosis and embolism during pregnancy and the puerperium. RCOG, London 2010

Ruffatti A, Gervasi MT, Favaro M, Ruffatti AT, Hoxha A, Punzi L. Adjusted prophylactic doses of nadroparin plus low dose aspirin therapy in obstetric antiphospholipid syndrome. A prospective cohort management study. Clin Exp Rheumatol, 29: 551–554, 2011

Tan M, Huisman MV. The diagnostic management of acute venous thromboembolism during pregnancy recent advancements and unresolved issues. Thromb Res, 127, Suppl 3: 13–16, 2011

Touqmatchi D, Cotzias C, Girling J. Venous thromboprophylaxis in pregnancy: the implications of changing to the 2010 RCOG guidelines. J Obstet Gynaecol, 32(8):743–6, 2012 Nov. doi: 10.3109/01443615.2012.711387

Severin K. Risikoadaptierte Antikoagulation in Gynäkologie und Geburtshilfe. Gynäkologie + Geburtshilfe, 16 (10): 20–25, 2011

van Hagen IM, Roos-Hesselink JW, Ruys TP, Merz WM, Goland S, Gabriel H, Lelonek M, Trojnarska O, Al Mahmeed WA, Balint HO, Ashour Z, Baumgartner H, Boersma E, Johnson MR, Hall R. ROPAC Investigators and the EURObservational Research Programme (EORP) Team: Pregnancy in women with a mechanical heart valve: Data of the European Society of Cardiology Registry of Pregnancy and Cardiac Disease (ROPAC). Circulation, 132(2): 132–42, 2015

Willeke A, Gerdsen F, Bauersachs RM, Lindhoff-Last E. Rationelle Thrombophiliediagnostik, Dtsch Arztebl, 99(31–32): A-2111/B-1790/C-1685, 2002

# 12 Hämatologische Erkrankungen



Hämatologische Erkrankungen sind Erkrankungen des Blutes und der blutbildenden Organe. Von den vielfältigen, häufig bösartigen, Erkrankungen des hämatologischen Systems sind für die Schwangerschaft nur wenige, nämlich die Anämien (hier besonders die Eisenmangelanämie, die AB0- und die Rhesusinkompatibilität, die Thalassämie, die Sichelzellanämie) und Thrombozytopenien (Schwangerschaftsthrombozytopenie, Morbus Werlhof) relevant.

## 12.1 Physiologische Veränderungen während der Schwangerschaft

In der Schwangerschaft kommt es zu typischen Veränderungen des Blutes, die nicht nur die Erythropoese, sondern auch die Leukopoese sowie das Gerinnungssystem betreffen. Schwangerschaftsbedingte Veränderungen können die Diagnostik einer pathologischen Störung erschweren. Andererseits wird manche unbekannte hämatologische Erkrankung erstmals während einer Schwangerschaft erkannt oder sie verschlechtert sich im Verlaufe der Gravidität.

Erst durch Kenntnis dieser wechselseitigen Beeinflussung ist es möglich, hämatologische Erkrankungen in der Schwangerschaft optimal zu behandeln bzw. den eventuellen Einfluss der Schwangerschaft auf die Bluterkrankung festzustellen.

### 12.1.1 Hämatologisch-physiologische Veränderungen in der Schwangerschaft

In der Schwangerschaft erhöht sich das Gesamtblutvolumen um etwa 1 000–1 500 ml entsprechend etwa 30 %. Diese Zunahme ist in erster Linie auf eine Vermehrung des Plasmavolumens um ungefähr 35 % entsprechend etwa 1 000 ml zurückzuführen. Das Volumen der zellulären Bestandteile nimmt dagegen nur um ungefähr 400 ml (etwa 20 %) zu. Von den zellulären Bestandteilen sind es im Wesentlichen die Erythrozytenvolumina, die erhöht sind. Obwohl auch die Zahl der Leukozyten ansteigt, sind diese ebenso wie die etwa gleich bleibenden Thrombozyten für die Änderungen des zellulären Volumens nicht relevant. Die absolute Zahl der zellulären Anteile steigt zwar an, dennoch resultiert aus der prozentual stärkeren Vermehrung des Plasmavolumens eine relative Abnahme. Diese Hämodilution (Hydrämie) spiegelt sich wider in einer Senkung der Hämoglobin- und Hämatokritwerte über den gesamten Schwangerschaftsverlauf (**physiologische Schwangerschaftsanämie**). Diese Vorgänge beginnen bereits in der 6.–8. Schwangerschaftswoche, sind am ausgeprägtesten im 2. Trimenon und kehren erst nach der Geburt wieder zu den Ausgangswerten zurück.

- Hämoglobinwerte unter 11 g/dl im 1. und 3. Trimenon, < 10,5 g/dl im 2. Trimenon gelten in der Schwangerschaft als pathologisch.

- Die physiologische Schwangerschaftsanämie ist normozytisch und normochrom, solange kein Eisen- und Folsäuremangel hinzukommt.
- Die Leukozytenzahl ist durch eine neutrophile Leukozytose erhöht und kann Werte bis zu $15*10^9$/l am Ende der Schwangerschaft erreichen. Die durchschnittliche Zahl beträgt etwa $12*10^9$/l.
- Die Thrombozytenzahl ist unverändert im Normbereich (150–400$*10^9$/l), evtl. durch die Hämodilution leicht abgesunken (bis zu 10%).

Für die Diagnostik ist besonders wichtig, dass es große individuelle Schwankungen gibt, d.h. dass ein Einzelwert nur einen vagen Informationsgehalt bietet. Wichtig für die Erkennung einer Pathologie und die Bewertung der Problematik sind Verlaufswerte (Ausnahmen: eindeutig pathologische Ergebnisse).

### 12.1.2 Erythropoese in der Schwangerschaft

Während der Schwangerschaft nehmen sowohl die Erythrozytenmasse als auch das Volumen mit großen individuellen Schwankungen zu. Zahl und Volumen der Erythrozyten sind bei Mehrlingsgraviditäten in Abhängigkeit von der Zahl der Mehrlinge und dem damit entsprechenden Mehrbedarf ansteigend. Sie sind auch abhängig von den Eisenreserven sowie einer eventuellen Eisensubstitution. Entsprechend der erhöhten Erythrozytenproduktion sind auch die Retikulozytenwerte im peripheren Blut erhöht. Sie steigen im Laufe der Gravidität von 8 auf 25% an. Die erythrozytäre Hämoglobinkonzentration (MCH), das Erythrozytenvolumen (MCV), die mittlere korpuskuläre Hämoglobinkonzentration (MCHC) wie auch die Erythrozytenüberlebenszeit weisen unter normalen Bedingungen während der Schwangerschaft keine signifikanten Schwankungen auf.

### 12.1.3 Erythropoetin

Während der Schwangerschaft steigen die Erythropoetinspiegel an, bis etwa ab der 20. SSW ein Plateau erreicht wird. Da keine Korrelation mit der Hämoglobinkonzentration besteht, werden Zusammenhänge mit den Plasmavolumenverschiebungen oder Einflussfaktoren des Kindes diskutiert. Das beim Erwachsenen in der Niere gebildete Erythropoetin (beim Fetus in der Leber) wird normalerweise bei einer Hypoxie aktiviert. Für die Schwangerschaft scheint ein solcher Mechanismus sehr unwahrscheinlich, sodass letztendlich die Ursachen des Anstiegs im 1. Trimenon unklar sind. Erhöhte Werte sind nachweisbar bei Erkrankungen in der Schwangerschaft wie akuten oder chronischen Blutungen, Präeklampsie, aber auch bei Mehrlingsschwangerschaften. Beim Kind sind die Nabelschnurwerte des Erythropoetins bei Übertragungen, aber auch bei Sauerstoffmangelsituationen, die mit oder ohne Mekoniumausscheidungen einhergehen, erhöht. Dieser Anstieg wird als chronische Hypoxie interpretiert, deren Folge neurologische Defizite und Entwicklungsstörungen sein können.

### 12.1.4 Eisenstoffwechsel in der Schwangerschaft

Die Zunahme der Erythrozyten und damit der Hämoglobinsynthese sowie das Wachstum des Kindes und der Plazenta sind Hauptfaktoren für den gesteigerten Eisenbedarf in der Schwangerschaft. Es werden insgesamt 800–1 200 mg Eisen zusätzlich benötigt. Dieser Bedarf ergibt sich einerseits aus dem täglichen Eisenverlust von 1,2 mg entsprechend 330 mg in der Schwangerschaft. Dazu kommen die Zunahme der mütterlichen Erythrozyten- bzw. Hämoglobinmenge entsprechend 400–500 mg Eisen sowie der Eisenbedarf des Kindes und der Plazenta von 200–300 mg.

> **MERKE** Der Eisenbedarf verdoppelt sich in der Gravidität im Vergleich zu nichtschwangeren Frauen.

Er beträgt in der Frühschwangerschaft etwa 20 mg, in der Spätschwangerschaft 30 mg, in der Stillzeit 20 mg pro Tag. Obwohl die Eisenresorption in der Schwangerschaft zunimmt, reicht der Eisengehalt einer üblichen Nahrungszufuhr gewöhnlich nicht aus (nicht unwidersprochen, s. u.), um den täglichen Bedarf vor allem in der zweiten Schwangerschaftshälfte zu decken. Das gilt besonders, da bei den meisten Frauen bereits zu Beginn der Gravidität keine oder nur geringe Eisenreserven vorliegen und maximal nur 10–15 % des in der Nahrung enthaltenen Eisens resorbiert werden. Der Anstieg der Eisenresorption beträgt im 1. Trimenon etwa 7 %, im 2. Trimenon etwa 35 % und im 3. Trimenon etwa 65 %. Nach der Geburt sinkt die Resorptionsrate auf etwa 10 % ab. Damit ist die Eisenresorption im 2. Trimenon um etwa fünfmal höher als im 1., im 3. Trimenon sogar mehr als neunmal höher. Nach der Geburt sinkt sie auf einen Wert ähnlich dem im 1. Trimenon ab.

Ein Eisenmangel hat nicht nur hinsichtlich der Erythropoese Auswirkungen, sondern Eisen ist auch ein wichtiges Element zur Synthese von Myoglobin und Enzymen der Atmungskette. Außerdem ist es an vielfältigen Stoffwechselreaktionen sowie an zellulären Infektabwehrmechanismen beteiligt. Trotzdem ist das Kind auch bei Eisenmangelerkrankungen meist nur gering gefährdet, da der Mutter über die plazentare Hochregulation von Transferrinrezeptoren das benötigte Eisen zugunsten des Kindes entzogen wird.

### 12.1.5 Folsäure

Die Folsäure bzw. ihre Derivate werden für die Synthese von DNA, den Aufbau von RNA und den Aminosäurestoffwechsel benötigt. Eine mangelhafte Folatversorgung wirkt sich primär in einer defekten DNA-Synthese aus, die zu megaloblastären Störungen der Blutbildung führt. In der Schwangerschaft steigt der tägliche Bedarf an Folsäure auf 400–500 µg pro Tag an. Da die Körperreserven gering sind, entsteht bei unseren Ernährungsgewohnheiten und dem Folatgehalt unserer Nahrung meist ein Defizit. Ein präkonzeptioneller Folsäuremangel geht einher mit einer erhöhten Inzidenz an Spaltbildungen und einer erhöhten Komplikationsrate in der Schwangerschaft (Abort, Frühgeburt, Retardierung). In der Plazenta findet ein aktiver Transport von Folsäure statt. Die Konzentration im Nabelschnurblut ist signifikant höher als die im Blut der Mutter.

## 12.2 Anämien

### 12.2.1 Einführung

Die Anämie, ist eine sehr häufige Erkrankung oder besser gesagt ein sehr häufiges Symptom. Mehr als ⅓ der Weltbevölkerung soll unter einer Anämie leiden. Das Spektrum dieser Erkrankungsmöglichkeiten ist groß und reicht von sehr häufigen und klinisch bedeutenden bis zu extrem seltenen klinisch irrelevanten Erkrankungen.

#### Klassifizierung/Definition

Außer der Labordiagnostik gibt es keine einheitliche, allgemeingültige Klassifizierung oder Definition der Anämie. Häufig wird eine **Einteilung nach den Ursachen** gewählt:

- verminderte Produktion von Erythrozyten und oder Hämoglobin,
- erhöhter Abbau bzw. Verlust an Erythrozyten.

Sehr häufig gewählt wird auch die **Einteilung nach der Größe und dem Hämoglobingehalt der Erythrozyten** (▸ Kap. 12.3):

- normozytäre bzw. normochrome Anämie,
- mikrozytäre bzw. hypochrome Anämie,
- makrozytäre bzw. hyperchrome (megaloblastäre) Anämie.

Nach Empfehlungen der WHO besteht eine Anämie bei einem Hämoglobingehalt < 11 g/dl bei schwangeren Frauen.

**In der Schwangerschaft** unterscheidet man außerdem zwischen einer leichten, mittelschweren und schweren Anämie.

- 10–11 g/dl = leichte Anämie,
- 8–10 g/dl = mittelschwere Anämie,
- < 8 g/dl = schwere Anämie.

**Tab. 12.1** Pathogenetische Einteilung der Anämien. Nach Buchheidt 2009

| Verminderte Produktion von Erythrozyten und/oder Hämoglobin | Erhöhter Abbau bzw. Verlust von Erythrozyten |
|---|---|
| **Störungen der Hämoglobin-Synthese** | **Korpuskuläre Ursachen** |
| ▪ Eisenmangel,<br>▪ sideroblastische Anämie,<br>▪ „Anämie der chronischen Erkrankung" („ACD"-Anämie),<br>▪ Hämoglobinopathien | ▪ Erythrozytenmembrandefekte (z. B. Sphärozytose, Elliptozytose),<br>▪ erythrozytäre Enzymdefekte (z. B. Glucose-6-phosphat-Dehydrogenase-Mangel),<br>▪ Hämoglobinopathien (z. B. Thalassämien),<br>▪ paroxysmale nächtliche Hämoglobinurie (PNH) |
| **Störungen der DNA-Synthese** | |
| ▪ Störungen des Purin- und Pyrimidin-Stoffwechsels, Vitamin-$B_{12}$- und/oder Folsäuremangel | |
| **Stammzellerkrankung** | **Extrakorpuskuläre Ursachen** |
| ▪ Aplastische Anämie,<br>▪ Myelodysplasie,<br>▪ paroxysmale nächtliche Hämoglobinurie (PNH) | ▪ Blutung,<br>▪ antierythrozytäre Auto- oder Allo-Antikörper,<br>▪ mechanische Alteration (Mikroangiopathien, z. B. bei Eklampsie, mechanische Herzklappenprothesen, Marschhämoglobinurie),<br>▪ chemische oder physikalische Noxen (Hypophosphatämie, Intoxikationen mit z. B. Blei, Arsen, Formaldehyd, Herbi- oder Fungiziden), schwere Verbrennungen, hohe Dosen ionisierender Strahlung,<br>▪ Infektionen (z. B. Malaria, Wundstarrkranmpf (Clostridium-perfringens-Toxin), Bartonellose) |
| **Störungen der Erythropoese** | |
| ▪ „pure red cell aplasia",<br>▪ renale Anämie/Erythropoetinmangel,<br>▪ kongenitale Dyserythropoese,<br>▪ endokrine Erkrankungen | |
| **Knochenmarkinfiltration mit Verdrängung der Erythropoese:** | |
| ▪ Leukämien,<br>▪ maligne Lymphome,<br>▪ Knochenmarkkarzinose,<br>▪ Speicherkrankheiten | |

### Ätiologie, Pathogenese und Pathophysiologie

Die Tab. 12.1 gibt die Ätiologie, Pathogenese und Pathophysiologie der verschiedenen Anämieerkrankungen wieder.

## 12.2.2 Klinisches Bild und Symptomatik

Das klinische Bild und die Symptomatik ist abhängig von dem Grad der Anämie, d. h. der verminderten Sauerstoffversorgung der Organe und der dadurch ausgelösten Kompensationsmechanismen des Körpers.

Häufige Symptome sind:

- Blässe, besonders der Schleimhäute (z. B. Innenseite der Augenlider),
- Müdigkeit,
- Leistungsabfall, Konzentrationsschwäche,
- Schwindel,
- Herzrasen,
- Atemnot,
- Kopfschmerzen,
- brüchige Haare und Nägel, trockene und rissige Haut, Mundwinkelrhagaden.

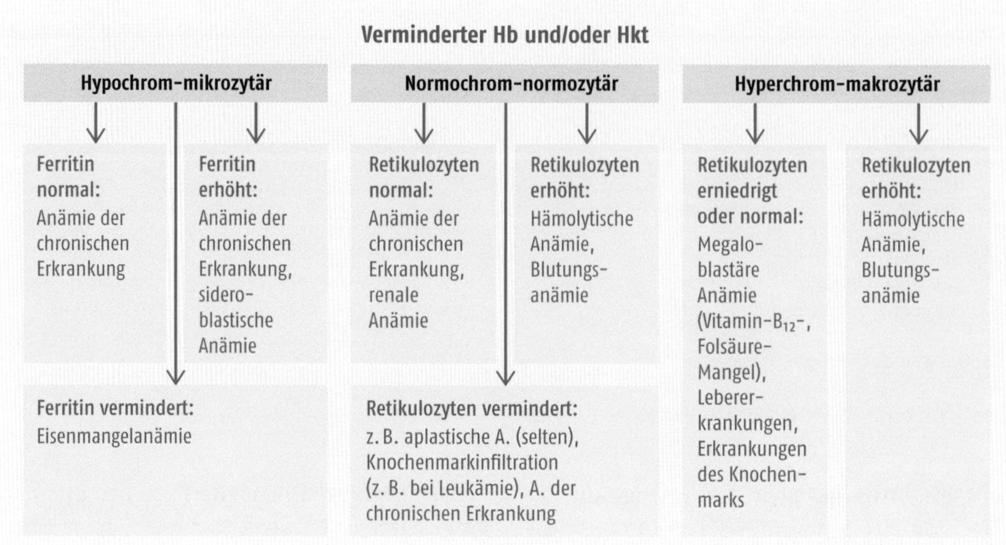


**Abb. 12.1** Differenzierung der Anämieformen durch MCV, MCH, Ferritin und Retikulozyten. Nach Dickerhoff 2008

Neben diesen allgemeinen Symptomen, die bei jeder Anämie auftreten können, haben die speziellen Erkrankungen noch Anämie typische Symptome oder Krankheitserscheinungen.

### 12.2.3 Untersuchungen, Diagnostik und Differenzialdiagnostik

Die wichtigste Untersuchung ist neben der Anamnese und dem Körperbefund das Blutbild. Nicht die Erythrozytenzahl, sondern der Hämoglobingehalt und die Charakterisierung der Zellen ist der entscheidende Parameter zur Diagnostik. Die diagnostische Klassifizierung in mikrozytär-hypochrome, makrozytär-hyperchrome und normozytär-normochrome Formen geschieht mittels automatisierter Partikelzählgeräte (Abb. 12.1).

Zur Basisdiagnostik einer Anämie gehört die Untersuchung von Erythrozyten, Hämoglobin, Hämatokrit, das mittlere Erythrozytenvolumen (MCV = mean corpuscular volume), der mittlere korpuskuläre Hämoglobingehalt (MCH) und die mittlere korpuskuläre Hämoglobinkonzentration (MCHC) sowie die Retikulozytenzahl. Der Anteil hypochromer, mikrozytärer Erythrozyten ist ein guter diagnostischer Parameter für eine Anämie. Der Normwert ist $< 5\,\%$ und kann bei einem Eisenmangel bis $> 50\,\%$ ansteigen.

Zur weiteren Differenzierung werden Ferritin und Transferrin, evtl. der lösliche Transferrin-Rezeptor (sTfR) oder die Bestimmung des retikulozytären Hämoglobingehalts (CHr), herangezogen. Transferrin gilt als wichtigster Parameter für den Eisengehalt des Körpers. Es hat die Eisenfärbung im Knochenmark als Goldstandard weitgehend ersetzt. Da es sich allerdings um ein Akutphase-Protein handelt, das bei akuten oder chronischen Entzündungen oder Infektionen erhöht ist, können Norm- oder erhöhte Werte trotz eines Eisenmangels vorliegen. Unter solchen Umständen ist das CRP und die BSG erhöht. Man geht davon aus, dass durch die Entzündungsreaktion die Ferritinsynthese verdreifacht ist, d. h. umgekehrt, dass man durch Teilen des Ferritinwerts durch 3 eine ungefähre Information über das gespeicherte Eisen bekommt. Alternativ dazu kann die Konzentration des sTfR bestimmt werden. Sie ist eng mit der Aktivität der Erythropoese korreliert und entzündungsunabhängig. Oder es lässt sich über den CHr-Wert, der in vielen der heute verwendeten Blutzählautomaten bestimmt werden

| Blutverlust | Verminderte Erythropoese | | Gesteigerte Hämolyse |
|---|---|---|---|
| **Blutungsanämien**<br>· Zu häufige oder zu starke Menstruationsblutung<br>· Magengeschwür<br>· Hämorrhoiden<br>· Darmtumoren (z. B. Dickdarmkarzinom)<br>· Blasenkarzinom | **Eisenmangelanämien**<br>· Schwangerschaft<br>· Gestörte Eisenresorption im Darm<br>· Mangelernährung<br><br>**Hyperchrome Anämien**<br>· Vit.-$B_{12}$-Mangel<br>· Folsäure-Mangel | **Infektiös-toxische Anämien**<br>Eisenverwertungsstörung durch<br>· Tumor<br>· Chronische Entzündung<br><br>**Erythropoetin-Mangel**<br>Chronische Niereninsuffizienz | **Hämolytische Anämien**<br>· Erbkrankheiten (z. B. Sichelzellenanämie)<br>· Infektionen<br>· Künstliche Herzklappen<br>· Vergiftungen<br>· Autoimmunerkrankungen |

**Abb. 12.2** Häufige Ursachen von Anämien. Nach Dickerhoff 2008

kann, eine Aussage über den Eisengehalt machen. Die Bestimmung des Serumeisens gilt heutzutage als obsolet.

**MERKE** In der Schwangerschaft liegt ein Eisenmangel vor, wenn der Ferritinwert < 30 ng/ml ist.

Zur Differenzierung bei makrozytären Anämieformen können Vitamin $B_{12}$ sowie Folsäure bestimmt werden. Sind die Werte normal, steht die Untersuchung des Knochenmarks am Ende der diagnostischen Kette (DD: Alkoholismus, Hepatopathie, Hypothyreose, Myelodysplasie, akute Leukämie). Die Abklärung von Hämoglobinopathien (Thalassämie, Sichelzellanämie) erfolgt durch Hämoglobin-Elektrophorese oder Hämoglobin-Chromatografie.

In der Abb. 12.2 sind die häufigsten Anämien dargestellt. Es sind Anämien durch chronischen Blutverlust, eine verminderte Erythrozytenbildung und eine gesteigerte Hämolyse.

### Eisenmangelanämie

In weit mehr als 50 % aller Anämieformen handelt es sich um einen Eisenmangel. In über 80 % sind davon Frauen betroffen. Die Eisenmangelanämie ist gekennzeichnet durch eine hypochrome, mikrozytäre Anämie und erniedrigtes Ferritin.

Der tägliche **Eisenbedarf** ist bei Männern etwa 10 mg/Tag, bei Frauen und Jugendlichen etwa 20 mg/Tag und bei Schwangeren etwa 20–30 mg/Tag, in der Stillzeit 20 mg/Tag.

Häufige Ursachen sind:

- eine Mangelversorgung besonders in Zeiten eines gesteigerten Bedarfs wie z. B. in der Wachstumsphase der Kinder, in der Schwangerschaft oder während der Stillperiode,
- chronischer Blutverlust, z. B. durch zu häufige oder starke Menstruationsblutungen sowie Blutungen aus dem Magen-Darm-Trakt (Magengeschwüre, Hämorrhoiden, Tumore),
- Stoffwechselstörungen durch eine gestörte Eisenresorption.

### Anämie bei chronischen Erkrankungen

Sie ist die zweithäufigste Anämieform und ist gekennzeichnet durch eine hypochrome, mikrozytäre Anämie, normalem oder erhöhtem Ferritin sowie normalen oder erniedrigten Retikulozyten. Die Ausprägung ist abhängig vom Schweregrad und der Dauer der Erkrankung. Sie tritt auf insbesondere bei:

- Autoimmunerkrankungen, z. B. rheumatoide Arthritis, Lupus erythematodes, Sarkoidose,
- chronisch-entzündlichen Darmerkrankungen, z. B. Morbus Crohn, Colitis ulcerosa,
- chronischen Infektionen z. B. Osteomyelitis, Tuberkulose,
- malignen Erkrankungen.

### Megaloblastäre Anämie

Es handelt sich um eine Kernreifungsstörung der Erythrozyten im Knochenmark. Sie sind unreif, vermindert, makrozytär und hyperchrom. Die Retikulozyten sind normal oder erniedrigt. Häufig sind diese Erkrankungen von einer Leukopenie und Thrombopenie begleitet. Ursachen sind zum überwiegenden Teil ein Mangel an Vitamin $B_{12}$ und/oder Folsäure sowie seltener eine medikamentöse Therapie, z. B. mit Zytostatika.

Vitamin-$B_{12}$- und Folsäuremangel entstehen durch eine ungenügende Zufuhr (z. B. nahrungsbedingt bei Vegetariern), einen erhöhten Bedarf (z. B. Kindheit, Schwangerschaft), gestörte Resorption (z. B. perniziöse Anämie, atrophische Gastritis, Zöliakie, Morbus Crohn, Medikamente (u. a. Phenytoin, Barbiturate, Pille) sowie durch eine medikamentös induzierte Störung des Metabolismus (z. B. durch Zytostatika).

### Hämolytische Anämie

Bei einer hämolytischen Anämie besteht eine verkürzte Lebenszeit der Erythrozyten. Es ist eine makrozytäre Anämie mit erhöhten Retikulozyten. Relevant wird eine solche Anämie erst, wenn der Abbau nicht mehr durch eine gesteigerte Regeneration im Knochenmark ausgeglichen werden kann.

Man unterscheidet die folgenden Formen.

**Korpuskuläre hämolytische Anämien:** Ätiopathologisch besteht ein angeborener Membrandefekt, Enzymdefekt oder eine Störung der Hämoglobinsynthese. Die Störungen sind fast immer angeboren.

- Membrandefekte: Sphärozytose, Elliptozytose, paroxysmale nächtliche Hämoglobinurie (PNH, erworben),
- Enzymdefekte: defekte Enzyme des Pentosephosphatwegs und der Glykolyse,
- Hämoglobinsynthese-Defekte: **Thalassämie, Sichelzellanämie,** Methämoglobinämie.

**Extrakorpuskuläre hämolytische Anämien:** Ätiopathologisch werden intakte Erythrozyten durch Antikörper sowie mechanisch oder infektiös toxisch zerstört. Die Störungen sind fast immer erworben.

- Autoantikörper: Wärmeantikörper, Kälteantikörper,
- Alloantikörper: Blutgruppeninkompatibilität: **AB0-Inkompatibilität** (Transfusionszwischenfälle, Gravidität), **Rh-Inkompatibilität**, Morbus haemolyticus fetalis/neonatorum,
- medikamentös-immunologisch, z. B. Antibiotika, Antiphlogistika, Zytostatika und andere,
- mechanisch: thrombotisch-thrombozytopenische Purpura (TTP), hämolytisch-urämisches Syndrom (HUS), Verbrauchskoagulopathie (z. B. Hypertonie, Präeklampsie, Eklampsie, HELLP-Syndrom), Herzklappen, Marschanämie, Verbrennungen,
- infektiös toxisch, z. B. Malaria, Sepsis.

### Blutungsanämie

- Akute Blutung (normochrome, normozytäre Anämie, Retikulozyten erhöht),
- chronische Blutung (hypochrome, mikrozytäre Anämie, Ferritin normal oder erniedrigt).

## 12.2.4 Hämolytische Anämien

Im Folgenden sollen die für Schwangerschaften relevanten hämolytischen Anämien näher betrachtet werden. Bei den hämolytischen Anämien: **Thalassämie und Sichelzellanämie**, beide aus der Gruppe der Hämoglobinopathien sowie die **AB0- und Rhesusinkompatibilität**, aus der Gruppe der extrakorpuskulären hämolytischen Anämien, induziert durch Alloantikörper.

### Hämoglobinopathien: Thalassämie und Sichelzellanämie

Die beiden Hämoglobinopathien Thalassämie und Sichelzellanämie zählen mit etwa 7 % zu den häufigsten Erbkrankheiten der Weltbevölkerung. Diese Krankheitsbilder sind primär im Mittelmeerraum, in Asien und Afrika beheimatet, werden aber durch die zunehmende Migration auch in Deutschland häufiger. Bisher gibt es zur Häufigkeit keine epidemiologischen Studien. Geschätzt werden etwa 400 000 Genträger einer Hämoglobinopathie, da die Prävalenz bei

9 Millionen Immigranten aus Hämoglobinopathie-Risikoländern etwa 4,5 % beträgt.

Die genetisch bedingten Hämoglobinerkrankungen werden in zwei Gruppen eingeteilt.

**Störungen der Hämoglobinsynthese bei normaler Struktur:** Es handelt sich um die Thalassämie bzw. das Thalassämie-Syndrom.

- **β-Thalassämie**: Gestört ist die Synthese der β-Hämoglobin-Kette. Sie ist die häufigste Form. Etwa 4 000 Mutationen sind bekannt, z. B. Thalassämia minor (milde Anämie), T. intermedia (mittelschwere Erkrankung, variabler Transfusionsbedarf), T. major (schwere Erkrankung, dauerhafter Transfusionsbedarf).
- **α-Thalassämie:** Gestört ist die Synthese der α-Hämoglobin-Kette. Sie ist sehr selten und nur sehr wenige Mutationen sind bekannt. Verbreitet besonders in Malaria-Endemiegebieten in Asien, Arabien und Afrika weniger im Mittelmehrraum sind die Formen Thalassämia minima (keine Symptome, leichte Blutbildveränderungen), T. minor (leichte Anämie, deutliche Blutbildveränderungen), HbH-Krankheit (variable, chronisch hämolytische Anämie), HbBart‘s Hydrops fetalis Syndrom (lebensbedrohliche, fetale Anämie, generalisierter Hydrops). Diese Syndrome werden autosomal rezessiv vererbt. Je nach genetischer Krankheitsvariation kann die Ausprägung der Symptomatik sehr unterschiedlich sein.
  - Homozygote Formen gehen meist mit schweren Krankheitsbildern einher.
  - Heterozygote Krankheitsträger haben meist eine leichte Symptomatik oder können sogar klinisch unauffällig sein.
  - Mischformen teils homozygot oder gemischt heterozygot, teils mit genetischen Einflussfaktoren die zur Abmilderung der Symptomatik führen.
  - Mischformen mit Hämoglobinopathien.

**Hämoglobin-Strukturanomalien:** Am häufigsten ist die **Sichelzellanämie (HbS)**. Daneben gibt es noch eine Vielzahl anderer Varianten, z. B. HbC, HbE und Mischformen mit Thalassämie-Syndromen. Diese Gruppe wird autosomal dominant vererbt. Die **homozygoten** Erkrankungen treten meist schon in der frühen Kindheit auf und zeigen schwere Verläufe mit Gefäßverschlüssen und aplastischen Krisen. Während früher viele der Erkrankten in der frühen Jugend an den Komplikationen verstarben, werden zunehmend mehr Krankheitsträger 50–60 Jahre alt dank der verbesserten Therapiemöglichkeiten. Die **heterozygoten** Merkmalsträger sind klinisch und hämatologisch meist wenig auffällig.

### Alloantikörper

#### Blutgruppeninkompatibilitäten (AB0-, Rhesusinkompatibilität)

Von ca. 30 unterschiedlichen Blutgruppensystemen hat nur das AB0-System und das Rhesussystem eine klinische Bedeutung. Erythrozyten tragen auf ihrer Oberfläche spezielle Strukturen, Zuckermoleküle, die als Antigene wirken und bei Zusammentreffen mit Fremdantigenen, z. B. bei Bluttransfusionen zur Hämolyse und zum hämolytischen Schock führen. Man unterscheidet folgende Blutgruppen:

- 0 (44 % in Europa) ohne Antigene, im Serum Antikörper gegen A und B (Anti-A, -B),
- A (45 % in Europa) Antigen Typ A, im Serum Antikörper gegen B (Anti-B),
- B (8 % in Europa) Antigen Typ B, im Serum Antikörper gegen A (Anti-A),
- AB (3 % in Europa) Antigen Typ A und B, im Serum keine Antikörper.

Die Blutgruppeneigenschaften A und B werden gegenüber 0 autosomal dominant vererbt. Untereinander werden sie kodominant vererbt.

Die Antikörper gegen fremde Oberflächenstrukturen bilden sich im Serum im ersten Lebensjahr. Warum sie entstehen ist unbekannt. Man nimmt an, dass die Bildung durch Darmbakterien induziert wird, die ähnliche Oberflächenmerkmale wie die Erythrozyten aufweisen.

**Rhesusfaktor:** Neben den AB0-Strukturen auf der Erythrozytenoberfläche spielen dort auch die Rhesuseigenschaften eine wichtige Rolle. Es handelt sich um ein kompliziertes System mit vielen unterschiedlichen Antigenen, von denen das dominant vererbliche D-Antigen = Rh pos(+) das wichtigste ist. Daneben gibt es noch die Antigene C und E. An jedem Genort liegen 2 Genvarianten (Allele): C, D, E (dominant), oder c, d, e (rezessiv). Rhesus negative Menschen (rh-) besitzen diese Antigene nicht.

■ MERKE Die Bezeichnung **Rhesus positiv** wird derzeit dargestellt: Rh(D)+ oder in Abhängigkeit vom Genotyp als Dd, dD, DD.
Die Bezeichnung **Rhesus negativ** wird derzeit dargestellt: Rh(D)−, Rh−, rh, dd.

Mittels molekulargenetischer Methoden wurden neue Einblicke in die Strukturen der Rhesusantigene möglich. Es wurden bisher neun unterschiedliche Proteinstrukturen, sog. **Epitope**, auf der Erythrozytenoberfläche gefunden. Sind sie nachweisbar, so ist die Person Rhesus positiv, fehlen sie, ist sie Rhesus negativ. Sind alle neun Epitope vorhanden, aber nur in geringer Anzahl, bezeichnet man dies als **D-weak**. Sind nicht alle Epitope nachweisbar, so bezeichnet man dies als **D-partial** oder **D-variant**. Je nachdem welche Kombinationen der Epitope vorhanden sind, werden die entsprechenden Erythrozyten den Kategorien II–VI zugeordnet. Diese Konstellationen sind mit 0,2–0,5 % in Europa sehr selten. Sie werden derzeit im Rahmen der Anti-D-Prophylaxe nicht berücksichtigt, da das Sensibilisierungsrisiko offenbar zu vernachlässigen ist.

Auf die sehr seltenen Blutgruppen, z. B. im Kell-System, im Duffi-System oder im MNSs-System soll in diesem Rahmen nicht eingegangen werden. Für die Schwangerschaft und für das Kind ist eine weitere Differenzierung in Rheskonstellation bzw. -inkompatibilität wichtig.

#### Rhesuskonstellation

Wird eine **Rhesus negative Frau** von einem **Rhesus positiven Mann** schwanger, so ist das Kind wegen des dominanten Erbvorgangs Rhesus positiv. Eine solche Konstellation trifft für etwa 12 % aller Schwangerschaften zu. Während der gesamten Schwangerschaft kommt es in unterschiedlichem Ausmaß zum Übertritt kindlichen Blutes in den mütterlichen Kreislauf. Die Mutter bildet daraufhin Antikörper gegen den kindlichen Rhesusfaktor sog. Sensibilisierung. Allerdings reicht die Antikörperbildung der Mutter in dieser Schwangerschaft nicht für eine Schädigung des Kindes nach dem diaplazentaren Austausch aus. Dass eine Antikörperbildung nur in etwa 8 % aller Konstellationen auftritt, hängt damit zusammen, dass relativ häufig (in etwa 20 %) eine AB0-Unverträglichkeit gegeben ist und die vom Kind auf die Mutter übergetretenen Blutbestandteile von den mütterlichen Antikörpern sofort eliminiert werden.

#### Rhesusinkompatibilität

Ist eine Sensibilisierung der Mutter durch eine vorangegangene Schwangerschaft mit einem Rhesus positiven Kind oder durch eine Rhesus positive Bluttransfusion bzw. nach einem Abort oder einem Schwangerschaftsabbruch entstanden, so bedeutet eine erneute Schwangerschaft mit einem Rhesus positiven Kind eine starke Aktivierung des Immunsystems der Mutter. Dies führt zu einem massiven Übertritt mütterlicher Antikörper auf das Kind. Die Folge ist eine Hämolyse der kindlichen Erythrozyten, es entsteht ein Hydrops fetalis, der sog. Morbus haemolyticus fetalis bzw. der Morbus haemolyticus neonatorum.

### 12.2.5 Auswirkungen auf die Schwangerschaft und mütterliche Prognose

Die Auswirkungen auf die Schwangerschaft sind abhängig vom Grad der Anämie und damit von der Sauerstoffversorgung der Organe, der durch die Anämie ausgelösten und in der Schwangerschaft noch möglichen Gegenregulationsmechanismen sowie von der Geschwindigkeit der Entstehung.

So ist eine akute Blutungsanämie, z. B. bei einer vorzeitigen Plazentalösung oder einer postpartalen Atonie evtl. lebensgefährdend, während eine langsam entstandene Anämie, z. B. infolge okkulter Blutungen aus den Magen-Darm-Trakt, von jungen Frauen und Schwangeren häufig sehr gut kompensiert wird.

Die Mutter kann gefährdet sein durch einen Blutungsschock und eine erhöhte Infektmorbidität. Die Inzidenz von Pyelonephritiden und Wochenbettfieber ist erhöht. Auch hypertone Komplikationen sind häufiger, ohne dass bisher der Zusammenhang geklärt ist. Bestehen kardiale oder pulmonale Grunderkrankungen, so aggraviert eine Anämie die Symptomatik und Problematik. Die Kaiserschnittfrequenz, der Bluttransfusionsbedarf und die Müttersterblichkeit sind erhöht.

**CAVE Der kritische Wert für eine steigende Schwangerschaftskomplikationsrate scheint ein Hämoglobin < 9 g/dl zu sein, denn mittelschwere Anämien mit einem HB > 9 g/dl gehen nicht mit einer erhöhten Morbidität einher.**

Mittelschwere und schwere Anämien können mit einem komplizierten Schwangerschaftsverlauf gekoppelt sein. Dies gilt insbesondere für eine präexistente Anämie oder eine in der Frühschwangerschaft entstehende.

### Eisenmangelanämie

Über 90 % aller Anämieformen in der Schwangerschaft beruhen auf einem Eisenmangel. Die Prävalenz variiert in den verschiedenen Ländern und liegt zwischen 20 und 50 % (Entwicklungsländer etwa 50 %, industrialisierte Länder etwa 20 %). Menstruationsbedingt haben etwa 35 % aller Frauen einen larvierten Eisenmangel, den sie in die Schwangerschaft mitnehmen. Der vermehrte Eisenbedarf in der Schwangerschaft kann eventuell mit der üblichen Nahrungszufuhr ab der zweiten Schwangerschaftshälfte nicht ausreichend gedeckt werden, obwohl die Eisenresorption in der Gravidität ansteigt. Etwa 60 % aller Schwangeren ohne Eisensubstitution weisen erniedrigte Serumeisenspiegel bei erniedrigten Ferritinwerten auf. Insgesamt liegen die Eisenverluste in der Schwangerschaft und bei der Geburt bei etwa 700 mg entsprechend einem Blutverlust von 1 300 ml.

### Anämie bei chronischen Erkrankungen

Das Zusammentreffen von chronischen Erkrankungen, die mit einer Anämie einhergehen und mit einer Schwangerschaft ist ein seltenes Ereignis. Zu diesen Erkrankungen gehören der Morbus Crohn und die Colitis ulcerosa, die renale Anämie (z. B. nach Nierentransplantation) und die Infektanämie (HIV-Erkrankung, Hepatitis B und C, Parvovirus B19, parasitäre Erkrankungen ▸ Kap. 7).

### Megaloblastäre Anämie

Etwa 0,1–4 % der Schwangerschaftsanämien sind megaloblastäre Anämien. In Europa handelt es sich vorwiegend um eine nahrungsbedingte Unterversorgung mit Folsäure und sehr viel seltener mit Vitamin $B_{12}$, z. B. bei Vegetariern. Alle anderen Formen auch die perniziöse Anämie und andere Malabsorptionssyndrome oder Medikamente (Ausnahme: Phenytoin, Ovulationshemmer) spielen zahlenmäßig unter dem Gesichtspunkt einer geplanten oder entstandenen Schwangerschaft keine Rolle.

### Hämolytische Anämie

Von den hämolytische Anämien sind von den korpuskulären Defekten für die Schwangerschaft lediglich die **Thalassämie** und die **Sichelzellanämie** und von den extrakorpuskulären Störungen die **AB0-Inkompatibilität** und die **Rhesusinkompatibilität**, ausgelöst durch Alloantikörper, relevant.

#### Korpuskuläre Defekte

- Hämoglobinopathien,
- **Thalassämie-Syndrom:** Die β-Thalasämia minor und die α-Thalasämia minor sind unproblematische Krankheitsbilder. Die Schwangerschaft beeinflusst die Erkrankung nicht negativ. Der Schwangerschaftsverlauf entspricht dem einer Normalbevölkerung. Alle anderen Thalassämieformen sind je nach Ausprägung der Erkrankung zum Teil mit hohen mütterlichen Risiken belastet. Sie

müssen diagnostisch und therapeutisch in speziellen Zentren überwacht werden.

- **Sichelzellanämie (HbS):** Der Schwangerschaftsverlauf bei asymptomatischen bzw. heterozygoten Merkmalsträgern einer Sichelzellanämie ist im Großen und Ganzen unproblematisch. Offensichtlich besteht eine Neigung zu Infektionskrankheiten insbesondere zu Zystitiden und Pyelonephritiden. Das Hauptproblem der homozygoten schweren Erkrankungen sind die aplastischen Krisen und Infektionskrankheiten. Diese Patientinnen müssen in speziellen Zentren diagnostisch und therapeutisch überwacht werden.

#### Extrakorpuskuläre hämolytische Anämien

- Alloantikörper
  - **AB0-Inkompatibilität:** Eine AB0-Inkompatibilität hat für die Mutter und den Schwangerschaftsverlauf keine Bedeutung. Allerdings kann das Kind postpartal gefährdet sein.
  - **Rhesus-Inkompatibilität, Rhesuskonstellation:** Eine Rhesusinkompatibilität bzw. -konstellation bedeutet ebenso wie eine AB0-Inkompatibilität für den Verlauf der Schwangerschaft unter mütterlichen Gesichtspunkten keine Problematik. Dies betrifft lediglich die Entwicklung des Kindes.

#### Blutungsanämie

Während die chronischen Blutungen eine untergeordnete Rolle spielen sind die akuten Blutungen für die Mutter von hoher Relevanz, da sie lebensbedrohlich sein können. Während der Schwangerschaft handelt es sich um Placenta praevia Blutungen sowie um die vorzeitige Lösung der Plazenta und post partum um atonische Nachblutungen.

### 12.2.6 Prognose für das Kind

Bei mittelschweren und schweren Anämien ist die Inzidenz von Aborten erhöht. Die Frühgeburtenrate steigt um das 3-fache, die der Totgeburten um das 6-fache an. Dies trifft auch für eine Zunahme von Retardierungen und intrauterinen Fruchttoden zu. Dies gilt für alle Anämieformen unabhängig von der Genese.

**CAVE Die kritische Grenze für das intrauterine Überleben scheint ein Hb von 7–8 g/dl zu sein.**

Bei einzelnen Krankheitsbildern sind noch spezielle Dinge zu erwähnen:

- Beim **Folsäuremangel** die erhöhte Inzidenz von Neuralrohrdefekten. Sie sind erkennbar durch eine gezielte pränatale Diagnostik.
- Bei der **Rhesusinkompatibilität** die Entwicklung eines Hydrops fetalis bzw. die Entwicklung eines Morbus haemolyticus fetalis. Sie erfordert eine spezielle Betreuung in der Schwangerschaft.
- Bei der **AB0-Inkompatibilität** zeigen sich erst post partum Probleme für das Kind im Sinne eines evtl. schweren, prolongierten Icterus neonatorum.
- Eine fetale Hämolyse entsteht auch bei einer **Röteln** sowie bei einer **Parvovirus-B19-Infektion**. Während bei den Röteln Fehlbildungen und Entwicklungsstörungen des Kindes im Vordergrund stehen, kann eine Parvovirus-Infektion mit einem mehr oder weniger ausgeprägten Hydrops fetalis einhergehen (▸ Kap. 7).

### 12.2.7 Prävention

Die beste Prävention ist bei einer chronischen Erkrankung geplant schwanger zu werden. So können die Ernährung, die Verhaltensweisen, die Supplementation mit Eisen und Vitaminen insbesondere mit Folsäure, aber auch mit den für die Erkrankung notwendigen Medikamenten den besonderen Bedürfnissen in der Schwangerschaft angepasst werden.

Häufig ist eine interdisziplinäre Kooperation sinnvoll bzw. notwendig. Die Untersuchungsabstände sind der jeweiligen Situation anzupassen. Bei schweren Krankheitsbildern ist evtl. eine präkonzeptionelle, genetische Untersuchung und Beratung sinnvoll.

Ist die Schwangerschaft spontan eingetreten oder wird eine mit einer Anämie einhergehende

Erkrankung erst während der Gravidität diagnostiziert, so ist eine Prävention nicht mehr möglich. Es muss eine entsprechende Schwangerschaftsbetreuung evtl. auch eine Pränataldiagnostik durchgeführt werden.

- Speziell sollte ein **Eisenmangel** vor der Schwangerschaft durch die entsprechende Substitution ausgeglichen werden.
- **Folsäure** sollte mindestens 4 Wochen vor der Konzeption sowie über die gesamte Schwangerschaft substituiert werden. Dies gilt insbesondere für Vegetarierinnen, Pillen-Anwenderinnen (Resorptionshemmung von Folsäure durch die Pille) und für Frauen, die eigenanamnestisch oder familienanamnestisch mit Neuralrohrdefekten belastet sind.
- Bei **Rhesusinkompatibilität sowie -konstellation** erfolgt routinemäßig in der 28. SSW sowie post partum bei Rhesus positivem Kind eine Anti-D-Immunglobulin-Gabe. Sie erfolgt auch bei folgenden Situationen:
  - Blutungen in der Gravidität,
  - invasiver pränataler Diagnostik (Amniozentese, Chorionbiopsie, Nabelschnurpunktion),
  - Abortus imminens, incipiens, incompletus, completus, missed abortion,
  - Extrauteringravidität,
  - vorzeitiger Wehentätigkeit,
  - intrauterinem Fruchttod, Totgeburt,
  - äußerer Wendung,
  - Stumpfem Bauchtrauma.

### 12.2.8 Betreuung der Schwangeren

Jede mit einer Anämie einhergehende Erkrankung ist unter dem Gesichtspunkt der Erkrankung aber auch der Anämie eine Risikogravidität. Entsprechend dem individuellen Risiko sind die geburtshilflichen, internistischen, labor- und gerätetechnischen Untersuchungsabstände und -methoden der Situation anzupassen. Im Einzelfall muss auch entschieden werden, ob eine pränatale Diagnostik empfehlenswert ist. Häufig wird es sinnvoll sein, die Entbindung in einem spezialisierten Zentrum durchzuführen.

#### Alloantikörper

Wenn in der Frühschwangerschaft Antikörper nachgewiesen werden, so wird eine genauere Differenzierung durchgeführt. Neben dem AB0- und dem Rhesussystem gibt es noch andere Blutgruppensysteme (z. B. Kell, Duffy, MNSs u. a.), die zur Bildung von Antikörpern führen können. Sie sind in den allermeisten Fällen weniger ausgeprägt und führen nur selten zur intrauterinen Hämolyse. Eine regelmäßige Antikörpertiterbestimmung alle 2–3 Wochen gekoppelt mit sonografischen Untersuchungen reichen meistens zur Überwachung aus.

#### Rhesusinkompatibilität

Liegt eine Rhesusinkompatibilität vor, kann es zu einer ausgeprägten Antikörperbildung gekoppelt mit einer intrauterinen hämolytischen Anämie und der entsprechenden Gefährdung des Kindes kommen. Allerdings trifft dies nur für etwa 20 % aller Betroffenen zu. Insgesamt ist die Problematik der Rhesusinkompatibilität seit Einführung der Anti-D-Prophylaxe Ende der 60er-Jahre zu einem seltenen Ereignis geworden. Deshalb verlagert sich das Know-how der Diagnostik und Therapie, das früher jede große Klinik beherrschte, zusehends an dafür spezialisierte Zentren.

Im Falle einer **Hämolyse** wird versucht die Schwangerschaft bis in die 32.–34. Schwangerschaftswoche zu prolongieren, evtl. auch durch intrauterine Bluttransfusionen in die Nabelschnur des Kindes, weil danach die Problematik der Frühgeburtlichkeit meist beherrschbar ist und therapeutische Maßnahmen wie z. B. Austauschtransfusionen leichter durchführbar sind.

Die entscheidende Frage ist: Inwieweit ist das Kind durch die Hämolyse intrauterin gefährdet? Folgende Untersuchungsmethoden stehen dabei zur Beurteilung zur Verfügung:

- **Serologische Methode**: Indirekter Coombs-Test: Es ist der älteste Test und wird auch heute noch routinemäßig bei jeder Schwangerschaft durchgeführt. Leider korreliert die Titerhöhe nicht mit dem Grad der Anämie. Bei einem Titer < 1:16 ist eine transfusionspflichtige Anämie die Ausnahme. Zusatzuntersu-

chungen mittels Sonografie, evtl. auch eine Bilirubinbestimmung aus dem Fruchtwasser können das Risiko eingrenzen. Titer >1:16 gehen mit einer Anämiegefährdung einher. Engmaschige Zusatzuntersuchungen und die großzügige Überweisung in ein Zentrum sind notwendig. Titerentnahmen sollten in zweiwöchigen Abständen erfolgen.
- **Fruchtwasserpunktion:** Bestimmung des Bilirubins im Fruchtwasser und Beurteilung nach dem Liley-Diagramm. Das durch die Hämolyse frei werdende Hämoglobin wird in Bilirubin umgewandelt und gibt einen gewissen Anhaltspunkt für den Grad der Anämie. Allerdings ist die Korrelation zur Schwere der Hämolyse limitiert.
- **Ultraschall:** Morphologie: Hydrops fetalis, vergrößerte Organe, z. B. Herz, Leber, Milz, dicke Plazenta, Polyhydramnion. Sie sind allerdings Spätzeichen einer Anämie.
- **Dopplersonografie:** Blutfluss: Messungen in der Aorta und besonders in der Arteria cerebri media können wichtige Hinweise auf eine Anämie geben.
- **Chordozentese (Nabelschnurpunktion):** Die direkte Bestimmung der Hämoglobinkonzentration in der kindlichen Nabelschnur ist heute der Goldstandard, aber nur eingeschränkt verfügbar. Wenn indiziert kann in der diagnostischen Sitzung auch gleichzeitig eine Transfusion durchgeführt werden. Die Komplikationsrate beträgt etwa 2–3 %.
- Parvovirus-B19-Infektion (▸Kap. 7.2.9).

### 12.2.9 Therapie

Zur Anämie in der Schwangerschaft existieren Leitlinien aus Großbritannien. Danach wird eine routinemäßige Eisensupplementierung für alle Schwangeren nicht empfohlen. Auch unselektives Ferritinscreening im Serum wird im allgemeinen nicht empfohlen. Bei Anämie sollte ein Versuch mit oraler Eisengabe als First-line-Therapie in Betracht gezogen werden, wobei eine Zunahme nach 2 Wochen ein positives Ergebnis anzeigt. Bei Frauen mit gesicherter Hämoglobinopathie sollte das Serumferritin untersucht und orale Supplementierung angeboten werden, wenn der Ferritinspiegel < 30 µg/l liegt. Frauen mit gesicherter Eisenmangelanämie sollten 100–200 mg/d elementares Eisen erhalten (Pavord et al. 2012).

## 12.3 Thrombozytopenien

### 12.3.1 Einführung

Es gibt eine Vielzahl von Erkrankungen und Ursachen, die mit einer erniedrigten Zahl von Thrombozyten einhergehen. Die allermeisten sind für die Schwangerschaft nicht relevant oder nur, wenn sie in Verbindung mit einer speziellen Erkrankung auftreten, wobei die Erkrankung und deren Probleme im Vordergrund steht.

#### Klassifizierung/Definition

Eine Thrombozytopenie ist definiert als eine Thrombozytenzahl < 150 000/µl (Normwert: 150 000–450 000/µl). In der Schwangerschaft kommt es physiologisch durch die Hämodilution zu einem mittleren Thrombozytenabfall um etwa 10 %. Er ist etwa zum Geburtstermin am ausgeprägtesten.

Man unterscheidet drei Schweregrade:
- milde Thrombozytopenie: 50 000–100 000/µl,
- mittelschwere Thrombozytopenie: 20 000–50 000/µl,
- schwere Thrombozytopenie: < 20 000/µl.

#### Ätiologie, Pathogenese und Pathophysiologie

Die Ursachen von Thrombopenien sind sehr vielfältig und können nach folgendem Schema eingeteilt werden:

**Verminderte Thrombozytenproduktion (Bildungsstörungen)**
- Angeborene Störungen, z. B. durch intrauterine Infektionen (u. a. Röteln), oder Erkrankungen (u. a. Fanconi-Syndrom, Wiskott-Aldrich-Syndrom),
- erworbene Störungen, z. B. Myelosuppression durch Knochenmarkschädigungen (u. a.

**Tab. 12.2** Thrombozytopenien in der Schwangerschaft. Nach Freund 2005

| Krankheitsbild | Formen |
|---|---|
| Isolierte Thrombozytopenien | ▪ Inzidentelle Schwangerschaftsthrombozytopenie,<br>▪ Autoimmunthrombozytopenie-ITP,<br>▪ durch Medikamente bedingte Thrombozytopenie. |
| Thrombozytopenien im Rahmen von Systemerkrankungen | **Schwangerschaftsspezifisch**<br>▪ Präeklampsie, Eklampsie,<br>▪ HELLP-Syndrom,<br>▪ akute Schwangerschaftsfettleber<br>**Unabhängig von der Schwangerschaft**<br>▪ thrombotisch-thrombozytopenische Purpura (TTP),<br>▪ hämolytisch-urämisches Syndrom (HUS),<br>▪ Lupus erythematodes,<br>▪ Antiphospholipid-Antikörper,<br>▪ Verbrauchskoagulopathie,<br>▪ Virusinfektionen (HIV, Epstein-Barr-Virus, Zytomegalievirus),<br>▪ Knochenmarkinsuffizienz,<br>▪ Mangelernährung,<br>▪ Hypersplenismus |

Medikamente, Bestrahlung, Zytostatika), oder Mangelzustände (u. a. Folsäure- und Vitamin-$B_{12}$-Mangel).

### Verkürzte Lebensdauer (erhöhter Thrombozytenabbau)

Die normale Lebensdauer von Thrombozyten beträgt etwas 10 Tage.

- Antikörperreaktionen, z. B. Autoantikörper (u. a. idiopathische thrombozytopenische Purpura (ITP), Morbus Werlhof, Lupus erythematodes), oder Alloantikörper (z. B. Fehltransfusionen, Morbus haemolyticus neonatorum).

### Blutgerinnungsstörungen

- Disseminierte intravaskuläre Gerinnung, z. B. Präeklampsie, Eklampsie, HELLP-Syndrom, thrombotisch-thrombozytopenische Purpura (TTP), hämolytisch-urämisches Syndrom (HUS).

In der Tab. 12.2 Tabelle sind die Thrombozytopenien nach schwangerschaftsrelevanten Gesichtspunkten eingeteilt.

Speziell, weil sie während der Schwangerschaft häufiger vorkommen, soll auf die isolierten Thrombozytopenien, die **inzidentelle Schwangerschaftsthrombozytopenie** und auf die **Autoimmunthrombozytopenie (ITP, Morbus Werlhof)** eingegangen werden. Alle anderen Thrombozytopenien sind entweder sehr selten, z. B. medikamenteninduzierte Immunthrombozytopenien wie durch Paracetamol-, Carbamazepin-, Diclofenac-, Ibuprofen-, Heparin-induzierte Thrombozytopenie (HIT) oder sie treten im Rahmen von Infektionserkrankungen z. B. Zytomegalie, Epstein-Barr-Virusinfektion, Malaria, Ringelröteln auf. Sie können auch in Verbindung mit anderen Erkrankungen wie z. B. Präeklampsie, Eklampsie, HELLP-Syndrom vorkommen. Sie werden in den jeweiligen Kapiteln besprochen.

### 12.3.2 Inzidentelle Schwangerschaftsthrombozytopenie (Gestationsthrombozytopenie)

#### Klassifizierung/Definition

Die Gestationsthrombozytopenie ist schwangerschaftsspezifisch. Etwa 4–8 % aller Schwangerschaften sind von dieser Thrombozytopenieform betroffen. Sie macht etwa 75 % der Thrombozytopenien in der Schwangerschaft aus. Meist ist die Thrombozytenzahl zwischen 100 000–150 000/µl. Nur etwa in bis zu 10 % liegen die Thrombozytenzahlen darunter. In Einzelfällen können die Thrombozytenzahlen sogar bis auf 70 000/µl abfallen.

#### Ätiologie, Pathogenese und Pathophysiologie

Es ist eine spontan auftretende Erkrankung, deren Ätiologie und Pathogenese unbekannt ist.

#### Untersuchungen, Diagnostik und Differenzialdiagnostik

Das spontane Auftreten in der Schwangerschaft, besonders im 3. Trimenon und die verminderte Thrombozytenzahl sind diagnoseweisend. Eine differenzialdiagnostische Abklärung gegenüber einem Morbus Werlhof kann schwierig sein.

#### Auswirkungen auf die Schwangerschaft und mütterliche Prognose

Die Gestationsthrombozytopenie hat keine Auswirkungen auf die Schwangerschaft und die mütterliche Prognose. Die Schwangerschaft ist nicht gefährdet. Es besteht kein Blutungsrisiko für die Schwangerschaft und die Geburt.

#### Prognose für das Kind

Die inzidentelle Thrombozytopenie hat keine Auswirkungen auf das Kind.

#### Prävention

Eine Prävention ist nicht möglich.

#### Betreuung der Schwangeren

Häufig handelt es sich um einen Zufallsbefund, wenn im Rahmen einer anderen Fragestellung eine Blutuntersuchung durchgeführt wird. Denn die Thrombozyten werden bei der normalen Schwangerschaftsüberwachung nicht bestimmt. Eine besondere Betreuung der Schwangeren ist nicht notwendig. Zur Geburt sollten, und das wird in jeder Klinik routinemäßig durchgeführt, neben anderen Laborparametern die Thrombozytenzahlen überprüft werden, da sich gelegentlich auch ein bis dahin nicht diagnostizierter Morbus Werlhof hinter der Thrombozytopenie verbergen kann.

#### Therapie

Da negative Auswirkungen weder für die Mutter, noch für das Kind zu befürchten sind, sind therapeutische Bemühungen nicht nötig.

### 12.3.3 Autoimmunthrombozytopenie

#### Klassifizierung/Definition

Die Autoimmunthrombozytopenie wird auch als ITP, immun-thrombozytopenische Purpura oder Morbus Werlhof bezeichnet. Ursache der Erkrankung sind Autoantikörper gegen Thrombozytenantigene. Es handelt sich um eine isolierte Thrombozytopenie ohne andere Ursachen oder Erkrankungen. Man unterscheidet eine akute Form, die bei Kindern durch Virusinfektionen ausgelöst wird, von einer chronischen die gewöhnlich bei Erwachsenen auftritt. Frauen sind häufiger als Männer betroffen.

#### Ätiologie, Pathogenese und Pathophysiologie

Man nimmt heute an, dass der Auslöser der Erkrankung eine akute oder chronische Virusinfektion ist, die zur Autoimmunreaktion gegen die Thrombozyten führt.

#### Klinisches Bild und Symptomatik

Auffällig und richtungsweisend für eine Thrombozytopenie sind sog. petechiale Blutungen (flohstichartige Blutungen in der Haut), spontan entstehende Hämatome, Nasen-, Zahnfleisch- und Schleimhautblutungen. Oft berichten die Patienten über eine auffällig lange Blutungszeit nach Verletzungen oder bei Zahnarztbehandlungen, die Periodenblutung ist verlängert und meist verstärkt.

Zu relevanten Blutungen kommt es meist erst bei Thrombozytenzahlen < 30 000/µl. Bei Werten < 10 000/µl kann es zu lebensbedrohlichen Blutungen kommen.

### Untersuchungen, Diagnostik und Differenzialdiagnostik

Alle Laborparameter, insbesondere die Gerinnungswerte, sind bis auf die Thrombozytenzahlen im Normbereich. In bis zu 90 % der Fälle sind Antikörper gegen Thrombozyten nachweisbar. Das Fehlen des Antikörpernachweises schließt jedoch eine Erkrankung nicht aus. Es gibt derzeit keinen sicheren Nachweis. Deshalb ist die Diagnose Morbus Werlhof häufig eine Ausschlussdiagnose. Eine differenzialdiagnostische Abgrenzung muss vor allem gegen andere Thrombozytopenien bzw. -pathien oder damit verbundenen Begleiterkrankungen getroffen werden.

Beim erstmaligen Nachweis einer mäßig ausgeprägten ITP in der Schwangerschaft ist die Abgrenzung gegen eine inzidentelle Thrombozytopenie oft schwierig, insbesondere wenn sich keine Antikörper nachweisen lassen oder keinerlei anamnestische Hinweise für eine ITP gegeben sind (die meisten Erkrankungen sind vor einer Gravidität bekannt). Das Auftreten im 1. Trimenon, oft verbunden mit einem kontinuierlichen Abfall der Thrombozyten, spricht für eine ITP. Denn die Schwangerschaftsthrombozytopenie manifestiert sich gewöhnlich erst im 3. Trimenon.

### Auswirkungen auf die Schwangerschaft und mütterliche Prognose

Die Inzidenz einer Erstmanifestation beträgt etwa 1–5/10 000 Schwangere. Eine Gefährdung für die Mutter in Form einer Blutungsgefahr während der Schwangerschaft oder der Geburt besteht erst bei Thrombozytenwerten < 50 000/µl.

### Prognose für das Kind

Die Prognose für das Kind ist gut. Obwohl die Antikörper gegen die Thrombozyten in den kindlichen Blutkreislauf übertreten können, sind schwere fetale Thrombozytopenien selten (< 10 %). Unmittelbar nach der Geburt sollte aus der Nabelschnur Blut zur Bestimmung der Thrombozytenzahl abgenommen werden. Die größte Gefahr einer ausgeprägten Thrombopenie ist die einer Gehirnblutung.

Wenige Tage nach der Entbindung normalisieren sich die kindlichen Thrombozytenwerte wieder. Weitere Probleme sind dann nicht mehr zu erwarten.

### Prävention

Eine Prävention ist nicht möglich.

### Betreuung der Schwangeren

Bei einer bekannten ITP sollte eine enge Zusammenarbeit des Gynäkologen mit einem entsprechenden Zentrum erfolgen. Eine Therapie-Indikation besteht in der Frühschwangerschaft bei Werten zwischen 10 000–30 000/µl. In der Spätschwangerschaft bzw. zur Geburt sollten die Werte auf ein Niveau von > 50 000/µl angehoben werden. Bei > 50 000/µl besteht keine Blutungsgefahr, da eine Adaptation an die niedrigen Thrombozytenzahlen besteht.

Die Kontrolle der Thrombozytenzahlen sollte regelmäßig in etwa vierwöchigen Abständen durchgeführt werden. Die Entbindung sollte wegen der besseren labormäßigen Überwachungsmöglichkeiten für Mutter und Kind in einem Zentrum erfolgen.

### Therapie

Die Behandlung der Autoimmunthrombozytopenie in der Schwangerschaft sieht die Gabe von Corticosteroiden (Prednisolon oder Prednison oral 10–20 mg/d zu Beginn, adjustiert anhand der Wirkung auf die Thrombozytenzahl und unter Beachtung unerwünschter Wirkungen wie Gewichtszunahme, Hypertonie bzw. Hyperglykämie sowie vorsichtigem Ausschleichen postpartal) vor. Alternativ können intravenösen Immunglobuline (auch ggf. in Kombination mit einem niedrig dosierten Corticosteroid) verabreicht werden (Gernsheimer 2012; Gernsheimer et al. 2013; Myers 2012). Als Second-line-Therapie kann auch Azathioprin zur

Anwendung kommen (Gernsheimer et al. 2013), in refraktären Fällen auch Ciclosporin. Für die Schwangerschaft unklar ist die Sicherheit von Rituximab.

Bei Heparin-induzierter Thrombozytopenie ist das Absetzen von Heparin vorrangig. Als alternatives Antithrombotikum für Schwangere könnte Fondaparinux eine wirksame Option sein. Bei 65 berichteten Schwangerschaften zeigte sich keine Erhöhung von Komplikationen. Angesichts der limitierten Daten ist mit Fondaparinux Vorsicht im 1. Trimenon angezeigt (De Carolis et al. 2015). Eine Zulassung für Fondaparinux in der Schwangerschaft liegt nicht vor.

## Zusammenfassung

- **Anämien** sind sehr häufige Erkrankungen. Mehr als ⅓ der Weltbevölkerung soll darunter leiden.
- Sie entstehen durch Blutverlust, verminderte Erythropoese oder gesteigerte Hämolyse.
- Die Differenzierung der Anämieformen erfolgt durch MCV, MCH, MCHC, Ferritin und Retikulozyten.
- In der Schwangerschaft unterscheidet man eine leichte Anämie (Hb-Wert 10–11 g/dl), eine mittelschwere Anämie (Hb-Wert 8–10 g/dl) und eine schwere Anämie (Hb-Wert < 8 g/dl).
- Der kritische Wert für steigende Schwangerschaftskomplikationen ist ein Hb-Wert < 9 g/dl.
- Die Mutter ist gefährdet durch einen Blutungsschock, eine erhöhte Inzidenz von Infekten (besonders Pyelonephritiden und Wochenbettfieber). Die Sectiorate ist erhöht ebenso der Transfusionsbedarf.
- Das Kind ist bei mittelschweren und schweren Anämien gefährdet durch eine erhöhte Inzidenz von Aborten, Frühgeburten, Retardierungen, intrauterinen Fruchttoden sowie Totgeburten.
- Dargestellt werden in diesem Kapitel speziell die **Eisenmangelanämie** als häufigste Erkrankung sowie wegen der zunehmenden Bedeutung der Schwangerschaften bei Patientinnen mit Migrationshintergrund die **Thalassämie** und **Sichelzellanämie** sowie wegen der klinischen Bedeutung die **AB0-** und **Rhesusinkompatibilität.**
- Die Prävention und Therapie der Anämie kann sehr unterschiedlich sein in Abhängigkeit von dem jeweiligen Krankheitsbild.
- **Thrombozytopenien** sind vielfältig. Sie werden eingeteilt in verminderte Thrombozytenproduktion, verkürzte Lebensdauer und Blutgerinnungsstörungen mit unterschiedlichen Erkrankungen.
- In der Schwangerschaft sind **isolierte Thrombozytopenien**, die inzidentelle Schwangerschaftsthrombozytopenie und die Autoimmunthrombozytopenie (ITP, Morbus Werlhof) seltene Erkrankungen.
- Die **inzidentelle Schwangerschaftsthrombozytopenie (Gestationsthrombozytopenie)** tritt meist Ende des 2. und im 3. Trimenon auf. Weder für die Mutter noch für das Kind besteht eine Gerinnungs- oder Blutungsproblematik.
  - Die Thrombozytenwerte liegen meist zwischen 100 000–150 000/µl. Nur in etwa 10 % liegen sie darunter.

- Die **Autoimmunthrombozytopenie (ITP, Morbus Werlhof)** ist meist schon vor der Schwangerschaft bekannt. Beim erstmaligen Auftreten in der Schwangerschaft kann bei einer milden Ausprägung die Abgrenzung gegen die inzidentelle Thrombozytopenie schwierig sein, insbesondere wenn sich wie häufig keine Antikörper nachweisen lassen. Richtungsweisend kann der Zeitpunkt des Auftretens im 1. Trimenon sein.
  - Eine Blutungsgefahr für die Mutter besteht erst bei Thrombozytenwerten < 50 000/µl.
  - Die Prognose für das Kind ist gut, obwohl die Antikörper gegen Thrombozyten in den kindlichen Blutkreislauf übertreten.
  - Schwere fetale Thrombozytopenien treten selten (< 10 %) auf.
  - Unmittelbar nach der Geburt muss aus der Nabelschnur Blut zur Bestimmung der Thrombozytenzahl abgenommen werden. Die größte Gefahr ist die der Hirnblutung.
  - Bei ITP, Morbus Werlhof, sollte die **Schwangerschaftsüberwachung** in Kooperation mit einem entsprechenden Zentrum durchgeführt werden.
  - Die Kontrolle der Thrombozytenzahlen sollte regelmäßig in etwa 4-wöchigen Abständen durchgeführt werden.
  - Eine Therapieindikation besteht in der Frühschwangerschaft bei Werten zwischen 10 000–30 000/µl.
  - Zur Geburt sollten die Werte auf ein Niveau > 50 000/µl angehoben werden.
  - Therapeutisch kommen Corticosteroide sowie Immunglobuline in Frage.

## Literatur


Beck G, Melchert F, Weigel M. Kinderwunsch und Schwangerschaft bei Thalassaemia major. Z Geburtsh Neonatol, 207, 66–70, 2003

Buchheidt D. Erkrankungen des Blutes und des Blutbildenden Systems. In: Haghi/Haase (Hrsg). Roter Faden Innere Medizin. Wissenschaftliche Verlagsgesellschaft Stuttgart, 2009

De Carolis S, di Pasquo E, Rossi E, Del Sordo G, Buonomo A, Schiavino D, Lanzone A, De Stefano V. Fondaparinux in pregnancy: Could it be a safe option? A review of the literature. Thromb Res, 135(6): 1049–51, 2015

Deutsche Gesellschaft für Pädiatrische Onkologie und Hämatologie (GPOH): S2k-Leitlinie zur Diagnostik und Therapie der sekundären Eisenüberladung bei Patienten mit angeborenen Anämien. AWMF-Register Nr. 025/029 (Stand: 06/2015). www.awmf.org/uploads/tx_szleitlinien/025-029l_S2k_sekund%C3%A4re_Eisen%C3%BCberladung_bei_angeborenen_An%C3%A4mien_2015-07.pdf (Zugriff: 24.08.2016)

Deutsche Gesellschaft für Pädiatrische Onkologie und Hämatologie (GPOH): Leitlinie Thalassämie. AWMF-Register Nr. 025/017 (Stand: 14.07.2016). www.awmf.org/uploads/tx_szleitlinien/025-017l_S1_Thalassaemie_2016-07.pdf (Zugriff: 24.08.2016)

Dickerhoff R. In: Renz-Polster H, Krautzig S (Hrsg). Basislehrbuch Innere Medizin. 4. Aufl., Elsevier Verlag, 2008

Flegel WA. Genetik des Rhesus-Blutgruppensystems. Dtsch Arztebl, 104(10) A651–657, 2007

Freund M. Hämatologische Erkrankungen: In: Rath W, Friese K (Hrsg). Erkrankungen in der Schwangerschaft. Thieme, Stuttgart, New York 2005

Fuchs R. Anämie und Thrombozytopenie in der Schwangerschaft. Dtsch Med Wochenschr, 133: 528–533, 2008

Gernsheimer TB. Thrombocytopenia in pregnancy: is this immune thrombocytopenia or …? Hematology Am Soc Hematol Educ Program, 2012: 198–202, 2012

Gernsheimer T, James AH, Stasi R. How I treat thrombocytopenia in pregnancy. Blood, 121(1): 38–47, 2013

Grospietsch G. Hämatologische Erkrankungen in der Schwangerschaft. In: Boos R (Hrsg). Risiken in der

Schwangerschaft und kindliche Fehlbildungen. Spitta Verlag, 2004

Herrmann W, Obeid R. Ursachen und frühzeitige Diagnostik von Vitamin-B12-Mangel. Dtsch Arztebl, 105(40): 680–685, 2008. doi: 10.3238/arztebl.2008.0680

Kohne E, Kleihauer E. Hämoglobinopathien – eine Langzeitstudie über vier Jahrzehnte. Dtsch Arztebl Int, 107(5): 65–71, 2010. doi: 103238/arztebl.2010.0065

Kohne E. Hämoglobinopathien. Dtsch Arztebl Int, 108(31–32): 532–540, 2011. doi: 10.3238/arztebl.2011.0532

Maas DHA. Aktuelle Fragen zu Rhesus-Sensibilisierung und zur Prophylaxe mit Immunglobulin Anti D. Impfdialog, (1): 35–43, 2004

Myers B. Diagnosis and management of maternal thrombocytopenia in pregnancy. Br J Haematol, 158(1): 3–15, 2012

Pavord S, Myers B, Robinson S, Allard S, Strong J, Oppenheimer C. British Committee for Standards in Haematology: UK guidelines on the management of iron deficiency in pregnancy. Br J Haematol, 156(5): 588–600, 2012. Erratum in Br J Haematol. 158(4): 559, 2012

Siemens HJ, Ludwig M. Diagnostik des Eisenmangels. Frauenarzt, 53: 1039–1049, 2012

Zimmermann R. Alloimmunerkrankungen. In: Schneider H (Hrsg), Husslein P, Schneider KTM. Geburtshilfe, Springer, Berlin 2004

# 13 Erkrankungen der Niere und der ableitenden Harnwege





Während schwere Funktionsstörungen der Niere mit einer eingeschränkten Fertilität einhergehen und im reproduktionsfähigen Alter sehr selten sind, sind Erkrankungen der ableitenden Harnwege insbesondere der Blase auch in der Schwangerschaft sehr häufig.

## 13.1 Physiologische Veränderungen während der Schwangerschaft

Obwohl das Nierengewicht während der Schwangerschaft gering und zwar im Verhältnis der zunehmenden Durchblutung ansteigt, sind morphologische Veränderungen nicht nachweisbar.

Funktionell kommt es zu 3 wesentlichen Veränderungen:

- Vermehrung der Nierendurchblutung um etwa 30–50 %,
- Erhöhung der glomerulären Filtration um etwa 30–50 %,
- Änderungen der tubulären Funktion verbunden mit Änderungen der Ausscheidung verschiedener harnpflichtiger Substanzen.

Die Maximalwerte sind schon am Ende des 1. Trimenons erreicht und bleiben bis zur Geburt bestehen, um dann sehr schnell zum Ausgangswert wieder zurückzukehren.

### Änderungen der tubulären Funktion

Mit Erhöhung des glomerulären Filtrates ändert sich auch die Zusammensetzung des Primärharns. Da sich die tubuläre Rückresorptionsänderung offensichtlich nicht in gleicher Art vollzieht, werden in der Schwangerschaft Substanzen mit dem Urin ausgeschieden, die außerhalb der Gravidität nicht oder nur in geringer Menge nachweisbar sind.

**Standard-Laborparameter zur Überprüfung der Nieren- und Blasenfunktion während der Schwangerschaftsvorsorge**

- Glucose (Schwangerschaftsglucosurie),
- Proteine (Schwangerschaftsproteinurie),
- Leukozyten, Nitrit, Erythrozyten (Cystitis und Pyelonephritis).

Weitere Analysen dienen speziellen Fragestellungen.

### Schwangerschaftsglucosurie

Gesunde Nichtschwangere scheiden zwischen 70 und 100 mg Glucose pro Liter Urin aus. In der Schwangerschaft ist die Glucoseausscheidung erhöht. Werte unter 150 mg/24 Stunden sind im Normbereich. Werte zwischen 150 und 600 mg/24 Stunden werden als mäßig erhöhte Werte, darüber liegende als starke Schwangerschaftsglucosurie bezeichnet. Die Ursache der vermehrten Glucoseausscheidung in der Schwangerschaft ist unbekannt, die Bestimmung erfolgt mittels Urinteststreifen (positive Reaktion in der Regel bei einer Glucoseausscheidung > 500 mg/l).

Es gibt bisher kein standardisiertes Verfahren, das definiert, ab welchem Wert eine Glucosurie als wirklich pathologisch anzusehen ist. Bei wiederholtem Auftreten einer Glucosurie muss eine Blutzuckeruntersuchung zur Beurteilung des Glucosestoffwechsels durchgeführt werden.

### Schwangerschaftsproteinurie

Eiweißausscheidung im Urin ist ein charakteristisches Symptom für hypertone Komplikationen in der Schwangerschaft sowie typisch für eine Reihe von Nierenerkrankungen in bzw. außerhalb der Gravidität. Ist eine Hypertonie mit einer Proteinurie vergesellschaftet, so hat dies für den Schwangerschaftsfortgang deshalb besondere Bedeutung, weil das Zusammentreffen beider Symptome die kindliche Prognose erheblich verschlechtert (▸Kap. 10.3). Gesunde, nicht schwangere Personen scheiden 40–120 mg/l Eiweiß im Urin aus. Dies ist mit den üblichen Teststreifen nicht nachweisbar, da sie erst ab 300 mg/l positiv werden und zudem nur Albumin bestimmen.

In der normalen Schwangerschaft ist die Eiweißausscheidung gegenüber gesunden, nicht graviden Personen erhöht. Proteinmengen unter 300 mg/l in 24 Stunden werden als noch normal bezeichnet. Mengen von 300–500 mg/l in 24 Stunden sind leicht, eine Ausscheidung über 500 mg/l in 24 Stunden ist stark pathologisch erhöht.

### Harnsäure

Der Harnsäurebestimmung im Serum kommt bei hypertonen Komplikationen deshalb eine besondere Bedeutung zu, da der Anstieg in direkter Korrelation zur Schwere des Krankheitsbildes steht und ein besonders feiner Indikator für die fetale Prognose sein soll. Der Anstieg des Harnsäurewerts entsteht nicht durch eine verstärkte Harnsäureproduktion, sondern durch eine verstärkte Reabsorption zusammen mit Natrium bei Erkrankungen mit Reduktion des intravasalen Volumens, z. B. bei Präeklampsie, auch wenn das Glomerulusfiltrat noch normal ist.

### Kreatinin, Kreatinin-Clearance

Zur quantitativen Funktionsdiagnostik werden in der Schwangerschaft die Bestimmung des Serumkreatinin bzw. die endogene Kreatinin-Clearance durchgeführt. Mit der Kreatinin-Clearance lässt sich die glomeruläre Filtrationsrate (GFR), d. h. das pro Zeiteinheit von den Glomerula der Nieren filtrierte Volumen, als wichtigster Parameter der Nierenfunktion, bestimmen. Dabei ist zu bedenken, dass sich die Normalwerte von Werten Nichtschwangerer unterscheiden. In Abhängigkeit von der Zunahme der glomerulären Filtration sinkt das Serumkreatinin (bis zu 30 % im 3. Trimenon) und steigt die Kreatinin-Clearance über den mittleren Normwert gesunder Nichtschwangerer. Werte über 0,8 mg/dl bzw. unter 120 ml/min sind in der Schwangerschaft als pathologisch anzusehen. Der Normwert liegt in der Gravidität bei 122–170 ml/min, beim Erwachsenen bei 88–128 ml/min (s. a ▸Kap. 13.3 Akute oder chronische Nierenerkrankungen, Schweregrade einer Niereninsuffizienz in der Schwangerschaft). Die Bestimmung einer GFR ist schon vor einer geplanten Schwangerschaft indiziert bei allen chronischen Nierenerkrankungen, bei präexistenten Erkrankungen mit Nierenbeteiligung, z. B. bei Lupus erythematodes, Hypertonie, diabetischer Nephropathie sowie in der Gravidität zusätzlich bei Neuerkrankungen der Niere, Präeklampsie, HELLP-Syndrom, Eklampsie, hämolytisch-urämischem Syndrom (HUS), thrombotisch-thrombozytopenischer Purpura (TPP).

### pH-Wert

Der pH-Wert des Urins ist in der Schwangerschaft zum alkalischen Bereich hin verschoben.

Diese relative „Alkalisierung“ wird mit für die erhöhte Anfälligkeit gegenüber Zystitiden und Pyelonephritiden verantwortlich gemacht, da die Bakterienvermehrung eng mit der Verschiebung des pH-Werts korreliert. Inwieweit auch der höhere Gehalt an Aminosäuren, Kreatinin, Glucose und anderen Substanzen eine Rolle spielt, ist nicht geklärt.

#### Harnableitendes System, Nierenbecken, Ureter

Im Bereich des harnableitenden Systems treten charakteristische und wichtige Veränderungen auf. Sowohl die Nierenkelche, das Nierenbecken als auch die Harnleiter besonders im proximalen Teil sind deutlich erweitert. Die Dilatation tritt bereits im 3. Schwangerschaftsmonat auf und persistiert etwa bis zur 12. Woche post partum. Die Angaben zur Inzidenz sind unterschiedlich. Sie betragen in sonografischen Untersuchungen etwa 50–70 %, wobei die rechte Seite häufiger als die linke dilatiert ist. Erstgebärende sind häufiger als Mehrgebärende betroffen. Ursächlich werden das **Progesteron** sowie mechanische Faktoren dafür verantwortlich gemacht. Da der Uterus im 3. Trimenon mit seiner Querachse nicht genau in der Querachse des Beckens liegt, sondern wahrscheinlich durch das Sigma auf der linken Seite etwas nach rechts verkantet wird, ist vorzugsweise der rechte Ureter kranial des kleinen Beckens dilatiert. Auf der linken Seite scheint das Sigma eine mechanische Kompression zu verhindern. Auch soll der vorwiegend rechts ausgebildete Plexus der Vena ovarica und der uterinen Venen, die bis zum 60-fachen ihres Volumens dilatiert sein können, für die Ureterstauung mit verantwortlich sein. Durch die Dilatation der Ureteren und des Nierenbeckens vermehrt sich das Harnvolumen von 20–50 ml außerhalb der Gravidität auf Werte über 150 ml. Außerdem ist die Entleerungszeit der Ureteren auf das 4–5-fache erhöht. Durch Endotoxinbildung von Bakterien kann diese noch verstärkt werden.

> **MERKE** Die Erweiterung des Harnleiters, die verminderte Kontraktilität und die verlängerte Entleerungszeit sind wesentliche Faktoren für aszendierende Infektionen, die zu einer Pyelonephritis gravidarum führen können. Diese tritt rechts häufiger als links auf.

#### Blase, Blasenfunktion

Wahrscheinlich gestagenbedingt ist der Blasentonus in der Schwangerschaft reduziert und die Blasenkapazität erhöht. In bis zu 3 % besteht ein urethraler Reflux. Etwa 80 % aller Schwangeren geben mit mehr als 6 Miktionen/24 Stunden eine **Pollakisurie** an. Sie setzt bereits im 1. Trimenon ein und kann sich im Laufe der Schwangerschaft verstärken. Etwa 60 % aller Patientinnen klagen über eine **Nykturie**, die schon ab dem 1. Trimenon bestehen kann. Neben mechanischen Komponenten, besonders am Ende der Schwangerschaft, werden hormonale und nervale Veränderungen diskutiert. Die Ursache ist jedoch bisher nicht geklärt.

Bei etwa 50 % der Erstgebärenden und 80 % der Mehrgebärenden tritt besonders zum Ende der Schwangerschaft hin eine geringgradige Stressinkontinenz, die meist jedoch nicht als belästigend empfunden wird, auf. Die pathologische Grundlage ist bisher unbekannt.

## 13.2 Infektionen der Niere und der ableitenden Harnwege

### 13.2.1 Klassifizierung/Definition

Folgende Definitionen sind gebräuchlich:

- obere Harnwege: Niere und Harnleiter,
- untere Harnwege: Blase und Harnröhre.

#### Harnwegsinfektionen

- **Unkomplizierte Harnwegsinfektionen** (HWI): Unkompliziert sind Infektionen, wenn im Harntrakt keine funktionellen oder anatomischen Anomalien, keine Funktionsstörungen und keine Begleiterkrankungen bzw. Situati-

13

onen vorliegen, die einen Harnwegsinfekt begünstigen. Sie werden eingeteilt in:
  - akute unkomplizierte Zystitis (AUZ),
  - akute unkomplizierte Pyelonephritis (AUP),
- **komplizierte** HWI: s. Kasten,
- obere und untere Harnwegsinfektionen,
- klinisch symptomatische und asymptomatische Harnwegsinfektionen,
- asymptomatische Bakteriurie: bedarf nur in der Schwangerschaft einer Therapie,
- rezidivierende Harnwegsinfektionen: Auftreten von >2 symptomatischen Infektionen in 6 Monaten oder >3 in 12 Monaten).

**Komplizierte Harnwegsinfekte nach Schmiemann et al. 2010**
- Alle Harnwegsinfekte bei Kindern, Männern und Schwangeren,
- funktionelle oder anatomische Besonderheiten,
- immunsupprimierte Patient(inn)en,
- urologische/renale Erkrankungen, Nierensteine,
- Zustand nach Anlage eines Urinkatheters, Entlassung aus einer stationären Einrichtung innerhalb der letzten zwei Wochen.

### 13.2.2 Ätiologie, Pathogenese und Pathophysiologie

An erster Stelle der Nieren- und Blasenerkrankungen stehen die Infekte, weit an der Spitze die unkomplizierten unteren Harnwegsinfekte. Sie stehen nach den Atemwegsinfektionen an zweiter Stelle als Grund für eine Antibiotikaeinnahme. Nierenbeckenentzündungen und Nierensteine stehen an der Spitze der Nierenerkrankungen.

Die häufigsten Erreger der akuten unkomplizierten Zystitis und Pyelonephritis sind mit 70–95 % Kolibakterien, gefolgt von *Staphylococcus saprophyticus*, *Proteus mirabilis* und *Klebsiella pneumoniae*. Seltener sind Enterokokken. In >90 % handelt es sich um eine monomikrobielle Infektion, die aus dem Darmbereich der Patienten stammt.

### 13.2.3 Klinisches Bild und Symptomatik

**Blasenentzündung (Zystitis):** Sie verläuft meist ohne Fieber und zeigt folgende Symptome:
- Dysurie (schmerzhaftes Wasserlassen),
- Pollakisurie (häufiger Harndrang),
- Nykturie,
- Inkontinenz,
- Strangurie (schmerzhafter Harndrang mit Blasendauerschmerz),
- Hämaturie (Blut im Urin),
- Pyurie (trüber, übel riechender, eitriger Urin),
- Harndrang bei leerer Blase,
- Blasentenesmen (Krämpfe der Harnblase),
- Schmerzen über dem Schambein.

**Pyelonephritis:** Sie zeigt die folgenden Symptome:
- Flankenschmerzen,
- klopfschmerzhaftes Nierenlager (oft einseitig),
- Fieber >38 °C,
- Schüttelfrost, plötzliches schweres Krankheitsgefühl, Kopf- und Rückenschmerzen, reduzierter Allgemeinzustand, Abgeschlagenheit,
- Übelkeit, Erbrechen.

### 13.2.4 Untersuchungen, Diagnostik und Differenzialdiagnostik

**Blasenentzündung (Zystitis)**

Neben der Anamneseerhebung der Beschwerden werden folgende Untersuchungen zur Diagnostik durchgeführt:

Urinuntersuchung mittels:
- **Teststreifen:** häufigste Untersuchungsmethode, Multistick-Teststreifen (bestimmt werden u. a. Nitrit als typisches Stoffwechselprodukt von einigen Harnwegserregern, Leukozytenesterase als Hinweis für Leukozyten (Entzündungshinweis) im Urin, Blut als Entzündungsmarker,

- **Urinkultur:** Goldstandard zur Erregeridentifikation-, Quantifizierung und Resistenzprüfung (▸ Kap. 13.2.4 Indikationen zur Urinkultur),
- **Urinmikroskopie:** Nachweis von roten oder weißen Blutkörperchen im Urin oder Urinsediment nach Zentrifugation,
- **Eintauchnährboden:** mit Nährböden beschichtete Plastikstäbe, Auswertung nach 24 Stunden vor Ort ohne notwendigen Transport.

### Pyelonephritis

Neben den klinischen Zeichen einer Pyelonephritis sind folgende Untersuchungen diagnoseunterstützend

- **Entzündungszeichen:** CRP, Leukozyten und die Blutsenkung sind erhöht.
- **Urinuntersuchung:** Teststreifen, Urinmikroskopie, unbedingt Urinkultur zum Erregernachweis und zur Resistenzbestimmung,
- **Blutkultur:** bei Verdacht auf Urosepsis.

### Problematik der Diagnose der akuten unkomplizierten Harnwegsinfektion (AUZ)

Der Verdacht auf eine Harnwegsinfektion nach anamnestischen Daten ist sehr häufig. Dennoch stellt sich die exakte Diagnosestellung als schwierige Herausforderung dar.

Akute unkomplizierte Harnwegsinfektionen werden einerseits besonders häufig mit Antibiotika auch über einen längeren Zeitraum ex juvantibus therapiert um die Beschwerden zu lindern. Zum anderen weiß man aus Placebo kontrollierten Studien, dass ein AUZ in 20–42 % spontan heilt, in aller Regel benigne verläuft, auf die Blase beschränkt bleibt, und dass zur symptomatischen Therapie auch Schmerzmittel ausreichend sind. Das Risiko, dass sich aus einer Nichtbehandlung einer AUZ eine AUP entwickelt liegt lediglich bei etwa 2 %.

Darüber hinaus hat sich in den letzten Jahren das Resistenzniveau gegen Antibiotika stark erhöht. Die unterschiedlichen Substanzen können Einwirkungen (sog. Selektionsdruck) auf die an der Infektion beteiligten Erreger, aber auch auf die umgebende, nicht beteiligte, Standortflora haben. Die Resistenzentwicklung der Erreger wird zum Teil sehr stark von dem applizierten Antibiotikum beeinflusst. Das Bewusstsein von damit verbundenen sog. Begleit- oder Kollateraleffekten (Veränderungen der natürlichen Flora) mit evtl. daraus sich entwickelnden epidemiologischen Auswirkungen systemisch applizierter Antibiotika ist gestiegen. Befürchtet wird als Kollateraleffekt in erster Linie die Besiedlung der Schleimhäute, besonders die des Gastrointestinaltrakts, mit multiresistenten Keimen, die Selektion einzelner Keime sowie eine unphysiologische Zusammensetzung der Flora.

Diese Erkenntnisse haben international zu einem Überdenken und zu einer Neubewertung der Therapie unkomplizierter Harnwegsinfekte geführt. Leider gibt es trotzdem bisher keine allgemein verbindlichen Algorithmen zur Diagnostik der unkomplizierten HWI. Die derzeitigen S3-Leitlinien sind noch mit erheblichen Unsicherheiten in der Diagnostik und Therapie belastet.

**Teststreifen:** Obwohl die Symptomatik und die Anamnese häufig den Verdacht auf eine HWI ergeben, ist die exakte Diagnose nur anhand dieser anamnestischen und klinischen Anhaltspunkte schwierig und mit vielen Unsicherheiten verknüpft (etwa 30 % Fehldiagnosen). Der zusätzliche Einsatz von Teststreifen erhöht die Genauigkeit der Diagnosestellung wegen verschiedener Ungenauigkeiten nur geringfügig. Deshalb ist der Ausschluss einer HWI trotz der Kombination von Klinik und negativem Ergebnis des Teststreifens nicht möglich (◘ Tab. 13.1).

**Urinmikroskopie:** Aussagekräftige evaluierte Untersuchungen gibt es bisher nicht. Allerdings scheint der fehlende mikroskopische Nachweis von Leukozyten eine Infektion weitgehend auszuschließen.

**Eintauchnährböden:** Der Ausschluss einer Bakteriurie mit Erregerzahlen $>10^4$ KBE/ml (koloniebildenden Einheiten, cfu) ist mit Eintauchnährboden möglich. Die Feststellung klinisch relevanter Infektionen mit Keimzahlen $<10^4$ KBE/ml sind mit dieser Methode nicht möglich.

13

**Tab. 13.1** Einflussfaktoren auf Urin-Teststreifen. Nach AWMF-Register-Nr. 043/044

| Ergebnis | Leukozytenesterase | Nitrit |
|---|---|---|
| Falsch positiv | ▪ Kontamination mit Vaginalsekret,<br>▪ Antibiotika: Meronem, Imipenem, Clavulansäure,<br>▪ Formaldehyd | ▪ Langes Stehenlassen des Urins,<br>▪ Farbstoff im Urin (z. B. Rote Beete) |
| Falsch negativ | ▪ Vitamin C,<br>▪ Reaktionsfarbe wird überdeckt durch hohe Konzentration an Bilirubin oder Nitrofurantoin,<br>▪ Reaktionsfarbe abgeschwächt durch:<br>– Eiweißausscheidung > 5 g/l,<br>– Glucoseausscheidung > 20 g/l,<br>▪ Borsäure,<br>▪ Antibiotika: Cefalexin, Doxycylin, Gentamicin | ▪ Luftexposition,<br>▪ ungenügende Blasenverweilzeit,<br>▪ stark verdünnter oder sehr saurer Urin,<br>▪ hohe Konzentration an Urobilinogen,<br>▪ nitratarme Kost,<br>▪ Vitamin C,<br>▪ fehlende Nitratreduktase des Erregers:<br>– einige Pseudomonaden,<br>– Enterokokken,<br>– Staphylokokken |

**Urinkultur:** Der Goldstandard der Diagnose ist die Urinkultur. Allgemein wird für die Diagnose HWI eine Keimzahl $>10^5$ KBE/ml angesehen. Jedoch können bei klinischer Symptomatik auch Erregerzahlen von $10^3$–$10^4$ KBE/ml therapierelevant sein. Voraussetzung: Es handelt sich um eine Reinkultur (nur eine Art von Bakterien). Die Indikationen zur Urinkultur sind nachfolgend angegeben.

**Indikationen zur Urinkultur**

- Asymptomatische Patienten
  - Leukozyturie, Hämaturie oder positiver Nitrit-Test bei Patienten mit spezifischen Risikofaktoren (Zustand nach Nierentransplantation, vesikoureteraler Reflux),
  - nach Beendigung der Antibiotikatherapie bei Schwangeren, Männern, Pyelonephritis und komplizierten Harnwegsinfektionen,
- symptomatische Patienten
  - alle Patienten mit klinischem V. a. Harnwegsinfektion, außer bei Frauen mit unkomplizierter Zystitis,
  - Anzeichen einer rezidivierenden Harnwegsinfektion bei ambulanten Patienten,
  - Anzeichen einer Harnwegsinfektion mit disponierenden Faktoren, z. B. komplizierte Harnwegsinfektionen bei ambulanten Patienten,
  - Anzeichen jeder Art von einer nosokomialen Harnwegsinfektion,
  - Fortbestehen der Symptome unter/nach Antibiotikatherapie,
  - Fieber oder Sepsis unklarer Genese,
- gezielte Suche bei speziellen klinischen Indikationen
  - vor und nach interventionellen Eingriffen an den Harnwegen,
  - in der Schwangerschaft,
  - bei Immunsuppression,
  - bei neurogenen Harnblasenentleerungsstörungen, z. B. Meningomyelozele,
  - bei unklaren Abdominalbeschwerden oder Flankenschmerz.

## Besonderheiten für Schwangere

**Für Schwangere ist folgendes Prozedere bei dem Verdacht auf eine Harnwegsinfektion bzw. Pyelonephritis nach den S3-Leitlinien festgelegt**

Bei Verdacht auf einen akuten unkomplizierten HWI muss neben der Anamnese und der klinischen Untersuchung eine Urinuntersuchung einschließlich einer Kultur erfolgen. Da in der Schwangerschaft asymptomatische Bakteriurien häufig sind und diese häufiger als außerhalb der Schwangerschaft zur Pyelonephritis, zu anderen Schwangerschaftskomplikationen sowie zu Gefahren für das Kind führen, soll vorzugsweise am Ende des 1. Trimenons eine Screeninguntersuchung des Urins einschließlich Kultur erfolgen. Deshalb muss eine asymptomatische Bakteriurie in der Schwangerschaft auch antibiotisch behandelt werden.

Die klinische Diagnostik der Pyelonephritis unterscheidet sich nicht von der außerhalb der Schwangerschaft. In jedem Fall muss eine Urinkultur angelegt und eine Ultraschalluntersuchung der Nieren und Harnwege durchgeführt werden, auch wenn lediglich der Verdacht auf eine Pyelonephritis besteht. Nach Antibiotikatherapie muss die Erregereradikation durch eine Urinkultur verifiziert werden.

## 13.2.5 Auswirkungen auf die Schwangerschaft und mütterliche Prognose

### Harnwegsinfektionen

Harnwegsinfektionen treten in der Schwangerschaft relativ häufig auf. Ursachen sind:

- eine Verdünnung des Urins sowie damit verbunden eine Reduktion infektionshemmender Substanzen bedingt durch die Zunahme der Nierendurchblutung und der glomerulären Filtrationsrate um etwa 30–40 %,
- die Dilatation der Ureteren, der Nierenkelche und der Nierenbecken, wodurch die Erregeraszension begünstigt wird,
- eine graviditätsbedingte verminderte Immunitätssituation,
- individuelle Risikofaktoren: Harnwegs- und Chlamydieninfektionen in der Anamnese, niedriger sozialer Status, Adipositas, Sichelzellanämie.

Mit Ausnahme der Befindlichkeitsstörungen bei klinischen Symptomen, besonders bei einer fieberhaften Pyelonephritis, wird die Schwangerschaft und die mütterliche Prognose beeinträchtigt durch einen wahrscheinlichen Zusammenhang des Auftretens einer Präeklampsie mit einem relativen Risiko von etwa 57 %.

### Asymptomatische Bakteriurie

Die Prävalenz beträgt in der Schwangerschaft 4–7 %. Die Infektion findet meist zwischen der 9. und 17. Schwangerschaftswoche statt. Die Infektionswahrscheinlichkeit steigt mit dem Schwangerschaftsalter. Unbehandelt entwickelt sich häufig eine symptomatische Harnwegsinfektion, in etwa 30 % eine Pyelonephritis. Im Gegensatz zu nichtschwangeren Patientinnen ist in der Schwangerschaft unbedingt eine antibiotische Therapie durchzuführen. Dadurch lässt sich das Risiko der Entstehung einer Pyelonephritis um 77 % reduzieren.

**CAVE Für Schwangere erhöhen asymptomatische Bakteriurien das Infektionsrisiko. Deshalb soll nach aktueller Leitlinienempfehlung nach einer asymptomatischen Bakteriurie gesucht und diese gegebenenfalls antibiotisch behandelt werden.**

### Zystitis

Eine symptomatische bakterielle Zystitis tritt bei etwa 1–2 % der Schwangeren auf. Wegen der Gefahr einer aufsteigenden Infektion oder einer Präeklampsie ist eine antibiotische Therapie notwendig.

### Pyelonephritis

Die Inzidenz ist 1–2 %. Die Schwangerschaft und die postpartale Phase werden als besonders gefährdeter Zeitraum für die Entstehung bzw. Exazerbation einer Pyelonephritis angesehen. Sie stellt die in der Schwangerschaft häufigste Nierenerkrankung dar. 1–3 % sind akute, 1–2 % afebrile Pyelonephritiden. Wie schon erwähnt, ist in 30 % der Fälle eine asymptomatische Bakteriurie der Ursprung der Infektion, begünstigt durch die schwangerschaftsspezifischen Veränderungen des harnableitenden Systems (alkalischer pH, relativ großes Harntotraumvolumen bei Dilatation der Ureteren, mechanisch oder hormonell bedingt, verlängerte Entleerungszeit des Urins).

**Risikofaktoren** sind die Ureterdilatation, die asymptomatische Bakteriurie, eine Zystitis und eine Pyelonephritis in einer vorausgegangenen oder derselben Schwangerschaft. Kompliziert werden kann sie durch eine Anämie, eine Nierenfunktionsstörung oder eine respiratorische Insuffizienz.

#### Symptomatik

Die akute Pyelonephritis ist auch in der Schwangerschaft kaum verkennbar. Sie zeigt die typischen Symptome: Flankenschmerz, Dysurie, Pollakisurie, intermittierende Fieberschübe, evtl. in Verbindung mit Schüttelfrost. Das Auftreten ist in jeder Phase der Schwangerschaft möglich, jedoch gehäuft im 3. Trimenon. Frühgeburtsbestrebungen können entstehen (nicht unwidersprochen).

Fast ⅔ aller chronischen Pyelonephritiden sind symptomarm und afebril. Es bestehen häufig ein allgemeines Krankheitsgefühl, Kopfschmerzen, Müdigkeit, Abgeschlagenheit, Inappetenz, Brechreiz und gelegentlich Erbrechen. Die Flankenschmerzen sind meist einseitig und klingen bei Bettruhe und Lagerung auf die andere Seite oft spontan ab.

### 13.2.6 Prognose für das Kind

In verschiedenen Untersuchungen lassen sich Zusammenhänge zwischen einer Bakteriurie und folgenden Risiken für das Kind nachweisen.

- Niedriges Geburtsgewicht,
- Frühgeburtlichkeit (< 37 SSW),
- erhöhte perinatale Mortalität.

Diese Daten sind jedoch nicht unwidersprochen. Insgesamt fehlt es an ausreichenden und kontrollierten klinischen Untersuchungen.

### 13.2.7 Prävention

Präventiv gelten die gleichen Maßnahmen wie außerhalb der Schwangerschaft. Diese speziellen Verhaltensweisen treffen vorzugsweise für besonders gefährdete Patientinnen zu:

**Allgemein:** Viel trinken, Unterkühlung vermeiden, besonders im Bereich des Unterleibs und der Füße, sofortiges Wechseln nasser Badesachen.

**Intimbereich:** Auf Seifen und Intimwaschlotionen verzichten. Sofortiges Wasserlassen nach dem Verkehr. Sehr ausgedehnten und besonders häufigen Verkehr vermeiden. Nach Oral- oder Analverkehr sollte der Vaginalverkehr möglichst geschützt fortgesetzt werden oder unterbleiben. Nach dem Stuhlgang von vorne nach hinten abwischen.

### 13.2.8 Betreuung der Schwangeren

**Asymptomatische Bakteriurie, Zystitis, Pyelonephritis:** Bei der Schwangerschaftsüberwachung ist der Aspekt der möglichen Zusammenhänge mit einer erhöhten Inzidenz von Präeklampsie, retardiertem Kind und vorzeitigen Wehen zu berücksichtigen. Nach einer Antibiotikatherapie ist eine Kontrolle des Mittelstrahlurins mittels Kultur indiziert.

Da eine asymptomatische Bakteriurie relativ häufig auftritt, wird ein Screening mittels Urinuntersuchung einschließlich einer Kultur vorzugsweise am Ende des 1. Trimenons in den Leitlinien empfohlen.

### 13.2.9 Therapie

Asymptomatische Bakteriurien und symptomatische Harnwegsinfekte in der Schwangerschaft sollen antibiotisch mit dem Ziel behandelt werden, gravierende Folgeerscheinungen für Mutter und Kind zu vermeiden. Bei einer asymptomatischen Bakteriurie in der Schwangerschaft sollte die Therapie möglichst erst nach dem Vorliegen des Antibiogramms resistenzgerecht eingeleitet werden. Zur Behandlung der asymptomatischen Bakteriurie sollten im Wesentlichen Penicillinderivate, Cephalosporine, Fosfomycintrometamol in Erwägung gezogen werden (Wagenlehner et al. 2011).

In der Schwangerschaft kommen zur Therapie der akuten unkomplizierten Zystitis Fosfomycintrometamol (Einmaltherapie), Pivmecillinam, orale Cephalosporine der Gruppe 2 oder 3 in Frage (Wagenlehner 2011). Für die Therapie der Pyelonephritis in der Schwangerschaft werden zur empirischen Therapie im Wesentlichen Cephalosporine der Gruppe 2 und 3 empfohlen (Wagenlehner 2011).

## 13.3 Sonstige Erkrankungen der Nieren und der Harnwege

### 13.3.1 Ätiologie, Pathogenese und-Pathophysiologie

Erkrankungen der Nieren können sowohl die Glomerula als auch die Nierentubuli sowie beide gemeinsamen betreffen. Sie können angeboren oder erworben, akut oder chronisch sein, ausgelöst werden durch Infektionen, Intoxikationen, Autoimmunprozesse oder eine metabolische Systemerkrankung begleiten. Daneben treten Nierensteinerkrankungen, gut und bösartige Geschwülste auf.

Chronische Nierenerkrankungen verlaufen in der Regel schmerzfrei und werden meist sekundär bei Auftreten anderer Symptome wie z. B. Bluthochdruck, Anämie, Nachweis harnpflichtiger Substanzen im Blut, z. B. Harnstoff, Harnsäure, Kreatinin entdeckt. Außerdem treten Erkrankungen des Harnleiters meist funktioneller Art (Ureterdilatation), die nur unter Schwangerschaftsaspekten beleuchtet werden und morphologische und funktionelle Erkrankungen der Blase, die hier nicht thematisiert werden sollen, auf.

### 13.3.2 Klinisches Bild und Symptomatik

**Ureterdilatationen:** Sie sind bei geringer Ausprägung häufig symptomlos. Ansonsten entstehen Flankenschmerzen. Es besteht die Gefahr der aufsteigenden Infektionen.

**Nieren- und Harnleitersteine:** Nierensteine sind meist asymptomatisch und machen gelegentlich eine Hämaturie oder werden durch bildgebende Verfahren dargestellt. Die Harnleitersteine werden symptomatisch durch starke, wehenartige in der Regel einseitige Bauch- und Rückenschmerzen, Übelkeit, Erbrechen, Hämaturie und Pollakisurie, gelegentlich durch Oligurie oder Anurie. Komplikationen sind Infektionen, die zum Nierenversagens und zur Urosepsis führen können.

**Akute und chronische Nierenerkrankungen:** Das sind z. B. Glomerulonephritis, nephrotisches Syndrom, interstitielle Nephritis, diabetische Nephropathie, hypertensive Nephropathie und viele andere und sind gekennzeichnet durch eine oft progredient verlaufende Beeinträchtigung verschiedener Nierenfunktionen. Insbesondere betroffen ist die Ausscheidungsfunktion harnpflichtiger Substanzen, deren Anhäufung zu einer langsamen Intoxikation des Körpers führt. Akute Symptome sind die Ausnahme. Die Patienten leiden an unspezifischen Allgemeinsymptomen wie Verminderung der Leistungsfähigkeit, Appetitlosigkeit, Störungen der Magen-Darm Funktion, Blässe, Anämie, Hochdruck. Am Ende steht das Nierenversagen, das eine Dialyse notwendig macht.

### 13.3.3 Untersuchungen, Diagnostik und Differenzialdiagnostik

**Ureterdilatation**

- **Urin (Mittelstrahlurin):** Teststreifen: pH-Wert, Erythrozyten, Leukozytenesterase, Nitrit,
- Urinkultur.

**Nieren- und Harnleitersteine**

- **Blut:** Elektrolyte, Calcium, Phosphat, Harnstoff, Harnsäure evtl. Kreatinin zur Bestimmung der Kreatinin-Clearance,
- **Urin (Mittelstrahlurin):** Teststreifen: pH-Wert, Erythrozyten, Leukozytenesterase, Nitrit,
- Urinkultur.

**Akute oder chronische Nierenerkrankungen**

- **Blut:** Blutbild, Differenzialblutbild, Elektrolyte,
  - Serumeiweiß, Serumelektrophorese,
  - Harnstoff, Harnsäure, Kreatinin,
  - Lipide: Cholesterin (HDL/LDL), Triglyceride,

  - spezielle immunologische Untersuchungen, z. B. Anti-GBM, c-ANCA, p-ANCA,
  - C3-Nephritis-Faktor, ANA, Sm-AK, ASL,
- **Urin (Mittelstrahlurin):** Teststreifen: besonders Proteine, Kreatinin-Clearance, Proteinurie-Differenzierung, z. B. mittels Elektrophorese (SDS-PAGE) oder quantitativer Messung der Leitproteine (Albumin, Transferrin, Immunglobulin G, $\alpha_1$-Mikroglobulin, $\alpha_2$-Makroglobulin).

In der Schwangerschaft liegt eine Niereninsuffizienz bei Kreatininwerten > 0,8 mg/dl vor. Zur Risikostratifizierung kann die Niereninsuffizienz in drei **Schweregrade** eingeteilt werden

- Kreatinin 0,8–1,4 mg/dl = Erkrankung mit geringer Niereninsuffizienz,
- Kreatinin 1,5–2,5 mg/dl = Erkrankung mit mittelgradiger Niereninsuffizienz,
- Kreatinin > 2,5 mg/dl = Erkrankung mit fortgeschrittener Niereninsuffizienz.

**Gerätetechnische Untersuchungen:** Zystoskopie, Ultraschall, Röntgen, CT, MRT, Szintigrafie, Nierenbiopsie, Nierenangiografie.

In der Schwangerschaft ist die Ultraschalluntersuchung die Methode der Wahl bei der Notwendigkeit einer gerätetechnischen Untersuchung. Für CT, Szintigrafie und Nierenangiografie gibt es praktisch keine Indikation, deren Fragestellung nicht durch eine MRT geklärt werden könnte. Allerdings wird bisher noch zu einer gewissen Zurückhaltung beim Einsatz das MRT in der Gravidität geraten, da es noch zu wenige Erfahrungen gibt, wie sich die unterschiedlichen elektromagnetischen Felder auf das Kind auswirken können. Die Zystoskopie darf wegen der hohen Infektionsgefahr nur nach strenger Nutzen-Risiko-Abwägung durchgeführt werden. Die Nierenbiopsie ist zwar grundsätzlich möglich, da sie nicht mit einer erhöhten Komplikationsrate verbunden ist, jedoch ist die Indikation unter diagnostischen und therapeutischen Gesichtspunkten sehr umstritten.

### 13.3.4 Auswirkungen auf die Schwangerschaft und mütterliche Prognose

#### Ureterdilatation

Die Dilatation der Ureteren, in Kombination mit der verlängerten Entleerungszeit des Urins wird mitverantwortlich für die erhöhte Inzidenz aufsteigender Entzündungen gemacht. Es gibt bei der Ureterweitstellung keine klare Differenzierung zwischen noch physiologisch oder bereits pathologisch. Handlungsbedarf besteht immer bei klinischen Symptomen wie Flankenschmerz, klopfschmerzhaftem Nierenlager und Fieber, ganz besonders dann, wenn es mit einer Bakteriurie verbunden ist.

#### Nieren- und Harnleitersteine

Die Prävalenz von Nieren- und Harnleitersteinen ist selten (0,03–0,8 %). Die Veränderungen der Urinzusammensetzung und die verlängerte Verweilzeit des Urins im harnableitenden System scheinen begünstigende Faktoren zu sein. Die Symptome unterscheiden sich nicht von denen außerhalb der Gravidität. Wegen der Erweiterung der Ureteren gehen die meisten Konkremente spontan ab. Bei partiellem oder totalem Verschluss des Harnleiters durch Steine entstehen wie außerhalb der Schwangerschaft starke Koliken und eine Nierenstauung. Folge können vorzeitige Wehen und Entzündungen sein. Operationen (Extraktionen, Stoßwellenlithotripsie) können in der Schwangerschaft nicht durchgeführt und müssen auf die Zeit danach verlegt werden. Während der Gravidität wird der Abfluss des Urins über eine Ureterschienung oder wenn dies nicht machbar ist, über eine Nephrostomie ermöglicht. Beide therapeutische Maßnahmen erfolgen unter sonografischer Kontrolle, sodass keine Strahlenbelastung notwendig ist.

#### Akute und chronische Nierenerkrankungen, Niereninsuffizienz

Das Zusammentreffen einer Schwangerschaft mit Nierenerkrankungen, z. B. **Glomeruloneph-**

**ritiden, interstitiellen Nephritiden** u. a., ist sehr selten. In Abhängigkeit von der Schwere der Erkrankungen sind die Patientinnen häufig amenorrhoisch. Inwieweit eine präexistente Nierenkrankheit durch die Schwangerschaft beeinflusst wird, kann bis heute nicht schlüssig beantwortet werden, da prospektive Untersuchungen fehlen. Anhand der vorliegenden Daten kann gefolgert werden, dass hypertone Komplikationen in etwa 50 % auftreten. Die Eiweißausscheidung verstärkt sich in etwa 25 % der Fälle, die exkretorische Nierenfunktion nimmt in etwa 15 % ab. Dies hat zwar für die Schwangerschaft einen prognostisch ungünstigen Aspekt, es konnte jedoch kein Anhaltspunkt dafür gefunden werden, dass der natürliche Verlauf der Erkrankung durch die Schwangerschaft negativ beeinflusst wird. Die Frauen, die während der Gravidität niereninsuffizient wurden, hatten auch primär eine schlechte Prognose und der Verlauf der Erkrankung entsprach den Erwartungen.

Eine Nierenerkrankung kann asymptomatisch verlaufen, jedoch in der Schwangerschaft auch erstmals (ähnlich wie der Diabetes) durch die Symptome Hypertonie und Proteinurie manifest werden, Symptome, die nach der Gravidität entweder verschwinden oder weiterbestehen können. Eine differenzialdiagnostische Abklärung ist meist nicht möglich und muss auf die postpartale Periode (frühestens 6 Wochen post partum) verlegt werden. Treten Hypertonie und Proteinurie in der ersten Schwangerschaft auf, so können sie sowohl genuin als auch durch eine essenzielle Hypertonie oder durch eine Nierenerkrankung bedingt sein. Treten die Symptome in einer nachfolgenden Schwangerschaft bei Symptomfreiheit in der Zwischenphase erneut auf, so muss eine asymptomatische Nierenerkrankung angenommen werden. Der Kasten zeigt die Wechselwirkungen zwischen Schwangerschaft und Nierenerkrankungen.

**Wechselwirkungen zwischen Schwangerschaft und Nierenerkrankungen nach Mohaupt 2005**

**Einfluss der Schwangerschaft auf die Nierenerkrankung**

- Hämodynamische Veränderungen: Hyperfiltration,
- vermehrte Proteinurie,
- erhöhter Blutdruck,
- schwangerschaftsassozierte Erkrankungen: Präeklampsie,
- interkurrente reversible Nierenfunktionsverschlechterung,
- irreversible Nierenfunktionsverschlechterung.

**Einfluss der Nierenerkrankung auf die Schwangerschaft**

- Erhöhtes Präeklampsierisiko,
- erhöhtes Risiko für Frühgeburt,
- erhöhtes Risiko für intrauterine Wachstumsretardierung,
- erhöhtes Risiko für intrauterinen Fruchttod,
- erhöhte maternale Morbidität und Mortalität.

### Chronische Niereninsuffizienz und Dialyse

Bei einer chronischen Niereninsuffizienz ist das Austragen einer Schwangerschaft nur bei voller Kompensation der Nierenerkrankung anzuraten, d. h. bei nur geringer Einschränkung der Nierenfunktion (Serumkreatinin 0,8–1,4 mg/dl). Die Blutdruckwerte müssen normal sein und es sollte keine Proteinurie nachweisbar sein. In Stadien mit zunehmender Retention der harnpflichtigen Substanzen bis hin zur terminalen Niereninsuffizienz bleibt meist die Ovulation infolge einer Hyperprolaktinämie aus. Allerdings können bei effektiver Dialysetherapie wieder Ovulationen und damit auch Schwangerschaften eintreten.

Bei Schwangerschaft und der Notwendigkeit zur Dialyse ist vor allem die Vermeidung assoziierter Störungen, z. B. eine renale Anämie, metabolische Azidose, Wechsel von Hyper- und Hypohydratationszuständen mit entsprechenden Blutdruckveränderungen, entscheidend für den weiteren Schwangerschaftsverlauf. Es gibt nur wenige Berichte, die sich fast ausschließlich auf Hämodialyse beziehen. Trotz Erhöhung der Dialysefrequenz bis zu sechs Behandlungen pro Woche bleibt die Komplikationsrate hoch. Nur etwa 50 % der Schwangerschaften führen zu einem lebensfähigen Kind. Fast alle Kinder sind dann frühgeburtlich und retardiert.

#### Schwangerschaft nach Nierentransplantation

Die zunehmenden Langzeiterfolge nach Nierentransplantation und das meist schon sehr schnelle Wiederauftreten eines ovulatorischen Zyklus nach durchgeführter Transplantation werden wohl immer häufiger begleitet von einem Kinderwunsch der Patientinnen. Deshalb soll kurz darauf eingegangen werden. Es handelt sich um eine Hochrisikoschwangerschaft für Mutter und Kind. Eine individuelle Betreuung durch ein interdisziplinäres Team an einem Transplantations- und Perinatalzentrum ist die Voraussetzung für die Überwachung. (Details zu gesammelten Daten aus Amerika, Australien, Europa und verschiedenen Zentren s. in Richmann 2012)

#### Beratung vor einer geplanten Schwangerschaft

Bei dringendem Kinderwunsch ist eine Schwangerschaft nach Nierentransplantation ein vertretbares Risiko. Voraussetzung ist ein guter Allgemeinzustand bei normalen Blutdruckwerten und normalen Nierenfunktionsparametern (Serumkreatininwert < 1,4 mg/dl, Proteinausscheidung < 500 mg/die), keine Rejektionszeichen und eine mittlere Dosierung der Immunsuppressionstherapie.

Transplantatträgerinnen mit Kinderwunsch sollte geraten werden, bis zu zwei Jahren nach der Nierentransplantation zu warten. Als optimal wird heute der Zeitraum zwischen dem vollendeten 2.–5. Jahr nach Transplantation angegeben. Die Schwangerschaft bedeutet keine Verschlechterung der Prognose für das Transplantat.

#### Verlauf der Schwangerschaft

Die typischen Risiken für die Mutter sind hypertone Komplikationen, Harnwegsinfekte, Funktionsstörungen der Niere sowie Ureterstauungen. Die Häufigkeit von Frühgeburten ist mit 50–60 % hoch. Das mittlere Schwangerschaftsalter bei Geburt ist die 36. SSW.

### 13.3.5 Prognose für das Kind

#### Ureterdilatation

Bei einer asymptomatischen Ureterdilatation ist das Kind ungefährdet. Entwickelt sich eine Zystitis oder Pyelonephritis ist das Kind durch die Gefahr einer vorzeitigen Wehentätigkeit und der damit verbundenen möglichen Frühgeburtlichkeit gefährdet.

#### Nieren und Harnleitersteine

Es besteht die Gefahr einer vorzeitigen Wehentätigkeit und damit die der Frühgeburtlichkeit, verursacht durch die Koliken oder eine Pyelonephritis.

#### Akute und chronische Nierenerkrankung, Niereninsuffizienz

Die fetale Prognose hängt in erster Linie vom Verhalten des diastolischen Blutdrucks, der in direkter Korrelation mit der plazentaren Perfusion steht, dem Schweregrad der Proteinurie und der Nierenfunktion (Kreatininwert </> 1.5 mg/dl) ab. Allgemeingültige prospektive Aussagen am Anfang der Schwangerschaft können nicht gemacht werden, jedoch geben Einschränkungen der Nierenfunktion, die bereits zu Beginn der Gravidität bestehen, Hinweise für eine schlechte Prognose des Fetus. Je eingeschränkter die Nierenfunktion, desto seltener kann eine Schwangerschaft bis zum Erreichen des lebensfähigen Alters des Kindes ausgetragen werden. Erhöht sind die Abort-und Frühgeburtenrate, die Inzidenz an Retardierungen und intrauterinen Fruchttoden sowie die der perinatalen Mortalität. (Details s. Fischer 2007)

#### Schwangerschaft bei chronischer Niereninsuffizienz im Dialysestadium

Die relativ wenigen Mitteilungen zeigen eine hohe Gefährdung für das Kind als Abort oder Totgeburt. Etwa 50–70 % der Schwangerschaften können mit einem lebenden Kind beendet werden. Fast durchgängig sind die Kinder frühgeboren und untergewichtig.

#### Schwangerschaft nach Nierentransplantation

Das Kind ist in erster Linie gefährdet durch die frühgeburtsinduzierte Unreife sowie durch intrauterine Wachstumsverzögerungen. Immunsuppressiv induziert besteht ein erhöhtes Risiko von Infektionen.

### 13.3.6 Prävention

**Ureterdilatation:** Es gibt keine präventiven Maßnahmen.

**Nieren- und Harnleitersteine:** Präventiv wirksam sind reichliches Trinken (etwa 3 l täglich), salz-, fett- und eiweißarme Ernährung, viel Gemüse und Früchte verzehren, denn sie enthalten Substanzen, die die Steinbildung evtl. verhindern können. Wenn die Zusammensetzung der Steine bekannt ist kann eine entsprechende Diät präventiv wirksam sein.

- **Harnsäuresteine:** Meiden purinhaltiger Nahrung, z. B. tierische Innereien, Fleisch, Wurst, Ölsardinen, Hülsenfrüchte, Alkohol, Zitrussäfte, säuernde Mineralwässer,
- **Calciumphosphatsteine:** Meiden von calciumhaltigen Speisen, z. B. Milchprodukte, Trinken calciumarmer Mineralwässer,
- **Oxalatsteine:** Meiden von oxalathaltigen Lebensmitteln, z. B. Spinat, rote Beete, Rhabarber, Kakao, schwarzer Tee.

**Akute und chronische Nierenerkrankungen, Niereninsuffizienz:** Es gibt keine effektiven präventiven Maßnahmen. Eine Ausnahme ist die Diabeteserkrankung. Durch eine konsequente Blutzuckereinstellung und antihypertensive Therapie lässt sich eine diabetische Nephropathie verhindern bzw. verzögern.

### 13.3.7 Betreuung der Schwangeren

#### Ureterdilatation

Ist eine Ureterstauung anamnestisch aus einer früheren Schwangerschaft bekannt, so sollte man ab der 20. SSW in etwa 2-wöchigen Abständen sonografische Kontrollen der Nieren und der Harnleiter speziell rechts durchführen. Außerdem ist der Mittelstrahlurin regelmäßig auf eine bakterielle Kontamination zu untersuchen. Bei rezidivierenden asymptomatischem Bakteriurien, Zystitiden, Flankenschmerzen oder Koliken müssen konservative Maßnahmen, die Gabe eines $\beta_1$-Blockers und die Schienung des Ureters diskutiert werden.

13

#### Nieren- und Harnleitersteine

Nierensteine, die sich in den Nierenkelchen befinden sind asymptomatisch und ohne Risiko für die Schwangere. Problematisch wird es, wenn sich diese Steine in Richtung Harnleiter bewegen und diesen, quasi wie einen Korken, verschließen oder über den Harnleiter abgehen. Der vollständige oder partielle Verschluss führt zu Koliken und Infektionen, die zur Frühgeburt führen können. Insofern bedeutet ein Nierenstein ein Risiko für die Gravidität. Regelmäßige sonografische Kontrollen des Nierenbeckens und des entsprechenden Ureters sowie Urinkontrollen zum Ausschluss von Infektionen sind notwendig. Die Betreuung muss in enger Kooperation mit einem Urologen durchgeführt werden. Gegebenenfalls muss der Ureter geschient oder die Niere durch eine Nephrostomie entlastet werden.

#### Akute und chronische Nierenerkrankungen, chronische Niereninsuffizienz und Dialyse

Jede Nierenerkrankung in der Schwangerschaft ist auch bei Neuauftreten eine Risikogravidität bzw. eine Hochrisikogravidität. Die Prognose für Mutter und Kind sind abhängig von der Schwere der Erkrankung, der Nierenfunktionsstörung, dem Ausmaß einer Proteinurie und einer evtl. begleitenden Hypertonie. Die Untersuchungsabstände und die Zusatzuntersuchungen müssen sich in engster interdisziplinärer Zusammenarbeit mit dem Nephrologen und dem Pädiater an der klinischen Symptomatik orientieren.

### Schwangerschaft nach Nierentransplantation

Die typischen Risiken für die Mutter sind hypertone Komplikationen, Harnwegsinfekte, Funktionsstörungen der Niere bis zur Gefahr einer Abstoßungsreaktion sowie Ureterstauungen.

Besonders wichtig ist eine sehr enge Zusammenarbeit mit speziell mit dieser Fragestellung vertrauten Nephrologen, Gynäkologen und Neonatologen. Dies beginnt bereits in der präkonzeptionellen Phase mit Ermittlung des optimalen Zeitraums für den Eintritt einer Schwangerschaft sowie der medikamentösen Einstellung bzw. Umstellung der Therapie, der intensiven Überwachung der Schwangerschaft und letzten Endes dann auch der Geburt und der Versorgung des Kindes. Nur unter solchen optimalen Voraussetzungen ist eine Schwangerschaft nach Nierentransplantation bei dringendem Kinderwunsch vertretbar.

### Schwangerschaftsabbruch

Nach heutiger Kenntnis ist die Wahrscheinlichkeit, eine Schwangerschaft so lange auszutragen, bis das Kind extrauterin lebensfähig geworden ist, als äußerst gering einzuschätzen und deshalb ist ein Schwangerschaftsabbruch zu diskutieren, wenn folgende Kriterien bestehen:

- ein diastolischer Blutdruck über 120 mm Hg sowie ein systolischer Blutdruck über 200 mm Hg vor Eintreten der Schwangerschaft,
- ein Serumkreatininwert über 3 mg/dl,
- ein Serumharnstoffwert über 30 mg/dl,
- eine Verminderung des Glomerulusfiltrates unter 30 ml/min.

Allgemeingültige Richtlinien der Risikobeurteilungen lassen sich nicht angeben. Häufig wird die Entscheidung erst bei Abwägung aller Umstände des Einzelfalls möglich sein und in einem nicht unerheblichen Maß von der persönlichen Erfahrung des beurteilenden Arztes und von der Entscheidung der betroffenen Frau, nach voller Information über die möglichen Risiken, abhängen.

## 13.3.8 Therapie

### Allgemeine, nichtmedikamentöse Maßnahmen

**Ureterdilatation:** Konservative Maßnahmen sind:

- Häufige Blasenentleerung: Durch Verminderung des Einflusswiderstandes wird der Harntransport erleichtert und die Infektionsrate gesenkt.
- Kontralaterale Seitenlagerung: Bei einseitiger Stauung, meist rechts, mechanisch durch den Uterus ausgelöst, führt die kontralaterale Seitenlagerung zu einer intermittierendem Entlastung des Ureters.
- Knie-Ellenbogen-Lage: Bei beidseitiger Stauung kann diese Maßnahme zur intermittierendem Entlastung beitragen.

**Nieren- und Harnleitersteine:** Nichtmedikamentös-therapeutisch ist bei einer Urolithiasis die Bettruhe in Seitenlage mit Überstreckung der betroffenen Seite zu nennen ggf. muss die Niere durch eine innere Harnleiterschiene im Extremfall sogar durch eine Nephrostomie entlastet werden. Eine extrakorporale Stoßwellen-Lithotripsie (ESWL) ist in der Schwangerschaft kontraindiziert.

### Medikamentöse Therapie

Die Behandlung des systemischen Lupus erythematodes in der Schwangerschaft basiert auf Hydroxychloroquin, Steroiden in niedriger Dosis, Azathioprin und bei Patienten mit Antiphospholipid-Antikörpern Low-dose-Acetylsalicylsäure und/oder niedermolekularem Heparin (Ruiz-Irastorza, Khamashta 2009). Vor der Schwangerschaft sollten die Patientinnen auf geeignete Arzneimittel umgestellt werden, ohne die Intensität der Behandlung zu reduzieren (Bertsias et al. 2012).

Die meisten Immunsuppressiva (Cyclophosphamid, Methotrexat, Mycophenolat, Leflunomid) sind in der Schwangerschaft kontraindiziert. Die Ausnahmen sind Azathioprin, Ciclosporin und Tacrolimus, alle mit umfangreicher Erfahrung bei Schwangeren, insbesondere bei Transplantempfängerinnen (Ruiz-Irastorza, Khamashta 2009).

Die Pharmakokinetik von Ciclosporin bzw. Tacrolimus kann sich im Verlauf der Schwangerschaft ändern. Der Dosisbedarf zur Aufrechterhaltung therapeutischer Plasmakonzentrationen kann zunehmen (durchschnittlich um 20–25 %) und nach der Entbindung wieder zurückgehen (Kim et al. 2015).

Zur Therapie von Harnwegsinfekten ▸Kap. 13.2.9.



**Zusammenfassung**

- Harnwegsinfektionen gehören zu den Erkrankungen die mit am häufigsten mit Antibiotika behandelt werden.
- Die zunehmenden Resistenzen gegen Antibiotika und sogenannte Kollateralschäden haben zu einer Neubewertung des Procederes geführt (S3-Leitlinie 2017).
- Trotz der Häufigkeit des Vorkommens ist die Diagnostik mit vielen Fehlern behaftet. Es gibt bisher keine verlässlichen Algorithmen.
- Für die Schwangerschaft gelten einige Besonderheiten:
  - Asymptomatische Bakteriurien sind häufig und müssen grundsätzlich (nur in der Gravidität) mit Antibiotika behandelt werden.
  - Wegen der Häufigkeit der asymptomatischen Bakteriurien wird ein Screening mittels Urinuntersuchung und Urinkultur vorzugsweise am Ende des 1. Trimenons empfohlen.
  - Nach Beendigung jeder Therapie eines Harnwegsinfektes mit einem Antibiotikum ist zur Sicherung der Eradikation des Erregers eine Urinkultur indiziert.
- Der häufigste Erreger ist *Escherichia coli*, gefolgt von *Staphylococcus saprophyticus*, *Klebsiella pneumoniae* und *Proteus mirabilis*.
- Meist wird in der Schwangerschaft eine Therapiedauer von 7 Tagen empfohlen.
- Die Kurzzeittherapie ist bei Schwangeren nicht so gut untersucht wie außerhalb der Gravidität, wird aber auch gelegentlich empfohlen.
- Mittel der 1. Wahl sind Cephalosporine der Gruppe 2 und 3.
- Amoxicillin kann wegen der geringen Erregerempfindlichkeit nur nach Testung eingesetzt werden.
- Fosfomycintrometamol ist in der Schwangerschaft zur Einmaltherapie nach sorgfältiger Nutzen-Risiko-Abwägung zugelassen.
- Kontraindiziert sind Fluorchinolone.
- Eine Pyelonephritis ist diagnostisch und therapeutisch wie außerhalb der Gravidität zu behandeln.
- Eine, meist rechtsseitige, Ureterdilatation muss sonografisch kurzfristig überwacht werden. Bei Beschwerden kann ein Therapieversuch mit einem $\beta_1$-Blocker durchgeführt werden, evtl. muss eine innere Ureterschienung erfolgen.

- Eine Nephrolithiasis ist selten. Meist gehen die Steine wegen der Weitstellung der Ureteren spontan ab.
- Andere Nierenerkrankungen (z. B. Glomerulonephritis, interstitielle Nephritis, Niereninsuffizienz, Gravidität unter Dialyse oder Nierentransplantation) sind sehr selten.
  - Sie sind mit einem hohen Risiko behaftet und bedürfen einer engen interdisziplinären Zusammenarbeit mit einem Nephrologen und Pädiater.
  - Eine Schwangerschaft sollte geplant werden.
  - Die Nierenerkrankung sollte weitgehend kompensiert sein: Serumkreatinin 0,8–1,4 mg/dl, RR normal, keine Proteinurie.
  - In Abhängigkeit von der Nierenfunktion ist nach Eintritt einer Gravidität evtl. sogar eine Abruptio indiziert.
  - Die fetale Prognose hängt vom Verhalten des diastolischen Blutdrucks, dem Schweregrad der Proteinurie und der Nierenfunktion (Kreatininwert </> 1,5 mg/dl) ab.

## Literatur


Bergauer F. Nierentransplantation und Schwangerschaft. Gynäkologie, 37: 435–442, 2004

Bertsias GK, Tektonidou M, Amoura Z et al. Joint European League Against Rheumatism and European Renal Association-European Dialysis and Transplant Association (EULAR/ERA-EDTA) recommendations for the management of adult and paediatric lupus nephritis. Ann Rheum Dis, 71(11): 1771–82, 2012

Chou CY, Ting IW, Lin TH, Lee CN. Pregnancy in patients on chronic dialysis: a single center experience and combined analysis of reported results. Eur J Obstet Gynecol Reprod Biol, 136(2): 165–70, 2008 Feb. [Epub 2007 Jun 7]

Deutsche Gesellschaft für Gynäkologie und Geburtshilfe. S2k-Leitlinie Diagnostik, Therapie und Metaphylaxe der Urolithiasis. AWMF-Register Nr. 043/025 (Stand: 2015). www.awmf.org/uploads/tx_szleitlinien/043-025l_S2k_Urolithiasis_Diagnostik_Therapie_Metaphylaxe_2015-03.pdf (Zugriff: 25.08.2016)

Deutsche Gesellschaft für Urologie (DGU). S3-Leitlinie Harnwegsinfektionen – Epidemiologie, Diagnostik, Therapie und Management unkomplizierter bakterieller ambulant erworbener Harnwegsinfektionen bei erwachsenen Patienten. AWMF-Register-Nr. 043/044 (Stand: 2017). www.awmf.org/uploads/tx_szleitlinien/043-044k_S3_

Fischer MJ. Chronic kidney disease and pregnancy: maternal and fetal outcomes. Adv Chronic Kidney Dis, 14(2): 132–45, 2007

Hartmann B, Czock D, Keller F. Arzneimitteltherapie bei Patienten mit chronischem Nierenversagen. Dtsch Arztebl Int, 107(37): 647–56, 2010. doi: 10.3238/arztebl.2010.0647

Hoyme UB, Waltermann D. Neue S3-Leitlinie Harnwegsinfektionen. Frauenarzt, 52: 112–117, 2011

Kim H, Jeong JC, Yang J, Yang WS, Ahn C, Han DJ, Park JS, Park SK. The optimal therapy of calcineurin inhibitors for pregnancy in kidney transplantation. Clin Transplant, 29(2): 142–8, 2015

Mohaupt MG. Nierenerkrankungen in der Schwangerschaft. Gynäkologe, 36: 980–984, 2003

Mohaupt MG. Erkrankungen der Nieren und der Harnwege. In: Rath W, Friese K (Hrsg). Erkrankungen in der Schwangerschaft. Thieme, Stuttgart 2005

Richman K, Gohh R. Pregnancy after renal transplantation: a review of registry and single-center practices and outcomes. Nephrol Dial Transplant, 27(9): 3428–34, 2012. Sep. doi: 10.1093/ndt/gfs276 [Epub 2012 Jul 19]

Ruiz-Irastorza G, Khamashta MA. Managing lupus patients during pregnancy. Best Pract Res Clin Rheumatol, 23(4): 575–82, 2009

Schmiemann G, Kniehl E, Gebhardt K, Matejczyk M, Hummers-Pradier E. Diagnose des Harnwegsinfekts: Eine sytematische Übersicht. Dtsch Arztebl

Int, 107(21): 361–7, 2010. doi: 10.3238/arztebl. 2010.0361

Wagenlehner FME, Hoyme U, Kaase M, Fünfstück R. Naber KG, Schmiemann G. Unkomplizierte Harnwegsinfektionen. Dtsch Arztebl Int, 108(24): 415–23, 2011 doi: 10.3238/arztebl. 2011.0415

Wagenlehner FM, Schmiemann G, Hoyme U, Fünfstück R, Hummers-Pradier E, Kaase M, Kniehl E, Selbach I, Sester U, Vahlensieck W, Watermann D, Naber KG. Nationale S3-Leitlinie „Unkomplizierte Harnwegsinfektionen". Empfehlungen zu Therapie und Management unkomplizierter bakterieller ambulant erworbener Harnwegsinfektionen bei erwachsenen Patienten. Urologe A, 50(2): 153–69, 2011

# 14 Erkrankungen der Leber und der Gallenwege



Die Leber ist mit 1200–1500 g nicht nur das größte Organ des menschlichen Körpers, sondern auch das zentrale Organ für den gesamten Stoffwechsel und gleichzeitig die größte Drüse (Verdauungsdrüse). Daraus ergeben sich vielfältige unterschiedliche Funktionen. Man unterscheidet Allgemeinerkrankungen, die auch außerhalb der Schwangerschaft auftreten, von den sog. schwangerschaftspezifischen Lebererkrankungen.

Wichtigste allgemeine Lebererkrankungen sind die Hepatitiden. Zu den schwangerschaftsspezifischen Lebererkrankungen gehören die intrahepatische Schwangerschaftscholestase, Hypertonie mit Leberbeteiligung und die akute Schwangerschaftsfettleber.

## 14.1 Physiologische Veränderungen während der Schwangerschaft

Die erhöhten Anforderungen während der Schwangerschaft werden von einer gesunden Leber gut toleriert. Sogar ein krankes Organ kann in den meisten Fällen die funktionelle und metabolische Mehrbelastung problemlos bewältigen. Das Gewicht ist in der normalen Schwangerschaft unverändert. Gegen Ende wird die Leber jedoch von dem wachsenden Uterus nach oben und rechts verdrängt.

Ist sie dann tastbar, so ist dies als pathologisch anzusehen. Die **Leberdurchblutung** bleibt während der gesamten Gravidität absolut gesehen unverändert (im Mittel 1500–1600 ml/min/1,73 $m^2$ Körperoberfläche, entsprechend etwa 26 ml/s/1,73 $m^2$ Körperoberfläche). Der prozentuale Anteil der Leberdurchblutung am Gesamtblutvolumen beträgt 35 % und sinkt im Verlauf der Schwangerschaft auf 28,5 % ab. Bei steigendem Blut- und Herzschlagvolumen (ungefähr 30–40 %) bedeutet dies, dass die Leber von einem kleineren Anteil des Gesamtblutvolumens durchströmt wird, wahrscheinlich zugunsten der Plazenta.

Elektronenoptisch finden sich im letzten Trimenon der Schwangerschaft **strukturelle Veränderungen** vor allem der Mitochondrien, die als adaptativ für die erhöhte Stoffwechselleistung angesehen werden und sich post partum vollständig zurückbilden. Sie scheinen in erster Linie östrogenabhängig zu sein, da sie auch nach Langzeiteinnahme oraler Kontrazeptiva und auch bei der intrahepatischen Schwangerschaftscholestase auftreten.

Untersuchungen laborchemisch nachweisbarer Partialfunktionen der Leber können in der Schwangerschaft deutlich verändert sein. Die Kenntnis ist für den behandelnden Arzt aus diagnostischen und differenzialdiagnostischen Überlegungen deshalb besonders wichtig, weil es häufig um die Frage geht: Handelt es sich um eine vorbestehende, um eine in der Schwangerschaft neu aufgetretene Lebererkrankung oder um eine Erkrankung mit Leberbeteiligung? In

Tab. 14.1 Physiologische Veränderungen klinisch-chemischer Parameter während der Schwangerschaft. Nach Huchzermeyer 2005

| Art der Veränderung | Parameter |
|---|---|
| Unverändert bis zum Geburtstermin | ▪ Enzyme: GOT, GPT, GLDH, LDH,<br>▪ Bilirubin, Gallensäuren,<br>▪ Immunglobuline,<br>▪ Thrombozyten,<br>▪ C-reaktives Protein |
| Konzentrationsverringerung bis zum Geburtstermin | ▪ Enzyme: CHE, γ-GT,<br>▪ Gesamteiweiß, Albumin, γ-Globuline,<br>▪ Haptoglobin, Eisen,<br>▪ Hämoglobin, Hämatokrit |
| Konzentrationserhöhung bis zum Geburtstermin | ▪ Enzyme: AP, LAP, Alpha-Amylase, Lipase,<br>▪ Gerinnungsfaktoren: I, II, VII, VIII, IX, X,<br>▪ α-und β-Globuline, $\alpha_1$-Antitrypsin,<br>▪ Coeruloplasmin, Kupfer, Transferrin,<br>▪ $\alpha_1$-Fetoprotein (bis 400 ng/dl),<br>▪ Cholesterin, Triglyceride,<br>▪ Leukozyten, Retikulozyten,<br>▪ Blutkörpersenkungsgeschwindigkeit (bis 10/30 mm n. W.) |

der Tab. 14.1 sind die wichtigsten physiologischen Veränderungen klinisch-chemischer Parameter während der Schwangerschaft dargestellt.

So genannte „Leber-Haut-Zeichen“ (Spider naevi, Palmarerythem) treten zu 60–65 % ab dem 2. Schwangerschaftsmonat, mit einem Maximum Ende des 2. Trimenons auf. Diese Veränderungen sind allerdings nicht als Ausdruck einer Lebererkrankung zu werten, sondern sind wahrscheinlich als östrogenbedingte Folgen der peripheren Vasodilatation und des erhöhten Herzzeitvolumens anzusehen.

Im 2. und 3. Schwangerschaftsdrittel werden häufig unter dem rechten Rippenbogen Schmerzen angegeben. Gewöhnlich ist dies durch Kindsbewegungen und/oder als Folge der Raumforderung des Uterus und der dadurch bedingten Kompression der Gallenblase und Leber erklärbar und hat keine klinische Relevanz. Es muss jedoch immer, obwohl selten, auch an eine prä-, intra- oder posthepatische Erkrankung gedacht werden. Oberbauchbeschwerden rechts können auch durch eine Schwangerschaftshypertonie, z. B. ein HELLP-Syndrom, verursacht werden.

## 14.2 Klassifizierung/Definition

**Hepatitiden:** Sie werden wie folgt eingeteilt:
- **akute Hepatitis:**
  - durch primär hepatotrope Viren (Hepatitis A, B, C, D, E),
  - durch systemische Virusinfektionen mit Begleithepatitis (z. B. Masern, Varizellen, Gelbfieber, infektiöse Mononukleose, Zytomegalie, Herpes simplex),
- **chronische Hepatitis**: entzündliche Reaktion der Leber von mehr als 6 Monaten ohne Verbesserung durch unterschiedliche Noxen (Alkohol, Hepatitis B, C, Medikamente, Autoimmunhepatitis, Hämochromatose, primär sklerosierende Cholangitis, Morbus Wilson, $\alpha_1$-Antitrypsinmangel).

**Toxische Leberschädigungen:** Sie entstehen durch Alkohol, Arzneimittel, Mykotoxine (Knollenblätterpilzvergiftung), halogenierte Kohlenwasserstoffe (z. B. Chloroform, Tetrachlorkohlenstoff).

**Fettleber:** Hier werden die folgenden Formen unterschieden:

- **großtropfige Verfettung:** durch chronischen Alkoholkonsum, Medikamente, Übergewicht, Typ-2-Diabetes mellitus, Mangelernährung, konsumierende Erkrankungen, chronische Erkrankungen mit Malabsorption (z. B. chronisch entzündliche Darmerkrankungen, Sprue, chronische Pankreatitis), langdauernde parenterale Ernährung, Cushing-Syndrom, hoch dosierte Corticoidmedikation, Hämochromatose, Morbus Wilson,
- **kleintropfige Verfettung:** ist seltener; durch z. B. akute Schwangerschaftsfettleber, Medikamente (Valproinsäure, Tetracycline i. v. hoch dosiert, Zidovudin, Didanosin), Reye-Syndrom.

**Parasitosen:** Erreger der Malaria, Leishmaniose oder Würmer (Leberegel, Fadenwürmer, Echinococcus) können sich im Leberparenchym, Portalgefäßen oder in den Gallengängen ansiedeln und Infektionen hervorrufen.

**Bakterielle Lebererkrankungen:** Leberabszesse durch Keimaszension aus benachbarten Organen, z. B. obstruktive Cholangitis, Cholezystitis, perforiertes Magenulkus, subphrenischer Abszess, Pyelonephritis oder hämatogen, z. B. Appendizitis, Divertikulitis, chronisch entzündliche Darmerkrankungen.

**Leberzirrhose:** Irreparabler Endzustand verschiedener chronischer Lebererkrankungen. Alkoholabusus 50–70 %, chronische Virushepatitis 20–25 %, seltener z. B. Hämochromatose, Autoimmunhepatitis, Medikamente, primär sklerosierende Cholangitis, $\alpha_1$-Antitrypsinmangel u. a.

**Seltene Erkrankungen:** Dazu werden gezählt:

- primäre biliäre Leberzirrhose: chronisch destruierende, nicht eitrige, cholestatische Lebererkrankung unbekannter Ätiologie, die zu einer Leberzirrhose führt
- sekundär biliäre Leberzirrhose,
- angeborene Lebererkrankungen: Leberzysten (solitär), Zystenleber (multipel) autosomal rezessiv (kindliche Form), autosomal dominant (Erwachsenenform), kongenitale Leberzirrhose, Caroli-Syndrom, idiopathische Hämochromatose, Morbus Wilson, $\alpha_1$-Antitrypsinmangel,
- Lebertumoren: benigne und maligne.

**Schwangerschaftsspezifische Lebererkrankungen:** Unter dem Gesichtspunkt der Schwangerschaft gibt es Besonderheiten. Hierzu gehören:

- intrahepatische Schwangerschaftscholestase,
- Hypertonie, Präeklampsie, Eklampsie, HELLP-Syndrom mit Leberbeteiligung,
- akute Schwangerschaftsfettleber.

Die Leberbeteiligung bei Hyperemesis gravidarum wird heute nicht mehr den schwangerschaftsspezifischen Lebererkrankungen zugeordnet, sondern als ein besonders schwerer Verlauf dieser Erkrankung mit Leberbeteiligung angesehen.

## 14.3 Ätiologie, Pathogenese und Pathophysiologie

Die Ätiologie und Pathophysiologie ist sehr vielfältig entsprechend der Vielfalt der Aufgaben der Leber u. a.

- **Cholestase:** abnehmender Gallefluss intrahepatisch (nicht obstruktiv) oder extrahepatisch (obstruktiv)
  - **nichtobstruktive Cholestase**, z. B. durch Medikamente, Toxine, Hepatitis, Zirrhose, Schwangerschaft sog. idiopathische Schwangerschaftscholestase (hormoninduziert durch Metabolite von Östrogen und Progesteron),
  - **obstruktive Cholestase:** extrahepatische Obstruktion, z. B. Stein in Ductus Choledochus, Malignom im Pankreaskopf bzw. im Gallengang.

- **Portale Hypertension:** Druckerhöhung im Pfortadersystem
  - **prähepatisch,** z. B. durch Pfortaderthrombose, Milzvenenthrombose,
  - **intrahepatisch,** z. B. durch Leberzirrhose,
  - **posthepatisch** z. B. durch Rechtsherzinsuffizienz bei Kardiomyopathie oder hochgradiger Mitralstenose.
- **Akute Hepatitis:**
  - akute Virushepatitiden A, B, C, D, E: Pathophysiologisch handelt sich bei allen Hepatitiden um eine Schädigung und Zerstörung von Leberzellen mit relativ gleichem Ablauf und einheitlichen Folgeerscheinungen auch im klinischen Bild: Freisetzung von Entzündungsmediatoren, Nekrose der Leberzellen mit Freisetzung von Proteinen und Enzymen (Anstieg der Transaminasen) sowie Einschränkung der Stoffwechselfunktion. Meist äußern sich diese Erkrankungen in einem ausgeprägten Krankheitsgefühl und einem Ikterus.
  - Systemische Virusinfektionen mit Begleithepatitis: Pathophysiologisch entstehen meist eine unspezifische Leberzellverfettung oder fokale Nekrosen mit lymphozytärer Infiltration der Periportalfelder. Meist handelt es sich um leichte Verläufe mit geringem Anstieg der Transaminasen. Diagnostisch sind die Symptome der Grunderkrankung wichtig.
- **Chronische Hepatitis** (z. B. viral, toxisch, autoimmun): Pathophysiologisch handelt es sich um ein Fortschreiten der Leberzellschädigung. Leichte Formen sind charakterisiert durch eine Verbreiterung der Periportalfelder und durch entzündliche Infiltrate von Lymphozyten und Plasmazellen. Schwere Formen zeigen konfluierende Nekrosen.
- **Toxische Leberschäden** (durch Alkohol, Pharmaka u. a.): Alkohol führt zur Leberzellverfettung. Medikamente und halogenierte Kohlenwasserstoffe sind pathophysiologisch charakterisiert durch Leberzellnekrosen.
- **Fettleber:** Pathophysiologisch sind die wichtigsten Ursachen ein chronischer Alkoholkonsum, Medikamente und verschiedene Erkrankungen u. a. Diabetes mellitus, Adipositas, chronisch entzündliche Darmerkrankungen. Es werden nur Triglyceride in die Leberparenchymzellen eingelagert.
- **Leberzirrhose:** Ätiologisch handelt es sich um verschiedene chronische Lebererkrankungen mit konsekutiver Leberzellschädigung. Pathophysiologisch entsteht ein knotiger Umbau des gesamten Leberparenchyms mit Bindegewebsvermehrung nach Zelluntergängen.
- **Schwangerschaftspezifische Lebererkrankungen:**
  - **Intrahepatische Schwangerschaftscholestase:** Die Ätiologie ist bisher ungeklärt. Diskutiert werden hormonelle Ursachen (Östrogene, Progesteron), genetische Ursachen und noch unbekannte Umweltfaktoren
  - **Hypertonie, Präeklampsie, Eklampsie, HELLP-Syndrom:** Alle Formen der Schwangerschaftshypertonie können mit einer sehr unterschiedlich ausgeprägten Störung der Leberfunktion einhergehen. Die Ätiologie ist bisher nicht geklärt (▸Kap. 10.3).
  - Akute **Schwangerschaftsfettleber**: Die Ätiologie ist nicht geklärt.



### 14.3.1 Klinisches Bild und Symptomatik

Die wichtigsten sog. Leitsymptome sind:

**Ikterus:** Gelbverfärbung von Haut, Schleimhäuten, Skleren und Körperflüssigkeiten (bierbrauner Urin) durch Anstieg von Bilirubin > 2 mg/dl. Die Ursache kann prähepatisch (z. B. Hämolyse), intrahepatisch (z. B. Medikamente, Neugeborenenikterus, Rotor-Syndrom) oder posthepatisch (z. B. Cholestase) sein.

**Cholestase:** Ikterus und Pruritus. Durch fehlende Galleausscheidung in den Darm entfärbt sich der Stuhl (acholischer Stuhl). Gelegentlich ist die Cholestase lediglich laborchemisch nachweisbar und ist gekennzeichnet durch Steatorrhö, Diarrhö und Xanthelasmen.

Tab. 14.2 Serologische Marker von Hepatitis A

| Hepatitis-Typ | Marker | Bezeichnung |
|---|---|---|
| Hepatitis-A-Virus (HAV) | HAV-Ag | Hepatitis-A-Antigen |
| | anti-HAV | Gesamt-Antikörper gegen HAV |
| | anti-HAV-IgM | HAV-IgM-Antikörper |

**Portale Hypertension:** Die Druckerhöhung in der Vena porta führt zu Varizenbildung im Fundus des Magens, im Ösophagus, periumbilikal, sog. Caput medusae, und im Bereich des Rektums. Folgen der Fundus- und Ösophagusvarizen sind Blutungen. Ein weiteres Symptom ist Aszites.

**Fettleber:** Sie macht außer einem leichten Druckschmerz im rechten Oberbauch meist keine Symptome.

### 14.3.2 Untersuchungen, Diagnostik und Differenzialdiagnostik

Bewährt hat sich bei Lebererkrankungen allgemein eine Stufendiagnostik in drei Schritten und wird empfohlen.

- **Stufe 1 (Basisdiagnostik):**
  - AST (SGOT), ALT (SGPT), γGT, alkalische Phosphatase (AP), Bilirubin, CK,
  - Blutbild mit Thrombozyten, Quick,
  - Gesamteiweiß, Albumin, Serumelektrophorese,
  - Cholesterin, Triglyceride, Glucose, Ferritin,
  - Anti-HCV, HBs-Antigen,
  - Medikamenten-, Drogenanamnese,
  - Sonografie,
- **Stufe 2 (Autoimmunphänomene, serologisch):**
  - ANA (antinukleäre Antikörper),
  - AMA (antimitochondriale Antikörper),
  - SMA (Antikörper gegen glatte Muskulatur), LKM-AK (Leber/Niere-mikrosomale Antikörper), SLA/LP-AK (Antikörper gegen solubles Leberantigen/Antikörper gegen Leber/Pankreas-Antigen),
  - pANKA (antineutrophile zytoplasmatische Antikörper mit perinukleärer Fluoreszenz),
  - IgG, IgA und IgM quantitativ,
- **Stufe 3 (molekulare und invasive Diagnostik):**
  - Coeruloplasmin, Kupfer im 24 h Sammelurin, genetische Morbus-Wilson-Diagnostik,
  - HFE-Mutation, $\alpha_1$-Antitrypsin-Genotyp (PIZZ),
  - Leberbiopsie, ERCP (endoskopische retrograde Cholangiopancreaticografie), MRCP (Magnetresonanz-Cholangio-Pankreatografie).

#### Diagnostik Hepatitis A, B, C, D, E

Die Tabelle Tab. 14.2 zeigt die serologischen Hepatitis-A-Marker.

Typische serologische Antigen-Antikörpermuster lassen bei der Hepatitis-B-Infektion klare Aussagen über Verlauf, Infektiosität und Virusreplikation zu. Die Tabelle Tab. 14.3 zeigt die serologischen Marker von Hepatitis B – E.

#### Diagnose intrahepatische Schwangerschaftscholestase

- Das Bilirubin (vorwiegend das direkte, konjugierte) ist erhöht. Es steigt selten über 5 mg/dl. Urobilinogen ist im Urin stets positiv. Eine Bilirubinurie kann nachweisbar sein.
- AP, LAP, γ-GT, LDH, GLDH, GOT, GPT, Cholinesterase ▸ Kap. 14.3.2 unter typische Befunde bei der intrahepatischen Schwangerschaftscholestase.
- Besondere Bedeutung kommt der **Bestimmung der Gallensäuren** im Serum zu. Im Vergleich zu normalen Schwangerschaften

**Tab. 14.3** Serologische Marker von Hepatitis B–E

| Hepatitis-Typ | Marker | Bezeichnung |
|---|---|---|
| Hepatitis-B-Virus (HBV) | HBs-Ag | Hepatitis-B-Oberflächenantigen |
| | HBc-Ag | Hepatitis-B-Kernantigen (nur im Lebergewebe) |
| | HBe-Ag | Hepatitis-B-Antigen |
| | anti-HBs | Antikörper gegen HBs-Ag |
| | anti-HBc | Antikörper gegen HBc-Ag |
| | anti-HBe | Antikörper gegen HBe-Ag |
| | anti-HBc-IgM/IgG | HBc-Ag-IgM/IgG-Antikörper |
| | HBV-DNA | Hepatitis-B-Virus-DNA |
| Hepatitis-C-Virus (HCV) | anti-HCV | Antikörper gegen Hepatitis C |
| | HCV-RNA | Hepatitis-C-Virus-RNA |
| Hepatitis-D-Virus (HDV) | HDV-Ag | Hepatitis-Delta-Antigen |
| | anti-HDV | Antikörper gegen HDV |
| | HDV-RNA | Hepatitis-D-Virus-RNA |
| Hepatitis-E-Virus (HEV) | HEV-Ag | Hepatitis-E-Antigen |
| | anti-HEV | Antikörper gegen HEV |

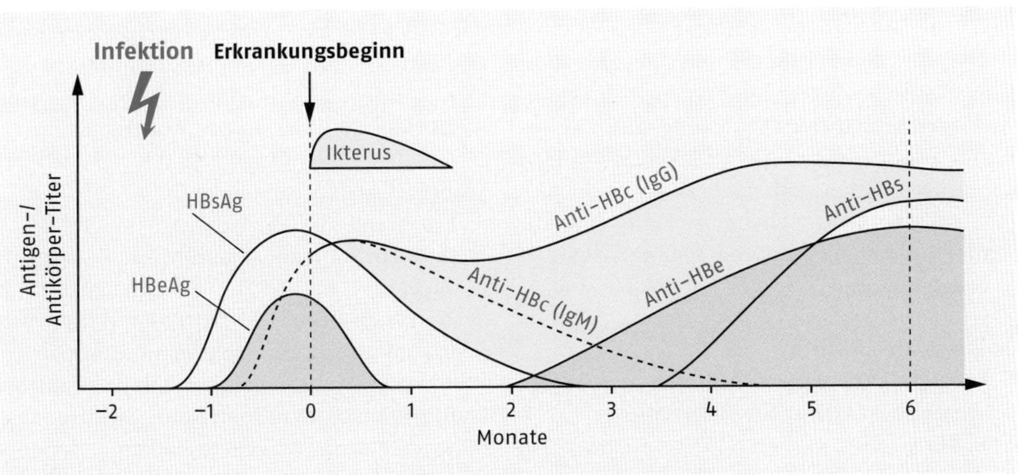


**Abb. 14.1** Abbildung zum Serologischen Nachweis von Hep B. Nach Neumeister B, Besenthal I, Böhm B. O. 2009

sind sowohl die Cholsäure (CA) als auch die Chenodesoxycholsäure (CDCA) deutlich erhöht. Die Ablagerung nichtsulfatierter Gallensäuren in der Haut wird für den Pruritus verantwortlich gemacht. Morphologisch lässt sich eine fokale Cholestase infolge von Gallenthromben in dilatierten Gallenkanälchen, besonders im Bereich der Zentralvenen, nachweisen.

- Die Veränderungen bilden sich alle nach der Schwangerschaft zurück. Entzündungszeichen treten nicht auf.

### Differenzialdiagnose Ikterus während der Gravidität

Ikterus und andere Hinweise auf eine Leberschädigung treten bei etwa 0,5–10‰ aller Schwangeren auf. Es handelt sich dabei um Erkrankungen, die zufällig mit der Schwangerschaft zusammentreffen, **Ikterus in graviditate,** oder um schwangerschaftsspezifische Erkrankungen, **Ikterus e graviditate**. An erster Stelle steht mit über 40–50% die **akute Virushepatitis**, gefolgt von der **Schwangerschaftscholestase**, die in den letzten Jahren wohl durch die bessere Diagnostik öfter beobachtet wird und damit annähernd so häufig wie die Virushepatitis auftritt. Die dritte Erkrankung mit etwa 10–15% ist die **Hypertonie** in der Schwangerschaft, bei der eine Leberbeteiligung mit auftreten kann.

Diese 3 Krankheitsbilder und ihre differenzialdiagnostische Abgrenzung gegeneinander sollen Gegenstand dieser Darstellung sein. Alle anderen Erkrankungen, die mit Veränderungen der Leberfunktion einhergehen, sollen in diesem Rahmen nicht oder nur beiläufig erwähnt werden, da sie zu selten und Spezialdisziplinen in Diagnostik und Therapie vorbehalten sind.

#### Diagnostische Schritte

1. **Spezielle Anamnese:** früherer Schwangerschaftsikterus, familiäre Belastung,
2. **Labor:**
   a) **Virologie:** Hepatitis ◻ Tab. 14.4,
   b) **Bilirubin:** direkt und indirekt, **Enzyme:** SGOT, SGPT, LAP, AP, LDH, GLDH, CHE, γ-GT,
   c) **Gerinnung:** besonders INR, Thrombozyten, Fibrinogen, Spaltprodukte,
   d) **Sonstiges:** Hämoglobin, Hämatokrit, Haptoglobin (Hämokonzentration, kontinuierliche Abnahme als Hinweis einer Hämolyse), Harnsäure, Urin-Eiweiß,
3. **Sonstige Untersuchungen:** Ultraschall der Leber und Gallenwege zur Abklärung eines Verschlusses durch Cholelithiasis, Blutdruckmessungen (Hypertonie).

#### Typische Befunde bei intrahepatischer Schwangerschaftscholestase

- Unveränderte Parameter: LDH, GLDH, Cholinesterase,
- erhöhte Parameter: **Bilirubin, CA, CDCA,** SGOT, SGPT, LAP, AP, γ-GT,
- Urobilinogen im Urin positiv.

#### Typische Befunde bei Hypertonie mit Leberbeteiligung

Blutdruckerhöhung, Urin-Eiweiß-Ausscheidung, hohe Serumharnsäure, hohe Hb- und HK-Werte (Hämokonzentration), niedrige bzw. abfallende Thrombozyten, Nachweis von Fibrinogenspaltprodukten. Beim **HELLP-Syndrom** gibt es keine Hämokonzentration, sondern Hämolyse (▸ Kap. 10.3.4 Klinische Laborparameter).

Mittels des Ultraschalls der Gallenblase und der Gallengänge kann in der Regel ein extrahepatischer Verschluss differenzialdiagnostisch abgeklärt werden. Der Nachweis gelingt bei einer Steingröße von über 0,5 cm. Außerdem sind die erweiterten Gallengänge und die eventuell vergrößerte Gallenblase sonografisch darstellbar.

Erst wenn die eben dargestellte Abklärung nicht zu einer Diagnose geführt hat, so ist an andere, meist sehr seltene Krankheitsbilder zu denken, z. B. portale Hypertension, Stoffwechselerkrankungen, Hämochromatose, hepatische Porphyrien, Morbus Gaucher, Gilbert-Syndrom, Dubin-Johnson-Syndrom, Rotor-Syndrom, medikamententoxische Leberschädigung, hämolytisch-urämisches Syndrom (HUS), thrombotisch-thrombozytopenische Purpura (TTP).

**Tab. 14.4** Interpretation serologischer Befunde der Virushepatitiden. Nach Rossol 1998

| aanti-HAV IgM/IgG | HHBs-Ag | HHBe-Ag | HHBV-DNA | aanti-HBc-IgM/IgG | aanti-HBe | aanti-HBs | aanti-HDV | aanti-HCV | HHCV-RNA | HHGV-RNA | Bemerkungen |
|---|---|---|---|---|---|---|---|---|---|---|---|
| –/– | + | + | + | –/– | – | – | – | – | – | – | Frühphase akute Hepatitis-B-Infektion, hoch infektiös |
| –/– | + | + | + | +/+ | – | – | – | – | – | – | Akute Hepatitis-B-Infektion, chronischer HBV-Träger, hoch infektiös |
| –/– | + | – | + | –/+ | + | – | – | – | – | – | Chronische Hepatitis-B-Infektion (prä-core-Virus-Mutante), hoch infektiös |
| –/– | + | – | + | +/+ | + | – | – | – | – | – | Chronischer HBV-Träger, potenziell infektiös |
| –/– | – | – | – | –/+ | + | + | – | – | – | – | Abgeheilte Hepatitis B |
| –/– | – | – | – | –/– | – | + | – | – | – | – | Impfantwort auf HBV-Vakzine |
| –/– | + | + | + | +/+ | – | – | + | – | – | – | Hepatitis-B/D-Koinfektion, infektiös |
| –/– | + | – | – | +/+ | + | – | + | – | – | – | Hepatitis-B/D-Superinfektion, infektiös |
| +/+ | – | – | – | –/– | – | – | – | – | – | – | Akute/abgeheilte Hepatitis-A-Infektion, infektiös/nicht infektiös |
| –/+ | – | – | – | –/– | – | – | – | – | – | – | Abgeheilte Hepatitis-A-Infektion |
| – | – | – | – | – | – | – | – | –/+ | –/+ | – | Akute HCV-Infektion, infektiös |
| – | – | – | – | – | – | – | – | + | + | – | Chronische HCV-Infektion, infektiös |

14

### 14.3.3 Auswirkungen auf die Schwangerschaft und mütterliche Prognose

Das Zusammentreffen von Lebererkrankungen und Schwangerschaft ist selten und entspricht der Inzidenz der jeweiligen Krankheit außerhalb der Gravidität. Grundsätzlich kann wohl gesagt werden, dass der Schwangerschaftsverlauf und die mütterliche Prognose durch eine Lebererkrankung meist nicht negativ beeinflusst wird.

#### Virushepatitis

In der Schwangerschaft treten Lebererkrankungen mit einer Häufigkeit von etwa 1: 1 000 auf. Ätiologisch ist dafür die akute Virushepatitis in 40–50 % der Fälle verantwortlich. Sie ist damit die wichtigste Differenzialdiagnose zu einem Ikterus in graviditate. In über 60 % wird sie durch hepatotrope Viren der Typen A-E verursacht, während andere Viren wie z. B. Zytomegalie-, Herpes-Simplex- und Epstein-Barr-Viren nur eine untergeordnete Rolle spielen.

Die Letalität der verschiedenen Hepatitis-Formen beträgt etwa 1 % in den westlichen Ländern und 25 % in den Ländern der dritten Welt. Sie ist nicht höher als außerhalb der Schwangerschaft. Einzige Ausnahme ist die Hepatitis E. In der Schwangerschaft kommt es vermehrt zu fulminanten Krankheitsverläufen mit einer Mortalität bis zu 25 %.

Der Übergang einer akuten Virushepatitis in eine chronische Verlaufsform entspricht der Häufigkeit nicht gravider Kranker. Sie ist bei der Hepatitis C mit bis zu 85 % am höchsten, während die Hepatitis A trotz möglicher protrahierter Verläufe generell ausheilt. Die ◘ Tab. 14.5 gibt Hinweise auf Übertragungswege der Hepatitisviren. ◘ Tab. 14.6 gibt einen Überblick über den klinischen Verlauf der unterschiedlichen Hepatitiden.

#### Akute Hepatitis

##### Hepatitis A

Etwa 20 % aller Hepatitiden werden durch das Hepatitis-A-Virus (HAV) hervorgerufen. Es wird normalerweise fäkal-oral durch direkten Kontakt und nur ausnahmsweise parenteral im Stadium der Virämie übertragen. Häufig infiziert man sich bei Reisen in südliche Länder, in denen HAV endemisch sind, durch verunreinigtes Wasser und Genuss von rohen Meeresfrüchten.

Ein Trägerstatus wie bei der Hepatitis B besteht nicht. Chronische Erkrankungen oder Spätkomplikationen treten nicht auf. In 15 % der Fälle kommt es jedoch zu einem verlängerten und häufig cholestatischen Krankheitsverlauf. In der Schwangerschaft ist die Hepatitis-A-Infektion in Schwere und Häufigkeit mit der Erkrankung bei Nichtschwangeren vergleichbar.

##### Hepatitis B

Die Hepatitis-B-(HBV-)Infektion ist durch ihre weltweite Verbreitung von 200–300 Millionen chronisch infizierten Menschen die zahlenmäßig häufigste Hepatitis-Form. Die Infektion erfolgt vorwiegend parenteral durch Übertragung von Blut und Blutprodukten, seltener durch Sputum. Von Bedeutung ist die Transmission durch Sexualkontakt.

In Deutschland sind etwa 0,5 % der deutschen und 5 % der ausländischen Schwangeren HBs-Ag-positiv. In Südeuropa beträgt die Inzidenz etwa 2–5 %, in Teilen Afrikas und Taiwans sogar 11–15 %. Vor allem bei schwangeren Frauen in Taiwan fanden sich Durchseuchungsraten von bis zu 35 %. In diesen Ländern, aber auch in Ländern mit einer geringen Rate an HBs-Ag-Trägern wie z. B. Deutschland und den USA ist die Hepatitis B in 75 % vor allem eine Erkrankung der jungen Erwachsenen (15–39 Jahre). In asiatischen Ländern erfolgt die Infektion in bis zu 80 % bis zur Pubertät.

Im Erwachsenenalter erworben, geht die HBV-Infektion in 5–10 % in eine chronische Verlaufsform über und ist in einem hohen Maße mit der Entwicklung einer Leberzirrhose und eines primären Leberzellkarzinoms verbunden. Im Gegensatz dazu zeigen bis zu 90 % der Säuglinge und Kinder mit einer akuten Hepatitis B einen chronischen Verlauf, der in den meisten Fällen klinisch inapparent verläuft. Es ist zu erwarten, dass die Durchseuchung von Hepatitis B in den nächsten Jahren zurückgeht in Folge der

**Tab. 14.5** Übertragungswege der Hepatitisviren. Nach Rossol 1998

| Übertragung | HAV | HBV | HCV | HDV | HEV |
|---|---|---|---|---|---|
| Sexuell | +/– | ++ | + | + | – |
| Perinatal | +/– | ++ | + | + | +/– |
| Drogen i. v. | – | + | ++ | + | – |
| Blutprodukte | – | + | ++ | + | – |
| Enteral | ++ | – | – | – | ++ |

**Tab. 14.6** Klinischer Verlauf der Virushepatitiden. Nach Rossol 1998

| Hepatitis | Inkubation (Wochen) | Verlauf | Chronizität [%] | Leberkarzinom |
|---|---|---|---|---|
| A | 2–6 | Mild | Nein | Nein |
| B | 4–25 | Häufig schwer | Erwachsene 5–10, Neugeborene bis 90 | Ja |
| C | 2–20 | Häufig mild | 30–70 | Ja |
| D | 13–25 | Häufig schwer | 2–90 | Ja |
| E | 2–9 | Fulminant möglich | Nein | Nein |



regelmäßigen aktiven und passiven Immunisierung von Neugeborenen HBs-Antigen-positiver Mütter sowie der Impfung bereits im Säuglingsalter bzw. der Empfehlungen bei nichtgeimpften Säuglingen als Jugendliche die Impfung nachzuholen.

Der Verlauf einer akuten Hepatitis B wird durch die Gravidität nicht beeinflusst. Ein vermehrter Übergang in eine chronische Verlaufsform wurde nicht beobachtet. Schübe einer Hepatitis in den ersten 3–6 Monaten nach der Entbindung können auftreten. Ob das Risiko für die Entstehung eines hepatozellulären Karzinoms durch die relative Immunsuppression während der Schwangerschaft begünstigt wird ist bisher nicht geklärt.

Die vertikale Transmission der Hepatitis B ist sowohl bei der akuten als auch der chronischen Verlaufsform möglich.

#### Hepatitis C

Das Hepatitis-C-Virus ist für ca. 90 % der posttransfusionsbedingten Hepatitiden verantwortlich. In der Allgemeinbevölkerung findet sich eine Prävalenz von Antikörpern (Anti-HCV) zwischen 0,2 und 2,5 %. In 60–80 % der Fälle kann auch infektiöses Virusmaterial nachgewiesen werden.

■ **MERKE** In Risikogruppen (besonders Drogenszene) finden sich Prävalenzen bis zu 80 %. Dies muss bei der Risikoabschätzung im Kollektiv der Schwangeren eine besondere Berücksichtigung finden, da klinisch meist keine wegweisenden Symptome nachzuweisen sind.

Etwa ⅔ der Patientinnen mit einer HCV-Infektion sind asymptomatisch. In etwa 80–90 % ist nach der Erstinfektion mit chronischen Verläufen zu rechnen, verbunden mit einem hohen Risiko einer Zirrhose und eines Leberzellkarzinoms innerhalb von 10–20 Jahren. Die sexuelle Übertragung ist gering (2–5 %). Als Ursache hierfür wird die niedrige Konzentration des HCV-Virus im Serum sowie der fehlende Nachweis im Speichel und der Samenflüssigkeit angenommen.

Weder die akute noch die chronische Hepatitis C werden durch die Schwangerschaft in ihrem Verlauf beeinflusst. Das gilt auch für den Verlauf einer Schwangerschaft (Ausnahme bestehende Zirrhose s. u.). In der Schwangerschaft kann es zur Normalisierung der Transaminasen kommen, die von einem neuen Anstieg der HCV-RNA-Viruslast begleitet ist. Erst post partum nimmt die Entzündungsaktivität häufig wieder zu.

Die vertikale Transmission ist gering.

#### Hepatitis D

Eine Hepatitis-D-(HDV-)Infektion kommt nur bei gleichzeitig bestehender Hepatitis-B-Infektion vor, da das Virus sich nur mithilfe des Hepatitis-B-Virus vermehren kann. Bedeutung hat die HDV-Infektion bisher lediglich in den Mittelmeerländern. In Deutschland ist die Inzidenz bei intravenösem Drogenabusus erhöht. Die Schwangerschaft hat weder einen Einfluss auf die Erkrankung noch hat umgekehrt die Erkrankung einen negativen Einfluss auf den Schwangerschaftsverlauf, entsprechend dem Verlauf bei der Hepatitis B.

#### Hepatitis E

Die Hepatitis-E-(HEV-)Infektion wird wie die Hepatitis A auf fäkal-oralem Weg übertragen und findet sich besonders in Asien. In Deutschland wird sie vor allem bei Rucksacktouristen festgestellt, die ihren Urlaub in Indien oder Südamerika verbracht haben. Dort, aber auch in anderen asiatischen Ländern, Ägypten, Algerien und Westafrika sind Epidemien und Endemien beobachtet worden. In London, wo viele Einwanderer aus Indien leben, ist das Virus ebenfalls heimisch, die Durchseuchung liegt bei 4–8 %. Die Inkubationszeit beträgt 2–6 Wochen, dann kommt es zu den klassischen Symptomen der Lebererkrankung wie Ikterus, Juckreiz, Übelkeit und Druckschmerz im Oberbauch. Jedoch kann die Infektion auch unbemerkt ablaufen. Chronische Verläufe sind selten. Ein erhöhtes Leberzellkarzinomrisiko ist bisher nicht bekannt.

In der Schwangerschaft kommt es vermehrt zu fulminanten Krankheitsverläufen mit einer Mortalität bis zu 25 %. Diese treten vor allem in der Spätschwangerschaft auf. Warum Schwangere besonders zu fulminanten Verläufen neigen, ist nicht bekannt. Als Konsequenz muss Schwangeren von der Reise in Risikogebiete (vor allem Asien) abgeraten werden.

### Chronische Hepatitis

#### Hepatitis B

Bisher wurde über relativ wenige Schwangerschaften bei Frauen mit chronischer Hepatitis B berichtet. Unabhängig davon, ob es sich um eine **chronisch persistierende** Hepatitis mit langsamer Progredienz bzw. der Tendenz zur Ausheilung oder um eine **chronisch aktive**, d. h. aggressive Hepatitis handelt, die rasch fortschreitet und in eine Leberzirrhose übergeht, hat die Schwangerschaft keinen Einfluss auf die Aktivität und die Leberfunktion. So treten auch umgekehrt bei der Mutter (im Gegensatz zum Kind) keine Schwangerschaftskomplikationen auf. Die Reaktivierung einer chronisch aktiven Hepatitis B ist die Ausnahme. Meist normalisieren sich erhöhte Transaminasen während der Schwangerschaft.

#### Hepatitis C

80–90 % dieser Erkrankungen gehen in eine chronische Hepatitis über. In 20–30 % entsteht eine Leberzirrhose oder ein Leberkarzinom. Der Verlauf einer Schwangerschaft wird nicht negativ beeinflusst wie auch umgekehrt die Schwangerschaft den Verlauf der Erkrankung nicht beeinflusst. Die Konzeptionsrate ist nach den bisherigen Erkenntnissen nicht beeinträchtigt.

### Leberzirrhose

Das Zusammentreffen von Leberzirrhose und Schwangerschaft ist selten wegen einer verminderten Fertilität und weil die Patienten meist schon älter sind. Dennoch wird wegen des relativ hohen Carrierstatus insbesondere der in Deutschland lebenden Türken und Asiaten auch in Zukunft häufiger an das Zusammentreffen von Leberzirrhose und Schwangerschaft zu denken sein. Tritt eine Schwangerschaft ein, so verläuft sie meist günstig, da die Konzeption in einem inaktiven, kompensierten Stadium stattfindet. Die Erkrankung selbst wird durch die Schwangerschaft nicht negativ beeinflusst.

Tritt eine Schwangerschaft im dekompensierten Stadium der Leberzirrhose auf, so ist die Prognose für die Mutter schlecht. Insbesondere im 3. Trimenon kommt es häufig zu Varizenblutungen, Aszites, Leberversagen, postpartalen Hämorrhagien oder einer hepatischen Enzephalopathie. Die Komplikationsrate ist vom Grad der Dekompensation abhängig.

### Schwangerschaftsspezifische Lebererkrankungen

Die häufigste Erkrankung ist die **intrahepatische Schwangerschaftscholestase** mit einer Häufigkeit von 20–40 %, gefolgt von **hypertonen Komplikationen** mit Leberbeteiligung (etwa 6–8 %). Die **Eklampsie** ist in bis zu 30 % mit einer mehr oder weniger stark ausgeprägten Leberbeteiligung vergesellschaftet. Die dritte Erkrankung ist die, allerdings extrem seltene, meist tödlich endende akute **Schwangerschaftsfettleber**.

### Intrahepatische Schwangerschaftscholestase (idiopathischer Schwangerschaftsikterus)

Die intrahepatische Schwangerschaftscholestase ist eine schwangerschaftsspezifische Lebererkrankung. Sie geht mit einer Hemmung hepatozellulärer transmembranöser Transportmechanismen einher. Die Inzidenz in Europa beträgt nur 0,1–1,5 %, im Gegensatz zu anderen Ländern wie Chile (bis zu 16 %) oder Bolivien (bis zu 9 %). Diese beobachteten geografischen Unterschiede in der Inzidenz und eine familiäre Häufung legen genetische Ursachen für die Erkrankung nahe. Als mögliche Ursache wird eine erhöhte Östrogenempfindlichkeit bzw. eine Störung des Stoffwechsels in Betracht gezogen. Bei über 50 % der Patientinnen, die während der Schwangerschaft eine Cholestase entwickelten, trat diese auch unter Einnahme von Ovulationshemmern auf. Eine familiäre Belastung ist bekannt.

■ **MERKE** Das erste und klinisch führende Symptom ist ein intensiver Pruritus am Stamm oder den Extremitäten oder beides zugleich. Die Erkrankung beginnt in 10 % der Fälle im 1., in 26 % im 2. und in 64 % im 3. Trimenon.

Der Juckreiz, der meist nachts an Intensität zunimmt, führt relativ häufig zu einer starken Beeinträchtigung des Allgemeinbefindens. In 20–30 % treten außerdem gastrointestinale Beschwerden wie Übelkeit, Brechreiz und Erbrechen hinzu. 1–2 Wochen nach dem Auftreten des Juckreizes folgt meist (in zwei Drittel) ein Ikterus, der im Allgemeinen gering ausgeprägt ist und häufig nur die Skleren betrifft. Ein Drittel der Verläufe sind anikterisch und werden als **Pruritus gravidarum** bezeichnet. Die Symptome bilden sich erst nach der Geburt wieder zurück, und zwar zunächst der Pruritus, über den innerhalb des 1.–2. Tages p. p. nicht mehr geklagt wird. Der Ikterus geht erst nach 1–2 Wochen zurück. In nachfolgenden Schwangerschaften tritt die Cholestase meist erneut auf.

Das Charakteristische an der Schwangerschaftscholestase ist der starke Pruritus. Die klinisch-chemischen Parameter sind für die Cholestase typisch. Es müssen jedoch verschiedene andere Erkrankungen wie z. B. eine cholestatische Verlaufsform der akuten Virus-Hepatitis, eine toxische Leberschädigung, ein extrahepatischer Verschlussikterus, um nur die wichtigsten zu nennen, differenzialdiagnostisch – auch wenn dies häufig sehr schwierig ist – ausgeschlossen werden. Die mütterliche Prognose ist gut. Bleibende Leberschädigungen treten nicht auf.

### Hypertonie in der Schwangerschaft mit Leberbeteiligung

Nach der akuten Virus-Hepatitis und der intrahepatischen Schwangerschaftscholestase steht die hypertone Schwangerschaftskomplikation mit Leberbeteiligung (primär oder sekundär) an dritter Stelle der Leberfunktionsstörungen. Sie beträgt bis zu 20 %, bei der Eklampsie bis zu 80 %, und ist beim HELLP-Syndrom obligat. Ursächlich liegt dieser Funktionseinschränkung unter anderen unbekannten Faktoren eine hypertoniebedingte Reduktion der Leberdurchblutung zugrunde.

### Akute Schwangerschaftsfettleber

Dieses sehr seltene Krankheitsbild (bisher sind knapp 200 Fälle in der Weltliteratur beschrieben) wird auch als akute Leberdystrophie bezeichnet und tritt aus völliger Gesundheit, meist jenseits der 36. Schwangerschaftswoche, auf. Die Erkrankung beginnt mit unspezifischen Symptomen wie Oberbauch- und Rückenschmerzen, Appetitlosigkeit, Übelkeit, Müdigkeit, Kopfschmerzen sowie kaffeesatzartigem Erbrechen. Die Beschwerden nehmen in den nächsten Tagen zu, es treten eine Tachykardie mit Frequenzen zwischen 100 und 160/min ohne Schockzustand, kardiale Erkrankungen oder Temperaturen auf. Dann entwickelt sich rasch ein Ikterus, meist ohne Pruritus. Es kommt sehr schnell zum Leber- und Nierenversagen. Ein Großteil der Patientinnen verstirbt im Leberkoma. Erfolg versprechende Therapiemaßnahmen sind nicht bekannt.

## 14.3.4 Prognose für das Kind

■ **CAVE** Im Gegensatz zur Mutter ist das Kind durch eine Lebererkrankung oft gefährdet.

### Akute Hepatitis A

Eine Übertragung der Hepatitis A auf das Kind während der Schwangerschaft wird heute weitgehend ausgeschlossen. Sie tritt nur bei intrauterinen Eingriffen, z. B. bei der Amniozentese, auf. Ansonsten ist eine Infektion während der Geburt und postpartal nur zu erwarten, wenn die akute Phase der mütterlichen Erkrankung in diesen Zeitraum fällt. Es ist dann eine passive Immunisierung des Neugeborenen angezeigt. Die Entwicklung des Kindes ist zu keinem Zeitpunkt der Schwangerschaft gefährdet.

### Akute Hepatitis B

Das Virus kann unabhängig vom serologischen Status der Mutter durch verschiedene Übertragungswege zu einer Infektion des Kindes führen (diaplazentar, sub partu, durch Stillen und fäkal-oral). Bei einem HBs-Ag-Trägerstatus der Mutter besteht ein Infektionsrisiko für das Kind von 40 %. Bei gleichzeitiger HBe-Ag-Positivität erhöht sich das Risiko auf 90 %. Unabhängig hiervon ist ein messbarer HBV-DNA-Spiegel im Serum der Mutter mit einer z. T. hohen Infektionsrate der Kinder assoziiert.

Insgesamt steigt die Häufigkeit der vertikalen Transmission im 3. Trimenon stark an. Sie beträgt im ersten und 2. Trimenon etwa 10 %, im 3. Trimenon etwa 90 %. Die Frühgeburtenrate ist um das Dreifache erhöht. Fehlbildungen, Aborte und Totgeburten werden nicht beobachtet. Von den infizierten Kindern zeigen die meisten lediglich eine milde Verlaufsform der akuten Hepatitis B. In bis zu 90 % entwickelt sich jedoch ein chronischer Trägerstatus mit dem Risiko der erneuten horizontalen und vertikalen Übertragung und der Entstehung eines primären Leberzellkarzinoms bzw. einer Leberzirrhose. Deshalb müssen Neugeborene von HBs-Ag- und HBe-Ag-positiven Müttern sofort nach der Geburt aktiv (Virushülle) und passiv (Immunglobuline) geimpft werden.

■ **MERKE** Durch die simultane Impfung lassen sich in einem sehr hohen Prozentsatz Infektionen oder schwere Verläufe, die im späteren Leben des Kindes zu Leberzirrhose oder einem Karzinom führen können, fast vollständig vermeiden.

#### Akute Hepatitis C

Da die akute HCV-Infektion wegen der Symptomarmut meist nicht bemerkt wird, gibt es keine systematischen Untersuchungen. Angenommen wird analog zur Hepatitis-B-Infektion eine erhöhte Frühgeburtenrate. Ansonsten scheint die Entwicklung des Kindes während der Schwangerschaft nicht negativ beeinflusst zu werden. Auch **die Gefährdung des Kindes durch eine vertikale Transmission wird, entsprechend der Erfahrungen bei einer chronischen Hepatitis C (etwa 6 %), als sehr gering eingeschätzt.** Besonders hoch ist sie nur bei Müttern, die gleichzeitig HIV positiv sind und bei Müttern mit einer hohen Virusreplikation. Die Übertragung der anti-HCV-Antikörper von der Mutter auf das Neugeborene erfolgt transplazentar. Nach den bisherigen Daten verläuft die Infektion des Neugeborenen dann weiter chronisch und inapparent.

#### Akute Hepatitis D

Es besteht ein potenzielles Risiko für eine vertikale Transmission. Bisher wurden jedoch nur in Einzelfällen Infektionen des Kindes nachgewiesen.

#### Akute Hepatitis E

Über eine erhöhte Abortrate im Vergleich zu anderen akuten Hepatitiden wurde berichtet. Eine vertikale Übertragung scheint – nicht unwidersprochen – möglich zu sein. Es werden für den Fall der Übertragung letale Folgen für das Neugeborene diskutiert.

#### Chronische Hepatitis B, C

Die Komplikationen einer chronischen Hepatitis B oder C für das Kind entsprechen einander: erhöhte Frühgeburtenrate, erhöhte perinatale Morbidität und Mortalität.

**Vertikale Transmission bei chronischer Hepatitis B:** Die Transmissionsrate ist abhängig von der Höhe der Viruslast und kann trotz adäquat durchgeführter aktiv-passiver Impfung zur Infektion des Neugeborenen führen. Bei einer HBV-Viruslast $< 10^5$ IU/ml ist nach derzeitiger Datenlage eine Infektion des Kindes eher unwahrscheinlich. Jedoch kann die vertikale Transmission bei einer HBV-Viruslast $> 10^7$–$10^8$ IU/ml bis zu 32 % betragen. Aus diesem Grunde wird zur Senkung der Viruslast zunehmend eine antivirale Therapie im 2. und 3. Trimenon der Schwangerschaft mit Telbivudin oder Lamivudin diskutiert.

**Vertikale Transmission bei chronischer Hepatitis C:** Eine vertikale Transmission kann auftreten, ist aber mit 1–6 % gering. Bei anti-HCV-positiven Frauen ist die Übertragungsrate etwa 2 %, bei Schwangeren mit Virämie (HCV-RNA positiv) etwa 4,5 %. Nur bei gleichzeitiger Infektion mit HIV besteht ein hohes Übertragungsrisiko von etwa 36 %. Bei Zwillingen ist das zweitgeborene Kind häufiger infiziert als das Erstgeborene.



#### Leberzirrhose

Die Frühgeburtenrate ist etwa um den Faktor drei erhöht. Es besteht wie bei allen anderen Hepatitisinfektionen die Gefahr der vertikalen Transmission, des chronischen Trägerstatus, die Gefahr der Entwicklung eine Leberzirrhose bzw. eines Leberkarzinoms im späteren Leben. Bei einer dekompensierten Leberzirrhose ist die Komplikationsrate hoch. Die Abortrate beträgt bis zu 20 %, die Frühgeburtenrate bis zu 30 %, die Rate der Totgeburten bis zu 40 %.

#### Intrahepatische Schwangerschaftscholestase (Idiopathischer Schwangerschaftsikterus)

Die kindliche Prognose hängt von der Frühgeburtenrate ab, die im Mittel 20 % (12–36 %) beträgt. Dementsprechend ist auch die perinatale Mortalität um bis zu 10 % erhöht. Der Geburtstermin liegt im Mittel zwischen der 36. und 38. SSW. In bis zu 2 % kann es zum intrauterinen Fruchttod kommen.

#### Hypertonie in der Schwangerschaft mit Leberbeteiligung

Die Prognose des Kindes hängt vom Schweregrad der Erkrankung der Mutter ab und damit vom Grad der Frühgeburtlichkeit und der Retardierung. Bei akuten Situationen der Mutter wie z. B. bei Eklampsie oder einem akut sich verschlechternden HELLP-Syndrom besteht die Gefahr eines intrauterinen Fruchttodes sowie einer zum Teil hohen perinatalen Morbidität und Mortalität (▶ Kap. 10.3).

#### Akute Schwangerschaftsfettleber

Dieses schwere und seltene Krankheitsbild endet meist nicht nur für die Mutter mit dem Tod, sondern auch mit einem intrauterinen Fruchttod.

### 14.3.5 Prävention

#### Akute/chronische Hepatitis

##### Allgemeine Maßnahmen

Direkter Kontakt mit Blut oder Körperflüssigkeiten kann **bei allen Hepatitisarten** zur Infektion führen. Deshalb sind folgende Präventivmaßnahmen sinnvoll:

- Vermeidung von direktem Blutkontakt. Das gilt besonders für medizinisches Personal. Die Transfusionen können heute als weitestgehend sicher gelten.
- Bei Drogenabhängigen Vermeidung von gebrauchten Spritzen und Nadeln, deren Blutreste infiziert sein können.
- Beim Geschlechtsverkehr Kondome verwenden.

**Hepatitis A und E:** Sie werden vor allem durch Schmierinfektionen übertragen. Besonders in Ländern mit schlechten hygienischen Bedingungen ist auf folgendes zu achten:

- nur abgekochtes Trinkwasser verwenden, bzw. Getränke bevorzugt aus versiegelten, fest verschlossenen Dosen oder Flaschen benutzen,
- Verzicht auf Eiswürfel,
- Schälen von Obst und Gemüse, Verzicht auf Salat,
- regelmäßiges Händewaschen.

**Impfung:** Bei Hepatitis A und B ist Impfung die beste Prävention. Man ist gleichzeitig auch gegen Hepatitis-D immun. Gegen Hepatitis C und E gibt es keine Impfung.

**Hepatitis E:** Da Schwangere in Einzelfällen zu besonders problematischen Verläufen neigen, muss ihnen unbedingt von Reisen in Risikogebiete (vor allem Asien) abgeraten werden.

**Leberzirrhose:** Zur Prävention ist die Reduktion von Risikofaktoren wichtig: Alkohol, hepatotoxische Medikamente, Vermeidung von hepatotoxischen Virusinfekten.

##### Schwangerschaftsspezifische Lebererkrankungen

Für die drei schwangerschaftsspezifischen Lebererkrankungen (intrahepatische Schwangerschaftscholestase, hypertone Komplikationen mit Leberbeteiligung, akute Schwangerschaftsfettleber) sind keine spezifischen Präventionsmaßnahmen bekannt.

### 14.3.6 Betreuung der Schwangeren

#### Akute Hepatitis A, B, C, D, E

Akute Hepatitiden treffen Schwangere genau so häufig wie die Allgemeinbevölkerung. Auch die Symptome sind identisch unabhängig davon um welchen Typ es sich handelt. Das Prodromalstadium, das etwa eine Woche dauert ist gekennzeichnet durch Müdigkeit, Abgeschlagenheit, Appetitlosigkeit, Übelkeit und Ekel vor Speisen, häufig auch durch uncharakteristische Schmerzen im rechten Oberbauch (Leberkapselschmerz). In etwa 30 % kommt es dann zum Ikterus und zum acholischen Stuhl, gekoppelt mit einem bierbraunen Urin und starkem Juckreiz. Bettruhe ist meist nicht notwendig. Eine stationäre Aufnahme muss nur bei einem fulminanten Verlauf erfolgen. Dies betrifft in aller Regel fast ausnahmslos die Hepatitis E. Es können in bis zu 20 %, meist nur in der Schwangerschaft, lebensbedrohliche fulminante Verläufe auftreten.

Die Hepatitis C verläuft in der Akutphase häufig so symptomarm (bis zu 85 %) oder sogar symptomlos, dass die Diagnose meist nicht gestellt wird. Eine Isolierung ist nicht notwendig. Patienten mit einer akuten Hepatitis A oder E sollten eine eigene Toilette benutzen.

Die Betreuung der Schwangeren ist in erster Linie eine internistische. Sie besteht in einer regelmäßigen Überwachung der Leberwerte einschließlich der Gerinnung sowie der Infektiosität wegen der Gefahr der vertikalen Übertragung. Von geburtshilflicher Seite sollte die Schwangerschaft unter kindlichen Gesichtspunkten als Risikoschwangerschaft eingestuft werden, da die Frühgeburtenrate und die perinatale Mortalität erhöht sind.

**Vertikale Transmission:** Bei Hepatitis B und C besteht die Gefahr einer vertikalen Transmission.

**Geburt**

**Hepatitis B:** Eine Spontangeburt kann angestrebt werden, wenn innerhalb von 24 Stunden eine aktive und passive Impfung erfolgt. Nur bei extrem hoher Replikation (hohe Werte von HBV-DNA) kann gelegentlich eine primäre Sectio zur Reduktion der übertragbaren Viruslast diskutiert werden.

**Hepatitis C:** Eine Spontangeburt ist anzustreben, s. chronische Hepatitis.

**Stillen:** s. chronische Hepatitis

### Chronische Hepatitis B, C

**Hepatitis B**

Sie verläuft in der Schwangerschaft meist asymptomatisch. Gelegentlich können die Leberwerte erhöht sein. Etwa 0,2–2 % der Schwangeren sind in westeuropäischen Ländern infiziert. In verschiedenen, besonders in türkischen und asiatischen Bevölkerungsschichten ist sie weit verbreitet und viel höher, da HBs-Antigen-Träger häufig unbekannt sind. Das Risiko einer Infektion des Kindes ist hoch (bis zu 90 %). Aus all diesen Gründen **wurde für die Schwangerschaft in den Mutterschaftsrichtlinien ein generelles HBs-Antigenscreening nach der 32. SSW, möglichst nahe am Termin, festgelegt. Das Ergebnis dieser Untersuchung muss in den Mutterpass eingetragen werden.**

**CAVE Neugeborene von HBs-Ag- und HBe-Ag-positiven Müttern müssen sofort nach der Geburt eine aktive und passive Immunisierung erhalten.**

Bei Schwangeren, die am Termin ohne dokumentierten HBs-Ag-Status zur Aufnahme in die Entbindungsklinik kommen, **muss die HBs-Ag-Bestimmung innerhalb von 12 Stunden durchgeführt werden.** Sollte dies nicht möglich sein, z. B. am Wochenende oder an Feiertagen, so ist nach den STIKO-Empfehlungen bei allen Neugeborenen von Müttern mit unbekanntem HBs-Antigen-Status in den ersten 12 Lebensstunden eine Hepatitis-B-Impfung durchzuführen. Die Mutter sollte dann auf eine HBs-Antigenämie getestet werden. Bei positivem Ergebnis sollte das Neugeborene innerhalb der ersten 7 Lebenstage Immunglobulin erhalten. Die zweite aktive Impfung muss dann in der 4. Lebenswoche und die dritte im 3.–4. Lebensmonat durchgeführt werden. Nach Abschluss der Grundimmunisierung der Neugeborenen ist eine serologische Kontrolle erforderlich.

Eine Impfung mit den Totimpfstoffen gegen Hepatitis A und Hepatitis B stellt in der Schwangerschaft keine Kontraindikation mehr dar. Allerdings sollte eine Impfung aus psychischen Gründen möglichst nicht im 1. Trimenon durchgeführt werden, da ein Abort fälschlicherweise mit der Impfung in Zusammenhang gebracht werden könnte. Grundsätzlich jedoch gilt die Prämisse, dass alle Impfungen, wenn möglich, außerhalb der Gravidität erfolgen sollten.

Bisher ist man davon ausgegangen, dass HBs negative Mütter HBV peripartal nicht übertragen. Jüngere Untersuchungen zeigen jedoch, dass eine Infektion des Kindes möglich ist, wenn bei HBs-Antigen-Negativität Antikörper gegen das Kernprotein Anti-HBc nachweisbar sind. Es stellt sich deshalb die Frage, ob es in Zukunft nicht sinnvoll ist in der Schwangerschaft neben dem HBs-Antigen auch auf Anti-HBc zu testen.

**Betreuung:** Die Betreuung der Hepatitis wird von einem Internisten durchgeführt. Sie beinhaltet die regelmäßige Kontrolle der Leberwerte, der Gerinnung, von HBs-Antigen, HBe-Antigen, Anti-HBc und ggf. von HBV-DNA, um die Viruslast beurteilen zu können.

Da bekannt ist, dass bei sehr hoher Viruslast trotz einer aktiv/passiven Impfung innerhalb der ersten 12 Stunden post partum, in bis zu 32 % eine Infektion des Kindes auftreten kann, muss in solchen Fällen diskutiert werden, ob nicht eine maternale antivirale Therapie zur Reduktion der Viruslast sinnvoll ist. Alternativ steht unter einer solchen speziellen Konstellation auch eine primäre Sectio zur Diskussion. Aus geburtshilflicher Sicht handelt es sich wegen der erhöhten Frühgeburtlichkeit um eine Risikoschwangerschaft.

**Amniozentese:** Das Risiko für eine intrauterine Infektion scheint gering zu sein, jedoch ist ein Restrisiko bei hoher Viruslast nicht auszuschließen. In einem solchen Fall kommt ggf. vorher eine antivirale Therapie in Betracht.

**Entbindung:** Bis auf die eben genannte Ausnahme einer sehr hohen Viruslast ist eine Spontangeburt anzustreben, wenn eine aktiv/passive Impfung innerhalb von 12 Stunden post partum durchgeführt werden kann. Wenn möglich sollte auf Mikroblutuntersuchungen verzichtet werden.

**Stillen:** Die Kinder können gestillt werden wenn eine aktive/passive Immunisierung des Neugeborenen durchgeführt wurde.

#### Hepatitis C

Da der Verlauf der chronischen Hepatitis C von der Schwangerschaft unbeeinflusst bleibt und auch die Schwangerschaft und kindliche Entwicklung nicht negativ beeinflusst werden, sind keine besonderen internistischen und geburtshilflichen Überwachungsmaßnahmen notwendig.

Da die Prävalenz < 1 % ist und die Übertragung auf das Kind gering ist, wird ein generelles Screening derzeit nicht durchgeführt. Eine vertikale Transmission kann auftreten, ist aber mit 1–6 % gering.

**Entbindung:** Eine Spontangeburt ist anzustreben. Eine primäre Sectio ist nicht in der Lage die sowieso schon niedrige Transmissionsrate zu senken. Nur bei Schwangeren mit einer HIV-HCV-Koinfektion sollte wegen der hohen Transmissionsrate eine primäre Sectio erfolgen.

**Stillen:** Die Kinder können gestillt werden. Das Transmissionsrisiko ist zwar theoretisch vorhanden, bisher wurde jedoch durch Stillen keine Infektion nachgewiesen. Die deutsche Nationale Stillkommission rät deshalb zum Stillen nach vorheriger Aufklärung der Mutter über das theoretische Risiko.

### Hygienische Vorsichtsmaßnahmen bei der Entbindung

Ist eine akute Erkrankung bekannt oder ist die Patientin HBs-, HBe-Antigen oder Anti-HCV positiv, so ist die Entbindung wie bei allen infektiösen Erkrankungen durchzuführen. Alle Mitarbeiter, die mit der Patientin in Berührung kommen, müssen ständig Handschuhe und Masken während der Entbindung tragen. Blut und sonstige Ausscheidungen müssen mit Desinfektionslösungen entfernt werden. Grundsätzlich sind dabei Handschuhe und wegwerfbare Kleidung zu tragen. Das Gebrauchsmaterial muss entweder dampfsterilisiert oder verbrannt werden. Wegwerfmaterialien müssen gesondert gesammelt und speziell verpackt werden. Für das Nabelschnurblut gelten in Bezug auf die Infektiosität gleiche Kriterien wie für das mütterliche Blut. Dies gilt auch für die Plazenta, die hochinfektiös ist und verbrannt werden muss. Wenn das Kind das erste Mal gewaschen wird, sind Handschuhe zu tragen.

### Leberzirrhose

**Kompensierte Leberzirrhose:** Kurzfristige Kontrollen der Leberwerte, einschließlich der Gerinnung, sind zusätzlich zu den normalen Untersuchungen notwendig, um eine eventuelle Dekompensation frühzeitig zu erkennen.

**Dekompensierte Leberzirrhose:** Bei portaler Hypertension, Ösophagusvarizen und Aszites muss wegen des hohen Risikopotenzials für Mutter und Kind eine Abruptio diskutiert werden. Ansonsten richtet sich die Betreuung der Schwangeren in enger Kooperation mit den Internisten nach dem Grad der Dekompensation.

#### Schwangerschaftspezifische Lebererkrankungen

##### Intrahepatische Schwangerschaftscholestase

**Unbedingt** kontrolliert werden müssen die Gerinnungsfaktoren, besonders der **INR-Wert**, da die Vitamin-K-abhängigen Gerinnungsfaktoren abfallen können. Bei einem Quick-Wert unter 60 %, das entspricht etwa einem INR < 1.3, sollte Vitamin K verabreicht werden, um einer erhöhten Blutungsgefahr intra und post partum besonders bei operativen Entbindungsverfahren zu entgegnen.

##### Hypertonie in der Schwangerschaft mit Leberbeteiligung

Je nach der Schwere der Erkrankung handelt es sich um eine Risiko- bzw. Hochrisikogravidität. Daran haben sich die Untersuchungsabstände und die klinischen Maßnahmen zu richten. In den allermeisten Fällen ist eine stationäre Aufnahme notwendig (▸ Kap. 10.3).

Die klinisch-chemischen Veränderungen sind in der Mehrzahl der Fälle nur leicht ausgeprägt. Die Aminotransferasen (SGOT, SGPT) sind leicht erhöht, ebenfalls die γ-Glutamyltransferase (γ-GT). Die alkalische Phosphatase (AP) kann in der Schwangerschaft meist normal oder erhöht sein. Die sensibelsten Parameter sind die von der Leberfunktion abhängigen und damit durch die verminderte Durchblutung induzierten Veränderungen der **Gerinnungsfaktoren.** Die Synthese kann eingeschränkt sein. In schweren Fällen entwickelt sich eine Verbrauchskoagulopathie. Wichtigste klinische Verlaufsparameter sind der Abfall der Thrombozyten und des Fibrinogens bzw. der Nachweis von Spaltprodukten.

Nur in etwa 10 % der Fälle kommt es zu einem **Ikterus**, der bis auf wenige Ausnahmen nur leicht ausgeprägt ist (Bilirubinanstiege über 3 mg % sind sehr selten). In aller Regel ist er bedingt durch eine Hämolyse infolge der disseminierten intravaskulären Gerinnung.

Das **HELLP-Syndrom** (H = Hämolyse, EL = erhöhte Leberwerte, LP = erniedrigte Thrombozyten) ist eine Form der hypertonen Komplikation, die besonders die Leberfunktion beeinträchtigt und zusätzlich mit einer Hämolyse verbunden ist (▸ Kap. 10.3). Es handelt sich um eine schwere Verlaufsform der Schwangerschaftshypertonie, die oft mit nur geringen Erhöhungen des Blutdrucks einhergeht. Eine baldige Entbindung ist aus mütterlicher und kindlicher Sicht indiziert. Die häufigste Fehldiagnose ist hierbei die der Hepatitis.

##### Akute Schwangerschaftsfettleber

Dieses akute und sehr schwere Krankheitsbild muss unter intensivmedizinischen Bedingungen begleitet werden.

### 14.3.7 Therapie

Für die Schwangerschaftscholestase ist Ursodeoxycholsäure (UDCA, Ursodiol) die medikamentöse Therapie der Wahl, die nachweislich den Pruritus verringert und die Gallensäuren senkt. Dabei handelt es sich um eine Off-Label-Verwendung, worüber die Patientin auch informiert werden muss. Colestyramin ist gegenüber UDCA unterlegen (Haslinger, Gonser 2015; Joutsiniemi et al. 2015; Geenes, Williamson 2015).

Für die Behandlung der Hepatitis B wird Lamivudin gut vertragen und es ist bei Verwendung im 3. Trimenon nicht mit einer Erhöhung fetaler Schädigung assoziiert (van der Woude et al. 2014). Für Telbivudin (Piratvisuth et al. 2016) bzw. Tenofovir (Brown et al. 2016) existieren günstige Daten. Ribavirin ist – bereits 6 Monate vor Konzeption – kontraindiziert, da Tierversuche teratogene Wirkungen gezeigt haben (van der Woude et al. 2014). Die bislang publizierten vorläufigen Daten des Ribavirin Pregnancy Registry (Roberts et al. 2010) ließen zwar kein Signal für Teratogenität erkennen, sind aber für eine Bewertung noch deutlich unzureichend.

14

Ob bzw. inwieweit die zur Behandlung der HCV-Infektionen zur Verfügung stehenden antiviralen Mittel für die Anwendung in der Schwangerschaft sicher sind, ist bislang unklar. (Toussaint-Miller, Andres 2015; Jhaveri, Swamy 2014).

### Zusammenfassung

- Zur Beurteilung der Leberfunktion sind die graviditätsbedingten Veränderungen der Laborparameter wichtig.
- Man unterscheidet Allgemeinerkrankungen, die auch außerhalb der Schwangerschaft auftreten, von den sog. schwangerschaftsspezifischen Lebererkrankungen.
- Wichtigste allgemeine Lebererkrankungen sind die Hepatitiden.
- Schwangerschaftsspezifische Lebererkrankungen sind: Intrahepatische Schwangerschaftscholestase, Hypertonie mit Leberbeteiligung (Präeklampsie, Eklampsie, HELLP-Syndrom), akute Schwangerschaftsfettleber.
- Die wichtigsten klinischen Leitsymptome aller Lebererkrankungen sind: Ikterus, Pruritus, acholischer Stuhl, Steatorrhö.
- **Diagnostik:**
  - **Stufe 1:** Leberwerte, Gerinnung, Eiweiß, Cholesterin, Triglyceride, Glucose, Ferritin, HBs-Antigen, Anti-HCV, Medikamente, Drogenanamnese, Ultraschall,
  - **Stufe 2:** Autoimmundiagnostik,
  - **Stufe 3:** molekulare, invasive Diagnostik.
- **Akute Hepatitis A und E:** Sie werden fäkal-oral übertragen. Während die Hepatitis-A-Erkrankung für die Schwangerschaft und das Kind keine wesentlichen Probleme beinhaltet, kann die in Europa sehr seltene Hepatitis E mit schweren Verläufen bis zu tödlichen Komplikationen für Mutter und Kind vergesellschaftet sein. Die Therapie ist symptomatisch. Im Unterschied zur Impfung gegen Hepatitis A gibt es keine Impfung, die vor Hepatitis E schützt.
- **Akute Hepatitis B:** Übertragung: Parenteral durch Blut und Blutprodukte, Geschlechtsverkehr, selten durch Sputum. Verlauf: Wie außerhalb der Schwangerschaft meist symptomarm. Schwere Verläufe sind selten. Das Kind ist durch eine dreifach erhöhte Frühgeburtenrate gefährdet. Die vertikale Transmission steigt mit dem Schwangerschaftsalter von 10 % im 1. Trimenon bis zu 90 % im 2. und 3. Trimenon an. Präventiv muss das Kind aktiv und passiv innerhalb von 12 h post partum geimpft werden.
- **Akute Hepatitis C:** Übertragung: Parenteral durch Blut und Blutprodukte (besonders Drogenszene), sexuelle Übertragung selten (2–5 %). Die akute Infektion wird meist nicht erkannt. ⅔ der Erkrankungen verlaufen symptomlos. Der Verlauf wird durch die Schwangerschaft nicht beeinflusst. Die vertikale Transmission wird entsprechend der chronischen Infektion als gering angesehen (1–6 %). Stillen ist erlaubt nach Aufklärung eines zu vernachlässigenden Restrisikos. Für das Kind wird eine erhöhte Frühgeburtenrate angenommen. Aussagekräftige Zahlen gibt es nicht.
- **Akute Hepatitis D:** Sie kommt nur in Verbindung mit einer Hepatitis B vor.

- **Chronische Hepatitis B:** Es gibt wenige Berichte in Verbindung mit der Schwangerschaft. Die Gravidität hat keinen Einfluss auf die Aktivität und die Leberfunktion. Die Frühgeburtenrate, die perinatale Morbidität und Mortalität sind erhöht. Die vertikale Transmission ist abhängig von der Viruslast, $<10^5$ IU/ml unwahrscheinlich, $>10^7$–$10^8$ IU/ml bis zu 32 %. Zur Senkung einer hohen Viruslast ist eine antivirale Therapie mit Telbivudin oder Lamivudin im 2. und 3. Trimenon zu diskutieren. Die Entbindung kann spontan verlaufen. Stillen ist möglich. Eine aktive und passive Immunisierung ist beim Neugeborenen innerhalb von 12 h durchzuführen.
- **Chronische Hepatitis C:** Der Verlauf wird durch die Schwangerschaft nicht negativ beeinflusst. Das Kind ist durch Frühgeburtlichkeit, erhöhte perinatale Morbidität und Mortalität gefährdet. Die vertikale Transmission ist mit 1–6 % gering. Stillen wird empfohlen, nach Aufklärung eines theoretischen Restrisikos für eine Infektion. Interferon alpha ist wegen potenzieller Nebenwirkungen und Ribavirin wegen Teratogenität in der Schwangerschaft kontraindiziert. Es gibt keine Impfung.
- **Leberzirrhose:** Wegen der verminderten Fertilität und weil die Patientinnen meist schon älter sind ist das Zusammentreffen mit einer Gravidität selten. Im kompensierten Stadium verläuft die Schwangerschaft normal. Die Frügeburtenrate ist 3-fach erhöht.
- Das dekompensierte Stadium hat eine schlechte Prognose für Mutter und Kind.
- **Intrahepatische Schwangerschaftscholestase:** Die Inzidenz ist im 1. Trimenon 10 % im zweiten 26 % und im dritten 64 %. Das führende Symptom ist ein intensiver Pruritus am Stamm oder den Extremitäten, mit oder ohne Ikterus. Die Leberwerte sind erhöht, insbesondere Bilirubin, CA, CDCA. Die Prognose ist gut. Die Symptome bilden sich nach der Geburt zurück. Die Prognose des Kindes hängt von der Frühgeburtenrate ab (etwa 20 %).Die IUFT-Häufigkeit beträgt bis zu 2 %. Zur Therapie stehen Colestyramin und Ursodeoxycholsäure zur Verfügung.
- **Hypertonie mit Leberbeteiligung:** Die Prognose für Mutter und Kind hängt vom Schweregrad der Hypertonie und der Funktionseinschränkung der Leber ab.
- **Akute Schwangerschaftsfettleber:** Dieses sehr seltene und akut auftretende leberdystrophische Krankheitsbild endet meist tödlich für Mutter und Kind. Die Ursache ist unbekannt.

14

## Literatur

Berg T. Diagnostik bei erhöhten Leberwerten. Gastroenterologe, 4: 557–552, 2009. doi: 10.1007/s11377-009-0340-0

Briese V. Erkrankungen in der Schwangerschaft – Teil 2: Hepatitis C und Schwangerschaft. Gyn, 14: 284–288, 2009

Brown RS Jr, McMahon BJ, Lok AS et al. Antiviral therapy in chronic hepatitis B viral infection during pregnancy: A systematic review and meta-analysis. Hepatology, 63(1): 319–33, 2016

Cornberg M, Protzer U et al. Aktualisierung der S3-Leitlinie zur Prophylaxe, Diagnostik und Therapie der Hepatitis-B-Virusinfektion. AWMF-Register Nr. 021/011 (Stand: 2011). Gastroenterol, 49:871–930, 2011. www.awmf.org/uploads/tx_szleitlinien/021-011l_S3_Hepatitis_B_Virusinfektionen_Prophylaxe_Diagnostik_Therapie_2011-abgelaufen.pdf (Zugriff: 24.08.2016, wird zurzeit überprüft)

Deutsche Gesellschaft für Verdauungs- und Stoffwechselkrankheiten. 3+ IDA-Leitlinie Prophylaxe, Diagnostik und Therapie der Hepatitis-C-Virus (HCV)-Infektion. AWMF-Register Nr. 021/012 (Stand: 09/2009). www.awmf.org/uploads/tx_szleitlinien/021-012l_S3_Hepatitis-C-Virus_HCV-Infektion_abgelaufen-mit-a_2015-02.pdf (Zugriff: 24.08.2016, wird zurzeit überprüft)

Geenes V, Williamson C. Liver disease in pregnancy. Best Pract Res Clin Obstet Gynaecol, 29(5): 612–24, 2015

Haslinger C, Gonser M. Schwangerschaftscholestase. Gynakologe, 48: 817–827, 2015

Holtmeier J, Leuschner U. Schwangerschaftspruritus und Cholestase – was kann man tun? Gynakol Prax, 28, 413–422, 2004

Huchzermeyer H. Erkrankungen der Leber. In: Rath W, Friese K (Hrsg). Erkrankungen in der Schwangerschaft. Thieme, Stuttgart 2005

Jhaveri R, Swamy GK. Hepatitis C virus in pregnancy and early childhood: Current understanding and knowledge deficits. J Pediatric Infect Dis Soc, 3 Suppl 1: S13–8, 2014

Joutsiniemi T, Timonen S, Linden M, Suvitie P, Ekblad U. Intrahepatic cholestasis of pregnancy: observational study of the treatment with low-dose ursodeoxycholic acid. BMC Gastroenterol, 15: 92, 2015

Kupka MS, Franz M. Hepatitis und Kinderwunsch – Teil 1: Hepatitis. Gyn, 15: 329–334, 2010

Lammert F, Rath W, Matern S. Lebererkrankungen in der Schwangerschaft. Molekulare Pathogenese und interdisziplinäres Managment. Gynakologe, 37: 418–426, 2004. doi: 10.1007/s00129-004-1520-0

Lörke J, Avci A, Erhardt A, Heintges T, Häussinger D. Aktuelle Therapie der Hepatitis-C-Virus-Infektion. Dtsch Med Wochenschr, 130: 1773–1777, 2005

Neumeister B, Besenthal I, Böhm BO. Klinikleitfaden Labordiagnostik, Elsevier 2009

N. N. Hepatologie. Hepatitis D und E sind häufiger als angenommen. Dtsch Arztebl Jg, 108, Heft 33, 19. August 2011

Pan CQ, Han GR, Jiang HX, Zhao W, Cao MK, Wang CM, Yue X, Wang GJ. Telbivudine Prevents Vertical Transmission from HBeAg-Positive Women With Chronic Hepatitis B. Clin Gastroenterol Hepatol, 2012 Feb 14. [Epub ahead of print]

Piratvisuth T, Han GR, Pol S, Dong Y, Trylesinski A. Comprehensive review of telbivudine in pregnant women with chronic hepatitis B. World J Hepatol, 8(9): 452–60, 2016

Polywka S, Feucht HH, Laufs R. Leitfaden zur Beratung HCV-infizierter Frauen: Teil 1-bei bestehendem Kinderwunsch oder bereits eingetretener Schwangerschaft. Gyn, 10: 93–100, 2005

Polywka S, Feucht HH, Laufs R. Leitfaden zur Beratung HCV-infizierter Frauen: Teil 2 – Empfehlungen zum Entbindungsmodus, Stillen sowie Nachuntersuchung der Kinder. Gyn, 10: 198–204, 2005

Riely CA. Liver Disease in the Pregnant Patient. Am j gastroenteroAJG, 94(7): 1728–32, 1999

Roberts SS, Miller RK, Jones JK, Lindsay KL, Greene MF, Maddrey WC, Williams IT, Liu J, Spiegel RJ. The Ribavirin Pregnancy Registry: Findings after 5 years of enrollment, 2003–2009. Birth Defects Res A Clin Mol Teratol, 88(7): 551–9, 2010

Rossol S. Hepatitisinfektionen der Schwangeren. In: Friese K, Kachel W (Hrsg). Infektionserkrankungen der Schwangeren und des Neugeborenen. 118–135, 2. Aufl., Springer, Heidelberg 1998

Toussaint-Miller KA, Andres J. Treatment considerations for unique patient populations with HCV genotype 1 infection. Ann Pharmacother, 49(9): 1015–30, 2015

Trauer M, Fickert P, Pertl B. Schwangerschaftsspezifische Lebererkrankungen. Dtsch Arztebl Jg, 101(50), 10. Dezember 2004.

van der Woude CJ, Metselaar HJ, Danese S. Management of gastrointestinal and liver diseases during pregnancy. Gut, 63(6): 1014–23, 2014

Walz A, Wirth S, Hucke J, Gerner P. Vertical transmission of hepatitis B virus (HBV) from mothers negative for HBV surface antigen and positive for antibody to HBV core antigen. J Infect Dis, 200: 1227–31, 2009

Wiseman E, Fraser MA, Holden S, Glass A, Kidson BL, Heron LG, Maley MW, Ayres A, Locarnini SA, Levy MT. Perinatal transmission of hepatitis B virus: An Australian experience. Med J Aust, 190(9): 489–92, 2009

Yu M, Jiang Q, Ji Y, Jiang H, Wu K, Ju L, Tang X, Wu M. The efficacy and safety of antiviral therapy with lamivudine to stop the vertical transmission of hepatitis B virus. Eur J Clin Microbiol Infect Dis, 2012 Feb 8. [Epub ahead of print]

Zygmunt M. Hepatitis und Schwangerschaft aus der Sicht des Perinatologen – eine kurze Übersicht. Geburtsh Neonatol, 207, 153–156, 2003

# 15 Erkrankungen der Schilddrüse



Schilddrüsenerkrankungen sind in einem endemischem Iodmangelgebiet wie in Deutschland sehr häufig. Dies trifft sowohl für Strumen ohne Funktionsstörungen als auch für jede andere Form von Schilddrüsenerkrankungen bei jungen Frauen im gebärfähigen Alter zu. Eine Schilddrüsenerkrankung kann sich negativ auf den Schwangerschaftsverlauf und die Entwicklung des Feten auswirken. Beinahe täglich gibt es in der Schwangerenberatung Fragen zur Schilddrüsenfunktion bzw. zu Erkrankungen und zur Therapie.

Die Schilddrüse bildet täglich durchschnittlich 80 µg $T_4$ und etwa 50 µg $T_3$. Sie werden gespeichert und bei Bedarf an das Blut abgegeben.

Unter dem Gesichtspunkt der Schwangerschaft ist hervorzuheben, dass Iod und die Schilddrüsenhormone $T_3$ und $T_4$ eine zentrale Bedeutung für die Entwicklung in utero und ganz besonders für die Entwicklung des Gehirns haben.

## 15.1 Klassifizierung der Schilddrüsenerkrankungen

Von der Großzahl der Erkrankungen der Schilddrüse sind für die Schwangerschaft nur relativ wenige relevant. Schilddrüsenerkrankungen können sich in morphologischen als auch funktionellen Änderungen äußern.

■ MERKE Für die Schwangerschaft relevant ist die Struma.

Man unterscheidet:

- Vergrößerungen der Schilddrüse (**Struma, Schilddrüsenautonomien**): Autonomien kommen bei jungen Frauen im fertilen Alter relativ selten vor. Sie entstehen meist erst ab dem 40. Lebensjahr.
- **Entzündungen:** Man unterscheidet:
  - Akute, eitrige Thyreoiditis: Es ist eine Infektion durch Bakterien, Pilze und Parasiten. Sie kann auch iatrogen ausgelöst werden durch Zytologie, Radioiod- und Strahlentherapie oder nach Operationen und ist sehr selten.
  - Subakute, nichteitrige Thyreoiditis (Thyreoiditis de Quervain): Möglicherweise entsteht sie als Folge eines Virusinfektes (z. B. Coxsackie-, Adeno-, Echoviren). Sie tritt meist in den Sommermonaten auf und heilt spontan ab.
  - Chronische Thyreoiditis: Es ist eine über Jahre verlaufende Erkrankung, die das Gewebe der Schilddrüse mit Ausnahme der Postpartum-Thyreoiditis partiell oder ganz zerstört.
  - Hashimoto-Thyreoiditis (Autoimmunerkrankung).
  - Basedow-Thyreoiditis (Morbus Basedow) (Autoimmunerkrankung).

  - Postpartum-Thyreoiditis (Autoimmunerkrankung).
  - Chronische parathyreoidale Thyreoiditis (sog. eisenharte Riedel-Struma): Sie ist äußerst selten, die Genese ist unbekannt.
  - Chronisch spezifische Thyreoiditis: Sie steht im Zusammenhang mit anderen Erkrankungen, z. B. Tuberkulose oder Sarkoidose.
- Neoplasien (benigne oder maligne). Sie sind für die Schwangerschaft nicht relevant.

**MERKE** Für die Schwangerschaft relevant sind die Autoimmunerkrankungen: Basedow-, Hashimoto- und Postpartum-Thyreoiditis.
Die Funktion der Schilddrüse kann euthyreot, hypothyreot und hyperthyreot sein.

## 15.2 Physiologische Veränderungen während der Schwangerschaft

In der Schwangerschaft kommt es häufig zu einer adaptiven Vergrößerung der Schilddrüse. Dies ist nicht Ausdruck einer hyperthyreoten Stoffwechselsituation, sondern als euthyreote Adaptation an die veränderten Stoffwechselbedingungen zu sehen.

Die veränderte Stoffwechselbedingung wird hervorgerufen durch

- einen vergrößerten Iodverteilungsraum durch Hämodilution, mütterliche Zellvermehrung sowie Mitversorgung der fetoplazentaren Einheit,
- erhöhte renale Verluste durch die gesteigerte Nierendurchblutung,
- östrogenbedingte Zunahme des thyroxinbindenden Globulins (TBG, o Abb. 15.1),
- erhöhten Umsatz von $T_3$ und $T_4$ durch die deiodierende Plazentaaktivität (im Gegensatz zum mütterlichen Gewebe, das $T_4$ zum aktiven $T_3$ umwandelt, entsteht durch die plazentare Konversion ein inaktiver Metabolit, das sogenannte $rT_3$ (reverses $T_3$).

Bei gleichbleibendem Nahrungsiod sinkt der Plasma-Iodspiegel ab. Zudem steigen der $T_3$- und $T_4$-Bedarf durch die erhöhte Konversionsrate um etwa 10 %. Gegenregulatorisch erhöht die Schilddrüse ihren Iodidkonzentrationsmechanismus, um Iod für die Hormonsynthese zu akkumulieren. Der Ioddurchsatz steigt an. Der relative Iodmangel ist sicherlich der wesentliche Faktor für die adaptive Veränderung der Schilddrüsenfunktion und die Hyperplasie. Dazu kommen der erhöhte $T_3$- und $T_4$-Bedarf durch die gesteigerte Konversionsrate und trophische plazentabedingte Faktoren durch hCG (human chorionic gonadotropin) und HPL (human placenta lactogen).

Die freien, also aktiven Hormonanteile im Serum bleiben in der Schwangerschaft gleich oder haben tiefnormale Werte, obwohl die messbaren Gesamtspiegel der Schilddrüsenhormone deutlich ansteigen. $T_4$ wird etwa verdoppelt. Der $T_3$-Anstieg ist etwas geringer. Diese Erhöhung findet im 1. Schwangerschaftsdrittel statt. Im 2. und 3. Trimenon verändern sich die Konzentrationen nicht wesentlich, fallen postpartal deutlich ab und erreichen nach 4–6 Wochen wieder prägravide Werte.

**MERKE** Der Bedarf an Schilddrüsenhormonen steigt in der Schwangerschaft, die Schilddrüse reagiert darauf mit einer adaptativen Hyperplasie. Besteht zusätzlich ein Iodmangel, so kommt es in der Regel zur Verschlimmerung einer bestehenden Struma oder zur Manifestation einer solchen.

## 15.3 Fetale Schilddrüsenfunktion und Schilddrüsenentwicklung

Die Differenzierung der Schilddrüse beginnt etwa in der 3.–5. Schwangerschaftswoche. Ab der 10.–12. Schwangerschaftswoche speichert die fetale Schilddrüse Iodid, ab der 17.–19. Woche kommt es zu einem Anstieg von fetalem TSH, gefolgt von einer langsamen stetigen $T_4$-

Erhöhung bis zur Geburt. $T_3$ bleibt bis zur 30. Schwangerschaftswoche sehr niedrig und steigt erst dann langsam bis zur Geburt an. Während beim fetalen $T_4$ etwa ab der 30. Woche Werte wie bei der Mutter erreicht werden, besteht während der gesamten Gravidität ein großes Konzentrationsgefälle zwischen Mutter und Fetus für $T_3$.

Für therapeutische und diagnostische Überlegungen ist wichtig, dass sich die fetale Schilddrüse und das hypothalamisch-hypophysäre-thyreoidale Regulationssystem autonom und völlig unabhängig von mütterlichen Schilddrüsenhormonen entwickeln.

## 15.3.1 Plazentagängigkeit der Schilddrüsenhormone

Die Plazenta ist für TSH in beiden Richtungen undurchlässig. Im Gegensatz dazu sind TRH (Protirelin = Thyrotropin-Releasinghormon) und Iod sowie $T_3$, $T_4$ und Schilddrüsen-Antikörper plazentagängig. Dies bedeutet, dass eine höher dosierte Iodapplikation im Milligrammbereich an die Mutter durch den transplazentaren Übertritt beim Fetus eine Blockade der Hormonsekretion, einen Iodkropf und eine primäre Hypothyreose induzieren kann. Dies gilt nicht für die allgemein empfohlene Iodprophylaxe, die im Mikrogrammbereich (μg) angesiedelt ist. Auch an die Mutter verabreichte, radioaktive Iodisotope werden in der fetalen Schilddrüse angereichert und können zu Dauerschäden führen.

■ **MERKE** Sämtliche Thyreostatika, mit denen mütterliche Hyperthyreosen behandelt werden, passieren die Plazenta. Durch hohe Dosen, die die fetale Regulationskapazität überschreiten, kann es zu kindlichen Hypothyreosen kommen.

Bei mütterlichen Schilddrüsenerkrankungen hervorgerufen durch antithyreoidale Antikörper wie sie bei der chronischen lymphozytären Thyreoiditis Hashimoto und dem idiopathischen Myxödem auftreten, kann durch den diaplazentaren Übertritt fetales Schilddrüsengewebe zerstört werden und eine primäre Hypothyreose entstehen. Umgekehrt kann sich beim Morbus Basedow durch schilddrüsenstimulierende Antikörper eine fetale bzw. neonatale Hyperthyreose entwickeln.

## 15.3.2 Fetale Gehirnentwicklung/mütterliche Schilddrüsenhormone

### Die fetale Schilddrüse

Wie oben schon beschrieben, beginnt die Entwicklung der Schilddrüse ab der 3. SSW und ist mit der 10.–12. SSW abgeschlossen. Die Hormonsynthese beginnt ab der 17.–19. SSW, die Hormonsekretion ab der 18. SSW. Erst mit zunehmender Ausreifung der Hypothalamus-Hypophysen-Schilddrüsen-Achse in der zweiten Schwangerschaftshälfte ist die fetale Schilddrüse in der Lage, ausreichend Schilddrüsenhormone zu produzieren. In der ersten Schwangerschaftshälfte, insbesondere im 1. Trimenon, ist die fetale Schilddrüsenhormonversorgung völlig auf die Mutter angewiesen. Die Gehirnentwicklung und -reifung hängen entscheidend von der Schilddrüsenhormonversorgung des Kindes ab. Schätzungsweise 20–50 % der fetalen Serumkonzentration an Schilddrüsenhormonen sind bis zum Entbindungstermin mütterlichen Ursprungs.

Obwohl $T_3$ das hormonell aktive Schilddrüsenhormon ist, ist für die fetale Gehirnentwicklung die mütterliche $T_4$-Serumspiegelkonzentration ausschlaggebend. $T_4$ kann die Blut-Hirn-Schranke und die Blut-Liquor-Schranke besser passieren als $T_3$. $T_3$ wird bei der Passage der Blut-Hirn-Schranke nahezu vollständig in den Gliazellen verstoffwechselt. Man geht heute davon aus, dass im Gehirn selbst bis zu 80 % des zur Entwicklung notwendigen $T_3$ aus der unmittelbaren Deiodierung von $T_4$ entsteht. Mit anderen Worten, wenn bei der Mutter ein Mangel an $T_4$ bei noch normalem $T_3$ vorhanden ist, so bedeutet das besonders im 1. Trimenon eine Gefährdung für die kindliche Gehirnentwicklung. Neuropsychologische Untersuchungen haben ergeben, dass bereits eine Verminderung des

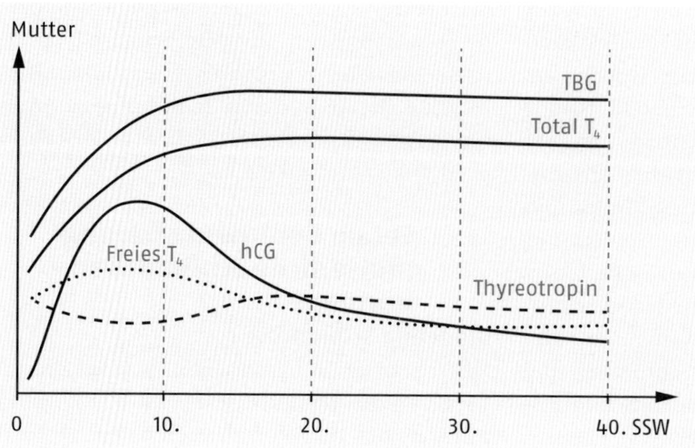


**Abb. 15.1** Verlauf der Schilddrüsenhormone und des hCG in der Schwangerschaft. Nach Burrow et al. 1994

$fT_4$-Werts bei der Mutter im unteren Normbereich mit einer deutlichen Verminderung des IQ der Kinder verbunden ist. In diesem Zusammenhang wird von einer mütterlichen Hypothyroxinämie im Unterschied zur Hypothyreose gesprochen.

**CAVE Sowohl eine mütterliche Hypothyreose als auch eine Hypothyroxinämie in der ersten Schwangerschaftshälfte geht mit einer Gefährdung der fetalen Gehirnentwicklung einher und sollte unbedingt vermieden werden.**

Bei mütterlichem Iodmangel findet man eine signifikante Senkung der fetalen intrazerebralen $T_4$-Konzentrationen zwischen der 15. und 18. SSW. Es besteht eine positive Korrelation zwischen den mütterlichen Serum-$T_4$-Konzentrationen und der fetalen intrazerebralen $T_4$-Konzentration. In gleicher Weise korreliert die mütterliche Iodausscheidung mit der fetalen intrazerebralen $T_4$-Konzentration.

## 15.4 Schilddrüsendiagnostik

Die Schilddrüsendiagnostik in der Schwangerschaft ist dadurch erschwert, dass szintigrafische Verfahren nicht zur Anwendung kommen können. Die morphologische Diagnostik beschränkt sich während der Gravidität auf den Tastbefund, die Sonografie und zytologische Untersuchungen nach Feinnadelpunktion.

**MERKE** Zur laboratoriumsmäßigen Abgrenzung der Euthyreose gegen Hyper- oder Hypothyreosen sowie zur Diagnose von Autoimmunerkrankungen werden in der Schwangerschaft folgende diagnostische Parameter bestimmt:
TSH, $fT_4$, $fT_3$, Antikörper gegen Thyroxinperoxidase (TPO-AK), Antikörper gegen den TSH-Rezeptor (TSH-RAK, TRAK, 10 % blockierend oder stimulierend 90 %).

Mit der Bestimmung von TPO- und TSH-Rezeptor-Antikörper lassen sich die unterschiedlichen Thyreopathien von Iodmangelerkrankungen abgrenzen. Dabei wird die Hashimoto-Thyreoiditis durch erhöhte TPO-Antikörper und ein Morbus Basedow durch erhöhte TSH-Rezeptor-Antikörper charakterisiert. Ergänzt wird die Abklärung durch die Sonografie.

Obwohl die Schilddrüsenparameter bei einer euthyreoten Stoffwechselsituation praktisch immer im Normbereich bleiben (Abb. 15.1), kann die Interpretation des TSH-Werts im 1. Trimenon Anlass zu einer Fehlinterpretation im Sinne einer Hyperthyreose geben, bei Frauen die tatsächlich euthyreot sind. Ursache ist der

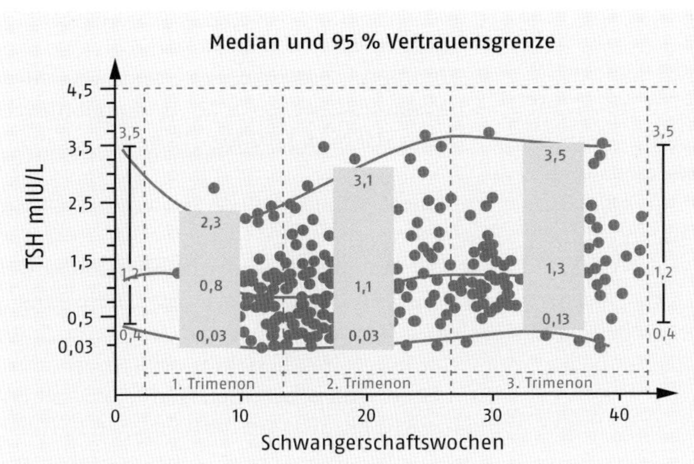


**Abb. 15.2** TSH-Verlauf in Abhängigkeit vom Schwangerschaftsalter. Nach Panesar et al. 2001

hCG-Anstieg im 1. Trimenon, der seinen höchsten Wert zwischen der 8. und 12. Schwangerschaftswoche erreicht. Die α-Kette des hCG ist identisch mit der α-Kette des TSH. Durch diese Thyreotropin ähnliche Aktivität wird die Schilddrüse zur Sekretion von $fT_4$ angeregt. Spiegelbildlich zum hCG verhält sich TSH. Es kann bis in den unterer Normbereich (0,4 mlU/l) und gelegentlich sogar in den pathologischen Bereich abfallen (Abb. 15.2).

Ein weiteres Problem ist, dass es wenige Publikationen gibt, die die TSH-Werte im Schwangerschaftsverlauf gemessen haben. Die Abb. 15.2 zeigt beispielhaft, dass die unteren Normwerte des TSH bei euthyreoten Schwangeren unter Zugrundelegung des heute gültigen Referenzbereichs (0,4–4,0 mU/l) durchaus im Hyperthyreosebereich liegen können, und die oberen Normwerte im Schwangerschaftsverlauf ansteigen, jedoch unter dem (noch?) allgemeingültigen Normwert von 4 mU/l liegen.

Die weltweite und auch in Deutschland geführte Diskussion um die Absenkung des oberen Normwerts von 4 mU/l auf 2,5 mU/l ist bisher nicht abgeschlossen. In Deutschland gibt es bisher keine verbindlichen Referenzwerte von TSH, $fT_3$ und $fT_4$ für die Schwangerschaft. Die Diagnostik richtet sich deshalb nach den Nichtschwangeren Normwerten. In der Tab. 15.1 sind die Normwerte der Schilddrüsenhormone

**Tab. 15.1** TSH-, $fT_3$- und $fT_4$-Werte bei Euthyreose sowie Veränderungen bei Hyperthyreose und Hypothyreose

| Hyperthyreose | Euthyreose | Hypothyreose |
|---|---|---|
| ↓ | TSH 0,4–4,0 (–2,5?) mU/l | ↑ |
| ↑ | $fT_3$ 3,5–9,0 pmol/l = 0,2–0,4 ng/dl | ↓ |
| ↑ | $fT_4$ 10–23 pmol/l = 0,8–2,0 ng/dl | ↓ |

sowie die Veränderungen bei Hyper- und Hypothyreosen dargestellt. Sie können von Labor zu Labor unterschiedlich sein und unterscheiden sich auch in den Bestimmungsmethoden.

Erfahrungsgemäß können sich in dem Graubereich von 2,5–4,0 mU/l gelegentlich latente Hypothyreosen verstecken. Deshalb sollen bei solchen Werten zusätzlich TPO-Antikörper gemessen werden.

Die American Thyroid Association on Thyroid Disease During Pregnancy and Postpartum hat sich dieses Problems angenommen und nach Sichtung aller Studien 2012 eine Guideline mit der Empfehlung folgender Normwerte für TSH-Werte im Verlaufe der Schwangerschaft herausgegeben:

- 1. Trimenon: 0,1–2,5 mU/l,
- 2. Trimenon: 0,2–3,0 mU/l,
- 3. Trimenon: 0,3–3,0 mU/l.

In Kinderwunschzentren wird häufig sogar ein TSH-Zielwert von 1–2 mU/l angestrebt.

Thyreoglobulin-Antikörper (TG-AK) spielen in der Schwangerschaft eine untergeordnete Rolle und werden wegen ihrer geringen Spezifität, wie auch außerhalb der Schwangerschaft, nur selten bestimmt. Sie sind ein wichtiger Verlaufsparameter bei Schilddrüsenkarzinomen.

## 15.5 Struma

### 15.5.1 Einführung

Die Vergrößerung der Schilddrüse, heute seltener sichtbar, oft tastbar oder mittels Ultraschall festgestellt (sonografisch spricht man von einer Struma bei einem Volumen >18 ml) ist ein Krankheitssymptom. Sie sagt nichts über die Funktion und auch nichts über die Morphologie aus.

#### Ätiologie, Pathogenese und Pathophysiologie

Eine vergrößerte Schilddrüse kann funktionell sowohl mit einer Euthyreose als auch mit einer Hyperthyreose (z. B. Morbus Basedow oder Autonomien) oder einer Hypothyreose (z. B. Hashimoto-Thyreoiditis) einhergehen. Morphologisch kann es sich dabei um eine allgemeine diffuse Hyperplasie und Hypertrophie von Schilddrüsengewebe handeln oder es kann meist im Verlauf einer dauerhaften Beeinflussung der Funktion zu degenerativen Veränderungen im Sinne von funktionell autonomen Knotenbildungen kommen.

Szintigrafisch (in der Schwangerschaft kontraindiziert!) unterscheidet man im Vergleich zur Umgebung vermehrt speichernde („heiße"), gleich speichernde („warme") und am Schilddrüsenstoffwechsel nicht oder vermindert teilnehmende („kalte") Knoten. Sie können unifokal (etwa 20–30 %) disseminiert (etwa 30 %) oder multifokal (etwa 50 %) auftreten.

Die häufigsten Ursachen einer Struma sind:

- Iodmangelstrumen (etwa 90 %),
- Autoimmunerkrankungen (etwa 8 %, Morbus Basedow ▸Kap. 15.7), Autoimmunthyreoiditis (Hashimoto ▸Kap. 15.8.2).

#### Iodmangel-Struma, blande Struma, Struma mit Euthyreose

Die Bundesrepublik Deutschland zählt zu den endemischen Iodmangelgebieten. Diese Situation hat sich zwar in den letzten Jahren durch die Einführung von iodiertem Speisesalz gebessert, ist aber noch nicht beseitigt. Die Struma mit Euthyreose ist mit 10–15 % der deutschen Bevölkerung häufig. Iodmangelstrumen entstehen besonders in Phasen hormoneller Umstellung wie Pubertät, Einnahme von Ovulationshemmern, Gravidität oder Menopause. Sie kommen bei Frauen 7-mal häufiger als bei Männern vor. Der intrathyreoidale Iodmangel führt über eine erhöhte Sensitivität gegenüber Thyreoidea-Stimulierendem Hormon (TSH) zur Hyperplasie und über eine Aktivierung des Epidermal Growth Factor (EGF) zur Hypertrophie der Thyreozyten. Bei Fortbestand des Ioddefizits kommt es zu einer Kolloidstruma mit atrophischen Epithelzellen. Daraus kann eine nodulär hyperplastische Struma bzw. ein adenomatöser Knotenkropf mit regressiven Veränderungen wie Zysten, Einblutungen, Verkalkungen, Fibrosen und gutartigen Knoten entstehen. Parallel mit der sich wandelnden Morphologie kann es zu einer funktionellen Entgleisung durch Zunahme von Zellen autonomer Hormonproduktion kommen. Diese Schilddrüsenautonomien, die ihre Hormonproduktion und -ausschüttung unabhängig von regulierenden Einflüssen ausüben, können in einzelnen Herden auftreten (zirkumskripte Autonomie) oder auch diffus die ganze Schilddrüse bzw. größere Teile der Schilddrüse betreffen (disseminierte Autonomie). Diese Autonomien sind als Fehlanpassung infolge eines langjährigen Iodmangels anzusehen. Die Gründe, warum eine Autonomie bei bestimmten Strumapatienten auftritt, bei anderen dagegen nicht, sind unbekannt.

### 15.5.2 Klinisches Bild und Symptomatik

Das klinische Bild und die Symptomatik der Schilddrüsenerkrankungen unterscheiden sich in der Schwangerschaft nicht von Erscheinungsformen und Problemen außerhalb der Gravidität. Außer den optischen Veränderungen oder der sonografisch feststellbaren Vergrößerung der Schilddrüse macht eine euthyreote Struma in aller Regel keine wesentlichen Beschwerden. Mit zunehmendem Volumen entstehen ein Kloß-, Druck- und Engegefühl im Hals und Schluckbeschwerden.

### 15.5.3 Untersuchungen, Diagnostik und Differenzialdiagnostik

#### Euthyreose und Struma sog. blande Struma

Neben der Anamnese, dem Tastbefund, der Feinnadelbiopsie hat die Sonografie eine entscheidende diagnostische Bedeutung (Volumen, Echogenität, Knoten, Durchblutung). Szintigrafische Untersuchungen sind in der Schwangerschaft kontraindiziert. Eine Euthyreose liegt vor, wenn $fT_4$, $fT_3$ und TSH im Normbereich sind.

### 15.5.4 Auswirkungen auf die Schwangerschaft und mütterliche Prognose

Wie oben schon ausgeführt, ist der Iodbedarf in der Schwangerschaft besonders hoch und kann durch Trinkwasser und Nahrung nicht oder nur ungenügend ausgeglichen werden. Dies kann bei der Mutter zur Ausbildung oder wenn bereits eine Struma vorhanden ist, zu einer deutlicheren Ausprägung des Kropfs führen.

Etwa ¼ aller Frauen gehen unerkannt mit einer Struma in die Schwangerschaft. Im 3. Trimenon bzw. post partum steigt die Inzidenz weiter um etwa ⅔. Rauchen in der Schwangerschaft wirkt durch Behinderung der Iodaufnahme in die Schilddrüse wegen erhöhten Thiocyanatspiegeln bei Mutter und Kind kropfbegünstigend.

Im Allgemeinen macht die Zunahme des Volumens der Schilddrüse in der Schwangerschaft keine oder nur geringe Beschwerden. Abhängig von der Größe können eventuell Kloß-, Druck- und Engegefühl im Hals und Schluckbeschwerden zunehmen. Bei sehr großen Strumen mit Einengung der Trachea können im Falle einer Sectio evtl. Intubationsschwierigkeiten auftreten. In einer solchen Situation sollte man mit dem Anästhesisten die Risiken vor dem Termin abklären. Denn Intubationsprobleme in einer Notsituation könnten für Mutter und Kind fatale Folgen haben.

### 15.5.5 Prognose für das Kind

Auch ein geringer Iodmangel (Euthyreose) kann offenbar zu einer geistigen (geringerer Intelligenzquotient als in der Vergleichsgruppe) und körperlichen Entwicklungsstörung des Kindes führen. Dies zeigen Studien an Kindern aus milden Iodmangelgebieten. Entsprechend der Struma bei der Mutter kann auch eine Struma beim Kind entstehen.

### 15.5.6 Prävention

**Iodsupplementation:** Die Weltgesundheitsorganisation (WHO) empfiehlt bei Schwangeren und Stillenden eine Zufuhr von 250 µg Iod/Tag. Durch Verzehr iodhaltiger Nahrungsmittel (Seefisch) und/oder die Verwendung iodierten Speisesalzes, das pro Gramm 20 µg Iodid enthält, wird das alimentäre Ioddefizit von 100–150 µg/Tag in der Bundesrepublik nur ungenügend ausgeglichen. Die tägliche nahrungsbedingte Iodzufuhr erreicht im Mittel Werte zwischen 50 und 80 µg. Aus dieser Mangelversorgung resultiert die hohe Inzidenz von Kropferkrankungen in der Bevölkerung. Deshalb wird bei Schwangeren eine Supplementierung mit Tabletten mit 100–200 µg Iodid/Tag empfohlen, wenn keine Kontraindikationen bestehen.

### 15.5.7 Therapie

#### Struma bei Euthyreose

Es gibt keine allgemein anerkannte optimale Behandlungsstrategie der euthyreoten Mangelstruma. Es werden derzeit drei Behandlungskonzepte verfolgt und kontrovers diskutiert. Die Standardtherapie besteht aus einer Kombination aus 150 µg Iodid/Tag und Levothyroxin in suppressiver Dosierung. **Schilddrüsenhormonkon-**

15

**trollen** sollten in jedem Schwangerschaftsdrittel durchgeführt werden.

**CAVE Eine bereits bestehende hormonelle Substitutionsbehandlung darf in der Schwangerschaft nicht unterbrochen, sondern muss evtl. anhand der Laborkontrollen dem erhöhten Bedarf in der Gravidität angepasst werden. In der Regel ist eine Dosissteigerung um etwa 30–50 % notwendig. In der Praxis bedeutet dies, dass in einem Teil der Fälle die Dosis um 25–50, selten um 100 µg/Tag erhöht werden muss. TSH-Kontrollen sollten nach 4–6 Wochen nach jeder Dosissteigerung erfolgen.**

Eine genaue Diagnostik jeder blanden Struma ist deswegen in der Schwangerschaft notwendig, weil etwa 20 % der Graviden unter der „Belastung Schwangerschaft" eine Tendenz zur subklinischen Hypothyreose zeigen. Störungen der Gravidität, der Geburt und des Wochenbetts sind bis zu 10-mal häufiger als bei Gesunden.

Auch nach der Entbindung besteht bei stillenden Müttern ein erhöhter Iodbedarf, weil über die Brustmilch permanent Iod verloren geht. Deshalb sollte eine solche Therapie, die in der Schwangerschaft begonnen wurde, mindestens bis zum Ende der Stillperiode durchgeführt werden.

## 15.6 Hypothyreose

### 15.6.1 Einführung

Die Hypothyreose entsteht infolge unzureichender Versorgung der Körperzellen mit Schilddrüsenhormonen. Die Ursache kann in der Schilddrüse selbst liegen (primäre Hypothyreose) oder im hypohysär-hypothalamischen Bereich (sekundäre oder tertiäre Hypothyreose), sie kann angeboren oder erworben sein. In der Gravidität spielen nur die primären und die erworbenen Hypothyreosen eine Rolle, da die angeborenen Hypothyreosen zum Zeitpunkt der Schwangerschaft bekannt sind und behandelt werden.

#### Ätiologie, Pathogenese und Pathophysiologie

Die Inzidenz der Hypothyreosen beträgt bis zu 1 % und stellt die häufigste endokrine Erkrankung nach dem Diabetes dar. Sie tritt bei Frauen viermal häufiger als bei Männern auf. Meist handelt es sich um Autoimmunerkrankungen wie die Hashimoto-Thyreoiditis (häufig subklinisch verlaufend), Myxödem sowie Zustände nach Strumaoperation, perkutaner Bestrahlung und Radio-Iodbehandlung. Andere Formen sind selten.

Die häufigste Ursache einer Hypothyreose bei gebärfähigen Frauen ist die Autoimmunthyreoiditis (Hashimoto-Thyreoiditis), die sich durch positive TPO-Antikörper und eine sonografisch nachweisbare diffuse Echoarmut einer meist kleinen Schilddrüse (90 %, atrophe Form) oder mit einer Struma (10 %, hypertrophe Form) manifestiert (s. a. ▸Kap. 15.8.2).

### 15.6.2 Klinisches Bild und Symptomatik

Das klinische Bild einer manifesten Hypothyreose ist sehr vielfältig. Häufige Symptome sind z. B. Gewichtszunahme, Kältegefühl, Zyklusstörungen, Müdigkeit, Abgeschlagenheit und Schwäche, trockene Haut, glanzloses, struppiges Haar, vermindertes Schwitzen, Obstipation.

Ein besonderes Problem sind die latenten (subklinischen) Hypothyreosen. Sie entwickeln sich meist beim Erwachsenen und können jahrelang praktisch symptomlos sein. Nur bei 25 % der Betroffenen treten Erkrankungszeichen auf. 75 % der Betroffenen sind völlig symptomlos. Die Prävalenz wird zwischen 5–12 % angegeben. Bei Schwangeren beträgt sie etwa 2,5 %. Das Problem ist, dass die latenten, d. h. symptomlosen Hypothyreosen, wenn trotz einer evtl. Fertilitätsstörung eine Schwangerschaft eingetreten ist, das Kind im Schwangerschaftsverlauf und in seiner geistigen Entwicklung schwer beeinträchtigen können.

### 15.6.3 Untersuchungen, Diagnostik und Differenzialdiagnostik

Bei einer **manifesten** Hypothyreose ist das TSH erhöht, $fT_4$ und $fT_3$ erniedrigt. Bei einer **latenten (subklinischen)** Hypothyreose ist das TSH leicht erhöht. $fT_4$ und $fT_3$ sind im Referenzbereich.

Nach den Empfehlungen der American Thyroid Association on Thyroid Disease During Pregnancy and Postpartum liegt eine Hypothyreose in der Schwangerschaft vor bei TSH-Werten > 2,5 mU/l.

- Latente Hypothyreose: TSH >2,5–10 mU/l, $fT_4$ im Normbereich,
- manifeste Hypothyreose: TSH > 2,5–10 mU/l, $fT_4$ unter der Norm oder TSH > 10mU/l unabhängig von der $fT_4$-Konzentration,
- isolierte Hypothyroxinämie: TSH normal, $fT_4$-Wert im 5.–10. Perzentilenbereich.

Eine Hypothyreose muss näher differenziert werden, d. h. eine Immunthyreopathie ausgeschlossen werden.

### 15.6.4 Auswirkungen auf die Schwangerschaft und mütterliche Prognose

**Latente Hypothyreosen** machen auch während der Schwangerschaft keine Symptome. Bei einer bereits vor der Gravidität diagnostizierten und behandelten **manifesten Hypothyreose** unterscheiden sich die Beschwerden nicht von denen außerhalb der Gravidität. In der Regel werden diese Patientinnen mit Levothyroxin behandelt. Regelmäßige Kontrolluntersuchungen in jedem Trimenon sowie eine Dosisanpassung der Medikation sind zur Überwachung und Therapie notwendig. Ist eine Hypothyreose durch eine Immunthyreoiditis bedingt, so können die Prozesse durch die Gravidität aktiviert werden, aber auch Remissionen sind möglich.

Bei nicht oder unzureichend therapierten Hypothyreosen kann die Gravidität kompliziert sein durch Anämie, Präeklampsie, vorzeitige Wehentätigkeit, vorzeitige Lösung der Plazenta und intrauterinen Fruchttod.

#### Kinderwunsch bei Hypothyreose

Eine Schilddrüsenunterfunktion ist in einem relativ hohen Maße mit einer Fertilitätsstörung gekoppelt. Dies betrifft sowohl latente als auch manifeste Hypothyreosen. Da die Inzidenz latenter Hypothyreosen im gebärfähigen Alter zwischen 5 von 12 %, die der manifesten in etwa 2 % ist, gehört heute die Abklärung der Schilddrüsenfunktion zum festen Bestandteil der Fertilitätsdiagnostik bei unerfülltem Kinderwunsch. Gehäuft tritt eine Hypothyreoseproblematik bei Frauen mit Typ-1-Diabetes, Endometriose und dem polyzystischen Ovarialsyndrom (PCOS) auf. Es ist deshalb eine präkonzeptionelle Diagnostik und die Therapie eines Defizits anzustreben.

Wenn es auch in Zentren, die sich mit Kinderwunsch beschäftigen, keine allgemeingültigen TSH-Zielwerte gibt, so scheint weitgehend dahingehend Einigkeit zu bestehen, dass ein TSH-Wert zwischen 1–2 mU/l angestrebt werden soll.

### 15.6.5 Prognose für das Kind

Gehäuft treten auf: Abort, Frühgeburt, niedriges Geburtsgewicht, Atemnot-Syndrom, Totgeburt. Die perinatale Morbidität und Mortalität ist erhöht. Besonders problematisch sind die Entwicklungsstörungen des kindlichen Gehirns.

Auch bei latenten Hypothyreosen der Mutter können diese Probleme beim Kind auftreten.

> **MERKE** Sowohl mütterlicher als auch fetaler Hypothyreoidismus haben negative Auswirkungen auf die Entwicklung des Fetus und sollen deshalb unbedingt vermieden werden.

### 15.6.6 Prävention

Eine eigentliche Prävention der Erkrankung gibt es nicht. Die frühzeitige Diagnostik und medikamentöse Therapie dient der Komplikationsvermeidung bei Mutter und Kind.

### 15.6.7 Betreuung der Schwangeren

Außer den routinemäßigen Maßnahmen ist die Betreuung gekennzeichnet durch eine enge Zusammenarbeit mit den Internisten und die regelmäßige Überprüfung der Laborparameter sowie der Optimierung der medikamentösen Therapie.

### 15.6.8 Therapie

Sowohl bei der kompensierten als auch bei der manifesten Hypothyreose muss behandelt werden. Je nach Körpergewicht sind 100–200 µg Levothyroxin notwendig, wobei auf eine einschleichende Dosierung verzichtet werden sollte, außer bei Komplikationen vonseiten des Kreislaufs. Die Erhaltungsdosis ist individuell einzustellen, Zielkriterium hierfür ist der basale TSH-Wert. Die Dosierung ist ausreichend, wenn eine euthyreote Stoffwechsellage vorhanden ist, die sichtbar wird in der Normalisierung von $fT_4$ und vor allem im Absinken des basalen TSH unter die obere Norm.

Bei Patientinnen, die bei Eintritt der Schwangerschaft bereits adäquat substituiert sind, sollte bedacht werden, dass eine Levothyroxin-Dosiserhöhung von 30–50 % erforderlich sein kann. Nach einer Dosisanpassung sollten die Schilddrüsenfunktionsparameter nach 30–40 Tagen kontrolliert werden. Nach der Entbindung muss bei den meisten Frauen die Levothyroxin-Dosis wieder vermindert werden.

Zur Beseitigung bzw. Vorbeugung eines kindlichen Iodmangels ist die ergänzende Gabe von 200 µg Iodid/Tag während der Schwangerschaft und Stillzeit indiziert.

#### Empfohlene Arzneimittel

Zur Behandlung wird Levothyroxin (L-Thyroxin) empfohlen. Wie oben erwähnt, darf eine bereits bestehende Substitutionsbehandlung mit **Levothyroxin** in der Schwangerschaft nicht unterbrochen, sondern muss evtl. anhand der Laborkontrollen dem erhöhten Bedarf in der Gravidität angepasst werden. In der Regel ist eine Dosissteigerung um etwa 30–50 % notwendig.

Eine mütterliche Hypothyreose ist so früh wie möglich in der Schwangerschaft zu identifizieren und zu behandeln (Glinoer, Abalovich 2007; Haddow et al. 1999; Alexander et al. 2004).

## 15.7 Hyperthyreose und Morbus Basedow (Basedow-Thyreoiditis)

### 15.7.1 Einführung

Eine Schilddrüsenüberfunktion tritt bei etwa 0,1–1 % aller Schwangerschaften auf. Meist besteht sie schon vor der Gravidität. Eine Überfunktion, die sich während der Schwangerschaft entwickelt, ist selten. Eine subklinische Hyperthyreose dagegen ist mit 10–20 % deutlich häufiger. Der Morbus Basedow ist die häufigste Ursache einer Hyperthyreose. Frauen sind etwa 8-mal häufiger als Männer betroffen. Der Altersgipfel ist zwischen dem 20.–40. Lebensjahr.

#### Ätiologie, Pathogenese und Pathophysiologie

Die Ursache einer Hyperthyreose ist zu 95 % ein Morbus Basedow. Ein autonomes Adenom oder eine diffuse bzw. disseminierte Autonomie bei Struma nodosa ist bei jungen Frauen sehr selten. Autonomien entstehen meist erst nach dem 40. Lebensjahr. Andere Erkrankungen sind extrem selten. Eine Klärung während der Schwangerschaft ist meist nicht möglich, da nuklearmedizinische Methoden zur Differenzierung nicht infrage kommen. Hinweise auf eine Autoimmunerkrankung können durch die Bestimmung von Antikörpern gewonnen werden, jedoch treten diese Antikörper nur bei etwa 70 % der Patientinnen mit einem Morbus Basedow auf.

#### Gestationshyperthyreose

Die Gestationshyperthyreose (Synonyme: transitorische schwangerschaftsinduzierte Hyperthyreose, transiente Hyperthyreose bei Hyperemesis gravidarum (THHG), Pseudohyperthyreose) ist gekennzeichnet als biochemische Veränderung mit subnormalem oder nicht nachweisbarem TSH sowie erhöhter $FT_4$-Konzentration bei fehlenden schilddrüsenstimulierenden Antikörpern. Die Prävalenz beträgt etwa

2–3 %. Prädisponierend sind hohe hCG-Werte ab 50 000 bis 100 000 U/l, die vor allem bei Geminigravidität auftreten und sich längere Zeit im erhöhten Bereich befinden oder eine genetisch bedingte gesteigerte Empfindlichkeit des TSH-Rezeptors. Als Ursache gilt eine Kreuzreaktivität von hCG am TSH-Rezeptor, welcher dadurch stimuliert wird. Die Erkrankung ist selbstlimitierend und sistiert in der Regel bis zur 18.–20. SSW, da im 2. Trimenon die hCG-Werte abfallen.

## 15.7.2 Klinisches Bild und Symptomatik

Hauptursachen der Schilddrüsenüberfunktion sind Immunthyreopathien (Morbus Basedow und vorübergehend in der Anfangsphase die Hashimoto-Thyreoiditis und postpartum-Thyreoiditis) und Schilddrüsenautonomien als Folgeerkrankung einer Iodmangel-Struma. Alle anderen Ursachen wie z. B. bakterielle Entzündungen oder Entzündungen bei oder nach Strahlentherapie, eine iodinduzierte (auch Kontrastmittel-)Hyperthyreose und andere sind selten. Die Häufigkeit des Morbus Basedow an allen Hyperthyreosen beträgt 60–80 %. Eine Sonderform ist die Schwangerschaftshyperthyreose, die sich nach der 18. SSW selbst limitiert.

Das klinische Bild ist sehr variabel. Zu den Hauptsymptomen können Gewichtsverlust, Herzklopfen, Tachykardie, Tremor und Schlaflosigkeit gehören. Bei Morbus Basedow kann es zu einer endokrinen Orbipathie, d. h. einem Hervortreten der Augen, kommen.

### Gestationshyperthyreose

Die Gestationshyperthyreose auch Pseudohyperthyreose genannt zeigt hyperthyreote Symptome wie z. B. Tachykardie, Herzrhythmusstörungen, Hypertonie, Gewichtsabnahme, Müdigkeit. Charakteristisch ist jedoch das Zusammentreffen mit einer Emesis bzw. Hyperemesis gravidarum (◘ Tab. 15.2). Die Symptome der Gestationshyperthyreose sind selbstlimitierend und spätestens in der 18.–20. Schwangerschaftswoche nicht mehr nachweisbar. Eine mütterliche oder kindliche Gefährdung besteht durch eine Gestationshyperthyreose nicht. Eine Hyperemesis gravidarum äußert sich in einer massiven Gewichtsabnahme (> 5 %), Dehydratation sowie Ketonurie und muss behandelt werden.

Obwohl der Zusammenhang zwischen Übelkeit, Emesis und Hyperemesis gravidarum und veränderten Schilddrüsenparametern seit langer Zeit bekannt ist, ist bisher noch unklar, wie häufig diese schwangerschaftsspezifische Erkrankung mit biochemischen Veränderungen im Sinne einer Hyperthyreose assoziiert ist. Andererseits ist auch die klinische Symptomatik kein verlässlicher Parameter in der Differenzierung, da nur etwa 50 % der Betroffenen hyperthyreote Symptome wie Gewichtsverlust und Müdigkeit oder Tachykardie bzw. Herzbeschwerden empfinden.

Eine ausgeprägte Gestationshyperthyreose geht aber im Allgemeinen bei allen Schwangeren mit einer Hyperemesis einher. Eine **Hyperemesis**, die auf eine konventionelle Infusionstherapie und die Gabe von Antiemetika nicht innerhalb von 48 Stunden anspricht, ist immer verdächtig auf eine „echte" Hyperthyreose. Bei diesem klinischen Bild sollten in jedem Fall die Schilddrüsenparameter kontrolliert werden. Schwierig ist die Differenzierung einer Gestationshyperthyreose gegen eine echte Hyperthyreose, wenn bei dieser keine Autoantikörper vorliegen. In einer solchen Situation kann nur der Schwangerschaftsverlauf im 2. Trimenon die Diagnose Hyperthyreose sichern oder ausschließen.

## 15.7.3 Untersuchungen, Diagnostik und Differenzialdiagnostik

Neben der Anamnese, der klinischen Untersuchung, der Sonografie und falls notwendig der zytologischen Untersuchung sind die Schilddrüsenparameter TSH, $fT_3$, $fT_4$ sowie die Antikörperbestimmung richtungsweisend.

Bei der **manifesten** Hyperthyreose sind $fT_4$ und $fT_3$ erhöht. Das TSH ist erniedrigt (< 0,01 mU/l). Bei einer **latenten** (subklinischen) Hyperthyreose ist das TSH erniedrigt (< 0,01 mU/l). $fT_4$ und $fT_3$ sind im Referenzbereich.

**Tab. 15.2** Vergleich zwischen Gestationshyperthyreose und der persistierenden Form der Hyperthyreose in der Schwangerschaft. Nach Niesel, Neeb, Schuppert 2001

| Parameter | Gestationshyperthyreose | Persistierende Form der Hyperthyreose |
|---|---|---|
| Ätiologie | hCG induzierte Schilddrüsenstimulation, Mutation des TSH-Rezeptors | Meist schon vor der Schwangerschaft bestehende Schilddrüsenfunktionsstörung |
| Häufigkeit | 2–3 % | 0,1–1 % |
| Symptome | Hyperthyreosespezifische Symptome oft larviert, in ausgeprägten Fällen immer Hyperemesis | Hyperthyreosespezifische Symptome oft larviert |
| Labor | Meist nur leichte bis mäßige Erhöhung der Schilddrüsenwerte, keine Schilddrüsen-Autoantikörper | Deutliche Schilddrüsenfunktionsstörung, evtl. Schilddrüsen-Autoantikörper |
| Verlauf | Remission nach ca. 18 Schwangerschaftswochen | Persistierend in der Schwangerschaft, auch postpartal |
| Therapie | Gelegentlich Betablocker, Ansprechen der Emesis auf Antiemetika | Thyreostatika, auch Besserung der Emesis durch Thyreostatika |
| Prognose | Keine fetale oder maternale Gefährdung | Erhöhte Abort- und Frühgeburtenrate, niedriges Geburtsgewicht, Eklampsie u. a. |

Mit der Bestimmung von TPO- und TSH-Rezeptor-Antikörpern lassen sich autonome uni- oder multinoduläre Areale mit verstärkter Funktion von einem Morbus Basedow abgrenzen.

### 15.7.4 Auswirkungen auf die Schwangerschaft und mütterliche Prognose

Da die schwangerschaftsphysiologischen Veränderungen bei der Mutter einer Hyperthyreose ähneln, können milde Verläufe übersehen werden. Eine vorbestehende Hyperthyreose bessert sich meist in der Gravidität, was vor allem therapeutische Konsequenzen hat. Postpartal tritt sie erneut auf. Die pathophysiologischen Grundlagen für die spontane Besserung sind nicht klar. Man erklärt dies unter anderem durch eine spezifische Unterdrückung des mütterlichen Immunsystems, die ein Abstoßen des Fetus verhindert. Es kommt offenbar zu einer Verschiebung von stimulierenden Antikörpern in Richtung blockierender Antikörper.

Bei leichten Formen und entsprechender Behandlung der Patientin ist der Schwangerschaftsverlauf nicht beeinträchtigt. Bei unbehandelten oder insuffizient therapierten Hyperthyreosen kann die Mutter durch eine thyreotoxische Krise und eine Herzinsuffizienz auch lebensbedrohlich gefährdet sein. Häufig sind Tachykardien, Herzrhythmusstörungen, Hypertonien, Präeklampsien.

#### Gestationshyperthyreose

Die gering ausgeprägten hyperthyreoten Symptome werden durch die Höhe des β-hCG-Werts und die Empfindlichkeit des TSH-Rezeptors ausgelöst. Da die hCG-Werte Ende des 2. Trimenons absinken, sistieren die Symptome von alleine. Eine Gefährdung der Mutter und des Kindes besteht nicht.

#### Kinderwunsch bei Hyperthyreose

Unter einer **ausgeprägten** Hyperthyreose ist eine Schwangerschaft normalerweise nicht möglich. Nach Einleitung einer Thyreostatikatherapie kann meist nach 3–6 Monaten eine Schwangerschaft angestrebt werden. Bei Zustand nach Radioiodtherapie sollte mindestens 6 Monate abgewartet werden bis eine Schwangerschaft angestrebt wird. Nach operativer Sanierung einer Hyperthyreose steht dem baldigen Kinderwunsch nichts entgegen.

Eine **latente** Hyperthyreose beeinträchtigt die Fertilität nicht wesentlich. Allerdings sind zur Vermeidung von Komplikationen während der Schwangerschaft eine gute präkonzeptionelle Einstellung der Patientin und eine intensive interdisziplinäre Überwachung während der Gravidität notwendig.

### 15.7.5 Prognose für das Kind

Bei **schweren unbehandelten** Hyperthyreosen ist die Missbildungsrate erhöht, die Abortrate beträgt bis zu 50 %. Außerdem treten häufig Frühgeburten, Totgeburten sowie neonatale Todesfälle auf. Insgesamt ist die perinatale Mortalität deutlich erhöht.

Bei vorzeitiger Wehentätigkeit ist eine tokolytische Therapie mit Betasympathikomimetika kontraindiziert, da es zur Verschlechterung der Hyperthyreosesymptomatik kommen kann. Im Extremfall ist die Auslösung einer thyreotoxen Krise möglich. Als Alternativen bieten sich die wehenhemmende Therapie mit Atosiban oder Nifedipin (Off-Label-Use) an.

Ist eine Autoimmunerkrankung (Morbus Basedow) die Ursache der Hyperthyreose, so kann es selten zu einer angeborenen Hyperthyreose durch den diaplazentaren Übertritt der Autoantikörper kommen. Diese klingt jedoch nach der Geburt innerhalb weniger Wochen ab. Persistieren die Symptome, so muss mit einer eigenständigen Erkrankung des Kindes gerechnet werden.

#### Gestationshyperthyreose

Das Kind ist durch eine Gestationshyperthyreose, die bis zur 20. Schwangerschaftswoche selbstlimitierend ist, nicht gefährdet. Es treten weder Missbildungen auf noch ist die Abortrate erhöht.

### 15.7.6 Prävention

Eine wirksame Prävention dieser autoimmunen Erkrankung ist nicht bekannt.

### 15.7.7 Betreuung der Schwangeren

In enger Kooperation zwischen dem Internisten und Gynäkologen muss diese Risikogravidität in Abhängigkeit von der Symptomatik begleitet werden, da eine Entgleisung der Erkrankung für Mutter und Kind lebensbedrohlich sein können. Besonders wichtig ist die Dosisanpassung der Medikation an die jeweilige Situation während der Schwangerschaft, da sich das Krankheitsbild in der Schwangerschaft meist bessert. Post partum ist auf eine Exazerbation zu achten.

### 15.7.8 Therapie

Über die optimalen Therapieformen sind die Meinungen geteilt. Das therapeutische Ziel ist, die Hormonproduktion der Schilddrüse einerseits soweit zu drosseln, dass die Gravidität nicht gefährdet ist, andererseits dürfen die verabreichten Medikamente, die alle plazentagängig sind, den Fetus bzw. die Schilddrüse nicht schädigen.

**In Frage** kommen:

- unspezifische Maßnahmen (nur bei sehr leichten Hyperthyreosen),
- eine thyreostatische Therapie,
- die subtotale Schilddrüsenresektion.

**Nicht in Frage** kommt die Therapie mit Radioiod, da durch den Einbau in die fetale Schilddrüse ab der 10. Schwangerschaftswoche eine Strahlenschädigung entsteht, deren Folge eine primäre Hypothyreose des Fetus bzw. des Kindes ist.

#### Leichte Formen der Hyperthyreose

Da vorwiegend nur Patientinnen mit einer leichten Hyperthyreose schwanger werden und im Verlaufe einer Gravidität häufig eine Besserung des Krankheitsbildes eintritt, sind therapeutische medikamentöse Maßnahmen meist nicht erforderlich, d. h. es reicht eine unspezifische Therapie mit Betarezeptorenblockern (am günstigsten selektive $\beta_1$-Rezeptorenblocker) aus. Unter monatlichen Kontrolluntersuchungen kann in enger Zusammenarbeit des Geburtshelfers mit dem Internisten eine solche Patientin ohne spezifische Therapie über die Schwangerschaft begleitet werden.

Als allgemeine klinische Richtlinien eines kompensierten Krankheitsbildes gelten

- eine Pulsfrequenz in Ruhe und Seitenlage nicht über 100/min,
- eine ausreichende Zunahme des Körpergewichts,
- eine normale Herzfunktion (keine Zeichen einer Herzinsuffizienz),
- eine normale Entwicklung des Fetus.

### Gestationshyperthyreose und Hyperemesis gravidarum

Es handelt sich um eine sich selbstlimitierende transitorische Hyperthyreose, die normalerweise keiner spezifischen Behandlung bedarf. Sie ist fast immer mit einer Hyperemesis gravidarum gekoppelt.

**MERKE** Die Therapie der Hyperemesis gravidarum erfolgt symptomatisch:

- Antiemetika,
- Infusionstherapie.

Bei einer ausgeprägten Hyperemesis und erhöhten Schilddrüsenwerten können neben der üblichen Therapie evtl. auch Betablocker notwendig werden. Sie hemmen die periphere Konversion von $T_4$ zu $T_3$ und bessern die eventuell bestehende kardiale Symptomatik.

### Therapie mit Thyreostatika

Thyreostatika sollten, wenn man sich für ihre Anwendung in der Schwangerschaft entscheidet, möglichst niedrig dosiert werden, da sonst mit angeborenem Kropf und/oder Hypothyreose zu rechnen ist. Da die Thyreostatika die Plazentaschranke passieren, können hohe Dosen ab Ende des dritten Schwangerschaftsmonats potenziell fetotoxisch wirken. Neben einer Hypothyreose ist auch eine Beeinträchtigung der Entwicklung des Zentralnervensystems möglich.

### Arzneimittel

#### Empfohlene Arzneimittel

##### Propylthiouracil

Wegen der möglicherweise höheren Inzidenz von choanaler und Ösophagusatresie bei Feten, die zwischen der 3. und 7. Schwangerschaftswoche gegenüber Thiamazol exponiert waren, wurde bis zum Vorliegen weiterer Daten empfohlen, eine Hyperthyreose bevorzugt mit Propylthiouracil zu behandeln. Berichte über angeborene Missbildungen bei Neugeborenen nach Propylthiouracil-Exposition liegen zwar vor, jedoch liegt die Inzidenz innerhalb der erwarteten Bandbreite. Propylthiouracil wird von manchen Autoren als Thyreostatikum der Wahl in der Schwangerschaft angesehen.

**MERKE** Propylthiouracil besitzt eine kurze Halbwertszeit und wird in der Regel alle 6–8 Stunden verabreicht. Die Startdosis beträgt 100–300 mg pro Tag. Im weiteren Verlauf wird die Dosierung individuell titriert.

**Laborkontrollen unter der Therapie mit Thyreostatika**

Vor Beginn und während der Therapie sollen regelmäßige Blutbildkontrollen durchgeführt werden, da das Risiko einer Agranulozytose besteht. Eine Aufklärung der Patientin über dieses Risiko und mögliche Warnsignale sind zu empfehlen. Bei der Therapie mit Propylthiouracil sollen die Leberenzyme regelmäßig kontrolliert werden, bei einem Anstieg ist das Präparat abzusetzen.

#### Eingeschränkt empfohlene Arzneimittel bzw. Arzneimittel für spezielle Einzelfälle

##### Carbimazol und Thiamazol

Carbimazol wird im Organismus zum aktiven Metaboliten Thiamazol (Methimazol) umgewandelt. Daher sind Carbimazol und Thiamazol, was die Anwendung in der Schwangerschaft betrifft, im Wesentlichen gleich zu bewerten.

Berichte über Fehlbildungen sind uneinheitlich. So wurde in einigen Arbeiten über eine Cutis-Aplasie berichtet, die von anderen Arbeitsgruppen nicht gefunden wurde. Ein spezifisches Muster seltener angeborener Missbildungen infolge Thiamazol-Exposition in den ersten 7 Wochen der Schwangerschaft kann aus folgenden Komponenten bestehen: skalp- oder fleckförmiger Haardefekt, choanale Atresie, Ösophagusatresie mit tracheoösophagealer Fistel, kleinere Gesichtsanomalien, hypoplastische oder fehlende Brustwarzen und psychomotorische Verzögerung. Möglicherweise zeigen diese Defekte einen Phänotyp für eine Methimazol-Embryopathie an. Deswegen sollte, wenn Methimazol oder Carbimazol verwendet wird, die zur Kontrolle der mütterlichen Krankheit niedrigst mögliche Dosis gegeben werden. Es existiert auch der Vorschlag, die Dosis so anzupassen, dass die freie Thyroxinkonzentration im leicht hyperthyreoten Bereich gehalten wird.

Vor diesem Hintergrund wird derzeit empfohlen, dass die Therapie der manifesten Hyperthyreose bei M. Basedow oder Schilddrüsenautonomie im 1. Trimenon mit Propylthiouracil und im 2. und 3. Trimenon mit Thiamazol/Carbimazol erfolgt (Ausnahme: Gestationshyperthyreose). Angestrebt wird eine Einstellung der (f)$T_4$/$T_3$-Werte in den oberen Referenzbereich, keinesfalls eine TSH-Normalisierung. Eine latente Hyperthyreose wird nicht behandelt (Führer et al. 2014).

#### Kontraindizierte Arzneimittel

##### Radioiod

$^{131}$Iod gilt bei schwangeren Frauen als kontraindiziert.

#### Stillen unter der Therapie mit Thyreostatika

Mütter mit behandelter funktioneller Hyperthyreose dürfen stillen. Thyreostatika treten in geringem Maße auch in die Milch über. Die Mengen sind aber sehr gering, sodass sie wahrscheinlich nicht thyreostatisch wirken. Da dies jedoch bisher nicht eindeutig belegt ist, sollte das Neugeborene täglich mindestens 50 µg Iodid als Antidot zum Thyreostatikum erhalten.

#### Chirurgische Therapie

Alternativ zur thyreostatischen Therapie kommt eine subtotale Thyreoidektomie in Betracht. Dies ist besonders angezeigt, wenn schwere mechanische Symptome bestehen oder eine Allergie gegen die Thyreostatika vorliegt, sich entwickelt oder eine Normalisierung der Stoffwechsellage nur mit sehr hohen Dosen von Thyreostatika erreicht werden kann. Im Allgemeinen wird die medikamentöse Therapie der chirurgischen während der Schwangerschaft vorgezogen.

## 15.8 Thyreoiditis

### 15.8.1 Einleitung

Wie oben schon erwähnt sind für die Schwangerschaft nur die Autoimmunerkrankungen relevant. Die Basedow-Thyreoiditis wurde oben dargestellt (▶Kap. 15.7). Die Hashimoto-Thyreoiditis und die Postpartum-Thyreoiditis sollen hier näher betrachtet werden.

### 15.8.2 Hashimoto-Thyreoiditis

#### Einführung

Die Hashimoto-Thyreoiditis (Autoimmunthyreoiditis = AIT) stellt mit einem Anteil von 10 % die häufigste Ursache für die erworbene Hypothyreose dar.

#### Klassifizierungen/Definition

Es handelt sich um eine Autoimmunerkrankung, die als chronische Erkrankung zum weitgehenden Verlust des Schilddrüsengewebes und damit zu einer Schilddrüsenunterfunktion führt. Meist verläuft sie asymptomatisch.

#### Ätiologie, Pathogenese und Pathophysiologie

Eine Autoimmunreaktion führt zu einer lymphozytären Infiltration der Follikel (chronisch lymphozytäre Thyreoiditis), die zur Atrophie und Fibrosierung der Schilddrüse führt. TPO-Antikörper sind in mehr als 90 %, TG-Antikörper in 60–70 % und TRAK-Antikörper < 10 %

nachweisbar. Eine Prädisposition zur TPO-AK-Bildung wird autosomal dominant vererbt.

Sie tritt in zwei Formen auf

- die atrophische Thyreoiditis (90 %),
- die hypertrophische Thyreoiditis (10 %), die mit einer diffusen, schmerzlosen Struma einhergeht.

Beim Nachweis antithyreoidaler Antikörper haben bereits 25–50 % der Patienten eine subklinische Hypothyreose. Sie kann in der Schwangerschaft in eine Hypothyroxinämie oder in eine manifeste Hypothyreose übergehen, da die Schwangerschaft mit einer physiologischen Überbelastung der Schilddrüse einhergeht und die durch die AIT vorgeschädigte Schilddrüse nur über eine begrenzte Kompensationsreserve verfügt. Der Ausprägungsgrad der Hypothyreose korreliert proportional mit der Höhe der Antikörper-Titer.

### Vitamin-$B_{12}$-Mangel

Bei 30 % der Patienten mit AIT besteht eine assoziierte atrophische Gastritis mit dem Nachweis von Autoimmun-Antikörpern gegen die Belegzellen der Magenschleimhaut. Pathophysiologisch wurde Homologie der Autoimmun-Antikörper gegen die Schilddrüsen-Peroxidase und die parietalen Zellen des Magens gefunden. Obwohl die genaue Ursache noch nicht bekannt ist, wird ein Zusammenhang darin gesehen, dass die Schilddrüse und der Magen ontogenetisch beide aus dem Entoderm abstammen. Die atrophische Gastritis stellt die häufigste Ursache für den Vitamin-$B_{12}$-Mangel dar, dessen Folge eine Megaloblastenanämie ist.

Möglicherweise ist der Vitamin-$B_{12}$-Mangel eine Erklärung dafür, dass Kinder von Müttern mit Autoimmun-Thyreoiditis und unerkannter atrophischer Gastritis ein 9-fach höheres Risiko für eine Zerebralparese haben.

### Autoantikörper und Fertilität

Frauen mit Schilddrüsen-Autoantikörpern (meist TPO-AK) haben gehäuft Sterilitätsprobleme auch bei einer euthyreoten Stoffwechsellage. Wenn eine entsteht, so kann diese durch die Entwicklung einer latenten oder manifesten Hypothyreose und Komplikationen für Mutter und Kind belastet sein. Eine entsprechende intensive interdisziplinäre Schwangerschaftsüberwachung ist deshalb notwendig.

### Autoantikörper bei Euthyreose

Häufig entwickelt sich bei Frauen, die vor der Schwangerschaft Schilddrüsen-Autoantikörper hatten, meist TPO-AK, im 1. Trimenon eine subklinische (euthyreote) oder manifeste Hypothyreose mit den entsprechenden Problemen für Mutter und Kind. Dies trifft auch zu für Patientinnen, die mit L-Thyroxin behandelt sind. Man kann deshalb davon ausgehen, dass die Autoantikörper Marker für eine gestörte Immunreaktion sind und unabhängig von der Stoffwechsellage der Schilddrüse zu Schwangerschaftsproblemen führen. Bei diaplazentarem Übertritt kann fetales Schilddrüsengewebe zerstört werden und eine primäre Hypothyreose entstehen.

### Klinisches Bild und Symptomatik

Es treten die Symptome einer manifesten Hypothyreose auf.

### Untersuchungen Diagnostik und Differenzialdiagnostik

Neben der Anamnese, der klinischen Untersuchung, der Sonografie und falls notwendig der zytologischen Untersuchung sind die Schilddrüsenparameter TSH, $fT_3$, $fT_4$ sowie die TPO-Antikörper richtungsweisend.

### Auswirkungen auf die Schwangerschaft und mütterliche Prognose

Neben den im Rahmen der Hypothyreose dargestellten Schwangerschaftskomplikationen (Anämie, Präeklampsie, vorzeitige Wehentätigkeit, vorzeitige Lösung der Plazenta) ist erwähnenswert, dass TPO-AK positive Frauen eine geringere Komplikationsrate hatten, wenn sie mit L-Thyroxin substituiert wurden.

### Prognose für das Kind

Neben den oben bei der Hypothyreose geschilderten Problemen (Abort, Frühgeburt, intrauteriner Fruchttod, geistige Retardierung) ist erwähnenswert, dass die Fehlgeburtsrate und die Frühgeburtlichkeit bei TPO-AK positiven Frauen gesenkt werden kann, wenn sie mit L-Thyroxin behandelt werden.

#### Prävention

Eine eigentliche Prävention der Erkrankung gibt es nicht. Die frühzeitige Diagnostik und medikamentöse Therapie dient der Komplikationsvermeidung bei Mutter und Kind.

#### Betreuung der Schwangeren

Außer den routinemäßigen Maßnahmen ist die Betreuung gekennzeichnet durch eine enge Zusammenarbeit mit den Internisten und die regelmäßige Überprüfung der Laborparameter sowie der Optimierung der medikamentösen Therapie.

#### Therapie bei Schwangeren mit Schilddrüsen-Autoantikörpern

TPO-Antikörper positive Frauen haben auch bei Vorliegen einer Euthyreose eine höhere Rate an Schwangerschaftskomplikationen (Aborte, Frühgeburten) als TPO-Antikörper negative. Diese Frauen sollten vom Beginn der Schwangerschaft an mit L-Thyroxin behandelt werden. Auf diese Weise lässt sich die Komplikationsrate signifikant senken. Außerdem ist eine tägliche Iodgabe von 200 µg sinnvoll. Die Gabe von 200 µg Selen kann zu einer deutlichen Senkung des TPO-Antikörpertiters führen, verbunden mit einem Rückgang der Komplikationen.

### 15.8.3 Postpartum-Thyreoiditis (PPT)

#### Einführung

Die Postpartum-Thyreoiditis ist mit einer Inzidenz von 7 % eine seltene Erkrankung.

#### Klassifizierung/Definition

Sie wird mehrheitlich als Sonderform der Autoimmunthyreoiditis (Hashimoto) angesehen. Histologisch lassen sich in der Schilddrüse Lymphozyteninfiltrate mit Follikeldestruktion nachweisen.

#### Ätiologie, Pathogenese und Pathophysiologie

Die Ätiologie und Pathogenese ist bisher nicht endgültig geklärt. Es sind wie bei der Hashimoto-Thyreoiditis bis zu 80 % TPO-AK nachweisbar, TRAK-AK sind meist negativ. Im Unterschied zur Hashimoto-Thyreoiditis findet eine intrathyreoidale Fibrose statt und im Gegensatz zum Morbus Basedow ist der $^{131}$Iod- oder Tc-Uptake vermindert. Eine genetische Ursache ist wahrscheinlich.

#### Klinisches Bild und Symptomatik

Das klinische Bild einer postpartum Thyreoiditis kann wegen des meist milden Verlaufs sehr uncharakteristisch sein. Schilddrüsenschmerzen treten nicht auf. Neben dezenten Hinweisen auf eine Hyper- oder Hypothyreose sind Symptome typisch, die häufig mit der postpartalen Phase und der Aufzucht des Kindes in Verbindung gebracht werden, z. B. können die Patientinnen an einer Anämie, unter Erschöpfung, Gedächtnisstörungen, Depressionen sowie Gefühlsstörungen oder einer leicht beschleunigten Herzfrequenz, also Symptomen, die nicht primär an eine Schilddrüsenfunktionsstörung denken lassen, leiden.

Die PPT manifestiert sich innerhalb des ersten postpartalen Jahres. Es können drei Phasen unterschieden werden. In der ersten Phase wird eine Hyperthyreose für 1–3 Monate beobachtet, danach folgt eine 3–8-monatige hypothyreote Phase und in der dritten Phase regeneriert sich die Schilddrüse, die Stoffwechsellage wird wieder euthyreot. Dieser klassische Verlauf kann jedoch auch fehlen. In 10–20 % kann die hypothyreote Phase einer PPT in eine permanente Hypothyreose übergehen. Hierbei scheint auch die Höhe des TPO-Antikörpertiters ausschlaggebend zu sein.

#### Untersuchungen, Diagnostik und Differenzialdiagnostik

Neben der Anamnese, der klinischen Untersuchung, der Sonografie (echoarmes Schilddrüsenparenchym, häufig leicht hypervaskularisiert) sind die Schilddrüsenparameter TSH,

$fT_3$, $fT_4$, TPO-AK, TRAK-AK, TG-AK richtungsweisend. Pathognomonisch sind initial die TSH-Werte zunächst niedrig, im weiteren Verlauf ansteigend. TPO-AK sind in 50–90 % positiv. Histologisch lassen sich in der Schilddrüse Lymphozyteninfiltrate nachweisen. Im Unterschied zur Hashimoto-Thyreoiditis findet eine intrathyreoidale Fibrose statt und im Gegensatz zum Morbus Basedow, der postpartal exazerbieren kann, ist der $^{131}$Iod- oder Tc-Uptake vermindert (während des Stillens kontraindiziert).

### Auswirkungen auf die mütterliche Prognose

Etwa 30–50 % der TPO-AK positiven Schwangeren im 1. Trimenon entwickeln 3–6 Monate nach der Geburt eine PPT. Es besteht eine deutliche Korrelation zur Wochenbettdepression, einem Diabetes mellitus Typ 1 (Inzidenz bis zu 25 %), einer viralen Hepatitis, einem systemischen Lupus erythematodes oder einem Zustand nach Morbus Basedow. Bei diesen Patientinnen sollten die Schilddrüsenparameter postpartal prophylaktisch untersucht werden. Wie schon erwähnt entwickeln 10–20 % der Patientinnen mit einer PPT eine dauerhafte Hypothyreose. Eine entsprechende Diagnostik ist deshalb in regelmäßigen Abständen sinnvoll. 70 % ist die Rezidivrate einer PPT nach erneuter Schwangerschaft und Persistenz der TPO-AK.

### Prävention

Es gibt Hinweise dafür, dass eine prophylaktische Selengabe von 200 µg täglich das Auftreten einer PPT verhindern oder abschwächen kann. Die Untersuchungen sind jedoch nicht ausreichend belegt.

### Betreuung der Schwangeren

Der Betreuung richtet sich nach der Symptomatik. Insbesondere sind die anamnestischen Risikofaktoren zu berücksichtigen. Dementsprechend sollte postpartum ein Screening durchgeführt werden.

### Therapie

Die Behandlung der hyperthyreoten Phase der PPT mit einem Betablocker kann bei symptomatischen Patienten eingeleitet werden. Die Verwendung von Thyreostatika ist ineffektiv und kontraindiziert, weil die Schilddrüsenhormonsynthese nicht gesteigert ist. Für die hypothyreote Phase sollte die Levothyroxin-Therapie begonnen werden, wenn die Patientin symptomatisch ist oder wenn das Serum-TSH über 10 mIU/l liegt. Da die hypothyreote Phase meist vorübergehend ist, sollte die Reduzierung von Levothyroxin nach 6–12 Monaten der Behandlung versucht werden, es sei denn, die Patientin ist wieder schwanger oder will wieder schwanger werden (Pearce 2015).

### Zusammenfassung

- Der Iodbedarf ist in der Schwangerschaft und während der Stillzeit erhöht. Die WHO empfiehlt 250 µg pro Tag.
- Eine Schilddrüsenfunktionsstörung geht häufig mit einer Sterilitätsproblematik einher. Deswegen gehört die Schilddrüsendiagnostik heute obligat zur Abklärung einer solchen Situation. Erst nach Ausgleich einer Funktionsstörung sollte um Komplikationen zu vermeiden eine Schwangerschaft angestrebt werden.
- Die Schilddrüse des Kindes entwickelt sich bereits im 1. Trimenon. Sie übernimmt am Ende des 1. Trimenons teilweise die eigene Hormonproduktion. Eine ausreichende Schilddrüsenhormonsubstitution ist vor allem für die kindliche Hirnentwicklung von ganz besonderer Bedeutung.

- Auch bei ausreichender Iodversorgung finden sich in 5–12 % latente Hypothyreosen. Sie sind in etwa 90 % auf eine Hashimoto-Thyreoiditis zurückzuführen.
- Die Schwangerschaften können kompliziert sein durch eine erhöhte Rate an Aborten, Anämie, Hypertonie, vorzeitige Lösung der Plazenta, Frühgeburt, niedriges Geburtsgewicht, Atemnot-Syndrom, Totgeburt. Besonders problematisch sind die Entwicklungsstörungen des kindlichen Gehirns.
- Etwa 0,2 % der Schwangerschaften sind kompliziert durch eine Hyperthyreose. Ursache ist in etwa 90 % der Fälle ein Morbus Basedow.
- Hyperthyreosen komplizieren eine Schwangerschaft durch eine erhöhte Rate von hypertonen Komplikationen bis zur Eklampsie, Frühgeburtlichkeit, niedriges Geburtsgewicht und peripartale Komplikationen.
- Meist werden nur Patientinnen mit einer leichten Hyperthyreose schwanger. Im Verlauf der Schwangerschaft tritt häufig eine Besserung der Symptomatik ein, sodass eine unspezifische Therapie mit Betarezeptorenblockern (selektive $\beta_1$-Rezeptoren-Blocker) in der Regel ausreichen.
- Bei behandlungsbedürftigen Hyperthyreosen kann mit Thyreostatika behandelt werden. Sie sind plazentagängig und sollten möglichst niedrig dosiert werden. In Zusammenarbeit mit einem Internisten muss in relativ kurzen (4–6 Wochen) Abständen die Schilddrüsenfunktion überprüft werden.
- Stillen ist unter Thyreostatikatherapie erlaubt. Um einer möglichen thyreostatischen Wirkung beim Kind entgegenzuwirken sollte das Kind mindestens 50 µg Iodid als Antidot erhalten.
- Eine Postpartum-Thyreoiditis ist eine seltene Erkrankung. Die Genese ist nicht endgültig geklärt. Sie tritt innerhalb des ersten Jahres nach der Geburt auf und ist meist selbstlimitierend.
- Das klinische Bild ist wegen der meist milden Symptomatik uncharakteristisch. Es können hyperthyreote und hypothyreote Phasen auftreten.
- 10–20 % der Betroffenen entwickeln eine permanente Hypothyreose. 70 % ist die Rezidivrate nach der nächsten Geburt.
- Therapeutisch sind in der hyperthyreoten Phase, die selbstlimitierend ist ggf. Betablocker indiziert, jedoch keine Thyreostatika. Bei einer symptomatischen Hypothyreose ist eine L-Thyroxingabe indiziert.

15

## Literatur

Abalovich M, Nobuyuki A et al. Management of Thyroid Dysfunction during Pregnancy and Postpartum: An Endocrine Society Clinical Practice Guideline. J Clin Endocrinol Metab, 92 Suppl, 2007

Alexander EK, Marqusee E, Lawrence J, Jarolim P, Fischer GF, Larsen PR. Timing and magnitude of increases in levothyroxine requirements during pregnancy in women with hypothyroidism. N Engl J Med, 351: 241–9, 2004

Brabant G, Kahaly GJ, Schicha H, Reiners Ch. Milde Formen der Schilddrüsenfehlfunktionen. Dtsch Arztebl, 103, 31–32: A2110–15, 2006

Bühling KJ. Schilddrüse und Schwangerschaft. Gynakol Geburtsmed Gynakol Endokrinol, 5,44–56, 2010

Burrow GN, Fisher DA, Larsen PR. Maternal and Fetal Thyroid Function. N Engl J Med, 331, 1072–1078, 1994

Führer D, Mann K, Feldkamp J, Krude H, Spitzweg C, Kratzsch J, Schott M. Schilddrüsenfunktionsstörungen in der Schwangerschaft. Dtsch Med Wochenschr, 139(42): 2148–52, 2014

Glinoer D, Abalovich M. Unresolved questions in managing hypothyroidism during pregnancy. BMJ, 335: 300–2, 2007

Greeve J. Schilddrüsenstörungen in der Schwangerschaft. Gynakologe, 36: 965–973, 2003

Fantz CR, Dagogo-Jack S, Ladenson JH, Gronowski AM. Thyroid Function during Pregnancy. Clinical Chemistry, 45: 2250–2258, 1999

Haddow JE, Palomaki GE, Allan WC, Williams JR, Knight GJ, Gagnon J, O'Heir CE, Mitchell ML, Hermos RJ, Waisbren SE, Faix JD, Klein RZ. Maternal thyroid deficiency during pregnancy and subsequent neuropsychological development of the child. N Engl J Med, 341: 549–55, 1999

He X, Wang P, Wang Z, He X, Xu D, Wang B. Thyroid antibodies and risk of preterm delivery: a meta-analysis of prospective cohort studies. Eur J Endocrinol, 167(4): 455–64, 2012 Oct. doi: 10.1530/EJE-12–0379 [Epub 2012 Jul 23]

Lao TT. Schilddrüsenfehlfunktionen. Schon geringe Anomalien gefährden den Fetus. Thyroid disorders in pregnancy. Curr Opin Obstet Gynecol, 17: 123–127, 2005

Karger S, Führer-Sakel D. Schilddrüsenerkrankungen und Schwangerschaft. Med Klein, 104: 450–456, 2009

Mönig H, Jensen J, Lehnert H. Schildrüsenerkrankungen und Schwangerschaft. Internist, 51: 620–624, 2010

Negro R, Schwartz A, Gismondi R, Tinelli A, Mangieri T, Stagnaro-Green A. Thyroid antibody positivity in the first trimester of pregnancy is associated with negative pregnancy outcomes. J Clin Endocrinol Metab, 96(6): E920–4, 2011 Jun.. doi: 10.1210/jc.2011–0026 [Epub 2011 Mar 16]

Neulen J. Störungen der Schilddrüsenfunktion. Relevanz in der Gynäkologie und Geburtshilfe. Gynakologe, 38: 315–318, 2005

Niesel A, Neeb U, Schuppert F. Gleichzeitiges Auftreten von Hyperemesis gravidarum und Hyperthyreose – Abgrenzung der Gestationshyperthyreose und transienten Hyperthyreose bei Hyperemesis gravidarum (THHG) von der persistierenden Form der Hyperthyreose in der Schwangerschaft. Geburtsh Frauenheilk, 61, 205–208, 2001

Pansear NS, Li CY, Rogers MS. Reference intervals for thyroid hormones in pregnant Chinese women. Ann Clin Biochem, 38: 329–332, 2001

Pearce EN. Thyroid disorders during pregnancy and postpartum. Best Pract Res Clin Obstet Gynaecol, 29(5): 700–6, 2015

Reid SM, Middleton P, Cossich MC, Crowther CA. Interventions for clinical and subclinical hypothyroidism in pregnancy. Cochrane Database of Systematic Reviews 2010, Issue 7

Schindler AE. Schwangere mit Schilddrüsen-Autoantikörpern: Was muss beachtet werden? Frauenarzt, 47: 1012–1013, 2006

Stagnaro-Green A, Abalovich M, Alexander E, Azizi F, Mestman J, Negro R, Nixon A, Pearce EN, Soldin OP, Sullivan S, Wiersinga W. American Thyroid Association Taskforce on Thyroid Disease During Pregnancy and Postpartum. Guidelines Eur J Endocrinol, 167(4):455–64, 2012 Oct.. doi: 10.1530/EJE-12–0379 [Epub 2012 Jul 23]

Andersson M, de Benoist B, Delange F, Zupan J. Prevention and Control of iodine deficiency in pregnant and lactating women and in children less than 2-years-old: conclusion and recommendations of the Technical Consultation. Public Health Nutrition, 10(12A), 1606–1611, 2007. doi: 10.1017/S1368980007361004

Thangaratinam S, Tan A, Knox E, Kilby MD, Franklyn J, Coomarasamy A. Association between thyroid autoantibodies and miscarriage and preterm birth: meta-analysis of evidence. BMJ, 342:d2616, 2011 May 9. doi: 10.1136/bmj.d2616

Torremante P. Die Entwicklung des fetalen Gehirns in Abhängigkeit von der mütterlichen Schilddrüsenfunktion. Gyn, 9: 270–281, 2004

Zietz B, Bals-Pratsch M. Diagnostik und Therapie von Schilddrüsenerkrankungen – was gibt es Neues? Gyn, 10: 142–150, 2005

Zimmermann A, Weber M. Schilddrüse und Schwangerschaft. Frauenarzt, 54: 127–33, 2013

Negro R, Schwartz A, Gismondi R, Tinelli A, Mangieri T, Stagnaro-Green A. Increased pregnancy loss rate in thyroid antibody negative women with TSH levels between 2.5 and 5.0 in the first trimester of pregnancy. J Clin Endocrinol Metab, 95(9):E44–8, 2010 Sep. doi: 10.1210/jc.2010-0340 [Epub 2010 Jun 9]

# 16 Diabetes mellitus



Unter dem Begriff Diabetes mellitus werden verschiedene Krankheitsbilder zusammengefasst, bei denen die Regulation des Glucosestoffwechsels mit dem Leitbefund Hyperglykämie im Mittelpunkt steht. Ursache ist entweder ein absoluter Insulinmangel oder eine Insulinresistenz mit einem mehr oder weniger ausgeprägten Insulinmangel.

Für die Schwangerschaft haben lediglich drei Krankheitsbilder klinische Bedeutung: Diabetes mellitus Typ 1 und Typ 2 sowie der Gestationsdiabetes (GDM). In aller Regel sind der Typ-1- und Typ-2-Diabetes vor der Schwangerschaft bekannt, sodass Präventivmaßnahmen zur Vermeidung von Komplikationen möglich sind. Die Glucosestoffwechselstörung des Gestationsdiabetes wird erst nach der 20. Schwangerschaftswoche diagnostizierbar. Sie hat erst im 3. Trimenon Auswirkungen auf die Schwangerschaft und die kindliche Entwicklung.

## 16.1 Physiologische Veränderungen während der Schwangerschaft

In der Schwangerschaft kommt es zu Veränderungen des gesamten Stoffwechsels, die auch von plazentaren Hormonen, die den Kohlenhydrat-, Fett- und Eiweißstoffwechsel betreffen, gesteuert werden. Vereinfacht heißt dies, dass dem Kind große Mengen an Glucose und Eiweiß, die es zum Wachstum benötigt, aus dem mütterlichen Organismus zugeführt werden. Die Mutter wiederum deckt ihren Bedarf zum großen Teil über einen veränderten Fettstoffwechsel. All diese physiologischen Stoffwechselveränderungen in der Gravidität haben diabetogene Eigenschaften.

### 16.1.1 Kohlenhydratstoffwechsel

Der Kohlenhydratstoffwechsel verändert sich bereits im 1. Trimenon erheblich. Er zeigt aufgrund der insulinagonistischen Wirkung des hCG (human chorionic gonadotropin) einen stetigen Abfall des Blutzuckers, insbesondere des Nüchternwerts. Der Insulinbedarf nimmt deshalb im 1. Trimenon ab (o Abb. 16.1). Im 2. und 3. Trimenon führt der Anstieg des kontrainsulären Hormons human placenta lactogen (HPL) und des Cortisols zu einem kontinuierlichen Anstieg des Blutzuckers. Der Insulinbedarf steigt (sog. Insulinresistenz, o Abb. 16.1).

Die Blutglucosenüchternwerte sind in der Schwangerschaft physiologisch um etwa 5–15 mg/dl (0,28–0,83 mmol/l) erniedrigt. Der normale Blutglucosenüchternwert für Schwangere beträgt demnach etwa 60–80 mg/dl (3,4–4,4 mmol/l).

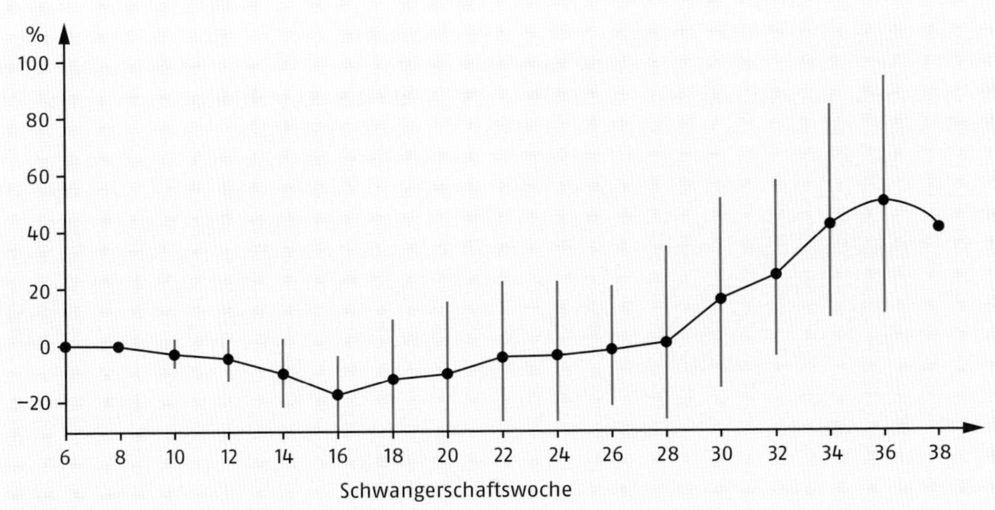


**Abb. 16.1** Der Insulinbedarf im Schwangerschaftsverlauf bei Normoglykämie. Nach Rath 1998

## 16.2 Schwangerschaftsdiabetes (Gestationsdiabetes = GDM)

### 16.2.1 Einführung

Die Prävalenz des GDM variiert in der Literatur sehr stark (0,6–22 %). In Deutschland ist in den letzten 10 Jahren ein stetiger Anstieg zu verzeichnen. Im Jahr 2010 wurde die Inzidenz mit 3,7 % angegeben. Erfasst wurden etwa 99 % der Schwangeren. In den nächsten Jahren wird es mit Hilfe des generellen GDM-Screenings dazu exakte Zahlen geben.

Neben genetischen Faktoren sind vor allem Übergewicht und besonders Adipositas dafür verantwortlich. Während es für Kinder eine altersabhängige Bewertungskurve gibt, spricht man beim Erwachsenen bei einem BMI von 25–35 kg/m$^2$ vom Übergewicht und bei einem BMI > 35 kg/m$^2$ von Adipositas. Im Jahre 2008 wurde die nationale Verzehrstudie II veröffentlicht. Sie enthält für Deutschland repräsentative Daten zum Verzehr von Lebensmitteln und zum Ernährungsstatus. Jede dritte Frau im reproduktionsfähigen Alter ist nach dieser Studie übergewichtig. Folge der genetischen Veranlagung, der falschen Ernährungsgewohnheiten und des Bewegungsmangels sind Glucosestoffwechselstörungen. Sie können über viele Jahre völlig symptomfrei verlaufen. Erst eine spezielle Belastung des Körpers, wie z. B. eine Schwangerschaft, kann zur Progredienz und zur Diagnose der gestörten Glucosetoleranz führen. Häufig sind es aber auch erst die Komplikationen während der Schwangerschaft, sowohl vonseiten der Mutter als auch des Kindes, die den Verdacht auf das Vorliegen eines Gestationsdiabetes lenken.

#### Klassifizierung/Definition

■ **DEFINITION** „Gestationsdiabetes mellitus ist eine Glucosetoleranzstörung, die erstmals in der Schwangerschaft mit einem 75-g oralen Glucosetoleranztest unter standardisierten Bedingungen und qualitätsgesicherter Glucosemessung aus venösem Plasma diagnostiziert wird. Die Diagnose ist bereits mit einem erhöhten Nüchtern-Glucosewert möglich." (nach Deutsche Diabetes-Gesellschaft (DDG), Deutsche Gesellschaft für Gynäkologie und Geburtshilfe (DGGG) 2014).

Da die Risikofaktoren des Gestationsdiabetes mit Adipositas, familiärer Belastung und höherem Alter ähnlich denen des Typ-2-Diabetes sind nimmt man an, dass es sich bei Schwangeren mit Gestationsdiabetes um ein Hochrisikokollektiv für die Entwicklung eines Typ-2-Diabetes handelt und die Schwangerschaft sozusagen als Belastungstest anzusehen ist. Dementsprechend entwickeln viele Patientinnen mit Gestationsdiabetes später einen Typ-2-Diabetes. Die kumulative Inzidenz liegt bei 3 %/Jahr. Mütterliche und kindliche Risiken sind hoch. Besonders unglücklich ist, dass bis zum März 2012 wegen des Fehlens eines generellen Screenings die Glucosetoleranzstörung häufig nicht diagnostiziert oder nach der Diagnose nicht ausreichend behandelt wurde.

■ **MERKE** Mütterliche und kindliche Komplikationen können bei frühzeitiger Erkennung und Therapie wie beim Diabetes weitestgehend verhindert werden.

#### Ätiologie, Pathogenese und Pathophysiologie

Die Ätiologie, Pathogenese und Pathophysiologie entspricht der des Typ-2-Diabetes. Im Vordergrund steht die genetisch festgelegte Insulinresistenz, die durch fettreiche Ernährung, Übergewicht und Bewegungsmangel getriggert wird und mit steigendem Lebensalter zunimmt.

Im Allgemeinen geht man davon aus, dass schon vor der Schwangerschaft eine noch nicht manifeste Glucosestoffwechselstörung vorgelegen hat, die nach der 20. Schwangerschaftswoche zur Hyperglykämie führt. Ursache ist die in der zweiten Schwangerschaftshälfte physiologisch beginnende, hormonell induzierte, Insulinresistenz, die mit einem schon vor der Schwangerschaft bestehenden relativen Insulinmangel zusammentrifft und nicht mehr kompensiert werden kann. Da die metabolische Situation der Insulinresistenz und die nachlassende Betazellfunktion des Pankreas in Verbindung mit dem Übergewicht für den Typ-2-Diabetes typisch sind, wird der durch das Glucosescreening entdeckte GDM auch als Prä-Typ-2-Diabetes angesehen.

### 16.2.2 Klinisches Bild und Symptomatik

Bei den meisten Frauen, bei denen ein GDM diagnostiziert wird, handelt es sich um einen Prä-Typ-2-Diabetes. Dementsprechend sind die Frauen oft älter (über 30 Jahre), übergewichtig oder adipös, haben einen Hochdruck, nehmen in der Gravidität stark an Gewicht zu und können ein Polyhydramnion und/oder eine fetale Makrosomie entwickeln.

Nur in sehr seltenen Fällen bei meist jungen Schwangeren manifestiert sich ein Typ-1-Diabetes in der Schwangerschaft. Entgegengesetzt zu dem eben genannten Erscheinungsbild mit Übergewicht und einer übermäßigen Gewichtszunahme in der Gravidität sind diese Frauen eher normalgewichtig oder nehmen sogar in der Schwangerschaft ab und neigen zur Ketoazidose. Meist wird die Diagnose vor der 24. Schwangerschaftswoche gestellt. Anamnestisch wird eine familiäre Belastung angegeben. Gesichert wird die Diagnose durch inselzellspezifische Autoantikörper.

### 16.2.3 Untersuchungen, Diagnostik und Differenzialdiagnostik

Beim Eintreten einer Schwangerschaft gibt es unter dem Gesichtspunkt des gestörten Glucosestoffwechsels zwei Möglichkeiten:

1. Es besteht bereits ein bisher nicht bekannter manifester Diabetes.
2. Es besteht eine gestörte Glucosetoleranz, in deren Folge sich durch die Belastung Schwangerschaft und der damit verbundenen nach der 20. Schwangerschaftswoche steigenden Insulinresistenz ein GDM entwickelt.

In der nachfolgenden Aufstellung sind Risikofaktoren angegeben, bei deren Vorhandensein schon bei der ersten Vorstellung in der Schwangerschaft vor der 24. SSW geachtet und evtl. dementsprechend auf das Vorliegen eines bisher unbekannten manifesten Diabetes untersucht werden sollte. Risikofaktoren sind (Nach: Diagnostik der Hyperglykämie in der Schwangerschaft, Gestationsdiabetes mellitus (GDM): Evidenzbasierte Leitlinie zur Diagnostik, Therapie und Nachsorge der Deutschen Diabetes-Gesellschaft (DDG) und der Deutschen Gesellschaft für Gynäkologie und Geburtshilfe (DGGG). www. Deutsche-Diabetes-Gesellschaft.de, Leitlinien, S.86):

- Alter ≥ 45 Jahre,
- BMI ≥ 30 kg/m² präkonzeptionell,
- körperliche Inaktivität,
- Eltern oder Geschwister mit Diabetes,
- Angehörige einer ethnischen Risikopopulation (z. B. Asiatinnen, Lateinamerikanerinnen),
- Geburt eines Kindes > 4 500 g,
- GDM in der Vorgeschichte,
- arterielle Hypertonie (Blutdruck ≥ 140/90 mm Hg) oder Einnahme von Medikamenten zur Therapie der arteriellen Hypertonie,
- Dyslipidämie präkonzeptionell (HDL > 35 mg/dl [0,9 mmol] und/oder Triglyceride > 250 mg/dl [2,82 mmol/l]),
- polyzystisches Ovarialsyndrom,
- Prädiabetes (IGT/IFG/$HbA_{1c}$ ≥ 5,7 %) bei früherem Test (unabhängig von früherem GDM),
- andere klinische Zustände, die mit Insulinresistenz assoziiert sind (z. B. Acanthosis nigricans),
- Vorgeschichte mit KHK, pAVK, zerebral-arterieller Durchblutungsstörung,
- Einnahme kontrainsulinärer Medikation.

Die Messung des Glucosewerts kann auf zwei Arten erfolgen:

- **Venöse Gelegenheitsplasma-Glucose-Bestimmung:** Bei einem gynäkologischen Routinetermin unabhängig von der Tageszeit und Nahrungsaufnahme. Ist der Wert ≥ 200 mg/dl (11,1 mmol/l), so muss eine zweite Blutentnahme zur Bestimmung des venösen Nüchtern-Plasma-Glucosewerts durchgeführt werden.
- **Venöse Nüchtern-Plasmaglucose-Bestimmung:** Bei einem Wert ≥ 92 mg/dl (5,1 mmol/l) besteht Diabetesverdacht. Dieser muss durch eine Zweitmessung überprüft werden.

In dem Flussdiagramm in ◘ Abb. 16.2 ist die Diagnose-Zuordnung der einzelnen Werte dargestellt.

Ein orientierender Handlungsleitfaden zum Screening wird in ◘ Abb. 16.3 dargestellt.

Seit März 2012 ist das Blutzuckerscreening Bestandteil der Mutterschaftsrichtlinien. Zwischen der 24+0 und 27+6 Schwangerschaftswoche ist bei jeder Schwangeren die Blutglucosebestimmung aus dem venösen Plasma durchzuführen.

Im ersten Schritt ist eine Glucosebelastung mit 50 g wasserfreier Glucose gelöst in 200 ml Wasser vorgesehen (Glucose Challenge-Test, GCT). Bei Überschreiten eines Blutzuckerwerts > 135 mg/dl (7,5 mmol/l) wird im zweiten Schritt eine Glucosebelastung mit 75 g wasserfreier Glucose gelöst in 300 ml Wasser (oGTT) notwendig, um eine endgültige Diagnose zu stellen. Die ◘ Tab. 16.1 zeigt das Prozedere und die Grenzwerte.

### Postpartale Diagnostik

Der Gestationsdiabetes bildet sich nach der Schwangerschaft meistens, aber nicht immer, wieder zurück. Bei Wöchnerinnen mit insulinpflichtigem GDM sollen Blutglucosebestimmungen am 2. Tag mittels eines 4-Punkte-Tagesprofils durchgeführt werden (der erste Wert nüchtern). Ergeben sich kapilläre Werte ≥ 100 mg/dl (≥ 5,6 mmol/l) nüchtern und/oder ≥ 200 mg/dl (≥ 11,1 mmol/l) postprandial, sollte sich unmittelbar eine diabetische Weiterbetreuung anschließen.

Bei postpartal normalen Blutglucosewerten soll ein oraler Glucosetoleranztest 6–12 Wochen nach der Entbindung, unabhängig davon, ob die Mutter stillt oder nicht, mit 75-g-oGTT durchgeführt und bei normalem Ergebnis mindestens alle zwei Jahre wiederholt werden. Die Bewertung des postpartal durchgeführten oGTT ist in der ◘ Tab. 16.2 dargestellt.

$HbA_{1c}$ ist für die Diagnostik nicht geeignet, da die Werte durch eine peripartale Anämie und durch einen möglicherweise hohen Anteil junger Erythrozyten infolge Eisensubstitution evtl. falsch zu niedrig sind.

16

**Tab. 16.1** Vorgehen zu Screening und Diagnostik auf GDM. Mutterschaftsrichtlinie. Nach Schäfer-Graf 2012

| Testschritt | Vorgehensweise |
|---|---|
| 1. Screeningtest bei allen Schwangeren 24+0 bis 27+6 SSW | ▪ Belastung mit 50 g wasserfreier Glucose gelöst in 200 ml Wasser,<br>▪ Schwangere darf nicht nüchtern sein,<br>▪ Tageszeit beliebig,<br>▪ Abnahme einer venösen Blutprobe nach einer Stunde,<br>▪ Bestimmung der Glucosekonzentration im venösen Plasma durch geeignetes Blutzuckermessgerät zur Sofortmessung oder im Labor |
| 2. Bei Blutzuckerwert > 135 mg/dl (7,5 mmol/l) | ▪ Belastung mit 75 g wasserfreier Glucose gelöst in 300 ml Wasser (oGTT),<br>▪ Schwangere muss nüchtern sein mit Nüchternperiode > 8 Stunden,<br>▪ venöse Blutentnahme vor Belastung, nach 1 und 2 Stunden,<br>▪ Bestimmung der Glucosekonzentration im venösen Plasma wie oben,<br>▪ Diagnose GDM wird gestellt, wenn einer der folgenden Werte erreicht wird:<br>  ▪ nüchtern: 92 mg/dl (5,1 mmol/l),<br>  ▪ nach 1 Stunde: 180 mg/dl (10,0 mmol/l),<br>  ▪ nach 2 Stunden: 153 mg/dl (8,5 mmol/l) |

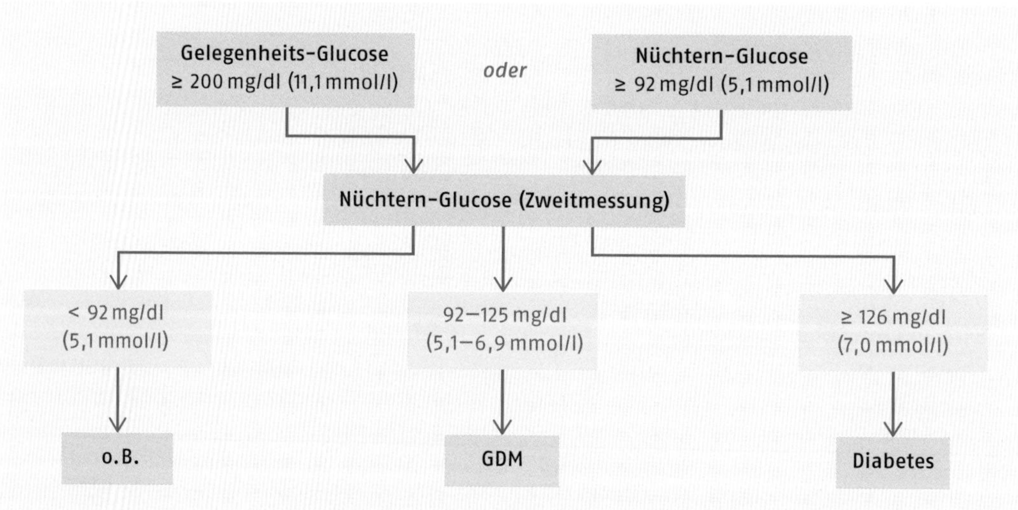


**Abb. 16.2** Flussdiagramm Nüchtern-Glucose-Werte nach erhöhter Gelegenheitsglucose oder erhöhter Nüchternglucose vor der 24. Schwangerschaftswoche. Nach Deutsche Diabetes-Gesellschaft (DDG), Deutsche Gesellschaft für Gynäkologie und Geburtshilfe (DGGG) 2011

Diese postpartalen Untersuchungen sind sehr wichtig, da die Inzidenz des Auftretens eines manifesten Diabetes nach zehn Jahren zwischen 30 und 50 % liegt. Meist entwickelt sich ein Typ-2-Diabetes. Besteht der Verdacht auf einen Typ-1-Diabetes, so lässt sich dies durch die Bestimmung von Autoantikörpern gegen Betazellen (Anti-GAD, Anti-IA 2, Anti-ICA) abklären.

Auch die Beachtung der gestörten Glucosetoleranz (IFG, impaired fasting glucose, abnorme Nüchternblutglucose und IGT, impaired glucose tolerance, gestörte Glucosetoleranz) hat einen hohen Stellenwert. Denn durch die entsprechende Lebensführung (Ernährung und Bewegung) lässt sich die Manifestation des Diabetes verhindern oder verzögern. Spätschäden wird somit vorgebeugt.

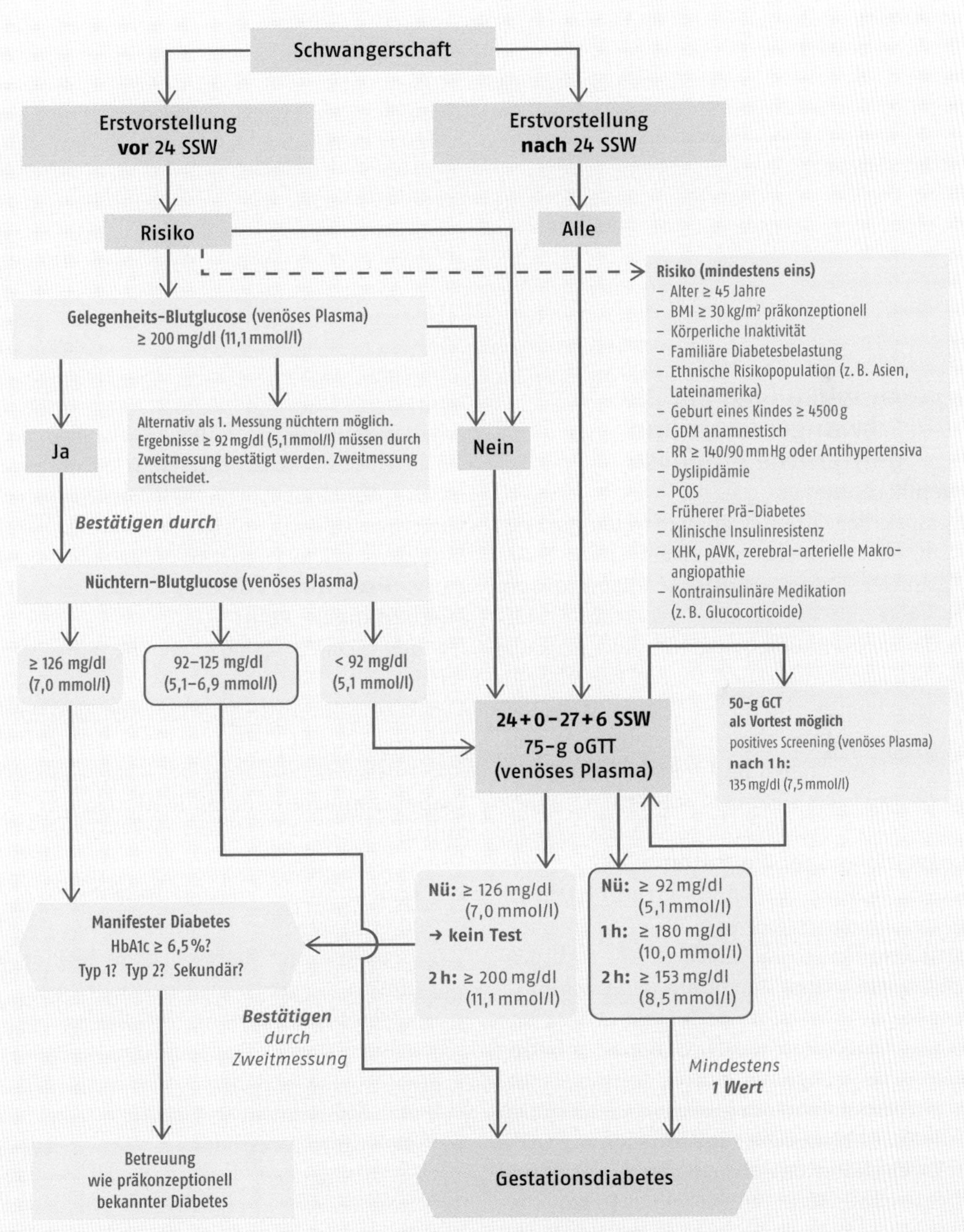


**Abb. 16.3** Diagnostik der Hyperglykämie in der Schwangerschaft. Nach Deutsche Diabetes-Gesellschaft (DDG), Deutsche Gesellschaft für Gynäkologie und Geburtshilfe (DGGG) 2011

16

**Tab. 16.2** Postpartale 75-g-oGTT-Bewertung des Ergebnisses. Nach Kerner, Brückel 2010

| Messzeitpunkt | Venöses Plasma | | Bewertung |
|---|---|---|---|
| | (mg/dl) | (mmol/l) | |
| Nüchtern | < 100 | < 5,6 | Normal |
| | 100–125 | 5,6–6,9 | Abnorme Nüchternglucose (IFG) |
| | ≥ 126 | ≥ 7,0 | Diabetes mellitus |
| Nach 2 Stunden | ≤ 140 | ≤ 7,8 | Normal |
| | 140–199 | 7,8–11,0 | Gestörte Glucosetoleranz (IGT) |
| | ≥ 200 | ≥ 11,1 | Diabetes mellitus |

### 16.2.4 Auswirkungen auf die Schwangerschaft und mütterliche Prognose

#### Komplikationen

Als mütterliche Komplikationen treten wie beim manifesten Diabetes am häufigsten Harnwegsinfekte, Pyelonephritiden, Pilzinfektionen der Vulva und Vagina sowie hypertone Probleme, Polyhydramnion, vorzeitiger Blasensprung und Frühgeburt auf. Die Rate von Periodontitiden ist erhöht. Während der Geburt ist die Rate von Sectiones und vaginal-operativen Entbindungen, Dammrissen und transfusionspflichtigen postpartalen Blutungen erhöht.

#### Langzeitfolgen für die Mutter

Nach Schwangerschaften mit GDM besteht ein Wiederholungsrisiko von 40–50 % in einer nachfolgenden Schwangerschaft. Alle vorliegenden Studien weisen darauf hin, dass sich in einem hohen Prozentsatz nach einem GDM eine gestörte Glucosetoleranz (IFG: impaired fasting glucose, IGT: impaired glucose tolerance) und ein Diabetes entwickeln (bis zu 60 %). Es besteht eine enge Abhängigkeit zur Zeitdauer, zu Ernährungsgewohnheiten, körperlicher Tätigkeit und Übergewicht. Meist entwickelt sich ein Typ-2-Diabetes (etwa 90 %). Nur in maximal 10 % entwickelt sich ein Typ-1-Diabetes. Mittels der Bestimmung von Inselzell spezifischen Autoantikörpern während oder nach der Schwangerschaft lässt sich die Entwicklung eines Typ-1-Diabetes in etwa abschätzen. Die Kombination der Autoantikörper ergibt eine Sensitivität von etwa 82 %.

### 16.2.5 Prognose für das Kind

#### Missbildungen, Abort

Da der GDM erst nach der 20. Schwangerschaftswoche auftritt, ist im Unterschied zum Diabetes mellitus die Missbildungs- und Abortrate nicht erhöht.

#### Diabetesinduzierte Komplikationen des Kindes

■ **MERKE** Vorzeitige Wehentätigkeit, Frühgeburt, Plazentainsuffizienz mit konsekutiver Hypotrophie oder Makrosomie, intrauteriner Fruchttod, Geburtskomplikationen insbesondere Schulterdystokie bei Makrosomie, erhöhte perinatale Morbidität und Mortalität sowie Atemnot-Syndrom sind die typischen (auch GDM-typischen) diabetesinduzierten Komplikationen des Kindes.

Wie bei einem manifesten Diabetes mellitus kommt es infolge des hohen Glucoseangebots der Mutter an das Kind auch beim GDM zu einer gesteigerten Insulinproduktion mit der Folge einer Betazell-Hypertrophie/-Hyperplasie. Dieser fetale Hyperinsulinismus führt zu den oben beschriebenen Problemen während der Schwangerschaft, der Geburt und der postpartalen Phase. Bei einem unbehandelten GDM kann es zum intrauterinen Fruchttod kommen. Man nimmt heute an, dass etwa 28 % der pränatalen Todesfälle auf einen unerkannten GDM zurückzuführen sind.

In kontrollierten Studien konnte eindeutig nachgewiesen werden, dass ein nicht erkannter oder nicht behandelter Gestationsdiabetes im Vergleich zum behandelten GDM und zur stoffwechselgesunden Kontrollgruppe eine stark erhöhte peripartale Komplikationsrate hat: 59 % zu 18 % zu 11 %. Gehäuft waren intrauterine Fruchttode, Totgeburten, makrosome aber auch dystrophe Kinder, Atemnot-Syndrom, Schulterdystokie, Hypoglykämie und Polyzythämie. Diese Befunde weisen nachdrücklich darauf hin, dass das Gestationsdiabetesscreening und die Therapie sinnvoll und von großem Nutzen sind.

#### Langzeitfolge (perinatale Programmierung)

Als Langzeitfolge für das Kind kommt es bei Nichterkennen oder nicht konsequent durchgeführter Behandlung durch die intrauterine funktionelle und morphologische Schädigung der kindlichen Betazellen zu einer nichtgenetisch bedingten Disposition zum Diabetes. Diese Kinder von Müttern mit unzureichend behandeltem GDM haben ein erhöhtes Risiko, bereits in der Pubertät oder im frühen Erwachsenenalter, übergewichtig zu werden, eine Glucosetoleranzstörung, einen Diabetes mellitus, ein metabolisches Syndrom und einen Hypertonus zu entwickeln (▸Kap. 16.2.6).

### 16.2.6 Prävention

Nach den Untersuchungsergebnissen einer jungen Wissenschaft, der **perinatalen Programmierung**, beginnt die Prävention bereits intrauterin oder kurz post partum. Die perinatale Programmierung beschreibt einen Prozess, bei dem während bestimmter kritischer Entwicklungsphasen (pränatal/neonatal) durch Einwirkung von äußeren Faktoren wie Ernährung oder Hormonen die künftige Funktionsweise von Organen und Organsystemen dauerhaft festgelegt wird. Im Falle einer Störung dieser „Programmierung", also im Falle einer „Fehlprogrammierung", können im späteren Leben chronische Erkrankungen, z. B. Übergewicht und Diabetes mellitus entstehen. So schließt sich ein Circulus vitiosus: Die übergewichtige Schwangere, die nicht diagnostizierte oder schlecht eingestellte Gestationsdiabetikerin bringt ein übergewichtiges Kind zur Welt, das unabhängig von genetischen Veranlagungen zu einem erhöhten Übergewichts- und Stoffwechselrisiko, insbesondere zum Diabetes mellitus und metabolischen Syndrom prädisponiert ist.

Ein Hyperinsulinismus während der Fetal- oder Neonatalperiode, der insbesondere durch einen mütterlichen Diabetes während der Schwangerschaft bzw. einer neonatalen Überernährung verursacht wird, führt zu einer dauerhaften Fehlprogrammierung hypothalamischer Regelsysteme, die für die Regulation von Nahrungsaufnahme, Körpergewicht und Stoffwechsel maßgeblich verantwortlich sind. Eine solche Fehlprogrammierung erhöht lebenslang das Risiko für Übergewicht, Diabetes mellitus und Folgeerkrankungen. Die Optimierung der fetalen und früh postpartalen Umweltbedingungen kann Krankheitsrisiken dauerhaft positiv modifizieren. Hierzu gehört insbesondere die Erkennung und konsequente Therapie eines Gestationsdiabetes.

Der GDM tritt normalerweise erst nach der 20. Schwangerschaftswoche auf, nämlich in der Zeit, in der es zu einem starken Anstieg der eine Insulinresistenz induzierenden Schwangerschaftshormone kommt. Wenn bereits vor der 20. Schwangerschaftswoche ein Gestationsdiabetes diagnostiziert wird, handelt es sich wahrscheinlich um einen bisher unbekannten Typ-2-Diabetes.

■ **MERKE** Alle Präventivmaßnahmen zielen auf die frühzeitige Diagnostik mittels der oben aufgeführten Screening Methoden unter Einbeziehung der bekannten Risikofaktoren hin. Als bester Zeitpunkt des Screenings wird die 24+0 bis zur 27+6 Schwangerschaftswoche angesehen, da sich bis zu diesem Zeitpunkt die Kohlenhydratintoleranz ausgebildet hat und trotzdem genügend Zeit bleibt um durch therapeutische Maßnahmen die Risiken für Mutter und Kind zu vermeiden.
Die regelmäßige Untersuchung des Urins auf Zucker ist für die Erkennung des Gestationsdiabetes völlig unzureichend. Nur etwa 10 % aller Schwangeren mit einem Gestationsdiabetes haben überhaupt eine Glucosurie.

## 16.2.7 Betreuung der Schwangeren

### Internistische Betreuung

Unmittelbar nach der Diagnosestellung des GDM muss die Schwangere an einen Internisten, der speziell mit der Problematik Diabetes und Schwangerschaft vertraut ist, zur Schulung, Ernährungsumstellung, Selbstüberwachung des Stoffwechsels und evtl. zur Einleitung einer Insulintherapie überwiesen werden.

Die Schwangere erlernt über einen Zeitraum von etwa zwei Wochen den Umgang mit den plasmakalibrierten Blutzuckerselbstmessgeräten. Üblich sind vier Messungen pro Tag (im Gegensatz zu sechs Messungen beim manifesten Diabetes), nüchtern und dreimal postprandial. Weitere evtl. notwendige Glucosebestimmungen werden individuell festgelegt, genauso wie die labormäßigen zusätzlichen Kontrollen. Innerhalb von zwei Wochen nach der Diagnose GDM wird dann entschieden, ob die Therapie durch Ernährungsumstellung und körperliche Bewegung ausreichend ist oder ob eine Insulintherapie erwogen werden muss.

**Ketonkörper:** Der Nachweis von Ketonkörpern im Urin ist ein Hinweis auf eine zu geringe Kohlenhydrat- oder Kalorienzufuhr durch einen Abbau der mütterlichen Fettspeicher, um den Energiebedarf des Kindes zu decken (Hungerketose). Da der Einfluss von Ketonkörpern auf die kindliche Entwicklung unklar ist, sollte eine solche Entwicklung durch regelmäßige Urinkontrollen vermieden werden.

Da der wichtigste Parameter der Überwachung das kindliche Wachstum ist, richtet sich die Blutglucosezieleinstellung auch nach dem sonografischen Wachstumsverhalten des Kindes.

Der $HbA_{1c}$ kann zur Beurteilung der Stoffwechseleinstellung wegen der zu langsamen Ansprechbarkeit als retrospektiver Parameter nur eingeschränkt herangezogen werden, sollte aber neben den Blutglucose-Selbstkontrollen der Patientin als patientenunabhängiger Parameter bestimmt werden. Die aktuelle Einstellung muss nach den Blutglucose-Selbstkontrollen erfolgen.

**Blutzucker-Zielwerte**

Die kapillären Blutglucosewerte sollen

- nüchtern und präprandial zwischen 65–95 mg/dl (3,6–5,3 mmol/l),
- eine Stunde nach Beginn der Mahlzeit < 140 mg/dl (7,8 mmol/l),
- zwei Stunden nach Beginn der Mahlzeit < 120 mg/dl (6,7 mmol/l) sein,
- bei Insulintherapie präprandial 60 mg/dl (3,3 mmol/l) nicht unterschreiten.

Die mittleren Blutglucose-Werte (MBG) sollen

- eine Stunde postprandial zwischen 90–110 mg/dl (5,0–6,1 mmol/l) oder
- zwei Stunden postprandial zwischen 80–100 mg/dl (4,4–5,6 mmol/l) sein.

Bei Nüchternwerten > 110 mg/dl (6,1 mmol/l) ist eine sofortige Insulintherapie indiziert.

### Gynäkologische Betreuung

Genauso wie bei der Blutzuckereinstellung des manifesten Diabetes gilt auch beim GDM, dass ein optimales Wachstum des Kindes nur in einem schmalen mittleren Blutglucosezielbereich von 80–110 mg/dl (4,4–6,1 mmol/) zu erreichen ist. Werte darunter sind mit einem hohen Risiko einer Wachstumsretardierung, Werte darüber mit einer Zunahme der Makrosomie und der Unreife verbunden. Außerdem gibt es noch viele individuelle Unbekannte vonseiten der Mutter und/oder des Kindes, die trotz gut eingestellter mittlerer Glucosespiegel zu einer Makrosomie oder Retardierung des Kindes führen. Mit anderen Worten: Die mütterlichen Glucosewerte sind keine ausreichend harten Parameter für die kindliche Wachstumsprognose.

Da die aus diesem Grund vorgeschlagene Fruchtwasser-Insulingewinnung keine Akzeptanz fand, versucht man heute dieses Problem mittels Ultraschalluntersuchungen zu lösen. Denn ein für die Schwangerschaftswoche zu großer (> 75. Perzentile) oder zu kleiner (< 10. Perzentile) Bauchumfang des Kindes sind ein Hinweis für die Notwendigkeit einer individuellen Modifizierung der Glucosezielwerte.

■ **MERKE** Mit Hilfe des Ultraschalls versucht man ein individualisiertes Vorgehen zu realisieren. Dabei steht nicht die strikte Einhaltung der Blutglucosezielwerte im Vordergrund, sondern das klinische Prozedere richtet sich nach dem Wachstum des Kindes.

Gemessen wird der fetale Bauchumfang, der im 3. Trimenon recht gut mit den fetalen Insulin Werten korreliert. Die wichtigsten Parameter sind die 10.–75. Perzentile des kindlichen Bauchumfangs. Bei Werten < 10. Perzentile besteht die Gefahr der Wachstumsretardierung, bei einem Wert > 75. Perzentile die Gefahr der Makrosomie. Besteht die Gefahr einer fetalen Retardierung (< 10. Perzentile) sind die Glucosezielwerte höher als der Normbereich (nüchtern < 105 mg/dl, nach 1 h < 160 mg/dl). Bei Makrosomie sind die Glucosezielwerte entsprechend niedriger als der Normbereich (nüchtern < 85 mg/dl, nach 1 h < 120 mg/dl; ○ Abb. 16.4).

Dieses modifizierte Glucosezielwerte-Management ist nicht sinnvoll vor der 24. SSW. Denn vor der 24. SSW ist die fetale Insulinbildung noch zu wenig ausgeprägt, um eine Zunahme des kindlichen abdominalen Fettgehalts, messbar mittels der Vergrößerung des sonografischen Abdominalumfangs, zu induzieren. Nach der 32.–34. SSW lässt sich eine bereits stattgefundene Makrosomie durch Modifizierung der Glucosewerte nur noch relativ wenig beeinflussen.

Die übrige gynäkologische Überwachung der Mutter und des Kindes (Überwachungsabstände, CTG-Kontrollen, Dopplersonografie, Entbindungszeitpunkt, Maßnahmen bei vorzeitiger Wehentätigkeit, fetale Lungenreifung, Entbindungsklinik u. a.) entspricht der des Diabetes mellitus ▸ Kap. 16.3.

### Geburt, postpartale Phase

- Ist der Diabetes mit Diät gut eingestellt, so sind im Allgemeinen Blutzuckerbestimmungen während der Geburt nicht notwendig. Zu empfehlen ist evtl. eine orientierende Untersuchung.
- Bei insulinpflichtigen Schwangeren wird eine zweistündliche Blutzuckerbestimmung empfohlen. Liegen die kapillären Plasma Werte zwischen 80 und 130 mg/dl (4,4–7,2 mmol/l), so ist eine situative Überwachung in größeren Abständen möglich. Falls Insulin gespritzt werden muss, so sind kurzwirksame Insuline indiziert.
- Ein Überschreiten des Termins sollte auch bei gut eingestelltem GDM im Allgemeinen vermieden werden.
- Eine elektive Einleitung, z. B. 38+0 SSW bringt keine Vorteile für Mutter oder Kind.
- Bei der Anwendung von Prostaglandinen zur Einleitung der Geburt sollten wegen der besseren Steuerbarkeit der Glucosespiegel kurzwirksame Insuline eingesetzt werden.
- Bei einem makrosomen Kind mit einem geschätzten Geburtsgewicht > 4 500 g ist eine primäre Sectio wegen der Gefahr einer Schulterdystokie zu erwägen.
- Das Kind muss sofort post partum dem Pädiater zur Überwachung übergeben werden.
- Auf den postpartalen 75 g oGTT 6–12 Wochen post partum wurde oben bereits hingewiesen.

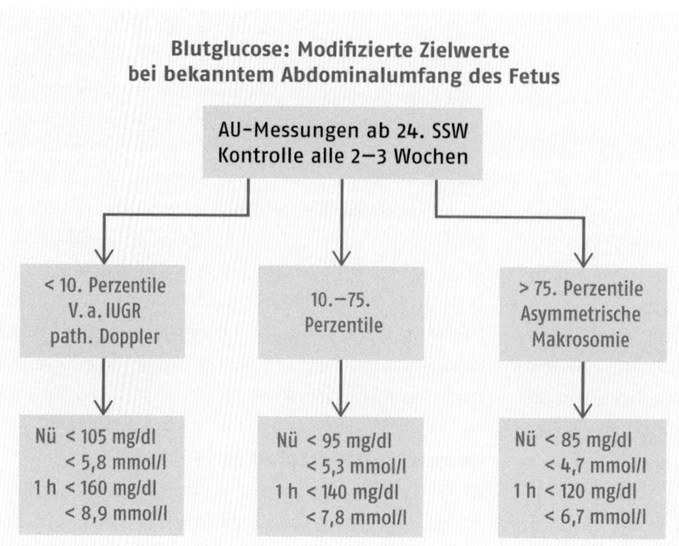


**Abb. 16.4** Blutglukose: Modifizierte Zielwerte bei bekanntem Abdominalumfang des Fetus. Nach Deutsche Diabetes-Gesellschaft (DDG), Deutsche Gesellschaft für Gynäkologie und Geburtshilfe (DGGG) 2011

**Stillen**

50 % der Frauen mit einem GDM entwickeln nach der Geburt innerhalb von 10 Jahren einen Typ-2-Diabetes. Die Insulinpflichtigen von ihnen sind zu 90 % betroffen. Neuere Untersuchungen zeigen, dass Stillen einen protektiven Effekt hat und das Auftreten eines Typ-2-Diabetes um etwa 10 Jahre verzögern kann. Dabei ist die Länge des Stillens der entscheidende Faktor. Der größte Effekt trat auf, wenn länger als 3 Monate und ausschließlich mit Muttermilch gestillt wurde, unabhängig vom BMI. Die zeitverzögernde Wirksamkeit war bei insulinpflichtigen Patientinnen geringer als bei Frauen, die lediglich eine Diät zur Blutzuckereinstellung benötigten.

### 16.2.8 Therapie

**Medikamentöse Therapie**

Wenn beim Gestationsdiabetes die metabolischen Ziele nicht erreicht werden können, sollte eine Insulintherapie begonnen werden, nachdem die Ernährungskontrolle nochmals geprüft wurde. Etwa 20 % der Patientinnen mit Gestationsdiabetes benötigen Insulin. Die Indikation für Insulin wird zuerst innerhalb von zwei Wochen nach Beginn der Basaltherapie (Ernährungskontrolle, körperliche Aktivität) gestellt.

Orale antihyperglykämische Mittel und GLP-1-Analoga sollten Patientinnen mit Gestationsdiabetes nicht verschrieben werden, da Zulassungen, hinreichende Erfahrungen und Studien für die meisten dieser Arzneimittelgruppen fehlen (Kleinwechter et al. 2014).

Gleichwohl werden bestimmte orale Antidiabetika, nämlich der Sulfonylharnstoff Glibenclamid und das Biguanid Metformin, in manchen Therapieempfehlungen (z. B. NICE, Endocrine Society) als mögliche Alternativen zu Insulin bei GDM genannt (Kautzky-Willer et al. 2016). Eine Metaanalyse ergab keinen relevanten Unterschied in Wirksamkeit und Sicherheit zwischen Metformin und Insulin sowie für Metformin bei GDM ein niedrigeres Risiko für schwangerschaftsinduzierte Hypertonie (Zhao et al. 2015).

Kurzfristig ist bei Frauen mit GDM, der einer Arzneimittelbehandlung bedarf, Glibenclamid sowohl gegenüber Insulin als auch Metformin klar unterlegen. Neugeborene aus Glibenclamid behandelten GDM-Schwangerschaften weisen zudem ein höheres Risiko für Geburtskomplikationen auf (Kautzky-Willer et al. 2016; Camelo Castillo et al. 2015).

Metformin (plus Insulin, wenn erforderlich) ist Insulin leicht überlegen. Glibenclamid sollte in der Behandlung des GDM nicht verwendet werden, wenn Insulin oder Metformin verfügbar ist. Dies ist die Schlussfolgerung einer Metaanalyse (Balsells et al. 2015).

## Weitere Therapie

### Patientenschulung

Die Patientenschulung hat einen hohen Stellenwert. Sie ist eine wichtige Säule, um Entgleisungen des Stoffwechsels und Folgeschäden für Mutter und Kind in zu vermeiden.

### Ernährung

Den größten therapeutischen Stellenwert hat beim Gestationsdiabetes die Ernährungsumstellung. In 80 % ist sie ausreichend. Nur wenn die Grenzwerte von nüchtern 95 mg/dl (5,3 mmol/l) bzw. postprandial von 140 mg/dl (7,8 mmol/l) wiederholt überschritten werden, muss eine Insulintherapie durchgeführt werden.

Bei der Berechnung des Energiebedarfs in der Schwangerschaft geht man derzeit bei

- Normalgewicht (BMI 18,5–24,9 kg/m$^2$) von 35–40 kcal/kg Körpergewicht,
- bei Übergewicht (BMI 25–29,9 kg/m$^2$) von 25–29 kcal/kg Körpergewicht,
- bei Adipositas (BMI > 30 kg/m$^2$) von < 20–24 kcal/kg Körpergewicht aus.

Bei Adipositas kann eine moderate Reduktion der Kalorien sinnvoll sein. Hungerketosen müssen vermieden werden. Bei der Auswahl sollte ballaststoffreichen Lebensmitteln und Lebensmitteln mit niedrigem glykämischen Index der Vorzug gegeben werden, da diese zu einer geringeren postprandialen Blutzuckerspiegelerhöhung führen. Folgende Nährstoffverteilung wird empfohlen:

- Kohlenhydrate: 40–50 %,
- Protein: 20 %,
- Fett: 20–35 %.

Die Begrenzung der Kohlenhydrate auf 40–50 % Tagesration senkt die postprandialen Blutglucosewerte. Der Kohlenhydratanteil sollte jedoch 40 % nicht unterschreiten. Zum Frühstück wird ein Kohlenhydratanteil von 15–30 g empfohlen. Eine kohlenhydrathaltige Spätmahlzeit verhindert eine überschießende Ketonkörperbildung während der Nacht.

### Körperliche Aktivität

Ein weiterer wesentlicher Punkt ist die regelmäßige leichte körperliche Aktivität. Eine sportliche Tätigkeit sollte möglichst 2–3-mal pro Woche über einen Zeitraum von 30–40 Minuten durchgeführt werden.

### Selbstüberwachung

Zu ihr gehören, wie auch beim Diabetes, die spezielle Diätschulung sowie die regelmäßige Messung des Blutzuckertagesprofils und die Kontrolle des Urins auf Zucker und Ketonkörper.


## Zusammenfassung

- Seit März 2012 ist ein GDM-Screening zwischen der 24+0 und der27+6 SSW Teil der Mutterschaftsrichtlinien.
- Das Screening wird in zwei Schritten durchgeführt:
  - Schritt 1: Belastung mit 50 g Glucose. Nicht nüchtern, Tageszeit beliebig, venöse Blutentnahme nach 1 h. Bei Blutzuckerwert > 135 mg/dl (7,5 mmol/l) erfolgt Schritt 2.
  - Schritt 2: oGTT mit 75 g Glucose, nüchtern.
- Diagnose GDM bei folgenden Werten: nüchtern: ≥ 92 mg/dl (5,1 mmol/l), nach 1 h: ≥ 180 mg/dl (10,0 mmol/l), nach 2 h: ≥ 153 mg/dl (8,5 mmol/l).


16

- Der Gestationsdiabetes ist sehr viel häufiger als bisher angenommen. Er steigt in den letzten Jahren kontinuierlich an. Die Inzidenz in Deutschland beträgt zurzeit 3,7 %. Ursächlich sind das zunehmende Übergewicht und Adipositas. Etwa 30 % der jungen Frauen im fertilen Alter gehören in diese Gruppe.
- Der GDM entwickelt sich erst nach der 20. SSW, da erst ab diesem Zeitpunkt die hormonell induzierte Insulinresistenz zunimmt und eine schon bestehende Glucosestoffwechselstörung demaskiert.
- Wird die Diagnose GDM gestellt, so erfolgt eine intensive Schulung der Schwangeren in Bezug auf Ernährung und Lebensführung. Innerhalb von 14 Tagen wird der Umgang mit Glucose-Handmessgeräten zur Selbstkontrolle erlernt. In Abstimmung mit den vom Internisten gemessenen venösen Werten wird dann entschieden, ob wie in den meisten Fällen eine Diät zur Therapie ausreicht oder ob eine Insulintherapie begonnen werden muss.
- Glucosezielwerte sind:
  - Nüchtern, präprandial 65–95 mg/dl (3,6–5,3 mmol/l),
  - 1 h postprandial < 140 mg/dl (< 7,8 mmol/l),
  - 2 h postprandial < 120 mg/dl (6,7 mmol/l).
- Da die Reaktion des Kindes auf die mütterlichen Glucosewerte individuell sehr unterschiedlich ist, richtet sich die Stoffwechselführung ganz besonders nach den sonografischen Umfangswerten des Abdomens. Der entscheidende Parameter für die Überwachung ist die 10.–75. Perzentile des Abdominalumfangs, der ab der 24. SSW aussagekräftig ist. < 10. Perzentile, besteht also die Gefahr einer Retardierung, so werden höhere Glucosewerte akzeptiert. Bei zu hohen Werten (> 10. Perzentile), also der Gefahr einer Makrosomie, werden niedrigere Glucosewerte evtl. unter einer zusätzlichen Insulintherapie angestrebt.
- Mütterliche Komplikationen in der Gravidität sind: Zahnfleischentzündung, Harnwegsinfekte, Pyelonephritis, Pilzinfektionen, Hypertonie, Hydramnion, vorzeitiger Blasensprung. Die Rate an Sectiones, vaginal operativen Entbindungen und transfusionspflichtigen postpartalen Blutungen ist erhöht.
- Langzeitfolgen für die Mutter sind: GDM-Wiederholungsrisiko in einer folgenden Gravidität 40–50 %, späteres Diabetesrisiko bis 60 %.
- Probleme für das Kind sind: Makrosomie, Retardierung, intrauteriner Fruchttod, Frühgeburt, erhöhte perinatale Mortalität, Schulterdystokie.
- Langzeitfolgen für das Kind sind: Übergewicht, Diabetes, Hypertonus, metabolisches Syndrom.
- Die Entbindung sollte in einem Perinatalzentrum erfolgen. Der Termin sollte nur ausnahmsweise überschritten werden.
- Post partum sollte nach 6–12 Wochen ein oGTT durchgeführt werden.
- Wichtigste therapeutische Maßnahmen sind: Schulung der Schwangeren und Ernährungsumstellung, in etwa 80 % ausreichend.
- Die Insulintherapie wird wie beim Diabetes durchgeführt. Orale Antidiabetika sind nicht indiziert.

## 16.3 Diabetes und Schwangerschaft

### 16.3.1 Einführung

Während der Gestationsdiabetes erst in der 2. Schwangerschaftshälfte zu Problemen führt, bedeutet ein manifester Diabetes von Anfang an für die Gravidität ein erhöhtes Risiko, das sowohl die Mutter als auch das Kind betreffen kann.

#### Klassifizierung/Definition

In Deutschland leiden etwa 5 % der Bevölkerung an einem Diabetes mellitus. Es gibt verschiedene Formen, die nach pathogenetischen Gesichtspunkten eingeteilt werden. Die wichtigsten sind der Typ-1-Diabetes (etwa 5 %) und der Typ-2-Diabetes (etwa 90 %). Nur diese sollen hier behandelt werden.

Beim **Typ-1-Diabetes** handelt es sich um eine Autoimmunerkrankung, bei der die Inselzellen des Pankreas zerstört werden. Daraus entwickelt sich ein absoluter Insulinmangel, der nur durch eine lebenslange Insulintherapie behandelbar ist.

Beim **Typ-2-Diabetes** handelt es sich um eine Insulinresistenz mit einem relativen Insulinmangel. Prädisponierend sind Übergewicht durch falsche Ernährung und Bewegungsmangel. Diese Diabetesform ist nicht insulinpflichtig und wird außerhalb der Schwangerschaft oral mit Tabletten therapiert.

Im Gegensatz zur Häufigkeit des Diabetes in der Allgemeinbevölkerung tritt der Typ-1-Diabetes lediglich zwischen 0,5–1 % in der Schwangerschaft auf. Der Typ-2-Diabetes ist sehr viel häufiger, mindestens 10–20 % (es gibt Angaben bis zu 44 %), jedoch gibt es keine sicheren Zahlen, da die Angaben aus Zentren stammen.

#### Ätiologie, Pathogenese und Pathophysiologie

Unabhängig von der unterschiedlichen Ätiologie des Diabetes mellitus Typ 1 und Typ 2 gibt es in der Schwangerschaft keine wesentlich unterschiedlichen pathophysiologischen Reaktionen. Die diabetogene Wirkung der Schwangerschaft verschlechtert meist einen schon vor der Gravidität bestehenden Diabetes mellitus und die damit verbundenen Komplikationen, wenn nicht von Anfang an eine sehr intensive Betreuung erfolgt.

Wie oben schon erwähnt, nimmt der Insulinbedarf aufgrund der insulinagonistischen Wirkung des hCG im 1. Trimenon ab, begleitet von einem stetigen Abfall des Blutzuckers, insbesondere des Nüchternwerts. Der tiefste Punkt des Insulinbedarfs ist etwa in der 16. Schwangerschaftswoche (**o** Abb. 16.1). Im 2. und 3. Trimenon steigt der Insulinbedarf kontinuierlich an, bedingt durch die kontrainsulinären Hormone HPL und Cortisol. Hierbei werden vor allem die postprandialen Werte, deren Normwerte eine besonders wichtige protektive Bedeutung für die normale Entwicklung des Kindes haben, durch eine erhöhte periphere Insulinresistenz in Kombination mit einer verzögerten Insulinresponse beeinflusst.

Der Insulinbedarf der Diabetikerin steigt im 2./3. Trimenon um 50–100 % bei adipösen Patientinnen mit Typ-2-Diabetes ist oft sogar ein noch größerer Bedarf vorhanden. Etwa zwischen der 28. und 32. Schwangerschaftswoche entspricht der Insulinbedarf schon wieder demjenigen vor der Gravidität. Nach einem weiteren Anstieg stabilisiert er sich etwa in der 36. Schwangerschaftswoche. Dieser stabilen Phase liegt wahrscheinlich ein mangelnder Anstieg bzw. ein Abfall von HPL zum Ende der Gravidität zugrunde. Bei stoffwechselgesunden Schwangeren werden diese Mechanismen partiell durch eine östrogen- und gestageninduzierte Betazell-Hyperplasie des mütterlichen Pankreas ausgeglichen. Bei Diabetikerinnen treffen diese Veränderungen auf einen Organismus, der wegen der reduzierten Insulinproduktion der B-Zellen im Pankreas und der Insulinresistenz nur begrenzt reagieren kann.

Nach der Entbindung fällt der Insulinbedarf drastisch (**o** Abb. 16.5) Er ist am niedrigsten am 1. Tag post partum. Bis zum 5. Tag nach der Geburt steigt der Bedarf wieder an und unterscheidet sich dann meist nur noch geringfügig von dem vor der Schwangerschaft.

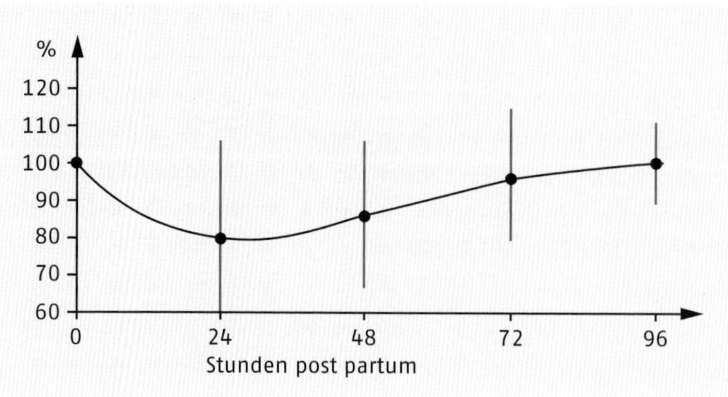


**Abb. 16.5** Der Insulinbedarf im Wochenbett. Nach Rath 1998

## 16.3.2 Klinisches Bild und Symptomatik

### Hypoglykämien

Ausgeprägte Hypoglykämien mit der Notwendigkeit von Fremdhilfe werden in etwa 18–40 % der Schwangerschaften bei Typ-1-Diabetes beobachtet. Bis auf wenige Ausnahmen treten sie nachts meist gegen 5:00 Uhr und vor der 20. Schwangerschaftswoche auf, d. h. vor dem starken Anstieg des Insulinbedarfs. Besonders betroffen sind Schwangere, die schon vor der Gravidität schwere Hypoglykämien hatten, besonders in den letzten 4 Monaten vor der Gravidität, und bei denen der Diabetes länger als 10 Jahre bestand. Für die Mutter können schwere Folgeerkrankungen (Grand-Mal-Anfälle, Hirnödem, Frakturen) auftreten. Auch Todesfälle durch gesicherte Hypoglykämien ebenso wie das „Tod-im-Bett“-Syndrom als Folge einer protrahierten Hypoglykämie sind beschrieben. Diese Todesfälle stehen zur Zeit an 1. Stelle der mütterlichen Mortalität in der Schwangerschaft.

Bei Typ-2-Diabetikerinnen sind schwere Hypoglykämien bisher nicht beobachtet worden oder es wurde darüber nicht berichtet. Daraus kann man schließen, dass schwere Hypoglykämien bei den Typ-2-Diabetikerinnen wohl eine Ausnahme darstellen.

**Hypoglykämiegefahr**

Aufgrund der Notwendigkeit der straffen Blutzuckereinstellung während der Schwangerschaft besteht die Gefahr von Hypoglykämien mit Schockgefahr. Wegen dieser Gefahren sollten Schwangere mit Typ 1-Diabetes bezüglich der Hypoglykämierisiken gut geschult sein. Auch der Partner sollte gut informiert sein und über ein fundiertes Wissen verfügen, was in dieser Notsituation therapeutisch zu tun ist.

Nachteilige Auswirkungen für das Kind bei einer vorübergehenden Hypoglykämie der Mutter sind nicht beschrieben. Allerdings fehlen Nachbeobachtungen der Kinder bezüglich ihrer psychomotorischen Entwicklung. Bei sehr niedrigem mittleren Glucoseniveau < 85 mg/dl (4,7 mmol/l) ist die Abortrate, die Frühgeburtenrate und die Häufigkeit dystropher Kinder erhöht.

### Coma diabeticum

Die Plazentahormone, insbesondere das HPL prädisponieren durch ihre verstärkte lipolytische und ketogene Wirkung zur Stoffwechselentgleisung, das heißt zur Ketoazidose. Das Risiko ist bei Erbrechen, Infektionen, schlechter Stoffwechseleinstellung, Ausfall einer Insulinpumpe, der Gabe von β-Mimetika zur Therapie vorzeitiger Wehen und der damit oft verbundenen Glucocorticoidtherapie zur Induktion der fetalen Lungenreife erhöht. Die Inzidenz beträgt bei Typ-1-Diabetes 2–22 %. Während die Mütter meist überleben, wird über fetale Mortalitätsraten bis zu 35 % berichtet. In jüngerer Zeit werden auch Ketoazidosen bei Schwangeren mit Typ-2-Diabetes beschrieben.

**CAVE Beim Coma diabeticum handelt es sich um eine absolute Notfallsituation, die eine sofortige Klinikeinweisung notwendig macht.**

### 16.3.3 Untersuchungen, Diagnostik und Differenzialdiagnostik

Eine optimale Stoffwechselführung ist die Voraussetzung für einen komplikationslosen Verlauf der Schwangerschaft für die Mutter und das Kind. Angestrebt werden während der gesamten Schwangerschaft die folgenden Blutzuckerspiegel (kapillär, mit einem Handmessgerät, das auf kapilläres Vollblut geeicht ist, ◘ Tab. 16.3).

Die Tagesmittelwerte sollten zwischen 85 mg/dl (4,7 mmol/l)–105 mg/dl (5,8 mmol/l) sein. Für die kindliche Prognose sind die postprandialen 1- und 2-Stundenwerte wichtig. Nach ihnen soll sich die Insulindosis vor den Mahlzeiten richten.

Gelegentliche postprandiale Hyperglykämien bis 140 mg/dl (7,7 mmol/l) sind noch akzeptabel. Werte darüber erfordern Korrektur und Therapie. Der Urin sollte aceton- und glucosefrei sein. Das Glykohämoglobin ($HbA_{1c}$) soll im Normbereich, < 7 %, (< 53 mmol/mol), besser noch < 6,5 % (< 48 mmol/mol), liegen. Dabei ist wichtig zu wissen, dass der $HbA_1$-Anteil bei Graviden niedriger, als bei Nichtschwangeren ist und der Wert im Verlauf der Gravidität leicht abnimmt. Der $HbA_{1c}$-Wert sollte alle 4–6 Wochen kontrolliert werden.

#### Diabetes-Selbstkontrolle

Eine der wichtigsten Voraussetzungen für die Überwachung des Stoffwechsels ist, neben der Motivation der Patientin, die intensive Mitarbeit, die das Erlernen der Zuckerbestimmung im Blut sowie auch die Anpassung der Insulindosis beinhaltet.

Während der gesamten Schwangerschaft sollte am günstigsten täglich durch die Patientin selbst ein Blutzuckertagesprofil mit je drei präprandialen und drei postprandialen Blutzuckerwerten durchgeführt werden. Die Patientin soll in der Lage sein, kleine Veränderungen der Insulindosis selbst durchzuführen, um damit dem steigenden Insulinbedarf während der Schwangerschaft gerecht zu werden. Dies gilt auch für den gesteigerten Bedarf bei Auftreten von Infektionen, um den Zeitraum bis zur ärztlichen Konsultation überbrücken zu können.

◘ **Tab. 16.3** Glucosezielwerte in der Schwangerschaft aus kapillärem Vollblut. Nach Deutsche Diabetes Gesellschaft (DGG) 2014

| Zeitpunkt der Messung | Zielwerte |
|---|---|
| Nüchtern, präprandial | 60–90 mg/dl (3,3–5,0 mmol/l) |
| 1 h postprandial | < 140 mg/dl (< 7,8 mmol/l) |
| 2 h postprandial | < 120 mg/dl (< 6,7 mmol/l) |
| Vor dem Schlafen | 90–120 mg/dl (5,0–6,7 mmol/l) |
| Nachts 2:00–4:00 h | > 60 mg/dl (> 3,3 mmol/l) |

#### Ärztliche Überwachung des Diabetes mellitus

Auch bei unkompliziertem Verlauf der Schwangerschaft und optimaler Einstellung des Blutzuckers muss eine ärztliche Überwachung des Diabetes in mindestens zweiwöchigen Intervallen erfolgen. Besser sind ambulante Kontrollen ein- bis zweimal wöchentlich. Es sollen die Stoffwechseleinstellung anhand der von der Patientin durchgeführten Selbstkontrollen überprüft und evtl. notwendige Korrekturen der Therapie vorgenommen werden. Zusätzlich sind auch andere Stoffwechselparameter wie Urinzuckerausscheidung, $HbA_{1c}$, Blutdruck, Sediment, Urin-Eiweiß und das Körpergewicht zu kontrollieren. In größeren Abständen sind Urinkulturen und die Kontrolle der Nierenfunktion empfehlenswert. Unabhängig davon, ob vonseiten der Augen bereits Spätkomplikationen bestehen oder nicht, sollte der Augenhintergrund in jedem Trimenon einmal kontrolliert werden.

### 16.3.4 Auswirkungen auf die Schwangerschaft und mütterliche Prognose

#### Komplikationen

##### Allgemeines

Komplikationen sind bei **Typ-1-Diabetikerinnen** sehr viel seltener, weil sie meist bewusst schwanger werden, das heißt eine Schwangerschaft planen, und deshalb präkonzeptionell für eine optimale Stoffwechseleinstellung sorgen und Vitamine und Spurenelemente vor allem Iod und Folsäure frühzeitig einnehmen.

Frauen mit einem **Typ-2-Diabetes** weisen im Vergleich zu Frauen mit Typ-1-Diabetes ein höheres Gesamtrisikoprofil auf, da sie häufig älter als 30 Jahre sind, eine hohe Adipositas-Inzidenz haben, häufiger hyperton sind und häufiger asymptomatische vaskuläre Begleiterkrankungen haben. Die meisten werden ungeplant schwanger und sind in der Zeit der Organogenese nicht oder noch nicht in ärztlicher Betreuung. Häufig werden orale Antidiabetika eingenommen, die in der Gravidität kontraindiziert sind.

##### Hyperemesis

Eine Hyperemesis tritt in der Schwangerschaft einer Diabetikerin häufiger als bei anderen Graviditäten auf. Sie kann bei einer Hungerazidose schnell zur Stoffwechselentgleisung (Ketoazidose) führen.

##### Mikroangiopathie

Bei einem großen Teil der Patientinnen kann vor Eintritt der Schwangerschaft bereits eine diabetische Mikroangiopathie (besonders Retinopathie, Nephropathie) bestehen, wenn der Erkrankungsbeginn schon viele Jahre zurückliegt.

###### Retinopathie

Die diabetische Retinopathie ist die häufigste mikrovaskuläre Komplikation bei diabetischen Schwangeren. Sie kann in der Schwangerschaft erstmals auftreten. Bei geringer nicht proliferativer diabetischer Retinopathie ist die Prognose gut. Bei schwerer nicht proliferativer und bei proliferativer Retinopathie besteht ein hohes Risiko der Verschlimmerung im Laufe der Schwangerschaft, meist im letzten Trimenon. Wird jedoch vor Eintritt der Schwangerschaft durch eine panretinale Lasertherapie eine komplette Regression der proliferativen Retinopathie erreicht, so ist das Progressionsrisiko in der Schwangerschaft gering. Wenn Fundusveränderungen vorliegen, sind bis zur Entbindung regelmäßige augenärztliche Kontrollen notwendig. Bei der schwangeren Diabetikerin ist am Beginn der Schwangerschaft eine ophthalmologische Untersuchung in Mydriasis erforderlich.

Sowohl eine nicht proliferative als auch eine proliferative Retinopathie stellt per se keine Indikation zur Sectio dar.

###### Nephropathie

Die diabetische Nephropathie in der Schwangerschaft betrifft überwiegend Frauen mit Typ-1-Diabetes. Bei einer Diabetes-Typ-1-Dauer von 10–18 Jahren entwickelt sich in 12–45 % eine klinisch fassbare Nephropathie. Daten zur Nephropathie und Schwangerschaft bei Typ-2-Diabetes gibt es nur sehr wenige.

Präkonzeptionell sollte das Stadium der Nephropathie (es gibt 5 Stadien) noch einmal durch die Bestimmung der Albuminausscheidung und eventuell die Durchführung einer Kreatinin-Clearance überprüft werden. Schon das Stadium 1a (Mikroalbuminurie 20–200 mg/l) bzw. 1b (Makroalbuminurie > 200 mg/l) gehen mit einer erhöhten Präeklampsie- und Frühgeburtenrate einher. Durch eine Blutdruckeinstellung < 140/90 mm/Hg lässt sich dieses Risiko reduzieren. Ab dem Nephropathiestadium 3 (Kreatinin-Clearance < 60 ml/min) besteht für die Mutter und die Schwangerschaft ein hohes Risiko. Man sollte deshalb sehr genau überlegen, ob eine Schwangerschaft angestrebt werden sollte.

Jede zehnte Patientin entwickelt in der Schwangerschaft eine massive Proteinurie und wird nach vorzeitiger Entbindung dialysepflichtig. Die perinatale Mortalität kann wegen hypertonieinduzierten Komplikationen hoch sein. Die Frühgeburtenrate, Häufigkeit von Wachstumsretardierungen und intrauterine Fruchttode sowie die neonatale Morbidität und Mortalität sind erhöht.

**MERKE** Wegen des hohen mütterlichen und fetalen Risikos sollte deshalb Frauen ab einem Kreatininwert von ≥ 1,5 mg/dl oder einer glomerulären Filtrationsrate < 60 ml/min oder Frauen mit einer schwer einstellbaren arteriellen Hypertonie von einer Schwangerschaft abgeraten werden.

### Neuropathie

Über die Häufigkeit der diabetischen Neuropathie bei diabetischen Schwangeren gibt es keine verlässlichen Daten. Bei Langzeit-Diabetikerinnen erscheint sie gegenüber nichtschwangeren Diabetikerinnen nicht erhöht zu sein. Die Schwangerschaft ist kein eigenständiger Risikofaktor für die Entwicklung oder Verschlechterung. Vor einer geplanten Schwangerschaft sollte bei Frauen mit Langzeit-Diabetes (> 10 Jahre) untersucht werden, ob es Hinweise auf eine autonome Neuropathie gibt. Eine evtl. bestehende Gastroparese oder orthostatische Hypotonie können den Verlauf einer Schwangerschaft komplizieren. Bei Frauen mit einer bestehenden Polyneuropathie sollte ein Monitoring des Blutdrucks bei Lagewechsel durchgeführt werden, um eine auftretende oder progrediente orthostatische Hypotonie zu erkennen und gegebenenfalls zu behandeln.

### Makroangiopathie

#### Koronare Herzkrankheit (KHK)

Frauen mit Diabetes haben ein dreifach höheres Risiko für kardiovaskuläre Komplikationen. Insbesondere diabetische Frauen mit Nephropathie und oder arterieller Hypertonie scheinen für eine KHK besonders gefährdet zu sein. Frauen mit Diabetes und KHK haben ein sehr hohes Schwangerschaftsrisiko insbesondere durch die physiologischen Schwangerschaftsveränderungen des Herz-Kreislauf-Systems (erhöhter Sauerstoffverbrauch, Anstieg des Herzzeitvolumens, Frequenzanstieg, Volumenbelastung).

Eine KHK gilt deshalb als eine relative Kontraindikation für eine Schwangerschaft, insbesondere bei Frauen mit Diabetes, denn die mütterliche Mortalitätsrate durch ein Herz-Kreislauf-Versagen oder durch einen Myokardinfarkt ist hoch (bis zu 50 %). Nach einem Herzinfarkt sollte mindestens ein Jahr abgewartet werden bis eine Diabetikerin schwanger wird.

#### Schwangerschaftshypertonie

Eine Schwangerschaftshypertonie kann ein sehr ernst zu nehmendes hohes Risiko für die Patientin sein. Sie tritt in bis zu 30–40 % auf. Besonders gefährlich sind präexistente Hypertonien oder auch Pfropfhypertonien aufgrund einer Nephropathie sowie Blutdruckanstiege, die vor der 20. Schwangerschaftswoche auftreten. Gelegentlich muss eine Abruptio diskutiert werden. Bei einer Retinopathie muss man immer auch an eine geschädigte Niere denken und entsprechende Überwachungsmaßnahmen durchführen.

Folgende Faktoren begünstigen des Auftreten einer schwangerschaftsinduzierten Hypertonie und/oder einer Präeklampsie:

- lange Diabetesdauer,
- vorbestehende Mikroalbuminurie/Proteinurie bzw. neu aufgetretene Proteinurie in der Schwangerschaft,
- manifeste diabetische Nephropathie mit einem Serumkreatinin ≥ 0,8 mg/dl,
- diabetische Retinopathie,
- unzureichende glykämische Stoffwechsellage in der Frühschwangerschaft.

**Medikamentöse Blutdrucktherapie:** Eine präkonzeptionelle, antihypertensive Therapie bei Frauen mit Diabetes mellitus erfolgt mit dem

Ziel der Vermeidung kardiovaskulärer Komplikationen, wobei ein **Zielblutdruck < 140/90 mm/Hg** und bei diabetischer Nephropathie möglichst < 130/80 mm/Hg angestrebt wird. Dies soll auch in der Schwangerschaft bis zur 20. SSW beibehalten werden. Da solche Zielblutdruckwerte nach der 20. SSW für die fetale Entwicklung problematisch sein könnten, sollte ab diesem Zeitpunkt erst ab Blutdruckwerten ≥ 160–170/100–110 mm/Hg medikamentös interveniert werden, da sonst die Gefahr einer fetalen Wachstumsretardierung besteht. (s. a. Hypertonie ▸Kap. 10.3). Eine Klinikeinweisung zur medikamentösen Blutdruckeinstellung ist entsprechend der Leitlinien notwendig. Ziel der Therapie ist es die Entwicklung einer Präeklampsie, einer Eklampsie oder eines HELLP-Syndroms zu vermeiden. Bei präexistenter Hypertonie und/oder bei Bestehen einer Nephropathie ist die Gabe von 100 mg Acetylsalicylsäure bis zur 34. SSW als Präeklampsie-Prävention sinnvoll.

#### Schilddrüse und Schilddrüsenerkrankungen

##### Autoimmunthyreoiditis (Hashimoto-Thyreoiditis)

Für schwangere Frauen mit Typ 1-Diabetes, insbesondere wenn sie älter als 30 Jahre sind, besteht eine hohe Prävalenz für eine Autoimmunthyreoiditis. Eine unzureichende Schilddrüsenhormonreserve während der Schwangerschaft erhöht das Risiko der perinatalen Mortalität und der postpartalen psychomotorischen und intellektuellen Entwicklung. Weil eine hohe Prävalenz von asymptomatischen Autoimmunthyreoiditiden in der Frühschwangerschaft besteht, die aus fetaler Sicht bereits bei einer subklinischen Hypothyreose therapiepflichtig ist, sollte bei allen Frauen mit Typ-1-Diabetes präkonzeptionell bzw. spätestens bei Bekanntwerden der Schwangerschaft eine TSH Bestimmung durchgeführt werden.

Bei erhöhten oder erniedrigte TSH-Spiegel soll die Diagnostik vervollständigt werden durch:

- Bestimmung von $fT_3$ und $fT_4$,
- Bestimmung von TPO-AK,
- Durchführung einer Schilddrüsensonografie.

Bei einer subklinischen Hypothyreose soll mit L-Thyroxin substituiert werden. Bei einer euthyreoten Stoffwechsellage kann unabhängig vom TPO-AK-Titer eine Iodid-Gabe erfolgen (▸Kap. 15).

##### Hyperthyreose

Bei einer hyperthyreoten Stoffwechsellage in der Schwangerschaft muss zwischen einer Schwangerschaftshyperthyreose, die im allgemeinen keiner Behandlung bedarf, einer fokalen Autonomie und einer immunogenen Hyperthyreose (Morbus Basedow) unterschieden werden. Therapiert wird bei einer ausgeprägten Erkrankung auch mit Thyreostatika. Sie sollen in einer möglichst niedrigen Dosierung gegeben werden und nur als Monotherapie, das heißt keine Kombination mit Levothyroxin. Iodid ist absolut kontraindiziert. 4-wöchentliche Kontrollen der Schilddrüsenparameter sind notwendig, da sich die Immunlage in der Schwangerschaft verändern kann (▸Kap. 15).

#### Infektionen

Sie bedürfen während der diabetischen Schwangerschaft einer besonderen Überwachung, da sie sehr schnell zur Entgleisung des Stoffwechsels führen können (Ketoazidose). Asymptomatische und symptomatische **Harnwegsinfekte** sind in der Schwangerschaft relativ häufig. Diabetische Schwangere sind besonders prädisponiert. Da Harnwegsinfekte die Ursache schwerer Komplikationen wie **Pyelonephritiden** und **Pfropf-Gestosen** sein können, muss bei der Überwachung besonderes Augenmerk auf diese Komplikationsmöglichkeiten gerichtet werden (regelmäßige Sedimentkontrolle, häufige bakteriologische Untersuchungen des Urins). Auch Zahnfleischentzündungen und Pilzinfektionen der Vulva und Vagina sind bei diabetischen Schwangeren häufiger.

### 16.3.5 Prognose für das Kind

Die wichtigste pathophysiologische Erkenntnis bei der Behandlung schwangerer Diabetikerinnen ist, dass sich durch eine optimale Stoffwechseleinstellung der Patientin vor und während der Schwangerschaft das Risiko von fetalen

Komplikationen zwar nicht vollständig, aber zu einem großen Teil verhindern lässt.

### Missbildungen

Die fetale Gefährdung geht mit einer etwa 3–5-mal höheren Inzidenz von Missbildungen einher. Das Spektrum ist groß und beinhaltet vor allem Herzfehler (insbesondere Transposition großer Gefäße, Arteria-pulmonalis-Atresie, Vetrikel-Septum-Defekt), Nierenfehlbildungen (Hydronephrose, Nierenagenesie, Ureter duplex), Neuralrohrdefekte, Mikro- und Hydrozephalus sowie Skelettanomalien. Häufig liegen multiple Fehlbildungen vor. Die Rate korreliert eng mit einer guten Stoffwechseleinstellung. Immer wieder ist in der Vergangenheit versucht worden, Grenzwerte der Stoffwechseleinstellung zu definieren, unterhalb derer nicht mit einer erhöhten Fehlbildungsrate zu rechnen ist. Leider ist dies bisher nicht gelungen. Offensichtlich spielen außer den Blutzuckerwerten auch andere Faktoren eine Rolle, da bekannt ist, dass auch Frauen mit Adipositas ohne Diabetes eine höhere Fehlbildungsrate als normale Schwangerschaften haben. Diabetische Frauen mit einer Mikroangiopathie haben ein viermal höheres Risiko für schwere kindliche Fehlbildungen als solche ohne Mikroangiopathie.

Entscheidend ist eine prä- und perikonzeptionelle gute Stoffwechseleinstellung mit $HbA_{1c}$-Werten <7,5 % (58 mmol/mol) besser <6,5 %, (48 mmol/mol), tägliche Blutzuckermessungen und eine mittlere Blutglucosekonzentration von 85–105 mg/dl (4,7–5,8 mmol/l).

Wenn Schwangere erst nach der 8. Schwangerschaftswoche intensiv behandelt werden, ist das Fehlbildungsrisiko deutlich erhöht. Während der Organogenese, vor allem aber während der 7. und 8. Schwangerschaftswoche sollen bei einem schlecht eingestellten Diabetes die auftretenden Ketonkörper teratogen wirken.

### Abort

Frauen mit Diabetes haben auch ein erhöhtes Risiko für Aborte. Es ist wie die Fehlbildungsinzidenz mit der Qualität der perikonzeptionellen Stoffwechseleinstellung korreliert. In einer prospektiv angelegten Studie war die Häufigkeit von Fehlgeburten bei den Diabetikerinnen, die schon vor der Schwangerschaft exakt eingestellt waren, 8,5 % gegenüber 28,5 % bei Patientinnen, bei denen eine Blutzuckerkorrektur auf normoglykämische Werte erst nach Bekanntwerden der Gravidität durchgeführt wurde.

### Vorzeitige Wehentätigkeit

Hauptursache einer vorzeitigen Wehentätigkeit ist in erster Linie das **Hydramnion**. Die Ursache des Hydramnions ist wahrscheinlich eine hohe Zuckerkonzentration in der Amnionflüssigkeit, die beim Kind zu einer osmotischen Diurese führt. Sie hat eine Polyurie und damit eine Expansion der Amnionflüssigkeit zur Folge. Die Spätabort- und Frühgeburtsrate ist erhöht. Weitere Ursachen sind Infektionen der Mutter und hypertone Komplikationen.

### Frühgeburt

Das Frühgeburtsrisiko ist beim Diabetes um etwa das 5-fache erhöht. Ursachen sind in erster Linie diejenigen, die auch zur vorzeitigen Wehentätigkeit führen nämlich Hydramnion, Infektionen und hypertone Komplikationen. Auch die Plazentainsuffizienz ist ein wichtiger Faktor. Die Gabe von β-Mimetika zur Wehenhemmung ist kontraindiziert wegen der bekannten diabetogenen Wirkung. Stoffwechselentgleisungen bis zum Coma diabeticum sind beschrieben. Mittel der Wahl ist der Oxytocinantagonist Atosiban sowie der Calciumantagonist Nifedipin (Off-Label-Use).

### Lungenreifeinduktion

Wenn vor der 34. Schwangerschaftswoche vorzeitige Wehen auftreten, so ist die Induktion der fetalen Lungenreife mit Corticoiden (Betamethason 2 × 12 mg im Abstand von 24 Stunden) indiziert. Folge ist ein Anstieg des Insulinbedarfs von 20–40 % für etwa 4–5 Tage.

### Plazentainsuffizienz

Folge können sein:

- hypotrophe Kinder,
- makrosome Kinder.

### Hypotrophie

Eine Hypotrophie tritt meist auf, wenn die mittlere Glucosekonzentration zu niedrig eingestellt ist. Obwohl es keine klare Definition gibt – offensichtlich ist dies individuell vom Einzelfall abhängig – sind Werte <85 mg/l (4,7 mmol/l) häufig mit hypotrophen Kindern korreliert.

### Makrosomie

Die Gefahr makrosomer, unreifer Kinder ist sehr viel höher als die der hypotrophen. Sie kann ab einem mittleren Glucosewert von >110 mg/l (6,1 mmol/l) offensichtlich mit großen individuellen Unterschieden auftreten. Auch bei optimaler Diabeteseinstellung kann eine Makrosomie entstehen, da wohl auch andere Faktoren zur Entwicklung mit beitragen. Einerseits ist bei einer Makrosomie des Kindes der Sauerstoffbedarf beträchtlich erhöht, d. h. dass die Leistung der Plazenta in einer solchen Situation deutlich höher sein muss, als bei einer normalen kindlichen Entwicklung. Auf der anderen Seite führt das erhöhte Glucoseangebot im Serum zu einem vermehrten Wachstum und einer Verdickung der plazentaren Zotten. Das wiederum bedeutet eine verminderte Diffusionskapazität, einhergehend mit einer eingeschränkten Funktion. Damit korreliert ist auch eine vorzeitige Alterung der Plazenta. Dies kann schon längere Zeit vor dem Termin zur Plazentainsuffizienz führen.

**CAVE Ein abnehmender Insulinbedarf zum Ende der Schwangerschaft hin ist ein Zeichen für die nachlassende Plazentafunktion und muss unbedingt zur Klinikeinweisung Anlass geben.**

Ursache der Makrosomie ist ein permanent erhöhter Blutzuckerspiegel der Mutter. Als Folge tritt vermehrt Glucose auf das Kind über. Wenn in der 28. Schwangerschaftswoche das Pankreas des Fetus soweit ausgebildet ist, dass es selbst Insulin produziert, führt dieser ständige Glucosereiz zu einer fetalen Hyperinsulinämie, die als Hauptursache für Komplikationen im letzten Trimenon anzusehen ist.

Die gesteigerte Synthese von Fett, Glykogen und Proteinen verursacht die diabetische Makrosomie. Diese Riesenbabys sehen zwar gesund und kräftig aus, ihre Organe, vor allem aber die Leber und die Lunge, sind sehr unreif, wenn man sie mit gesunden Kindern entsprechenden Schwangerschaftsalters und/oder entsprechender Größe vergleicht. Hierin liegt eine der wesentlichen Ursachen der gesteigerten perinatalen Mortalität. Die Unreife der Leber geht mit einer Häufung des **Ikterus neonatorum** einher. Besonders lebensbedrohlich ist jedoch die Entwicklung des **Neugeborenen-Atemnot-Syndroms**. Eine weitere lebensbedrohliche Gefährdung entsteht durch die abrupte Unterbindung der mütterlichen Glucosezufuhr post partum. Es kommt zu einem Missverhältnis zwischen Glucose- und Insulinspiegel des Kindes und damit zu einer lebensgefährlichen **Hypoglykämie des Neugeborenen**. Außerdem sind die Gegenregulationsmechanismen, insbesondere die Glucagonsekretion post partum, noch nicht voll funktionsfähig.

### Intrauteriner Fruchttod

In der Spätschwangerschaft besteht die Gefahr des intrauterinen Fruchttodes durch eine akute Plazentainsuffizienz. Die Inzidenz ist unbekannt. Wegen dieser Problematik sollte die Schwangere nicht über den Termin gehen. Gegebenenfalls muss die Geburt eingeleitet werden.

### Geburtskomplikationen

Während der Geburt gelten die gleichen geburtshilflichen Richtlinien wie bei gesunden Schwangeren. Allerdings ist die Sectiorate hauptsächlich wegen makrosomer Kinder erhöht. Diabetes assoziierte Schulter-Dystokien stellen häufig ein großes geburtshilfliches Problem dar.

### Perinatale Morbidität und Mortalität

Perinatale Morbidität und Mortalität sind um das 4–6-fache erhöht. Ursachen sind Fehlbildungen, Frühgeburtlichkeit, Atemstörungen, Geburtskomplikationen und intrauteriner Fruchttod.

#### Atemnot-Syndrom

Bei schlechter Blutzuckereinstellung ist das Risiko für ein Atemnot-Syndrom auch jenseits der 34. Schwangerschaftswoche beim Kind erhöht, da die Lungenreife verzögert ist. Dies hängt mit den erhöhten fetalen Insulinspiegeln zusammen, die die Bildung des Surfactantfaktors hemmen, der für die Entfaltung der Lungen nach der Geburt unbedingt erforderlich ist.

Wenn bei vorzeitiger Wehentätigkeit und drohender Frühgeburt zur Induktion der fetalen Lungenreife Corticosteroide gegeben werden, so muss der Glucosestoffwechsel besonders gut überwacht werden, da der Insulinbedarf für 4–5 Tage um 20–40 % ansteigen kann.

#### Akute Folgen für das Kind

Postnatale Hypoglykämien sind die quantitativ bedeutsamste Komplikation nach einer diabetischen Stoffwechsellage in der Schwangerschaft, in der Häufigkeit gefolgt von Atemstörungen, Polyglobulie, Hypocalcämie, Hypomagnesiämie und Hyperbilirubinämie. Bei entsprechender Überwachung sind diese Störungen einfach zu diagnostizieren und dementsprechend zu therapieren.

#### Langzeitfolge (perinatale Programmierung)

Intrauterin erhöhte Glucosewerte sind im Sinne einer fetalen Programmierung verbunden mit der Gefahr im späteren Leben Übergewicht, Diabetes, ein metabolisches Syndrom und einen Hypertonus zu entwickeln. Allerdings spielen auch genetische Faktoren sowie der Lebensstil der Eltern (Ernährungsgewohnheiten, Bewegung, Sport) zusätzlich eine wichtige Rolle. So weiß man, dass Übergewicht des Kindes bei der Geburt und Übergewicht von Mutter und Vater im späteren Leben mit einem kindlichen Übergewicht assoziiert sind. Vor allem müssen zusätzlich zu einer intensiven Stoffwechselüberwachung während der Schwangerschaft, die in erster Linie eine Makrosomie des Kindes und andere Komplikationen während der Schwangerschaft und post partum verhindern, postnatale Maßnahmen im Sinne eines gesunden Lebensstils, um die Entwicklung von Übergewicht des heranwachsenden Kindes zu verhindern.

Die Glucosemast im Mutterleib infolge des Diabetes geht einher mit einer erhöhten Freisetzung von Insulin, das die Fettspeicherung stimuliert. Diese erhöhte Insulinkonzentration im kindlichen Blut wird im Zwischenhirn registriert und als Norm abgespeichert. Diese Fehlprogrammierung persistiert, d. h. bei jedem späteren Glucosestimulus reagiert der Körper mit einer erhöhten Insulinsekretion. Dies führt schließlich in der Pubertät oder im jungen Erwachsenenalter zu Adipositas, zur Glucosetoleranzstörung und zum Diabetes, konsekutiv später auch zu Folgeerkrankungen der Gefäße.

### 16.3.6 Prävention

#### Präkonzeptionelle Betreuung

Aus den oben angeführten Erkenntnissen, dass eine enge Korrelation zwischen der Einstellung des Diabetes mellitus in der Frühschwangerschaft und der Missbildungsrate besteht, ist ersichtlich, dass eine Diabetikerin mit Kinderwunsch bereits präkonzeptionell optimal eingestellt werden sollte. Eine der ganz wesentlichen, bisher allerdings immer noch zu wenig genützten Chancen besteht darin, Patientinnen mit Diabetes während der üblichen Kontrollen beim Hausarzt, Internisten, Diabetologen und Gynäkologen auf diese Erkenntnisse hinzuweisen, ebenso auf die Tatsache, dass sich praktisch alle Komplikationen bei optimaler Stoffwechselführung vermeiden lassen.

Bei einer Diabetikerin mit Kinderwunsch sollte die Konzeption durch enge Zusammenarbeit eines speziell in diabetischen Fragen versierten Kollegen mit einem Gynäkologen geplant werden.

**Umstellung der Arzneimitteltherapie**

Bis zu 50 % der Frauen mit Typ-2-Diabetes im fertilen Alter werden mit oralen Antidiabetika behandelt, die während der Schwangerschaft kontraindiziert sind. Aufgrund einer Hypertonie und dem Risiko vaskulärer

Begleiterkrankungen werden Frauen mit einem Typ-2-Diabetes nicht selten mit ACE-Hemmern behandelt, die ebenfalls in der Schwangerschaft kontraindiziert sind. Idealerweise sollte bereits präkonzeptionell auf Humaninsulin und eine geeignete Hochdrucktherapie (▸Kap. 10.3.8) umgestellt werden.

Der Augenhintergrund sollte vor der Gravidität kontrolliert und die Nierenfunktion beurteilt werden. Die Patientin sollte auf KHK und Neuropathien hin untersucht werden. Eine Stoffwechseloptimierung ist bereits präkonzeptionell anzustreben. Eine intensive Schulung der Patientin ist bereits vor der Konzeption sinnvoll Angehörige sollten vor allem eingewiesen werden wie das Glukagon-Set bei Hypoglykämie anzuwenden ist.

## 16.3.7 Betreuung der Schwangeren und des Kindes

### Diabetologische Betreuung

Zur Neueinstellung des Stoffwechsels vor der Gravidität oder sofort nach Feststellung der Schwangerschaft hat sich die intensive Schulung in Schwerpunktpraxen oder die ambulante oder klinisch-stationäre Aufnahme in einem Diabeteszentrum bewährt. Während dieser Zeit kann neben der Motivation der Patientin auch eine eingehende Schulung für die besonderen Bedürfnisse der Schwangerschaft erfolgen.

Im Gegensatz zur diabetischen Betreuung außerhalb der Schwangerschaft haben Blutzuckerspitzen, das heißt postprandiale Blutglucosewerte für das kindliche Wachstum, das Geburtsgewicht und für perinatale Risiken eine ganz besonders bedeutende Rolle. Ein optimales Wachstum des Kindes ist nur in einem schmalen mittleren Blutglucosebereich von 85–105 mg/dl (4,7–5,8 mmol/l) zu erreichen. Werte darunter sind mit einem hohen Hypoglykämierisiko und einer Wachstumsretardierung, Werte darüber mit einer Zunahme der Makrosomie und der Unreife verbunden. Mittlere Blutglucosewerte eines Tages errechnen sich aus je 6 Werten vor den Hauptmahlzeiten und einer Stunde danach.

Leider gibt es noch viele Unbekannte vonseiten der individuellen Situation der Mutter und der des Kindes, die trotz guter Einstellung der postprandialen Werte und gut eingestellter mittlerer Glucosespiegel immer wieder mit einer Makrosomie des Kindes verbunden sind. Dies hängt offensichtlich mit der individuellen Plazentafunktion und der Glucosesensitivität des Kindes zusammen. Aus Fruchtwasseruntersuchungen weiß man, dass bei normalen mütterlichen Glucosewerten ein fetaler Hyperinsulinismus vorliegen kann, sodass eine Erhöhung der Insulindosis notwendig wäre, um eine Makrosomie zu verhindern. Es wurde deshalb empfohlen zwischen der 27. und 32. Schwangerschaftswoche eine einmalige Amniozentese durchzuführen, um den Fruchtwasserinsulinwert zu bestimmen, um anhand dessen eine evtl. notwendige Stoffwechselkorrektur durchzuführen. Wegen der Invasivität dieses Vorgehens hat sich dieses Prozedere nicht durchsetzen können.

Heute richtet man sich nach dem sonografisch eruierten Abdominalumfang des Feten, denn der Bauchumfang korreliert recht gut mit den fetalen Insulinspiegeln (o Abb. 16.4 Blutglucose: Modifizierte Zielwerte bei bekanntem Abdominalumfang des Fetus). Allerdings gibt es entsprechende Untersuchungen bisher nur bei GDM, nicht aber bei einem manifesten Diabetes.

Bei gut eingestelltem Diabetes und guter Stoffwechselführung kann die Patientin bis unmittelbar vor dem Termin ambulant betreut werden. Bei Patientinnen mit einem erhöhten Risiko, bei denen ambulant keine optimale Stoffwechselführung erreicht werden kann, sollte die Klinikeinweisung großzügig erfolgen. Dies gilt ganz besonders für die letzten Wochen der Gravidität wegen der Gefahr einer möglicherweise akut auftretenden Plazentainsuffizienz. Eine Klinikeinweisung ist im Übrigen bei allen diabetologischen (z. B. Ketoazidose), sonstigen internistischen (z. B. Pyelonephritis) und geburtshilflichen Komplikationen (z. B. Hydramnion, Hypertonie, Frühgeburtsbestre-

**Tab. 16.4** Überwachung der diabetischen Schwangeren

| Zeitpunkt/-intervall | Maßnahme |
|---|---|
| Alle 2 Wochen (ab 6. Monat wöchentlich) | Besuch beim Gynäkologen |
| Alle 2 Wochen | Besuch beim Diabetologen |
| 3 × in der Gravidität | Augenarzt |
| Täglich | Glucose in Blut und Urin, evtl. Selbstmessung, je nach Situation |
| 1 × pro Monat | $HbA_{1c}$ |
| 8.–12. Schwangerschaftswoche | 2 × Ultraschall: Festlegung Schwangerschaftsalter, Ausschluss missed Abortion, Anlagestörungen |
| 11.–14. Schwangerschaftswoche | Nackentransparenzmessung |
| 19.–22. Schwangerschaftswoche | Fehlbildungsdiagnostik |
| Alle 4 Wochen | Ultraschall-Frühgravidität |
| Alle 2 Wochen | Ultraschall-Spätgravidität, Makrosomie, SGA |
| CTG wöchentlich | Ab 28. Schwangerschaftswoche |
| CTG 2 × pro Woche | Ab 32. Schwangerschaftswoche |
| CTG 3 × pro Woche, evtl. täglich | Ab 35. Schwangerschaftswoche |
| Bei Hypertonie oder Retardierung | Doppler-Ultraschall, Häufigkeit risikoadaptiert |

bungen, Wachstumsretardierung etc.) notwendig.

### Gynäkologische und geburtshilfliche Betreuung

Die Tab. 16.5 zeigt die Überwachungsparameter und die Zeiträume der Kontrolle einer gynäkologisch-internistischen Schwangerschaftsüberwachung.

Unter geburtshilflichen Gesichtspunkten hat sich eine risikoadaptierte engmaschige Überwachung, die mit Fortschreiten der Schwangerschaftsdauer häufiger durchgeführt wird, bewährt. Von besonderer Bedeutung ist eine intensive Überwachung des Kindes mit Kardiotokografie, Ultraschall und dopplersonografischen Untersuchungen bei Hochdruck und Wachstumsretardierung.

Die sonografische Schwangerschaftsüberwachung ist möglichst früh am besten zwischen der 8.–12. Schwangerschaftswoche zu beginnen. In der 16.–22. Schwangerschaftswoche ist eine Kontrolle besonders unter dem Aspekt einer Missbildungsdiagnostik indiziert.

### Sonografie

#### 1. Trimenon

Die sonografische Schwangerschaftsüberwachung ist möglichst früh am besten zwischen der 8.–12. Schwangerschaftswoche zu beginnen.

- Nachweis von vier Gliedmaßenknospen,
- Ausschluss eines generalisierten Hydrops,
- Nachweis einer geschlossenen Schädelkalotte (ab 10+0),
- Ausschluss von intraabdominellen zystischen Raumforderungen von > 2 cm Durchmesser,

16

- Nackentransparenzmessung (11.–14. SSW). Sie ist bei Fehlbildungen des Herzens erhöht (Chromosomenanomalien sind beim Diabetes nicht erhöht).

#### 2. Trimenon

In der 19.–22. Schwangerschaftswoche ist eine Kontrolle besonders unter dem Aspekt einer Missbildungsdiagnostik indiziert.

#### 3. Trimenon

##### Makrosomie/Hydramnion

Ist im Ultraschall eine Makrosomie nachweisbar oder tritt ein Polyhydramnion auf, so sind dies wichtige Hinweise darauf, dass die Blutzuckereinstellung nicht optimal ist und dass die Insulingaben erhöht werden müssen, um Komplikationen vorzubeugen.

Vor allem ist der Umfang des Abdomens ein wichtiger Parameter zur Erfassung einer diabetogenen Makrosomie, insbesondere bei einem für das Schwangerschaftsalter zu großen Umfang des Abdomens, jedoch normalen Maßen für Kopf und Femur (disproportionales Wachstum).

Als sonografische Hinweise für eine diabetische Makrosomie gelten:

- Die Zunahme des Abdomenumfangs >75. Perzentile.
- Die Zunahme des Abdomenumfangs von >1,2 cm pro Woche. Sie ist ab der 24. Schwangerschaftswoche ein Hinweis für ein beschleunigtes fetales Wachstum. Der Abdomenumfang des Kindes ist derzeit eine der wichtigsten Hinweise für eine insuffiziente bzw. nicht optimale diabetische Stoffwechseltherapie, da der Bauchumfang recht gut mit den fetalen Insulinspiegeln korreliert. Höhere Insulingaben führen deshalb zur Reduktion übergewichtiger Kinder und neonataler Komplikationen.
- Bei einem geschätzten Geburtsgewicht >4 500 g sollte wegen der großen Gefahr einer Schulterdystokie eine primäre Sectio erwogen werden.

##### Retardierung

Ein SGA kommt als Folge einer Plazentainsuffizienz sehr viel seltener als die Makrosomie vor. Bei einem Bauchumfang <10. Perzentile muss mit einer Retardierung gerechnet werden. Dopplersonografische Untersuchungen sind dann wie bei hypertonen Komplikationen indiziert.

#### Dopplersonografie

Sie ist bei Retardierung und hypertonen Komplikationen indiziert.

#### Kardiotokografie

Kardiotokografische Überwachungen sind ab der 28. Schwangerschaftswoche mindestens einmal wöchentlich, ab der 32. Schwangerschaftswoche zweimal pro Woche, ab der 35. Schwangerschaftswoche dreimal pro Woche evtl. sogar täglich indiziert.

#### Vorzeitige Wehen

Bei vorzeitiger Wehentätigkeit sind β-Mimetika, die zu einer Entgleisung des Diabetes durch den Blutzuckeranstieg führen können, kontraindiziert. Mittel der Wahl ist der Oxytocinantagonist Atosiban. Als Off-Label-Use kann auch der Calciumantagonist Nifedipin eingesetzt werden.

Wenn Glucocorticoide zur Induktion der fetalen Lungenreife gegeben werden müssen oder sollen, so ist eine intensive Blutzuckerkontrolle notwendig. Glucocorticoid induzierte Erhöhungen des Blutzuckers können so entsprechend antagonisiert werden, denn für etwa 4–5 Tage steigt der Insulinbedarf um 20–40 %.

Als Alternative bietet sich die Induktion der fetalen Lungenreife mit Ambroxol an (z. B. Mucosolvan®-Infusionslösungskonzentrat). Dosierung: 1 000 mg/Tag über 5 Tage als Infusion (Einlaufzeit 2–3 Stunden).

#### Entbindung

Die Entbindung sollte in einem **perinatologischen Zentrum** erfolgen. Nur in diesen Kliniken bestehen ausreichende Erfahrungen und ist eine interdisziplinäre Zusammenarbeit von Internisten, Geburtshelfern, Neonatologen und Anästhesisten rund um die Uhr möglich.

Bei ungestörtem Schwangerschaftsverlauf und optimaler Diabetesführung kann der spontane Wehenbeginn bis nahe an den errechneten Termin abgewartet werden. Eine Überschreitung des errechneten Geburtstermins ist wegen der drohenden Plazentainsuffizienz nicht erlaubt. In der Regel wird man, falls die Wehentätigkeit nicht spontan eingesetzt hat, wenige Tage vor dem Termin die Geburt einleiten.

Vorzeitig ist zu entbinden bei schlecht einstellbarem Diabetes, hyper- oder hypotrophen Kindern sowie sonstigen Risiken (z. B. Hypertonie). Hinsichtlich des Zeitpunkts gelten die üblichen geburtshilflichen Kriterien einer Risikoschwangerschaft. Die Indikation zur Sectio ist großzügig zu stellen, obwohl grundsätzlich bei diabetischen Schwangeren der vaginale Entbindungsmodus anzustreben ist. Die Einleitung der Geburt ist sowohl mit Prostaglandinen als auch mit Oxytocin möglich.

Während der Entbindung lässt sich der Kohlenhydratstoffwechsel am besten durch Glucoseinfusion (6–12 g Glucose/Stunde) und die Gabe von kurzwirksamem Insulin regulieren. Der Blutzuckerspiegel sollte zwischen 70 und 110 mg/dl (3,9–6,1 mmol/l) liegen. Blutglucosewerte sollten 12-stündlich kontrolliert werden.

#### Pädiatrische Betreuung des Neugeborenen

Sofort nach der Entbindung muss eine pädiatrische Betreuung des Neugeborenen gewährleistet sein. Das Kind ist als funktionell unreif anzusehen und bedarf insbesondere wegen der Gefahr des Atemnot-Syndroms, einer Hypoglykämie, einer Hypocalcämie und Hyperbilirubinämie einer intensiven Betreuung. Glucosebestimmungen sind in den ersten 6 Stunden mehrfach, an den folgenden 3 Tagen 6-stündlich erforderlich. Calcium, Bilirubin, Hämoglobin, Hämatokrit und der Säure-Basen-Status müssen häufig kontrolliert werden.

#### Wochenbett

Nach der Entbindung fällt der Insulinbedarf am ersten postpartalen Tag stark ab, um sich innerhalb weniger Tage wieder auf die Vorschwangerschaftsverhältnisse einzustellen. Eine Neueinstellung des Diabetes ist deshalb erforderlich.

Es gibt keine stichhaltigen Gründe gegen das Stillen.

### 16.3.8 Therapie

#### Medikamentöse Therapie

Bei vorbestehendem Typ-2-Diabetes sollten, mit Ausnahme von Metformin, in der Schwangerschaft alle blutzuckersenkenden Wirkstoffe abgesetzt werden (Egan et al. 2015). Medikamentös ist Mittel der Wahl Humaninsulin in Form einer intensivierten, konventionellen Insulintherapie. Die Therapie mit Humaninsulin gilt in den Grenzen von Hypoglykämie und Gewichtszunahme als sicher (Simmons 2015; s. a ▸Kap. 16.2.8 Therapie bei Gestationsdiabetes).

#### Weitere Therapie

##### Motivation der Patientin

Die wichtigste Voraussetzung für eine optimale Stoffwechselführung ist die Motivation der Patientin. Eine gründliche Information über die Bedeutung der guten Stoffwechselführung während der Schwangerschaft und die dazu notwendigen intensiven Kontroll- und Therapiemaßnahmen stehen daher am Beginn der Gravidität.

##### Diät

Der Kalorienbedarf einer schwangeren Diabetikerin liegt bei ca. 2 000–2 500 kcal. Die Diät sollte eiweißreich und wegen der Ketoseneigung eher fettarm sein. Ansonsten gelten die gleichen Diätvorschriften wie beim Diabetes mellitus außerhalb der Schwangerschaft. Bei übergewichtigen Patientinnen ist eine Gewichtsreduktion während der Schwangerschaft nicht sinnvoll, da durch Reduktionsdiäten unter 1 600 kcal der erforderliche Eiweißbedarf nicht mehr gedeckt werden kann. Die tägliche Kalorienzufuhr sollte sich jedoch bei diesen Patientinnen an der unteren Grenze bewegen.

## Zusammenfassung

- Diabetes (Typ 1 + 2) und Schwangerschaft sind hohe Risiken für Mutter und Kind. Es handelt sich um eine interdisziplinäre Überwachung der Schwangerschaft, Geburt und postportalen Phase in der zunächst Internisten und Gynäkologen, später auch Anästhesisten und Pädiater für die Sicherheit von Mutter und Kind verantwortlich sind.
- Wichtig für beide Erkrankungen ist eine präkonzeptionelle Stoffwechseleinstellung, denn sie ist die beste Voraussetzung für einen ungestörten Schwangerschaftsverlauf. Gerade in den ersten Wochen der Schwangerschaft ist die Fehlbildungs- und Abortrate bei einer schlechten Stoffwechselführung erhöht. Präkonzeptionell sollte außerdem darauf geachtet werden, dass eine gute Folsäure- und Iodversorgung stattgefunden hat, denn Diabetikerinnen haben auch gehäuft Schilddrüsenerkrankungen.
- Vonseiten des Stoffwechsels ist die Mutter gefährdet durch einen hypoglykämischen Schock oder durch ein ketoazidotisches Koma (meist bei Typ-1-Diabetes). Außerdem treten gehäuft hypertone Komplikationen, eine diabetische Retinopathie und Nephropathie auf. Insgesamt können auch in Abhängigkeit von der Länge der Erkrankung kardiovaskuläre Risiken bis zum Myokardinfarkt erhöht sein. Außerdem treten häufiger Harnwegsinfektionen und Nephritiden auf. Während der Schwangerschaft ist das Kind durch Abort, Frühgeburtlichkeit und intrauterinen Fruchttod gefährdet.
- Die perinatale Mortalität ist um das 4–6-fache erhöht. Ursachen sind Geburtskomplikationen, induziert durch die Makrosomie, beispielhaft sei die Schulterdystokie genannt, die Plazentainsuffizienz und die Unreife des Kindes. Postpartal ist das Kind besonders gefährdet durch Hypoglykämie, Hyperbilirubinämie und Atemstörungen.
- Das $HbA_{1c}$ sollte < 7 %, am besten < 6,5 %, sein.
- Die kapillären, von der Schwangeren selbst gemessenen Blutzuckerwerte sollten
  - nüchtern zwischen 60–90 mg/dl (3,3–5,0 mmol/l),
  - eine Stunde nach dem Essen < 140 mg/dl (7,8 mmol/l),
  - zwei Stunden nach dem Essen < 120 mg/dl (6,7 mmol/l),
  - vor dem Schlafen zwischen 90–120 mg/dl (5,0–6,7 mmol/l),
  - nachts zwischen 2 Uhr und 4 Uhr > 60 mg/dl (> 3,3 mmol/l) sein.
- Die mittleren Blutglucosewerte sollten zwischen 85–105 mg/dl (4,7–5,8 mmol/l) sein, bestehend aus 6 Werten, gemessen vor den Hauptmahlzeiten und 1–2 Stunden danach.
- Alle zwei Wochen sollte der Diabetologe aufgesucht werden und dreimal in der Gravidität muss der Augenhintergrund gespiegelt werden.
- Vonseiten des Kindes ist vor allem das Wachstum sonografisch zu überwachen. Der Abdominalumfang des Feten korreliert sehr gut mit dem fetalen Insulinspiegel.

- Medikamentös ist Mittel der Wahl Humaninsulin in Form einer intensivierten, konventionellen Insulintherapie. Orale Antidiabetika sind nach wie vor kontraindiziert. Die Umstellung der Medikation betrifft in erster Linie Typ-2-Diabetikerinnen. Die versehentliche Einnahme von oralen Antidiabetika ist kein Grund zur Abruptio. Die Fortführung einer mit Glibenclamid oder Metformin überwachten Diabetes-Typ-2-Patientin bleibt weiterhin Studien vorbehalten. Besteht eine Hypertonie, so sind ACE-Hemmer und $AT_1$-Rezeptorantagonisten in der Schwangerschaft kontraindiziert. Mittel der Wahl sind Methyldopa und kardioselektive Betablocker.

## Literatur


American Association of Clinical Endocrinologists. Medical Guidelines For Clinical Practice For The Management Of Diabetes Mellitus. Endocrine Practice, 13 (1): 1–68, 2007

Balsells M, García-Patterson A, Solà I, Roqué M, Gich I, Corcoy R. Glibenclamide, metformin, and insulin for the treatment of gestational diabetes: a systematic review and meta-analysis. BMJ, 350: h102, 2015

Bauer S, Fischer B, Sandu C, Vetter K. Mütterliches und kindliches Outcome bei Gestationsdiabetes. Frauenarzt, 50: 130–139, 2009

Bühling KJ. Diabetes und Schwangerschaft, Gynakol Geburtsmed Gynakol Endocrinol, 4: 226–239, 2008

Camelo Castillo W, Boggess K, Stürmer T, Brookhart MA, Benjamin DK Jr, Jonsson Funk M. Association of adverse pregnancy outcomes with glyburide vs insulin in women with gestational diabetes. JAMA Pediatr, 169(5): 452–8, 2015

Deutsche Diabetes Gesellschaft (DGG). Evidenzbasierte Leitlinie Diabetes und Schwangerschaft (Stand: 12/2014). www.deutsche-diabetes-gesellschaft.de/fileadmin/Redakteur/Leitlinien/Evidenzbasierte_Leitlinien/Eb_Leitlinie_DS_16-12-14_UEberarbeitung_Endfassung.pdf (Zugriff: 24.08.2016)

Deutsche Diabetes Gesellschaft (DGG), Deutsche Gesellschaft für Gynäkologie und Geburtshilfe (DGGG). Evidenzbasierte Leitlinie Gestationsdiabetes mellitus (GDM) (Stand: 08/2011). www.deutsche-diabetes-gesellschaft.de/fileadmin/Redakteur/Leitlinien/Evidenzbasierte_Leitlinien/Gestationsdiabetes_EbLL_Endfassung_2011_08_11_.pdf (Zugriff: 24.08.2016)

Egan AM, Murphy HR, Dunne FP. The management of type 1 and type 2 diabetes in pregnancy. QJM, 108(12): 923–7, 2015

Kautzky-Willer A, Harreiter J, Bancher-Todesca D, Berger A, Repa A, Lechleitner M, Weitgasser R. Gestationsdiabetes (GDM). Wien Klin Wochenschr, 128, Suppl 2: 103–12, 2016

Kerner W, Brückel J. Definition, Klassifikation und Diagnostik des Diabetes mellitus. Diabetologie, 5, Suppl 2, S.109–112, 2010

Kessel S, Staboulidou I et al. Der Gestationsdiabetes unter klinischen Bedingungen bei angestrebter Normoglykämie: Korrelationsuntersuchungen zwischen maternalen Blutzuckertagesprofilen und fetometrischen Ultraschallparametern. Z Geburtsh Neonatal, 211: 185–190, 2007

Kleinwechter H, Bührer C, Hösli I, Hunger-Battefeld W, Kainer F, Kautzky-Willer A, Pawlowski B, Schäfer-Graf U, Schunck K, Somville T, Sorger M. Diabetes und Schwangerschaft. Diabetologie, 5: S 176–182, 2010

Kleinwechter H, Schäfer-Graf U, Bührer C, Hoesli I, Kainer F, Kautzky-Willer A, Pawlowski B, Schunck K, Somville T, Sorger M. Gestational diabetes mellitus (GDM) diagnosis, therapy and follow-up care: Practice Guideline of the German Diabetes Association (DDG) and the German Association for Gynaecology and Obstetrics (DGGG). Exp Clin Endocrinol Diabetes, 122(7): 395–405, 2014

Max Rubner-Institut (MRI). Nationale Verzehrstudie II. www.mri.bund.de/fileadmin/MRI/Institute/EV/NVSII_Abschlussbericht_Teil_2.pdf (Zugriff: 24.08.2016)

Metzger BE (International Association of Diabetes and Pregnancy Study Groups). Recommendations on the Diagnosis and Classification of Hyperglycemia in Pregnancy. Diabetes Care, 33: 676–682, 2010

Metzger BE, Lowe L et al (HPO Study Cooperative Research Group). Hyperglycemia and adverse pregnancy outcome. N Engl J Med, 358: 1991–2002, 2008

Moses RG. New Consensus Criteria for GDM. Problem solved or a Pandora's box? Diabetes Care, 27: 690–691, 2010

Rath W. Mütterliche Erkrankungen. In: Martius G, Rath W (Hrsg). Geburtshilfe und Perinatologie. Praxis der Frauenheilkunde, Band 2, 240–303, Thieme, Stuttgart 1998

Rüster C, Hasslacher C, Wolf G. Nephropathie bei Diabetes. In: Diabetologie und Stoffwechsel Supplement. Praxisempfehlungen der deutschen Diabetes Gesellschaft. www.deutsche-diabetes-gesellschaft.de/fileadmin/Redakteur/Leitlinien/Praxisleitlinien/2015/DuS_S2-15_Herr_Jannaschk_S113-S118_Wolf_Nephropathie.pdf (Zugriff: 24.08.2016)

Schäfer-Graf UM. Blutzuckerscreening jetzt Bestandteil der Mutterschaftsrichtlinie. Frauenarzt, 53: 220–222, 2012

Schäfer-Graf U, Kleinwechter H. Diabetes in der Schwangerschaft. Engmaschige Betreuung schützt Mutter und Kind. Gynäkologie + geburtshilfe, 6: 47–52, 2010

Schäfer-Graf U, Kleinwechter H. Insulinresistenz vor und während der Schwangerschaft. Orale Antidiabetika weiterhin nur eingeschränkt empfehlenswert. Frauenarzt, 48: 226–233, 2007

Schäfer-Graf, Kleinwechter H. HAPO-Studie liefert langer erwartete Daten zum Gestationsdiabetes. Frauenarzt, 4: 896–900, 2008

Schäfer-Graf U, Kleinwechter H. Leitlinie Diabetes und Schwangerschaft. Kommentierte Kurzfassung. Frauenarzt, 49: 11171121, 2008

Schäfer-Graf U, Kleinwechter H. Zeit zu (be)handeln! Neue Daten zum Gestations Diabetes, Frauenarzt, 46: 569–570, 2005

Schellong K, Rodekamp E et al. Geburtsgewicht, Gestations Diabetes und perinatale Programmierung: Gynakol Geburtsmed Gynakol Endocrinol 5: 182, 2009

Scherbaum WA. Diabetes in der Schwangerschaft. Dtsch. Med Wochenschr, 133: 535–540, 2008

Simmons D. Safety considerations with pharmacological treatment of gestational diabetes mellitus. Drug Saf, 38(1): 65–78, 2015

Wah Cheung N. The management of gestational diabetes. Vascular Health and Risk Management, 153–164, 2009

Zhao LP, Sheng XY, Zhou S, Yang T, Ma LY, Zhou Y, Cui YM. Metformin versus insulin for gestational diabetes mellitus: a meta-analysis. Br J Clin Pharmacol,; 80(5): 1224–34, 2015

Ziegler AG, Wallner M, Kaiser I, Rossbauer M, Harsunen MH, Lachmann L, Maier J, Winkler C, Hummel S. Long-term protective effect of lactation on the development of type 2 diabetes in women with recent gestational diabetes mellitus. Diabetes, 61(12): 3167–71, 2012 Dec. doi: 10.2337/db12-0393 [Epub 2012 Oct 15]

# 17 Neurologische Erkrankungen



Von der Vielzahl neurologischer Erkrankungen und Syndrome sollen in diesem Kapitel nur die Epilepsie, die häufigsten Kopfschmerzarten (Spannungskopfschmerz und Migräne), und die Multiple Sklerose behandelt werden, da alle anderen neurologischen Probleme nur sehr selten mit einer Schwangerschaft zusammentreffen.

## 17.1 Physiologische Veränderungen während der Schwangerschaft

Es gibt keine Erkenntnisse dazu, ob die physiologischen Schwangerschaftsveränderungen der Hormone, des Herz-Kreislauf-Systems insbesondere der Durchblutung und der Funktionsveränderungen der verschiedenen Organe sowie pharmakokinetische Veränderungen der Medikation einen Einfluss auf neurologische Erkrankungen haben. Einzige Ausnahme ist die Migräne. Die hohen Östrogenspiegel in der Schwangerschaft haben einen protektiven Effekt.

## 17.2 Epilepsie

### 17.2.1 Einführung

Trotz umfangreicher Erkenntnisse und klarer Empfehlungen der Überwachung und der Therapie während der Schwangerschaft gibt es noch immer große Verunsicherungen für die Betroffenen insbesondere was die Therapie und die Frage der potenziellen Schädigung des Kindes betrifft. Die Anzahl der Epileptikerinnen liegt in Deutschland etwa bei 400 000. Auf 1 000 Geburten kommen 3–4 Mütter mit Epilepsie.

#### Klassifizierung/Definition

Epilepsie oder Epilepsie-Syndrome sind Begriffe, die auf unterschiedliche Ursachen einer Erkrankung hinweisen, deren Gemeinsamkeit eine wiederkehrende Neigung zu unprovozierten Anfällen bedeutet und als Synonyme zu verstehen sind.

Es sind unterschiedliche, anfallsartig auftretende, chronisch rezidivierende Dysfunktionen des zentralen Nervensystems mit abnormen neuronalen Entladungen der Hirnrinde. Per definitionem spricht man bereits dann von einer Epilepsie, wenn nur ein Anfall aufgetreten ist und gleichzeitig durch ein EEG-CT oder MRT eine erhöhte Wahrscheinlichkeit für das Auftreten weiterer epileptischer Anfälle wahrscheinlich ist.

Nach der Internationalen Liga gegen Epilepsie (ILAE) werden die verschiedenen Epilepsieformen aus therapiepragmatischen Gründen wie folgt klassifiziert.

#### Klassifikation nach Anfällen

- **Fokale Anfälle:** Sie entstehen in einer definierten, umschriebenen Region des Gehirns.

Gehen sie mit Bewusstseinsstörungen einher, so werden sie als komplex-fokale oder komplex-partielle Anfälle bezeichnet.
- **Sekundär generalisierte** (fokal beginnende) **Anfälle**.
- **Primär generalisierte Anfälle:** Betroffen sind von Anfang an beide Großhirnhemisphären. Sie gehen in der Regel mit einem Bewusstseinsverlust einher.

**Klassifikation von Epilepsien und Epilepsie-Syndromen**
- **Idiopathische generalisierte oder fokale Epilepsie oder Epilepsie-Syndrome:** Es gibt keine bekannten Ursachen. Wahrscheinlich sind diese Formen erblich bedingt.
- **Symptomatische oder kryptogene fokale Epilepsien**: Sie sind symptomatisch, wenn eine Hirnschädigung vorliegt. Sie sind kryptogen, wenn für die Anfälle keine Ursache gefunden wird.
- **Nicht klassifizierbare epileptische Anfälle:** Sie können aufgrund unzureichender Daten nicht zugeordnet werden.

Die Klassikation der verschiedenen Epilepsieformen ist wichtig, weil einige Erkrankungen nur auf spezielle Medikamente reagieren.

### Ätiologie, Pathogenese und Pathophysiologie

Ätiologisch gibt es eine Vielzahl unterschiedlicher Ursachen, z. B. genetische Defekte, Fehlbildungen, Traumata, Entzündungen, Tumore, hormonelle Stoffwechseleffekte, Gefäßveränderungen, Hirnblutungen u. a. Pathophysiologisch und pathogenetisch sind die Ursachen des Ungleichgewichts von Erregung und Hemmung verschiedener neuronaler Strukturen nicht endgültig geklärt.

## 17.2.2 Klinisches Bild und Symptomatik

Je nach dem Ursprungsort und der krankhaften Entladungen können die Symptome sehr unterschiedlich sein.

**Einfach fokale Anfälle:** Sie gehen ohne Bewusstseinsstörungen einher. Folgende Symptome können auftreten:
- **motorische** Symptome, z. B. tonische Verkrampfungen oder Muskelzuckungen in einzelnen Körperregionen (Arm, Bein, Gesicht), gleichzeitige Beuge- und Streckbewegungen, Wendebewegungen von Kopf bzw. Augen,
- **sensorische** Symptome, z. B. Taubheitsgefühl, Lichtblitze, Kribbeln, Halluzinationen, abnormes Temperaturempfinden an einem Arm oder Bein,
- **vegetative** Symptome, z. B. Blässe, Erröten, Schweißausbrüche, Pupillenerweiterung, Gänsehaut, Übelkeit, Erbrechen, unkontrollierte Stuhl- oder Harnentleerung,
- **psychische** Symptome (selten), z. B. Aphasie, Gedächtnisstörung, Angst.

**Komplexe fokale Anfälle:** Es handelt sich um fokale Anfälle, die mit einem Bewusstseinsverlust einhergehen. Der Anfall kann entweder durch die Bewusstseinsstörung oder durch den fokalen Anfall ausgelöst werden.

**Generalisierte Anfälle:** Sie können mit Krämpfen (konvulsiv) oder ohne Krämpfe (nichtkonvulsiv) einhergehen.

**Nichtkonvulsive Anfälle (Petit-Mal-Anfälle)** sind gekennzeichnet durch:
- Bewusstseinsstörungen, die nur einige Sekunden oder bis zu einer halben Minute andauern. Der Betroffene starrt ins Leere und reagiert nicht auf Anruf.
- Amnesie (Fehlen jeglicher Erinnerung an den Anfall),
- motorische (Zuckungen der Arme, des Rumpfs, seltener der Beine, ruckartiges Hochwerfen der Arme mit Spreizen der Finger, Stürzen mit Verletzungsgefahr nach Verlust des Tonus der Muskulatur, der Körper kann bei längerer Dauer regelrecht zusammensacken) und möglicherweise vegetativen Begleitsymptomen.

**Konvulsive Anfälle** sind gekennzeichnet durch:

- tonische Krämpfe: lang anhaltende, unwillkürliche Versteifung der Muskulatur mit Muskelzuckungen. Sind die Beugemuskeln betroffen, so entsteht eine Beugehaltung des Körpers. Die Arme können gebeugt, gestreckt oder hochgehoben werden. Ist die Streckmuskulatur betroffen, so entsteht eine Überstreckung des ganzen Körpers.
- tonisch-klonische Krämpfe (**Grand-Mal-Anfälle, Epilepsia Major**): Es beginnt häufig mit prodromalen Erscheinungen unterschiedlicher Dauer wie Kopfschmerzen, Schwäche, Unruhe, Verstimmungen, Unwohlsein. Danach tritt gelegentlich die sog. Aura auf mit optischen und akustischen Halluzinationen sowie fokal-motorischen oder sensiblen Erscheinungen wie Zuckungen und Kribbeln. Die tonische Phase beginnt oft mit dem „Initialschrei". Der Patient ist bewusstlos. Sämtliche Gliedmaßen versteifen. Es besteht ein Atemstillstand. Bei aufrechter Haltung kommt es zum Sturz mit Verletzungsgefahr. Typisch ist der (oft seitliche) Zungenbiss. Nach einer unterschiedlich langen Zeitspanne (meist 10–30 sec) geht der Anfall über in die klonische Phase mit den generalisierten Zuckungen. Es tritt Schaum vor den Mund. Es kommt zum Urin-, seltener auch zum Stuhlabgang. Danach folgt der sog. Terminalschlaf mit tiefer, langsamer Atmung. Die Gesichtsfarbe ist zunächst blass, später zunehmend bläulich verfärbt. Nach dem Erwachen ist der Patient stark benommen, oft verwirrt und klagt über Kopfschmerzen und Muskelkater.

### 17.2.3 Untersuchungen, Diagnostik und Differenzialdiagnostik

Die Diagnostik in der Schwangerschaft unterscheidet sich nicht von der Nichtschwangerer.

**Anamnese:** Sie ist ein wichtiger Part in der Diagnosestellung, da die körperliche Untersuchung und die Laborwerte meist normal sind. Wichtig sind insbesondere Fragen nach Epilepsie und Nervenerkrankungen in der Familie sowie Fragen nach dem Geburtsverlauf, Krämpfe im Kindesalter, Traumen, Infektionen, Erkrankungen, Drogeneinnahme, Alkoholkonsum u. a.

**Medizingerätediagnose:** Die Abklärung erfolgt mittels EEG, MRT und CCT.

**Differenzialdiagnose:** Differenzialdiagnostisch müssen die epileptischen Anfälle gegen psychogene nichtepileptische Anfälle, Synkopen, REM-Schlaf-Verhaltensstörungen und in der Schwangerschaft von eklamptischen Anfällen abgegrenzt werden. Häufig ist die Beobachtung der Augen (offen oder geschlossen) ein erster richtungsweisender Aspekt, wenn der Patient während des Anfalls beobachtet wird. Beim epileptischen Anfall sind die Augen in der Regel offen, starr, leer oder verdreht, bei der Synkope offen nach oben verdreht, bei den anderen Erkrankungen geschlossen.

### 17.2.4 Auswirkungen auf die Schwangerschaft und mütterliche Prognose

Etwa 0,5–1 % der Schwangeren leiden an einer Epilepsie. Die Fertilität ist wegen einer erhöhten Amenorrhö-Rate (etwa 20 %) und Zyklusstörungen (bis 50 %) eingeschränkt. Für alle Epilepsie-Syndrome zusammen liegt das Vererbungsrisiko zwischen 4 und 5 % bei erkrankter Mutter und bei etwa 2 %, wenn der Vater erkrankt ist. Es wird sowohl über eine Zunahme als auch eine Abnahme der Anfälle berichtet. Allerdings bleibt die Anfallsfrequenz bei etwa 67 % der Schwangeren unbeeinflusst. Für die Zunahme werden hormonelle (Anstieg des Progesterons und Estradiols), metabolische (Retention von Natrium und Wasser, metabolische Alkalose) sowie pharmakokinetische Veränderungen (verminderte intestinale Absorption, erhöhte hepatische Clearance sowie renale Ausscheidung, verminderte Eiweißbindung sowie erhöhtes Verteilungsvolumen) vermutet. In vielen Fällen kommt es während der Schwangerschaft zu einem Absinken der Antiepileptikaspiegel, die im Wochenbett wieder ansteigen.

Die wichtigste Ursache erhöhter Anfallsbereitschaft, ist wahrscheinlich jedoch die **Non-**

**Compliance.** Es konnte nachgewiesen werden, dass in 68 % der Fälle die Zunahme von Anfällen mit einer Verminderung der Tabletteneinnahme und Schlafentzug in Verbindung stand. Eine Verbesserung ging in fast der Hälfte der Fälle mit einer Korrektur der Medikamenteneinnahme einher. Angst vor Missbildungen oder Schädigungen des Fetus sind sicherlich die Hauptmotivation der schwangeren Patientin.

Eine erhöhte Anfallsgefährdung tritt auch bei Emesis bzw. Hyperemesis gravidarum auf, da die Resorption der antiepileptischen Medikamente gestört sein kann.

### 17.2.5 Prognose für das Kind

Die Auswirkungen epileptischer Anfälle auf das Kind sind schlecht untersucht. Die Möglichkeit einer fetalen Schädigung durch Hypoxie und Hyperkapnie der Mutter während eines generalisierten tonisch-klonischen Anfalls wird vermutet. Dokumentiert sind Kardiotokogramme während eines epileptischen Anfalls. Es kann dabei zu schweren und lang anhaltenden Bradykardien bis zu 60 bpm und einer Dauer bis zu 15 Minuten sowie dem Verlust der Oszillationsamplitude und -frequenz kommen. Vereinzelt wurde auch über Aborte, Totgeburten und fetale Blutungen berichtet.

■ **MERKE** Das wesentliche Problem für das Kind scheint jedoch die Medikation in der Schwangerschaft zu sein. Die verschiedenen Antiepileptika sollen für die erhöhte Abortrate von bis zu 9 % verantwortlich sein. Die Inzidenz fetaler intrauteriner Retardierungen ist erhöht.

Während die Häufigkeit von Fehlbildungen bei gesunden Schwangeren mit etwa 2 % angegeben wird, ist sie bei einer Epilepsie-Erkrankung leicht erhöht (meist Neuralrohrdefekte, Lippen-Kiefer-Gaumenspalten und Herzfehlbildungen). Epileptikerinnen ohne Medikamenteneinnahme haben ein Fehlbildungsrisiko von 3,5 %, unter Monotherapie ein Risiko von 3,7 %. Allerdings sind die Daten uneinheitlich. Zum Teil wird über eine Erhöhung des Fehlbildungsrisikos um den Faktor 2–3 berichtet. Dass sich die Fehlbildungsrate bei schwangeren epilepsiekranken Frauen auch bei einer niedrig dosierten Monotherapie kaum von derjenigen der Normalbevölkerung unterscheidet, ist eine wichtige Information und Beruhigung für die Patientin. Es gibt allerdings substanzspezifische Fehlbildungen mit unterschiedlicher Häufigkeit. Für viele Antikonvulsiva liegen derzeit wegen zu kleiner Zahlen noch keine genauen Informationen vor. Wichtig ist, dass es für die jüngeren antikonvulsiven Pharmaka im Zusammenhang mit der Schwangerschaft bisher keine Erfahrungen gibt. Über das europäische Register für Schwangerschaft unter Epilepsie (EURAP: European Registry of Antiepileptic Drugs and Pregnancy) versucht man diese Wissenslücke auszufüllen. Zurzeit gibt es die solidesten Zahlen in den Dokumentationen des britischen Schwangerschaftsregisters.

Unter Valproinsäure treten gehäuft Neuralrohrdefekte, Lippen-Kiefer-Gaumenspalten (bis zu 6,2 %), unter Carbamazepin (bis zu 2,2 %), unter Lamotrigin Gaumenspalten und Fehlbildungen des Mundes (bis 3,2 %), unter Phenytoin (bis zu 3,7 %) Gaumenspalten und unter Phenobarbital Herzfehlbildungen auf. Für Valproinsäure gibt es zunehmend auch Hinweise dafür, dass es postpartal zu neuropsychologischen Entwicklungsstörungen im Sinne von Intelligenzminderung, Sprachentwicklungs-, Lern- und Verhaltensstörungen kommt. Derzeit gilt deshalb die Empfehlung, wenn möglich, Carbamazepin bevorzugt einzusetzen.

Bei Neugeborenen nach antiepileptischer Therapie der Mutter besteht die Gefahr medikamenteninduzierter Gerinnungsstörungen, besonders nach Phenobarbital-, Primidon- oder Phenytoinbehandlung der Mutter. Deshalb und wegen des möglichen Medikamentenüberhanges bzw. von Entzugssymptomen müssen die Kinder post partum pädiatrisch betreut werden. Die früher übliche Vitamin-K-Prophylaxe wegen der Blutungsgefahr wird heute nicht mehr empfohlen.

### 17.2.6 Prävention

Eine spezielle Prävention gibt es nicht. Lediglich das Vermeiden von Anfall auslösenden Faktoren, z. B. Schlafentzug, Rauchen, selbstständige Reduktion der Medikamentendosis sind hilfreich. Bei Kinderwunsch sind folgende präventive Maßnahmen sinnvoll, um Komplikationen vorzubeugen:

- Einnahme von Folsäure,
- möglichst Verzicht auf eine Kombinationstherapie,
- möglichst Verzicht auf Valproinsäure,
- Austesten der niedrigsten wirksamen Dosis.

### 17.2.7 Betreuung der Schwangeren

Die Planung einer Schwangerschaft unter optimaler Betreuung ist die Voraussetzung für einen risikoarmen Verlauf von Schwangerschaft, Geburt und postpartaler Periode. Diese enthält zunächst die genetische Beratung, da Kinder epileptischer Mütter ein gering erhöhtes Risiko für Fehlbildungen aufweisen (Neuralrohrdefekte, Herzvitien, orofaziale Defekte, s. o.). Des Weiteren sollte die Patientin schon vor einer Konzeption medikamentös auf die sicherste und effektivste Therapie unter dem Gesichtspunkt einer Schwangerschaft (möglichst Monotherapie, möglichst niedrigste Dosierung, für die Gravidität optimales Therapeutikum, Folsäure- und Vitamin-D-Substitution, ▸Kap. 17.2.8) eingestellt werden.

Zur Beruhigung der Mutter ist eine detaillierte Aufklärung über das geringe Fehlbildungsrisiko, das minimal erhöht ist (normales Risiko etwa 2 %, Basis-Epilepsierisiko 3,5 %, Risiko unter niedrig dosierter Monotherapie 3,7 %, s. o.) dringend indiziert. Auch sollte darauf hingewiesen werden, dass dieses Risiko nur für die ersten 12 Schwangerschaftswochen gilt.

Der Blutspiegel der Antikonvulsiva muss periodisch, besonders bei denjenigen Patientinnen, die bei einem Spiegelabfall der Antikonvulsiva mit Anfällen reagieren ab der 20. Schwangerschaftswoche in vierwöchigen Abständen überwacht und die Dosierung dementsprechend angeglichen werden. Die Gabe von Folsäure (1–5 mg), die unter optimalen Voraussetzungen bereits zum Zeitpunkt des Kinderwunsches begonnen wurde, sollte nicht nur im 1. Trimenon (Verschluss des Neuralrohrs am 26. Tag post conceptionem) durchgeführt werden, sondern auch während der gesamten Schwangerschaft und Stillzeit. Antikonvulsiva führen zum Folsäuremangel.

Unter geburtshilflichen Aspekten ist die an Epilepsie erkrankte Mutter als Risikopatientin sowohl während der Schwangerschaft als auch während der Geburt anzusehen.

> **MERKE** Ein erweitertes Ersttrimesterultraschallscreening zwischen der 11.–14. SSW wird empfohlen. Zwischen der 16.–20. SSW ist eine sonografische Missbildungsdiagnostik durchzuführen.

Im weiteren Schwangerschaftsverlauf sind routinemäßige Kontrollen, wie sie für andere Risikoschwangerschaften üblich sind, ausreichend. Besonderes Augenmerk ist auf Wachstumsretardierung zu legen. Die Entbindung sollte in einem Krankenhaus der Maximalversorgung durchgeführt werden.

#### Geburt

Obwohl sich das geburtshilfliche Vorgehen vom Prinzip her nicht vom Prozedere gesunder Schwangerer unterscheidet, ist die Frequenz von Geburtseinleitungen sowie operativer (Vakuum, Zange, Sectio) Entbindungen erhöht. Die Patientin kann Pressen, eine Periduralanästhesie wird empfohlen. Eine primäre Sectio sollte diskutiert werden, bei mehreren kleinen Anfällen täglich oder bei mindestens einem generalisierten tonisch-klonischen Anfall pro Woche.

Während einer verlängerten oder sehr lang dauernden Geburt kann es zu Problemen mit der Einnahme der antikonvulsiven Medikamente kommen. Es sollte deshalb bei Wehenbeginn eine Serumspiegelkontrolle durchgeführt werden. Während der Wehen ist die orale Absorption der Medikamente unregelmäßig. Wenn die Patientin erbricht, ist dies ein zusätzliches Problem. Ist die Gabe von Antikonvulsiva während der Wehen notwendig, müssen die Spiegel bestimmt werden, um eine geeignete Dosis geben zu können.

Bei Auftreten eines epileptischen Anfalls (bis 3,5 %) ist die intravenöse Gabe von Phenytoin, Diazepam oder Phenobarbital indiziert. Ein epileptischer Anfall während der Geburt kann meist nicht von einem eklamptischen Anfall abgegrenzt werden, zumal in beiden Fällen eine Hypertonie und Proteinurie begleitend auftreten können. Im Zweifelsfall soll die Patientin wie bei einer Präeklampsie behandelt werden.

Die Patientin darf pressen. Die Medikation während der Geburt sollte unbedingt mit dem Neurologen abgestimmt werden.

#### Wochenbett

Post partum können die Antikonvulsivaspiegel relativ schnell ansteigen. Im Allgemeinen sollten die Serumwerte ungefähr eine Woche post partum gemessen werden, um die Dosis neu einzustellen. Falls die Gabe während der Schwangerschaft erhöht worden war, sollte sie recht schnell nach der Geburt, wenn möglich, auf die vor der Schwangerschaft verabreichte Dosis reduziert werden.

Der postportale Schlafentzug durch die Versorgung des Kindes kann zur Auslösung von Anfällen führen. Aus Sicherheitsgründen sollten Kinder auf dem Boden gewickelt werden und nur im Beisein einer zweiten Person gebadet werden.

#### Stillen

Die Konzentration von Antiepileptika in der Muttermilch ist zwar wesentlich geringer als im Serum der Mutter, trotzdem werden dem Kind klinisch ins Gewicht fallende Mengen zugeführt. Auf das Stillen sollte dennoch nicht verzichtet werden, da der ernährungsphysiologische Wert der Brustmilch deutlich höher einzuschätzen ist, als das potenzielle Risiko der mit der Muttermilch aufgenommenen Pharmaka.

### 17.2.8 Therapie

Frauen mit Antikonvulsivabehandlung sollten darüber aufgeklärt werden, dass die sorgfältige Planung einer Schwangerschaft vorab erforderlich ist, und in die Besprechung aller Risikofaktoren und die gemeinsame Entscheidung einbezogen werden (Laganà et al. 2016; Viale et al. 2016). Ziele der antikonvulsiven Pharmakotherapie in der Schwangerschaft sind optimale Anfallskontrolle und gleichzeitige Minimierung der Antikonvulsivaexposition des Fetus (Patel, Pennell 2016; Abe et al. 2014). Epilepsie stellt keine Kontraindikation für eine Schwangerschaft dar (Laganà et al. 2016).

Die pränatale Exposition mit bestimmten Antikonvulsiva kann mit größeren angeborenen Missbildungen, intrauteriner Wachstumsverzögerung, dysmorphischen Syndromen und Defiziten der neurokognitiven Entwicklung verbunden sein. Die Antikonvulsiva, die die niedrigsten Raten größerer angeborener Missbildungen aufweisen wie Lamotrigin, Levetiracetam und Oxcarbazepin werden oft bei Epilepsie-Patientinnen, die eine Schwangerschaft erwägen, präferiert (Patel, Pennell 2016). Es wird empfohlen, im 1. Trimenon, wenn möglich, Valproinsäure, Phenytoin, Phenobarbital sowie Valproinsäure in Polytherapie mit anderen Antikonvulsiva zu meiden (Laganà et al. 2016).

Zu Valproinsäure haben in den letzten Jahren die Befunde zugenommen, die ein signifikantes Risiko für dosisabhängige teratogene Effekte sowie für beeinträchtigte postnatale kognitive Entwicklung der Kinder anzeigen. Wegen dieser Risiken sollte Valproinsäure nicht Mittel der 1. Wahl für Frauen sein, die schwanger werden können, wann immer gleich oder besser wirksame Alternativen zur Verfügung stehen (Tomson et al. 2016). Kinder nach in-utero-Exposition bei mütterlicher Valproinsäuredosis über 800 mg/d weisen eine signifikant schlechtere kognitive Entwicklung als Kinder der Kontrollgruppen oder Kinder nach Lamotrigin und Carbamazepin-Exposition auf (Baker et al. 2015).

Nicht nur der Wirkstoff selbst, sondern auch die Dosis des Antikonvulsivums ist für das Risiko größerer angeborener Missbildungen eine wichtige Einflussgröße (Tomson et al. 2011).

Folsäure-Supplementierung ist essenziell.

Die pharmakokinetischen Eigenschaften von Antikonvulsiva können sich im Schwangerschaftsverlauf ändern (Patel, Pennell 2016). Insbesondere auch die genannten für Schwangere präferierten Wirkstoffe Lamotrigin, Levetiracetam und Oxcarbazepin sind von diesen Änderungen häufig betroffen, aber auch ältere Mittel. Dosisanpassungen im Verlauf der Schwangerschaft und danach können daher erforderlich werden. Diese pharmakokinetischen Änderungen sind unterschiedlich stark ausgeprägt sowie individuell, zeitlich variabel sowie sogar bei aufeinander folgenden Schwangerschaften derselben Frau verschieden (Reisinger et al. 2013) und daher im Einzelfall schwer vorhersehbar. Plasmaspiegelbestimmungen sollten daher noch enger als außerhalb der Schwangerschaft erfolgen.

**Zusammenfassung**

- Epilepsie bzw. Epilepsie-Syndrome sind unterschiedliche Krankheitsbilder mit einem breiten Spektrum von Ursachen und Symptomen.
- Die Diagnose wird gestellt anhand der Anamnese, EEG, MRT und CCT.
- Die Fertilität ist wegen einer erhöhten Amenorrhö-Rate und wegen Zyklusstörungen eingeschränkt.
- In der Schwangerschaft bleibt die Anfallshäufigkeit in etwa 67 % gleich, zum Teil wird über eine Zunahme oder Abnahme berichtet. Bei der Zunahme der Anfälle spielt häufig eine Non-Compliance der Patientin eine Rolle, die selbständig die Medikamentendosis aus Angst vor Schädigungen des Kindes reduziert.
- Das Vererbungsrisiko beträgt 4–5 % bei erkrankter Mutter, 2 %, wenn der Vater erkrankt ist.
- Die Auswirkungen epileptischer Anfälle auf das Kind sind schlecht untersucht. Es wurden ausgeprägte Bradykardien beobachtet. In Einzelfällen wurde über Aborte, Totgeburten und fetale Blutungen berichtet.
- Die Rate an fetalen Retardierungen ist erhöht.
- Die Rate an Fehlbildungen ist leicht erhöht. Sie beträgt bei Frauen mit Epilepsie ohne Medikamenteneinnahme 3,5 %, mit Medikamenteneinnahme 3,7 %. Eine dementsprechende Information zur Beruhigung der werdenden Mutter ist dringend indiziert.
- Unter einer antikonvulsiven Therapie besonders mit Valproinsäure, Carbamazepin, Phenytoin, Phenobarbital sind substanzspezifische Fehlbildungen wie Neuralrohrdefekte, Lippen-Kiefer-Gaumenspalten, Herzfehlbildungen nachgewiesen. Unspezifisch gilt dies auch für alle anderen Antikonvulsiva.
- Die Schwangerschaft ist als Risikoschwangerschaft anzusehen. Sie sollte geplant werden, damit sie neurologisch und medikamentös optimal begleitet ist.
- Es sollte möglichst eine Monotherapie in möglichst niedriger, aber effizienter Dosis durchgeführt werden.
- Kombinationstherapien erhöhen das Fehlbildungsrisiko.
- Wenn möglich sollte therapeutisch Carbamazepin bevorzugt werden.

- Falls möglich sollte auf Valproinsäure verzichtet werden. Bei eingetretener Schwangerschaft sollte kein Wechsel durchgeführt werden. Wenn die Notwendigkeit zur Therapie mit Valproat besteht, wird die niedrigst mögliche Dosis (< 1 000 mg Tagesdosis) in retardierter Form verteilt auf drei Einzelgaben empfohlen.
- Ab der 20. SSW in vierwöchentlichen Abständen und vor der Geburt sollte eine Spiegelbestimmung durchgeführt werden, ggf. ist die Dosis der Situation anzupassen.
- Eine Folsäuresubstitution mit 5 mg ist, wegen der Gefahr von Neuralrohrdefekten und weil Antikonvulsiva zu einem Folsäuremangel führen, indiziert.
- In der 11.–14. SSW wird ein erweitertes Ersttrimesterultraschallscreening, in der 18.–22. SSW ein Ultraschallfehlbildungsscreening empfohlen.
- Die Geburt sollte in einem Haus der Maximalversorgung erfolgen. Es gibt kein spezielles geburtshilfliches Prozedere. Die Anfallshäufigkeit beträgt bis zu 3,5 %.
- Die Medikation während der Geburt muss mit dem Neurologen abgesprochen werden.
- Stillen wird ausdrücklich empfohlen.

## 17.3 Kopfschmerzen

### 17.3.1 Einführung

Nach den Rückenschmerzen stehen Kopfschmerzen an zweiter Stelle aller Schmerzsyndrome. Etwa 70 % der Bevölkerung leiden an anfallsweisen oder chronischen, etwa 4–5 % unter täglichen Kopfschmerzen. Nur **Spannungskopfschmerz** und **Migräne** werden in diesem Kapitel abgehandelt, da sie als die häufigsten auch für die Schwangerschaft eine Bedeutung haben.

#### Klassifizierung/Definition

Kopfschmerzen werden eingeteilt nach der Ursache und nach unterschiedlichen Arten.

#### Ursachen

- **Primäre Kopfschmerzen** sind eigenständige Erkrankungen, z. B. Spannungskopfschmerz, Migräne, Cluster-Kopfschmerzen.
- **Sekundäre Kopfschmerzen** sind Folgen und Symptome anderer Erkrankungen, z. B. Erkältung, Grippe, Traumen, Tumore.

#### Arten

Spannungskopfschmerz (etwa 40 %) und Migräne (etwa 10 %) sind die häufigsten Kopfschmerzarten. Alle anderen der etwa 200 bekannten Kopfschmerzarten sind sehr selten.

#### Definition

**Spannungskopfschmerz:** Drückend-ziehender Schmerz, der sich meist wie ein „Ring um den Kopf" anfühlt. Er tritt bei Frauen etwas häufiger als bei Männern auf (Verhältnis 5:4).

- **Episodisch** ist er, wenn er gelegentlich, an maximal 14 Tagen/Monat auftritt (bei etwa 80 % der Bevölkerung im Laufe des Lebens). Der Anfall dauert zwischen 30 Minuten und 7 Tagen.
- **Chronisch** ist er, wenn die Schmerzen öfter als an 14 Tagen/Monat oder an mehr als 180 Tagen im Jahr auftreten. Die Prävalenz in der Bevölkerung liegt bei etwa 1 %.

**Migräne:** Es handelt sich um anfallsartige, pulsierende, meist einseitig auftretende Kopfschmerzen, auch häufig gekoppelt mit multiplen zusätzlichen Symptomen. In Deutschland sind etwa 3,7 Millionen Frauen und 2 Millionen Männer betroffen.

Nach der internationalen Kopfschmerz-Gesellschaft wird die Migräne wie folgt eingeteilt:

- Migräne ohne Aura (gewöhnliche Migräne),
- Migräne mit Aura (klassische Migräne),
- retinale Migräne (Aura ähnliche Sehstörungen bis zur vorübergehenden Blindheit auf einem Auge),
- ophthalmoplegische Migräne (vorübergehende, einseitige Lähmung von einem oder mehreren Nerven, die die Augenmuskeln versorgen),
- komplizierte Migräne, z. B.
  - chronische Migräne: >15 Tage/Monat über mehr als 3 Monate,
  - Status migraenosus: Ein Anfall geht unmittelbar in den nächsten über oder die Symptome dauern länger als 72 Stunden;
- sonstige migräneartige Störungen.

### Ätiologie, Pathogenese und Pathophysiologie

#### Spannungskopfschmerz

Ätiologie, Pathogenese und Pathophysiologie des Spannungskopfschmerzes sind im Detail nicht geklärt. Man geht von einem multifaktoriellen Geschehen aus. Neben genetischen Faktoren ist ursächlich eine unphysiologische Verkrampfung und Verspannung der Muskulatur im Bereich des Nackens, des Gesichtes und der Kaumuskulatur (Zähneknirschen) beteiligt. Stress, Konflikte und Angst spielen ebenfalls eine auslösende Rolle.

#### Migräne

Ätiologie, Pathogenese und Pathophysiologie der Migräne sind nach wie vor nicht genau aufgeklärt. Gesichert sind genetische Faktoren und Umwelteinflüsse als auslösende Faktoren, z. B. Hormonschwankungen während des Zyklus, veränderter Schlaf-Wach-Rhythmus, Alkohol, Nikotin, Koffein, bestimmte Nahrungsmittel, Stress, Flackerlicht, Lärm u. a.. Bei einem Anfall lässt sich in bestimmten Regionen des Gehirns eine Gefäßerweiterung nachweisen. Verschiedene Neurotransmitter und eine Übererregbarkeit bestimmter Hirnareale werden diskutiert.

## 17.3.2 Klinisches Bild und Symptomatik

#### Spannungskopfschmerz

Nach IHS-Kriterien (International Headache Society) spricht man bei folgenden Symptomen von Spannungskopfschmerz:

- Schmerzen beidseitig, im gesamten Kopf,
- dumpfe, drückende, ziehende Schmerzen (nicht pulsierend),
- leichte bis mittelschwere Schmerzen,
- Verstärkung bei körperlicher Aktivität,
- evtl. Muskelanspannung am Hals und Nacken,
- depressive Verstimmung.

Leistungsfähigkeit und Wohlbefinden sind meist eingeschränkt. Die Dauer variiert zwischen 30 Minuten und 7 Tagen.

#### Migräne

Migräneanfälle können individuell sehr unterschiedlich verlaufen. Grundsätzlich kann man 4 Stadien unterscheiden

1. **Prodromalstadium (etwa 30 %):** Es kann einige Stunden bis etwa 2 Tage einem Anfall vorausgehen und dauert meist 1–2 h. Es handelt sich um vegetative, psychische und neurologische Symptome wie Müdigkeit, Geräuschempfindlichkeit, häufiges Gähnen, Verstopfung, Heißhunger auf spezielle Nahrungsmittel.
2. **Aura (etwa 15–20 %):** Charakteristisch ist das langsame Einsetzen der Störung und ein Wandern der Symptomatik, die auch im EEG nachweisbar sind sowie ein langsames Abklingen ohne Schädigung des Gehirns mit einer Dauer von etwa 60 Minuten. Es treten z. B. auf: Sehstörungen (Skotome/Flimmerskotom, Fortifikationen, Verlust des räumlichen Sehens und Unschärfe, Doppelbilder), Sensibilitätsstörungen (Kribbeln in Armen, Beinen, Gesicht, Verlust der Berührungsempfindung), Sprachstörungen, Gleichge-

17

wichtsstörungen, Lähmungserscheinungen, Störungen des Geruchsempfindens.

3. **Kopfschmerzphase:** Halbseitige Schmerzen (etwa 70 %), besonders im Bereich der Stirn, der Schläfe und des Auges, pulsierend, pochend, bei körperlicher Betätigung zunehmend, 4–72 h anhaltend. Die Schmerzen können während des Anfalls oder zum nächsten Anfall hin die Seite wechseln. Zusätzliche Symptome: Übelkeit (80 %), Erbrechen (50 %), Lärm-/Geräuschempfindlichkeit (50 %), Sehstörungen (Flimmern oder Schwarzwerden vor den Augen), Sprachstörungen, abnorme Geschmacks- oder Geruchsempfindungen, Paresen.
4. **Rückbildungsphase:** Diese Phase kann bis zu 24 h dauern. Die Symptome nehmen langsam bis zum völligen Verschwinden ab.

## 17.3.3 Untersuchungen, Diagnostik und Differenzialdiagnostik

Bei schwangeren Patientinnen werden die gleichen Untersuchungen durchgeführt wie bei der Normalbevölkerung.

### Spannungskopfschmerz

Wichtigster Schritt zur Diagnose ist neben der Anamnese die klinische, allgemeine körperliche, neurologische, HNO- und augenärztliche Untersuchung. Differenzialdiagnostisch gilt es den Spannungskopfschmerz gegen andere primäre bzw. sekundäre Kopfschmerzursachen abzugrenzen, z. B. Migräne, Cluster-Kopfschmerzen, internistische Erkrankungen, Medikamenten induzierte Kopfschmerzen u. a. Das gilt auch für Laborwerte und die Medizingerätediagnostik. Sie sind bei Spannungskopfschmerz unauffällig.

### Migräne

Primär richtungsweisend ist bei der Diagnosestellung die Anamnese bzw. die genaue Schilderung der Anfälle, da die Symptome für die Migräne typisch sind. Hilfreich ist auch ein Kopfschmerztagebuch bzw. eine Checkliste der Beschwerden. Erst an zweiter Stelle kommen die neurologische, allgemeine körperliche Untersuchung sowie die anderer Fachrichtungen, die Labordiagnostik sowie die Medizingerätediagnostik. Diese Untersuchungen dienen in erster Linie der Abgrenzung gegen einen sekundären Kopfschmerz.

## 17.3.4 Auswirkungen auf die Schwangerschaft und mütterliche Prognose

### Spannungskopfschmerz

Der Spannungskopfschmerz hat keine negativen Auswirkungen auf die Schwangerschaft. Andererseits tritt in etwa 30 % nach dem 1. Trimenon eine Reduktion der Häufigkeit auf.

### Migräne

#### Einfluss der Schwangerschaft auf die Migräne

Der Anstieg der Östrogene hat in der Schwangerschaft einen protektiven Einfluss auf die Migräne. In 50–80 % tritt eine Verbesserung (meist mit dem 2. Trimenon) ein, insbesondere bei Patientinnen mit bekannter Zyklusabhängigkeit und ohne Aura. Bei etwa 20 % kommt es zum Sistieren der Anfälle. Patientinnen mit Aura neigen zur Persistenz der Anfälle in der Gravidität. Tritt ein Anfall erstmals in der Schwangerschaft auf, gewöhnlich mit Aura, so sollte differenzialdiagnostisch besonders eine Präeklampsie und Sinusvenenthrombose ausgeschlossen werden.

#### Einfluss der Migräne auf die Schwangerschaft

Die Migräne selbst hat keinen negativen Einfluss auf den Schwangerschaftsverlauf. Allerdings gibt es eine Korrelation zwischen Migräne und der Entwicklung einer Präeklampsie und Eklampsie. Das Risiko ist 1,8-fach erhöht bei normalgewichtigen Schwangeren, bei adipösen 12-fach.

## 17.3.5 Prognose für das Kind

### Spannungskopfschmerz

Die Prognose des Kindes ist nicht negativ beeinflusst.

### Migräne

Wenn auch die Daten nicht besonders zahlreich sind, spricht derzeit alles dafür, dass die kindliche Entwicklung durch Migräneattacken und durch die Therapie nicht negativ beeinflusst wird.

### 17.3.6 Prävention

#### Spannungskopfschmerz

Zur Prävention geeignet sind wie außerhalb der Schwangerschaft: Entspannungsverfahren, z. B. progressive Muskelrelaxation nach Jacobson, Ausdauersport, Autogenes Training, Yoga.

#### Migräne

Zur Anfallsprophylaxe sind folgende Maßnahmen geeignet:

- Meiden von bekannten anfallsauslösenden Triggern,
- konsequentes, regelmäßiges Ausschöpfen nichtmedikamentöser Maßnahmen zur Anfallsvermeidung wie Entspannungsverfahren, z. B. progressive Muskelrelaxation, Ausdauersport, Autogenes Training, Yoga, Biofeedback,
- Planung einer Schwangerschaft, um für den Eventualfall ein unter fetalen Gesichtspunkten sicheres medikamentöses Therapieregime zur Verfügung zu haben.

Falls es von ärztlicher Seite als notwendig erscheint eine prophylaktische Therapie fortzuführen, sollte sie unter embryotoxischen und fetotoxischen Gesichtspunkten ausgewählt werden (z. B. Magnesium, Metoprolol).

### 17.3.7 Betreuung der Schwangeren

#### Spannungskopfschmerz

Die Betreuung der Schwangeren richtet sich nach den Beschwerden.

#### Migräne

Die Betreuung der Schwangeren muss sich an die speziellen Gegebenheiten adaptieren. Die Anfallstherapie richtet sich nach den Empfehlungen des die Migräne behandelnden Arztes. Spezielle Untersuchungen sind nicht generell notwendig. Für die Entbindung gelten keine speziellen Maßnahmen.

**Stillen:** Stillen hat einen protektiven Effekt auf die Migräne bzw. das Wiederauftreten nach der Geburt. Bei Frauen, die nicht stillen, tritt der erste Anfall meist innerhalb von vier Wochen wieder auf, bei Stillenden meist erst nach dem Abstillen.

### 17.3.8 Therapie

#### Nichtmedikamentöse Maßnahmen

##### Spannungskopfschmerz

Sowohl beim episodischen als auch beim chronischen Spannungskopfschmerz sind die primären nichtmedikamentösen Maßnahmen diejenigen, die auch in der Prävention wirksam sind (▸Kap. 17.3.6).

##### Migräne

Sie betreffen in erster Linie die Prävention. Auf die einzelnen Maßnahmen wurde dort bereits hingewiesen. Prophylaktische und therapeutische Akupunktur ist in der Schwangerschaft nach den bisherigen Erfahrungen erlaubt, obwohl es keine kontrollierten Untersuchungen gibt.

#### Medikamentöse Therapie

Eine Medikation, insbesondere auch eine medikamentöse Prophylaxe von Migräneanfällen, bedarf im Fall einer Schwangerschaft einer unmittelbaren ärztlichen Beratung (Tepper 2015).

Nichtpharmakologische Methoden bilden immer die First-line-Behandlung der Migräne in der Schwangerschaft und sollten auch ggf. notwendige medikamentöse Methoden ergänzen. Paracetamol ist das bevorzugte Arzneimittel für die Akutbehandlung in der gesamten Schwangerschaft. Wenn Paracetamol nicht ausreichend wirksam ist, kann die sporadische Verwendung von Sumatriptan in Betracht gezogen werden (Amundsen et al. 2015; Tepper 2015).

Zu Paracetamol sind in den letzten Jahren einige Fragen aufgetaucht, ob an der völligen Unbedenklichkeit Zweifel angebracht sind. Dabei geht es darum, ob das kindliche Risiko z. B. für hyperkinetische Störungen bzw. Aufmerksamkeitsdefizit-Hyperaktivitätssyndrom (Liew et al. 2014; Andrade 2016), Autismus-Spektrum-Stö-

17

rung (Liew et al. 2015), Kryptorchidismus (Burdan et al. 2012; Jensen et al. 2010) und Asthma (Magnus et al. 2016; Scialli et al. 2010) nach mütterlicher Paracetamol-Exposition etwas erhöht sein kann. Solche Befunde sind teilweise uneinheitlich und hinsichtlich einer Kausalbeziehung zur Paracetamol-Exposition nicht abschließend gesichert; sie müssen derzeit nicht Anlass geben, vom kurzfristigen (wie beim Migräneanfall) gut begründeten und bestimmungsgemäßen Gebrauch von Paracetamol in der Schwangerschaft abzuraten. Kein erhöhtes Risiko für Missbildungen scheint bei Paracetamol-Verwendung im 1. Trimenon zu bestehen (Rebordosa et al. 2008).

Für Sumatriptan wurden keine wesentlichen schädlichen Wirkungen auf das Kind beobachtet (Tepper 2015; Marchenko et al. 2015; Ephross, Sinclair 2014). Für die anderen Triptane sind die Daten für die Schwangerschaft noch zu spärlich (Duong et al. 2010), um eine Empfehlung geben zu können.

**Migräne – Möglichkeiten in der Selbstmedikation**

Zwar tritt Migräne während der Schwangerschaft deutlich seltener auf, insbesondere bei Frauen, deren Migräneattacken vorher menstruationsabhängig eintraten. Allerdings sind in Schwangerschaft und Stillzeit Migränekopfschmerzen für die Betroffenen oft besonders belastend. Somit muss man sich in der Apotheke diesem Beratungsthema auch bei Schwangeren stellen, zumal viele Patientinnen gewohnt sind, ihre Migräne im Rahmen der Selbstmedikation zu behandeln. Was die Präparateauswahl im Sinn einer evidenzbasierten Empfehlung angeht, sind die Leitlinien der Deutschen Migräne- und Kopfschmerzgesellschaft (DMKG) und der Deutschen Gesellschaft für Neurologie (DGN) für die Apothekenpraxis eine solide und zugleich praxistaugliche Richtschnur. Dort werden zu den einzelnen Wirkstoffen bei Migräne auch klare Angaben bezüglich Mittel 1. Wahl, 2. Wahl und Evidenzgrad gemacht. Allerdings müssen darüber hinaus noch die aktuellen Kenntnisse und Daten zur Unbedenklichkeit der Wirkstoffe in Schwangerschaft und Stillzeit in Betracht gezogen werden. Auf dieser Basis sind dann vertretbare, wirksame und für Schwangere bzw. Stillende ungefährliche Präparateempfehlungen im HV möglich. Erläuterungsbedürftig sind jedoch stets die Formulierungen der Gebrauchsinformationen zu den einzelnen Präparaten, die aus formaljuristischen bzw. haftungsrechtlichen Gründen teilweise wesentlich restriktiver formuliert sind, als es dem aktuellen Stand der Wissenschaft entspricht.

In der Schwangerschaft können Migräneattacken in allen Phasen mit Paracetamol behandelt werden; das gilt auch für die Stillzeit. Paracetamol wird nach wie vor als sicherste analgetische Substanz in der Schwangerschaft eingestuft. Dabei wird eine Einzeldosis von 1 000 mg empfohlen, wobei die Tagesdosis von 3 000 mg nicht überschritten werden sollte. Zwar wurden in den letzten Jahren gelegentlich toxische Effekte von Paracetamol auf das Ungeborene diskutiert (z. B. Kryptorchismus, erhöhtes Asthmarisiko, Hyperaktivität), jedoch nicht bestätigt. Die bisher dazu vorliegenden Studien sind widersprüchlich und beruhen auf kleinen Fallzahlen bzw. grenzwertiger Signifikanz. In den Gebrauchsinformationen von paracetamolhaltigen Präparaten wird für die Einnahme während der Schwangerschaft eine strenge Nutzen-Risiko-Abwägung gefordert (z. B. ben-u-ron® 500 mg Tabletten, Paracetamol-ratiopharm® 500 mg Tabletten). Außerdem sollte die Anwendung nicht über längere Zeit, nicht in hohen Dosen und nicht in Kombination mit anderen Arzneimitteln erfolgen.

Auch während der **Stillzeit** sind für Paracetamol keine Hinweise auf Unverträglichkeiten beim Säugling bekannt. Der Wirkstoff ist daher neben Ibuprofen das Analgetikum der Wahl für die Stillzeit.

Die Gebrauchsinformationen (z. B. Paracetamol Stada® 500 mg Tabletten) weisen darauf hin, dass

Paracetamol zwar in die Muttermilch übergeht, jedoch keine nachteiligen Folgen für den Säugling bekannt sind, so dass weiter gestillt werden kann.

**Ibuprofen** ist bei akuter Migräne in der Schwangerschaft den anderen NSAR aus Sicherheitsgründen vorzuziehen. Empfohlen wird dabei eine Dosis von 400–800 mg. Es liegen für die Einnahme im 1. Trimenon keine belastbaren Hinweise auf teratogene Effekte vor. Trotzdem wird eine strenge Indikationsstellung gefordert. Manche Literaturquellen sehen Ibuprofen nach Paracetamol im zweiten Schwangerschaftsdrittel als Analgetikum der Wahl, andere Autoren bezeichnen Ibuprofen im 2. Trimenon als nur „bedingt geeignet". Gegen Ende der Schwangerschaft kann Ibuprofen wie andere NSAR beim Feten zum vorzeitigen Verschluss der Lungenumgehungsarterie (Ductus arterius Botalli) und zu Nierenfunktionsstörungen führen sowie unter der Geburt tokolytisch wirken. Deshalb wird die Einnahme von Ibuprofen wie von allen anderen NSAR im 3. Trimenon als kontraindiziert eingestuft.

Während der **Stillzeit** gilt Ibuprofen zusammen mit Paracetamol als Mittel der 1. Wahl. Ibuprofen tritt nur minimal in die Muttermilch über (außerdem ist es in anderer Indikation für Neugeborene zugelassen).

Die Formulierungen in den Gebrauchsinformationen gängiger Ibuprofen-Fertigpräparate (z. B. Dolormin® extra, Ibu-ratiopharm® 400 mg akut) fallen dennoch recht zurückhaltend aus: „... im ersten und zweiten Schwangerschaftsdrittel nur nach Rücksprache mit dem Arzt .... Im letzten Drittel darf das Präparat wegen erhöhten Risikos von Komplikationen ... nicht angewendet werden.. bei kurzfristiger Einnahme ist eine Unterbrechung des Stillens ... nicht erforderlich ... bei längerer Einnahme höherer Dosen ... sollte jedoch frühzeitiges Abstillen erwogen werden."

**Acetylsalicylsäure (ASS)** gilt in der Schwangerschaft als Analgetikum bzw. NSAR der 2. Wahl. Es steht in der Empfehlung also hinter Paracetamol und Ibuprofen. Manche Autoren sehen den kurzfristigen ASS-Einsatz in Normaldosierung während der ganzen Schwangerschaft als unproblematisch an. Andere lehnen die Einnahme wegen des möglichen vorzeitigen Ductus-arteriosus-Verschlusses, der tokolytischen und blutungsverlängernden Wirkung insbesondere im 3. Trimenon ab. Laut Gebrauchsinformationen gängiger ASS-Fertigpräparate (z. B. Aspirin®, ASS + C-ratiopharm®) sollte im 1. und 2. Trimenon keine ASS-Einnahme erfolgen bzw. vorher ein Arzt befragt werden. Die Einnahme im 3. Trimenon sowie vor und während der Geburt darf wegen des erhöhten Komplikationsrisikos für Mutter und Kind nicht erfolgen.

In der **Stillzeit** wird von der Literatur allenfalls die gelegentliche Einnahme üblicher ASS-Dosen als vertretbar bezeichnet. Hier sollte möglichst Paracetamol bzw. Ibuprofen der Vorzug gegeben werden. Bei häufiger Einnahme höherer ASS-Dosen sollte abgestillt werden.

**Fixe Kombinationen** aus ASS (250–265 mg), Paracetamol (200–265 mg) und Koffein (50–65 mg), z. B. Neuralgin® Schmerztabletten, Thomapyrin® classic, Thomapyrin® intensiv, Titralgan®, werden in den Leitlinien bei akuter Migräne zwar als Mittel der 1. Wahl genannt. In der Schwangerschaft gilt jedoch Entsprechendes wie zu ASS, welches hier quasi den limitierenden Faktor dieser Kombipräparate darstellt: Die Fach- bzw. Gebrauchsinformationen weisen daher darauf hin, dass diese Kombipräparate in den ersten beiden Trimestern der Schwangerschaft „... nicht oder nur nach Rücksprache mit dem Arzt ..." eingenommen werden dürfen. Dabei sollte die Dosis so gering wie möglich und die Anwendungsdauer so kurz wie möglich gehalten werden.

Bei kurzfristiger Anwendung dieser Dreierkombinationen in der **Stillzeit** ist eine Unterbrechung des Stillens nicht erforderlich. Bei längerer Anwendung bzw. bei Einnahme höherer Dosen sollte abgestillt werden.

Ein **Koffeinzusatz** in Kombinationspräparaten ist für Schwangere aus medizinisch-wissenschaftlicher Sicht unproblematisch, da eine Koffeinzufuhr von bis ca. 300 mg pro Tag (entspricht ca. 3 Tassen Kaffee) in der Schwangerschaft als akzeptabel gilt. Zwar ist Koffein plazentagängig und kann dosisabhängig die Atem- und Herzfrequenz des Feten erhöhen. Dauerhafte negative Folgen für das Ungeborene sind jedoch nach bisherigen Erkenntnissen nicht zu erwarten.
**Diclofenac und Naproxen** spielen gemäß den Leitlinien zur akuten Migränebehandlung nur eine untergeordnete Rolle. Beide Wirkstoffe sollen im 1. Trimenon nur bei Versagen der oben genannten Wirkstoffe eingesetzt werden. Im 2. Trimenon sind beide Substanzen in Ausnahmefällen zulässig, im 3. Trimenon dagegen kontraindiziert. Für die Stillzeit liegen wenig Daten vor. Die gelegentliche, kurzfristige Anwendung der beiden Wirkstoffe in geringer Dosis gilt in der Stillzeit aus medizinisch-pharmazeutischer Sicht jedoch als akzeptabel.
**Phenazon** gehört zwar laut Migräneleitlinien zur Selbstmedikation von akuter Migräne zu den First-line-Empfehlungen. Für Schwangere und Stillende wird Phenazon jedoch nicht empfohlen.
Für die Migräne-Selbstmedikation zählen gemäß Leitlinien die **Triptane** ebenfalls zu den Mitteln der 1. Wahl. In der Schwangerschaft sind die beiden rezeptfreien Substanzen **Naratriptan** (z. B. Formigran®, Naratriptan Hexal® bei Migräne 2,5 mg) und **Almotriptan** (Dolortriptan® bei Migräne) jedoch nur sehr begrenzt einsetzbar, da bisher kaum Datenmaterial zu ihrer Anwendung in dieser Zeit vorliegt. Entsprechend lauten die Formulierungen in den Gebrauchsinformationen „Wenn Sie schwanger sind ... müssen Sie vor der Anwendung ... unbedingt mit Ihrem Arzt sprechen". (Formigran®) oder „... sollte während einer Schwangerschaft nur eingenommen werden, wenn Ihr Arzt dies anordnet und nur nachdem dieser eine sorgfältige Nutzen-Risiko-Abwägung vorgenommen hat." (Dolortriptan®). Es liegen jedoch keinerlei Hinweise auf ein teratogenes Potenzial der Triptane vor, eine endgültige Bewertung ist aber noch nicht möglich. Sollte ein Triptan von einer Schwangeren eingenommen worden sein, ist dies aber kein Grund zur Besorgnis. Da zum noch verschreibungspflichtigen Sumatriptan wesentlich mehr Daten vorliegen (der Erfahrungsumfang hierzu in der Schwangerschaft gilt mittlerweile als „hoch"), ist es sinnvoll, schwangere Migräne-Patientinnen, die ein Triptan benötigen, für die Verschreibung eines Sumatriptan-Präparats an den Arzt zu verweisen.
Auch während der **Stillzeit** gibt es keinerlei Anhaltspunkte dafür, dass Triptane dem Neugeborenen schaden. Aus Sicherheitsgründen wird jedoch eine 8- bis 24-stündige Stillpause empfohlen. Da nach der Einnahme der Übergang des Triptans in die Muttermilch zeitlich verzögert eintritt, kann das Kind noch einmal gestillt bzw. die Milch abgepumpt werden.

Praxistipp: **topische Pfefferminzöl-Zubereitungen** (z. B. Euminz®, Mentholstifte) können in Schwangerschaft und Stillzeit laut Gebrauchsinformation „nach Rücksprache mit Arzt oder Apotheker" auf Stirn und Schläfen angewendet werden. Aus medizinisch-pharmazeutischer Betrachtung spricht ohnehin nichts gegen eine topische Anwendung von Pfefferminzöl in Schwangerschaft und Stillzeit.
Für **Arzneimittel zur Migräneprophylaxe** wie z. B. **Pestwurz** ist die Datenlage unzureichend. Nur mit **Magnesium** (300–600 mg) kann auch in der Schwangerschaft eine Migräneprophylaxe versucht werden. Die Magnesiumeinnahme gilt in Schwangerschaft und Stillzeit als unbedenklich, allerdings ist die Datenlage zur Wirksamkeit noch widersprüchlich.
Den **nichtmedikamentösen Maßnahmen** zur Migräneprophylaxe wie regelmäßiger Entspannung, Bewegung an frischer Luft, viel Ruhe, einem konstanten Schlafrhythmus, ausreichendem Trinken und dem Meiden von Migränetriggern wie Stress, grellem Licht, Lärm und Schlafmangel kommt angesichts der begrenzten medikamentösen Optionen in der Schwangerschaft besonders große Bedeutung zu.
Weitere Informationen zu Schmerzen in der Selbstmedikation finden sich in ▸Kap. 17.4.8.

### Zusammenfassung

**Spannungskopfschmerz**

- Man unterscheidet einen episodischen von einem chronischen Spannungskopfschmerz.
- Die Schwangerschaft wird nicht negativ beeinflusst. In etwa 30 % bessern sich die Episoden nach dem 1. Trimenon.
- Die kindliche Prognose ist nicht negativ beeinflusst.
- Prävention: Entspannungsmethoden, Ausdauersport, Autogenes Training, Yoga.
- Die Betreuung der Schwangeren richtet sich nach den Beschwerden.
- Medikamentöse Therapie: Mittel der Wahl bei episodischem Spannungstyp ist Paracetamol in der gesamten Schwangerschaft und Stillzeit. Bei einem chronischen Spannungstyp ist Mittel der Wahl Amitriptylin.

**Migräne**

- In 50–80 % verbessert sich die Anfallswahrscheinlichkeit in der Schwangerschaft durch den Anstieg der Östrogene, insbesondere bei Patientinnen mit Zyklusabhängigkeit und ohne Aura.
- Die Migräne hat keinen negativen Einfluss auf den Schwangerschaftsverlauf. Allerdings ist die Inzidenz von Präeklampsie und Eklampsie erhöht, insbesondere bei adipösen Patientinnen.
- Die kindliche Entwicklung ist nicht negativ beeinflusst.
- Prävention: Entspannungsmethoden, Ausdauersport, Autogenes Training, Yoga, Biofeedback.
- Die Betreuung der Schwangeren richtet sich nach den Beschwerden.
- Für die Entbindung gelten keine speziellen Maßnahmen.
- Stillen hat einen protektiven Effekt auf die Migräne. Meist treten die Anfälle erst nach dem Abstillen wieder auf.
- Ist eine medikamentöse Prophylaxe indiziert, sind Mittel der Wahl Magnesium und Metoprolol.
- Nichtmedikamentöse Therapie: Sie entspricht den Maßnahmen bei der Prävention.
- Schmerztherapie: Mittel der Wahl ist in der gesamten Schwangerschaft und Stillzeit Paracetamol. Sumatriptan ist bei strenger Indikationsstellung vertretbar. Für alle anderen Triptane sowie für Diclofenac, Metamizol, Coxibe ist die Datenlage unzureichend. Ergotaminhaltige Substanzen sind kontraindiziert.
- Antiemetische Therapie: Dimenhydrinat ist Mittel der Wahl. Metoclopramid ist Mittel der zweiten Wahl. Die Datenlage für Domperidon ist unzureichend.

## 17.4 Multiple Sklerose

### 17.4.1 Einführung

Frauen mit multipler Sklerose (MS) sind, wenn Kinderwunsch besteht, häufig verunsichert, ob sich ein solcher Wunsch realisieren lässt. Angst macht die Zukunftsperspektive einer sich evtl. verschlechternden Erkrankung, aber auch die Vielzahl unterschiedlicher Medikamente, die zur Linderung der Beschwerden und der Verhinderung einer Progredienz eingenommen werden müssen.

#### Klassifizierung/Definition

MS, auch demyelinisierende Enzephalomyelitis genannt, ist eine immunvermittelte chronisch entzündliche Erkrankung des zentralen Nervensystems. Die Erkrankung tritt meist bei jungen Menschen zwischen dem 20. und 40. Lebensjahr auf. Sie führt nicht zwangsläufig zu schweren Behinderungen. Etwa 15 Jahre nach Beginn der MS sind > 50 % der Betroffenen noch gehfähig, < 10 % versterben an den direkten Folgen der Erkrankung. Frauen sind häufiger als Männer betroffen.

Man unterscheidet folgende Formen:

- schubförmig remittierende MS („relapsing-remitting", RRMS),
- primär progrediente MS (PPMS),
- Sekundäre progrediente MS (SPMS),
- klinisch isoliertes Syndrom (KIS).

#### Ätiologie, Pathogenese und Pathophysiologie

Die Ätiologie ist unbekannt. Pathogenetisch werden eine Vielzahl von Faktoren diskutiert u. a. Infektionen und genetische Einflüsse. Die MS ist nicht vererblich, obwohl eine familiäre Häufung existiert. Pathophysiologisch treten die Entzündungsherde in unterschiedlichen Regionen des Gehirns und des Rückenmarks auf und führen zum Verlust der nervalen Myelinstruktur und zu axonalen Schädigungen, begleitet von vielfältigen und sehr unterschiedlichen Funktionsausfällen.

### 17.4.2 Klinisches Bild und Symptomatik

In > 80 % beginnt die MS mit einem schubförmigen Verlauf. Häufig bilden sich die Symptome innerhalb von 6–8 Wochen zunächst wieder zurück. Weitere Schübe signalisieren eine Progredienz mit zunehmender Symptomatik. Ohne Behandlung treten etwa 1,8 Schübe/Jahr auf. Nicht selten wird bei Beginn der Erkrankung ein einzelnes, isoliertes Symptom beobachtet (KIS). Welches Symptom besteht, ist abhängig von der Lokalisation der Entzündung im zentralen Nervensystem.

**Frühsymptome** sind häufig einseitige Optikusneuritis, Sensibilitätsstörungen, belastungsabhängige Schwäche der Beine und Gangunsicherheit.

Das **Vollbild** beinhaltet häufig: progrediente Gangstörungen mit Gehunfähigkeit, Spastik, Lähmungen, Blasen- und Mastdarmstörungen, Schwäche, leichte Ermüdbarkeit (Fatigue-Syndrom), Konzentrationsstörungen, Depressionen.

Die Betroffenen leiden besonders stark unter den Lähmungen, der Spastik, den Störungen der Blasen- und Darmfunktion und der Fatigue.

### 17.4.3 Untersuchungen, Diagnostik und Differenzialdiagnostik

Die Diagnose wird gestellt anhand von

- Anamnese und Symptomatik: Da die differenzialdiagnostische Abgrenzung gegen andere Erkrankungen oft schwierig ist, spielt die Definition eines Schubs zur Objektivierung eine große Rolle: Das Symptom muss mindestens 24 Stunden anhalten, mit einem Zeitintervall von > 30 Tagen auftreten und nicht durch Änderungen der Körpertemperatur oder im Rahmen von Infektionen erklärbar sein.
- Neurologischen Untersuchungen: neurologischer Status, Visusprüfung, EEG, Liquoruntersuchung,
- Labor (obligat): CRP, großes Blutbild, Serumchemie, Blutzucker, Vitamin $B_{12}$, Rheuma-

faktor, antinukleäre Antikörper (ANA), Antiphospholipid-Antikörper, Anti-ds-DNS-Antikörper, Lupusantikoagulans, Angiotensin Converting Enzyme (ACE), Borrelienserologie, Urinstatus,
- Magnetresonanztomografie: Sie ist heute eine der wichtigsten Untersuchungen, da sich die Entzündungsherde besonders gut darstellen lassen.

Die klinischen Befunde werden durch spez. Scores (EDDS = Expanded Disability Status Scale oder MFSC = Multiple Sklerosis Functional Composite) erfasst. Sie ermöglichen eine Beurteilung der Schwere der Erkrankung, Verlaufskontrollen sowie Informationen über Therapieerfolge oder Therapieversagen.

### 17.4.4 Auswirkungen auf die Schwangerschaft und mütterliche Prognose

Die MS hat keine negativen Wirkungen auf die Fertilität und den Schwangerschaftsverlauf. Die Zahl der Schübe geht im Verlauf der Schwangerschaft kontinuierlich zurück, im 3. Trimenon bis zu 80 %. Allerdings treten sie nach der Entbindung wieder gehäuft auf. Ursächlich werden die sich verändernden Cortisonspiegel dafür angenommen. Bis zu 30 % der Frauen erleiden in den ersten 3 Monaten nach der Geburt einen Schub, danach tritt die prägravide Häufigkeit wieder auf. Der Langzeitverlauf der Erkrankung wird durch die Schwangerschaft nicht verändert, auch nicht durch eine Sectio.

### 17.4.5 Prognose für das Kind

Die Entwicklung des Kindes wird durch die Erkrankung nicht beeinflusst.

### 17.4.6 Prävention

Präventionsmaßnahmen sind nicht bekannt. Empfohlen wird das Vermeiden evtl. progressionsfördernder verhaltensbedingter Risikofaktoren wie der Konsum tierischer Fette und Fleisch, Meiden von Stress und Virusinfektionen (z. B. Masern-, Herpes-, Epstein-Barr-Virus).

### 17.4.7 Betreuung der Schwangeren

#### Präkonzeptionell

Die Betreuung der Schwangeren beginnt lange vor der Konzeption in Kooperation mit dem die MS betreuenden Neurologen. Nur er kann entscheiden, welche Medikation unter dem Wissen abgesetzt werden kann, dass Schübe in der Gravidität selten sind und von Trimenon zu Trimenon abnehmen. Außerdem besteht ein Unterschied darin, ob es sich um eine Basis-, Eskalations- oder Begleittherapie handelt. Besonders bei der Eskalationstherapie gibt es einige Medikamente, die potenziell für das Kind schädlich sind und vor der Schwangerschaft abgesetzt werden müssen. Nach derzeitigem Kenntnisstand erhöht eine Kinderwunschbehandlung, ausgelöst durch die Hormonapplikation, das Schubrisiko. Eine Schwangerschaft sollte aus diesen Gründen unbedingt geplant werden.

#### Gravidität

Eine spezielle geburtshilfliche Überwachung ist nicht notwendig, da der Schwangerschaftsverlauf durch die MS nicht beeinflusst wird. Tritt eine Schwangerschaft bei einer problematischen Medikamentenexposition ein, so wird eine intensivierte US-Diagnostik empfohlen. Auch während der Gravidität ist die interdisziplinäre Zusammenarbeit mit dem Neurologen unabdingbar. Das gilt insbesondere für den Fall eines Schubs (etwa in 25 %) und der dann notwendigen Therapie.

Blasenentleerungsstörungen sind bei MS Patientinnen nicht selten und können in der Schwangerschaft, insbesondere zum Ende, graviditätsbedingt (Druck des Kindes auf die Blase) zunehmen. Ein Infektionsscreening ist deshalb besonders wichtig.

#### Entbindung

Flexionsspasmus der Beine, Adduktorenspasmus oder eine Querschnittssymptomatik können eine natürliche Geburt behindern und eine Indikation zur primären Sectio sein. Ansonsten gibt es keinen Grund für eine solche Entscheidung. Eine Periduralanästhesie ist möglich.

#### Post partum

Ausschließliches Stillen in den ersten 3 Monaten ist, wenn nicht Medikamente oder die dringende Wiederaufnahme der Therapie dagegen sprechen, ausdrücklich erwünscht, da es zur Schubreduktion führt. Auch unter diesen Gesichtspunkten muss mit dem Neurologen entschieden werden, ab wann und mit welcher Medikation die Therapie wieder begonnen werden sollte.

### 17.4.8 Therapie

Unter den zur Behandlung der MS verfügbaren krankheitsmodifizierenden Therapien (**disease-modifying therapies**, DMTs) gibt es bei keiner eine Empfehlung für die Verwendung in der Schwangerschaft (Coyle 2016). Für die mütterliche Exposition mit Interferon beta deuteten einige Berichte auf eine Assoziation mit niedrigerem kindlichen Körpergewicht und niedrigerer Körperlänge sowie eine höhere Inzidenz von Frühgeburten hin; andere Analysen bestätigten dies jedoch nicht. Es könnte sich dabei um eine Auswirkung der MS-Grunderkrankung handeln; denn andere Studien, wenngleich nicht alle, haben bei MS-Patientinnen allgemein über niedrigeres Körpergewicht und niedrigere Körperlänge bei Geburt berichtet (Coyle 2016).

Vor Teriflunomid in der Schwangerschaft wird deutlich gewarnt, da in vielfältigen Tiermodellen teratogene und embryoletale Effekte bereits bei niedrigen Dosen bekannt sind (Coyle 2016). Es existiert ein Colestyramin-basiertes Verfahren zur beschleunigten Elimination von Teriflunomid. Im Anschluss an einen Eliminationskurs mit Colestyramin sollte die Plasmakonzentration von Teriflunomid bestimmt und im Falle der geplanten Schwangerschaft kontrazeptive Maßnahmen erst nach Verifizierung einer Konzentration von unter 0,02 mg/l beendet werden. Gegebenenfalls kann das Eliminationsregime wiederholt werden, bis diese Konzentration erreicht ist (Coyle 2016; Warnke et al. 2013; FDA 2012). Expositionen, die sich beim Menschen trotz der Warnungen ereignet haben, zeigten keine Teratogenität, so z. B. in einer Fallserie mit 83 Teriflunomid exponierten Schwangerschaften (Kieseier, Benamor 2014).

Für Glatiramer sind keine Assoziationen mit negativen Schwangerschaftswirkungen bekannt. Es hat unter den DMTs die beste Bewertung für die Schwangerschaft (Coyle 2016).

Bei Fingolimod ist ein erhöhtes Risiko für fetale Missbildungen anzunehmen (Amato et al. 2015; Karlsson et al. 2014).

Für Dimethylfumarat ist die Datenlage noch sehr begrenzt und erstreckt sich ausschließlich auf Expositionen im 1. Trimenon. Dabei wurde kein erhöhtes Risiko für fetale Abnormalitäten oder ungünstige Schwangerschaftsausgänge beobachtet (Gold et al. 2015).

Die Wirkungen von Natalizumab bzw. Alemtuzumab müssen noch ermittelt werden (Amato et al. 2015; Ebrahimi et al. 2015; Duquette, Prat 2015).

#### Zusammenfassung

- Multiple Sklerose ist eine immunvermittelte, chronisch entzündliche Erkrankung des zentralen Nervensystems. Sie tritt in unterschiedlichen Regionen des Gehirns und des Rückenmarks auf und führt zum Verlust nervaler Myelinstrukturen mit entsprechenden Funktionsausfällen.
- Ätiologie und Pathogenese sind unbekannt.
- Die Erkrankung tritt meist zwischen dem 20. und 40. Lebensjahr auf. Frauen sind häufiger als Männer betroffen.
- Man unterscheidet folgende Formen: schubförmig remittierende MS, primär progrediente MS, sekundär progrediente MS, klinisch isoliertes Syndrom.

- In > 80 % beginnt die MS mit einem schubförmigen Verlauf.
- Häufige Symptome sind: Sensibilitätsstörungen, Sehstörungen, allgemeine Schwäche, Spastik, Lähmungen, Kribbeln, Ataxie, Fatigue-Syndrom, Depressionen.
- Die Diagnose wird gestellt durch: Anamnese und Symptome, neurologische Untersuchung, Laborwerte und MRT. Die Differenzialdiagnostik kann, besonders zu Beginn, schwierig sein.
- Schwangerschaft:
  - Die Fertilität ist nicht reduziert
  - Sie sollte unter dem Gesichtspunkt der Reduktion bzw. des Absetzens von Medikamenten geplant werden, da sich die Aktivität der MS in der Gravidität reduziert. Andererseits gibt es Therapeutika, die potenziell teratogen/fetotoxisch wirken können und deshalb kontraindiziert sind.
  - Der Schwangerschaftsverlauf wird durch die MS nicht beeinflusst. Das gilt auch für die Prognose der Erkrankung, die durch die Schwangerschaft unverändert bleibt.
  - Während der Gravidität nimmt die Häufigkeit der Schübe ab, etwa 3 Monate danach ist das alte Niveau wieder erreicht.
  - Die Entwicklung des Kindes wird durch die Erkrankung nicht beeinflusst.
- Therapie/Medikation:
  - Basistherapie: Wegen des zu erwartenden Nachlassens der Aktivität der MS werden die Basistherapeutika (Glatiramer, beta-1a oder -1b) meist abgesetzt. Bei der Notwendigkeit sie weiter einzunehmen ist dies, trotz wenigen Erfahrungen, möglich.
  - Schubtherapie: Sie ist selten notwendig. Sollte ein Einsatz indiziert sein, wird Prednisolon empfohlen.
  - Eskalationstherapie: Sie ist, wenn überhaupt, nur ausnahmsweise notwendig. Die Therapeutika müssen sorgfältig ausgewählt werden, da einige von ihnen teratogen/fetotoxisch sind oder es keine Erfahrungen in der Schwangerschaft gibt.
  - Welche Begleittherapie notwendig ist richtet sich nach der Symptomatik und dem Beschwerdebild, z. B. Spastik, Schmerzen, Depressionen.

17

## Literatur


Abe K, Hamada H, Yamada T, Obata-Yasuoka M, Minakami H, Yoshikawa H. Impact of planning of pregnancy in women with epilepsy on seizure control during pregnancy and on maternal and neonatal outcomes. Seizure, 23(2): 112–6, 2014

Amato MP, Portaccio E. Fertility, pregnancy and childbirth in patients with multiple sclerosis: impact of disease-modifying drugs. CNS Drugs, 29(3): 207–20, 2015

Amundsen S, Nordeng H, Nezvalová-Henriksen K, Stovner LJ, Spigset O. Pharmacological treatment of migraine during pregnancy and breastfeeding. Nat Rev Neurol, 11(4): 209–19, 2015

Andrade C. Use of acetaminophen (paracetamol) during pregnancy and the risk of attention-deficit/hyperactivity disorder in the offspring. J Clin Psychiatry, 77(3): e312–4, 2016

Baker GA, Bromley RL, Briggs M, Cheyne CP, Cohen MJ, García-Fiñana M, Gummery A, Kneen R, Loring DW, Mawer G, Meador KJ, Shallcross R, Clayton-Smith J. Liverpool and Manchester Neurodevelopment Group: IQ at 6 years after in utero exposure to antiepileptic drugs: a controlled cohort study. Neurology, 84(4): 382–90, 2015

Battino D, Tomson T, Bonizzoni E, Craig J, Lindhout D, Sabers A, Perucca E, Vajda F. EURAP Study Group: Seizure control and treatment changes in pregnancy: Observations from the EURAP epilepsy pregnancy registry. Epilepsia, 2013 Jul 12. doi: 10.1111/epi.12302 [Epub ahead of print]

Battino D, Tomson T. EURAP – An international antiepileptic drugs and pregnancy registry. Interim Report. www.lareb.nl/getmedia/be564e5e.../EurapReport_May2016.pdf (Zugriff: 26.09.2016)

Bingel U, Evers S, Reister F, Ebinger F, Paulus W. Behandlung der Migräne und idiopathischer Kopfschmerzsyndrome in Schwangerschaft und Stillzeit. Leitlinie der Deutschen Migräne- und Kopfschmerzgesellschaft. Nervenheilkunde, 12: 896–906, 2009

Borthen I, Gilhus NE. Pregnancy complications in patients with epilepsy. Curr Opin Obstet Gynecol, 24: 78–83, 2012

Burdan F, Starosławska E, Szumiło J. Prenatal tolerability of acetaminophen and other over-the-counter non-selective cyclooxygenase inhibitors. Pharmacol Rep, 64(3): 521–7, 2012

Contag SA, Mertz HL, Bushnell CD. Migraine during pregnancy: Is it more than a headache? Nat Rev Neurol, 5(8):449–56, 2009 Aug. doi: 10.1038/nrneurol.2009.100 [Epub 2009 Jul 1]

Coyle PK. Management of women with multiple sclerosis through pregnancy and after childbirth. Ther Adv Neurol Disord, 9(3): 198–210, 2016 May

Deutsche Gesellschaft für Neurologie. S1-Leitlinie Erster epileptischer Anfall und Epilepsien im Erwachsenenalter. AWMF-Register Nr. 030/041 (Stand: 09/2012). www.awmf.org/uploads/tx_szleitlinien/030-041l_S1_Erster_epileptischer_Anfall_und_Epilepsien_im_Erwachsenenalter_2013-08_1.pdf (Zugriff: 25.08.2016)

Deutsche Gesellschaft für Neurologie. S1-Leitlinie Status epilepticus im Erwachsenenalter. AWMF-Register Nr. 030/079 (Stand: 09/2012). www.awmf.org/uploads/tx_szleitlinien/030-079l_S1_Status_epilepticus_im_Erwachsenenalter_2012-verl%C3%A4ngert.pdf (Zugriff: 25.08.2016)

Deutsche Gesellschaft für Neurologie. S1-Leitlinie Therapie der Migräne. AWMF-Register Nr. 030/057 (Stand: 21.03.2013). www.awmf.org/uploads/tx_szleitlinien/030-057l_S1_Migraene_Therapie_2012_verlaengert.pdf (Zugriff:25.08.2016)

Deutsche Gesellschaft für Neurologie. S2e-Leitlinie Diagnostik und Therapie der Multiplen Sklerose. AWMF-Register Nr. 030/050AWMF (Stand 08.2014). www.awmf.org/uploads/tx_szleitlinien/030-050l_S2e_Multiple_Sklerose_Diagnostik_Therapie_2014-08_verlaengert.pdf (Zugriff: 25.08.201)

Deutsche Migräne- und Kopfschmerzgesellschaft (DMKG), Deutsche Gesellschaft für Neurologie (DGN), Österreichischen Kopfschmerzgesellschaft (ÖKSG), Schweizerischen Kopfwehgesellschaft (SKG). Leitlinie Selbstmedikation bei Migräne und beim Kopfschmerz vom Spannungstyp (Stand: 2009). Nervenheilkunde 06: 382–97, 2009

Deutsche Migräne-Kopfschmerzgesellschaft (DMKG). S2k-Leitlinie Behandlung der Migräne und idiopathischer Kopfschmerzsyndrome in der Schwangerschaft und Stillzeit. AWMF-Register Nr. 062/005 (Stand: 03/2009). www.awmf.org/uploads/tx_szleitlinien/062-005l_S2k_Behandlung_Migraene_und_idiopathische_Kopfschmerzsyndrome_in_Schwangerschaft_und_Stillzeit_01.pdf (Zugriff: 25.08.2016)

Duong S, Bozzo P, Nordeng H, Einarson A. Safety of triptans for migraine headaches during pregnancy and breastfeeding. Can Fam Physician, 56(6): 537–9, 2010

Duquette P, Prat A. How safe is natalizumab during pregnancy? Mult Scler, 21(2): 121–2, 2015

Ebrahimi N, Herbstritt S, Gold R, Amezcua L, Koren G, Hellwig K. Pregnancy and fetal outcomes following natalizumab exposure in pregnancy. A prospective, controlled observational study. Mult Scler, 21(2): 198–205, 2015

Ephross SA, Sinclair SM. Final results from the 16-year sumatriptan, naratriptan, and treximet pregnancy registry. Headache, 54(7): 1158–72, 2014

Evers S, May A, Fritsche G, Kropp P et al. Akuttherapie und Prophylaxe der Migräne. Leitlinie der deutschen Migräne- und Kopfschmerzgesellschaft und der Deutschen Gesellschaft für Neurologie. Nervenheilkunde 10: 933–949, 2008

FDA (Food and Drug Administration). Medication Guide Aubagio (teriflunomide) tablets (Stand: 09/2012). www.fda.gov/downloads/Drugs/DrugSafety/UCM322204.pdf (Zugriff:25.08.2016)

Friese K, Mörike K, Neumann G, Windorfer A. Arzneimittel in der Schwangerschaft und Stillzeit. 8.

Aufl., Wissenschaftliche Verlagsgesellschaft Stuttgart, 2016

Gebrauchs- bzw. Fachinformationen zu den genannten Präparaten.

Gold R, Phillips JT, Havrdova E, Bar-Or A, Kappos L, Kim N, Thullen T, Valencia P, Oliva L, Novas M, Li J, Sweetser MT, Kurukulasuriya N, Viglietta V, Fox RJ. Delayed-release dimethyl fumarate and pregnancy: Preclinical studies and pregnancy outcomes from clinical trials and postmarketing experience. Neurol Ther, 4(2): 93–104, 2015

Harden CL, Meador KJ, Pennell PB et al. Pratice parameter update: management issues for women with epilepsy – focus on pregnancy (an evidence-based review): teratogenesis and perinatal outcomes: report of the Quality Standards Subcommittee and Therapeutics and Technology Assessment Subcommittee of the American Academy of Neurology and American Epilepsy Society. Neurology,73: 133–141, 2009

Harden CL, Pennell PB, Koppel BS et al. Practice parameter update: management issues for women with epilepsy-focus on pregnancy (an evidence-based review): vitamin K, folic acid, blood levels, and breastfeeding: report of the Quality Standards Subcommittee and Therapeutics and Technology Assessment Subcommittee of the American Academy of Neurology and American Epilepsy Society. Neurology, 73: 142–149, 2009

Houtchens MK, Kolb CM. Multiple sclerosis and pregnancy: therapeutic considerations. J Neurol, 2012 Aug 25. [Epub ahead of print]

Jensen MS, Rebordosa C, Thulstrup AM, Toft G, SØrensen HT, Bonde JP, Henriksen TB, Olsen J. Maternal use of acetaminophen, ibuprofen, and acetylsalicylic acid during pregnancy and risk of cryptorchidism. Epidemiology, 21(6): 779–85, 2010

Jentink J, Bakker MK, Nijenhuis CM, Wilffert B, de Jong-van den Berg LT. Does folic acid use decrease the risk for spina bifida after in utero exposure to valproic acid?Pharmacoepidemiol Drug Saf, 19:803–807, 2010

Jentink J, Dolk H, Loane MA, Morris JK, Wellesley D, Garne E, de Jong-van den Berg L. EUROCAT Antiepileptic Study Working Group. Intrauterine exposure to carbamazepine and specific congenital malformations: systematic review and case-control study. BMJ, 341:c6581, 2010 Dec 2. doi: 10.1136/bmj.c6581

Jentink J, Loane MA, Dolk H, Barisic I, Garne E, Morris JK, de Jong-van den Berg LT. EUROCAT Antiepileptic Study Working Group: Valproic acid monotherapy in pregnancy and major congenital malformations. Review. N Engl J Med, 362: 2185–2193, 2010

Karlsson G, Francis G, Koren G, Heining P, Zhang X, Cohen JA, Kappos L, Collins W. Pregnancy outcomes in the clinical development program of fingolimod in multiple sclerosis. Neurology, 82(8): 674–80, 2014 Feb

Kieseier BC, Benamor M. Pregnancy outcomes following maternal and paternal exposure to teriflunomide during treatment for relapsing-remitting multiple sclerosis. Neurol Ther, 3(2): 133–8, 2014

Laganà AS, Triolo O, D'Amico V, Cartella SM, Sofo V, Salmeri FM, Vrtačnik Bokal E, Spina E. Management of women with epilepsy: from preconception to post-partum. Arch Gynecol Obstet, 293(3): 493–503, 2016

Lichtmaneker N. Arzneimittelempfehlungen in der Schwangerschaft. 1. Aufl., Govi-Verlag Eschborn 2013

Liew Z, Ritz B, Rebordosa C, Lee PC, Olsen J. Acetaminophen use during pregnancy, behavioral problems, and hyperkinetic disorders. JAMA Pediatr, 168(4): 313–20, 2014

Liew Z, Ritz B, Virk J, Olsen J. Maternal use of acetaminophen during pregnancy and risk of autism spectrum disorders in childhood: A Danish national birth cohort study. Autism Res, 2015 Dec 21. doi: 10.1002/aur.1591 [Epub ahead of print]

Magnus MC, Karlstad Ø, Håberg SE, Nafstad P, Davey Smith G, Nystad W. Prenatal and infant paracetamol exposure and development of asthma: the Norwegian Mother and Child Cohort Study. Int J Epidemiol, 2016 Feb 9. pii: dyv366. [Epub ahead of print]

Marchenko A, Etwel F, Olutunfese O, Nickel C, Koren G, Nulman I. Pregnancy outcome following prenatal exposure to triptan medications: a meta-analysis. Headache, 55(4): 490–501, 2015. Erratum: Headache 55(10): 1478, 2015

Marozio L, Facchinetti F, Allais G, Nappi RE, Enrietti M, Neri I, Picardo E, Benedetto C. Headache and adverse pregnancy outcomes: a prospective study. Eur J Obstet Gynecol Reprod Biol, 161(2):140–3, 2012 Apr. [Epub 2012 Jan 27]

Morrow J, Russell A, Guthrie E et al. Malformation risk of antiepileptic drugs in pregnancy: a prospective study from the UK Epilepsy and Pregnancy Register. J Neurol Neurosurg Psychiatry, 77: 193–198, 2006

Neubeck M. Evidenzbasierte Selbstmedikation. 1. Aufl., Deutscher Apotheker Verlag, Stuttgart 2013

Noth J, Block F. Neurologische Erkrankungen. In: Rath W, Friese K (Hrsg). Erkrankungen in der Schwangerschaft. Thieme, Stuttgart 2005

Patel SI, Pennell PB. Management of epilepsy during pregnancy: an update. Ther Adv Neurol Disord, 9(2): 118–29, 2016

Poeck K, HackeW. Neurologie, IV Krankheiten mit anfallsartigen Symptomen.

12. Aufl., Springer 2006

Rebordosa C, Kogevinas M, Horváth-Puhó E, NØrgård B, Morales M, Czeizel AE, Vilstrup H, SØrensen HT, Olsen J. Acetaminophen use during pregnancy: effects on risk for congenital abnormalities. Am J Obstet Gynecol, 198(2): 178.e1–7, 2008

Rebordosa C, Zelop CM, Kogevinas M, SØrensen HT, Olsen J. Use of acetaminophen during pregnancy and risk of preeclampsia, hypertensive and vascular disorders: a birth cohort study. J Matern Fetal Neonatal Med, 23(5): 371–8, 2010

Reisinger TL, Newman M, Loring DW, Pennell PB, Meador KJ. Antiepileptic drug clearance and seizure frequency during pregnancy in women with epilepsy. Epilepsy Behav, 29(1): 13–8, 2013

Schäfer C, Spielmann H, Vetter K. Arzneiverordnung in Schwangerschaft und Stillzeit. 8. Aufl., Urban & Fischer, München 2012

Scialli AR, Ang R, Breitmeyer J, Royal MA. Childhood asthma and use during pregnancy of acetaminophen. A critical review. Reprod Toxicol, 30(4): 508–19, 2010

Schmitz B, Dennig D, Rating D, Steinhoff BJ, Mayer T. Valproat in der Behandlung von epilepsiekranken Frauen. Eine Stellungnahme der Deutschen Gesellschaft für Epileptologie. Nervenarzt, 81(6):747–52, 2010 Jun. doi: 10.1007/s00115-010-2986-8

Smollich M, Jansen CJ. Arzneimittel in Schwangerschaft und Stillzeit – Schnell und sicher beraten. 3. Aufl., Hippokrates Verlag, Stuttgart 2012

Tepper D. Pregnancy and lactation-migraine management. Headache, 55(4): 607–8, 2015

Tomson T, Battino D, Bonizzoni E, Craig J, Lindhout D, Sabers A, Perucca E, Vajda F. EURAP study group: Dose-dependent risk of malformations with antiepileptic drugs: an analysis of data from the EURAP epilepsy and pregnancy registry. Lancet Neurol, 10(7): 609–17, 2011

Tomson T, Battino D, Perucca E. Valproic acid after five decades of use in epilepsy: time to reconsider the indications of a time-honoured drug. Lancet Neurol 15: 210–18, 2016

Torelli P, Allais G, Manzoni GC. Clinical review of headache in pregnancy. Neurol Sci, 31, Suppl 1: S55–8, 2010

Viale L, Allotey J, Cheong-See F, Arroyo-Manzano D, Mccorry D, Bagary M, Mignini L, Khan KS, Zamora J, Thangaratinam S. EBM CONNECT Collaboration: Epilepsy in pregnancy and reproductive outcomes: a systematic review and meta-analysis. Lancet, 386(10006): 1845–52, 2015

Warnke C, Meyer Zu Hörste G, Menge T, Stüve O, Hartung HP, Wiendl H, Kieseier BC. Teriflunomid zur Behandlung der Multiplen Sklerose. Nervenarzt, 84(6): 724–31, 2013

Weil S, Deppe C, Noachtar S. Behandlung von Frauen mit Epilepsie. Dtsch Arztebl Int, 107 (45): 787–93, 2010. doi: 10.3238/arztebl.2010.0787

www.dmkg.de

www.embryotox.de

Wells RE, Turner DP, Lee M, Bishop L, Strauss L. Managing migraine during pregnancy and lactation. Curr Neurol Neurosci Rep, 16(4): 40, 2016

# 18 Psychische Störungen



Als psychische oder seelische Störungen bezeichnet man Abweichungen von der Norm im Bereich des Verhaltens und des Empfindens. Dabei ist die Grenzziehung zwischen noch normal oder schon pathologisch schwierig zu definieren und auch abhängig vom Zeitgeist und der Kultur, in der man lebt. Die Einteilung und Klassifikation psychischer Störungen war über lange Perioden uneinheitlich und z. T. länderweise sehr verschieden. Heute richtet man sich im Wesentlichen nach 2 Kriterien:

- der ICD-10 Klassifizierung (International Statistical Classification of Diseases and Related Health Problems, 10. Version) der WHO, die weltweit gilt,
- der DSM-IV Klassifizierung (Diagnostic and Statistical Manual of Mental Disorders, 4. Version) der American Psychiatric Association, die besonders in der psychiatrischen und psychologischen Forschung Anwendung findet.

Nach dem ICD-10 gibt es 10 unterschiedliche Gruppen psychischer Störungen bzw. Erkrankungen. Der Bogen reicht von Demenz über Sucht, Schizophrenie, Essstörungen, Intelligenzminderung bis hin zu Entwicklungs-, hyperkinetischen und Ticstörungen, um nur einige zu nennen.

Im Rahmen dieses Kapitels sollen nur, weil relativ häufig und klinisch relevant, die reinen unipolaren Depressionen behandelt werden.

## 18.1 Physiologische Veränderungen während der Schwangerschaft

Es gibt keine gesicherten Erkenntnisse zu Einflüssen physiologischer Schwangerschaftsveränderungen auf psychische Erkrankungen. Allenfalls im Rahmen von Stimmungsschwankungen und depressiven Zuständen könnten die hormonellen Schwankungen während der Gravidität und post partum auslösend oder verändernd diskutiert werden.

## 18.2 Depressive Erkrankungen

### 18.2.1 Einführung

Die Depression ist die häufigste psychische Erkrankung. Das Risiko im Laufe des Lebens an einer Depression zu erkranken beträgt 16–20 %. Frauen sind mit 25 % etwa doppelt so häufig wie Männer (12,3 %) betroffen. Die Ersterkrankung tritt bei Frauen deutlich früher auf, die Episodendauer ist länger und die Rezidivgefahr höher. Etwa 18 % aller Schwangeren und 19 % aller Mütter in den ersten 3 Monaten post partum leiden an einer depressiven Symptomatik.

#### Klassifizierung/Definition

Depressionen gehören in die Gruppe der affektiven (emotionalen) Störungen. Es bestehen über einen längeren Zeitraum Abweichungen von

Stimmung und Antrieb gegenüber der (unscharf abgrenzbaren) Norm. Zu ihnen gehören

- manische Episoden mit Antriebssteigerung, gehobener Stimmung,
- bipolare Episoden = manisch-depressive Episoden,
- Dysthymie: dauerhaft leicht depressive Stimmung,
- Zyklothymie: periodische Wechsel zwischen leicht depressiv und leicht manischer Stimmung,
- depressiv und ängstlich getönte Anpassungsstörungen,
- **Depression (unipolar):** Depressive Episoden mit Verminderung von Antrieb und Aktivität sowie Bedrücktheit; je nach dem Verlauf unterscheidet man die akute von der chronischen Episode und dem Rückfall. Besondere Formen sind:
  - **Schwangerschaftsdepressionen:** Die depressiven Episoden treten erstmalig oder als Rezidiv in der Schwangerschaft auf.
  - **Postpartale Depressionen:** post-partum-Blues (Baby Blues, Heultage), postpartale Depression (PPD).

#### Ätiologie, Pathogenese und Pathophysiologie

Die Ursachen sind vielfältig und die Auslösung der Erkrankung bzw. des Rückfalls im Einzelnen oft nicht klar definierbar. Bekannt sind u. a. genetische Ursachen, veränderte Spiegel der Neurotransmitter (Serotonin, Noradrenalin), hormonelle Veränderungen, Fehlanpassung an chronischen Stress, psychosoziale Faktoren, belastende Kindheitserlebnisse, somatische Erkrankungen, Arzneimittel.

### 18.2.2 Klinisches Bild und Symptomatik

Neben den Hauptsymptomen Verminderung von Antrieb und Aktivität sowie Bedrücktheit geht die reine (unipolare) Depression mit einer Fülle unterschiedlicher psychischer und somatischer Symptome einher, z. B. Niedergeschlagenheit, Gleichgültigkeit, ausgeprägte Müdigkeit, gestörtem Schlaf, vermindertem Appetit, vermindertem Selbstwert evtl. begleitet von Ängsten und Schuldgefühlen, Suizidgedanken.

Man unterscheidet klinisch:

- leichte depressive Episoden (Patienten fühlen sich krank, können aber berufliche und häusliche Pflichten wahrnehmen),
- mittelgradige depressive Episoden (berufliche und häusliche Pflichten können nur noch partiell wahrgenommen werden),
- schwere depressive Episoden ohne psychotische Symptome (Patient braucht permanent Hilfe, meist ist eine Klinikeinweisung notwendig),
- schwere depressive Episoden mit psychotischen Symptomen (schwere Depression mit Wahngedanken).

### 18.2.3 Untersuchungen, Diagnostik und Differenzialdiagnostik

Die Diagnose einer Depression ist eine psychiatrische Diagnose. Häufig werden auch unterschiedliche klinische Erfassungsbogen verwendet, z. B. Beck-Skala (BDI = Beck-Depressions-Inventar), Gesundheitsfragebogen für Patienten (PHQ-D = Patient Health Questionnaire – deutsche Version).

Die Diagnose einer Depression während der Schwangerschaft und postpartal unterscheidet sich prinzipiell nicht von derjenigen außerhalb der Gravidität, allerdings ist die Diagnostik manchmal erschwert, weil Schwangere aus Schuld- und Schamgefühl häufig ihre Probleme verschweigen und die Symptome einer Depression oft schwer von den normalen körperlichen Beschwerden in der Schwangerschaft zu unterscheiden sind. Deshalb bleiben bis zu 20 % der Erkrankungen unerkannt.

Die **Edinburgh Postnatal Depression Scale (EPDS)** wurde speziell für die postpartale Zeit entwickelt, eignet sich aber auch sehr gut für die Gravidität. Der Test umfasst 10 Fragen zum persönlichen seelischen Befinden unter Ausblendung körperlicher Beschwerden wie z. B. Müdigkeit, Schlafstörungen, Reizbarkeit, die häufig in der Schwangerschaft oder postpartal vorkommen, aber auch Zeichen einer Depression sein können.

**Befindlichkeitsbogen (EPDS): Postpartale Depression** (Nach www.postnatale-depression.ch)
So fühlte ich mich während der letzten Woche:

1. **Ich konnte lachen und das Leben von der heiteren Seite sehen.**
   Genauso oft wie früher 0
   Nicht ganz so oft wie früher 1
   Eher weniger als früher 2
   Überhaupt nie 3

2. **Es gab vieles, auf das ich mich freute.**
   So oft wie früher 0
   Eher weniger als früher 1
   Viel seltener als früher 2
   Fast gar nicht 3

3. **Ich habe mich unberechtigter Weise schuldig gefühlt, wenn etwas daneben ging.**
   Ja, sehr oft 3
   Ja, manchmal 2
   Nicht sehr oft 1
   Nein, nie 0

4. **Ich war ängstlich und machte mir unnötig Sorgen.**
   Nein, nie 0
   Ganz selten 1
   Ja, manchmal 2
   Ja, sehr oft 3

5. **Ich fühlte mich verängstigt und wurde panisch ohne wirklichen Grund.**
   Ja, ziemlich oft 3
   Ja, manchmal 2
   Nein, fast nie 1
   Nein, überhaupt nie 0

6. **Mir ist alles zu viel geworden.**
   Ja, ich wusste mir überhaupt nicht mehr zu helfen. 3
   Ja, ich wusste mir manchmal überhaupt nicht mehr zu helfen. 2
   Nein, ich wusste mir meistens zu helfen. 1
   Nein, ich konnte alles so gut wie immer bewältigen. 0

7. **Ich war so unglücklich, dass ich kaum schlafen konnte.**
   Ja, fast immer 3
   Ja, manchmal 2
   Nein, nicht sehr oft 1
   Nein, nie 0

8. **Ich war traurig und fühlte mich elend.**
   Ja, sehr oft 3
   Ja, ziemlich oft 2
   Nein, nicht sehr oft 1
   Nein, nie 0

9. **Ich war so unglücklich, dass ich weinen musste.**
   Ja, sehr oft 3
   Ja, ziemlich oft 2
   Nur manchmal 1
   Nein, nie 0

10. **Gelegentlich kam mir der Gedanke, mir etwas anzutun.**
    Ja, oft 3
    Manchmal 2
    Selten 1
    Nein, nie 0

**Gesamtscore:** ____

Jede Frage bekommt 0–3 Punkte, was zu einem Wert zwischen 0–30 führt. **Wichtig:** Bei manchen Fragen werden die Punkte in der anderen Reihenfolge vergeben. Der gesamte Wert ergibt sich durch Addition der Einzelwerte. Wenn die Frau folgenden Score hat:

- 0–9, dann ist die Wahrscheinlichkeit für eine Depression gering.
- 10–12, dann ist die Wahrscheinlichkeit für eine Depression mäßig vorhanden.
- $>13$, dann ist die Wahrscheinlichkeit für eine Depression hoch.

Der Vorteil der EPDS ist auch, dass man sehr schnell Frauen identifiziert, die Selbstmordgedanken haben. Wenn die Frau bei Frage 10 Punkte aufweist, muss man in jedem Fall genau nachfragen, ob es sich um Selbstverletzung, Lebensüberdruss oder richtige Selbstmordgedanken handelt.

Wenn die Symptome weniger schwer sind oder während einer Zeitdauer kürzer als 2 Wochen vorhanden sind, kann es sich um andere Diagnosen handeln wie z. B. Anpassungsstörungen. Minor Depression und/oder eine gleichzeitig auftretende Angststörung.

Andere Ursachen für Symptome wie Anämie, Schlafentzug, Schilddrüsenfunktionsstörung oder Trauerreaktion sollten bedacht werden, bevor eine Depression diagnostiziert wird. Diese Zustände können aber auch zusammen mit einer Depression vorliegen. Ein Gesamtwert von „0" sollte noch genauer abgeklärt werden, denn dies kann auf eine „sozial erwünschte" Beantwortung der Fragen hinweisen.

Zur Diagnostik werden auch die beiden **Whooley-Fragen** nach Traurigkeit und Freudlosigkeit empfohlen:

- Fühlten Sie sich im letzten Monat häufiger niedergeschlagen, traurig, bedrückt oder hoffnungslos?
- Hatten Sie im letzten Monat deutlich weniger Lust und Freude an Dingen, die Sie sonst gerne tun?

Werden beide Fragen mit „Ja" beantwortet, muss eine psychiatrische Abklärung erfolgen.

Beide Diagnose- bzw. Testmethoden sind einfach durchzuführen und sollten im Rahmen der Vorsorgeuntersuchung generell angewendet bzw. durchgeführt werde, denn die Gynäkologen sind im Allgemeinen im Erkennen von Depressionen schlecht ausgebildet. Die Folge ist, dass viele gefährdete Schwangere und auch Wöchnerinnen nicht oder zu spät therapeutisch begleitet werden.

### Differenzialdiagnostik

#### Befindlichkeitsstörungen

Befindlichkeitsstörungen, Stimmungsschwankungen und auch depressive Verstimmungen sind häufige und meist normale Reaktionen auf die besondere Lebenssituation in der Gravidität und vor allem auch postpartal. Über 70 % der Schwangeren oder Wöchnerinnen leiden darunter. Die Grenzziehung zwischen normal und behandlungsbedürftig kann sehr schwer sein. Gerade in diesen Situationen sind die oben genannten Fragebögen sehr hilfreich für die Entscheidungsfindung, ob eine Vorstellung beim Psychiater empfehlenswert ist.

#### Schwangerschaftsdepression

Die Inzidenz beträgt etwa 18 %. Die Häufigkeit schwerer, behandlungsbedürftiger Depressionen ist etwa 13 %. Die Prävalenz ist im 2. und 3. Trimenon doppelt so häufig wie im ersten. Besonders gefährdet sind Frauen mit einer Depression in der Anamnese.

Die Symptome einer Schwangerschaftsdepression unterscheiden sich nicht von denen außerhalb der Gravidität. Sie sind aber zusätzlich von schwangerschaftsspezifischen Themen überlagert (z. B. Mutterrolle, Verantwortung für die Familie, Erziehung des Kindes, Beruf und Familie). Besonders häufig sind auch somatische Schwangerschaftsbeschwerden, z. B. Übelkeit, Bauchschmerzen, gastrointestinale Probleme, Kurzatmigkeit.

Nicht selten tritt eine Depression erstmalig in der Schwangerschaft auf. Hat eine Patientin früher schon einmal unter einer Depression gelitten, so ist die Rezidivrate hoch (> 40 %). Häufig wurden auch unter dem Aspekt einer Schwangerschaft oder einer geplanten Schwangerschaft antidepressive Medikamente abgesetzt, um fetalen Schädigungen vorzubeugen, was besonders häufig die Ausgangsbasis für einen Rückfall ist. Schwere Depressionen können auch zum Suizid führen. Er ist die häufigste Todesursache in der Schwangerschaft.

#### Post-Partum-Blues (Baby Blues)

Post-Partum-Blues, früher auch Heultage genannt, sind nicht behandlungsbedürftige, selbstlimitierende, kurzfristige depressive Zustände wenige Tage nach der Geburt (oft 3.–5. Tag), deren Ursache wahrscheinlich die plötzliche Hormonumstellung ist. Die Inzidenz wird mit 25–75 % angegeben.

#### Postpartale Depression (PPD)

Dieses Krankheitsbild, das auch schwer verlaufen kann, aber meist ambulant behandelbar ist, entwickelt sich langsam, schleichend über Wochen und Monate (Inzidenz etwa 19 %, davon 7 % schwere Verläufe). In etwa 70 % beginnt die Erkrankung 1–2 Wochen nach der Geburt, kann sich aber auch sehr viel später, bis zu einem Jahr nach der Geburt, manifestieren. In den letzten Jahren wurde eine Zunahme der PPD festgestellt, was auch auf veränderte kulturelle und gesellschaftliche Veränderungen zurückgeführt wird.

Häufig sind ambivalente Gefühle dem Kind gegenüber und das Gefühl eine schlechte Mutter zu sein. Eigene Suizidgedanken und auch Tötungsgedanken dem Kind gegenüber sind nicht selten. Ängste, Panikattacken, Schlafstörungen und vielfältige somatische Beschwerden ohne fassbaren Befund (z. B. Kopfschmerzen, Herzbeschwerden, Rückenschmerzen) sind häufig.

Im Wesentlichen werden 3 klinisch symptomatisch unterschiedliche Formen beobachtet:

- **Insuffizienztyp:** Er ist der häufigste. Im Vordergrund stehen Insuffizienz- und Schuldgefühle dem Kind gegenüber eine schlechte Mutter zu sein, keine Muttergefühle zu haben. (Extreme: Wäre es nicht besser das Kind zur Adoption freizugeben? Suizidgedanken, damit der Mann neu heiraten kann und das Kind dann eine richtige Mutter bekommt. Auch ein erweiterter Suizid mit Tötung des Kindes gehört zu diesen Extremen).
- **Zwangstyp:** Zwangsvorstellungen dem Kind etwas anzutun, z. B. es fallen zu lassen, zu erstechen, zu ersticken, im Badewasser zu ertränken.
- **Paniktyp:** Typisch sind Angst- und Panikattacken (Todesangst, verbunden mit Herzrasen, Schweißausbrüchen u. a.).

Bei leichten Erkrankungsformen verschwinden die Symptome häufig auch ohne Behandlung innerhalb weniger Wochen. Bei schweren Verläufen ist eine stationäre Aufnahme unumgänglich. Etwa ⅓ aller Frauen, die schon während der Gravidität an einer Depression litten, leiden darunter auch im Wochenbett.

#### Postpartale Psychose (PP)

Die postpartale Depression muss gegenüber einer postpartalen Psychose (Wochenbettpsychose) differenzialdiagnostisch abgegrenzt werden. Die PP ist gekennzeichnet u. a. durch Wahnvorstellungen, Stimmenhören, Halluzinationen. Sie tritt meist innerhalb von 1–2 Wochen nach der Geburt auf. Die Inzidenz beträgt 0,1–0,2 %. Die Behandlung muss stationär erfolgen.

### 18.2.4 Auswirkungen auf die Schwangerschaft und mütterliche Prognose

#### Kinderwunsch

Da die meisten antidepressiven Medikamente in Monotherapie und in niedriger Dosierung sowohl unter teratogenen als auch unter fetotoxischen Gesichtspunkten als relativ sicher anzusehen sind muss ein Absetzen bei einer geplanten Schwangerschaft genauestens überlegt werden, da das Rückfallrisiko stark erhöht ist und möglicherweise die Folgen (Mangelernährung, Nikotin-, Alkohol-, Drogengenuss, Schlafmangel, Suizidgedanken) das Kind mehr als eine niedrig dosierte Pharmakotherapie schädigen können. Ob und ggf. in welcher Dosierung eine Medikation weitergeführt, geändert oder abgesetzt werden soll, muss im Einzelfall durch den behandelnden Psychiater abgeklärt werden.

#### Ungeplante Schwangerschaft

Das panikartige Absetzen von Medikamenten bei einer ungeplanten Gravidität bedeutet sowohl für die Mutter als auch indirekt für das Kind meist mehr Gefahren als Nutzen (▸ Kap. 18.2.4 Kinderwunsch), ganz abgesehen davon, dass bei Feststellung der Schwangerschaft jenseits der 8./9. SSW die meisten Organentwicklungen bereits abgeschlossen sind.

#### Schwangerschaft

Die Schwangerschaft und die Geburt per se verändern den natürlichen Verlauf einer depressiven Erkrankung nicht. Ein späteres erhöhtes

Rückfallrisiko durch eine Gravidität wird als gering eingeschätzt. Ein protektiver Effekt der Schwangerschaft auf die Erkrankung ist umstritten. Nur nach Absetzen einer prophylaktischen Dauertherapie ist die Rückfallquote in der Gravidität erhöht.

Nach der Geburt besteht allerdings eine hohe Rückfallgefahr. Die vielfältigen psychischen und körperlichen Veränderungen während und nach der Entbindung gelten als indirekte Auslöser. Wochenbettdepressionen haben eine gute Prognose. Nach einer erneuten Schwangerschaft tritt bei ⅓ aller Frauen ein Rezidiv auf. (▸ Kap. 18.2.3 PPD).

Depressionen in der Schwangerschaft sind korreliert mit einer unzureichenden Gewichtszunahme, einer verminderten Inanspruchnahme von Vorsorgeuntersuchungen und einem erhöhten Substanzmissbrauch, z. B. Alkohol, Drogen, Aufhellungsmittel. Die Schwangerschaft kann kompliziert sein durch Abort, vorzeitige Wehentätigkeit und eine fetale Retardierung. Diskutiert wird auch die Induktion einer Präeklampsie. Während der Geburt ist die Rate pathologischer CTGs sowie operativer Entbindungen erhöht.

### 18.2.5 Prognose für das Kind

Das Kind ist gefährdet durch die Frühgeburt, die intrauterine Retardierung und das reduzierte Geburtsgewicht. Die perinatale Morbidität ist erhöht. Bei Einnahme von Medikamenten muss eine besondere kindliche Überwachung durchgeführt werden, da bei praktisch allen antidepressiven Medikamenten Entzugssymptome auftreten.

Postpartal entstehen Probleme des Kontakts zum Kind. Still-, Ernährungs-, Gedeih- und Schlafstörungen sind häufig. Die visuelle und verbale Entwicklung ist verzögert. Langfristig können kognitive, emotionale, verbale und soziale Fähigkeiten des Kindes beeinträchtigt sein.

### 18.2.6 Prävention

Präventive Maßnahmen sind nicht bekannt. Allerdings kann das frühzeitige Erkennen einer Depression und die daraus resultierende psychiatrische Therapie die Gefährdung der Schwangeren effektiv reduzieren. Gynäkologe und Pädiater sind im Erkennen von Depressionen schlecht ausgebildet, sodass viele gefährdete Schwangere und/oder Wöchnerinnen nicht oder zu spät therapeutisch betreut werden. Aus diesem Grunde wird ein generelles Screening, z. B. mit dem Edinburgh Postnatal Depression Scale oder mit den oben angegebenen beiden „Whooley-Fragen“ in der Schwangerschaft und im Wochenbett empfohlen.

### 18.2.7 Betreuung der Schwangeren

Die Betreuung muss in enger Zusammenarbeit mit dem behandelnden Psychiater erfolgen. Obwohl wegen einer Medikamenteneinnahme nicht zwingend indiziert, ist eine nichtinvasive Pränataldiagnostik, z. B. als Ersttrimesterscreening schon sehr früh zur Beruhigung der Schwangeren möglich. Die geburtshilfliche Überwachung entspricht der einer Risikogravidität. Die Untersuchungsabstände, die US- und CTG-Überwachung müssen sich an der speziellen Situation orientieren.

Da die Zeit nach der Geburt die höchste Rückfallquote beinhaltet, sollte die Möglichkeit einer schnellen interdisziplinären Zusammenarbeit unter Einschluss der Angehörigen und der betreuenden Hebamme möglich sein. Bewährt hat sich ein Notfallplan mit genauer Absprache des Vorgehens beim Auftreten erster Symptome. Wichtig ist auch zur Entlastung der gefährdeten oder kranken Mutter, neben der Einbeziehung der Familie in die Betreuung des Kindes, die Unterstützung durch eine verlängerte Hebammenbetreuung und die mögliche Inanspruchnahme einer Haushaltshilfe.

Stillen ist unter Risikoabwägung in den meisten Fällen möglich, muss aber individuell besonders auch unter pädiatrischer Sicht entschieden werden.

### 18.2.8 Therapie

Als therapeutische Möglichkeiten bieten sich nichtmedikamentöse und medikamentöse Therapieoptionen an.

### Nichtmedikamentöse Therapieoptionen

**Psychotherapie:** Neben einer supportiven Gesprächstherapie bestehen sie in psychotherapeutischen und psychosozialen Interventionen, z. B. in kognitiver Verhaltens-, interpersoneller, psychodynamischer, psychoedukativer Psychotherapie. Sie sind Therapieformen der ersten Wahl.

**Nichtmedikamentöse somatische Verfahren:** Neben dem psychotherapeutischen Verfahren bieten sich Lichttherapie sowie chronobiologische Verfahren an. Die Elektrokrampftherapie ist auch in der Schwangerschaft möglich. Sie wird als Ultima Ratio bei schwer psychotischen und akut suizidalen Frauen angesehen, wenn alle anderen Therapiemaßnahmen versagt haben.

**Unterstützende Therapie:** Supportiv können noch eingesetzt werden: Entspannungs-, Bewegungs-, Ergo-, Kunst-, Musik- und Tanztherapie.

### Medikamentöse Therapieoptionen

Zur Sicherheit der Anwendung von Antidepressiva in der Schwangerschaft sind in den letzten Jahren einige Erkenntnisse hinzugekommen (Übersicht bei Friese et al. 2016). Zahlreiche Fragen sind noch immer ungeklärt.

Antidepressiva können die Wahrscheinlichkeit reduzieren, dass eine Frau mit einer Depression in der Anamnese auf natürlichem Wege schwanger wird. Künftige Studien sind erforderlich, um zu differenzieren, in welchem Ausmaß diese Assoziation auf das Antidepressivum bzw. auf die zugrunde liegende Depression zurückging (Casilla-Lennon et al. 2016).

Die Verwendung von Antidepressiva im 1. Trimenon war in einer epidemiologischen Studie mit leicht erhöhtem Risiko für Fehlgeburt assoziiert, wenn entweder mit depressiven oder nichtdepressiven Frauen ohne Antidepressiva-Exposition verglichen wurde. Das relative Risiko betrug etwa 1,2 gegenüber depressiven Frauen ohne Exposition (Almeida et al. 2016).

Keine substanzielle Zunahme der Prävalenz kardialer Missbildungen wurde bei Kindern nach in-utero-Exposition mit selektiven Serotonin-Wiederaufnahmehemmern (SSRIs) oder Venlafaxin gefunden (Furu et al. 2015). Unter den selektiven Serotonin-Wiederaufnahmehemmern (SSRIs) sind Sertralin und Citalopram gegenwärtig die Mittel der ersten Wahl für die indizierte Behandlung der Depression (Larsen et al. 2015). Für die Verwendung von Sertralin im 1. Trimenon wurde eine Assoziation mit erhöhtem Risiko für Vorhof-/Ventrikeldefekte (Risk Ratio 1,3) und Kraniosynostose (Risk Ratio 2,0) gefunden. Andere SSRIs waren mit erhöhtem Risiko für Kraniosynostose (Risk Ratio 2,4) und muskuloskelettale Defekte (Risk Ratio 1,3) assoziiert (Bérard et al. 2015). Keine Assoziation mit Missbildungen wurde in einer anderen Untersuchung für Sertralin gefunden, jedoch für die Frühschwangerschaftsverwendung von Paroxetin oder Fluoxetin eine 2–3,5-fach erhöhte Häufigkeit einiger Geburtsdefekte (Reefhuis et al. 2015). Die Verwendung von Paroxetin im 1. Trimenon war mit einem leicht erhöhten Risiko für angeborene kardiale und nichtkardiale Missbildungen assoziiert (kombinierte Odds Ratio 1,23) (Bérard et al. 2016). Unter den SSRIs sollte Paroxetin daher möglichst gemieden werden.

Ein große Kohortenstudie ergab kein substanziell erhöhtes Risiko für kardiale Missbildungen, die einer Antidepressiva-Verwendung im 1. Trimenon zugeschrieben werden könnte (Huybrechts et al. 2014). Kein Unterschied in der Häufigkeit angeborener kardialer Missbildungen wurde auch in einer anderen Studie verzeichnet. Die Autoren wiesen darauf hin, dass es kontraproduktiv sein kann, eine antidepressive Behandlung in der Schwangerschaft zu beenden (Petersen et al. 2016).

Für eine persistierende pulmonale Hypertonie des Neugeborenen (PPHN) nach Verwendung von SSRIs in der Spätschwangerschaft war ein erhöhtes Risiko im Jahr 2006 beschrieben worden (Chambers et al 2006). Die Ergebnisse einer neueren Studie waren damit konsistent; jedoch war das absolute Risiko gering (Odds Ratio 1,5) und lag unter dem früherer Untersuchungen (Huybrechts et al. 2015).

Für die früher geäußerte Hypothese, die Verwendung von Antidepressiva sei möglicherweise mit Asthma assoziiert, fand sich keine Bestätigung, allenfalls in geringem Ausmaß für ältere Antidepressiva (Liu et al. 2015).

Für die Spätschwangerschaftsexposition mit Serotonin-Noradrenalin-Wiederaufnahmehemmern (SNRIs, d. h. Venlafaxin und Duloxetin) ergab eine neuere Untersuchung ein 1,6–1,9-fach erhöhtes Risiko für postpartale Blutung (Hanley et al. 2016).

Die in-utero-Exposition mit SSRIs oder nichtselektiven Monoamin-Wiederaufnahmehemmern (trizyklischen Antidepressiva, TCAs) war in einer Untersuchung mit einem erhöhten Risiko für Autismus-Spektrum-Störung (ASD), insbesondere ohne intellektuelle Beeinträchtigung, assoziiert. Ob diese Assoziation kausal ist oder vielmehr das Risiko für Autismus mit schwerer Depression während der Schwangerschaft widerspiegelt, bedarf weiterer Forschung. Selbst wenn man jedoch eine Kausalbeziehung annimmt, ist die Antidepressiva-Verwendung während der Schwangerschaft als signifikant zum beobachteten Anstieg der ASD-Prävalenz beitragender Faktor unwahrscheinlich, da sie weniger als 1 % der Fälle erklärt (Rai et al. 2013). Signale bzw. Befunde, dass eine pränatale SSRI-Exposition das ASD-Risiko erhöhen können, haben auch weitere Untersuchungen ergeben (Gentile 2015; Boukhris et al. 2016). Dagegen fand man in einer anderen Studie nach pränataler SSRI-Exposition erhöhte Raten von Diagnosen einer Depression in der Jugend, jedoch nicht von ASD oder Aufmerksamkeitsdefizit-Hyperaktivitätsstörung (ADHD); bis zur Bestätigung müssen diese Befunde gegenüber den ungünstigen Auswirkungen einer unbehandelten mütterlichen Depression abgewogen werden (Malm et al. 2016).

Mit Änderungen pharmakokinetischer Eigenschaften von Antidepressiva (sowohl SSRIs als auch TCAs) und Stimmungsstabilisierern (z. B. Lamotrigin, Lithium) im Verlauf der Schwangerschaft, insbesondere im Spätstadium, ist zu rechnen. Daraus kann die Notwendigkeit vorübergehender Dosiserhöhungen erwachsen. Bei TCAs und Stimmungsstabilisierern sind dazu, neben der Symptomatik, Plasmaspiegelkontrollen hilfreich (Deligiannidis et al. 2014).

Unter den Stimmungsstabilisierern, die zur Behandlung der bipolaren Störung verwendet werden, kann Lamotrigin in der Schwangerschaft verordnet werden, wenn eine Indikation dafür vorliegt. Kontraindiziert sind Valproinsäure und Carbamazepin (Larsen et al. 2015).

Lithium sollte, wenn möglich, während der Schwangerschaft gemieden werden, besonders während der Organogenese (Briggs et al. 2011). Eine erhöhte Rate kardiovaskulärer Anomalien wurde gefunden (Diav-Citrin et al. 2014). Wenn man sich dennoch entscheidet, eine Lithiumtherapie in der Schwangerschaft durch- bzw. weiterzuführen, sollen feinauflösende Ultraschallkontrollen erfolgen sowie die Dosis anhand von Plasmaspiegelkontrollen optimal gehalten werden, auch deshalb, weil sich im Verlauf der Schwangerschaft die pharmakokinetischen Eigenschaften von Lithium ändern können. Nichtsteroidale Antiphlogistika und andere nephrotoxische Mittel sollten unter einer Lithium-Therapie gemieden werden. Lithium exponierte Neugeborene sollten auf potenzielle Komplikationen überwacht werden, insbesondere während der ersten 48 Stunden (Khan et al. 2016).

Olanzapin, Risperidon, Quetiapin und Clozapin können zur Behandlung einer schizophrenen Psychose oder einer bipolaren Störung verwendet werden (Larsen et al. 2015).

Der in den vergangenen Jahren zunehmende Wissensstand weist darauf hin, dass die meisten psychotropen Mittel für die Verwendung in der Schwangerschaft relativ sicher sind und dass der Verzicht auf die Verwendung zur Behandlung einer schwerwiegenden psychiatrischen Erkrankung ein größeres Risiko für Mutter und Kind darstellen kann (Chisolm, Payne 2016). Eine Abwägung im Einzelfall ist erforderlich.

## Zusammenfassung

- Psychische Störungen sind Abweichungen von der Norm im Bereich des Verhaltens und Empfindens. Unter den 10 großen Gruppen sind die Depressionen (sie gehören zur Gruppe der affektiven Störungen) unter dem Gesichtspunkt der Schwangerschaft die wichtigsten und nur diese werden in diesem Rahmen dargestellt.
- Sie werden eingeteilt in:
  - Schwangerschaftsdepressionen: Sie treten erstmalig oder als Rezidiv in der Gravidität auf.
  - Postpartale Depressionen.
- Die Ätiologie und Pathogenese sind vielfältig und im Einzelnen meist unbekannt.
- Klinisch unterscheidet man:
  - leichte Depressionen (berufliche und häuslichen Pflichten können selbst wahrgenommen werden),
  - mittelschwere Depressionen (berufliche und häuslichen Pflichten können nur noch partiell wahrgenommen werden),
  - schwere Depressionen (Patient braucht permanent Hilfe, meist ist eine Klinikeinweisung notwendig),
  - Schwangerschaftsdepressionen mit psychotischen Symptomen (Wahnvorstellungen).
- **Diagnose:** Sie kann schwierig sein, da sich die Symptome einer Depression oft schwer von den normalen körperlichen Beschwerden in der Schwangerschaft oder post partum unterscheiden. Hilfreich sind der **Edinburgh Postnatal Depression Scale (EPDS)** und die sog. **zwei Whooley-Fragen.**
- **Schwangerschaftsdepressionen:** Inzidenz etwa 18 %. Nach früher durchgemachter Depression ist die Rezidivrate mit > 40 % hoch, besonders hoch jedoch, wenn wegen der Gravidität notwendige Medikamente abgesetzt wurden.
- Postpartale Depressionen:
  - Post-Partum-Blues: Sie treten meist am 3.–5. Tag auf (Inzidenz bis zu 75 %), sind selbstlimitierend und nicht behandlungsbedürftig.
  - Postpartale Depressionen: Sie treten meist 1–2 Wochen post partum schleichend auf (Inzidenz 19 %, davon 7 % schwere Verläufe). Man unterscheidet den Insuffizienztyp („Schlechte Mutter"), vom Zwangstyp (Angst, dem Kind etwas anzutun) und dem Paniktyp (Panikattacken mit Todesangst).
  - Postpartale Psychosen: Sie sind gekennzeichnet durch Wahnvorstellungen, z. B. Stimmenhören, Halluzinationen. Inzidenz 0,1–0,2 %. Auftreten 1–2 Wochen post partum.
- Schwangerschaft:
  - Kinderwunsch: Eine Monotherapie in niedriger Dosierung ist meist günstiger als das Absetzen wegen der erhöhten Rückfallquote in der Gravidität.
  - Ungeplante Schwangerschaft: Ein panikartiges Abszessen bedeutet sowohl für die Mutter als auch indirekt für das Kind meist mehr Gefahren als Nutzen.
  - Gravidität: Die Schwangerschaft verändert den Verlauf der Erkrankung nicht negativ. Nach der Geburt besteht eine hohe Rückfallgefahr. Probleme sind: Unzureichende Gewichtszunahme,

verminderte Inanspruchnahme von Vorsorgeuntersuchungen, erhöhter Substanzmissbrauch (z. B. Alkohol, Drogen, Aufhellungsmittel), Abort, Frühgeburt, Präeklampsie?, Retardierung, intrapartale pathologische CTG's, häufiger operative Geburtsbeendigungen.

- **Kind:** Das Kind ist gefährdet durch die Frühgeburt, eine mögliche intrauterine Retardierung und ein reduziertes Geburtsgewicht. Die perinatale Mortalität ist erhöht. Nach Medikamenteneinnahme der Mutter ist auf Entzugssymptome zu achten. Still-, Ernährungs-, Gedeih- und Schlafstörungen sind häufig. Langfristig sind möglicherweise kognitive, emotionale, verbale und soziale Fähigkeiten des Kindes beeinträchtigt.
- **Betreuung der Schwangeren:** Sie geschieht in enger Zusammenarbeit mit dem behandelnden Psychiater. Obwohl nicht zwingend ist eine nichtinvasive Diagnostik zur Beruhigung der Mutter sinnvoll. Untersuchungen, Ultraschall und CTG-Kontrollen orientieren sich an der speziellen Situation.
- **Nichtmedikamentöse Therapieoptionen** sind unterschiedliche Psychotherapieformen, somatischen Verfahren (z. B. Lichttherapie, chronobiologische Verfahren) und unterstützende Therapie, z. B. Entspannungs-, Bewegungstherapie.
- **Medikamentöse Therapie:** Mittel der Wahl bei einer Neueinstellung in der Schwangerschaft und Stillzeit sind von den:
  - trizyklischen Antidepressiva: Amitriptylin, Desipramin, Imipramin, Nortriptylin,
  - selektiven Serotonin-Wiederaufnahme-Hemmern: Sertalin, Citalopram.
- Keines der klassischen Psychopharmaka hat sich bisher als teratogen oder fetotoxisch erwiesen.
- Johanniskraut wird trotz fehlender Daten in der Schwangerschaft und Stillzeit als akzeptabel angesehen (bisher keine teratogenen oder fetotoxischen Wirkungen).
- Alle Antidepressiva führen beim Kind zu Entzugssymptomen.

## Literatur

Almeida ND, Basso O, Abrahamowicz M, Gagnon R, Tamblyn R. Risk of miscarriage in women receiving antidepressants in early pregnancy, correcting for induced abortions. Epidemiology, 2016 Mar 30. [Epub ahead of print]

Bérard A, Iessa N, Chaabane S, Muanda FT, Boukhris T, Zhao JP. The risk of major cardiac malformations associated with paroxetine use during the first trimester of pregnancy: a systematic review and meta-analysis. Br J Clin Pharmacol, 81(4): 589–604, 2016

Bérard A, Zhao JP, Sheehy O: Sertraline use during pregnancy and the risk of major malformations. Am J Obstet Gynecol, 212(6): 795.e1–795.e12, 2015

Boukhris T, Sheehy O, Mottron L, Bérard A. Antidepressant use during pregnancy and the risk of autism spectrum disorder in children. JAMA Pediatr, 170(2): 117–24, 2016 Feb 1

Briggs GG, Freeman RK, Yaffe SJ. Drugs in Pregnancy and Lactation. 9th edition, Wolters Kluwer, Lippincott Williams & Wilkins, Philadelphia 2011

Casilla-Lennon MM, Meltzer-Brody S, Steiner AZ. The effect of antidepressants on fertility. Am J Obstet Gynecol, pii: S0002–9378(16)00220–9, 2016 Jan 28. [Epub ahead of print]

Chambers CD, Hernández-Díaz S, Van Marter LJ, Werler MM, Louik C, Jones KL, Mitchell AA. Selective serotonin-reuptake inhibitors and risk of persistent pulmonary hypertension of the newborn. N Engl J Med, 354(6): 579–87, 2006

Chisolm MS, Payne JL. Management of psychotropic drugs during pregnancy. BMJ, 532: h5918, 2016

Deligiannidis KM, Byatt N, Freeman MP. Pharmacotherapy for mood disorders in pregnancy: a review of pharmacokinetic changes and clinical recommendations for therapeutic drug monitoring. J Clin Psychopharmacol, 34(2): 244–55, 2014

Deutsche Gesellschaft für Psychiatrie und Psychotherapie, Psychosomatik und Nervenheilkunde (DGPPN) et al. S3-Leitlinie/Nationale Versorgungs-Leitlinie Unipolare Depression. AWMF-Register-Nr. nvl-005 (Stand: Version 3, 2015). www.awmf.org/uploads/tx_szleitlinien/nvl-005l_Unipolare_Depression_2016-05.pdf (Zugriff: 25.08.2016)

Diav-Citrin O, Shechtman S, Tahover E, Finkel-Pekarsky V, Arnon J, Kennedy D, Erebara A, Einarson A, Ornoy A. Pregnancy outcome following in utero exposure to lithium: a prospective, comparative, observational study. Am J Psychiatry, 171(7): 785–94, 2014 Jul

Dorsch VM, Rohde A. Postpartale psychische Störungen. Frauenheilkunde up2date, 6(1): 49–64, 2012. doi: 10.1055/s-0031-1283900

Friese K, Mörike K, Neumann G, Windorfer A. Arzneimittel in der Schwangerschaft und Stillzeit. 8. Aufl., Wissenschaftliche Verlagsgesellschaft Stuttgart, 2016

Furu K, Kieler H, Haglund B, Engeland A, Selmer R, Stephansson O, Valdimarsdottir UA, Zoega H, Artama M, Gissler M, Malm H, NØrgaard M. Selective serotonin reuptake inhibitors and venlafaxine in early pregnancy and risk of birth defects: population based cohort study and sibling design. BMJ, 350: h1798, 2015 Apr 17. Erratum BMJ, 350: h2235, 2015

Gentile S. Prenatal antidepressant exposure and the risk of autism spectrum disorders in children. Are we looking at the fall of Gods? J Affect Disord, 182: 132–7, 2015 Aug 15

Hanley GE, Smolina K, Mintzes B, Oberlander TF, Morgan SG. Postpartum hemorrhage and use of serotonin reuptake inhibitor antidepressants in pregnancy. Obstet Gynecol, 127(3): 553–61, 2016

Hoff P, Hoff C. Schwangerschaft, Postpartalzeit und seelische Störungen. In: Erkrankungen in der Schwangerschaft Rath W, Friese K (Hrsg). Thieme, Stuttgart 2005

Hübner-Liebermann B, Hausner H, Wittmann M. Peripartale Depressionen erkennen und behandeln. Recognizing and treating peripartum depression. Dtsch Arztebl Int, 109(24): 419–24, 2012. doi: 10.3238/arztebl.2012.00419

Huybrechts KF, Palmsten K, Avorn J, Cohen LS, Holmes LB, Franklin JM, Mogun H, Levin R, Kowal M, Setoguchi S, Hernández-Díaz S. Antidepressant use in pregnancy and the risk of cardiac defects. N Engl J Med, 370(25): 2397–407, 2014

Huybrechts KF, Bateman BT, Palmsten K, Desai RJ, Patorno E, Gopalakrishnan C, Levin R, Mogun H, Hernandez-Diaz S. Antidepressant use late in pregnancy and risk of persistent pulmonary hypertension of the newborn. JAMA, 313(21): 2142–51, 2015

Khan SJ, Fersh ME, Ernst C, Klipstein K, Albertini ES, Lusskin SI. Bipolar disorder in pregnancy and postpartum: Principles of management. Curr Psychiatry Rep, 18(2): 13, 2016 Feb

Larsen ER, Damkier P, Pedersen LH, Fenger-Gron J, Mikkelsen RL, Nielsen RE, Linde VJ, Knudsen HE, Skaarup L, Videbech P. Use of psychotropic drugs during pregnancy and breast-feeding. Acta Psychiatr Scand Suppl, (445): 1–28, 2015

Liu X, Olsen J, Pedersen LH, Agerbo E, Yuan W, Li J. Antidepressant use during pregnancy and asthma in the offspring. Pediatrics 135(4): e911–7, 2015

Malm H, Brown AS, Gissler M, Gyllenberg D, Hinkka-Yli-Salomäki S, McKeague IW, Weissman M, Wickramaratne P, Artama M, Gingrich JA, Sourander A. Gestational exposure to selective serotonin reuptake inhibitors and offspring psychiatric disorders: A national register-based study. J Am Acad Child Adolesc Psychiatry,; 55(5): 359–66, 2016

Patel M, Bailey RK, Jabeen S, Ali S, Barker NC, Osiezagha K. Postpartum depression: a. review. J Health Care Poor Underserved, 23(2): 534–42, 2012 May. doi: 10.1353/hpu.2012.0037

Pearlstein T. Perinatal depression: treatment options and dilemmas. J Psychiatry Neurosci, 33(4): 302–18, 2008

Pearlstein T. Depression during pregnancy. Best Pract Res Clin Obstet Gynaecol, 29(5): 754–64, 2015

Pearlstein T, Howard M, Salisbury A, Zlotnick C. Postpartum depression. Am J Obstet Gynecol, 200(4): 357–64, 2009 Apr. doi: 10.1016/j.ajog.2008.11.033

Petersen I, Evans SJ, Gilbert R, Marston L, Nazareth I. Selective serotonin reuptake inhibitors and congenital heart anomalies: comparative cohort studies of women treated before and during pregnancy and their children. J Clin Psychiatry, 77(1): e36–42, 2016

Rai D, Lee BK, Dalman C, Golding J, Lewis G, Magnusson C. Parental depression, maternal antidepressant use during pregnancy, and risk of autism spectrum disorders: population based case-control study. BMJ, 346:f2059, 2013

Reefhuis J, Devine O, Friedman JM, Louik C, Honein MA. National Birth Defects Prevention Study: Specific SSRIs and birth defects: Bayesian analysis to interpret new data in the context of previous reports. BMJ, 351: h3190, 2015

Riecher-Rössler A. Schwanger und depressiv: Den Frauen helfen, die Kinder schützen. Extracta gyn, 3: 8–10, 2010

Rohde A, Dorn A. Postpartale Depressionen. In: Gynäkologische Psychosomatik und Gynäkopsychiatrie. Schattauer 2007

Whooley MA, Avins AL, Miranda J, Browner WS. Case-finding instruments for depression: two questions are as good as many. J Gen Intern Med, 12: 439–445, 1997

www.postnatale-depression.ch: Fragebogen: Edinburgh Skala-Hilfsmittel-Postnatale Depression. www.postnatale-depression.ch/phocadownload/hilfsmittel/epds.pdf (Zugriff: 29.09.2016)

www.embryotox.de: Arzneimittelsicherheit in Schwangerschaft und Stillzeit

# 19 Hautveränderungen



Neben den physiologischen Veränderungen der Haut in der Schwangerschaft, die harmlos und meist vorübergehend sind, treten spezifische „Schwangerschaftsdermatosen", deren Hauptsymptom ein starker Juckreiz ist sowie präexistente Hauterkrankungen, die sich in der Schwangerschaft verändern können, auf. Sie können aber auch in speziellen Fällen die Schwangerschaft und/oder das Kind gefährden.

## 19.1 Physiologische Veränderungen während der Schwangerschaft

Die physiologische Umstellung des weiblichen Organismus in der Schwangerschaft macht sich an der Haut durch das Auftreten typischer Schwangerschaftszeichen bemerkbar, die sowohl anatomische als auch funktionelle Veränderungen betreffen (◘ Tab. 19.1).

### 19.1.1 Hautveränderungen

#### Pigmentsystem

In der Schwangerschaft induziert eine gesteigerte Melaninsynthese konfluierende, dunkle Pigmentierungen in verschiedenen Körperregionen. Diese Hyperpigmentierungen werden durch Sonneneinstrahlung verstärkt. Sie treten vorwiegend im Gesichtsbereich auf und werden **Chloasma uterinum**, **Chloasma gravidarum** oder **Melasma** genannt. In erster Linie sind die Stirn, der Nasenrücken und das Kinn betroffen, die Wangen sind seltener befallen. Regelmäßig kommt es auch zu einer verstärkten Pigmentierung der Brustwarzen und der Warzenhöfe. Auch die Umgebung des Nabels, die Axillen, die Vulva und der Analbereich verfärben sich dunkel. Gleiches gilt für die **Linea alba** (**Linea nigra** bzw. **fusca**) und für Narben.

Durch Vermeidung direkter Sonnenbestrahlung oder durch Abdecken des Gesichtes mit Lichtschutzsalben bzw. Sonnenblockern kann die Ausprägung effektiv gemildert werden. Gewöhnlich hat sich das Chloasma etwa nach einem Monat post partum völlig zurückgebildet. Nur in ganz seltenen Fällen persistiert es. Die Beseitigung ist schwierig und auch bis heute noch nicht zufriedenstellend gelöst.

Die Veränderungen an den anderen Körperregionen sind innerhalb von 4–6 Wochen nach der Schwangerschaft in der Regel nicht mehr nachweisbar. Insgesamt nimmt die Lichtsensibilität zu. Schwangere Patientinnen neigen zum Sonnenbrand.

#### Gefäßsystem

In der Schwangerschaft entsteht eine gesteigerte vasomotorische Erregbarkeit der Hautgefäße, die sich in einem schnellen Erröten oder Erblassen der Gesichtshaut sowie einem verstärkten roten Dermographismus manifestiert. Östrogenbedingt verstärkt sich die Kapillardichte. Die Haut ist verstärkt durchblutet und fühlt sich wärmer an. Sonst blutfreie Anastomosen wer-

**Tab. 19.1** Physiologische Veränderungen an der Haut und an den Hautanhangsgebilden in der Schwangerschaft

| | |
|---|---|
| Pigmentsystem (Melanozyten) | ■ Chloasma (Melasma): Gesicht, Stirn, Nase, Kinn,<br>■ Linea fusca, hyperpigmentierte Narben oder Handlinien,<br>■ Hyperpigmentierung: Mamillen, äußeres Genitale, Nabel, Axillae |
| Gefäßsystem | ■ Teleangiektasien (lokalisiert, nävoid),<br>■ Spider Nävi,<br>■ Gingiva-Hyperplasie, Epulis gravidarum, Schwangerschaftsgranulom,<br>■ Palmareythem,<br>■ Varikosis, Hämorrhoiden |
| Hautdrüsen | ■ Ekkrine Schweißdrüsen: vermehrte Aktivität (Schwitzen),<br>■ Talgdrüsen: vermehrte Aktivität (Akne),<br>■ apokrine Duftdrüsen: verminderte Aktivität (ohne nennenswerte klinische Relevanz) |
| Haare | ■ Haupthaar:<br>– verlängerte Anagenphase (volles Haar),<br>– telogenes Effluvium (Haarverlust 3–6 evtl. 12 Monate postpartal, immer reversibel),<br>■ Extremitäten:<br>– Hypertrichose |
| Nägel | ■ Onychodystrophie,<br>■ Onycholyse |
| Bindegewebe | ■ Striae distensae gravidarum |

den eröffnet. Dies trifft sowohl für die arterielle als auch für die venöse Seite zu. Besonders im Gesicht, im Nacken, an den Oberarmen und an der Brust treten Spider Nävi auf (differenzialdiagnostisch abzugrenzen von Lebererkrankungen). Häufig ist auch ein Palmarerythem (evtl. von einem systemischen Lupus erythematodes und von Lebererkrankungen abzugrenzen). Bei bis zu 75 % der Schwangeren lassen sich auch Gefäßproliferationen der Gingiva, im Sinne einer generalisierten Hyperplasie, nachweisen. Selten sind besonders starke Ausprägungen (etwa 1 %), die sich als fibröse, granulomatöse oder angiomatöse Neubildungen manifestieren. Diese lokalisierten Wucherungen sitzen dem Zahnfleisch oder der Gaumenschleimhaut gestielt oder breitbasig auf. Kleine Hämangiome an Zunge, Oberlippe und an den Gliedern können erscheinen oder nehmen, wenn sie angeboren sind, zu. Die Venen der Brust und Bauchhaut können schon sehr früh in der Schwangerschaft (3.–4. SSW) deutlich hervortreten. Sie sind an der Brust meist radiär angeordnet. An der vorderen Bauchhaut treten sie auch in Form mehr oder weniger ausgeprägter Netzbildungen in Erscheinung. Typisch ist auch das Entstehen von Varizen, die sowohl als Beinvarizen, Vulvavarizen wie auch als Hämorrhoiden auftreten können.

### Hautdrüsen

In der Frühschwangerschaft kann gelegentlich eine recht erheblich gesteigerte Sekretion der ekkrinen und apokrinen **Schweißdrüsen** mit verstärktem Körpergeruch auftreten. Andererseits gibt es auch Untersuchungen, die keine oder eine verminderte Aktivität der Schweißdrüsen nachweisen.

Für die Funktion der **Talgdrüsen** sind die Befunde ebenso widersprüchlich. Teilweise werden in der Mitte bzw. zum Ende der Schwangerschaft erhöhte Talgdrüsensekretionen beschrieben, teilweise wird eine Abnahme angenommen.

Eine bestehende **Akne**, das typische Krankheitsbild des Haarfollikels und der dazugehörigen Talgdrüse, bessert sich gewöhnlich in der Schwangerschaft. Unbekannt ist die Ursache der akut auftretenden schwangerschaftsbedingten Akne (**Akne gravidarum**). Sie manifestiert sich gewöhnlich im 3. Monat und bleibt bis ins Puerperium bestehen.

### Haare

Die Haarfollikel und damit das Haarwachstum unterliegen einem Zyklus, der etwa 7 Jahre beträgt und aus 3 Phasen besteht:

- Wachstumsphase (Anagenphase, Dauer etwa 6 Jahre),
- Übergangsphase (Katagenphase, Dauer nur wenige Tage bis 3 Wochen)
- Ruhephase (Telogenphase, Dauer 3–4 Monate): Hier kommt es zum Ausfall des Haares.

Etwa 85 % der Haarwurzeln befinden sich normalerweise in der Wachstumsphase, etwa 15 % in der Ruhephase. Unter dem Östrogeneinfluss ist die Wachstumsphase, besonders im 2. und 3. Schwangerschaftsdrittel, auf etwa 95 % gesteigert. Es kommt damit zu einem verstärkten Haarwachstum, das im Übrigen sämtliche Haaranlagen betrifft. Dies kann zu einer Zunahme der Behaarung im Bereich des gesamten Körpers führen. Besonders im Bereich der Extremitäten kann es zu einer Hypertrichose kommen, die sich postpartal zurückbildet.

Post partum, meist etwa ab der 6.–8. Woche, entsteht dann das umgekehrte Phänomen. Relativ viele Haare gelangen in die Ruhephase, sodass es zum Haarausfall kommt. Dies ist als physiologisch zu betrachten. Der **Haarausfall** ist meist nach etwa 4 Monaten beendet. Der normale Haarwuchs stellt sich wieder ein. Nur in seltenen Fällen kann dieser Zeitraum bis zu einem Jahr dauern, ist jedoch auch dann praktisch immer voll reversibel, sodass die Patientinnen beruhigt werden können.

### Nägel

Das Nagelwachstum ist in der Schwangerschaft deutlich beschleunigt. Nagelveränderungen sind selten und bestehen in brüchigen Nagelplatten, Splittern bzw. Einreißen der freien Nagelränder und in einer halbmondförmigen Lösung der Nagelplatte am freien Ende. Wirksame therapeutische oder prophylaktische Maßnahmen sind nicht bekannt.

### Striae distensae

Das Auftreten von Striae in der Schwangerschaft ist relativ häufig. Die Neigung scheint mit dem Lebensalter abzunehmen. Meist ist die stärkste Ausprägung in der ersten Schwangerschaft nachzuweisen. Folgende Schwangerschaften führen dann nur noch zu einer geringen oder zu gar keiner Vermehrung mehr. Die Ursache ist unbekannt. In der zweiten Hälfte der Gravidität mehren sich die Striae in Form von rosaroten, lividen, manchmal purpurfarbenen Streifen, die senkrecht zur Dehnungsebene liegen. Infolge des zunehmenden Leibesumfangs werden die Streifen breiter und zahlreicher. Erst nach der Entbindung sind sie in vollem Umfang zu erkennen. Sie wechseln dann ihre Farbe von rot in grau, werden weiß, um schließlich als leicht perlmuttartig glänzende Stigmata zu persistieren. Die Haut in diesem Bereich ist dünn, schlaff, leicht eindrückbar, ohne Elastizität. Histologisch fehlt die Elastika bzw. sie ist zerstört. Große individuelle Schwankungen sind vorhanden. Die Striae sind vorwiegend am Bauch, an den Hüften und am Oberschenkel sowie an den Mammae lokalisiert.

Kontrovers diskutiert soll eine frühzeitige Massage (ab 12. SSW) mit Wasser-in-Öl-Massagelotionen prophylaktisch wirksam sein. Tigergras (Centella asiatica), das offensichtlich die Kollagensythese fördert, und in Massagelotionen enthalten sein kann, soll diese Wirkung zusätzlich effektiv unterstützen. Eine kosmetische Beseitigung der Striae ist nicht möglich.

### 19.1.2 Einführung

Hautveränderungen in der Schwangerschaft sind entsprechend der eben geschilderten physiologischen Veränderungen häufig und können sehr unterschiedlich sein. Die Veränderungen können aber auch differenzialdiagnostisch schwierig zu beurteilen sein, besonders wenn schwangerschaftsspezifische Erkrankungen, unterschiedliche Erkrankungen mit Hautbeteiligung oder präexistente dermatologische Erkrankungen vorliegen. Einige wenige können für die Mutter oder das Kind problematisch sein.

Im Folgenden soll im Wesentlichen auf die schwangerschaftsspezifischen Dermatosen eingegangen werden, deren Hauptsymptom der lokalisierte oder generalisierte Pruritus ist. Kurz, weil in anderen Kapiteln schon detailliert dargestellt oder weil sehr selten mit einer Schwangerschaft verknüpft, soll auf einige Erkrankungen mit Hautbeteiligung (z. B. Masern, Mumps) sowie auf Hauterkrankungen eingegangen werden, die durch eine Schwangerschaft beeinflusst werden können (z. B. Akne, Psoriasis) sowie auf Erkrankungen, die die Schwangerschaft und/ oder das Kind gefährden können (z. B Autoimmunerkrankungen).

## 19.2 Schwangerschaftsdermatosen

### 19.2.1 Einführung

Schwangerschaftsdermatosen (Synonym: schwangerschaftsspezifische Dermatosen) sind seltene Erkrankungen. Eine besondere Neigung dazu besteht bei Frauen, die bereits in einer früheren Schwangerschaft darunter gelitten haben und bei Frauen, die während der Pilleneinnahme Hautveränderungen aufwiesen. Hauptsymptom ist der Juckreiz. Die Differenzierung der einzelnen Krankheitsbilder ist deshalb wichtig, weil es harmlose, aber auch problematische Krankheitsbilder gibt.

#### Klassifizierung/Definition

Schwangerschaftsdermatosen sind Erkrankungen, die ausschließlich in der Schwangerschaft und postpartal auftreten. Seit dem Jahr 2006 besteht eine neue Nomenklatur (◘ Tab. 19.2).

#### Ätiologie, Pathogenese und Pathophysiologie

Die Ätiologie und Pathogenese der einzelnen Krankheitsbilder ist bis heute weitgehend unbekannt. Auf Diskussionen darüber soll deshalb verzichtet werden.

Vom Pemphigoid gestationis (Herpes gestationis) ist ätiologisch eine autoimmune Genese bekannt. Die intrahepatische Cholestase ist pathophysiologisch von besonderer Bedeutung, da sie mit einer hohen perinatalen Mortalität einhergehen kann.

### 19.2.2 Pemphigoid gestationis (PG)

#### Klinisches Bild und Symptomatik

Das Pemphigoid (Herpes gestationis, Pemphigus gestationis, Pemphigoid, Schwangerschaftspemphigoid) ist eine sehr seltene selbstlimitierende Autoimmundermatose der Schwangerschaft (1:10 000–1:50 000). Sie tritt meist im 2. oder 3. Trimenon, gelegentlich auch kurz nach der Geburt auf.

Die Erkrankung beginnt mit Blasen, die sich zunächst um den Bauchnabel herum entwickeln. Nach einigen Tagen folgen stark brennende, juckende, makulopapillöse, urtikarielle oder ekzematöse Veränderungen, die sich über den ganzen Stamm einschließlich der Handflächen und Fußsohlen ausbreiten können. Fieber, Schmerzen, Kopfweh und Erbrechen gehören zu dem Krankheitsbild. Einzelherde, die konfluieren können, bleiben etwa 2 Wochen bestehen und heilen dann ohne Narben mit Restpigmentation ab. (▸ Kap. 19.3.3 Bullöse Autoimmunerkrankungen)

#### Untersuchungen, Diagnostik und Differenzialdiagnostik

Gegen andere Hauterkrankungen mit ähnlicher Symptomatik kann der Nachweis der Autoantikörper heute die Diagnose eindeutig sichern. Auch eine histologische Sicherung der Diagnose ist möglich.

**Tab. 19.2** Spezifische Schwangerschaftsdermatosen im Überblick: Klassifikation. Nach Ambros-Rudolph, Pfeiffer, Günther 2009

| Hautveränderung | Morphe | Verteilung | Diagnostischer Test | Prognose Kind | Wiederholungsrisiko |
|---|---|---|---|---|---|
| Pemphigoid gestationis | Urtikarielle Erytheme, straffe Blasen | Periumbilikal, Stamm, Extremitäten | DIF IIF, Serologie (Histologie) | Frühgeburtlichkeit, Hypotrophie, 10 % Transfer mit geringer Hautbeteiligung, spontane Abheilung | Ja, in 5 % der Fälle |
| PEP/PUPPP | Papeln, urtikarielle Plaques, Vesikel, Ekzematoid | Striae distensae, Stamm, proximale Extremitäten | Histologie und DIF | Gut | Eher nein |
| Atopische Schwangerschaftsdermatose im engeren Sinne | Erytheme Schuppung, Nässen, Infiltrate | Beugenekzeme, Stamm, Gesicht | Keiner | Gut | Ca. 25 % der Fälle |
| Prurigo gestationis | Prurigoknoten | Extremitätenstreckseiten, Stamm | Keiner | Gut | Nein |
| Pruriginöse Follikulitis | Follikulär gebundene Papeln oder Vesikel | Dekolleté, Stamm, Extremitäten | Keiner | Gut | Nein |
| Intrahepatische Cholestase | Ikterus, sekundäre Läsionen: Papeln, Exkoriationen | Extremitätenstreckseiten, Abdomen, Rücken | Gesamtgallensäuren im Serum | Stark beeinträchtigt | Hoch |

### Auswirkungen auf die Schwangerschaft und mütterliche Prognose

Von dermatologischer Seite her ist die Prognose gut. Die Erkrankung heilt auch ohne Therapie spontan post partum innerhalb von mehreren Wochen ab. Das Wiederholungsrisiko in einer folgenden Schwangerschaft liegt bei etwa 5 %. Die Schwangerschaft kann in Abhängigkeit von der Schwere der Erkrankung kompliziert sein durch eine vorzeitige Wehentätigkeit und ein verzögertes Wachstum des Kindes.

### Prognose für das Kind

Die Erkrankung wird mit Frühgeburtlichkeit und einer möglichen intrauterinen Retardierung assoziiert. Die Autoantikörper passieren die Plazenta. Das Ausmaß ist abhängig vom Schweregrad der Erkrankung. Post partum tritt bei etwa 10 % der Kinder eine vorübergehende Blasenbildung auf. Daraus können sich Superinfektionen entwickeln. Ansonsten ist das Kind nicht beeinträchtigt. 2–3 Wochen nach der Geburt tritt eine Spontanheilung ein.

19

### Prävention

Eine Prävention ist nicht bekannt.

### Betreuung der Schwangeren

Außer einer dermatologischen Mitbetreuung mit eventueller Pharmakotherapie ist wegen der möglichen Gefahr einer Frühgeburt und der fetalen Retardierung eine engmaschige CTG-, Wachstums- und Dopplerkontrolle notwendig. Eine Differenzierung gegen harmlose urtikarielle Hautveränderungen sowie gegen PEP, die nicht mit Komplikationen für die Mutter oder das Kind belastet sind, ist aus Überwachungs- und Therapiegründen wichtig.

### Therapie

Zur Behandlung des Pemphigoid gestationis (PG) werden orale Corticosteroide eingesetzt. Die Tagesdosis von zunächst 0,5 mg/kg wird allmählich auf eine Erhaltungsdosis reduziert, die von der Krankheitsaktivität abhängt. Für milde Erkrankungen kann die Verwendung topischer Steroide ausreichen. Wenn topische oder orale Corticosteroide unzureichend wirken, könnten systemische Immunsuppressiva wie Ciclosporin, Dapson oder Azathioprin (Sävervall et al. 2015) oder intravenöses Immunglobulin (Braunstein, Werth 2013) hilfreich sein. Für hartnäckige Fälle können Rituximab oder Plasmapherese in Betracht gezogen werden (Braunstein, Werth 2013).

Methotrexat ist während der Schwangerschaft kontraindiziert (Sävervall et al. 2015).

## 19.2.3 PEP/PUPPP oder PUPP

### Klinisches Bild und Symptomatik

Die PEP/PUPPP oder PUPP (Polymorphe Schwangerschaftsdermatose, PEP = Polymorphic Eruptions of Pregnancy, Polymorphe Exantheme, Pruritic Urticarial Papules and Plaques of Pregnancy) ist eine selbstlimitierende, häufige (1:160–200) Erkrankung. Sie beginnt meist im 3. Trimenon, tritt aber auch erst postpartal auf. Typisch ist ein Aufflammen zum Zeitpunkt der Entbindung. Nur ganz selten kommt es bei nachfolgenden Graviditäten, meist bei Mehrlingsschwangerschaften, zum Rezidiv.

Es finden sich unterschiedlich große erythematöse Papeln und Plaques, die mit einem heftigen Juckreiz einhergehen, jedoch nur in seltenen Ausnahmefällen aufgekratzt werden. Die Hautveränderungen sind immer am Stamm (am Bauch oder an den Striae gravidarum) beginnend, fakultativ an den Extremitäten und nie im Gesicht lokalisiert. Der Nabel bleibt ausgespart. Im weiteren Verlauf der Krankheit dehnen sich die Hautveränderungen aus, wenngleich es nicht zu einer Generalisation im Sinne eines Exanthems oder einer Erythrodermie kommt. Ein quälender Juckreiz beeinträchtigt das Befinden der Patientinnen erheblich.

### Untersuchungen, Diagnostik und Differenzialdiagnostik

Die Diagnose wird gestellt anhand des klinischen Befundes oder durch Biopsie.

### Auswirkungen auf die Schwangerschaft und mütterliche Prognose

Die Erkrankung hat keine negativen Auswirkungen auf die Schwangerschaft. Sie klingt spontan vor der Geburt in 47 %, mit der Geburt in 17 % und danach (1–7 Wochen) in 36 % der Fälle ab.

### Prognose für das Kind

Das Kind wird durch die Erkrankung nicht beeinflusst.

### Prävention

Eine Prävention ist nicht bekannt.

### Betreuung der Schwangeren

Außer einer dermatologischen Betreuung ist eine spezielle gynäkologische Überwachung nicht notwendig.

### Therapie

Die Behandlung der **Polymorphic Eruption of Pregnancy** (PEP) ist symptomatisch. Zur Eindämmung des Pruritus und des Fortschreitens des Hautausschlags reichen normalerweise topische Corticosteroide mit oder ohne orale Antihistaminika aus. Unter den Antihistaminika sollten Cetirizin oder Loratadin bevorzugt werden. In schweren Fällen kann eine kurze Stoßtherapie mit systemischen Corticosteroiden erforderlich sein. Die Erkrankung ist selbstlimitierend (Sävervall et al. 2015).

### 19.2.4 Atopische Schwangerschaftsdermatose (AEP: Atopic Eruption of Pregnancy)

#### Klinisches Bild und Symptomatik

Es ist die häufigste, stark juckende, Dermatose in der Schwangerschaft mit einer Inzidenz von 1:5 bis 1:20 und macht die Hälfte aller juckenden Dermatosen der Schwangeren aus.

Bei ⅔ der Patientinnen treten die meist sehr trockenen Hautveränderungen als **flächige, schuppende, ekzematöse Erytheme** besonders in den Beugen der Gliedmaßen, am Stamm, Dekolleté, Hals und im Gesicht auf. Bei ⅓ sind die Hautveränderungen knötchenförmig (**Prurigo gestationis**) an den Streckseiten der Extremitäten und am Stamm oder als **pruriginöse Follikulitis** (follikulär gebundene Papeln oder Vesikel) an den Extremitäten, am Stamm und Dekolleté angeordnet. Nur am Rande sei hier auf die Problematik der Definition dieser Schwangerschaftsdermatose hingewiesen, die offensichtlich aus Gründen der Praktikabilität so gewählt wurde.

Die Erkrankung kann, im Gegensatz zu den anderen Schwangerschaftsdermatosen, schon im 1. Trimenon (75 %) auftreten. Etwa 20 % haben eine atopische Vorerkrankung. Bei 80 % tritt die Erkrankung erstmals in der Schwangerschaft auf oder nach sehr langer Zeit, z. B. nach der Kindheit, wieder auf. Das Wiederholungsrisiko bei einer weiteren Schwangerschaft beträgt etwa 25 %.

#### Untersuchungen, Diagnostik und Differenzialdiagnostik

Die Diagnose wird anhand des klinischen Bildes gestellt, evtl. durch Hautbiopsie. Da das klinische Bild gelegentlich dem des Pemphigoid gestationis oder einer präexistenten bullösen Autoimmunerkrankung entsprechen kann, und dieses Krankheitsbild für Mutter und Kind prognostisch ungünstig sein kann, ist die differenzialdiagnostische Abgrenzung wichtig.

#### Auswirkungen auf die Schwangerschaft und mütterliche Prognose

Auf die Schwangerschaft hat die Erkrankung keine negativen Einflüsse. Allerdings kann der quälende Juckreiz das Allgemeinbefinden erheblich beeinträchtigen.

#### Prognose für das Kind

Das Kind wird nicht negativ beeinflusst.

#### Prävention

Die Beseitigung bekannter Allergene aus der Nahrung und der Umwelt und die Einnahme von Probiotika sind präventive Möglichkeiten.

#### Betreuung der Schwangeren

Außer der dermatologischen Betreuung ist eine besondere gynäkologische Überwachung nicht erforderlich.

#### Therapie

Zur Behandlung der atopischen Schwangerschaftsdermatose (Atopic Eruption of Pregnancy, AEP) sind topische Corticosteroide normalerweise ausreichend. In schweren Fällen können systemische Corticosteroide oder Antihistaminika erforderlich sein. UV-B-Phototherapie wird für hartnäckige AEP-Fälle verwendet. Im Fall einer sekundären bakteriellen Infektion mit hämolytischen Streptokokken oder Staphylokokken ist eine Behandlung mit Antibiotika erforderlich (Sävervall et al. 2015).



### 19.2.5 Intrahepatische Cholestase (ICP: Intrahepatic Cholestasis of Pregnancy)

#### Klinisches Bild und Symptomatik

Die Inzidenz beträgt 1:50–1:5 000. An der Bauchhaut, am Stamm und weniger ausgeprägt an den Extremitäten entstehen bei heftigem Juckreiz durch Zerkratzen der Haut entsprechende sekundäre Veränderungen wie Exkoriationen, Blutungen und Schuppen, mit nachfolgenden Pigmentverschiebungen. Weil es sich um sekundäre Hautveränderungen durch Kratzen als Folge des starken Juckreizes handelt, ist es streng genommen keine klassische Dermatose. Ursächlich wird eine intrahepatische Cholestase, induziert durch hohe Östrogen- und Progesteronwerte in der Spätschwangerschaft, angenommen. Wahrscheinlich besteht eine genetische Disposition. Die Erkrankung beginnt meist im 3. Trimenon. Der Pruritus, der durch einen erhöhten Gallesäurenspiegel im Blut infolge der Cholestase ausgelöst wird, kann von einem Ikterus, dunklem Urin und hellem Stuhl begleitet sein. Ein Ikterus tritt nur bei 10 % der Betroffenen auf. Die Symptome bilden sich rasch nach Ende der Schwangerschaft zurück, neigen jedoch dazu, bei folgenden Graviditäten zu rezidivieren (60 %). Als Allgemeinsymptome treten Appetitlosigkeit, Nausea und Erbrechen auf.

#### Untersuchungen, Diagnostik und Differenzialdiagnostik

Die Diagnose wird gestellt anhand des klinischen Bildes und des Labors. Regelmäßig erhöht sind die Gallensäuren. Inkonstant erhöht sind die Transaminasen (GOT, GPT), LDH, die alkalische Phosphatase und das Bilirubin.

#### Auswirkungen auf die Schwangerschaft und mütterliche Prognose

Die hohen Gallesäurenspiegel im Blut können über eine Beeinträchtigung der Plazentafunktion zur Frühgeburt in 20–60 % führen. Nach der Entbindung bilden sich die Symptome schnell zurück.

#### Prognose für das Kind

Durch den Übertritt von Gallensäuren in den kindlichen Kreislauf und durch die Auslösung der Frühgeburt kann das Kind hochgradig gefährdet sein. Die perinatale Mortalität und Morbidität sind erhöht. 22–33 % der Kinder zeigen CTG-Alterationen im Sinne eines intrapartalen fetal distress. Totgeburten treten in 1–2 % auf.

#### Prävention

Präventive Maßnahmen sind nicht bekannt.

#### Betreuung der Schwangeren

Bei Auftreten von Pruritus und Ikterus ist eine engmaschige Überwachung der Leberwerte und der kindlichen Parameter (CTG, Ultraschall, Doppler) notwendig. Eine frühzeitige, konsequente Diagnose und Therapie ist unter fetalen Gesichtspunkten notwendig. Bei milden Fällen wird die Einleitung der Geburt in der 38., in schweren in der 36. SSW empfohlen.

#### Therapie

Zur Therapie der Schwangerschaftscholestase ▸ Kap. 14.3.7.

Die ◦ Abb. 19.1 gibt den Algorithmus zum Management von Schwangerschaftsdermatosen wieder.

## 19.3 Weitere Hauterkrankungen

### 19.3.1 Einführung

Hauterkrankungen können präexistent sein, als dermatologische Erkrankung während der Gravidität erstmals auftreten oder sich im Rahmen einer Erkrankung in der Schwangerschaft, die mit Hautbeteiligung einhergeht, manifestieren.

In diesem Rahmen soll auf einige, **ausgewählte Erkrankungen in Kurzform** eingegangen werden. Die Differenzialdiagnose kann schwierig sein. Das hat insofern Bedeutung als einige Erkrankungen für die Mutter, das Kind oder für beide problembehaftet sind oder sein können. Andererseits können einige bei dermatologischen Erkrankungen gebräuchliche Medikamente das Kind gefährden und sind deshalb kontraindiziert.

Die ◻ Tab. 19.3 gibt eine Übersicht über die wichtigsten dieser Erkrankungen.

### 19.3.2 Infektionen

Die Infektionskrankheiten werden ausführlich in ▸ Kap. 7 beschrieben.

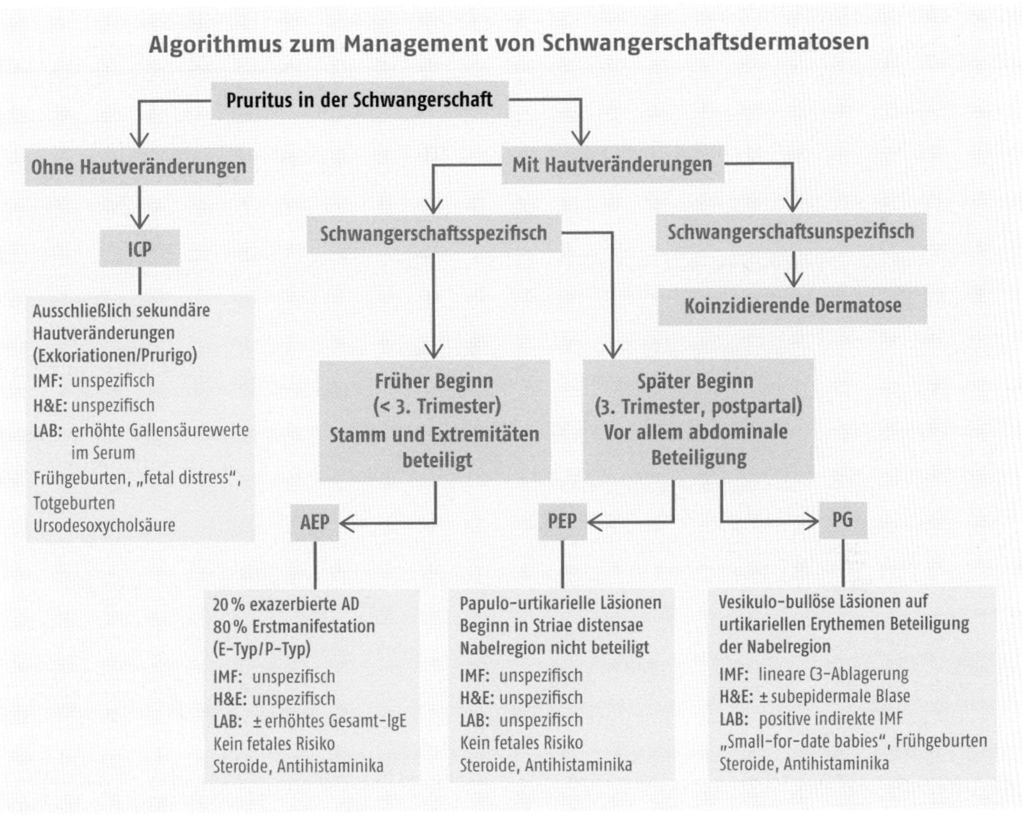


**Abb. 19.1** Algorithmus zum Management von Schwangerschaftsdermatosen. Nach Ambros-Rudolph 2011
**ICP** – intrahepatische Schwangerschaftsdermatose, **AEP** – atopische Schwangerschaftsdermatose, **PEP** – polymorphe Schwangerschaftsdermatose, **PG** – pemphigoid gestationis, **IMF** – Immunfluoreszenz, **H&E** – Histopathologie, **LAB** – Laborergebnisse

19

## 19.3.3 Autoimmunerkrankungen

### Lupus erythematodes

#### Allgemeines/Hautmanifestationen

Der Lupus erythematodes gehört zu den schweren, systemischen, chronisch entzündlichen und meist im Schüben verlaufenden Autoimmunerkrankungen, der alle Organe des Körpers befallen kann. Deshalb zeigt die Klinik eine große Palette allgemeiner und organspezifischer Symptome. Die Erkrankung ist selten. Frauen erkranken etwa 9-mal häufiger als Männer. Der Altersgipfel liegt zwischen 20 und 40 Jahren. Charakteristisch sind die Hautveränderungen im Gesicht (Lupus = narbige Veränderungen, die einem Biss des Wolfes ähneln und das schmetterlingsförmige Erythem, das sog. Schmetterlingserythem über Wange und Nase). Es gibt zwei Hauptformen:

**Systemischer Lupus erythematodes:** Es können alle Organe betroffen sein. Besonders das Herz-Kreislauf-System und die Nierenfunktion können schwer beeinträchtigt sein. 40–70 % aller Betroffenen haben einen Hochdruck. Herzinfarkt, Schlaganfall und Nierenversagen sind typische Komplikationen.

**Hautlupus:** Nur die Haut ist betroffen. In 5–10 % kann ein Hautlupus in einen systemischen Lupus übergehen.

**Tab. 19.3** Übersicht über die wichtigsten nichtschwangerschaftsspezifischen dermatologischen Erkrankungen in der Gravidität bzw. von Erkrankungen, die mit einer Hautbeteiligung einhergehen

| | |
|---|---|
| Infektionen | ■ Viren: Röteln, Varizellen, Masern, Ringelröteln, Aids/HIV, Herpes, Herpes zoster, Condylomata acuminata,<br>■ Bakterien: Staphylokokken, Streptokokken, Borreliose, Aminkolpitis,<br>■ Pilze: Candida,<br>■ Parasiten: Trichomonaden |
| Autoimmunerkrankungen | ■ Lupus erythematodes,<br>■ Dermatomyositis,<br>■ Sklerodermie,<br>■ Panarteriitis/Periarteriitis nodosa,<br>■ bullöse Autoimmunerkrankungen, z. B Pemphigus vulgaris, bullöses Pemphigoid |
| Verschiedene | ■ Akne,<br>■ atopische Dermatitis,<br>■ Urtikaria/Angioödem,<br>■ Psoriasis,<br>■ Erythema multiforme (Erythema exsudativum multiforme),<br>■ Stevens-Johnson-Syndrom, toxische epidermale Nekrolyse,<br>■ Erythema nodosum,<br>■ Arzneimittelallergie |

**Auswirkungen auf die Schwangerschaft und mütterliche Prognose**
Der Verlauf ist abhängig vom Typ und von der Schwere der Erkrankung.

**Hautlupus:** Es treten für die Mutter keine Probleme auf.

**Systemisch florider Lupus:** Hier werden in 50 % Verschlimmerungen während der Schwangerschaft gesehen. Besonders die hypertonen und renalen Komplikationen (Präeklampsie, Eklampsie, HELLP-Syndrom, Gerinnungsstörungen) sind gefürchtet, da sie häufig zunehmen. Sie sind Grund für bis zu 39 % vorzeitige Entbindungen.

Nicht selten tritt ein Lupus erstmalig in der Schwangerschaft oder kurz danach auf.

**Prognose für das Kind**
**Hautlupus:** Das Kind ist nicht betroffen.

**Systemischer Lupus:** Es treten bis zu 20 % Aborte (insbesondere bei dem 15–20%igen Vorhandensein von thrombogenen Antiphospholipid-Antikörpern), in 7–10 % Totgeburten auf. Die Rate an Frühgeburten und retardierten Kindern ist hoch. Die perinatale Mortalität ist hoch. Beim Nachweis spezieller Antikörper (Anti-Ro-Antikörper) kann es durch Übertritt über die Plazenta in der Frühschwangerschaft zu Fehlbildungen im Sinne einer angeborenen kardialen bradykarden Reizleitungsstörung des kindlichen Herzens, dem sog. Herzblock, der lebensbedrohlich sein kann, kommen. In der Spätschwangerschaft übertragene Antikörper führen zu einem neonatalen Lupus, der sich meist erst nach der ersten Sonnenexposition als periorbitales Erythem manifestiert und mit Abfall der Antikörper selbstlimitierend ist.

**Prävention**
Wenn bekannt, sollten Trigger wie z. B. Rauchen, Sonne, Solarien oder bestimmte Medikamente gemieden werden.

#### Betreuung der Schwangeren

Es handelt sich um eine Hochrisikoschwangerschaft mit einer erheblichen Gefährdung der Schwangeren (u.a. Präeklampsie, Eklampsie, Gerinnungsstörungen, HELLP-Syndrom, Nierenfunktionsstörungen), in deren Folge auch unabhängig vom plazentaren Transfer von Antikörpern, das Kind in jeder Phase der Schwangerschaft und während der Geburt gefährdet ist. Eine enge Kooperation des Gynäkologen mit einem Spezialisten ist unabdingbar. Die medikamentöse Therapie kann schwierig sein, da das Spektrum der Therapeutika von Antiphlogistika über Corticosteroide bis zu Immunsuppressiva, Thalidomid und Antimalariamittel reicht. Die Planung einer Schwangerschaft ist deshalb sinnvoll.

#### Therapie

Liegt ein behandlungswürdiger kutaner Lupus erythematodes vor, kann neben topischen und systemischen Corticosteroiden auch eine Behandlung mit Hydroxychloroquin < 6,5 mg/kg/d erwogen werden. Für den systemischen Lupus erythematodes (SLE) in der Schwangerschaft ist es Mittel der 1. Wahl. Für weitere Autoimmundermatosen gelten nach wie vor topische und orale Corticosteroide, insbesondere Prednisolon, als Mittel der 1. Wahl. In schweren Fällen können, falls erforderlich, Immunapherese, intravenöse Immunglobuline (IVIG) und Azathioprin nach Nutzen-Risiko-Abwägung eingesetzt werden (Ambros-Rudolph 2015; Braunstein, Werth 2013).

### Dermatomyositis

#### Allgemeines/Hautmanifestationen

Die Dermatomyositis ist eine seltene Autoimmunerkrankung, die die kleinen Blutgefäße im Muskel und der Haut betrifft. Muskelschwäche, Muskel- und Gelenkschmerzen besonders im Hüftbereich und den Schultern sowie Hautausschläge im Gesicht (periorbitales Erythem, Rötung der Wangen, violette Verfärbung der Oberlider), den Knöcheln der Hand, am Knie und am Ellenbogen sind typisch. Die Ausprägung der Symptomatik kann sehr unterschiedlich sein. In schweren Fällen sind der Magen-Darm-Trakt (akute schwere Bauchschmerzen) und die Lunge (Atemnot, Husten) betroffen. Die Erkrankung tritt meist schon im jugendlichen Alter auf. Bei Erwachsenen ist der Beginn selten und dann häufig mit einem Karzinom vergesellschaftet. Der Verlauf bei Jugendlichen ist variabel. Die Erkrankung kann nach Therapie ausheilen, rezidivieren oder persistieren.

#### Auswirkungen auf die Schwangerschaft und mütterliche Prognose

Über den Verlauf einer Dermatomyositis während der Schwangerschaft gibt es nur wenige Literaturangaben. Der Schwangerschaftsverlauf ist abhängig von der Schwere der Erkrankung. In der Remissionsphase kann von einem unkomplizierten Verlauf ausgegangen werden. Während einer akuten Phase werden hypertone Komplikationen und Plazentainsuffizienz beobachtet.

#### Prognose für das Kind

In Phasen der Remission ist die Entwicklung des Kindes meist unproblematisch. Bei einer akuten Erkrankung besteht ein hohes Abort- bzw. Totgeburtrisiko von bis zu 50 %. Der hohen Rate an Retardierungen entsprechend ist die Inzidenz vorzeitiger Entbindungen erhöht.

#### Prävention

Zur Prävention ist nichts bekannt.

#### Betreuung der Schwangeren

Bei einer akuten Erkrankung handelt es sich in Abhängigkeit vom Organbefall und deren Funktionsstörung um eine Risiko- oder Hochrisikoschwangerschaft. Eine enge interdisziplinäre Überwachung von Mutter und Kind (CTG, US, Doppler) ist unabdingbar. Die medikamentöse Therapie kann unter dem Gesichtspunkt des Kindes schwierig sein.

#### Therapie

Für die Behandlung der Dermatomyositis in der Schwangerschaft kommen potente topische Steroide, auch mit dem Ziel der Einsparung systemischer Steroide, zum begrenzten Einsatz. Auch topische Calcineurin-Inhibitoren sind für Erkrankungen, die auf die Haut begrenzt sind, einsetzbar. Für die systemische Therapie kommt Hydroxychloroquin <6,5 mg/kg/d in Betracht (Braunstein, Werth 2013).

Bei Muskel- oder Lungenbeteiligung werden systemische Corticosteroide in der niedrigsten Dosis, die für eine rasche Krankheitskontrolle wirksam ist, verwendet. Für Patientinnen, die mehr als 20 mg/d Prednisolon als Erhaltungsdosis benötigen, kann Azathioprin eingesetzt werden (Braunstein, Werth 2013). Intravenöses Immunglobulin (IVIG) kann für hartnäckige Fälle in Betracht kommen (Braunstein, Werth 2013; Linardaki et al. 2011).

Methotrexat ist aufgrund teratogener und abortinduzierender Wirkungen kontraindiziert und sollte mindestens 3 Monate vor einer Schwangerschaft abgesetzt werden (Braunstein, Werth 2013).

### Sklerodermie

#### Allgemeines/Hautmanifestationen

Die Sklerodermie ist eine chronische Autoimmunerkrankung unbekannter Ätiologie, mit fibrosierenden, degenerativen Veränderungen der Haut (Kollagenvermehrung), multipler Organe und des Gefäßsystems. Man unterscheidet zwei Formen:

**Systemische Sklerodermie:** Betroffen sind neben der Haut, innere Organe (insbesondere der Ösophagus, der Magen-Darm-Trakt, die Lungen, das Herz, die Nieren), die Gelenke sowie die peripheren Nerven (z. B. Trigeminusneuralgie). Mit 50 % ist die Nierenbeteiligung besonders hoch. Typisch ist auch das Raynaud-Phänomen. Das Verhältnis von Männern zu Frauen beträgt 4: 1. Die Erkrankung tritt meist im mittleren Erwachsenenalter mit einem Altersgipfel zwischen dem 40.–50. Lebensjahr auf. Die Prognose ist ungünstig. Je nach dem Ausmaß der Veränderung befallener Organe (Herz, Lunge, Nieren) ist die Überlebenszeit verkürzt.

**Zirkumskripte Sklerodermie (Morphea):** Betroffen ist lediglich die Haut in sehr unterschiedlichen Variationen und Ausprägungen; es gibt 4 unterschiedliche Formen. Im Unterschied zur systemischen Sklerodermie sind nur einzelne Hautareale erkrankt. Fast immer sind Gesicht und Hände ausgespart. Es fehlen die symmetrische Anordnung und das Raynaud-Syndrom. Diese Form ist 2–3-mal häufiger als die systemische. Sie tritt früher auf. Der Altersgipfel ist zwischen dem 20.–40. Lebensjahr. Die Lebensprognose ist gut. Die Erkrankung kommt meist nach 2–5 Jahren spontan zum Stillstand.

#### Auswirkungen auf die Schwangerschaft und mütterliche Prognose

Es gibt wenig Berichte zu dieser Erkrankung. Über Verschlechterungen des Krankheitsbilds wird häufiger (30 %) als über Verbesserungen (10 %) berichtet. Die Komplikationen von Mutter und Kind sind in erster Linie von der Beteiligung innerer Organe abhängig. Insofern hat die zirkumskripte Sklerodermie, auch wenn es keine Literatur darüber gibt, wahrscheinlich eine gute Prognose für Mutter und Kind. Anderseits kann es bei der systemischen Sklerodermie zu erheblichen mütterlichen und kindlichen Problemen kommen. Von mütterlicher Seite sind in erster Linie die Hypertonie und die Nierenfunktion mit der Gefahr einer Präeklampsie, Eklampsie oder eines HELLP-Syndroms, gelegentlich auch die der Lungenfunktion relevant. Sie können in ausgeprägten Fällen eine Indikation zur Abruptio sein.

#### Prognose für das Kind

Das Abortrisiko wird mit bis zu 30 % angegeben, die Inzidenz von Totgeburten mit 3–6 %. Die Rate fetaler Wachstumsretardierung und die der perinatalen Mortalität sind stark erhöht.

#### Prävention

Zur Prävention ist nichts bekannt.

#### Betreuung der Schwangeren

Es handelt es sich in Abhängigkeit vom Organbefall und deren Funktionsstörung um eine Risiko- oder Hochrisikoschwangerschaft. Eine enge interdisziplinäre Überwachung von Mutter und Kind (CTG, US, Doppler) ist unabdingbar. Die medikamentöse Therapie kann unter dem Gesichtspunkt des Kindes schwierig sein, da das Spektrum der Therapeutika u. a. Antiphlogistika, Corticosteroide, Immunsuppressiva, Antihypertonika beinhaltet. Nicht nur die Kombination verschiedener Arzneimittel kann problematisch sein, sondern es bestehen z. B. bei Immunsuppressiva Einschränkungen und ACE-Hemmer sind wegen Teratogenität kontraindiziert.

#### Therapie

Bei Plaque Morphea ohne Gesichts- und Gelenkbeteiligung werden topische Corticosteroide in der niedrigsten effektiven Potenz oder Tacrolimus topisch verwendet (Braunstein, Werth 2013). Für eine Bewertung der Sicherheit von topischem Imiquimod, das ebenfalls in begrenztem Umfang in dieser Indikation eingesetzt wurde (Braunstein, Werth 2013), reicht das publizierte Datenmaterial (Ciavattini et al. 2012; Einarson et al. 2006; Audisio et al. 2008) noch nicht aus.

Bei generalisierter Morphea wird eine UV-B-Behandlung mit engem Spektrum durchgeführt, wobei Kontrollen der Folatspiegel unter der Fototherapie in Betracht gezogen werden sollten.

Bei systemischer Sklerose werden Corticosteroide in der niedrigsten effektiven Dosis eingesetzt. Azathioprin oder Ciclosporin können mit rheumatologischer Konsultation in Fällen in Betracht gezogen werden, die eine Erhaltungsdosis >20 mg/d Prednison benötigen (Braunstein, Werth 2013).

### Panarteriitis/Periarteriitis nodosa (PAN)

#### Allgemeines/Hautmanifestationen

Es handelt sich um eine wahrscheinlich durch Antikörper ausgelöste, entzündliche Erkrankung der Gefäße, in deren Folge es zur nekrotischen Vaskulitis mit hyaliner Degeneration, Einengung und Thrombosierung der Blutgefäße kommt.

Es gibt zwei Formen:

**Panarteriitis nodosa (Synonyma: Periarteriitis nodosa, Polyarteriitis nodosa):** Es handelt sich um die systemische Form. Hauptsächlich die mittelgroßen Arterien von Leber, Nieren, Herz und Magen-Darm-Trakt sind in unterschiedlicher Häufigkeit betroffen, sodass das klinische Bild sehr variabel ist. Die typischen subkutanen schmerzhaften Knötchen sind nur in etwa 15 % nachweisbar. Der Beginn liegt meist im Alter zwischen 40 und 50 Jahren. Männer sind bis zu 3-mal häufiger als Frauen betroffen. Auffällig ist die Assoziation zu einer chronischen Hepatitis B oder C.

**Panarteriitis/Periarteriitis cutanea benigna:** Im Gegensatz zur systemischen Form sind bisher keine immunpathologischen Parameter (Kryoglobuline, ANCAs) nachweisbar gewesen. Die nekrotische Vaskulitis betrifft die kleinen und mittleren arteriellen Gefäße der Haut. Frauen sind häufiger als Männer betroffen. Subkutan gelegene, druckschmerzhafte Knoten mit einer Schwellung der unteren Extremitäten, in Kombination mit Schmerzen und Parästhesien, sind die häufigsten Befunde. Der Übergang zu einer systemischen Panarteriitis scheint sehr selten zu sein.

#### Auswirkungen auf die Schwangerschaft und mütterliche Prognose

Es gibt nur sehr wenige Mitteilungen zur Schwangerschaft, die systemische Form betreffend. Die mütterliche Mortalität scheint, wohl als Folge der betroffenen Organe, hoch zu sein. Theoretisch sollte dies auf die kutane Form nicht zutreffen.

#### Prognose für das Kind

Die Mortalität bei der systemischen Erkrankung scheint entsprechend der der Mutter hoch zu sein.

#### Prävention

Präventionsmaßnahmen sind nicht bekannt.

#### Betreuung der Schwangeren

In Korrelation zum Organbefall handelt es sich um eine Hochrisikoschwangerschaft. Eine enge interdisziplinäre Überwachung von Mutter und Kind (CTG, US, Doppler) ist notwendig.

#### Therapie

Nur sehr wenige Fälle (< 15) von Schwangerschaften nach einer Diagnose einer Polyarteriitis nodosa (Periarteriitis nodosa) bzw. noch weniger Fälle (< 5) einer Diagnose einer Polyarteriitis nodosa während einer Schwangerschaft sind berichtet worden (Pagnoux et al. 2013). Dementsprechend existieren keine standardisierten Therapieempfehlungen. Das Vorgehen sollte auf individueller Basis und interdisziplinär festgelegt und überwacht werden.

### Bullöse Autoimmundermatosen

#### Allgemeines/Hautmanifestationen

Es handelt sich um eine heterogene Gruppe (etwa ein Dutzend) von Erkrankungen, die sich klinisch durch Blasenbildung und Erosionen manifestieren. Sie treten an der Haut und oberflächennahen Schleimhäuten auf. Je nachdem, ob sich die autoimmun induzierte Läsion in der Epidermis oder subepidermal befindet unterscheidet man 2 Hauptgruppen:

**Pemphigus:** Die Läsion (Spaltbildung) befindet sich innerhalb der Epidermis. Klinisch entstehen schlaffe, leicht zerreißliche Blasen und Erosionen.

- Formen: Pemphigus vulgaris, Pemphigus foliaceus, paraneoplastischer Pemphigus.

**Subepidermal bullöse Autoimmundermatosen (Hauptvertreter Pemphigoid):** Die Läsion (Spaltbildung) befindet sich subepidermal. Es entstehen meist pralle Blasen. Ein Pemphigoid geht immer mit einem relativ starken Juckreiz einher.

- Formen: bullöses Pemphigoid, Pemphigoid gestationis, Schleimhautpemphigoid, lineare IgA-Dermatose, Lichen planus pemphigoides, anti-Laminin Pemphigoid, epidermolysis bullosa acquisita, Dermatitis herpetiformis Duhring.

#### Auswirkungen auf die Schwangerschaft und mütterliche Prognose

Es gibt nur sehr wenige Fallberichte dieser seltenen Erkrankungen (meist Pemphigus vulgaris, bullöses Pemphigoid). Ähnlich wie beim Pemphigoid gestationis treten Probleme in der Schwangerschaft in Form von vorzeitiger Wehentätigkeit und einer Retardierung auf.

#### Prognose für das Kind

Die Prognose des Kindes hängt von der Frühgeburtlichkeit und dem Grad der Retardierung ab. Möglicherweise beruhen diese Probleme einerseits auf plazentaren Veränderungen wie sie beim Pemphigoid gestationis beschrieben sind, andererseits auf Antikörpern, die auf das Kind übergegangen sind. Außerdem treten auch kurzfristige postnatale bullöse Erkrankungen auf.

#### Prävention

Präventive Maßnahmen sind nicht bekannt.

#### Betreuung der Schwangeren

Außer einer dermatologischen Mitbetreuung ist wegen der möglichen Gefahr einer Frühgeburt und der fetalen Retardierung eine engmaschige CTG-, Wachstums- und Dopplerkontrolle notwendig.

#### Therapie

Zum Pemphigoid gestationis ▸Kap. 19.2.2.

In der Behandlung des Pemphigus vulgaris in der Schwangerschaft werden begrenzt potente topische Steroide, auch zur Einsparung systemischer Steroide, und/oder topische Calcineurin-Inhibitoren bei milden und auf die Haut begrenzten Fällen eingesetzt. Für die systemische Therapie werden Corticosteroide in der niedrigsten effektiven Dosis verwendet. Azathioprin kommt in Fällen zum Einsatz, bei denen die erforderliche Erhaltungsdosis von Prednison über 20 mg/d liegt. Für hartnäckige Fälle können Dapson, intravenöses Immunglobulin (IVIG) oder Rituximab in Betracht kommen (Braunstein, Werth 2013).

## 19.3.4 Verschiedene

### Akne

#### Allgemeines/Hautmanifestationen

Sie gehört mit bis zu 95 % zu den häufigsten Hauterkrankungen. Die höchste Inzidenz ist im Alter von 15–18 Jahren. Meist heilt die Erkrankung nach der Pubertät aus, in 2–7 % mit Narben. In 10 % persistiert die Akne über das 25. Lebensjahr hinaus. Pathophysiologisch handelt es sich um ein multifaktorielles Geschehen, an dem neben genetischen Aspekten besonders Androgene, Hautlipide und Neuropeptide eine wichtige Rolle spielen.

Die Veränderung der hormonellen Situation in der Pubertät führt zu einem Anstieg der Talgdrüsenproduktion (Seborrhö). In Verbindung mit einer Zunahme der Hornzellen (Hyperkeratose) und einer gestörten Abschilferung entstehen nichtentzündliche Mitesser. Diese können sich zu entzündeten Papeln, Pusteln und Knoten entwickeln. Betroffen sind besonders das Gesicht, die Schultern und die Brust. Die wichtigsten Formen sind:

- **Acne comedonica** (Mitesser, hauptsächlich im Gesicht und bevorzugt im Bereich der Nase, der Stirn, des Kinns),
- **Acne papulopustulosa** (entzündete, mit Eiter gefüllte Pusteln und Knötchen, hauptsächlich im Gesicht und im Bereich der Brust und des Rückens),
- **Acne conglobata** (bis zu 2 cm große, hochentzündliche Knoten, die miteinander verschmelzen oder sich zu Abszessen entwickeln. Nach der Abheilung entstehen Narben. Betroffen sind vor allem Männer).

#### Auswirkungen auf die Schwangerschaft und mütterliche Prognose

Eine bestehende Akne bessert sich im Allgemeinen während der Schwangerschaft. Nur in seltenen Fällen kann sie sich verschlechtern und gelegentlich zu einem gravierenden kosmetischen Problem werden. Die Ursache dieser sog. **Acne gravidarum** ist unbekannt. Sie tritt gewöhnlich im 3. Monat auf und persistiert bis zum Wochenbett. Therapeutisch ist sie schwer zu beeinflussen, zumal eine Reihe von Aknetherapeutika in der Schwangerschaft nicht angewendet werden dürfen. Der Schwangerschaftsverlauf wird durch die Akne nicht beeinträchtigt.

Einige Therapeutika (insbesondere die fehlbildungsinduzierenden Retinoide müssen vor einer geplanten Gravidität abgesetzt werden.

#### Prognose für das Kind

Die Prognose des Kindes ist nicht beeinträchtigt.

#### Prävention

Eine sichere Prävention gibt es nicht. Allerdings lässt sich durch eine gründliche Reinigung und Pflege der Haut der Verlauf günstig beeinflussen. Inwieweit die Umstellung der Ernährungsgewohnheiten und die Reduktion des Rauchens wirksam sind, wird unterschiedlich diskutiert.

#### Betreuung der Schwangeren

Außer einer dermatologischen Mitbetreuung sind spezielle geburtshilflich-gynäkologische Maßnahmen nicht erforderlich. Allerdings ist die Palette der Therapeutika unter kindlichen Gesichtspunkten eingeschränkt.

#### Therapie

Zur Lokaltherapie der Akne bieten sich Benzoylperoxid und Azelainsäure an. Als topische antibakterielle Mittel können Erythromycin, Clindamycin oder Metronidazol verwendet werden (Ambros-Rudolph 2015). Salicylsäure-Peelings oder Phenol-Peels verbieten sich aufgrund der systemischen Aufnahme, Trichloressigsäure-Peelings sollten wegen der Schmerzsensationen nicht angewandt werden.

Ist eine systemische Therapie erforderlich, gelten Betalactam-Antibiotika (Penicilline, Cephalosporine) als Antibiotika der 1. Wahl. Als 2. Wahl können Makrolide (bevorzugt Erythromycinsuccinat) verwendet werden. Tetracycline sind ab der 15. SSW kontraindiziert, da sie insbesondere zur Zahnverfärbung führen können (Ambros-Rudolph 2015).

Retinoide sind stark teratogen. Strikt zu vermeiden ist die Exposition mit Retinoiden sowohl systemisch wie topisch – nicht nur während der Schwangerschaft, sondern bei allen Frauen, die schwanger werden können. Eine ausreichende Kontrazeption ist daher bei gebärfähigen Frauen unerlässlich, falls eine Retinoidbehandlung – nach Wirkungslosigkeit retinoidfreier Therapien – für Akne-Patientinnen dieser Altersgruppe in Betracht gezogen wird (Ambros-Rudolph 2015). Das Bundesinstitut für Arzneimittel und Medizinprodukte (BfArM) hat die Bedingungen des Schwangerschaftsverhütungsprogramms zusammengestellt (BfArM 2010).

### Atopische Dermatitis

#### Allgemeines/Hautmanifestationen

Bei der atopischen Dermatitis (Neurodermitis disseminata, diffusa, atopica, constitutionalis, atopisches, endogenes Ekzem) handelt sich um eine genetisch verankerte, familiär gehäufte Überempfindlichkeit von Haut und Schleimhäuten gegenüber Umwelt- und Autoallergenen. Klinisch handelt es sich um ein chronisch persistierendes bzw. rezidivierendes Ekzem. Es entsteht in der Kindheit, selten erst im Erwachsenenalter. Häufig reduziert sich die Aktivität bei Erwachsenen evtl. sogar bis zur Abheilung. Im Erwachsenenalter sind besonders das Gesicht, die Periorbitalregion, die seitliche Halsregion sowie die Beugeseiten der Extremitäten betroffen. Typisch ist der „weiße Dermographismus"; im Gegensatz zum Gesunden rötet sich die Haut bei mechanischer Irritation nicht, sondern wird durch Vasokonstriktion weiß.

#### Auswirkungen auf die Schwangerschaft und mütterliche Prognose

In der Schwangerschaft kann sich das Krankheitsbild sowohl verschlechtern als auch verbessern (2:1). Wie oben schon erwähnt entwickelt sich die atopische Schwangerschaftsdermatose zu etwa 20 % aus einer vorbestehenden atopischen Dermatitis.

#### Prognose für das Kind

Die intrauterine Entwicklung des Kindes wird nicht negativ beeinflusst. Ist ein Elternteil betroffen erkranken 50 %, bei zwei Elternteilen 70 % der Kinder. 20 % der Betroffenen haben keine Familienanamnese.

#### Prävention

Stillen, hypoallergene Säuglingsnahrung, sorgfältige Hautpflege und die Beseitigung bekannter Allergene aus der Nahrung und der Umwelt und die Einnahme von Probiotika schon während der Schwangerschaft sind wichtig und effektiv.

#### Betreuung der Schwangeren

Außer der dermatologischen Betreuung ist eine besondere gynäkologische Überwachung nicht erforderlich.

#### Therapie

Insgesamt kommt der sog. Basistherapie eine wichtige Rolle bei der mit Trockenheit der Haut einhergehenden Erkrankung zu. Im Vordergrund steht die regelmäßige Anwendung von rückfettenden Externa. Bei trockener, aber nicht stärker gereizter Haut können ureahaltige Mittel in Betracht kommen (Treudler 2010).

Beim atopischen Ekzem können topische Glucocorticosteroide ebenso wie Polidocanol und Antiseptika (z. B. Octenidin) eingesetzt werden. Zur UV-Therapie kann Schmalspektrum-UV-B auch bei Schwangeren und Stillenden zum Einsatz kommen (Treudler 2010).

Obwohl Schwangerschaft als Kontraindikation für die Initiierung einer allergenspezifischen Immunotherapie (AIT) angesehen wird, ist die Fortsetzung einer subkutanen Immuntherapie (SCIT) im Fall lebensbedrohlicher Allergien gegen Insektengift ratsam. Ebenso ist im Fall von Allergien gegen Inhalationsallergene AIT erlaubt, wenn die Patientin die Behandlung gut verträgt. Die SCIT kann nur in isolierten Fällen (z. B. lebensbedrohlichen Insektengiftallergien) während der Schwangerschaft initiiert werden (Pfaar et al. 2014).

### Urtikaria/Angioödem

#### Allgemeines/Hautmanifestationen

Urtikaria ist eine IgE vermittelte, vorwiegend über Degranulation der Mastzellen, histaminabhängige Vasodilatation, die von einer Erhöhung der Gefäßpermeabilität der Haut begleitet ist. An der Haut entstehen Quaddeln und Juckreiz. An den hautnahen Schleimhäuten kann es zu massiven Schwellungen kommen.

Die Ursachen sind vielfältig u. a. Kälte, Wärme, Licht, Vibrationen, mechanische Reize, Nahrungsmittel, Medikamente, Infektionen (z. B. Chlamydien, Streptokokken, Staphylokokken). Häufig sind die Auslöser unbekannt.

Man unterscheidet eine akute (meist arzneimittel- oder nahrungsbedingt) von einer chronischen Form (Dauer >6 Wochen), deren Ursache häufig chronische Infektionen, z. B. im Magen-Darm-Trakt sind, und die außer der Urtikaria oft keine weiteren Beschwerden bereiten.

Wenn auch die Übergänge der klinischen Symptomatik sehr fließend sein können, hat sich die Einteilung in 4 Schweregrade bewährt:

- **Schweregrad I:** lokalisierte Quaddelbildung,
- **Schweregrad II:** generalisierte Quaddelbildung bzw. lokalisierte Quaddelbildung mit Schwellungen an umschriebenen Körperstellen, z. B. Hände, Füße, Kopf,
- **Schweregrad III:** gleichzeitige Beteiligung der Schleimhäute (Mund, Larynx, Pharynx) und/oder gastrointestinale Symptome, z. B. Krämpfe, Bauchschmerzen, Durchfall.
- **Schweregrad IV:** zusätzlich Kreislaufsymptomatik, Blutdruckabfall, Tachykardie, Schock.

Ab dem Schweregrad III sind unbedingt eine stationäre Aufnahme und eine intravenöse medikamentöse Therapie notwendig, da potenziell Lebensgefahr besteht.

#### Auswirkungen auf die Schwangerschaft und mütterliche Prognose

In der Schwangerschaft gleicht die Symptomatik derjenigen außerhalb der Gravidität.

#### Prognose für das Kind

Die Entwicklung des Kindes wird in aller Regel nicht negativ beeinflusst.

#### Prävention

Wichtig ist, wenn möglich, eine Expositionsprophylaxe. Bei bekannter Reaktion, z. B. auf Wespenstiche, sollten wie außerhalb der Gravidität die entsprechenden Medikamente mitgeführt werden.

#### Betreuung der Schwangeren

Eine spezielle Betreuung der Gravidität ist nicht indiziert.

#### Therapie

Wenn ein $H_1$-Antihistaminikum indiziert ist, gilt Loratadin als das der Wahl in allen Phasen der Schwangerschaft (Wedi et al. 2014).

Zur Behandlung der atopischen Schwangerschaftsdermatose (Atopic Eruption of Pregnancy, AEP) ▸ Kap. 19.2.4 Therapie.

Für die Behandlung von Attacken des hereditären Angioödems, das auf einem Mangel von $C_1$-Inhibitor (C1-INH-HAE) Typ I/II beruht, ist Plasma-derived C1-INH (pdC1-INH) das Mittel der Wahl (Caballero et al. 2012). Daten über die Anwendung von pdC1-INH in der Schwangerschaft liegen nicht vor. Ob Icatibant in der Schwangerschaft sicher ist, ist ebenfalls unklar. Aus dem Einzelfallbericht über eine erfolgreich verlaufene Selbstanwendung von Icatibant bei einer Schwangeren, die zuvor auch wiederholt pdC1-INH benutzt hatte, mit hereditärem Angioödem können noch keine Schlussfolgerungen gezogen werden (Zanichelli et al. 2015).



### Psoriasis (Schuppenflechte)

#### Allgemeines/Hautmanifestationen

Die Prävalenz beträgt etwa 1,5–2 %. Etwa 80 % der Betroffenen sind an einer Psoriasis vulgaris (sog. Plaque-Typ), 20 % an einem pustulösen Typ erkrankt. Es handelt sich um eine systemische Erkrankung mit Hautsymptomen, evtl. einer Gelenkbeteiligung (Psoriasis-Arthritis bis zu 20 %) und verschiedenen Komorbiditäten, z. B. rheumatoide Arthritis, chronisch entzündliche Darmerkrankungen, Fettstoffwechselstörungen, Diabetes, Adipositas, Hypertonie. Es ist eine multifaktorielle Erkrankung, bei der genetische sowie Umweltaspekte (z. B. Infekte, Rauchen, Medikamente) pathogenetisch zusammenspielen. Bei schweren Verläufen ist die Lebensqualität zum Teil deutlich eingeschränkt. Viele der Betroffenen neigen zu Depressionen.

Die Hauterscheinungen sind hauptsächlich gekennzeichnet durch eine entzündliche, epidermale Hyperproliferation. Die erythematosquamösen, bis handtellergroßen Plaques manifestieren sich an den Knien, Ellenbogen, Streckseiten der Extremitäten, im Lumbosakralbereich und am behaarten Kopf.

Die mit der Psoriasis verbundenen Komorbiditäten erfordern vielfältige Komedikationen, die zu Arzneimittelinteraktionen führen können.

**Impetigo herpetiformis:** Ist es eine Sonderform der Psoriasis pustulosa generalisata, die durch die Schwangerschaft getriggert wird oder eine eigene Entität? Diese Frage ist bis heute nicht geklärt. Sie ist gekennzeichnet durch sterile Pusteln auf Erythemen, die anfänglich periumbilikal und in den Beugen vorkommen, dann aber generalisiert auf den Stamm übergehen, begleitet von einem schweren Krankheitsgefühl mit Fieber, Schüttelfrost, Übelkeit, Erbrechen, Diarrhö und Tetanie (hypocalcämisch).

#### Auswirkungen auf die Schwangerschaft und mütterliche Prognose

**Psoriasis:** Meist (>50 %) verbessert sich die Ausprägung des Krankheitsbilds bereits im 1. Trimenon der Schwangerschaft, um danach wieder den alten Status zu erlangen. In etwa 20 % wird eine Verschlechterung beschrieben. Der Verlauf der Gravidität wird durch die Hauterkrankung nicht beeinflusst. Allerdings können die Komorbiditäten wie z. B. Diabetes oder Hypertonie den Schwangerschaftsverlauf erheblich beeinträchtigen. Sowohl aus mütterlicher als auch fetaler Sicht kann die medikamentöse Therapie problematisch sein, da einige der Therapeutika in der Gravidität kontraindiziert sind.

**Impetigo herpetiformis:** Es ist ein seltenes, schweres Krankheitsbild, das meist im 2. oder 3. Trimenon auftritt und sich post partum wieder bessert. Etwa 200 Fälle sind derzeit beschrieben. Problematisch ist die häufige Therapieresistenz gegen Corticosteroide, sodass mit Cyclosporin therapiert werden muss. Das Wiederauftreten in einer Folgeschwangerschaft ist beschrieben.

#### Prognose für das Kind

**Psoriasis:** Das Kind ist durch die Hauterkrankung nicht, jedoch eventuell durch die Komorbiditäten und die Medikation sehr gefährdet.

**Impetigo herpetiformis:** Das Kind ist gefährdet durch eine mögliche schwere Plazentainsuffizienz.

#### Prävention

**Psoriasis:** Da Nikotin, hoher Alkoholgenuss, Sonnenbrand, starkes Übergewicht, Stress und starke mechanische Belastung der Haut sowie individuell bestimmte Medikamente die Erkrankung fördern, wirkt deren Vermeidung präventiv.

**Impetigo herpetiformis:** Präventive Maßnahmen sind nicht bekannt.

#### Betreuung der Schwangeren

Die Betreuung der Schwangeren hängt ab von der Schwere der Erkrankung und dem Vorhandensein von Komorbiditäten. Sie erfordern bei schwerer Ausprägung eine intensive und interdisziplinäre Überwachung von Mutter und Kind.

#### Therapie

Topische Therapien, auch topische Corticosteroide niedriger bis mittlerer Potenz, bilden die Erstlinientherapie für Schwangere mit limitierter Psoriasis (Bae et al. 2012). Tacrolimus in topischer Anwendung ist wahrscheinlich sicher, jedoch ist das Datenmaterial unzureichend. Kontraindizierte Topika sind Tazaroten (ein Retinoid) sowie mangels Daten Anthralin (Dithranol, Cignolin) und Calcipotriol (Kurizky et al. 2015).

Die Zweitlinientherapie bildet die Phototherapie mit UV-B (Bae et al. 2012). Systemische

PUVA-Therapie mit Methoxsalen ist in der Schwangerschaft kontraindiziert (Kurizky et al. 2015).

In letzter Linie können TNF-α-Inhibitoren wie Adalimumab, Etanercept und Infliximab mit Vorsicht angewandt werden ebenso wie Ciclosporin und systemische Steroide (im 2. und 3. Trimenon) (Bae et al. 2012). Zu den Biologika ist anzumerken und mit der Patientin zu besprechen, dass keine Studien zur Sicherheit von Biologika in der Behandlung einer Psoriasis während der Schwangerschaft durchgeführt wurden. Daten aus Registern bei Patientinnen, die unter Therapie schwanger wurden, zeigten kein erhöhtes Risiko für das Kind (Conrad, Gilliet 2016). Für Adalimumab, Etanercept bzw. Infliximab wird die Beendigung der Therapie nach der 30. SSW empfohlen (Kurizky et al. 2015; Grunewald, Jank 2015). Mangels Daten kontraindiziert sind Alefacept und Ustekinumab (Kurizky et al. 2015). Strikt kontraindiziert in der Schwangerschaft sind Methotrexat, Cyclophosphamid bzw. Acitretin (Kurizky et al. 2015).

### Erythema exsudativum multiforme

#### Allgemeines/Hautmanifestationen

Es handelt sich um eine akute Entzündung des oberen Korium. Sie geht einher mit den typischen kokardenförmigen Veränderungen. Es entstehen Effloreszenzen aus zwei oder drei konzentrischen Ringen mit zentraler Blase oder Papel (Schießscheibenphänomen), die konfluieren können. Häufig treten die Erytheme 1–2 Wochen nach einer Infektion auf, was für eine immunologische Reaktion spricht. Ursachen können sein, z. B. Herpes simplex, Streptokokken, Mykoplasmen, Arzneimittel, chemische Substanzen u. a. Die Ursachen bleiben oft unbekannt.

Es werden 2 Formen unterschieden:

**Minor-Form:** Die Hautveränderungen befinden sich hauptsächlich am Handrücken und den Streckseiten der Arme. Rezidive treten häufig im Frühjahr und im Herbst auf.

**Major-Form:** Zusätzlich zu den Läsionen am Handrücken und den Streckseiten der Arme treten typischerweise Läsionen an den Schleimhäuten und eine deutliche Beeinträchtigung des Allgemeinzustands auf. Befürchtet ist der Befall der Augen im Sinne einer Symblepharonbildung, deren Folge narbige Synechien sein können.

#### Auswirkungen auf die Schwangerschaft und mütterliche Prognose

Es gibt kaum Berichte über das Auftreten in der Schwangerschaft. Bei der Minor-Form dürfte, im Gegensatz zur Major-Form, das Wohlbefinden nur gering beeinträchtigt sein.

#### Prognose für das Kind

Die Prognose des Kindes dürfte nur bei einer schwersten Allgemeinerkrankung der Mutter beeinträchtigt sein.

#### Prävention

Präventionsmaßnahmen gibt es nicht.

#### Betreuung der Schwangeren

Außer der dermatologischen Betreuung ist eine spezielle gynäkologisch-geburtshilfliche Überwachung nur bei einer starken Beeinträchtigung des mütterlichen Wohlbefindens notwendig.

#### Therapie

Die Literatur dazu ist sehr spärlich. Schwangerschaftsspezifische Gesichtspunkte für die Behandlung sind daraus nicht ersichtlich.

### Stevens-Johnson-Syndrom, toxische epidermale Nekrolyse (TEN)

Das Stevens-Johnson Syndrom und die toxische epidermale Nekrolyse (TEN, medikamentöses Lyell-Syndrom, Syndrom der verbrühten Haut), die häufig lebensbedrohlich sind und sich, z. B. im Rahmen einer Immundefizienz wie bei einer HIV-Erkrankung, manifestieren können, werden heute, aus Gründen einer anderen Ätiologie, nicht mehr dem Krankheitsbild Erythema multiforme zugeordnet. Ursache sind zu > 50 % allergische Reaktionen auf Medikamente. Andere Ursachen sind bakterielle oder virale Infektionen. Die Pathogenese ist nicht geklärt. Es kommt zur Nekrose von Keratinozyten. Es besteht ein schweres Krankheitsbild mit hohen Temperaturen massiver Beteiligung von Haut und Schleimhäuten (Erytheme mit atypischen Kokarden, schmerzhafte Blasen im Mund-, Rachen- und Genitalbereich und eine erosive Konjunktivitis). Die Letalität beträgt etwa 6 %, beim Übergang in eine toxische epidermale Nekrolyse etwa 25 %. Im Zusammenhang mit einer Schwangerschaft gibt es Einzelfallberichte. Die Prognose für Mutter und Kind sind in Abhängigkeit vom Schweregrad der mütterlichen Erkrankung schlecht.

### Erythema nodosum

#### Allgemeines/Hautmanifestationen

Es handelt sich um eine entzündliche Erkrankung der Subkutis mit Beteiligung der Kapillarwände und einer Knötchenbildung. Frauen sind häufiger als Männer betroffen. Insbesondere an den Streckseiten der Unterschenkel, am Knie und den Sprunggelenken treten unscharf begrenzte, hellrote und sehr schmerzempfindliche Knoten auf. Es handelt sich um eine allergische Reaktion auf sehr viele unterschiedliche Initiatoren, z. B. akute Sarkoidose, Infektionen mit Streptokokken, Chlamydien, Yersenien, Toxoplasmen, als Begleitsymptom von Darmerkrankungen (z. B. Morbus Crohn, Colitis ulcerosa) oder 2–3 Wochen nach Arzneimitteleinnahme (z. B. Sulfonamide, orale Kontrazeptiva). Die Hauterscheinungen heilen spontan ab.

#### Auswirkungen auf die Schwangerschaft und mütterliche Prognose

Die Schwangerschaft und der Schwangerschaftsverlauf sind durch das Auftreten der Hauterkrankung selbst nicht beeinträchtigt. Allerdings kann die zugrunde liegende Erkrankung die Mutter und die Prognose der Gravidität erheblich beeinträchtigen.

#### Prognose für das Kind

Die Prognose des Kindes hängt von der verursachenden Erkrankung ab.

#### Prävention

Eine Prävention ist nicht bekannt.

#### Betreuung der Schwangeren

Neben der dermatologischen Betreuung ist die geburtshilfliche von der zugrunde liegenden Grunderkrankung abhängig.

#### Therapie

Zur Behandlung des Erythema nodosum mit Dapson, Colchicin, TNF-α-Inhibitoren, nichtsteroidalen Antiphlogistika (NSAIDs) bzw. Hydroxychloroquin existieren keine Berichte für die Schwangerschaft (Acosta et al. 2013).

### Arzneimittelallergie

#### Allgemeines/Haumanifestationen

Bestimmte Substanzen führen zu einer Sensibilisierung und mittels T-Lymphozyten-Aktivierung und eventueller Antikörperbildung zu unterschiedlichen Krankheitsbildern mit Manifestationen an der Haut. Folgende Krankheitsbilder sind häufig: Urtikaria, Vaskulitis, Erythema nodosum, Erythema (exsudativum) multiforme, Stevens-Johnson-Syndrom und die toxische epidermale Nekrolyse. Urtikaria im Stadium III, Stevens-Johnson-Syndrom und die toxische epidermale Nekrolyse sind wie außerhalb der Schwangerschaft lebensbedrohliche Erkrankungen.

#### Auswirkungen auf die Schwangerschaft und mütterliche Prognose

Die Gefährdung der Mutter hängt von dem jeweiligen Krankheitsbild und dem klinischen Verlauf ab.

#### Prognose für das Kind

Das Kind ist indirekt durch die Schwere des Krankheitsbildes der Mutter beeinträchtigt.

#### Prävention

Die beste Prävention ist die Expositionsprophylaxe.

### Betreuung der Schwangeren

Sie ist abhängig von Krankheitsbild und der Schwere des Krankheitsverlaufs.

### Therapie

Absetzen des auslösenden Wirkstoffes hat oberste Priorität. Die Therapie der Arzneimittelallergie erfolgt wie außerhalb der Schwangerschaft.

## Zusammenfassung

- **Physiologische Veränderungen** der Haut in der Gravidität sind: Chloasma, Hyperpigmentierungen (Mamille, Nabel, Genitale, Axilla, Linea fusca, Narben), Striae distensae, Teleangiektasien, Spider Nävi, Palmarerythem, Gingivahyperplasie, Varikosis, Hämorrhoiden, vermehrte Aktivität der Hautdrüsen, volles Haar während der Schwangerschaft, gelegentlich Haarverlust postpartal (immer reversibel), Onychodystrophie, Onycholyse.
- **Schwangerschaftsdermatosen** sind Erkrankungen, die ausschließlich in der Schwangerschaft und postpartal auftreten. Im Einzelnen sind es: Pemphigoid gestationis (PG), polymorphe Schwangerschaftsdermatose (PEP/PUPP), atopische Schwangerschaftsdermatose (AEP, Erythem, Prurigo gestationis, pruriginöse Follikulitis), intrahepatische Cholestase (ICP).
- Nur die **Schwangerschaftscholestase** (1:50–5 000) kann Mutter und Kind schwer beeinträchtigen. In 10 % tritt ein Ikterus auf, begleitet von dunklem Urin und hellem Stuhl. Es besteht ein starker Pruritus. Das Allgemeinbefinden ist schlecht. Das Kind ist durch Frühgeburtlichkeit und intrauterinen Fruchttod sowie durch intrapartalen Distress gefährdet. Die perinatale Morbidität und Mortalität kann stark erhöht sein. Die wirksamste Therapie ist Ursodeoxycholsäure, die ab dem 2. Trimenon für die Schwangerschaft für diese Indikation zugelassen ist.
- **Pemphigoid gestationis** (1:10 000–50 000) kann bei einem schweren Verlauf zur vorzeitigen Wehentätigkeit und zur intrauterinen Retardierung führen. Außerdem treten gelegentlich beim Kind harmlose, vorübergehende, postpartale Effloreszenzen auf.
- Die **polymorphe Schwangerschaftsdermatose** (1:160–200) beginnt im 3. Trimenon oder post partum in Striae, heilt spontan ab. Das Kind ist nicht gefährdet.
- Die **atopische Schwangerschaftsdermatose** (1:5–20) tritt im Gegensatz zu den anderen Erkrankungen schon im 1. Trimenon, begleitet von einem starken Pruritus, auf. Die Prognose des Kindes wird nicht negativ beeinflusst.
- **Hauterkrankungen Varia:** Es handelt sich um Hauterkrankungen, die präexistent sind bzw. erstmalig in der Schwangerschaft auftreten oder um verschiedene Erkrankungen, die mit Hautbeteiligung einhergehen. Kurz dargestellt sind:
- **Infektionen:** Viren (Röteln, Varizellen, Masern, Ringelröteln, Aids/HIV, Herpes, Herpes zoster, Condylomata acuminata), Bakterien (Staphylokokken, Streptokokken, Borreliose, Aminkolpitis), Pilze (Candida), Parasiten (Trichomonaden).
- **Autoimmunerkrankungen:** Lupus erythematodes, Dermatomyositis, Sklerodermie, Panarteriitis/Periarteriitis nodosa, bullöse Autoimmunerkrankungen (Pemphigus vulgaris, bullöses Pemphigoid).

- **Verschiedene:** Akne, atopische Dermatitis, Urtikaria/Angioödem, Psoriasis, Impetigo herpetiformis, Erythema multiforme, Stevens-Johnson-Syndrom, toxische epidermale Nekrolyse, Erythema nodosum, Arzneimittelallergie.
- **Therapie**
  - **Lokale Therapie:** Die Anwendung der meisten Lokaltherapeutika ist, mit wenigen Ausnahmen, in der Schwangerschaft erlaubt. **Kontraindiziert** sind Retinoide, Dithranol, das Mitosegift Podophyllotoxin und Tetracycline sowie iodhaltige Desinfizienzien, da diese die fetale Schilddrüsenfunktion ab der 12. SSW beeinträchtigen.
  - **Mittel der Wahl** bei Antibiotika sind Erythromycin und Clindamycin, bei Antihistaminika bzw. Antipruriginosa Hydroxyzin, Dimetinden, Clemastin und Loratadin. Glucocorticoide sollten, besonders im 1. Trimenon nicht länger als 4 Wochen eingesetzt werden. Die Therapie großer Hautflächen (> 30 % der Körperoberfläche) sollte vermieden werden.
  - **Systemische Therapie:** Absolut kontraindiziert sind Retinoide und Methotrexat, da sie Fehlbildungen induzieren. Für viele Wirkstoffe gibt es relative Kontraindikationen. Die Indikation hängt vom Einzelfall ab.

## Literatur


Acosta KA, Haver MC, Kelly B. Etiology and therapeutic management of erythema nodosum during pregnancy: an update. Am J Clin Dermatol, 14(3): 215–22, 2013 Jun

Ambros-Rudolph CM. Dermatologische Therapie in der Schwangerschaft. Was ist zu beachten? hautnah dermatologie, 31 (2): 42–49, 2015

Ambros-Rudolph CM. Spezifische Schwangerschaftsdermatosen im Blick. Wenn Juckreiz die anderen Umstände vermiest. EXTRACTA gyn, 2: 7–10, 2011

Ambros-Rudolph CM, Müllegger RR, Vaughan-Jones SA, Kerl H, Black MM. The specific dermatoses of pregnancy revisited and reclassified: results of a retrospective two-center study on 505 pregnant patients. J Am Acad Dermatol, 54(3):395–404, 2006

Ambros-Rudolph CM, Pfeiffer C, Günther C. Schwangerschaft und Haut. Physiologische Hautveränderung oder Schwangerschaftsdermatose. Gynäkologie + geburtshilfe, 10, 36–44, 2009

Audisio T, Roca FC, Piatti C. Topical imiquimod therapy for external anogenital warts in pregnant women. Int J Gynaecol Obstet, 100(3): 275–6, 2008 Mar;

Auquier-Dunant A, Mockenhaupt M, Naldi L, Correia O, Schröder W, Roujeau JC. SCAR Study Group. Severe Cutaneous Adverse Reactions: Correlations between clinical patterns and causes of erythema multiforme majus, Stevens-Johnson syndrome, and toxic epidermal necrolysis: results of an international prospective study. Arch Dermatol, 138(8): 1019–24, 2002 Aug

Bae YS, Van Voorhees AS, Hsu S, Korman NJ, Lebwohl MG, Young M, Bebo B Jr, Kimball AB. National Psoriasis Foundation: Review of treatment options for psoriasis in pregnant or lactating women: from the Medical Board of the National Psoriasis Foundation. J Am Acad Dermatol, 67(3): 459–77, 2012 Sep

Bankhead C. AAD: Psoriasis Increases Pregnancy Risks (Stand: 2010). www.medpagetoday.com/Dermatology/Psoriasis/18962 (Zugriff: 25.08.2016)

Braunstein I, Werth V. Treatment of dermatologic connective tissue disease and autoimmune blistering disorders in pregnancy. Dermatol Ther, 26(4): 354–63, 2013

Caballero T, Farkas H, Bouillet L, Bowen T, Gompel A, Fagerberg C, Bjökander J, Bork K, Bygum A, Cicardi M, de Carolis C, Frank M, Gooi JH, Longhurst H, Martínez-Saguer I, Nielsen EW, Obtulowitz K, Perricone R, Prior N. C-1-INH Deficiency Working Group: International consensus and practical guidelines on the gynecologic and obstetric management of female patients with hereditary angioedema caused by C1 inhibitor deficiency. J Allergy Clin Immunol, 129(2): 308–20, 2012 Feb

Chopra S, Suri V, Bagga R, Thami MR, Sharma A, Bambery P. Autoimmune inflammatory myopathy in pregnancy. Medscape J Med, 10(1): 17, 2008 Jan 24

Ciavattini A, Tsiroglou D, Vichi M, Di Giuseppe J, Cecchi S, Tranquilli AL. Topical Imiquimod 5 % cream therapy for external anogenital warts in pregnant women: report of four cases and review of the literature. J Matern Fetal Neonatal Med, 25(7): 873–6, 2012 Jul

Conrad C, Gilliet M. Psoriasis: Was gibt es Neues, und was bringt die Zukunft? Swiss Medical Forum, 16(21): 462–468, 2016

Deutsche Dermatologischen Gesellschaft. S3-Leitlinie Therapie der Psoriasis vulgaris. AWMF-Register Nr. 013/001 (Stand 2011). www.awmf.org/uploads/tx_szleitlinien/013-001l_S3_Psoriasis_vulgaris_Therapie_01_abgelaufen.pdf (Zugriff: 25.08.2016, wird zurzeit überprüft)

Deutsche Gesellschaft für Allergologie und klinische Immunologie (DGAKI), Deutsche Dermatologische Gesellschaft (DDG). S3-Leitlinie Urtikaria, Teil 1: Klassifikation, Diagnostik und Therapie (Stand 2011). dgaki.de/wp-content/uploads/2010/05/Leitlinie-Urtikaria_Teil1_AJ_052011_20_249_58.pdf (Zugriff: 25.08.2016)

Doria A, Iaccarino L, Ghirardello A, Arienti S, Zampieri S, Rampudda ME, Tincani A, Todesco S. Rare autoimmune rheumatic illnesses during pregnancy. Systemic sclerosis, polymyositis/dermatomyositis and vasculitis. Z Rheumatol, 65(3): 200, 202–6, 208, 2006 May

Einarson A, Costei A, Kalra S, Rouleau M, Koren G. The use of topical 5 % imiquimod during pregnancy: a case series. Reprod Toxicol, 21(1): 1–2, 2006 Jan

Grunewald S, Jank A. New systemic agents in dermatology with respect to fertility, pregnancy, and lactation. J Dtsch Dermatol Ges, 13(4): 277–89, 2015 Apr

Huilaja L, Mäkikallio K, Sormunen R, Lohi J, Hurskainen T, Tasanen K. Gestational Pemphigoid: Placental Morphology and Function. Acta Derm Venereol, 2012 May 8. doi: 10.2340/00015555-1370 [Epub ahead of print]

Kaddour N, Snoussi M, Marzouk S, Frikha F, Jallouli M, Frigui M, Masmoudi H, Guermazi M, Bahloul Z. Pregnancy in dermatomyositis and polymyositis. Tunis Med, 90(8–9): 606–12, 2012 Aug-Sep

Kardos M, Levine D, Gürcan HM, Ahmed RA. Pemphigus vulgaris in pregnancy: analysis of current data on the management and outcomes. Obstet Gynecol Surv, 64(11): 739–49, 2009 Nov. doi: 10.1097/OGX.0b013e3181bea089

König C, Wirbelauer J, Zillikens D, Speer CP. Differenzialdiagnose einer papulösen Hauterkrankung des Neugeborenen: Pemphigoid gestationis. Z Geburtsh Neonatol, 208: 236–38, 2004.

Kolb-Mäurer A, Bröcker EB. Therapie von Hautkrankheiten in Schwangerschaft und Stillzeit. Gyn, 14: 2009

Koutroulis I, Papoutsis J, Kroumpouzos G. Atopic dermatitis in pregnancy: current status and challenges. Obstet Gynecol Surv, 66(10): 654–63, 2011 Oct. doi: 10.1097/OGX.0b013e31823a0908

Kurizky PS, Ferreira Cde C, Nogueira LS, Mota LM. Treatment of psoriasis and psoriatic arthritis during pregnancy and breastfeeding. An Bras Dermatol, 90(3): 367–75, 2015 May-Jun

Lima XT et al. Pregnancy outcomes in psoriasis: A retrospective analysis. AAD, 2010, Abstract P3308

Linardaki G, Cherouvim E, Goni G, Boki KA. Intravenous immunoglobulin treatment for pregnancy-associated dermatomyositis. Rheumatol Int, 31(1): 113–5, 2011 Jan

Lingk P, Herzinger T, Korting HC, Flaig MJ. Panarteriitis nodosa cutanea benigna unter dem Bild eine Livedo racemosa. In: Plewig G, Thomas P (Hrsg). Fortschritte der praktischen Dermatologie und Venerologie. Springer, 2006

Lu PD, Ralston J, Kamino H, Stein JA. Pemphigoid gestationis. Dermatol Online J, 16(11): 10, 2010 Nov 15

Maier T, Korting HC. Dermatika in der Schwangerschaft. Pharmazeutische Zeitung online (2006). www.pharmazeutische-zeitung.de/index.php?id=1107 (Zugriff: 25.08.2016)

Orfanos CE, Garbe C. Therapie der Hautkrankheiten 2. Aufl., Springer, 2002

Pagnoux C, Le Guern V, Goffinet F, Diot E, Limal N, Pannier E, Warzocha U, Tsatsaris V, Dhote R, Karras A, Cohen P, Damade R, Mouthon L, Guillevin

L. Pregnancies in systemic necrotizing vasculitides: report on 12 women and their 20 pregnancies. Rheumatology (Oxford), 50(5): 953–61, 2011 May. doi: 10.1093/rheumatology/keq421 [Epub 2010 Dec 22]

Pagnoux C, Mahendira D, Laskin CA. Fertility and pregnancy in vasculitis. Best Pract Res Clin Rheumatol, 27(1): 79–94, 2013 Feb

Patsatsi A, Theodoridis TD, Vavilis D, Tzevelekis V, Kyriakou A, Kalabalikis D, Sotiriadis D. Cyclosporine in the management of impetigo herpetiformis: a case report and review of the literature. Case Rep Dermatol, 5(1): 99–104, 2013 Mar 23. doi: 10.1159/000350564. [Print 2013 Jan]

Pelucchi C, Chatenoud L, Turati F, Galeone C, Moja L, Bach JF, La Vecchia C. Probiotics supplementation during pregnancy or infancy for the prevention of atopic dermatitis: a meta-analysis. Epidemiology, 23(3): 402–14, 2012 May. doi: 10.1097/EDE.0b013e31824d5da2

Pfaar O, Bachert C, Bufe A et al. S2k-Guideline on allergen-specific immunotherapy in IgE-mediated allergic diseases. Allergo J Int, 23: 282–319, 2014

Pfeiffer C, Günther C. Schwangerschaft und Haut. Physiologische Hautveränderung oder Schwangerschaftsdermatose. Gynäkologie + geburtshilfe, 10: 36–44, 2009

Reimer T. Rheumatologische Erkrankungen. In: Rath W, Friese KS (Hrsg). Erkrankungen in der Schwangerschaft. Thieme, Stuttgart 2005

Sävervall C, Sand FL, Thomsen SF: Dermatological diseases associated with pregnancy: Pemphigoid gestationis, polymorphic eruption of pregnancy, intrahepatic cholestasis of pregnancy, and atopic eruption of pregnancy. Dermatol Res Pract, 2015: 979635, 2015

Schröder CM, Merk HF. Hautveränderungen in der Schwangerschaft. In: Erkrankungen in der Schwangerschaft. Rath W, Friese K (Hrsg). Thieme, Stuttgart 2005

Shilad A, Predanic M, Perni SC, Houlihan C, Principe D. Human immunodeficiency virus, pregnancy, and Stevens-Johnson syndrome. Obstet Gynecol, 105(5 Pt 2): 1254–6, 2005 May

Smyth A, Oliveira GH, Lahr BD, Bailey KR, Norby SM, Garovic VD. A systematic review and meta-analysis of pregnancy outcomes in patients with systemic lupus erythematosus and lupus nephritis. Clin J Am Soc Nephrol, 5(11): 2060–8, 2010 Nov. doi: 10.2215/CJN.00240110 [Epub 2010 Aug 5]

Ständer S, Weisshaar E. Chronischer Pruritus. Eine interdisziplinäre, diagnostische und therapeutische Herausforderung. Dtsch Arztebl, 102, Heft 44: A 3026–3033, 2005

Strom K, Koziollek P. Hautveränderungen in der Schwangerschaft – Teil 1: Prävention kosmetisch störender Hautveränderungen – Striae distensae und Melasma. Gyn, 10: 2005

Taraborelli M, Ramoni V et al. Brief report: successful pregnancies but a higher risk of preterm births in patients with systemic sclerosis: an Italian multicenter study. Arthritis Rheum, 64(6):1970–7, 2012 Jun. doi: 10.1002/art.34350 [Epub 2011 Dec 28]

Tauscher AE, Fleischer AB Jr, Phelps KC, Feldman SR. Psoriasis and pregnancy. J Cutan Med Surg, 6(6):561–70, 2002 Nov-Dec. [Epub 2002 Oct 9]

Treudler R. Allergische Erkrankungen bei Schwangeren. Übersicht zu Diagnostik und Therapie. Hautarzt, 61(12): 1027–33, 2010 Dec

Weatherhead S, Robson SC, Reynolds NJ. Management of psoriasis in pregnancy. BMJ, 334(7605):1218–20, 2007 Jun 9

Wedi B, Wieczorek D, Raap U, Kapp A. Urticaria. J Dtsch Dermatol Ges, 12(11): 997–1007, 2014 Nov

Weisshaar E, Witteler R, Diepgen TL, Luger TA, Ständer S. Pruritus in der Schwangerschaft. Eine häufige diagnostische und therapeutische Herausforderung. Gynäkologie, 38: 153–166, 2005

Zanichelli A, Mansi M, Periti G: Icatibant exposure during pregnancy in a patient with hereditary angioedema. J Investig Allergol Clin Immunol 25(6): 447–9, 2015

Zuberbier T, Aberer W, Brockow K et al. Teil 2: Therapie der Urtikaria deutschsprachige Version der internationalen S3-Leitlinie (Stand 2011). Allergo J, 20: 259–76, 2011

# 20 Therapie von Schmerzen

Ungenügend behandelte Schmerzen können zu Depression und Angst führen; diese können sich auf das körperliche und psychische Wohlbefinden einer Frau auswirken und potenziell zu ungünstigen Wirkungen auf ihre Schwangerschaft führen (Kennedy 2011). Auch vor diesem Hintergrund sollen Schmerzen in der Schwangerschaft wirksam behandelt werden.

1. **Paracetamol** wird als Analgetikum der ersten Wahl für Schwangere angesehen. Gleichwohl sind in den letzten Jahren einige Fragen aufgetaucht, die an der völligen Unbedenklichkeit zweifeln lassen (▸Kap. 17.3.8 Therapie der Migräne und Friese et al. 2016) und gegen einen unkritischen Gebrauch sprechen. Ein praktisches Problem ist, dass die analgetische Wirksamkeit von Paracetamol begrenzt ist und daher für bestimmte Schmerzsituationen wie z. B. oft bei Rückenschmerzen nicht ausreicht.
2. Die **nichtsteroidalen Antiphlogistika** (NSAR) Ibuprofen oder Diclofenac kommen in zweiter Linie in Betracht. Frauen, die versuchen, schwanger zu werden, sollten NSAR vermeiden, weil in verschiedenen Tiermodellen die Implantation der Blastozyste behindert wurde (Briggs et al. 2011). NSAR sollten im 3. Trimenon gemieden werden, da aus der Hemmung der Prostaglandinsynthese eine Konstriktion des kindlichen Ductus arteriosus und persistierende pulmonale Hypertonie resultieren können; auch Wehenhemmung und Verlängerung der Schwangerschaft sind möglich (Briggs et al. 2011).

Inkonsistent sind die Studienergebnisse zu der Frage, ob die Häufigkeit von Spontanaborten nach fetaler NSAR-Exposition erhöht ist. Keine solche Risikoerhöhung (mit der möglichen Ausnahme von Indometacin) wurde in einer großen israelischen Kohortenstudie gefunden (Daniel et al. 2014). Dagegen ergaben zwei andere Kohortenstudien ein erhöhtes Risiko (Nakhai-Pour et al. 2011; Li et al. 2003). Die Assoziation war stärker ausgeprägt, wenn die erste Verwendung um die Zeit der Konzeption stattfand, und wenn der Gebrauch länger als eine Woche dauerte (Li et al. 2003). Eine Studie, die Daten aus dem dänischen Geburtsregister sowie Verschreibungen zusammenführte, fand keinen Zusammenhang zwischen der Verwendung von NSAR in der Schwangerschaft und dem Risiko für angeborene Missbildungen, niedrigem Geburtsgewicht und Frühgeburt, jedoch eine signifikante Assoziation mit Fehlgeburten (Nielsen et al. 2001).

NSAR-Exposition in den ersten 12 Wochen der Schwangerschaft scheint nicht mit einem erhöhten Risiko für ausgewählte Geburtsdefekte assoziiert zu sein (Nielsen et al. 2001). Allerdings ließ in der entsprechenden prospektiven Kohortenstudie die für die einzelnen Kategorien zu geringe Fallzahl den Ausschluss spezifischer

Geburtsdefekte bei NSAR exponierten Kindern nicht zu (van Gelder et al. 2011).

Die Auswirkungen der Verwendung verschiedener NSAR (hier: Ibuprofen, Diclofenac, Naproxen, Piroxicam) auf den Schwangerschaftsausgang wurden in einer prospektiven Kohortenstudie aus Norwegen untersucht (Nezvalová-Henriksen et al. 2013). Kein negativer Effekt auf das Überleben des Kindes, angeborene Missbildungen oder strukturelle Herzanomalien wurden gefunden. Die Verwendung von Ibuprofen im 2. Trimenon war signifikant mit niedrigem Geburtsgewicht assoziiert (adjustierte Odds Ratio 1,7). Diese Assoziation könnte teilweise durch die zugrunde liegenden entzündlichen Erkrankungen der Mutter bedingt sein und lag beruhigenderweise im erwarteten Bereich des Grundrisikos für niedriges Geburtsgewicht. Die Ibuprofen-Verwendung im 2. und 3. Trimenon war signifikant mit Asthma bei 18 Monate alten Kindern assoziiert (adjustierte Odds Ratio 1,5). Wie bei Ibuprofen war auch die Verwendung von Diclofenac im 2. Trimenon signifikant mit niedrigem Geburtsgewicht assoziiert (adjustierte Odds Ratio 3,1); die Verwendung von Diclofenac im 3. Trimenon war außerdem signifikant mit mütterlicher Vaginalblutung assoziiert (adjustierte Odds Ratio 1,8). Es wurden keine Assoziationen mit anderen neonatalen Komplikationen gefunden. Das Fehlen eines erhöhten Missbildungsrisikos in dieser Studie ist beruhigend (Nezvalová-Henriksen et al. 2013).

Zusammenfassend kann zu NSAR derzeit festgestellt werden (Bermas 2014; Flint et al. 2016), dass sie

- während eines Konzeptionszyklus gemieden werden sollten,
- im 1. Trimenon mit Zurückhaltung verwendet werden sollten,
- im 2. Trimenon gut vertragen werden,
- nach der 30. Schwangerschaftswoche abgesetzt werden sollten.

Unzureichend sind die Daten zur Sicherheit von selektiven Cyclooxygenase-2-Inhibitoren (COX-2-Hemmer, „Coxibe") wie z. B. Celecoxib, und auch von Metamizol (Novaminsulfon) oder Flupirtin in der Schwangerschaft. Diese Mittel werden für Schwangere nicht empfohlen.

3. In dritter Linie zur Schmerzbehandlung kommen **Opiate** (Codein oder andere), z. B. zusätzlich zu Paracetamol oder einem NSAR, mit bestimmten Einschränkungen in Betracht.

Eine Untersuchung zur Verwendung von Opiaten im Zeitraum zwischen einem Monat vor Konzeption und dem 1. Trimenon ergab eine etwa Verdopplung des Risikos für bestimmte kardiale Defekte, Spina bifida bzw. Gastroschisis beim Neugeborenen (Broussard et al. 2011). Demgegenüber wurden in einer anderen Datenanalyse keine Auswirkungen mütterlicher Codein-Verwendung auf Überleben bzw. angeborene Missbildungen des Neugeborenen gefunden (Nezvalová-Henriksen et al. 2011). Allerdings fand sich in dieser Studie eine signifikante Assoziation mit erhöhtem Risiko für eine erforderliche elektive und notfallmäßige Sectio caesarea sowie für postpartale Blutung. Ob eine Kausalbeziehung zur Codein-Verwendung besteht, bedarf noch der Klärung. Die Fachinformation weist darauf hin, dass während der Schwangerschaft insbesondere während der ersten drei Monate Codein nur nach strenger Indikationsstellung und sorgfältiger Nutzen-Risiko-Abwägung angewendet werden darf. Bei nahender Geburt oder drohender Frühgeburt ist eine Anwendung von Codeintropfen kontraindiziert (Fachinformation Stand Juni 2015). Frauen mit persistierenden Schmerzen, die hohe Opiat-Dosen benötigen, sollten möglichst vor der Schwangerschaft Rat zur Optimierung der Schmerztherapie einholen, z. B. zu einer möglichen Opiat-Dosisreduktion mit Hilfe anderer Mittel (Kennedy 2011).

Die Verwendung von Tramadol ist mit Schwangerschaft kompatibel, obwohl hochwertige Studien zur Sicherheit fehlen (Flint et al. 2016).

Die Hauptbedenken zu Opiaten beziehen sich auf das Entzugssyndrom beim Neugeborenen (**neonatal abstinence syndrome**, NAS). Eine entsprechende Nachbeobachtung des Neugeborenen ist erforderlich (Kennedy 2011; Volkow 2016). Das NAS kann bei allen Opiaten vorkommen, auch z. B. bei Tramadol (Hartenstein et al. 2010).

Codein wird durch CYP2D6 zu Morphin bioaktiviert (Crews et al. 2014). In einem aufsehenerregenden Fall kam es zu einer tödlich verlaufenen Morphinvergiftung eines Neugeborenen, dessen Mutter zur Schmerzbehandlung Codein verwendet, als **ultrarapid metabolizer** (UM) von CYP2D6 offenbar große Mengen von Morphin gebildet und über die Brustmilch zum Säugling übertragen hatte (Koren et al. 2006). Der CYP2D6-UM-Genotyp besteht bei 1–2 % der Bevölkerung, ist aber im individuellen Fall meist unbekannt. Deswegen darf Codein während der Stillzeit nicht angewendet werden (Fachinformation Stand Juni 2015).

Weitere Informationen zur Therapie von Schmerzen finden sich in ▸ Kap. 17.4.8 und in ▸ Kap. 17.3.8 (Kopfschmerzen und Migräne).

**Schmerzen – Möglichkeiten in der Selbstmedikation**

Analgetika und NSAR zur Selbstmedikation von Schmerzen und Entzündungen stellen bekanntlich eines der größten und wichtigsten Beratungsthemen in der Apotheke überhaupt dar. Entsprechend häufig haben es Apotheker im HV auch mit Schwangeren zu tun, die gegen ihre Kopf-, Zahn- oder sonstigen Schmerzen ein analgetisch oder antiphlogistisch wirksames Präparat benötigen. Dank des langjährigen und breiten Einsatzes von Analgetika bzw. NSAR während der Schwangerschaft steht hierzu in der Literatur inzwischen ein großer Pool an wissenschaftlich abgesicherten Daten zur Verfügung. Was für den praktisch tätigen Apotheker dabei besonders hilfreich ist: Die Literaturangaben sind bei dieser Präparategruppe hinsichtlich der Priorität der Empfehlung für Schwangere und Stillende relativ kongruent. Zudem ist die Anzahl an Wirkstoffen, die aus pharmazeutisch-wissenschaftlicher Sicht in Schwangerschaft und Stillzeit einsetzbar sind, vergleichsweise groß. Dennoch stößt man in vielen Gebrauchsinformationen auf einschränkende und für Laien verunsichernde Formulierungen. Diese sollten gegenüber der Kundin auf Basis des aktuellen wissenschaftlichen Kenntnisstandes sachlich fundiert und fachlich korrekt erläutert werden.

**Paracetamol** ist für Schwangere das Analgetikum und Antipyretikum der 1. Wahl. Liegt keine Kontraindikation vor (z. B. Leber- oder Niereninsuffizienz), sollte Paracetamol in der Schwangerschaft anderen Analgetika vorgezogen werden. Unter Beachtung der üblichen Dosierungsspanne kann Paracetamol in jeder Schwangerschaftsphase eingesetzt werden. Zwar wurden in den letzten Jahren gelegentlich toxische Effekte auf das Ungeborene diskutiert (z. B. Kryptorchismus, erhöhtes Asthmarisiko, Hyperaktivität), jedoch nicht bestätigt. Die bisher dazu vorliegenden Studien sind widersprüchlich und beruhen auf kleinen Fallzahlen bzw. grenzwertiger Signifikanz.

In den Gebrauchsinformationen von paracetamolhaltigen Präparaten wird für die Einnahme während der Schwangerschaft eine strenge Nutzen-Risiko-Abwägung gefordert (z. B. ben-u-ron® 500 mg Tabletten, Paracetamol-ratiopharm® 500 mg Tabletten). Außerdem sollte die Anwendung nicht über längere Zeit, nicht in hohen Dosen und nicht in Kombination mit anderen Arzneimitteln erfolgen.

Auch während der Stillzeit sind für Paracetamol keine Hinweise auf Unverträglichkeiten beim Säugling bekannt. Der Wirkstoff ist daher neben Ibuprofen das Analgetikum der Wahl für die Stillzeit. Die Gebrauchsinformationen (z. B. Paracetamol-CT 500 mg Tabletten, Paracetamol Stada® 500 mg Tabletten) weisen darauf hin, dass Paracetamol zwar in die Muttermilch übergeht, jedoch keine nachteiligen Folgen für den Säugling bekannt sind, sodass keine Stillunterbrechung notwendig ist.

Das NSAR **Ibuprofen** ist den anderen NSAR während der Schwangerschaft vorzuziehen. Es liegen für die Einnahme im 1. Trimenon keine stichhaltigen Hinweise auf teratogene Effekte vor. Gegen Ende der Schwangerschaft kann Ibuprofen wie andere NSAR beim Feten zum vorzeitigen Verschluss der Lungenumgehungsarterie (Ductus arterius Botalli) und zu Nierenfunktionsstörungen führen sowie unter der Geburt tokolytisch wirken. Einschlägige Literaturquellen sehen Ibuprofen nach Paracetamol in den beiden ersten Schwangerschaftsdritteln als Analgetikum der Wahl und als NASR der 1. Wahl. Die Einnahme im 3. Trimenon wird aber wie bei allen NSAR als kontraindiziert bezeichnet. Während der Stillzeit gilt Ibuprofen zusammen mit Paracetamol als Mittel der Wahl. Die Formulierungen in den Gebrauchsinformationen gängiger Ibuprofen-Fertigpräparate (z. B. Dolormin® extra, Ibu-ratiopharm® 400 mg akut, Tispol® Ibu-DD) fallen dennoch recht restriktiv aus: „... im ersten und zweiten Schwangerschaftsdrittel nur nach Rücksprache mit dem Arzt. Im letzten Drittel darf das Präparat wegen erhöhten Risikos von Komplikationen ... nicht angewendet werden ... bei kurzfristiger Einnahme eine Unterbrechung des Stillens ... nicht erforderlich ... längere Einnahme höherer Dosen ... sollte jedoch frühzeitiges Abstillen erwogen werden."

**Acetylsalicylsäure (ASS)** gilt in der Schwangerschaft als Analgetikum bzw. NSAR der 2. Wahl. Es steht in der Empfehlung somit klar hinter Paracetamol und Ibuprofen. Manche Autoren sehen den kurzfristigen ASS-Einsatz in Normaldosierung während der ganzen Schwangerschaft als vertretbar. Andere lehnen die Einnahme wegen des möglichen vorzeitigen Ductus-arteriosus-Verschlusses, der tokolytischen und blutungsverlängernden Wirkung jedoch ab, insbesondere im 3. Trimenon. Eine Low-dose-Behandlung (bis zu 300 mg/d) gilt dagegen während der ganzen Schwangerschaft als unproblematisch. Die gelegentliche Einnahme durch Stillende wird in der Literatur meist als vertretbar bezeichnet.
Laut Gebrauchsinformationen gängiger ASS-Fertigpräparate (z. B. Aspirin®, ASS + C-ratiopharm®) sollte im 1. und 2. Trimenon keine Einnahme erfolgen bzw. vorher ein Arzt befragt werden. Die Einnahme im 3. Trimenon sowie vor und während der Geburt darf wegen eines erhöhten Komplikationsrisikos für Mutter und Kind nicht erfolgen. In der Stillzeit ist die gelegentliche Einnahme üblicher Dosen möglich. Bei längerer Einnahme, insbesondere höherer Dosen, sollte jedoch abgestillt werden.
Für die Einnahme von **Diclofenac** im 1. Trimenon gibt es gemäß wissenschaftlicher Literatur keine Hinweise auf ein erhöhtes Fehlbildungsrisiko. Seine Einnahme wird als in den ersten zwei Schwangerschaftsdritteln für möglich eingestuft. Im letzten Trimenon kann Diclofenac wie andere NSAR beim Fetus zum vorzeitigen Verschluss des Ductus arteriosus Botalli führen und die fetale Nierenfunktion hemmen. Diclofenac rangiert somit in der NSAR-Empfehlungshierarchie während der Schwangerschaft ebenso wie ASS hinter Ibuprofen.
Entsprechendes gilt für die Stillzeit, in der die gelegentliche Einnahme von Diclofenac zwar als akzeptabel gilt, jedoch Ibuprofen als NSAR der Wahl vorzuziehen ist.
Laut Gebrauchsinformation rezeptfreier Fertigarzneimittel (z. B. Voltaren® Dolo Extra 25 mg) darf Diclofenac in den ersten beiden Schwangerschaftsdritteln nur nach Rücksprache mit dem Arzt und im letzten Drittel wegen erhöhtem Komplikationsrisiko nicht angewendet werden. Da Diclofenac in geringen Mengen in die Muttermilch übergeht, sollte bei längerer Anwendung und höheren Dosierungen das Abstillen erwogen werden. Bei kurzfristiger Einnahme ist eine Unterbrechung des Stillens in der Regel nicht nötig.
Für **Naproxen** ist die Datenlage in der Literatur qualitativ ähnlich wie für Diclofenac: In bisherigen Untersuchungen zeigte sich kein eindeutiger Zusammenhang zwischen der Einnahme im 1. Trimenon und einem erhöhten Fehlbildungsrisiko. Im letzten Trimenon ist Naproxen wie die anderen NSAR wegen der Gefahr des vorzeitigen Verschlusses des Ductus arteriosus beim Fetus kontraindiziert. Wegen der umfangreicheren Datenlage sollten in der Schwangerschaft jedoch Ibuprofen und

Diclofenac bevorzugt werden. In der Packungsbeilage Naproxen-haltiger OTC-Arzneimittel (z. B. Dolormin® für Frauen) wird die Anwendung in den ersten beiden Schwangerschaftsdritteln nur nach Rücksprache mit einem Arzt und im letzten Trimenon gar nicht erlaubt.
Zur regelmäßigen Anwendung in der Stillzeit liegen zu Naproxen keine ausreichenden Erfahrungen vor. Wegen seiner gegenüber Diclofenac längeren Halbwertszeit ist die Einnahme von Naproxen jedoch in der Praxis schwieriger zu handhaben. In der Empfehlung ist Ibuprofen vorzuziehen. Entsprechend findet man in Gebrauchsinformationen (z. B. Dolormin® für Frauen) den Hinweis, dass die Anwendung in der Stillzeit vorsichtshalber unterbleiben sollte.
In der Beratung von Schwangeren mit Schmerzsymptomatik sollten in der Apotheke Monopräparate bevorzugt werden. Ein **Koffeinzusatz** ist aus medizinisch-wissenschaftlicher Sicht jedoch kein Ausschlusskriterium, zumal ein Kaffeegenuss entsprechend einer Koffeinzufuhr von bis ca. 300 mg pro Tag in der Schwangerschaft als akzeptabel gilt. Zwar ist Koffein plazentagängig und kann dosisabhängig die Atem- und Herzfrequenz des Feten erhöhen, dauerhafte negative Folgen für das Ungeborene sind jedoch nach bisherigen Erkenntnissen nicht zu erwarten. Dennoch plädieren manche Autoren dafür, in der Frühschwangerschaft eine Koffeinzufuhr jeglicher Art zu vermeiden und ab der 13. Schwangerschaftswoche einen moderaten Konsum von maximal 300 mg Koffein pro Tag (entsprechend 3 Tassen Kaffee oder 6 Tassen Tee) nicht zu überschreiten. Gleiches gilt für die Stillzeit.
Obwohl gegen die bestimmungsgemäße lokale Anwendung **topischer NSAR-Zubereitungen** in der Schwangerschaft aus pharmazeutisch-medzinischer Sicht wegen der geringen Resorptionsrate der Wirkstoffe kaum etwas spricht, wird in mehreren Literaturstellen sowie in vielen Gebrauchsinformationen davon abgeraten, insbesondere im 3. Trimenon (z. B. Diclac® Schmerzgel, doc® Ibuprofen Schmerzgel, Indo Top-ratiopharm® Spray, Voltaren® Schmerzgel). Um einen direkten Kontakt mit dem Säugling auszuschließen, dürfen topische NSAR-Zubereitungen während der Stillzeit nicht im Brustbereich angewendet werden.
Praxistipp: **topische Pfefferminzöl-Zubereitungen** (z. B. Euminz®) können in Schwangerschaft und Stillzeit laut Gebrauchsinformation „nach Rücksprache mit Arzt oder Apotheker" auf Stirn und Schläfen bei Kopfweh angewendet werden.
Arzneimittel mit **anderen Wirkstoffen, Phytotherapeutika sowie Arzneimittel der homöopathischen oder anthroposophischen Medizin** gegen Schmerzen und Entzündungen bieten in der Beratung von Schwangeren und Stillenden wenig Handlungsspielraum. So wird in den Gebrauchsinformationen folgender, sonst im HV gängiger OTC-Fertigpräparate vom Einsatz in Schwangerschaft und Stillzeit generell abgeraten oder die Anwendung so stark eingeschränkt, dass ihre Empfehlung durch den Apotheker in der Selbstmedikation sehr erschwert wird: Finalgon® CPD Wärmecreme, Kytta® Schmerzsalbe, Teufelskralle-ratiopharm® Tableten, Traumaplant®, Traumeel® Creme und Tabletten, Wobenzym Plus.



## Zusammenfassung

- Schmerzen können auch während der Schwangerschaft behandelt werden.
- Insgesamt steht die Anwendung angemessener Dosen der herkömmlichen Analgetika nicht mit einer relevant erhöhten Inzidenz von Geburtsdefekten in Verbindung.
- Die Verwendung von NSAR im dritten Trimenon wird nicht empfohlen.
- Für Opiate gelten gewisse Einschränkungen.

## Literatur


Bermas BL. Non-steroidal anti inflammatory drugs, glucocorticoids and disease modifying anti-rheumatic drugs for the management of rheumatoid arthritis before and during pregnancy. Curr Opin Rheumatol, 26(3): 334–40, 2014

Briggs GG, Freeman RK, Yaffe SJ. Drugs in Pregnancy and Lactation. 9th edition, Wolters Kluwer, Lippincott Williams & Wilkins, Philadelphia 2011

Broussard CS, Rasmussen SA, Reefhuis J, Friedman JM, Jann MW, Riehle-Colarusso T, Honein MA. National Birth Defects Prevention Study: Maternal treatment with opioid analgesics and risk for birth defects. Am J Obstet Gynecol, 204(4): 314.e1–11, 2011

Crews KR, Gaedigk A, Dunnenberger HM, Leeder JS, Klein TE, Caudle KE, Haidar CE, Shen DD, Callaghan JT, Sadhasivam S, Prows CA, Kharasch ED, Skaar TC. Clinical Pharmacogenetics Implementation Consortium: Clinical Pharmacogenetics Implementation Consortium guidelines for cytochrome P450 2D6 genotype and codeine therapy: 2014 update. Clin Pharmacol Ther, 95(4): 376–82, 2014

Daniel S, Koren G, Lunenfeld E, Bilenko N, Ratzon R, Levy A. Fetal exposure to nonsteroidal anti-inflammatory drugs and spontaneous abortions. CMAJ, 186(5): E177–82, 2014

Flint J, Panchal S, Hurrell A, van de Venne M, Gayed M, Schreiber K, Arthanari S, Cunningham J, Flanders L, Moore L, Crossley A, Purushotham N, Desai A, Piper M, Nisar M, Khamashta M, Williams D, Gordon C, Giles I. BSR and BHPR Standards, Guidelines and Audit Working Group: BSR and BHPR guideline on prescribing drugs in pregnancy and breastfeeding-Part II: analgesics and other drugs used in rheumatology practice. Rheumatology (Oxford), pii: kev405, 2016 Jan 10. [Epub ahead of print]

Friese K, Mörike K, Neumann G, Windorfer A. Arzneimittel in der Schwangerschaft und Stillzeit. 8. Aufl., Wissenschaftliche Verlagsgesellschaft Stuttgart, 2016

Hartenstein S, Proquitté H, Bauer S, Bamberg C, Roehr CC. Neonatal abstinence syndrome (NAS) after intrauterine exposure to tramadol. J Perinat Med, 38(6): 695–6, 2010

Kennedy D. Analgesics and pain relief in pregnancy and breastfeeding. Australian Prescriber, 34(1): 8–10, 2011

Koren G, Cairns J, Chitayat D, Gaedigk A, Leeder SJ. Pharmacogenetics of morphine poisoning in a breastfed neonate of a codeine-prescribed mother. Lancet, 368(9536): 704, 2006

Li DK, Liu L, Odouli R. Exposure to non-steroidal anti-inflammatory drugs during pregnancy and risk of miscarriage: population based cohort study. BMJ, 327: 368–72, 2003

Nakhai-Pour HR, Broy P, Sheehy O, Bérard A. Use of nonaspirin nonsteroidal anti-inflammatory drugs during pregnancy and the risk of spontaneous abortion. CMAJ, 183(15): 1713–20, 2011

Nezvalová-Henriksen K, Spigset O, Nordeng H. Effects of codeine on pregnancy outcome: results from a large population-based cohort study. Eur J Clin Pharmacol, 67(12): 1253–61, 2011

Nezvalová-Henriksen K, Spigset O, Nordeng H. Effects of ibuprofen, diclofenac, naproxen, and piroxicam on the course of pregnancy and pregnancy outcome: a prospective cohort study. BJOG, 120(8): 948–59, 2013

Nielsen GL, SØrensen HT, Larsen H, Pedersen L. Risk of adverse birth outcome and miscarriage in pregnant users of non-steroidal anti-inflammatory drugs: population based observational study and case-control study. BMJ, 322: 266–270, 2001

van Gelder MMHJ, Roeleveld N, Nordeng H. Exposure to non-steroidal anti-inflammatory drugs during pregnancy and the risk of selected birth defects: a prospective cohort study. PLoS One, 6(7): e22174, 2011

Volkow ND. Opioids in pregnancy. BMJ; 352: i19, 2016

# 21 Therapie von Schlafstörungen

Das Symptom Schlafstörungen stellt allgemein eine Herausforderung für die Differenzialdiagnostik und damit auch die Differenzialtherapie dar. Für die Schwangerschaft kommen spezifische Gesichtspunkte insofern hinzu, als es Besonderheiten bei den Schlafstörungen auslösenden oder begünstigenden Grundproblemen gibt.

Bei einigen Begleitproblemen bestehen, wie neuere Untersuchungen ergeben haben, Beziehungen unterschiedlicher Ausprägung zu Schlafstörungen. Ob bzw. inwieweit diese Beziehungen zu Schlafstörungen jedoch kausaler Natur sind, ist derzeit oft unklar, wäre aber auf der Suche nach einer möglichst kausalen Therapie bedeutsam. Ein solches Problem stellt z. B. das Restless-Legs-Syndrom (RLS, Willis-Ekbom-Erkrankung) dar.

Allgemein, d. h. nicht speziell bei Schwangeren, können nach einer aktuellen US-amerikanischen Praxisleitlinie Schlafstörungen (Qaseem et al. 2016) mit Psychotherapie, Pharmakotherapie oder einer Kombination beider behandelt werden. Die Leitlinie empfiehlt für alle Erwachsenen eine kognitive Verhaltenstherapie als initiale Behandlung für chronische Insomnie. Ist diese Verhaltenstherapie erfolglos, wird eine gemeinsame Entscheidungsfindung empfohlen, die eine Diskussion des Nutzens, der Risiken und der Kosten einer kurzzeitigen Arzneimittelanwendung einschließt. Damit soll eine Entscheidung erreicht werden, ob eine Pharmakotherapie hinzugefügt werden soll. Der Empfehlungsgrad der letzteren Empfehlung ist schwach und die Qualität der Evidenz niedrig (Qaseem et al. 2016).

Die Pharmakotherapie Erwachsener mit chronischer Insomnie umfasst in den USA die Mittel, die von der Zulassungsbehörde FDA dafür derzeit zugelassen sind: Benzodiazepine (Triazolam, Estazolam, Temazepam, Flurazepam und Quazepam); Nichtbenzodiazepin-Hypnotika (Zaleplon, Zolpidem und Eszopiclon), der kürzlich zugelassenen Orexin-Antagonist Suvorexant, der Melatoninrezeptor-Agonist Ramelteon und das Antidepressivum Doxepin. Hinzu kommt der Off-Label-Gebrauch von Mitteln wie anderen Antidepressiva, Antihistaminika und Antipsychotika sowie Melatonin (Qaseem et al. 2016). In Deutschland sind Suvorexant und Ramelteon derzeit nicht auf dem Markt, die sedierend wirkenden Antidepressiva Doxepin und Mirtazapin haben laut Fachinformation kein zugelassenes Anwendungsgebiet Schlafstörungen; Diphenhydramin ist hierzulande zur Kurzzeitbehandlung von Schlafstörungen zugelassen, ebenfalls Melatonin in Monotherapie (allerdings bei Patienten ab 55 Jahren). Dies ist die Situation unabhängig von der Schwangerschaft.

Schwangere sollten Sedativa/Hypnotika meiden (Masters 2014). Diese klare Empfehlung ist insofern begründet, als damit einige potenzielle Probleme umgangen werden, die mit diesen

Wirkstoffen in der Schwangerschaft auftreten können. Dazu gehören in erster Linie Anpassungsstörungen beim Neugeborenen, wenn diese Mittel im 3. Trimenon bzw. bis zur Geburt verwendet werden. Außerdem ist, wie auch außerhalb der Schwangerschaft, vor allem das Abhängigkeitspotenzial für die Mutter zu bedenken. Die mütterliche Verwendung von Benzodiazepinen bzw. hypnotischen Benzodiazepinrezeptoragonisten (HBRA; 'Z-drugs' wie Zolpidem, Zopiclon und Zaleplon) kann das Risiko für Frühgeburt und niedriges Geburtsgewicht erhöhen (Wikner et al. 2007). Die Wirkungen von Benzodiazepinen auf dem menschlichen Embryo und Fetus werden kontrovers beurteilt (Briggs et al. 2011). Eine relevante Erhöhung des Missbildungsrisikos geht von HBRAs offenbar nicht aus (Wikner et al. 2011; Wang et al. 2010; Okun et al. 2015; Ban et al. 2014).

Als Alternative für Hypnotika/Sedativa kommen, wenn eine medikamentöse Behandlung unumgänglich ist, ältere (sedierend wirkende) Antihistaminika wie Doxylamin oder Diphenhydramin in Betracht. Ungünstig bei diesen Mitteln sind wie auch außerhalb der Schwangerschaft die lange Wirkdauer (sie dauert in den folgenden Tag hinein und kann z. B. die Verkehrstüchtigkeit beeinträchtigen) und die anticholinergen Nebenwirkungen (z. B. Mundtrockenheit und Obstipation). Das trifft auch für sedierend wirkende trizyklische Antidepressiva wie Trimipramin zu.

Für Mirtazapin, das (off Label) auch für die Behandlung von Schlafstörungen bisweilen verwendet wird, reichen die Daten zur Sicherheit in der Schwangerschaft noch nicht aus; ein erhöhtes Missbildungsrisiko scheint diesem Wirkstoff nicht zuzukommen (Smit et al. 2016).

Das Restless-Legs-Syndrom (RLS, Willis-Ekbom-Erkrankung) ist eine spezielle Ursache für Schlafstörungen. Es tritt bei 8–30 % im Verlauf der Schwangerschaft, und damit deutlich häufiger als in der allgemeinen Bevölkerung, auf (Kallweit, Bassetti 2014). Das RLS ist besonders häufig im 3. Trimenon und neigt zu dramatischer Besserung nach der Entbindung (Pavlova, Sheikh 2011; Prosperetti, Manconi 2015). Es wird in der Schwangerschaft zu wenig diagnostiziert (Policiano et al. 2014). Das RLS in der Schwangerschaft ist offenbar mit erhöhtem Risiko für Komplikationen wie Präeklampsie und erhöhter Inzidenz von Sectio caesarea behaftet (Gupta et al. 2016). Unabhängig von der Schwangerschaft ist für das RLS zusätzlich von Bedeutung, dass auch die Verwendung bestimmter Arzneimittel mit seiner Entstehung in Verbindung stehen können. In einer Untersuchung zu möglichen RLS-Auslösern standen Escitalopram, Fluoxetin, Levodopa/Carbidopa, Pergolid, L-Thyroxin, Mianserin, Mirtazapin, Olanzapin und Tramadol an der Spitze der Liste (Hoque, Chesson 2010). Auf dieser Liste befinden sich erstaunlicherweise mit Levodopa und einem Dopaminagonisten zwei potenzielle Mittel zur Behandlung eines RLS sowie mit Mirtazapin ein sedierend wirkendes Mittel. Zum Management eines RLS kann daher das Ab- bzw. Ersetzen eines potenziellen Auslösers gehören.

Die orale Zufuhr von Eisen kann für die Behandlung des RLS in der Schwangerschaft in Betracht kommen, wenn die Serumferritinkonzentration unter 75 µg/l beträgt (Picchietti et al. 2015). Denn Störungen der Serumeisenkonzentration können eine Rolle bei der Pathophysiologie des sekundären RLS bei Schwangern spielen (Minár et al. 2015). Andere Autoren verneinen eine Rolle von Ferritin bei der Pathophysiologie des RLS in der Schwangerschaft (Hübner et al. 2013).

Eine Standardmedikation für die Behandlung des RLS in der Schwangerschaft ist nicht etabliert (Srivanitchapoom et al. 2014). Eine Serie von insgesamt 59 beobachteten Schwangerschaften mit medikamentöser Therapie eines RLS ergab erste Daten zu Dopaminergika in dieser Indikation; darin fand sich kein Anhalt für ein erhöhtes Missbildungsrisiko oder andere ungünstige Schwangerschaftsausgänge durch Levodopa oder Pramipexol (Dostal et al. 2013). Für die Behandlung des M. Parkinson werden üblicherweise höhere Dosen von Dopaminergika als bei RLS verwendet (Trenkwalder 2013), sodass die genannten Befunde nicht ohne Weiteres auf Parkinson-Patientinnen übertragen werden können.

**Schlafstörungen – Möglichkeiten in der Selbstmedikation**

Beim Beratungsthema „Schlafstörungen in der Schwangerschaft" sind die von der Contergan®-Kastastrophe ausgelösten Ängste noch besonders präsent. Schließlich war dieses Präparat Ende der 1950er Jahre Schwangeren als rezeptfreies Schlaf- und Beruhigungsmittel empfohlen worden. Heute besteht in der Apotheke bei der Beratung von Schwangeren mit Schlafstörungen das Problem vielmehr darin, dass die pharmazeutischen Unternehmer so gut wie alle OTC-Präparate durch entsprechende Kontraindikationsformulierungen der Selbstmedikation sicherheitshalber vorenthalten. Dabei sind die aktuelle wissenschaftliche Datenlage und die klinische Erfahrung mit vielen Wirkstoffen relativ gut und sicher. Weil erfahrungsgemäß trotz intensiver Aufklärung über diese Hintergründe bei vielen Kundinnen Skepsis und Unsicherheit bestehen bleiben, reduzieren sich die Selbstbehandlungsoption von Schlafstörungen in der Schwangerschaft meist auf nichtmedikamentöse Maßnahmen.

Bei der Beratung von Schwangeren, die wegen Schlafproblemen Rat in der Apotheke suchen, stehen **Tipps und Maßnahmen zur Schlafhygiene** an vorderster Stelle. Nützlich dabei sind:

- Fernsehkonsum am Abend einschränken, nicht vom Bett aus fernsehen,
- Kaffee, Schwarz- und Grüntee nicht mehr nach 16 Uhr trinken,
- in einem warmen (aber nicht heißen!) Fuß- oder Vollbad mit Melissen- oder Lavendelölzusatz entspannen,
- sanfte Musik hören oder ein schönes Buch lesen,
- Einschlafrituale wie ein Glas Milch mit Honig, eine Tasse Kräutertee oder einen Spaziergang pflegen,
- abends keine schwere Mahlzeit mehr einnehmen,
- tagsüber für ausreichend Bewegung und frische Luft sorgen,
- Störfaktoren wie Licht oder Lärm reduzieren,
- auf Mittagsschlaf verzichten,
- für angemessene Schlafzimmertemperatur (ca. 16–18 °C) sorgen,
- vor dem Schlafengehen gut durchlüften,
- auf guten Zustand und hohe Qualität der Matratze achten,
- bei drückendem Babybauch Seitenkissen benutzen,
- Entspannungstechniken (autogenes Training, progressive Muskelentspannung, Yoga etc.) sowie Atemübungen oder meditative Elemente in den Tagesablauf integrieren,
- einen regelmäßigen Tagesablauf mit gleichmäßigen Mahlzeiten und einen gleichmäßigen Tag-Nacht-Rhythmus einhalten, beim nächtlichen Aufwachen nicht auf die Uhr schauen,
- bei längerer nächtlicher Schlaflosigkeit aufstehen und erst bei Schläfrigkeit wieder ins Bett legen.

In medizinischer Literatur und klinischer Praxis gelten die älteren Antihistaminika **Diphenhydramin** und **Doxylamin** wegen ihres ausgeprägten sedierenden Effekts zur kurzfristigen Behandlung von Schlafstörungen in der Schwangerschaft bei strenger Indikation als Mittel der Wahl. Der Erfahrungsumfang in der Schwangerschaft ist bei beiden hoch (Doxylamin ist in den USA und Kanada bei Schwangerschaftserbrechen sogar offiziell zugelassen). Auch in der Stillzeit gelten Einzelgaben dieser Antihistaminika als akzeptabel. Lediglich im 3. Trimenon schränken manche Literaturquellen ihre Anwendung etwas ein. Ähnliches gilt für **Dimetinden**. Die Abgabe entsprechender OTC-Fertigarzneimittel an Schwangere wird in der Selbstmedikation jedoch durch Warnhinweise in den Gebrauchsinformationen erschwert wie „... soll während der Schwangerschaft nur auf ausdrückliche Anweisung des Arztes eingenommen werden", „... sollte das Stillen für die Dauer der Behandlung unterbrochen werden" (z. B. Gittalun®, Hoggar® Night) oder „... dürfen während Schwangerschaft und Stillzeit nicht eingenommen werden" (z. B. Vivinox® Sleep Schlafdragees).

Extrakte aus **Baldrianwurzel** (Valerianae radix) werden zwar von wenigen Autoren zu den Mitteln der Wahl für Schwangere gezählt. Einige Literaturquellen sehen dieses bewährte Sedativum jedoch wegen seines Vielstoffgemischs im Extrakt für Schwangere als nicht geeignet an. Konkrete Hinweise auf Risiken in Schwangerschaft und Stillzeit sind jedoch nicht bekannt. Da keine Ergebnisse aus experimentellen Untersuchungen vorliegen, raten Gebrauchs- bzw. Fachinformationen entsprechender Fertigarzneimittel von der Einnahme in Schwangerschaft und Stillzeit ausdrücklich ab (z. B. Baldrian-ratiopharm®, Baldriparan® stark für die Nacht, Baldurat®).

Auch **andere Mono- und Kombinations-Phytopharmaka** zur Sedierung mit Extrakten aus Passionsblumenkraut, Hopfenzapfen, Melissenblättern oder Lavendelöl (z. B. Lasea®) werden aus gleichem Grund der Selbstmedikation entzogen. Man trifft in Fach- und Gebrauchsinformationen dabei stets auf den Passus, dass dazu zwar keine Hinweise auf Risiken in Schwangerschaft und Stillzeit vorliegen, wegen fehlender experimenteller Daten jedoch auf die Einnahme des Arzneimittels verzichtet werden sollte.

Auf **Arzneitees** zur Schlafförderung sind je nach Zulassungsstatus solche Warnhinweise nicht vorhanden, sodass sie eine mögliche Option im HV darstellen (z. B. H&S® Schlaf- und Nerventee)

Einige wenige **anthroposophische Arzneimittel** stehen unter dem Vorbehalt „nur nach Rücksprache mit dem Arzt oder Apotheker" für die Selbstmedikation zur Verfügung. Die Einschränkungen in der Gebrauchsinformation sind dabei unterschiedlich formuliert. Ohne Einschränkung bzw. nach Rücksprache mit dem Apotheker können von Schwangeren eingesetzt werden z. B. Weleda Lavendelöl 10 % (ölige Einreibung), Calmederon®.

Uneingeschränkt für die Selbstmedikation in Schwangerschaft und Stillzeit einsetzbar sind wirkstofffreie **Akupressurpflaster** gegen Schlaflosigkeit (z. B. H7 Insomnia Control®). Die Wirkung soll durch Stimulation des Hat 7 Punktes unterhalb des Handgelenks ausgelöst werden. Ca. 30 Minuten vor dem Zubettgehen werden auf diesen Punkten mittels Pflaster Druckknöpfe angebracht und am nächsten Morgen wieder entfernt.

## Zusammenfassung

- Schwangere sollten Sedativa/Hypnotika meiden. Ältere, sedierend wirkende Antihistaminika wie Doxylamin oder Diphenhydramin können kurzfristig verordnet werden, wenn eine medikamentöse Behandlung unumgänglich ist.
- Nichtmedikamentöse Behandlungsmethoden, in erster Linie die kognitive Verhaltenstherapie (Tomfohr-Madsen et al. 2016), rücken angesichts der Nachteile von Arzneimitteln somit noch mehr als außerhalb der Schwangerschaft in den Vordergrund.

## Literatur


arznei-telegramm, 44: 38, 04/2013

Ban L, West J, Gibson JE, Fiaschi L, Sokal R, Doyle P, Hubbard R, Smeeth L, Tata LJ. First trimester exposure to anxiolytic and hypnotic drugs and the risks of major congenital anomalies: a United Kingdom population-based cohort study. PLoS One, 9(6): e100996, 2014

Briggs GG, Freeman RK, Yaffe SJ. Drugs in Pregnancy and Lactation. 9th edition, Wolters Kluwer, Lippincott Williams & Wilkins, Philadelphia 2011

Friese K, Mörike K, Neumann G, Windorfer A. Arzneimittel in der Schwangerschaft und Stillzeit. 8. Aufl., Wissenschaftliche Verlagsgesellschaft Stuttgart, 2016

DGK. Beratungstabelle für Selbstmedikation in Schwangerschaft und Stillzeit. 2012

Dostal M, Weber-Schoendorfer C, Sobesky J, Schaefer C. Pregnancy outcome following use of levodopa, pramipexole, ropinirole, and rotigotine for restless legs syndrome during pregnancy: a case series. Eur J Neurol, 20(9): 1241–6, 2013

Gupta R, Dhyani M, Kendzerska T, Pandi-Perumal SR, BaHammam AS, Srivanitchapoom P, Pandey S, Hallett M. Restless legs syndrome and pregnancy: prevalence, possible pathophysiological mechanisms and treatment. Acta Neurol Scand, 133(5): 320–9, 2016

Gebrauchs- bzw. Fachinformationen zu den genannten Präparaten.

Hoque R, Chesson AL Jr. Pharmacologically induced/exacerbated restless legs syndrome, periodic limb movements of sleep, and REM behavior disorder/REM sleep without atonia: literature review, qualitative scoring, and comparative analysis. J Clin Sleep Med, 6(1): 79–83, 2010

Hübner A, Krafft A, Gadient S, Werth E, Zimmermann R, Bassetti CL. Characteristics and determinants of restless legs syndrome in pregnancy: a prospective study. Neurology, 80(8): 738–42, 2013

Kallweit U, Bassetti CLA. Das Restless-Legs-Syndrom in der Schwangerschaft. Pathophysiologische Hintergründe und therapeutische Begleitung. Schweiz Z Gynäkol, 1: 10–12, 2014

Lennecke K, Hagel K, Przondziono K. Selbstmedikation – Leitlinien zur pharmazeutischen Betreuung. 5. Aufl., Deutscher Apotheker Verlag, Stuttgart 2012

Masters PA. In the clinic. Insomnia. Ann Intern Med, 161(7): ITC1–15, 2014

Minár M, Košutzká Z, Habánová H, Rusňák I, Planck K, Valkovič P. Restless legs syndrome in pregnancy is connected with iron deficiency. Sleep Med, 16(5): 589–92, 2015

Neubeck M. Evidenzbasierte Selbstmedikation. 1. Aufl., Deutscher Apotheker Verlag, Stuttgart 2013

Okun ML, Ebert R, Saini B. A review of sleep-promoting medications used in pregnancy. Am J Obstet Gynecol, 212(4): 428–41, 2015

Pack AI, Pien GW. Update on sleep and its disorders. Annu Rev Med, 62: 447–60, 2011

Pavlova M, Sheikh LS. Sleep in women. Semin Neurol, 31(4): 397–403, 2011

Picchietti DL, Hensley JG, Bainbridge JL, Lee KA, Manconi M, McGregor JA, Silver RM, Trenkwalder C, Walters AS. International Restless Legs Syndrome Study Group (IRLSSG): Consensus clinical practice guidelines for the diagnosis and treatment of restless legs syndrome/Willis-Ekbom disease during pregnancy and lactation. Sleep Med Rev, 22: 64–77, 2015

Policiano C, Nunes C, Pinto P, Centeno M, Pinto L, Graça LM. Restless legs syndrome in pregnancy: a frequent underdiagnosed disorder. Acta Med Port, 27(4): 532, 2014

Prosperetti C, Manconi M. Restless legs syndrome/Willis-Ekbom disease and pregnancy. Sleep Med Clin, 10(3): 323–9, 2015

PTAheute Redaktion. Schwangerschaft und Apotheke. 1. Aufl., Deutscher Apotheker Verlag, Stuttgart 2012

Qaseem A, Kansagara D, Forciea MA, Cooke M, Denberg TD. Clinical Guidelines Committee of the American College of Physicians: Management of chronic insomnia disorder in adults: A clinical practice guideline from the American College of Physicians. Ann Intern Med, 2016 May 3. doi: 10.7326/M15-2175 [Epub ahead of print]

Schäfer C, Spielmann H, Vetter K. Arzneiverordnung in Schwangerschaft und Stillzeit. 8. Aufl., Urban & Fischer Verlag, München 2011

Smit M, Dolman KM, Honig A. Mirtazapine in pregnancy and lactation – a systematic review. Eur Neuropsychopharmacol, 26(1): 126–35, 2016

Smollich M, Jansen CJ. Arzenimittel in Schwangerschaft und Stillzeit – Schnell und sicher beraten, 3. Aufl., Hippokrates Verlag, Stuttgart 2011

Srivanitchapoom P, Pandey S, Hallett M. Restless legs syndrome and pregnancy: a review. Parkinsonism Relat Disord, 20(7): 716–22, 2014

Tomfohr-Madsen LM, Clayborne ZM, Rouleau CR, Campbell TS. Sleeping for two: An open-pilot study of cognitive behavioral therapy for insomnia in pregnancy. Behav Sleep Med, 28: 1–17, 2016 Apr [Epub ahead of print]

Trenkwalder C. Emergency call from gynecologists: how to treat restless legs syndrome during pregnancy? Eur J Neurol, 20(9): 1223–4, 2013

Wang LH, Lin HC, Lin CC, Chen YH, Lin HC. Increased risk of adverse pregnancy outcomes in women receiving zolpidem during pregnancy. Clin Pharmacol Ther, 88(3): 369–74, 2010

Wichtl M. Teedrogen und Phytopharmaka. 5. Aufl., Wissenschaftliche Verlagsgesellschaft Stuttgart, 2009

Wikner BN, Källén B. Are hypnotic benzodiazepine receptor agonists teratogenic in humans? J Clin Psychopharmacol, 31(3): 356–9, 2011

Wikner BN, Stiller CO, Bergman U, Asker C, Källén B. Use of benzodiazepines and benzodiazepine receptor agonists during pregnancy: neonatal outcome and congenital malformations. Pharmacoepidemiol Drug Saf, 16(11): 1203–10, 2007

www.embryotox.de

## Sachregister

## B

## N

## Q



## R

# Die Autoren

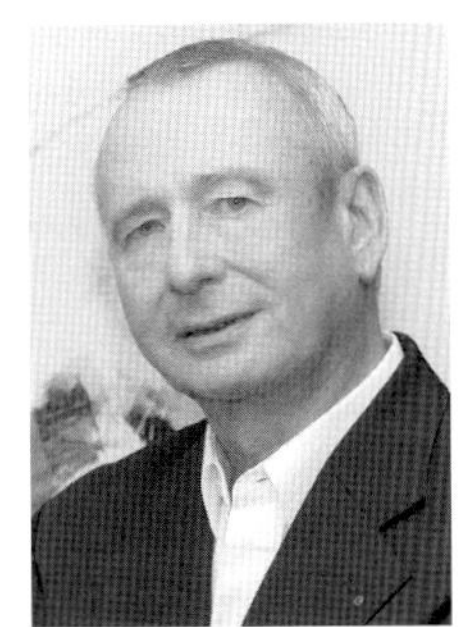

## Prof. Dr. Gerhard Grospietsch

Ausbildung in Medizinischer Hypnosetherapie und zum „Hildesheimer Gesundheitstrainer". 1995–1997 Präsident der Deutschen Hebammenlehrer. 1995–1998 Vorstandsmitglied der Deutschen Gesellschaft für Gynäkologie und Geburtshilfe. 1997–1998 Präsident der Norddeutschen Gesellschaft für Gynäkologie und Geburtshilfe. 2008 Präsident der Deutschen Gesellschaft für Nährstoffmedizin und Prävention.
Wissenschaftliche und klinische Schwerpunkte: Frühgeburt, Bluthochdruck in der Schwangerschaft, Pharmakotherapie in der Schwangerschaft, Operation bösartiger Tumoren.

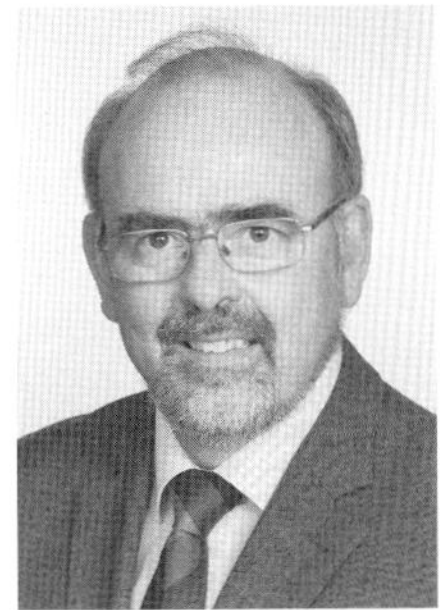

## Prof. Dr. med. Klaus Mörike

Medizinstudium in Tübingen und in Newcastle upon Tyne. Tätigkeiten an den Universitäten Tübingen (Toxikologie) und Heidelberg (Innere Medizin), am Dr. Margarete Fischer-Bosch-Institut für Klinische Pharmakologie und an der Vanderbilt University (Nashville, TN). Seit 1990 Facharzt für Klinische Pharmakologie.
Außerplanmäßiger Professor an der Universität Tübingen, stellvertretender Leiter der Abteilung Klinische Pharmakologie am Department für Experimentelle und Klinische Pharmakologie und Toxikologie des Universitätsklinikums Tübingen und ordentliches Mitglied der Arzneimittelkommission der deutschen Ärzteschaft.
Schwerpunkte: Arzneimitteltherapieberatung, kardiovaskuläre Pharmakotherapie sowie Aus- und Fortbildung in Klinischer Pharmakologie.